Test Ammissione

50.000 QUIZ – Simulazioni per le Specializzazioni Mediche

PER IL COMPUTER E PER IL TABLET

L'eBook multimediale

1. **REGISTRATI A TESTAMMISSIONE**
   Apri il sito web digitando il seguente indirizzo: https://testammissione.com
2. **EFFETTUA IL LOGIN**
   Effettua il login sul nostro sito web: https://testammissione.com/login
3. **ATTIVA IL TUO LIBRO**
   Inserisca il suo "Codice Studente"
4. **INIZIA AD ESERCITARTI**
   Scarica l'APP per Desktop e Mobile per iniziare ad effettuare le simulazioni

LEZIONI ONLINE

Lezioni online

1. **EFFETTUA IL DOWNLOAD**
   Effettua il Download delle APP dal sito web: https://testammissione.com/download
2. **DAL MENU LEZIONI**
   Dopo aver effettuato il Download della APP, clicchi sul menu Lezioni
3. **CLICCHI SU LEZIONI**
   Nel Menu laterale selezioni "Lezioni"
4. **INIZIA AD ESERCITARTI**
   Scarica l'APP per Desktop e Mobile per iniziare ad utilizzare le lezioni

SUPPORTO MULTIPIATTAFORMA

Supporto multi-piattaforma

SCARICA L'APP SU APP STORE O GOOGLE PLAY

GET IT ON Google Play — Download on the App Store

SIMULAZIONI MINISTERIALI

Simulazioni online

IL SIMULATORE MINISTERIALE CONSENTE DI EFFETTUARE SIMULAZIONI DA 140 DOMANDE COMMENTATE ONLINE.

50.000 QUIZ – Simulazioni per le specializzazioni mediche
ISBN 978-88-943433-9-7

info.testammissione@gmail.com

Grafica di Copertina a cura di **Test Ammissione S.R.L.**
Progetto grafico a cura di **Test Ammissione S.R.L.**
Stampato per conto di **Test Ammissione S.R.L.**
Sito Web Editore: **TestAmmissione.com**
Autore: **Test Ammissione S.R.L.** - Via Carmine 24, Noicattaro, Bari 70016

E-mail: **info.testammissione@gmail.com**

Acceda ai servizi riservati

Per poter effettuare l'accesso al sito web utilizzi il "Codice Studente":

- se ha acquistato il libro sul nostro sito, il codice è stato fornito subito dopo l'acquisto (può recuperarlo da qui: http://testammissione.com/recupera-codice);
- se ha acquistato il libro sul sito Amazon, può recuperare il codice qui: https://testammissione.com/recupera-codice;
- se ha acquistato il libro in libreria, la libreria stessa fornisce il codice (il codice viene applicato in questa pagina o la libreria può fornire direttamente il codice in formato cartaceo).

68342_xux

Il codice studente può essere utilizzato da un singolo profilo e ha validità annuale, rinnovabile in caso di non superamento del concorso. Per effettuare la registrazione effettui il login collegandosi al sito https://testammissione.com/login e segua le istruzioni.

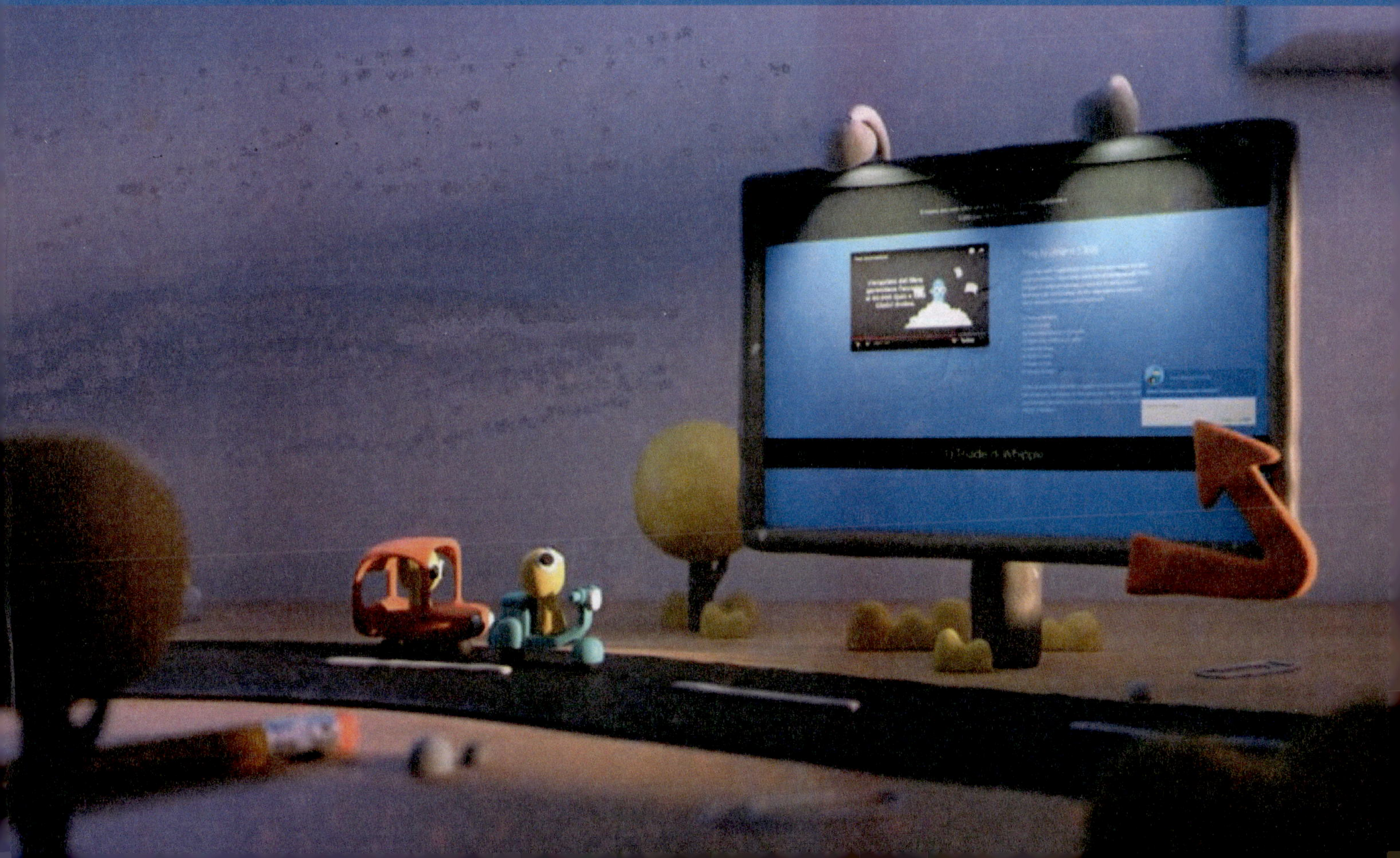

INDICE

Il libro è composto da cinque sezioni suddivise a loro volta in sottosezioni cartacee e online.

SEZIONE PRIMA

1 ARCHIVIO DELLE SIMULAZIONI DEI CONCORSI SSM E MMG

1.1 SIMULAZIONI CARTACEE

1.2 SIMULAZIONI ONLINE

SEZIONE SECONDA

2 SIMULAZIONI CON SCENARI CON ECG COMMENTATE

2.1 SIMULAZIONE CARTACEA

2.2 SIMULAZIONI ONLINE

SEZIONE TERZA

3 SIMULAZIONI CON RX, RM, TC ED ECO COMMENTATE

3.1 SIMULAZIONE CARTACEA

3.2 SIMULAZIONI ONLINE

SEZIONE QURTA

4 SIMULAZIONI CON SCENARI CON EMOGAS COMMENTATI

4.1 SIMULAZIONI ONLINE

SEZIONE QUINTA

5 SIMULAZIONI MINISTERIALI CON 140 QUIZ COMMENTATI

5.1 SIMULAZIONI CARTACEE

5.2 SIMULAZIONI ONLINE

INTRODUZIONE

"50.000 Quiz – Simulazioni per le Specializzazioni Mediche", finalizzato alla preparazione del concorso nazionale per le Scuole di Specializzazione in Medicina, comprende un'ampissima raccolta di **casi clinici, scenari clinici, EGA, RX, TC, RM ed ECG** redatti dagli autori o estratti da precedenti concorsi ministeriali. Il testo consente un efficace ripasso dei principali argomenti delle discipline oggetto della prova di ammissione per le Scuole di Specializzazione in Medicina e una valutazione del proprio livello di preparazione.

Struttura del concorso

La prova d'esame si svolge in modalità informatica ed è identica a livello nazionale. Essa consiste in una prova scritta che prevede la soluzione di 140 quesiti a risposta multipla, ciascuno dei quali con cinque possibili risposte. Ai fini della preparazione alle prove e in relazione ai temi di studio si specifica quanto segue: i quesiti vertono su argomenti caratterizzanti il corso di Laurea Magistrale in Medicina e Chirurgia e su argomenti legati ai settori scientifico-disciplinari di riferimento delle diverse tipologie di scuola; la prova è composta in misura prevalente da quesiti inerenti la valutazione, nell'ambito di scenari predefiniti mono e/o interdisciplinari, di dati clinici, diagnostici, analitici, terapeutici ed epidemiologici.

Simulatore ministeriale incluso

Dato che il concorso per l'accesso alle Scuole di Specializzazione in Medicina si svolge online, la maggior parte delle nostre simulazioni sono disponibili sotto forma di simulazioni online. Quindi, i nostri Casi clinici, Scenari clinici, ECG, EGA, RX, RM, TC commentati sono essenziali per superare il concorso SSM e per l'accesso al Corso di Medicina Generale.

Materiale incluso

L'acquisto del tomo garantisce l'accesso a:

1. Simulazioni ministeriali commentate da 140 domande
2. Simulazioni ministeriali per materia commentate online
3. Simulazioni ministeriali per argomento commentate online
4. Simulazioni ministeriali per "Parole chiave" commentate online
5. Simulazioni ministeriali specifiche con ECG, EGA, RX, TC, RM commentate
6. Enciclopedia online
7. Lezioni online
8. Flash Card online
9. Spaced Repetition System, SRS
10. APP Multipiattaforma per Android, Apple, Mac e Windows 10

1. Simulazioni ministeriali

Il nostro simulatore online consente di svolgere simulazioni ministeriali da 140 domande identiche a quelle del giorno del test.

2. Simulazioni per materia

Il nostro simulatore online consente di svolgere simulazioni ministeriali, identiche a quelle del giorno del test, divise per materia. Inoltre, ogni materia contiene a sua volte online sotto-argomenti su cui potersi esercitare. Le materie disponibili online sono le seguenti:

- **Cap. 01** Cardiologia, Cardiochirurgia e Chirurgia Vascolare
- **Cap. 02** Pneumologia e Chirurgia toracica
- **Cap. 03** Dermatologia e venereologia
- **Cap. 04** Radiodiagnostica
- **Cap. 05** Ematologia
- **Cap. 06** Endocrinologia e malattie del metabolismo
- **Cap. 07** Gastroenterologia e Chirurgia dell'apparato digerente
- **Cap. 08** Chirurgia generale
- **Cap. 09** Ginecologia ed Ostetricia
- **Cap. 10** Igiene e Medicina preventiva
- **Cap. 11** Malattie infettive
- **Cap. 12** Microbiologia e Virologia
- **Cap. 13** Nefrologia e Urologia
- **Cap. 14** Neurologia e Neurochirurgia
- **Cap. 15** Oftalmologia
- **Cap. 16** Audiologia, Foniatria, Otorinolaringoiatria e Chirurgia maxillo-facciale
- **Cap. 17** Ortopedia e Traumatologia
- **Cap. 18** Chirurgia pediatrica e Pediatria

- **Cap. 19** Reumatologia
- **Cap. 20** Radioterapia, Medicina Nucleare e Oncologia medica
- **Cap. 21** Anestesia, Rianimazione e Terapia intensiva, Medicina d'urgenza
- **Cap. 22** Pre-Clinica

3. Simulazioni per argomento

Il nostro simulatore online consente di svolgere simulazioni ministeriali identiche a quelle del giorno del test divise per argomento. Ogni capitolo è suddiviso in argomenti. Ad esempio, è possibile svolgere tutte le simulazioni di domande riguardanti, ad esempio, lo pneumotorace, il versamento pleurico, la BPCO, l'asma e la fibrosi polmonare.

4. Simulazioni per "Parole Chiave"

Il nostro simulatore online consente di svolgere simulazioni ministeriali, identiche a quelle del giorno del test, per "Parole Chiave". In particolare, se il medico vorrà cercare tutte le domande contenenti, ad esempio, la parola chiave "Ipertensione" e/o "Diabete" ed il nostro simulatore fornirà una simulazione contente tutte le domande sul "Diabete" e/o "Ipertensione".

5. Simulazioni ministeriali specifiche con ECG, EGA, RX, TC, RM commentate identiche a quelle ministeriali

Il nostro simulatore online consente di svolgere simulazioni ministeriali, identiche a quelle del giorno del test, specifiche con ECG, EGA, RX, TC, RM commentate identiche a quelle ministeriali. In particolare, queste simulazioni sono state create basandosi sui precedenti concorsi SSM & MMG.

6. Enciclopedia online SSM

Effettui il login sul nostro sito per accedere al nostro materiale riservato. Ottenga risposte rapide, accurate e utilizzabili alle sue domande cliniche con Test Ammissione. L'enciclopedia si presenta con un impianto generale agile e con i contenuti ampiamente aggiornati. È un testo di facile consultazione, a colori, arricchito da numerosissimi algoritmi e tabelle. Per ogni patologia vengono descritti:

- **definizione;**
- **eziologia ed epidemiologia;**
- **segni e sintomi;**
- **diagnosi differenziale;**
- **esami di laboratorio e strumentali;**
- **trattamento.**

Un utile strumento per ripassare le patologie più frequenti del concorso SSM. Viene proposto un esempio di articolo presente nella enciclopedia SSM.

Esempio di Lezione.

Blocco di branca destra

Il blocco di branca destra, un pattern osservato con l'elettrocardiogramma di superficie (ECG), si verifica quando viene interrotta la normale attività elettrica nel sistema di His-Purkinje.

Eziologia

Il ramo destro del fascio è vulnerabile a stiramenti e traumi per i due terzi del suo decorso quando è vicino alla superficie sub-endocardica. La conduzione nel fascio destro può essere compromessa da fattori sia strutturali che funzionali. Le condizioni che possono causare il blocco di branca destro includono:

- cardiopatie strutturali, dovute a:
  - cronico aumento della pressione ventricolare destra (come nel cuore polmonare), che può essere associato a reperti elettrocardiografici di ipertrofia ventricolare destra;
  - improvviso aumento della pressione ventricolare destra, come nell'embolia polmonare;
  - ischemia, infarto o infiammazione del miocardio (come nella miocardite);
  - ad altre cause meno comuni: ipertensione, cardiomiopatie e malattie cardiache congenite;
- iatrogeno:
  - l'inserimento del catetere cardiaco destro provoca un RBBB transitorio in circa il 5% dei pazienti;
  - la terapia di riduzione del setto non chirurgica con ablazione con etanolo, utilizzata in pazienti con cardiomiopatia ipertrofica e ostruzione del tratto di efflusso ventricolare sinistro, provoca RBBB in circa il 50% dei pazienti;
- funzionale:
  - può essere funzionale, come risultato di un lungo intervallo RR precedentemente seguito da un breve ciclo ("blocco di branca correlato alla velocità"). Può essere sostenuto se, dopo l'aberrazione iniziale, l'impulso lungo il fascio sinistro rientra nel ramo destro del fascio rendendolo nuovamente refrattario, e questo schema si ripete per diversi cicli;

Classificazione e Diagnosi

Secondo l'American Heart Association/American College of Cardiology Foundation/Heart Rhythm Society (AHA/ACCF/HRS) i criteri diagnostici per il blocco di branca destro sono:

- per il blocco completo:
  - durata del QRS:
    - $\geq$ 120 millisecondi negli adulti;

- $\geq$ 100 millisecondi nei bambini di età compresa tra 4-16 anni;
- $\geq$ 90 millisecondi nei bambini di età <4 anni

  - morfologia del QRS:
    - rsr', rsR' o rSR' nelle derivazioni V1 o V2 (deflessione R' o r' solitamente più ampia dell'onda R iniziale);
    - una minoranza di pazienti può avere un pattern d'onda R ampio e spesso dentellato nelle derivazioni V1 e/o V2;
    - durata dell'onda S > durata dell'onda R o > 40 millisecondi nelle derivazioni I e V6 negli adulti;
    - Tempo di picco R normale nelle derivazioni V5 e V6;
    - Tempo di picco R > 50 millisecondi nella derivazione V1;

- per il blocco incompleto:
  - morfologia del QRS: stessa morfologia del blocco di branca destro completo ma con durata del QRS:
    - da 110 a 120 millisecondi negli adulti;
    - da 90 a 100 millisecondi nei bambini di età compresa tra 4-16 anni;
    - da 86 a 90 millisecondi nei bambini di età < 8 anni;
    - deflessione terminale verso destra < 40 millisecondi ma $\geq$ 20 millisecondi nei bambini;
    - può essere presente senza malattie cardiache (specialmente quando l'elettro-catetere V1 è posizionato più in alto o alla destra della posizione normale e r '< 20 millisecondi);

Caso clinico ECG 01

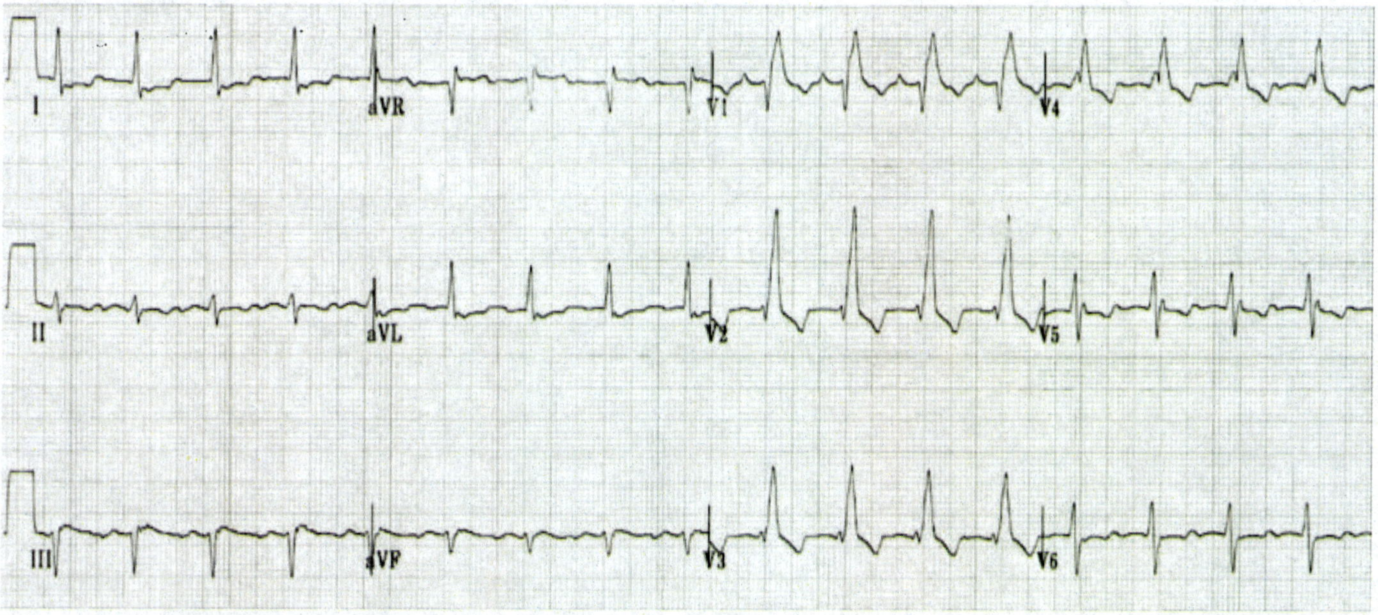

Caso clinico 001. Blocco di branca destra: QRS ampio, con aspetto a M (o orecchio di coniglio) in V1-V3, onda S profonda nelle derivazioni laterali.

Caso clinico ECG 02

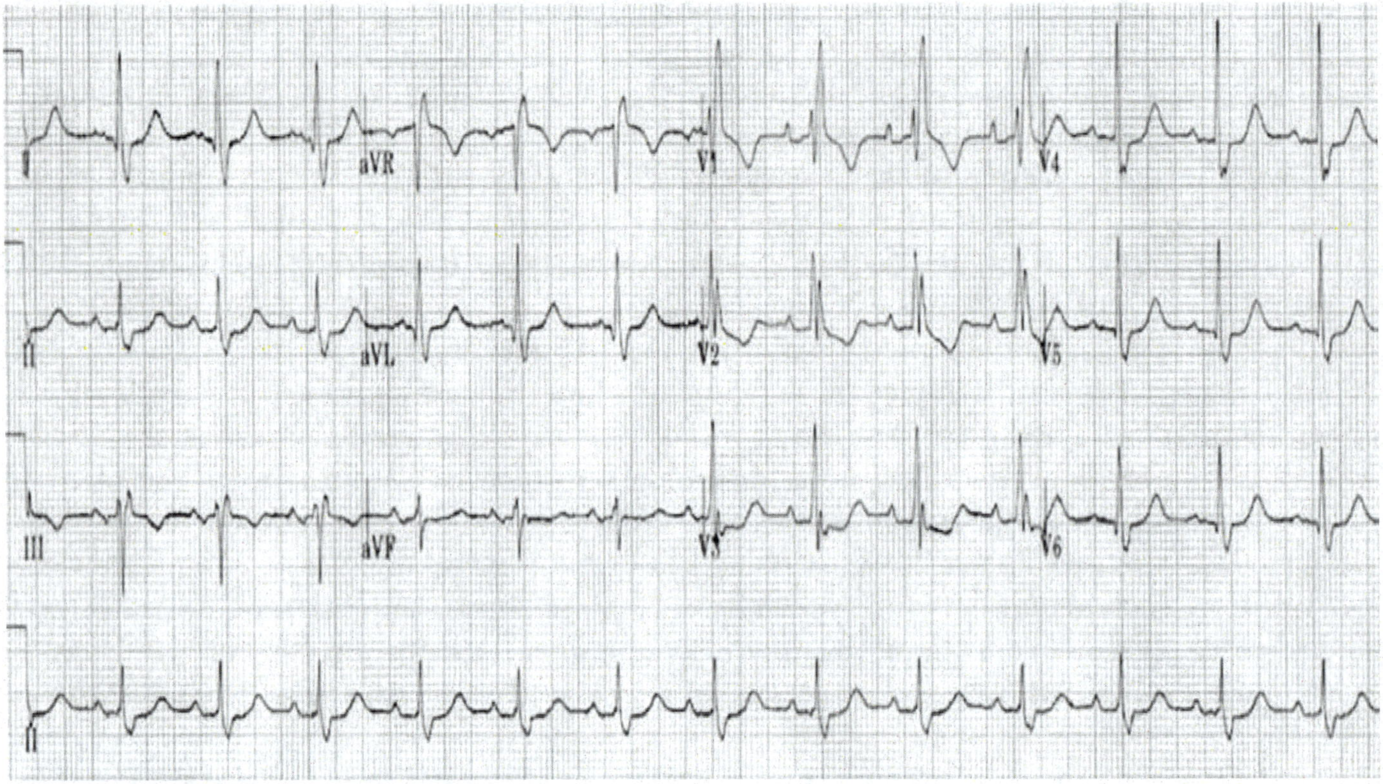

Caso clinico 002. Blocco di branca destra: QRS ampio, con aspetto a M (o orecchio di coniglio) in V1-V3, onda S profonda nelle derivazioni laterali.

Caso clinico ECG 03

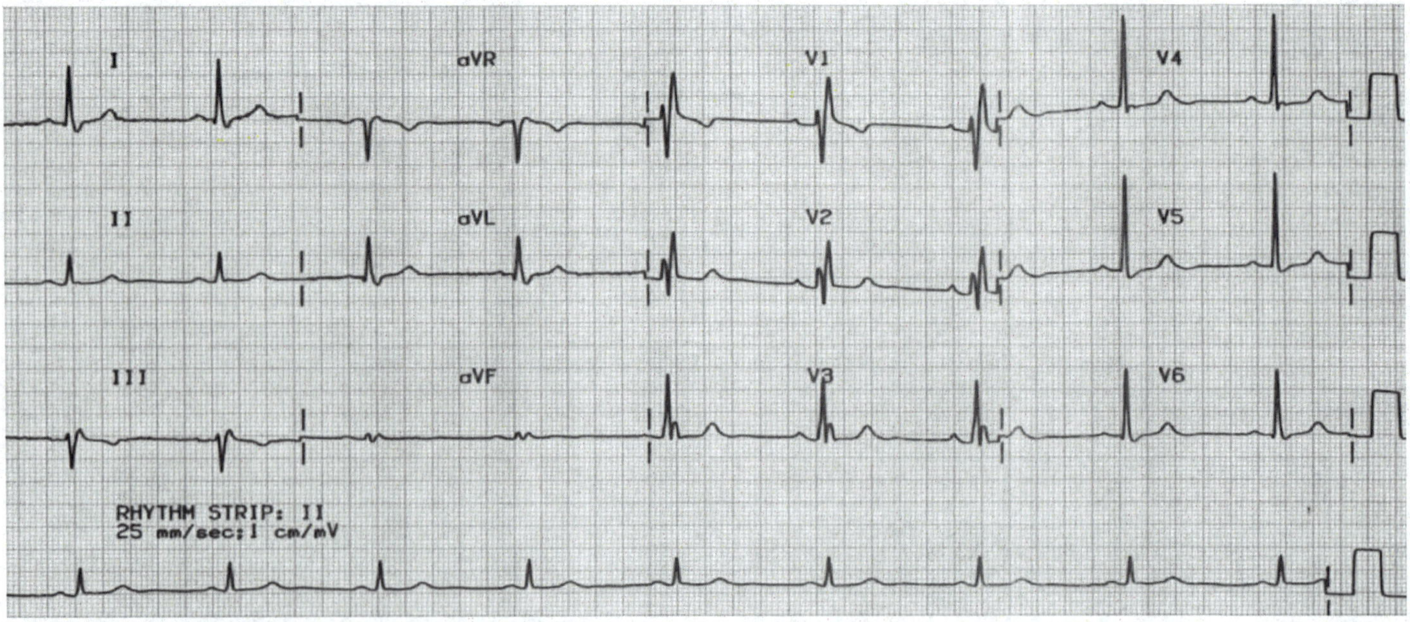

Caso clinico 003. Blocco di branca destra: QRS ampio, con aspetto a M (o orecchio di coniglio) in V1-V3, l'onda S profonda nelle derivazioni laterali è meno evidente.

Caso clinico ECG 04

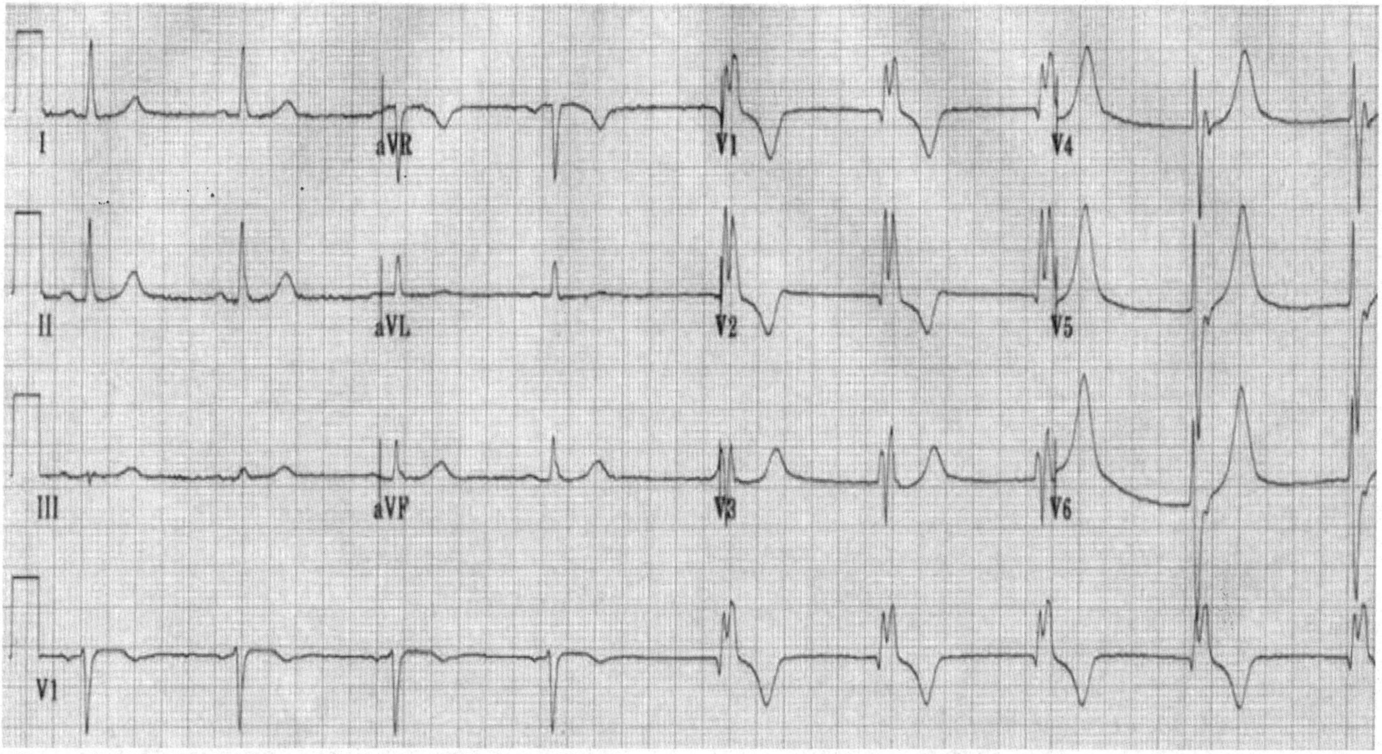

Caso clinico 004. Blocco di branca destra: QRS ampio, con aspetto a M (o orecchio di coniglio) in V1-V3, onda S profonda nelle derivazioni laterali. Si nota anche l'inversione dell'onda T in V1-V2.

Caso clinico ECG 05

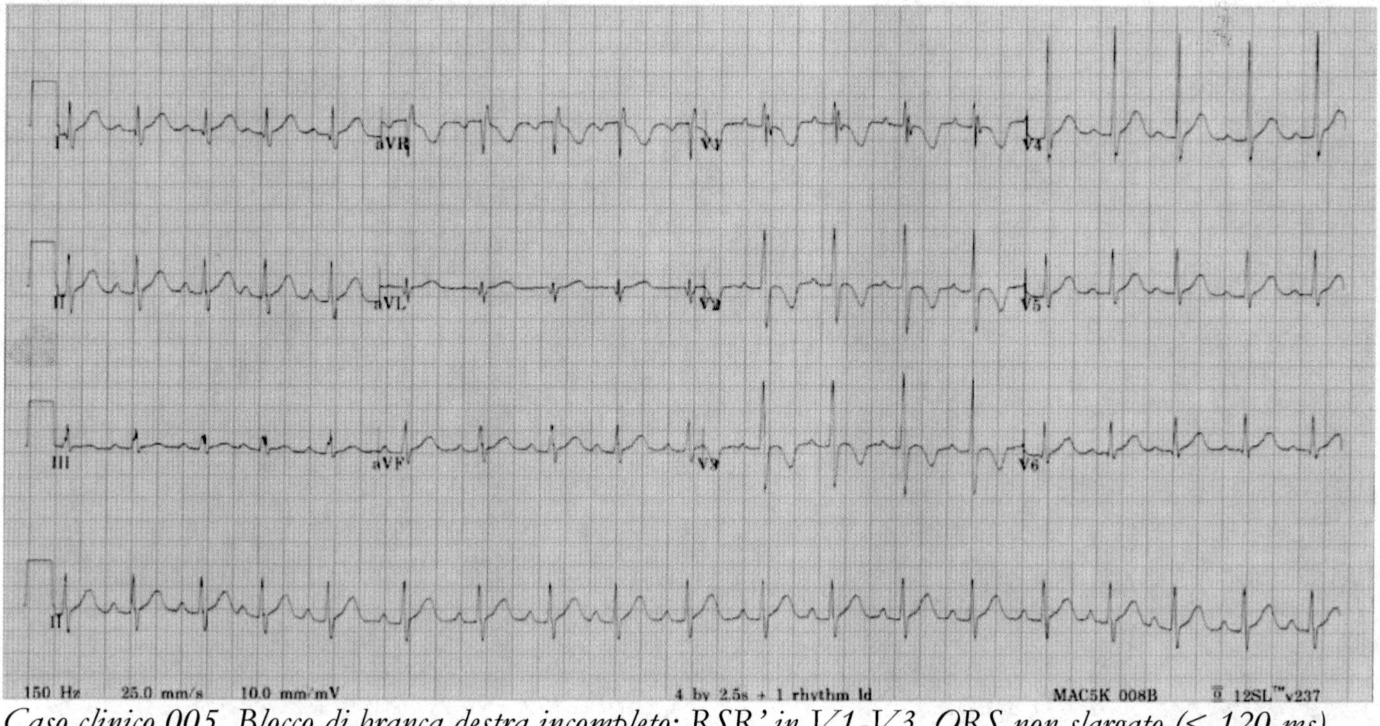

Caso clinico 005. Blocco di branca destra incompleto: RSR' in V1-V3, QRS non slargato (< 120 ms).

Caso clinico ECG 06

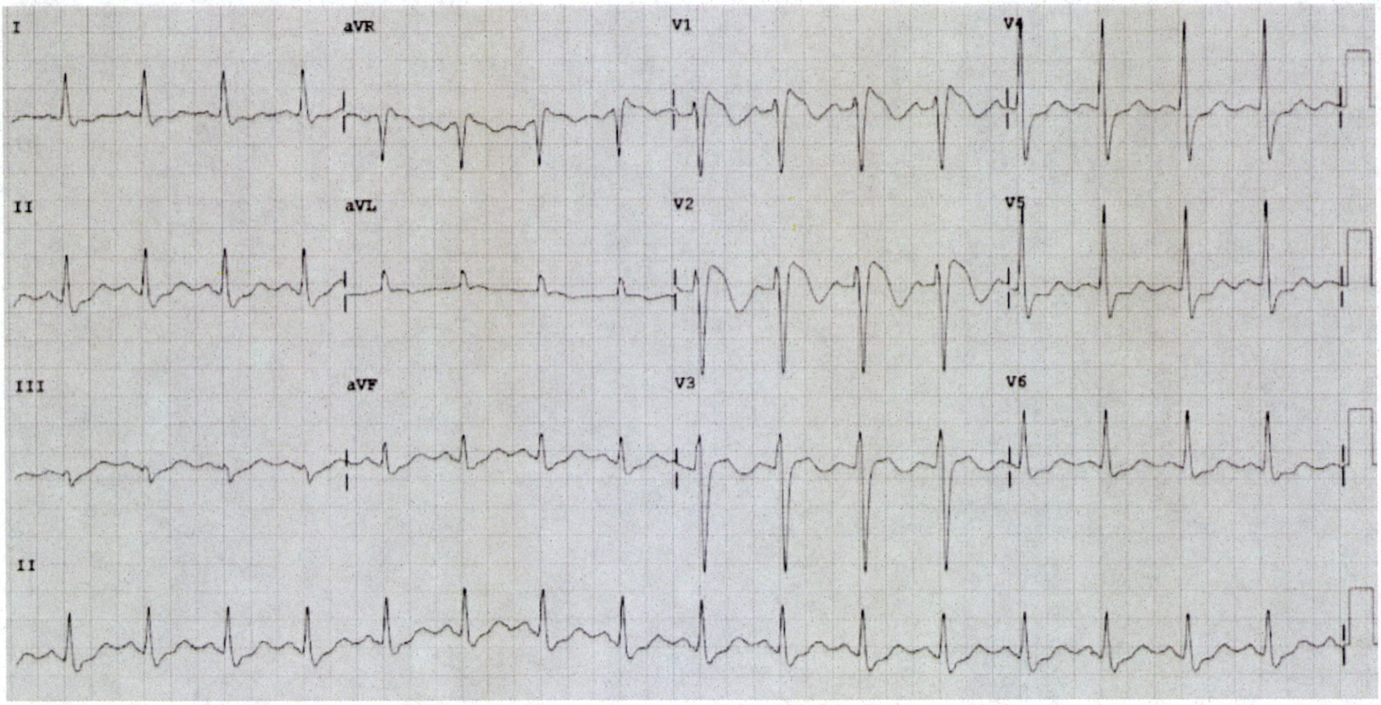

Caso clinico 006. In diagnosi differenziale con il BBDx può entrare la sindrome di Brugada, che si associa ad aritmie ventricolari maligne. In questo tracciato troviamo un pattern RSR' in V1-V3 che in questo caso è causato dal difetto genetico.

Caso clinico ECG 07

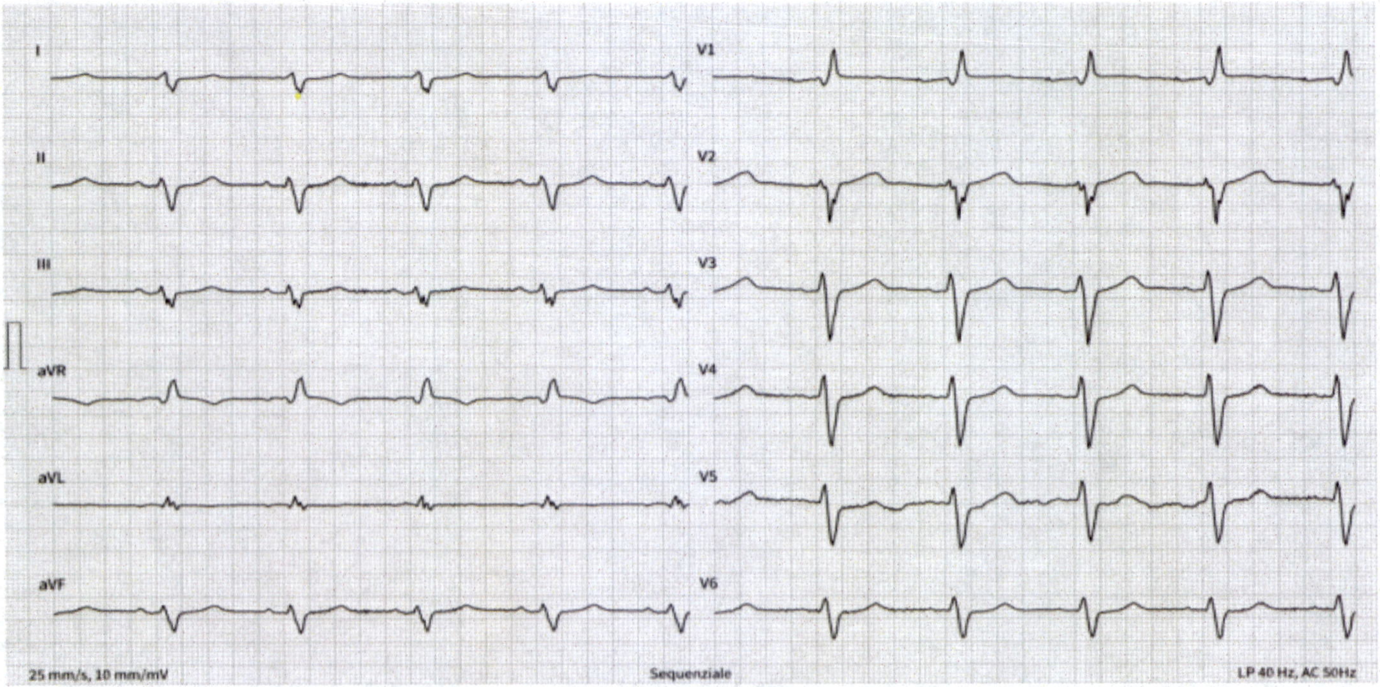

Caso clinico 007. Il referto mostra: "Ritmo sinusale a FC 60 bpm. Normale conduzione AV (PR 130 ms). Blocco completo di branca destra (QRS 150 ms). Anomalie secondarie del recupero."

Trattamento

La terapia del blocco di branca destro dipende dalla causa scatenante e dalla gravità della stessa. Se il blocco di branca sinistra è asintomatico e apparentemente non connesso a condizioni che necessitano di una terapia immediata, non è richiesto nessun trattamento specifico. Per i pazienti asintomatici con un RBBB isolato (completo o incompleto) e nessun'altra evidenza di cardiopatia, non sono necessarie ulteriori valutazioni diagnostiche o terapie specifiche. Tuttavia, l'inserimento di un pacemaker permanente è indicato per i pazienti con RBBB che sviluppano disturbi del sistema di conduzione sintomatico, come il blocco AV di secondo grado di terzo o tipo II che non è associato a una condizione reversibile o transitoria.

7. Video-lezioni online

L'enciclopedia delle video-lezioni si presenta con un impianto generale agile e con i contenuti ampiamente aggiornati. Per ogni patologia vengono descritti:

- **definizione;**
- **eziologia ed epidemiologia;**
- **segni e sintomi;**
- **diagnosi differenziale;**
- **esami di laboratorio e strumentali;**
- **trattamento.**

Un utile strumento per ripassare le patologie più frequenti del concorso SSM. Ogni lezione si compone di:

- **simulazione iniziale per verificare la preparazione su una determinata patologia;**
- **lezione interattiva della patologia in esame;**
- **simulazione finale;**
- **spaced repetition system delle domande errate;**

8. Flash Card online

Effettui il login sul nostro sito per accedere al nostro materiale riservato. Ottenga risposte rapide, accurate e utilizzabili alle sue domande cliniche con Test Ammissione. Il team medico di Test Ammissione ha redatto migliaia di Flash Card commentate per il concorso SSM & MMG. Una volta effettuato il login sul nostro sito web sarà possibile accedere tramite APP Mobile o tramite APP Desktop alle numerosissime Flash Card presenti sul nostro sito web.

Flash Card di Dermatologia 01

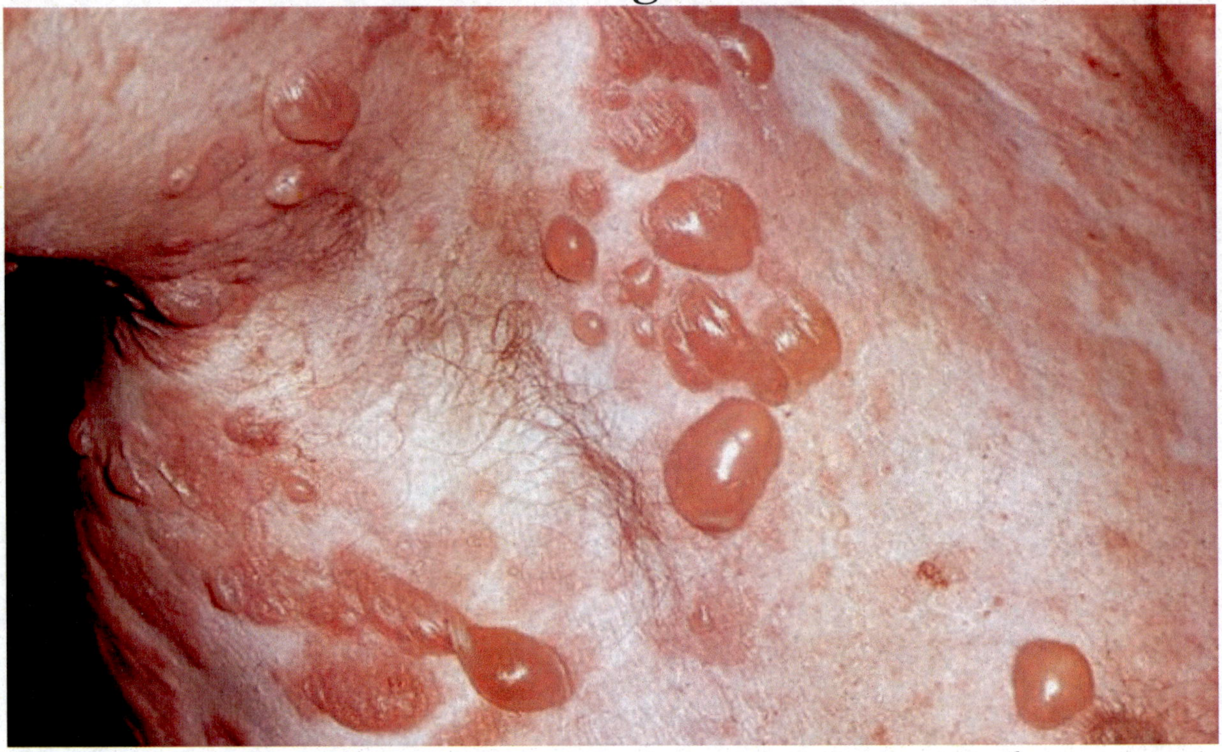

Flash Card 001. Uomo di 77 anni presenta estesa eruzione cutanea su tutto il corpo, trattasi di pemfigoide bolloso.

Flash Card di Dermatologia 02

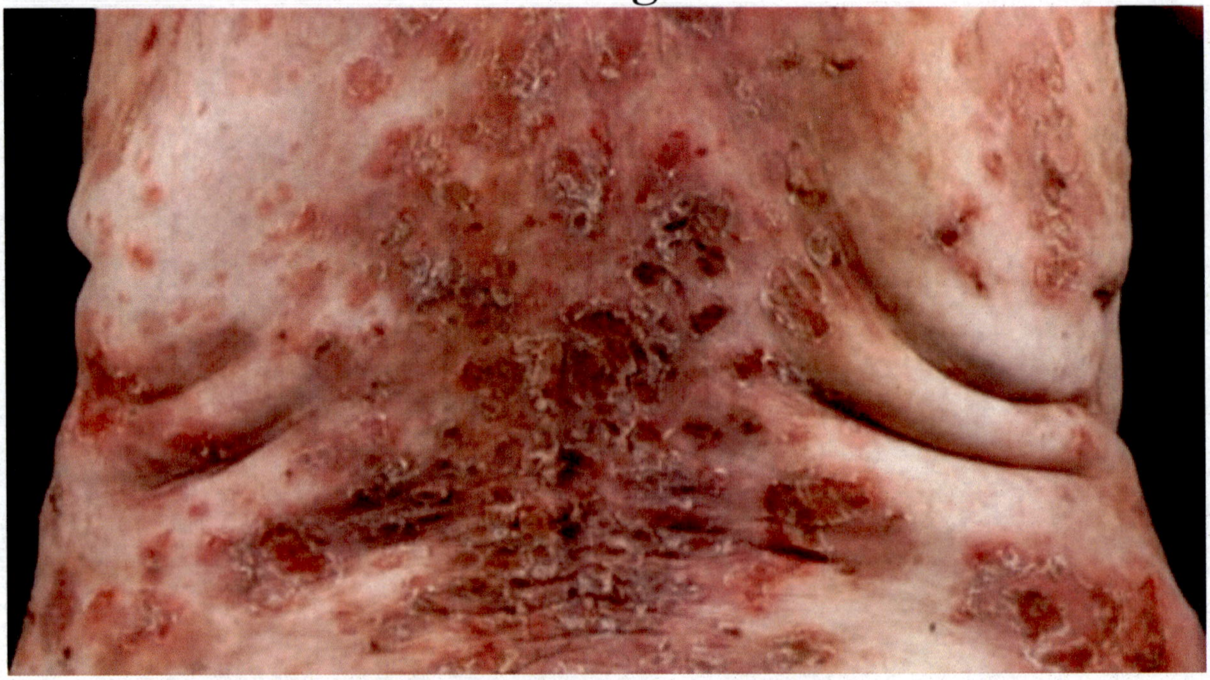

Flash Card 002. Donna di 50 anni presenta pemfigo foliaceo.

9. Spaced Repetition System

Un sistema di ripetizione dilazionata, o ripetizione spaziata (in inglese Spaced Repetition System, SRS), è un sistema didattico volto all'ausilio della memorizzazione di informazioni. Esso sfrutta l'"effetto di spaziatura" o "effetto di distribuzione temporale", ovvero il fatto che la memorizzazione a lungo termine di una informazione è più facile quando essa viene ripetuta poche volte su tempi lunghi anziché molte volte su tempi brevi. Il simulatore Test Ammissione consente di ripetere tutte le domande che sono state sbagliate nelle precedenti simulazioni e rivederle nel tempo per facilitarne l'apprendimento.

10. APP Multipiattaforma

Studia ovunque con la nostra applicazione multipiattaforma. La nostra applicazione supporta:

- **Windows 10;**
- **Android Mobile;**
- **Apple Mobile;**
- **Mac Desktop.**

Più di 550 domande indovinate per i precedenti concorsi SSM e MMG

I nostri utenti hanno ritrovato numerose domande identiche o simili a quelle presenti sul nostro simulatore online durante la prova di concorso. In particolare, per i concorsi SSM 2018, 2019, 2020 e 2021 sono state indovinate rispettivamente più di 73, 84, 82 e 85 domande. Mediamente i nostri utenti hanno ottenuto un punteggio maggiore rispetto i concorrenti. Numerose altre domande sono state indovinate per i concorsi MMG. Di seguito, sono riportate 50 domande indovinate per i precedenti concorsi SSM 2018, 2019, 2020 e 2021. Per visualizzare tutte le domande indovinate per i precedenti concorsi utilizza il QR-Code dal tuo smartphone, oppure, apra il seguente link: https://testammissione.com/indovinate

SSM 2018, 2019, 2020 e 2021

Per i concorsi SSM 2018, SSM 2019, SSM 2020, SSM 2021 i medici iscritti a Test Ammissione hanno ritrovato rispettivamente più di 73, 82, 74 e 81 domande simili o identiche a quelle presenti sul simulatore di Test Ammissione. Vengono presentati di seguito le domande del concorso SSM (nella colonna di sinistra) e le domande presenti nel nostro simulatore (nella colonna di destra).

1 SSM 2018. Scenario LA49M. Un medico di Pronto Soccorso sta valutando un uomo di 54 anni che lamenta dolore retrosternale. Il dolore non migliora e improvvisamente il paziente perde coscienza. Nella figura il ritmo presente a monitor è:

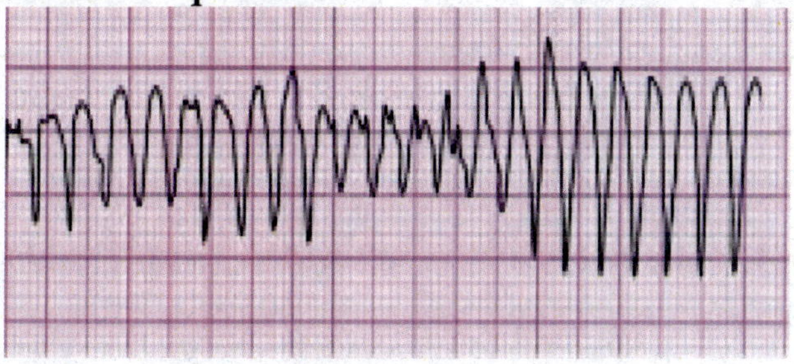

[A] Tachicardia ventricolare polimorfa

[B] Fibrillazione ventricolare

[C] Tachicardia ventricolare monomorfa

[D] Fibrillazione atriale

[E] Non seleziono nessuna risposta

2 SSM 2018. Scenario QQ59O: Un ragazzo di 18 anni viene portato in stato soporoso al Pronto Soccorso dai genitori. La madre riferisce che il figlio ha avuto nausea, vomito e dolori addominali. Le prime cose che vengono notate dal personale medico sono grave disidratazione e respiro irregolare caratterizzato da profonda inspirazione e rapida espirazione. Viene eseguita una emogasanalisi arteriosa che mostra: pH 7.15; pCO_2 15 mmHg; HCO_3^- 8 mEq/L. Il gap anionico calcolato è di 30 mEq/L. Qual è l'interpretazione corretta di tale emogasanalisi?

[A] Acidosi metabolica con gap anionico normale

[B] Acidosi respiratoria con gap anionico normale

1 Simulatore Test Ammissione. Scenario UEJW1: Un medico di PS sta valutando un paziente ed esegue un ECG. Che cosa mostra l'ECG mostrato in figura?

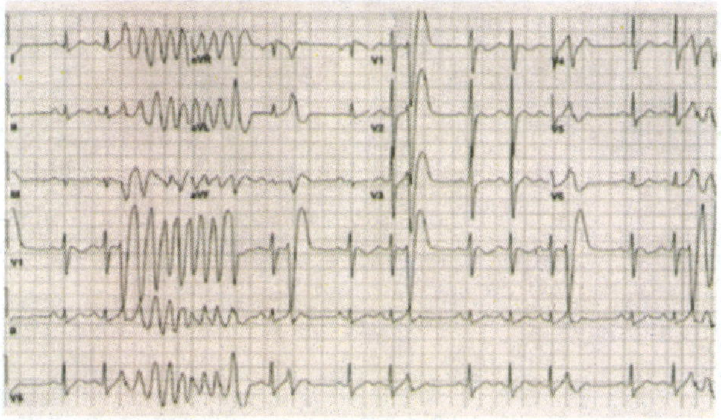

[A] Fibrillazione atriale

[B] Flutter atriale

[C] Tachicardia ventricolare polimorfa

[D] Tachicardia sopra-ventricolare

[E] Blocco di branca destro

2 Simulatore Test Ammissione. Sul nostro sito è possibile esercitarsi con oltre 1500 Casi clinici di EGA. Ogni singolo caso clinico è commentato. Ogni quadro possibile all'EGA è presente.

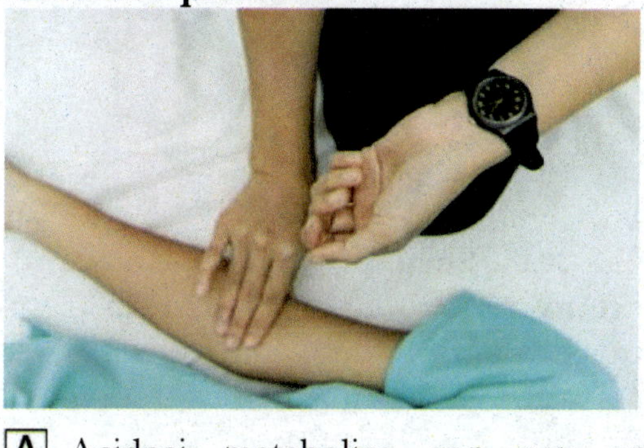

[A] Acidosi metabolica con gap anionico normale

[B] Acidosi respiratoria con gap anionico normale

C Acidosi metabolica con aumentato gap anionico

D Alcalosi metabolica compensata

E Acidosi respiratoria con aumentato gap anionico

3 MMG 2018. Cosa si intende per CRB-65:

A Una metodica di laboratorio per valutare lo stato infiammatorio

B Un programma informatico di statistica sanitaria

C Uno score di severità utile per valutare se ricoverare un paziente con polmonite comunitaria

D Una scala di gravità della diarrea

E Una flow-chart di valutazione del rischio cardiovascolare

4 MMG 2018. L'anafilassi è una reazione allergica grave, con esordio rapido. Quale dei seguenti farmaci rappresenta la prima scelta nel trattamento?

A Idrocortisone

B Adrenalina

C Prednisone

D Clorfenamina

E Ranitidina

5 SSM 2018. Scenario PP39P: Un uomo viene portato in Pronto Soccorso in seguito a intossicazione da benzodiazepine. Cosa mostrerà verosimilmente l'emogasanalisi arteriosa?

A Acidosi metabolica ipocapnica

B Acidosi respiratoria ipocapnica

C Acidosi metabolica con aumentato gap anionico

D Alcalosi metabolica compensata

E Acidosi respiratoria con aumentato gap anionico

3 Simulatore Test Ammissione. I principali punteggi di gravità della polmonite sono:

A PSI (Pneumonia Severity Index) e SAPS (Simplified Acute Physiology Score)

B CURB65 (Confusion, Urea, Respiratory rate, Blood pressure, age>65) e PSI (Pneumonia Severity Index)

C PSI (Pneumonia Severity Index) e APACHE (Acute Physiological Assessment and Chronic Health E valuation)

D CURB65 (Confusion, Urea, Respiratory rate, Blood pressure, age>65) e SAPS (Simplified Acute Physiology Score)

E CURB65 (Confusion, Urea, Respiratory rate, Blood pressure, age>65 e APACHE (Acute Physiological Assessment and Chronic Health Evaluation)

4 Simulatore Test Ammissione. Quale dei farmaci sottoelencati è di prima istanza nella terapia dello shock anafilattico?

A Dopamina

B Corticosteroidi

C Soluzioni colloidali

D Adrenalina

E Antibiotici

5 Simulatore Test Ammissione. Sul nostro sito è possibile esercitarsi con oltre 2000 Casi clinici di EGA. Ogni singolo caso clinico è commentato. Ogni quadro possibile all'EGA è presente.

A Acidosi metabolica ipocapnica

B Acidosi respiratoria ipocapnica

C Alcalosi respiratoria con normocapnia

D Alcalosi metabolica ipercapnica

E Acidosi respiratoria ipercapnica

6 SSM 2018. Scenario AP36P. Una donna di 21 anni riferisce episodi di lieve ittero iniziati nell'adolescenza. L'ultimo episodio si è verificato dopo l'inizio di assunzione di anticoncezionali orali. Per il resto è asintomatica. Viene posto il sospetto di sindrome di Dubin-Johnson. Quale di queste affermazioni è corretta per tale sindrome?

A L'iperbilirubinemia è mista

B L'iperbilirubinemia è prevalentemente indiretta

C Oltre all'iperbilirubinemia è presente aumento della fosfatasi alcalina

D Ha un pattern di ereditarietà autosomico dominante

E L'iperbilirubinemia è prevalentemente diretta

7 SSM 2018. Il trattamento di prima linea (il più importante da somministrare) dello shock anafilattico prevede somministrazione di:

A Dobutamina

B Adrenalina

C Dopamina

D Atropina

E Amiodarone

8 SSM 2018. Scenario CF79F. Un ragazzo di 19 anni presenta un intenso dolore a livello della coscia, prevalentemente notturno, che regredisce dopo la somministrazione di acido acetilsalicilico. Quale neoformazione è sospettabile con questo quadro clinico-radiologico?

C Alcalosi respiratoria con normocapnia

D Alcalosi metabolica ipercapnica

E Acidosi respiratoria ipercapnica

6 Simulatore Test Ammissione. Scenario YUIO. Un uomo si presenta in P.S. accompagnato dalla moglie per un lieve ittero. L'anamnesi patologica per il resto è muta. Viene posto il sospetto di sindrome di Dubin-Johnson. In tale sindrome, indicare l'opzione corretta.

A La bilirubina sierica è prevalentemente con valori inferiori a 6 mg/dl

B La bilirubina sierica è prevalentemente indiretta

C La bilirubina sierica è prevalentemente diretta con valori > 20 mg/dl

D La bilirubina è > 20mg/dl

E La bilirubina sierica è prevalentemente indiretta con valori

7 Simulatore Test Ammissione. In caso di shock anafilattico occorre ricorrere rapidamente alla somministrazione di:

A Adrenalina

B Dobutamina

C Dopamina

D Atropina

E Amiodarone

8 Simulatore Test Ammissione. Scenario UIYEK2. La signora Grassi, una donna di 60 anni, si reca presso l'ambulatorio del suo medico curante, la Dott.ssa Mutti, lamentando dolore al viso. Esami strumentali: viene effettuata un'RX dei seni paranasali, seguita da una TC (mostrata nell'immagine sottostante). Quale è la

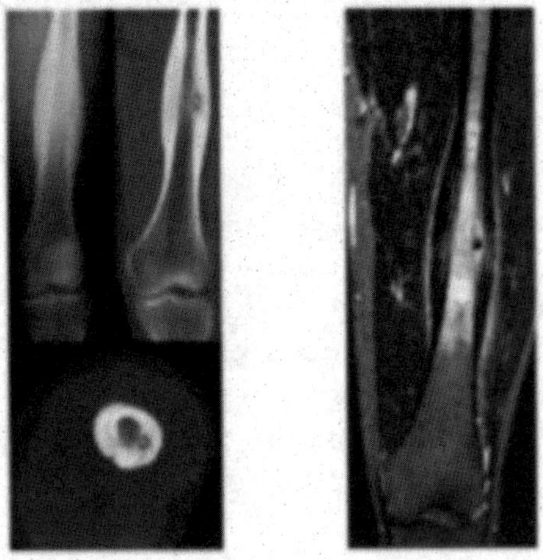

A Condroblastoma

B Osteoma osteoide

C Condrosarcoma

D Osteosarcoma

E Encondroma

SSM 2018. Scenario AT64R. Un medico del Pronto Soccorso, durante lo svolgimento dell'attività lavorativa, viene colpito con una sbarra di ferro da un paziente di 30 anni in evidente stato di ebbrezza che si era recato in ospedale per un forte mal di testa. Il sanitario viene sottoposto a una TC che mostra la presenza di un'emorragia sottorbitaria e in sede frontale destra, e di una frattura delle ossa del naso con prognosi di 50 giorni. Eseguita la denuncia per lesioni personali, il Giudice nomina il proprio perito per determinare la natura e l'entità delle lesioni riportate dal sanitario. In ambito di responsabilità penale, come si configurano le lesioni personali riportate dal medico colpito?

A Lesioni personali gravi

B Lesioni personali lievi

C Lesioni personali insanabili

D Lesioni personali gravissime

E Lesioni personali lievissime

diagnosi?

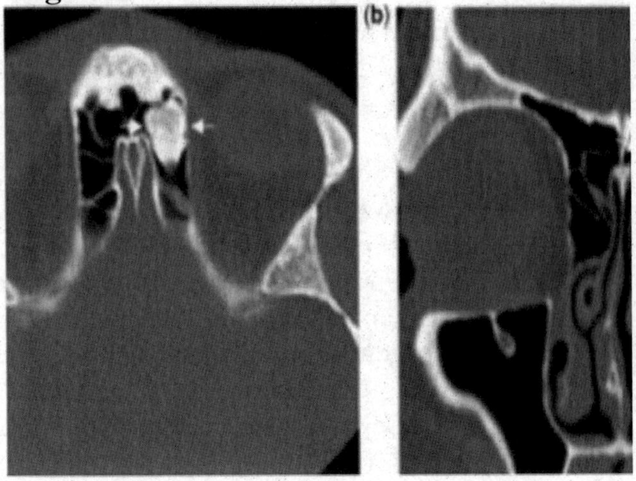

A Osteoma Osteoide

B Condroblastoma

C Osteosarcoma

D Encondroma

E Cisti

Simulatore Test Ammissione. Scenario YUIE2. Un uomo viene colpito da un passante con una sbarra di ferro. Viene portato in PS, dove viene effettuata una RX cranio ed esami ematochimici di routine. Successivamente, viene eseguita una denuncia contro ignoti per l'aggressione subita. Sono lesioni personali gravi tutte le seguenti condizioni tranne:

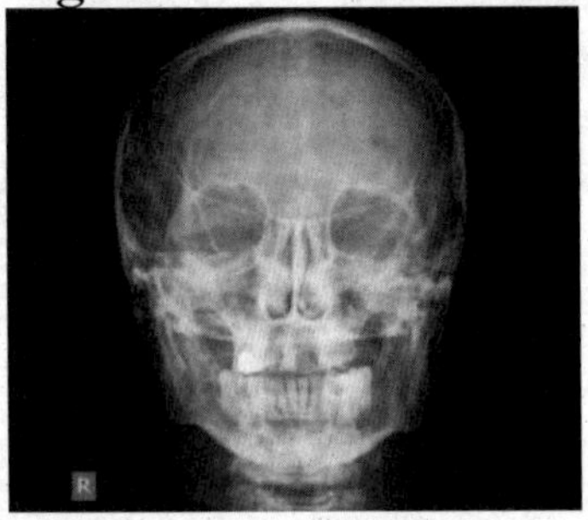

A Perdita di un arto

B Indebolimento permanente di senso o di organo

C Incapacità ad attendere alle ordinarie occupazioni >40 giorni

D Processi morbosi di durata >40 gg

E Pericolo reale di vita

10 **SSM 2018. Scenario RF69S. Una donna di 76 anni riferisce di sentire, da alcuni mesi, il braccio di destra più debole; tale disturbo sembra avere un andamento peggiorativo. Nelle ultime settimane sarebbero inoltre comparse delle difficoltà nell'eloquio. La paziente si reca quindi dal neurologo che riscontra un deficit stenico all'arto superiore di destra e una afasia espressiva. Consiglia quindi l'esecuzione di una RM encefalo con mezzo di contrasto. Tale esame evidenzia la presenza di una lesione espansiva verosimilmente extra-assiale a livello frontale sinistro, captante vivacemente e omogeneamente contrasto, associata a ispessimento della dura madre perilesionale (tail durale) (si veda immagine). Qual è la diagnosi più probabile?**

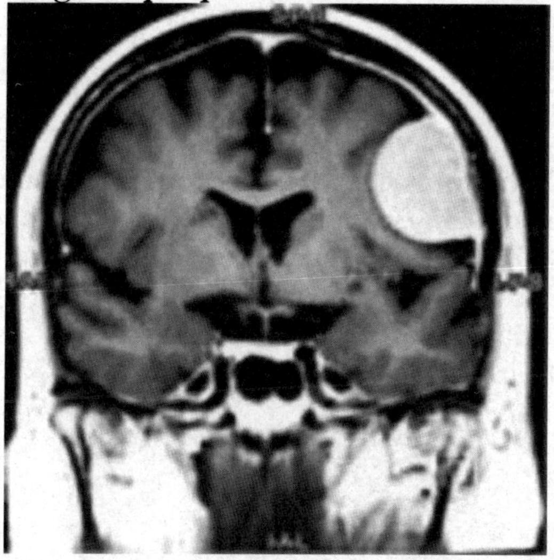

A Emorragia intraparenchimale spontanea frontale destra

B Metastasi temporale destra da carcinoma mammario

C Meningioma della convessità frontale sinistra

D Glioma frontale sinistro di alto grado

E Ematoma sottodurale acuto fronto-parietale sinistro

11 **SSM 2018. Quale, tra i seguenti marcatori tumorali, è tipicamente aumentato nel carcinoma ovarico?**

10 **Simulatore Test Ammissione. Scenario BHJI2. Una paziente di 53 anni presenta una lieve emiparesi facio-brachiale destra, a esordio subacuto e saltuarie crisi parziali motorie jacksoniane all'emilato destro del corpo. In anamnesi si segnala unicamente un'ipertensione arteriosa essenziale ben controllata dalla terapia medica. Ha eseguito una RM encefalo con mezzo di contrasto, di cui si riporta un'immagine T1 con contrasto sul piano coronale (vedi figura). La diagnosi più probabile è? :**

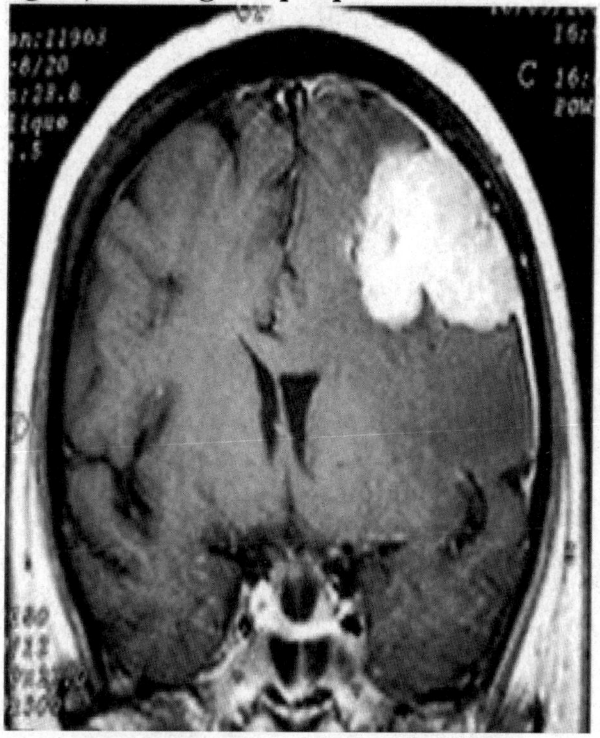

A Ascesso cerebrale

B Metastasi durale da K mammario

C Glioma ad alto grado

D Meningioma della convessità

E Nessuna delle precedenti

11 **Simulatore Test Ammissione. Il riscontro di un elevato valore del CA-125 si associa in più dell'80% dei casi ad una diagnosi di:**

A CA-125
B CEA
C PSA
D CA-19-9
E Alfafetoproteina

12 SSM 2018. Un paziente di 55 anni, autoferrotranviere, giunge in osservazione medica per sonnolenza diurna importante, accompagnata da russamento e pause respiratorie notturne riferite dal partner.

A Polisonnogramma
B ECG Holter delle 24 ore
C RM encefalo
D EEG
E TC Massiccio Facciale

13 Scenario 38: Un paziente di 65 anni deve essere sottoposto a colecistectomia. In regime di pre-ricovero ha eseguito un controllo radiologico del torace. L'immagine radiologica mostrata in figura è in prima istanza compatibile con:

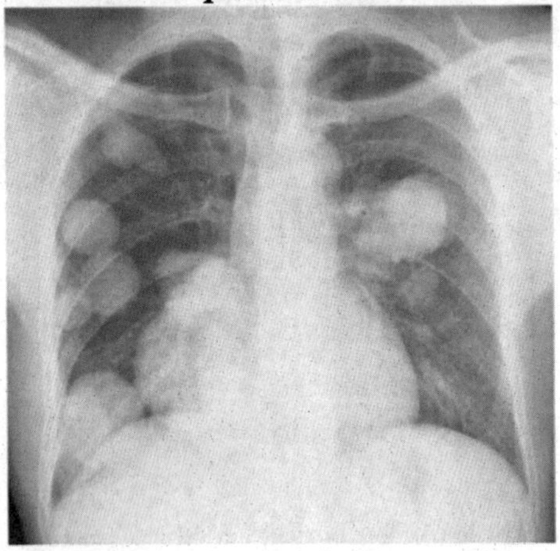

A Metastasi polmonari
B Polmonite a focolai multipli
C Tubercolosi miliare
D Atelettasie
E Ombra degli elettrodi per elettrocardiogramma

A Seminoma
B Carcinoma ovarico
C Carcinoma mammario
D Carcinoma della cervice uterina
E Carcinoma del colon

12 Simulatore Test Ammissione. Un uomo di 65 anni, obeso e forte russatore. Viene riscontrato un AHI di 9. Sarà necessario effettuare titolazione e con quale esame?

A ECG Holter delle 24 ore
B Non è necessario effettuare titolazione con PSG
C Polisonnogramma di controllo con CPAP
D EEG
E TC Massiccio facciale

13 Simulatore Test Ammissione. Un paziente di 76 anni viene sottoposto a RX del torace e EGA di routine dopo essere stato portato in P.S. privo di sensi per una caduta dal motore. Con cosa potrebbero essere compatibili le lesioni presenti all'RX del torace?

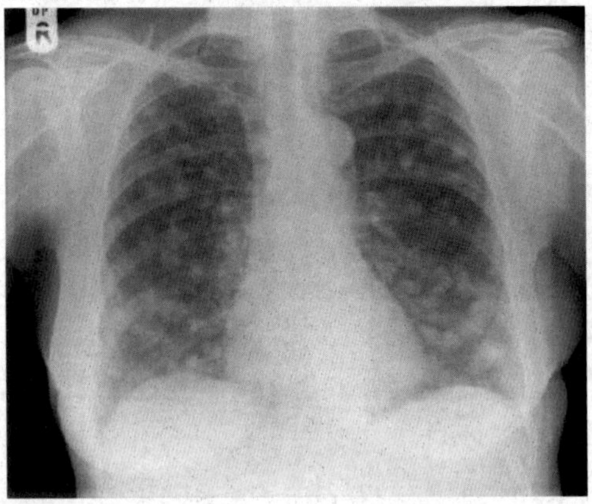

A Lesioni polmonari multiple cavitate
B Metastasi polmonari
C Polmonite virale
D Atelettasia polmonare
E BPCO enfisematosa para-settale in paziente anziano

14 SSM 2018. Una donna di 24 anni giunge all'attenzione medica per insorgenza da circa 6 mesi di febbricola, dolore in regione laterocervicale e sintomi tipo "claudicatio" al braccio destro. Riferisce, inoltre, valori pressori costantemente elevati da circa due anni, per i quali non ha eseguito accertamenti. Gli esami mostrano un incremento degli indici di flogosi (VES 83 mm/1h, PCR 41 mg/L) con ANA positivi a titolo 1:80 con pattern omogeneo. L'esame obiettivo evidenzia una riduzione del polso radiale destro. La pressione arteriosa misurata al braccio destro è 100/60 mmHg, mentre al braccio sinistro è 155/85 mmHg. La storia clinica riportata è maggiormente suggestiva di quale delle seguenti diagnosi?

A Malattia di Takayasu

B Sclerosi sistemica variante diffusa

C Lupus eritematoso sistemico

D Malattia di Sjögren

E Arterite gigantocellulare

15 SSM 2018. Scenario 68. Un uomo di 65 anni presenta insorgenza, in pieno benessere, di cefalea e vomito, seguiti dalla comparsa di afasia ed emiparesi destra. Viene quindi accompagnato in Pronto Soccorso; i familiari riferiscono in anamnesi ipertensione ed etilismo con associata cirrosi epatica. Alla visita il medico trova il paziente soporoso, risvegliabile alla chiamata, afasico globale ed emiplegico a destra. Si prende visione della TC encefalo senza mezzo di contrasto che nel frattempo è stata richiesta (si veda immagine). Qual è la diagnosi più probabile?

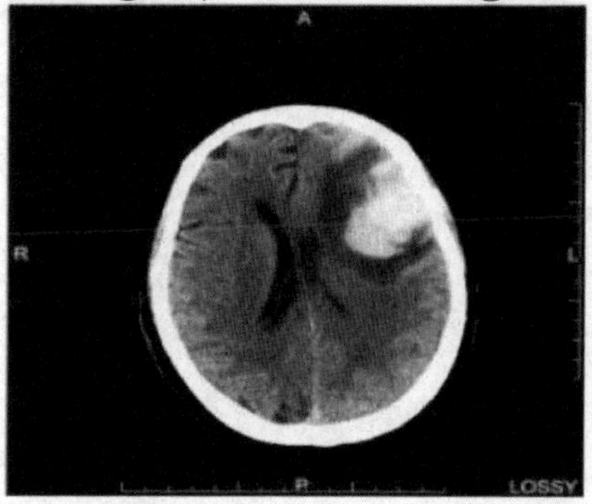

14 Simulatore Test Ammissione. Una vasculite che interessa aorta e diramazioni principali aortiche; è più comune in donne di età tra 10 e 40 anni; si presenta sovente con sintomi sistemici quali facile faticabilità, febbricola, calo ponderale. Si tratta di:

A Arterite a cellule giganti

B Malattia di Takayasu

C Poli-arterite nodosa

D Granulomatosi di Wegener

E Malattia di Kawasaki

15 Simulatore Test Ammissione. Un uomo di 56 anni affetto da Fibrillazione Atriale e in terapia con Coumadin viene portato privo di senso dal 118 in P.S., dove vengono eseguiti esami di routine, ECG, EGA, RX torace e TC encefalo. Visto la TC encefalo del paziente, quale è la diagnosi più probabile per il paziente?

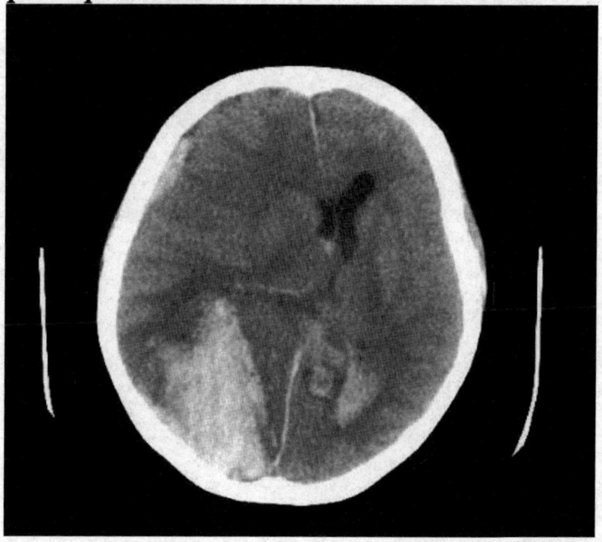

A Emorragia intraparenchimale spontanea fronto-parietale sinistra

B Ematoma parieto-occipitale sottodurale acuto sinistro

C Ematoma epidurale destro

D Ictus ischemico destro

E Emorragia subaracnoidea da rottura di aneurisma dell'arteria comunicante anteriore

16 **SSM 2019. Un ragazzo di 25 anni è vittima di un incidente motociclistico. Viene soccorso e trasferito presso l'ospedale più vicino; viene valutato dai medici del Pronto Soccorso che rilevano una Glasgow Coma Scale (GCS) di 8/15. Il ragazzo viene sottoposto a una TC cerebrale (si veda l'immagine). Qual è la diagnosi più probabile?**

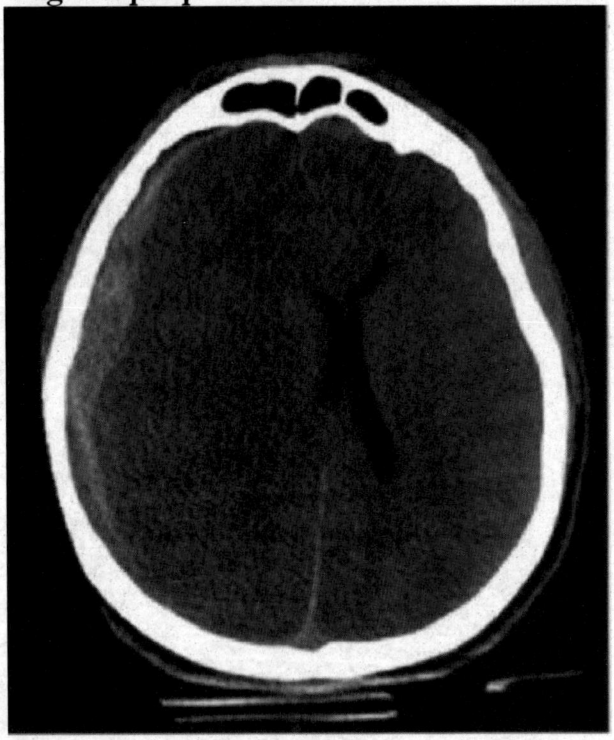

A Ematoma sottodurale acuto

B Emorragia subaracnoidea

C Emorragia intraventricolare

D Ematoma intraparenchimale

E Ematoma epidurale

A Ematoma sottodurale destro acuto da Warfarin

B Emorragia intraparenchimale spontanea destra

C Ematoma epidurale destro

D Ematoma epidurale sinistro

E ESA da rottura di un aneurisma dell'arteria comunicante anteriore

16 **Simulatore Test Ammissione. Una anziana viene portata presso il PS dell'Ospedale Riuniti di Foggia, a causa di stato confusionale, associato ad un'andatura instabile; presenta astenia, febbre, dolore toracico, vomito, diarrea, disuria, sintomi già presenti da alcuni giorni, ma in peggioramento nelle ultime ore. Viene eseguita una TC cranio con contrasto. Qual è la diagnosi che descrive la situazione patologica acuta di questa paziente?"**

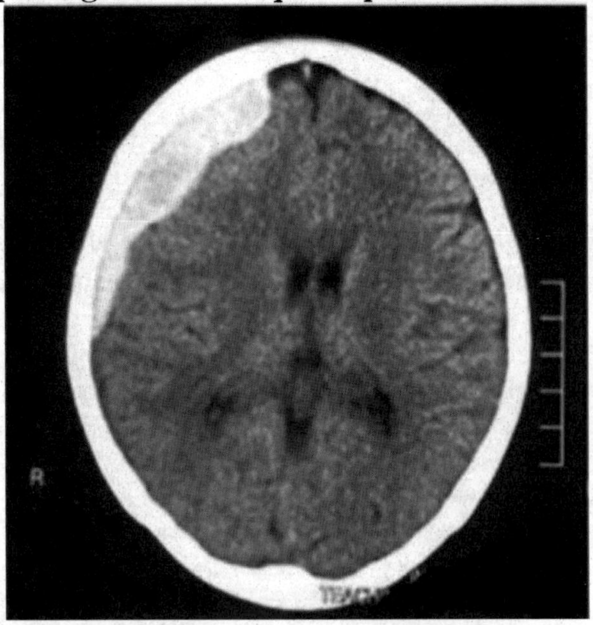

A Lesione delle vene a ponte

B Riduzione del riassorbimento del liquido cefalorachidiano

C Tumore delle cellule aracnoidee

D Lesione dell'arteria meningea media

E Rottura di un aneurisma

17 **SSM 2019. Un paziente di 49 anni in corso di induzione di anestesia generale per colecistectomia presenta bradicardia grave. Che cosa è indicato somministrare?**

- A Betametasone
- B Atropina
- C Fentanil
- D Atenololo
- E Propofol

17 **Simulatore Test Ammissione. Stai tenendo la rianimazione su un bambino di cinque anni con grave bradicardia sintomatica. La bradicardia persistente nonostante il posizionamento corretto di una via aerea, l'ossigenazione e la ventilazione. Quale, tra i seguenti medicinali, è quello che dovresti somministrare?"**

- A Atropina
- B Dopamina
- C Adenosina
- D Adrenalina
- E Amiodarone

18 **SSM 2019. A seguito dell'asportazione di un'ampia neoplasia cutanea al braccio sinistro a un paziente di 67 anni, il chirurgo plastico stabilisce di coprire la perdita cutanea mediante un lembo. Come si definisce la tecnica chirurgica che prevede la trasposizione di due lembi triangolari di uguali dimensioni?**

- A Plastica a Z
- B Plastica a W
- C Lembo di rotazione
- D Lembo di avanzamento
- E Lembo di Limberg

18 **Simulatore Test Ammissione. Un chirurgo dopo un importante intervento effettuata una plastica a Z. Tale tecnica:**

- A Consente di allungare una cicatrice, con 2 lembi triangolari
- B È impiegata nella mastoplastica
- C È utilizzata per chiudere piccoli difetti cutanei
- D Consiste in una rotazione di lembi cutanei
- E Consiste in una rotazione di lembi cutanei e consente di allungare una cicatrice

19 **SSM 2019. Secondo l'European Thyroid Association, qual è la causa più frequente di ipotiroidismo primario in Europa e negli Stati Uniti?**

- A Tiroidite subacuta
- B Assunzione di amiodarone
- C Inquinanti ambientali
- D Carenza iodica
- E Tiroidite di Hashimoto

19 **Simulatore Test Ammissione. "La causa più frequente di ipotiroidismo permanente in Europa:"**

- A Tiroidite linfocitaria cronica
- B Tiroidite da radiazioni
- C Tiroidite subacuta
- D Gozzo multi-nodulare non tossico
- E Tiroidite post-partum

20 **SSM 2019. Si reca in ambulatorio un paziente di 45 anni, con anamnesi patologica remota negativa, lamentando un dolore a intensità variabile riferibile al fianco sinistro, che si irradia all'inguine, associato a malessere, nausea, vomito e astenia. Quale manovra semeiotica potrebbe indirizzare con buona probabilità la diagnosi?**

A Colica reno-ureterale

B Colica biliare

C Appendicite

D Occlusione intestinale

E Diverticolosi del colon

21 **SSM. 2019. Domanda 60. La radiografia del torace in figura mostra un quadro che potrebbe essere pericoloso per la vita del paziente: quale?**

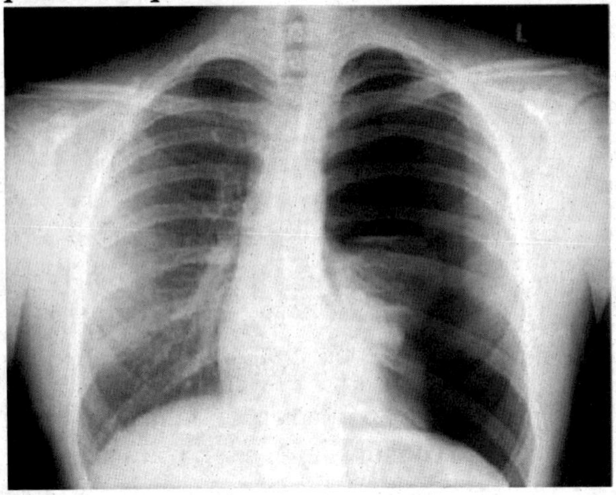

A Pneumotorace sinistro

B Cardiomegalia estrema

C Dissezione aortica

D Emotorace sinistro

E Stenosi tracheale

22 **Scenario 80: Un uomo di 45 anni, cadendo dallo scooter, riporta una frattura scomposta del terzo medio della diafisi omerale con il quadro radiografico in figura. Qual è la complicanza immediata più frequente che si**

20 **Simulatore Test Ammissione. Giunge in ambulatorio un paziente per una vista di controllo. Viene visitato accuratamente. La manovra di Giordano è positiva in corso di:**

A Appendicite

B Colica renale, colica biliare, meningite e appendicite

C Colica renale

D Colica biliare

E Meningite

21 **Simulatore Test Ammissione. Paziente con dolore toracico puntorio. Quale alterazione è presente nella seguente RX torace?**

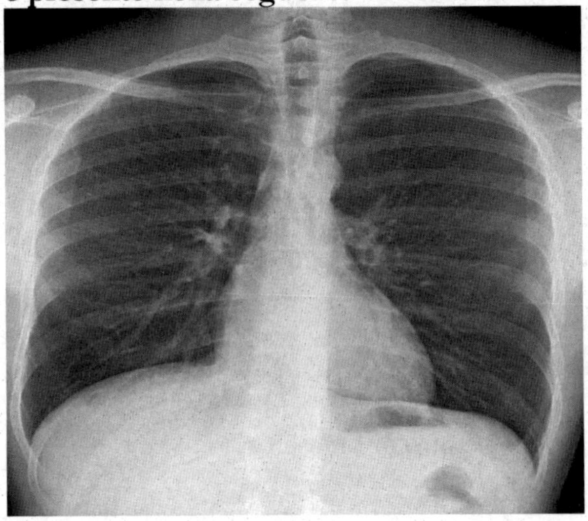

A Pneumomediastino

B Polmonite

C PNX

D Versamento pleurico

E Atelettasia

22 **Simulatore Test Ammissione. Una donna di 56 anni presenta, dopo una caduta casuale a terra, dolore, deformità e gonfiore nel braccio sinistro, con incapacità di flettere dorsalmente la mano. Qual è la diagnosi più probabile?**

potrebbe verificare con il suddetto quadro clinico-radiografico?

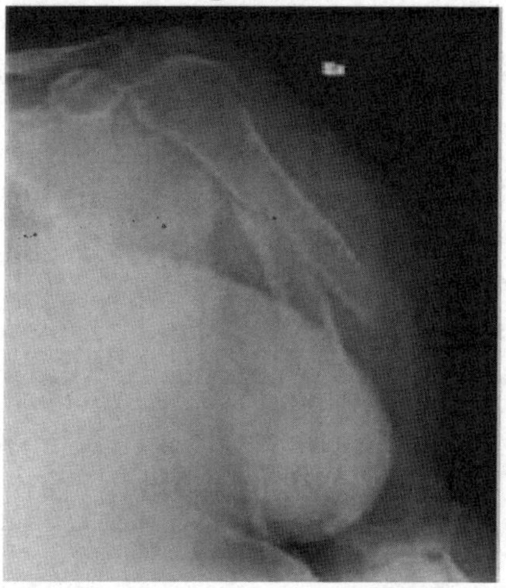

A Lesione del nervo radiale

B Lesione del nervo mediano

C Lesione dell'arteria brachiale

D Tromboembolia polmonare

E Lesione del nervo ulnare

23 SSM 2019. Quale delle seguenti affermazioni è corretta in relazione all'immagine?

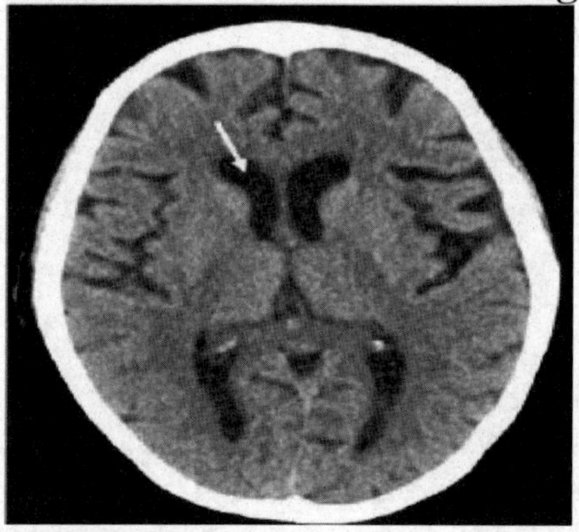

A Nell'immagine TC la freccia indica il corno anteriore del ventricolo laterale destro

B Nell'immagine TC la freccia indica il corno anteriore del ventricolo laterale sinistro

C Nell'immagine RM la freccia indica il corno anteriore del ventricolo laterale destro

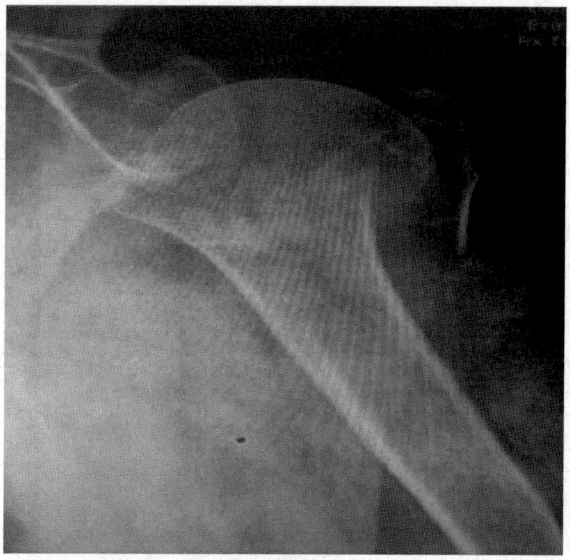

A Frattura del trochite dell'omero sinistro

B Frattura diafisaria dell'omero sinistro con lesione del nervo radiale

C Frattura sopra-intercondiloidea della paletta omerale con lesione del nervo mediano

D Frattura anatomica del collo dell'omero con lesione del nervo radiale

E Frattura dell'epicondilo scomposta con lesione del nervo ulnare

23 Simulatore Test Ammissione. Viene eseguita un TC dell'encefalo in urgenza, cosa mostra la C?

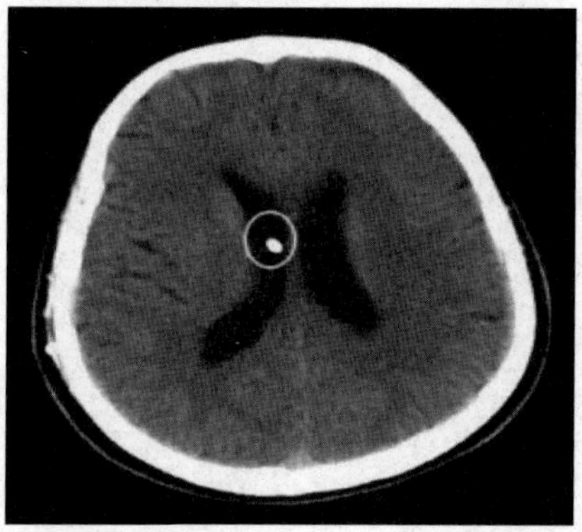

A Idrocefalo

B Emorragia sub-aracnoidea

C Emorragia intracranica

D Nell'immagine TC la freccia indica il corno occipitale del ventricolo laterale destro

E Nell'immagine RM la freccia indica il corno anteriore del ventricolo laterale sinistro

D Ematoma epidurale acuto

E Ematoma epidurale cronico

24 SSM 2020. Un ragazzo di 25 anni si reca dal proprio medico riferendo episodi caratterizzati da pallore delle dita delle mani seguito da colorito bluastro e successivo arrossamento della cute. La sequenza trifasica descritta come viene definita?

A Vasculite

B Livedo Reticularis

C Fenomeno di Raynaud

D Eritromelalgia

E Perniosi

24 Simulatore Test Ammissione. Una giovane donna si reca dal proprio dermatologo di fiducia allarmata da una strana reazione. Il dermatologo effettua diagnosi di fenomeno di Raynaud. Nel fenomeno di Raynaud si ha:

A Emiparesi transitoria

B Cefalea

C Eritromelalgia

D Cianosi seguita da pallore

E Pallore delle dita delle mani seguito da colorito bluastro e successivo arrossamento della cute

25 SSM 2020. Una donna di 55 anni si reca dal proprio medico riferendo episodi caratterizzati da pallore delle dita delle mani seguito da colorito bluastro e successivo arrossamento della cute. In quale delle seguenti patologie è più frequente questo fenomeno?

A Sclerodermia

B Osteoporosi

C Fibromialgia

D Intossicazione da digitale

E Ipertensione arteriosa

25 Simulatore Test Ammissione. Il fenomeno di Raynaud (episodi caratterizzati da pallore delle dita delle mani seguito da colorito bluastro e successivo arrossamento della cute) si può associare a:

A Sclerodermia

B Erisipela

C Dermatite

D Tromboflebite

E Linfoadenite

26 SSM 2020. Un uomo di 62 anni, BMI 30, giunge al Pronto Soccorso con un quadro di severa dispnea associata a tachipnea, tachicardia e ipertensione. All'auscultazione del torace sono presenti rantoli e sibili. Le indagini emato biochimiche mostrano un aumento significativo del BNP. Quale tra i suddetti reperti clinico laboratoristici suggerisce maggiormente una causa cardiogena del quadro clinico descritto?

26 Simulatore Test Ammissione. Uomo di 52 anni, BMI 40, giunge in reparto COVID con un quadro di severa dispnea, addensamenti multipli bilaterali, tachicardia e ipertensione. Le seguenti condizioni possono determinare un aumento del NT-pro BNP, ad eccezione di una, quale?

A. Ipertensione
B. Obesità
C. Aumento dei livelli di BNP
D. Tachipnea
E. Tachicardia

A. Età avanzata
B. Cirrosi epatica
C. Obesità
D. Embolia polmonare
E. Scompenso cardiaco

27 SSM 2020. Un uomo con storia di insufficienza renale lieve e gotta, si sveglia di notte per un dolore molto intenso al ginocchio, che diventa rapidamente gonfio e caldo. Il medico di un servizio di guardia pone diagnosi di riacutizzazione di gotta. Qual è la terapia più indicata in questo caso?

A. Paracetamolo
B. Lesinurad
C. Morfina
D. Allopurinolo
E. Colchicina

27 Simulatore Test Ammissione. La gotta è una malattia in cui depositi di cristali di acido urico si accumulano nelle articolazioni a causa degli elevati livelli ematici di acido urico (iperuricemia). L'accumulo di cristalli causa riacutizzazione (attacchi) di infiammazione dolorosa nelle articolazioni e intorno ad esse. Farmaco di elezione nella terapia dell'attacco acuto di gotta è:

A. La colchicina (corretta)
B. L'acido acetilsalicilico
C. L'amino-fenazone
D. L'acido isobutilfenilacetico
E. La fenacetina

28 SSM 2020. Un ragazzo di 12 anni giunge all'attenzione di un oncologo pediatra con documentazione radiografica di una alterazione ossea alla diafisi del femore destro associata ad una reazione periostale. Viene consigliata una biopsia della massa che risulta essere composta da cumuli di piccole cellule bluastre. L'analisi citogenetica evidenzia una traslocazione t(11;22). Qual è la diagnosi più probabile?

A. Sarcoma di Ewing
B. Linfoma di Hodgkin
C. Rabdomiosarcoma
D. Condrosarcoma
E. Metastasi ossea di un tumore cerebrale

28 Simulatore Test Ammissione. Il sarcoma di Ewing è un tumore maligno dell'osso, a cellule piccole rotonde, con un forte potenziale metastatico. Esordisce tra i 5 e i 30 anni e ha un picco d'incidenza tra i 12 e i 18 anni. L'incidenza annuale è stimata in 1/312.500 bambini prima dei 15 anni. Il sintomo più frequente è il dolore. Quale delle seguenti è una traslocazione tipicamente associata al sarcoma di Ewing?

A. t(11;18)
B. t(9;22)
C. t(8;14)
D. t(14;18)
E. t(11;22)

29 SSM 2020. Un paziente pauci-sintomatico di 78 anni, in corso di autovalutazione della pressione arteriosa riscontra una certa irregolarità del battito. L'ECG mostrato in figura evidenzia:

29 Simulatore Test Ammissione. Paziente di 70 anni con nausea e vomito. Si dirige al PS, si rileva al saturimetro 97% di SpO_2, ma un'elevata variabilità dell'onda sfigmica.

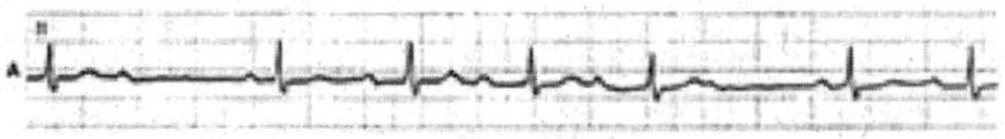

[A] Ritmo sinusale con emi-blocco fascicolare
[B] Ritmo sinusale con blocco atrio-ventricolare di II grado tipo Mobitz 1
[C] Ritmo sinusale con extrasistolia atriale bloccata
[D] Ritmo sinusale con blocco atrio-ventricolare avanzato
[E] Ritmo sinusale con blocco atrio-ventricolare di II grado tipo Mobitz 2

30 **SSM 2020. Un uomo di 70 anni, iperteso e fumatore, che ha subito recentemente un intervento di prostatectomia, richiede assistenza per la comparsa di dispnea da circa 5 ore. Al monitor del personale dell'ambulanza, la pressione arteriosa è 100/50 mmHg e la saturazione di O2 risulta pari a 88%. Viene inoltre registrato l'elettrocardiogramma mostrato in figura. Quale è la diagnosi più probabile?**

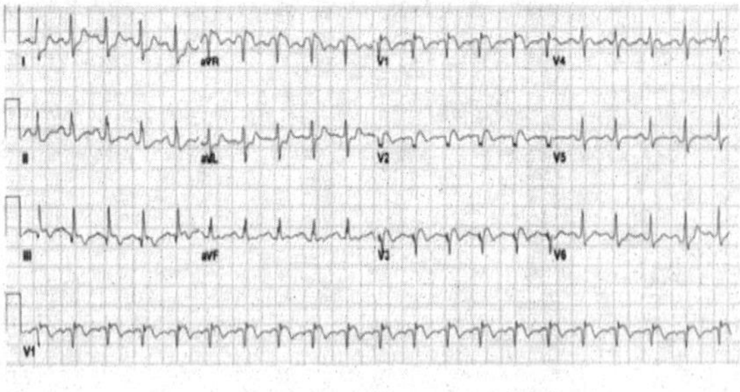

[A] Sindrome di Brugada
[B] Embolia polmonare acuta
[C] Dissecazione aortica
[D] Anemizzazione post operatoria
[E] Scompenso cardiaco in cardiomiopatia ipertensiva

Pertanto, si esegue ECG che rileva questo quadro. Che cosa si evidenzia?

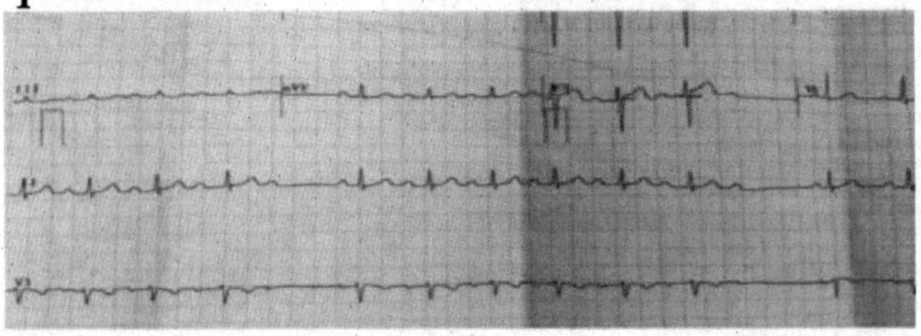

[A] BAV III grado
[B] BAV II grado Mobitz 2
[C] BAV II grado Mobitz 1 (corretta)
[D] Fibrillazione atriale
[E] Blocco senoatriale I grado

30 **Simulatore Test Ammissione. Viene eseguito un elettrocardiogramma in una donna con sincope. Presenta tachicardia, dispnea, il quadro elettrocardiografico è allegato. Il medico di PS dopo aver letto il referto dell'ECG inizia una terapia specifica. Quale è la diagnosi più probabile?**

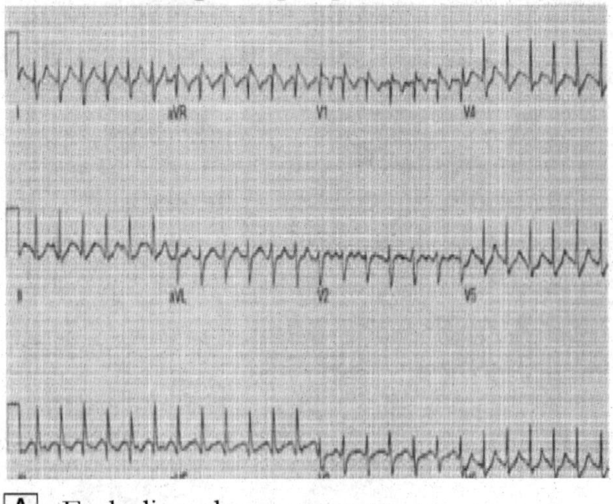

[A] Embolia polmonare acuta
[B] Blocco di branca sinistro
[C] Emiblocco anteriore
[D] Fibrillazione atriale
[E] Sindrome di Brugada

31 **SSM 2020. Un paziente obeso, fumatore di 70 anni, non in ossigenoterapia, con diabete mellito insulino dipendente, esegue una emogasanalisi arteriosa che mostra i seguenti valori: pH 7.35, $PaCO_2$ 50 mmHg, PaO_2 85 mmHg, HCO_3^- 33mmol/L. Qual è l'interpretazione corretta di tale emogasanalisi?**

A Scambi gassosi nella norma

B Acidosi metabolica

C Acidosi respiratoria

D Alcalosi respiratoria

E Alcalosi metabolica

31 **Sul nostro sito è possibile esercitarsi con oltre 2000 Casi clinici di EGA. Ogni singolo caso clinico è commentato. Ogni quadro possibile all'EGA è presente.**

A Scambi gassosi nella norma

B Acidosi metabolica

C Acidosi respiratoria

D Alcalosi respiratoria

E Alcalosi metabolica

32 **SSM 2020. Un ragazzo di 24 anni giunge in Pronto Soccorso accompagnato dai genitori in quanto da alcuni giorni avrebbe manifestato un intenso stato di preoccupazione. Alla valutazione psichiatrica, riferisce una vaga sensazione che lo attanaglia procurandogli un forte stato di angoscia: "mi sento cambiato, diverso, è come se non avessi più il completo controllo del mio corpo, come se il mio corpo mi fosse divenuto estraneo, come se non fosse più il mio!". Che tipo di fenomeno sta descrivendo il paziente?**

A Disturbo da sintomi somatici

B Dismorfofobia

C Allucinosi

D Allucinazione cenestesica

E Depersonalizzazione

32 **Simulatore Test Ammissione. Un paziente si presenta in P.S. e viene trasferito nel reparto di Psichiatria per un evento di depersonalizzazione. In particolare, per depersonalizzazione si intende:**

A Un'illusione

B Un'alterazione dello stato di coscienza

C Un delirio ipocondriaco

D Nessuna riposta corretta

E Un sentimento di estraneità nei confronti di sé stessi e del mondo esterno

33 **SSM 2020. Una ragazzina di 12 anni è portatrice di una mutazione F508 del in omozigosi a carico del gene CFTR ed è dunque affetta da fibrosi cistica. Il gene responsabile della malattia è localizzato nel:**

A Braccio lungo del cromosoma 18

B Braccio lungo del cromosoma 14

C Braccio lungo del cromosoma 7

33 **Simulatore Test Ammissione. Un uomo di 45 affetto da Fibrosi Cistica si reca in P.S. per riacutizzazione di malattia e viene trasferito nel reparto di Medicina Interna. Su quale cromosoma si trova il gene CFTR:**

A Cromosoma 7 (corretta)

B Cromosoma 6

C Cromosoma 3

D Braccio corto del cromosoma 13

E Braccio lungo del cromosoma 21

34 SSM 2020. Un paziente di 67 anni, maschio, giunge all'attenzione medica per un'emicrania resistente ai trattamenti di prima linea. Ha eseguito un'indagine RM dell'encefalo. Osservare le due immagini e indicare la risposta corretta

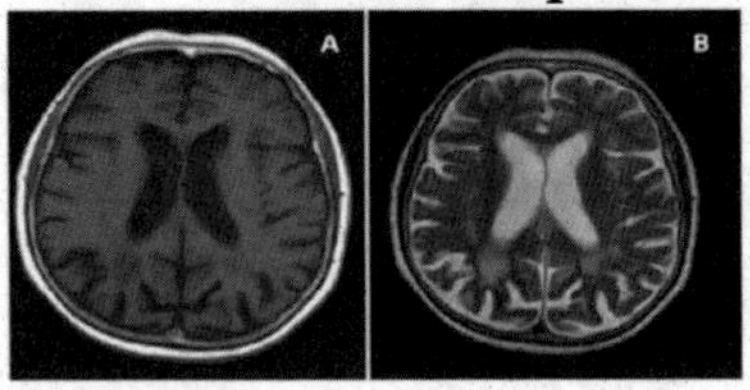

A Immagine A: sequenza T2: Immagine B: sequenza T1

B Immagine A: sequenza T1; Immagine B: sequenza T1 con mezzo di contrasto

C Immagine A: sequenza T2; Immagine B: sequenza T2 con mezzo di contrasto

D Immagine A: sequenza T1; Immagine B: sequenza T2

E Immagine A: sequenza T2; Immagine B: sequenza T1 con mezzo di contrasto

35 SSM 2010. Un paziente di 35 anni giunge in Pronto Soccorso per dolore trafittivo all'emitorace sinistro insorto in seguito a movimento brusco, associato a dispnea. La radiografia mostra un quadro non univoco e viene eseguita un'indagine TC. Alla luce del quadro TC, qual è la diagnosi del paziente?

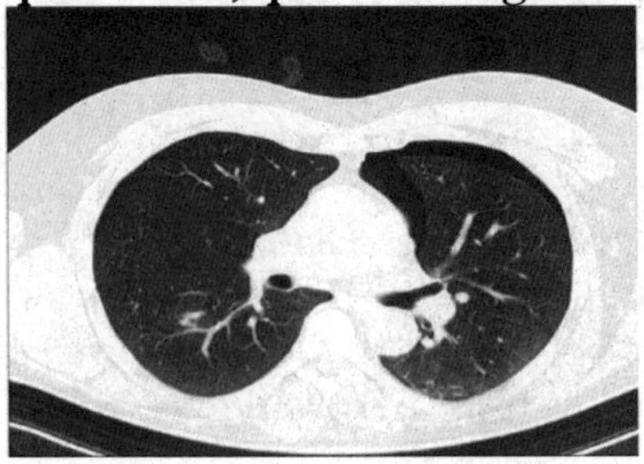

A Addensamento polmonare destro

B Pneumotorace sinistro

D Cromosoma 4

E Cromosoma 10

34 Simulatore Test Ammissione. L'immagine a sinistra e l'immagine a destra rappresentano rispettivamente:

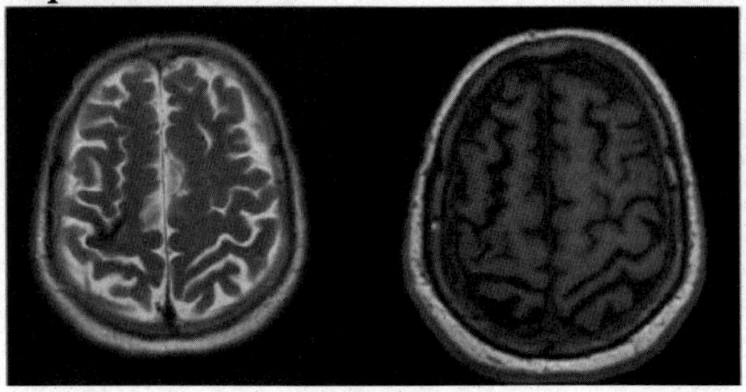

A La sequenza T2 assiale e la T1 assiale

B La sequenza T1 assiale e la T2 assiale

C 2 TC una con mezzo di contrasto e una senza

D 2 TC una senza mezzo di contrasto e una con

E Una RM e una TC

35 Simulatore Test Ammissione. Un paziente di 65 anni viene portato in PS dal 118. Viene eseguita una TC del torace in urgenza. In dettaglio, il referto mostrerà

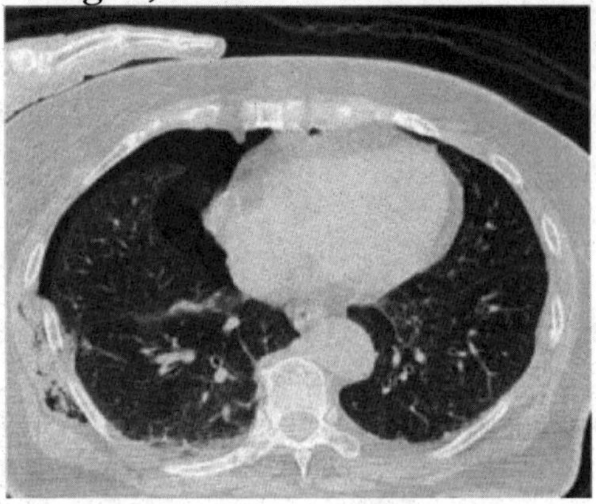

A Pneumotorace destro secondario a multiple fratture

B Pneumotorace sinistro secondario a

C Versamento pleurico destro

D Versamento pleurico sinistro

E Pneumotorace destro

36 **Una donna di 77 anni in buone condizioni generali giunge in Pronto Soccorso in seguito a caduta accidentale in casa. In figura viene mostrata la radiografia del bacino e delle anche della paziente. Come si definisce questa frattura?**

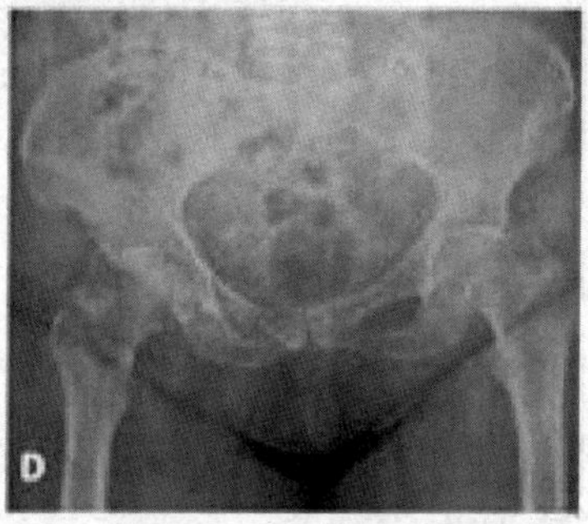

A Frattura cervico-trocanterica del femore sinistro

B Frattura pertrocanterica del femore sinistro

C Frattura sotto-capitata del femore sinistro

D Frattura sotto-trocanterica del femore sinistro

E Frattura trans-cervicale del femore sinistro

37 **SSM 2020. Un uomo di 82 anni accede in Pronto Soccorso: da alcuni giorni riferisce difficoltà nella deambulazione, avvertendo la sensazione di gamba destra "pesante". Da circa 2 giorni i figli hanno notato anche disturbi nell'eloquio; gli stessi riferiscono inoltre che circa 4 settimane prima il padre ha subito un trauma cranico da caduta accidentale. In anamnesi il paziente riferisce ipertensione arteriosa in terapia medica, diabete mellito tipo II, fibrillazione atriale (in terapia con warfarin). Viene eseguita una TC encefalo che dimostra la presenza di una**

multiple fratture

C Versamento pleurico sinistro e multiple fratture

D Versamento pleurico destro e multiple fratture

E Dissezione aortica e multiple fratture

36 **Un uomo di 75 anni, dopo una rovinosa caduta dalle scale giunge privo di sensi in P.S. accompagnato dal 118. Viene eseguita un RX del torace, una RX del bacino e del femore di destra, un ECG e un EGA di routine. Cosa mostra l'RX?**

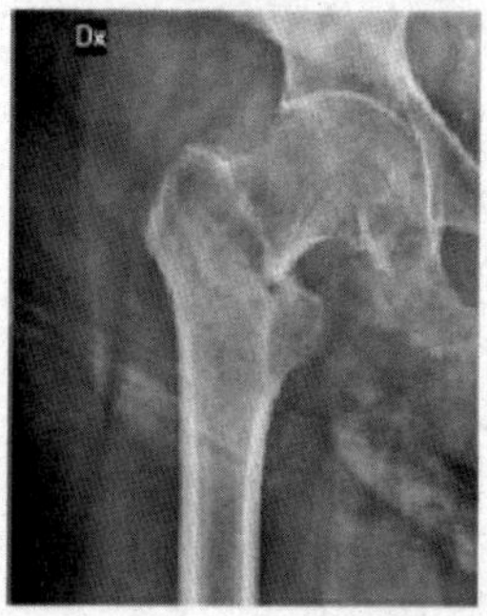

A Frattura pertrocanterica del femore di destra

B Frattura pertrocanterica del femore di sinistra

C Frattura sotto-capitata del femore di destra

D Frattura trans-cervicale del femore sinistro

E Frattura sotto-capitata del femore di sinistra

37 **Simulatore Test Ammissione. Un uomo di 83 anni viene portato dai parenti in P.S., dove esegue una TC del cranio in urgenza. Il paziente da alcune settimane (secondo i parenti) non riesce a svolgere le normali AVQ. Cosa mostra la TC dell'encefalo?**

raccolta ematica a forma di semiluna, iso-ipodensa rispetto al parenchima cerebrale (vedi immagine). Qual è la diagnosi più verosimile, considerando le immagini neuroradiologiche e la storia clinica?

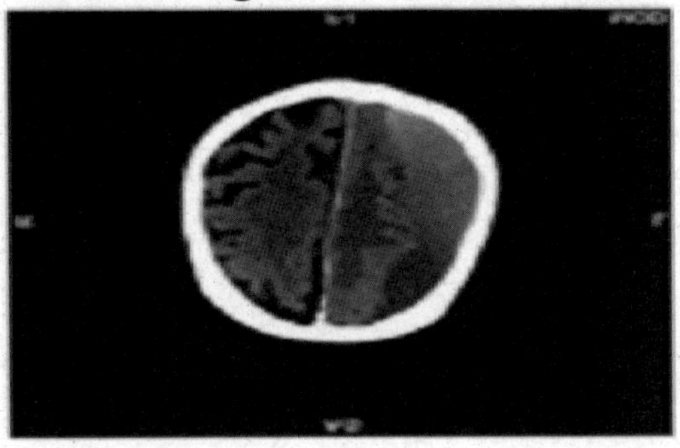

A Ematoma sottodurale cronico
B Emorragia subaracnoidea
C Ematoma sottodurale acuto
D Ematoma epidurale
E Emorragia intraparenchimale

38 **Un uomo di 56 anni, forte fumatore, giunge in Pronto Soccorso per comparsa improvvisa di dolore toracico trafittivo all'emitorace sinistro e dispnea. Viene eseguita una radiografia del torace che fornisce l'immagine seguente. Qual è la diagnosi più probabile?**

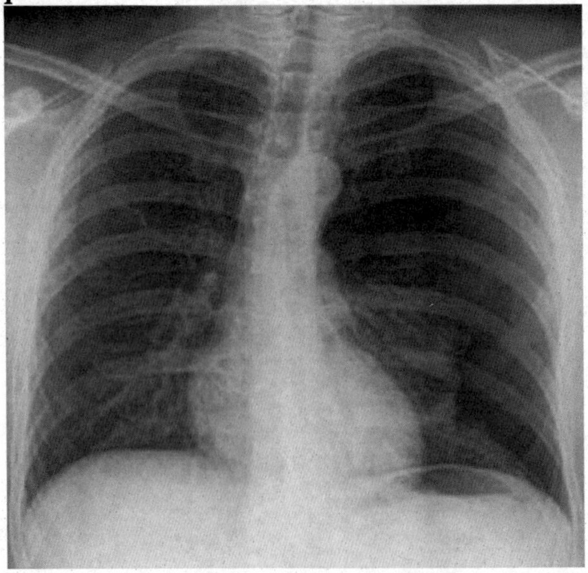

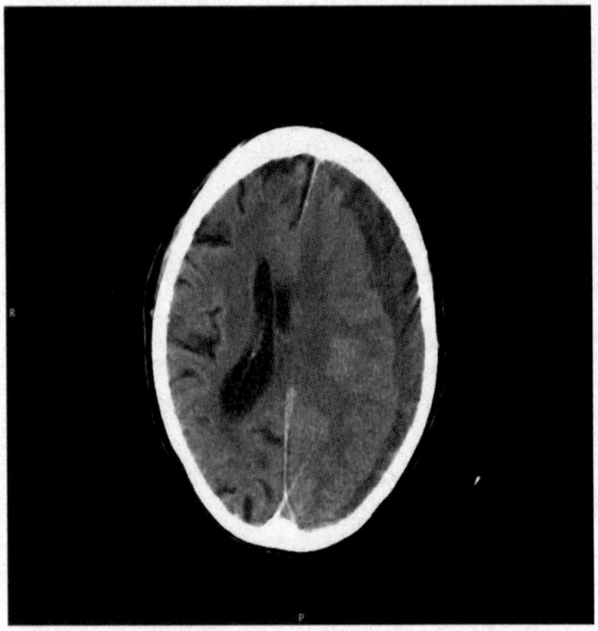

A Emorragia subaracnoidea
B Emorragia subdurale cronica
C Ematoma sottodurale destro
D Ematoma sottodurale sinistro
E Emorragia intraparenchimale

38 **Simulatore Test Ammissione. Paziente con dolore toracico puntorio. Quale alterazione è presente nella seguente RX torace?**

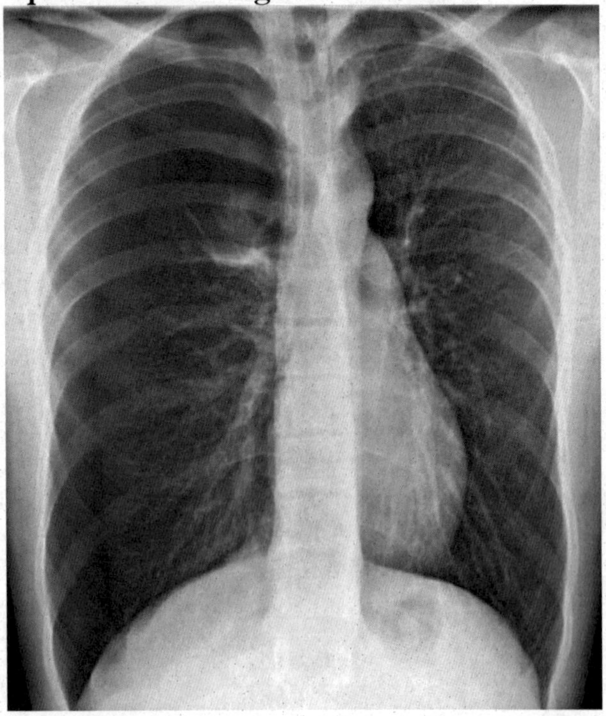

A Pneumotorace spontaneo sinistro
B Neoplasia polmonare destra
C Polmonite basale sinistra
D Edema polmonare
E Versamento pleurico sinistro

39 **SSM 2021. Una donna di 76 anni, con pregressa tiroidite di Hashimoto e nota insufficienza mitralica moderata, asintomatica, si reca in visita cardiologica di controllo. L'elettrocardiogramma è il seguente. Qual è la diagnosi più probabile?**

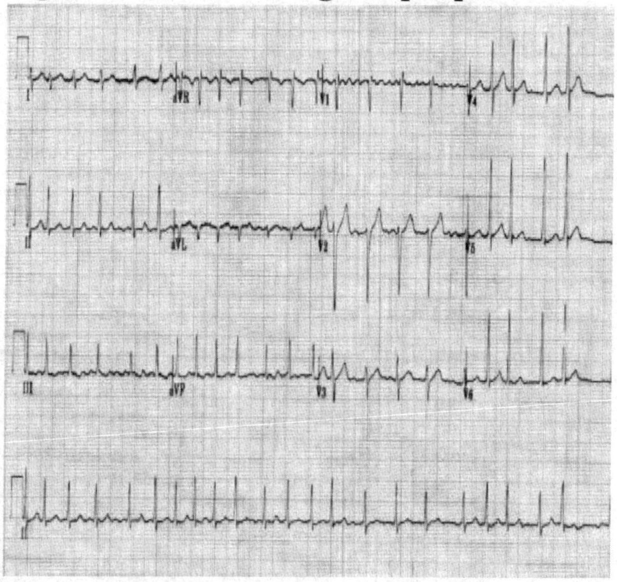

A Fibrillazione atriale
B Flutter atriale tipico
C Tachicardia ventricolare sostenuta
D Blocco atrio-ventricolare di II grado tipo Mobitz 1
E Segni di ischemia miocardica posteriore

40 **SSM 2021. Uomo di 60 anni, iperteso, dislipidemico, presenta dolore toracico, sudorazione profusa e costrizione al giugulo. Pressione arteriosa 150/90 mmHg, saturazione di ossigeno 97%. In relazione al sospetto clinico, qual è il prossimo step diagnostico-terapeutico?**

A Pneumomediastino
B Polmonite
C PNX
D Versamento pleurico
E Atelettasia

39 **Simulatore Test Ammissione. Una donna di 65 anni si reca per palpitazioni al P.S. dell'Ospedale San Giovanni. Dopo una lunga attesa, viene effettuata una ECG, visto che la signora riferisce palpitazioni. Dopo una ulteriore lunga attesa, arrivare il referto dell'ECG, cosa ha scatenato le palpitazioni?**

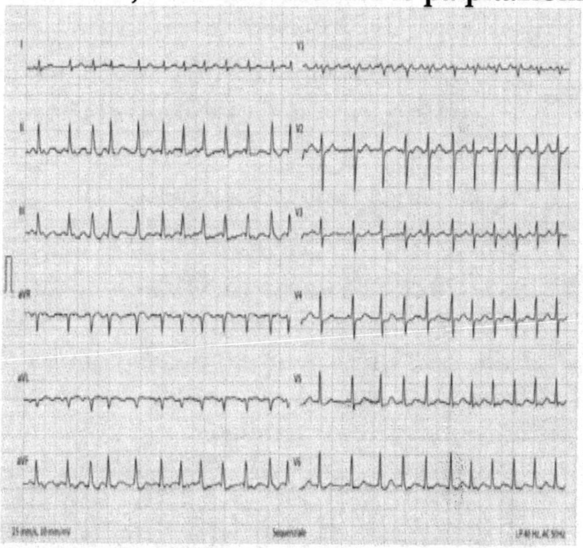

A Flutter atriale
B Fibrillazione atriale
C Tachicardia da rientro nodale
D Tachicardia da rientro atrioventricolare
E Non è presente nessuna anomalia significativa all'ECG

40 **Simulatore Test Ammissione. Donna di 45 anni, rinvenuta senza sensi per strada e tutt'ora confusa. Si chiamano i soccorsi con rilevamento dei seguenti parametri vitali: P.A. 110/75 mmHg, F.R. 25 atti/minuti, F.C. 50 bpm, SpO2 97% in aria ambiente. Inoltre, si esegue questo tracciato. Quale situazione può essere esclusa tra queste?**

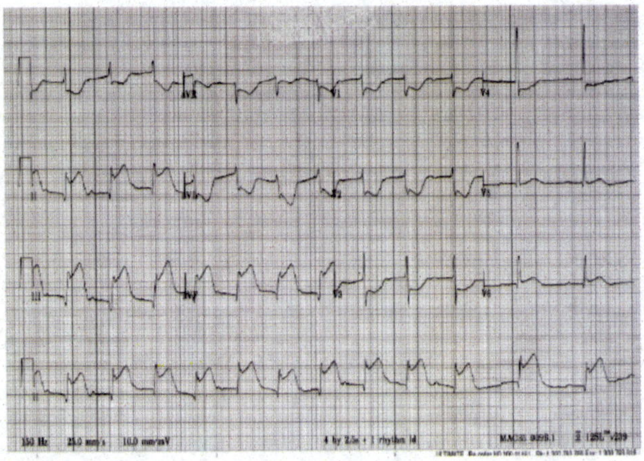

A Coronarografia in emergenza (<2h)

B Coronarografia urgente (<24h)

C Curva del dosaggio della troponina cardiaca

D Angio-TC del torace con mezzo di contrasto con sequenze dedicate alle coronarie

E Dosaggio degli indici di flogosi, antigeni virali e pannello anticorpale completo

41 SSM 2021. Un uomo di 75 anni, cardiopatico, iperteso, lamenta improvviso calo del visus in OD. Con riferimento al quadro clinico ed alla fotografia del fondo oculare sovrastante, la diagnosi più probabile è:

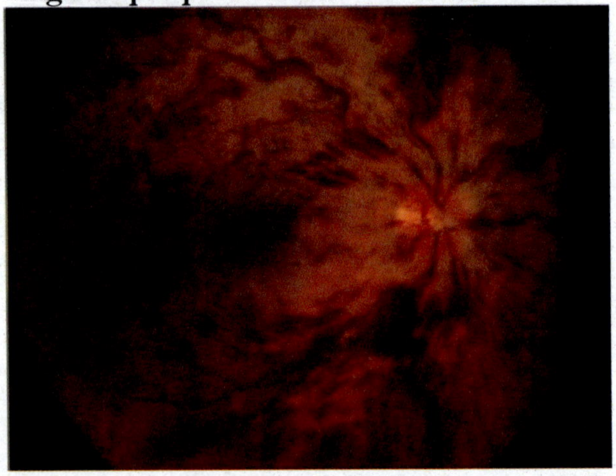

A Occlusione venosa centrale

B Retinopatia diabetica non proliferante

C Retinite sierosa centrale

D Occlusione venosa di branca

E Degenerazione maculare neovascolare legata all'età

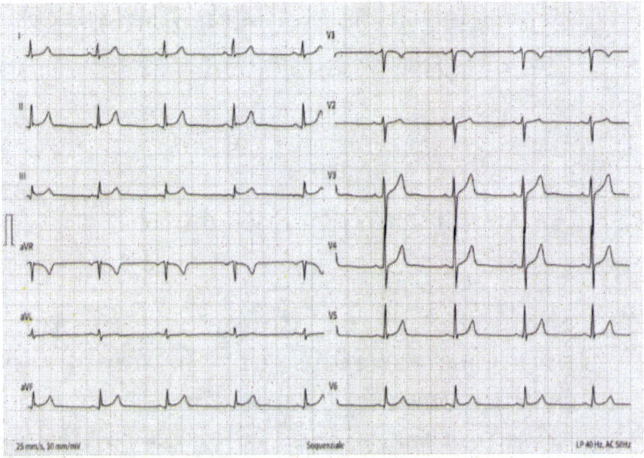

A STEMI inferiore

B Aneurisma della parete inferiore

C Occlusione dell'IVP distale

D Occlusione dell'IVA prima del diagonale e dopo il settale

E Occlusione IVA distale

41 Simulatore Test Ammissione. Una donna si presenta in P.S. per un colo improvviso del visus. Viene eseguito un esame del fondo oculare. Qual è la diagnosi più probabile?

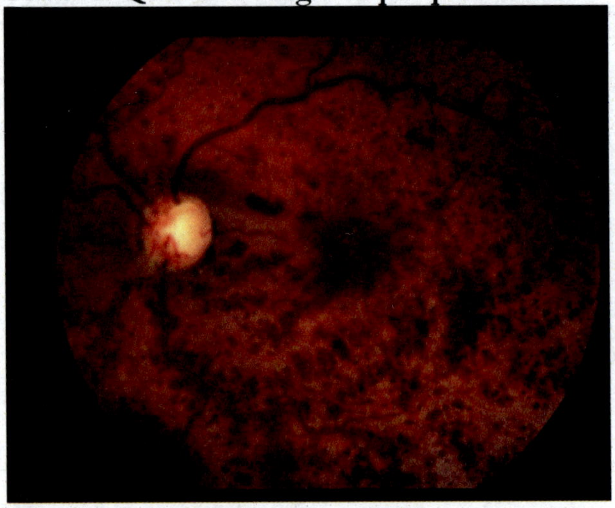

A Occlusione arteriosa centrale

B Occlusione venosa centrale

C Retinite pigmentosa

D Retinopatia diabetica emorragica

E Degenerazione maculare legata all'età

42 **Un uomo di 36 anni giunge in Pronto Soccorso per un trauma sportivo con forte dolore al meso-piede. La freccia nella radiografia dimostra una frattura, particolarmente evidente nella proiezione laterale, con piccolo distacco osseo. Qual è l'osso interessato?**

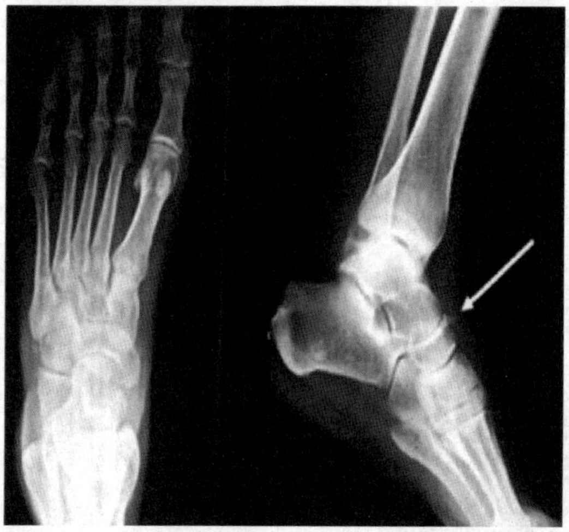

A Scafoide del tarso (o navicolare)

B Cuneiforme laterale

C Cuneiforme intermedio

D Cuneiforme mediale

E Cuboide

42 **Un uomo di 56 dopo una caduta dalla bicicletta viene portato da un conoscente in P.S., dove viene eseguita una RX del piede. Inoltre, vengono eseguiti esami ematochimici di routine, ECG e EGA. Cosa mostra l'RX del piede del paziente?**

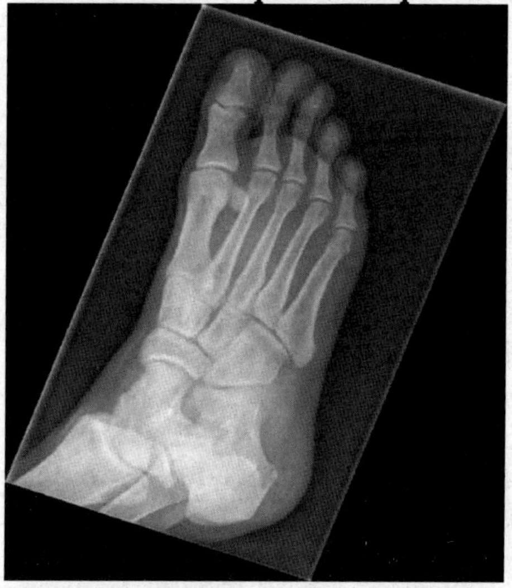

A Cuneiforme laterale

B Cuneiforme intermedio

C Cuneiforme mediale

D Cuboide

E Scafoide del tarso (o navicolare)

43 **SSM 2021. Un uomo di 67 anni viene portato in Pronto Soccorso dai familiari in stato confusionale e presenta Glasgow Coma Scale pari a 11. Viene eseguita una indagine TC in urgenza che mette in evidenza il quadro riportato nell'immagine, che corrisponde a:**

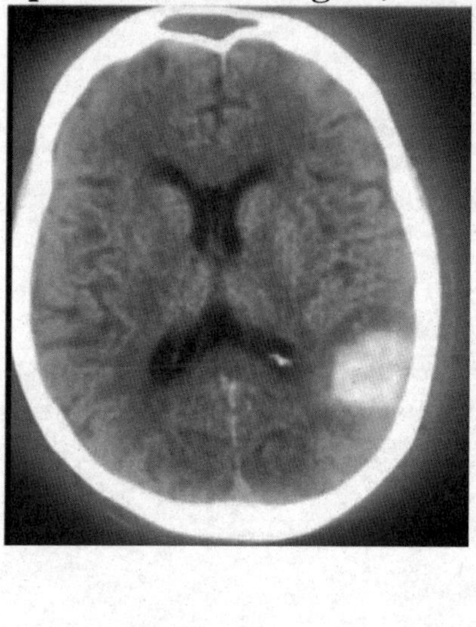

43 **Simulatore Test Ammissione. Paziente di 85 anni dopo trauma cranico. Quale alterazione è presente nella seguente TC encefalo?**

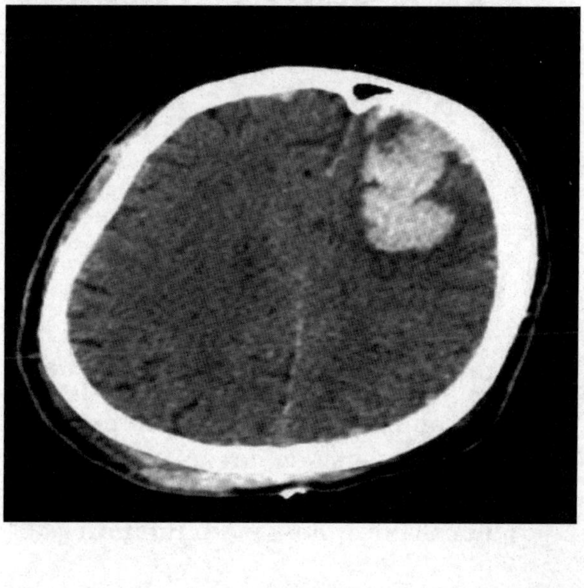

A Emorragia parenchimale parieto-occipitale sinistra

B Nessun rilievo patologico, è necessario eseguire RM

C Emorragia epidurale parieto-occipitale sinistra

D Emorragia parenchimale parieto-occipitale destra

E Emorragia subdurale parieto-occipitale sinistra

44 **SSM 2021. La valutazione TC di un assistito evidenzia una dissecazione dell'aorta ascendente, senza coinvolgimento dell'arco aortico. Questo tipo di dissecazione, secondo la classificazione di DeBakey, è definita:**

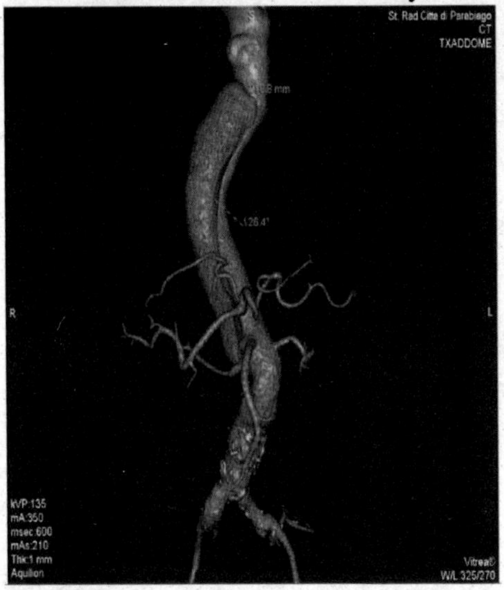

A Tipo II

B Tipo I

C Tipo III

D Tipo B

E Tipo IV

45 **SSM 2021. Un uomo di 82 anni si reca nell'ambulatorio "urgenze dermatologiche" per la comparsa da circa 2 settimane di bolle a tetto teso su cute eritemato-edematosa alla radice di entrambi gli arti inferiori e al tronco,**

A ESA

B Ematoma intraparenchimale

C Ematoma sub-durale

D Ematoma epidurale

E Lesione Ischemica

44 **Simulatore Test Ammissione. Quale grado di dissezione aortica, sulla base della classificazione di DeBakey, è presente nell'immagine mostrata?**

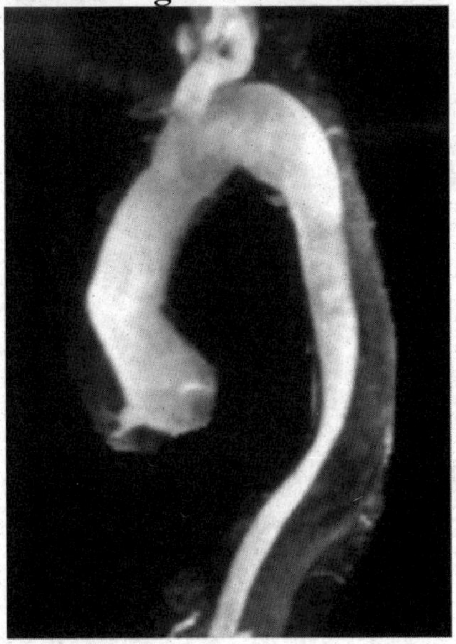

A Tipo I

B Tipo II

C Tipo III

D Tipo IV

E Non è classificazione di DeBakey

45 **Simulatore Test Ammissione. Un paziente, uomo di 85 anni, pregresso ictus ischemico, diabetico, in terapia poli-farmacologica. Da circa un mese comparsa di placche eritematose orticarioidi diffuse con**

accompagnata da prurito e bruciore, in assenza di evidenti fattori scatenanti quali traumatismi, ustioni o assunzione di farmaci. La diagnosi più probabile è:

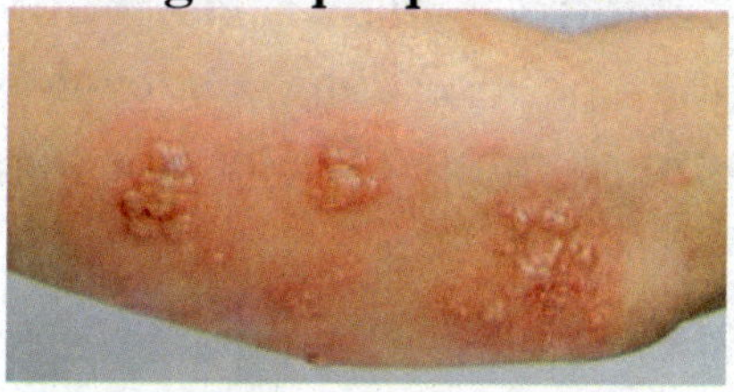

A Pemfigoide bolloso

B Infezione da Herpes Zoster

C Pemfigo volgare

D Pemfigo volgare

E Orticaria

46 **SSM 2021. A un uomo di 74 anni viene fatta diagnosi di polmonite acquisita in comunità. Sulla base del punteggio prognostico CURB-65 il medico di Pronto Soccorso decide, dopo aver impostato un'adeguata terapia antibiotica empirica, di dimetterlo e trattarlo a domicilio. L'acronimo inglese CURB-65 indica:**

A Confusione mentale - azoto ureico - frequenza respiratoria - pressione arteriosa sistemica - età maggiore o uguale a 65 anni

B Cefalea -azoto ureico - frequenza respiratoria - peritonismo - età maggiore o uguale a 65 anni

C Cefalea - azoto ureico - rabdomiolisi - pressione arteriosa - età maggiore o uguale a 65 anni

D Confusione mentale - azoto ureico - reazione orticarioide - broncocostrizione - età minore o uguale a 65 anni

E Cefalea - azoto ureico - frequenza respiratoria - broncocostrizione - età minore o uguale a 65 anni

47 **SSM 2021. Una donna di 30 anni si presenta in ambulatorio riferendo la comparsa progressiva di diplopia, particolarmente**

successiva comparsa di bolle tese a contenuto limpido. Le lesioni sono intensamente pruriginose. Qual è la diagnosi più probabile?

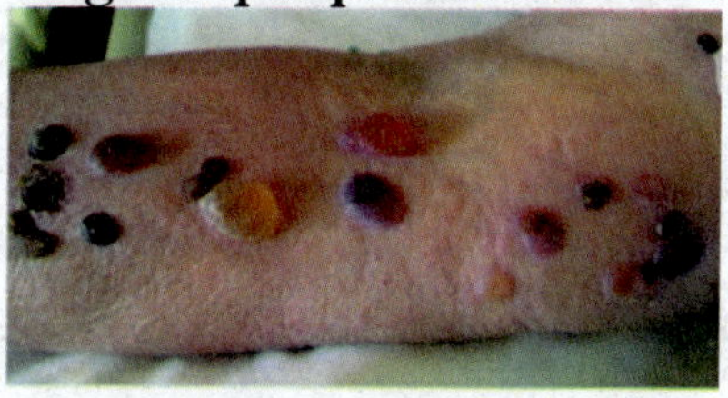

A Pemfigoide bolloso

B Pemfigo volgare

C Herpes Zoster

D Impetigine bollosa

E Dermatite da contatto

46 **Simulatore Test Ammissione. Cosa si intende per CRB-65?**

A Una Flow-Chart di valutazione del rischio cardiovascolare

B Una scala di valutazione di gravità della diarrea

C Uno score di severità utile per valutare un paziente con polmonite comunitaria

D Un programma informatico di statistica sanitaria

E Una metodica di laboratorio utile per valutare lo stato infiammatorio

47 **Simulatore Test Ammissione. Un uomo di 70 anni ha una diplopia intermittente, ptosi**

invalidante alla sera. Talvolta lamenta anche difficoltà nella masticazione, che sente "faticosa". Ha effettuato una TC del torace con mezzo di contrasto che ha evidenziato la presenza di un timoma. Quale tra le seguenti combinazioni di diagnosi/terapia di prima scelta è la più corretta in relazione alla storia della donna?

A **Miastenia gravis, anticolinesterasici per os**

B Sindrome di Lambert-Eaton, cortisonici ad alte dosi

C Miastenia gravis, cortisonici ad alte dosi

D Sindrome di Lambert-Eaton, anticolinesterasici per i.m.

E Miastenia gravis, Ig per e.v.

48 **SSM 2021. Quale delle seguenti affermazioni riguardanti l'epiglottite acuta nel bambino è errata:**

A **È caratterizzata tipicamente da tosse abbaiante**

B Si tratta di un'emergenza medica

C È indicata l'immediata ispezione del cavo oro-faringeo

D Può necessitare di supporto respiratorio

E L'eziologia è prevalentemente batterica

49 **Andrea, 4 anni, presenta febbre da 4 giorni, rash maculo-papulare localizzato al tronco, lingua a fragola, adenopatie laterocervicali bilaterali, edema delle estremità, iperemia**

palpebrale e difficoltà a deglutire con rigurgito nasale da 6 settimane. Ha un'ipostenia fluttuante indotta dalla fatica dei movimenti oculari, che migliora nettamente dopo l'iniezione endovenosa di 5 mg di piridostigmina. Quale è la diagnosi più probabile?

A Neuropatia periferica

B Sindrome miasteniforme di Lambert-Eaton

C Polimiosite

D Insufficienza cardiaca congestizia

E Miastenia gravis

48 **Simulatore Test Ammissione. Un bambino di 6 anni viene portato in pronto soccorso per difficoltà respiratoria acuta. Il bambino ha avuto febbricola e fischi respiratori udibili ed i suoi genitori hanno notato che oggi era più sonnolento del solito. All'esame obiettivo si nota che sta usando i muscoli accessori del respiro e la madre indica che a casa aveva notato che sbavava. Quale delle seguenti è la diagnosi più probabile?**

A Tonsillite

B Laringo-tracheo-bronchite

C Polmonite

D Attacco di asma acuto

E **Epiglottite acuta**

49 **Una bambina di 4 anni ha una temperatura di 40°C da 4 giorni. All'esame obiettivo mostra congiuntivite, un rash eritematoso, adenopatia cervicale ed edema delle mani e**

congiuntivale. Quale è la diagnosi più probabile?

A Malattia di Kawasaki

B Morbillo

C Scarlattina

D Rosolia

E Sindrome di Stevens-Johnson

piedi. Esami di laboratorio mostrano leucocitosi neutrofila, lieve anemia e VES elevata. Quale delle seguenti è la diagnosi più probabile?

A Sindrome di Kawasaki

B Lupus eritematoso disseminato (LES)

C Febbre reumatica

D Periarterite nodosa

E Scarlattina

50 **Un uomo di 65 anni sottoposto di recente a gastro-resezione per ulcera inveterata, con ricostruzione secondo Billroth-2, presenta episodi pre-sincopali o sincopali post-prandiali. A quale tra le seguenti complicanze di questo tipo di chirurgia, è più frequentemente ascrivibile la sintomatologia descritta?**

A La dumping syndrome precoce

B La sindrome dell'ansa afferente

C La gastrite acuta sul moncone

D La gastrite alcalina

E La sindrome dell'ansa alla Roux

50 **Il rapido svuotamento gastrico, la conseguente iperglicemia e la successiva ipoglicemia reattiva caratterizzano la:**

A Dumping syndrome

B Colecistite cronica

C Pancreatite cronica

D Ulcera duodenale

E Ulcera gastrica

SEZIONE PRIMA
ARCHIVIO DELLE SIMULAZIONI DEI CONCORSI SSM E MMG

La prima sezione contiene due simulazioni iniziali e tutte le simulazioni dei precedenti concorsi SSM e MMG.

1.1 SIMULAZIONI CARTACEE

1.2 SIMULAZIONI ONLINE

1 **Scenario clinico 1. Cosa mostra l'ECG?**

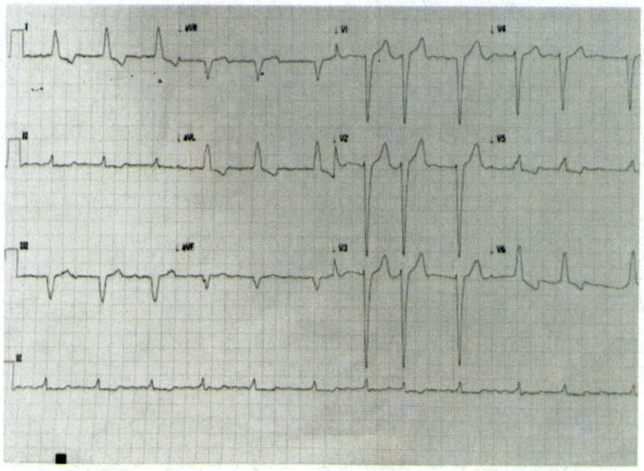

A Blocco di branca sinistra

B Blocco di branca destra

C Emiblocco anteriore sinistro

D Emiblocco posteriore sinistro

E Flutter atriale

2 **Scenario clinico 2. Nella valutazione della gravità di un'ustione, vengono presi in considerazione diversi parametri clinici: l'età del paziente, l'estensione della superficie ustionata, la presenza di lesioni delle vie aeree e/o di gravi patologie associate (compromissione della funzione renale, cardiaca, epatica). Qual è la percentuale minima di superficie corporea che deve essere interessata per definire un paziente adulto come grande ustionato?**

A 20%

B 5%

C 40%

D 60%

E 80%

3 **Scenario clinico 3. Carla, mamma di Giacomo di sette anni, porta il piccolo per una visita presso la clinica pediatrica dell'Ospedale S. "Orsola-Malpighi" per un problema dermatologico. Anamnesi patologica prossima: il piccolo presenta un rash cutaneo a livello orale e periorale. Esame obiettivo: il Dott. Brera, pediatra di turno, visita il piccolo Giacomo rilevando un agglomerato di vescicole eritematose localizzate a livello della bocca. I parametri vitali sono tutti nei limiti della norma: il bambino appare sano, se non fosse per il rash e per una lieve irritabilità. Esami di laboratorio-strumentali: effettuato un prelievo di tessuto dalla base di una vescicola andata incontro a rottura, successivamente sottoposto ad esame di Tzanck. Il bambino viene sottoposto ad una terapia medica con il farmaco solitamente più usato per il trattamento di tale condizione. Quale dei seguenti è un effetto avverso severo associato a tale farmaco?**

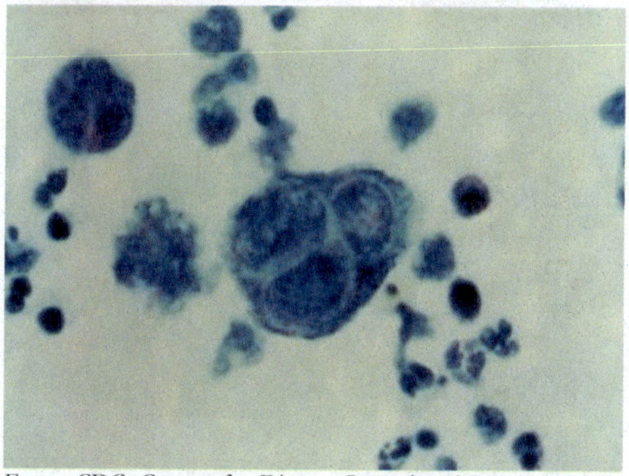

Fonte: CDC. Centers for Disease Control and Prevention. CDC 24/7: saving Lives, Protecting PeopleTM

A Osteopenia

B Edema polmonare

C Tossicità renale

D Agranulocitosi

E Insufficienza epatica fulminante

4 **Scenario clinico 4. Michele, un bimbo di otto anni, in vacanza con i genitori in America Settentrionale, viene accompagnato dalla mamma presso il PS**

locale per sottoporlo ad una visita medica. Anamnesi patologica prossima: comparsa di un'eruzione cutanea a livello delle cosce e del tronco, associata a febbre e mialgie. La temperatura è di 38.9°C. La mamma afferma che il tronco è stato l'ultimo posto ad essere interessato dal rash. Il piccolo riferisce che una settimana prima aveva trovato un cane randagio e l'aveva riportato al proprietario, dopo avergli rimosso numerose zecche. Quale delle seguenti è la diagnosi più probabile?

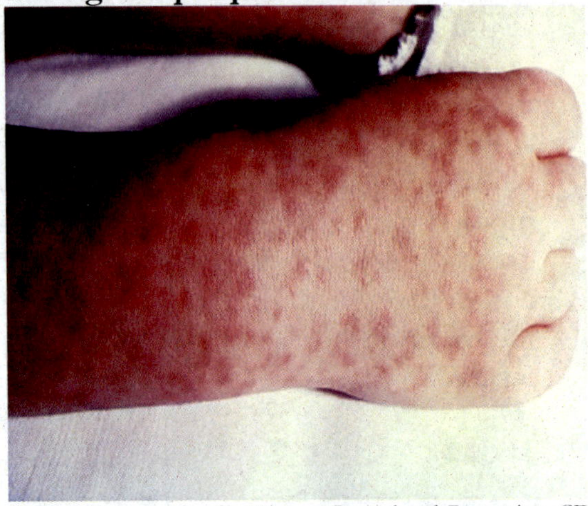

Fonte: CDC. Centers for Disease Control and Prevention. CDC 24/7: saving Lives, Protecting PeopleTM. Url: phil.cdc.gov/Details.aspx?pid=1962

- A Encefalite da zecche
- B Febbre maculosa delle montagne rocciose
- C Malattia di Lyme
- D Varicella
- E Tularemia

5 Scenario clinico 5. Chiara, una ragazza di 20 anni, si reca dal proprio medico curante, il Dott. Simi, per una visita. Anamnesi patologica prossima: quadro di eruzione cutanea, febbre e malessere generalizzato insorto da circa un paio di giorni. L'eruzione sembra essere estesa, ma non le provoca dolore o prurito. Anamnesi personale fisiologica: è tornata da circa un paio di settimane da una vacanza trascorsa presso un campeggio dove è stata morsa da una zecca mentre camminava nei boschi. La ragazza è gravida alla undicesima settimana. Non ha farmaco-allergie note. Anamnesi farmacologica: non assume farmaci in cronico. Esame obiettivo: T.C. di 38,2 C, P.A. di 115/75 mm Hg, F.C. di 85 bpm/min ed una F.R. di 17 atti/min. L'eruzione è mostrata nell'immagine. Il resto dell'esame obiettivo è negativo. Quale delle seguenti opzioni rappresenta il modo appropriato di procedere per la gestione di questa paziente?

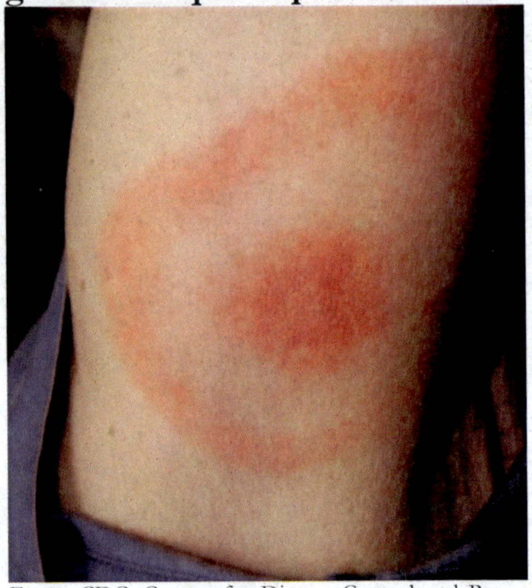

Fonte: CDC. Centers for Disease Control and Prevention. CDC 24/7: saving Lives, Protecting PeopleTM. Url: phil.cdc.gov/Details.aspx?pid=9875

- A Amoxicillina
- B Azitromicina
- C Doxiciclina
- D Osservazione
- E Ceftriaxone

6 Scenario clinico 6. Una donna si reca presso l'ambulatorio del suo medico di base per problemi di deglutizione. Anamnesi patologica prossima: lamenta disfagia progressiva insorta da circa tre mesi. Afferma anche di aver avuto bruciore di stomaco ed una sensazione di cibo "bloccato" nella parte inferiore dell'esofago, in assenza di nausea o vomito. Tra gli altri sintomi riferisce di aver notato un certo pallore delle mani quando esposte al freddo (vedi immagine). Anamnesi farmacologica: assume nifedipina e nitroglicerina topica. La dottoressa visita la paziente, riscontrando la presenza a livello del gomito sinistro di un nodulo duro di circa 1 cm, per il quale viene consigliato l'esecuzione di un esame bioptico. Esami di laboratorio-strumentali: l'esame istologico mostra la presenza di depositi di calcio nel derma. Per quale di questi anticorpi è più probabile che la paziente sia positiva?

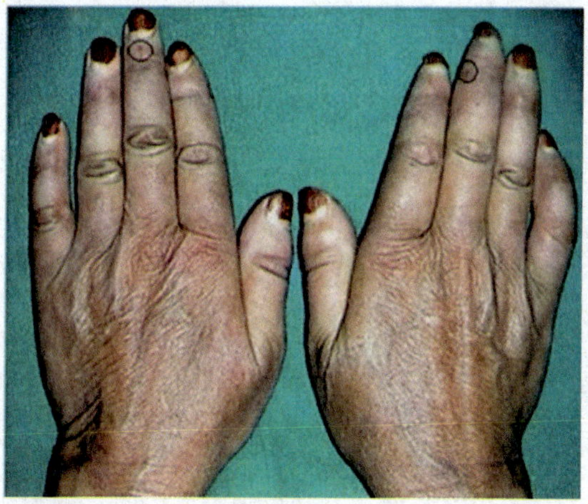

A Anti-centromero

B Anti-istone

C Anti-dsDNA

D Anti-Ro (SS-A)

E Anti-CCP

7 **Scenario clinico 7. Un uomo di mezz'età che lavora presso la linea ferroviaria locale, si reca dal dermatologo di fiducia il Dott. Pagliani, per la valutazione di un neo. Anamnesi patologica prossima: neo sulla schiena che sembra esser aumentato negli ultimi tempi. Il neo si presenta un disepitelizzato ed il paziente afferma di non far mai uso della protezione solare quando si espone al sole. Anamnesi patologica remota: negativa per patologie rilevanti. Anamnesi familiare: negativa per tumori della pelle. Anamnesi fisiologica: ha sempre avuto numerose lentiggini e nei. Esame obiettivo: il Dott. Pagliani visita il paziente concentrandosi in particolare su tale neo (l'esame del neo è riportato nella immagine), ma notando che ha anche 30 altri piccoli nei sulle braccia e sulla schiena. Quale delle seguenti caratteristiche sotto riportate è maggiormente predittivo per un cattivo out come in questo caso?**

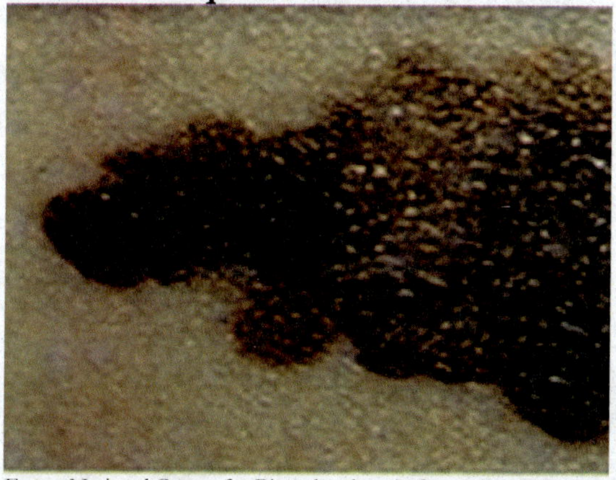

Fonte: National Center for Biotechnology Information (US). Genes and Disease [Internet]. Bethesda (MD): National Center for Biotechnology Information (US); 1998-. Malignant melanoma. https://www.ncbi.nlm.nih.gov/books/NBK22175/

A Forma asimmetrica

B Diametro > 6 mm

C Margini irregolari

D Variazione di colore

E Spessore della lesione

8 **Quali delle seguenti affermazioni sulla capacità di penetrazione cutanea dei raggi ultravioletti è giusta:**

A Gli UVA penetrano fino al derma mentre gli UVB si esauriscono nell' epidermide

B Gli UVA si esauriscono nell' epidermide mentre gli UVB penetrano fino al derma

C Gli UVA hanno maggiore energia fotonica rispetto agli UVB

D Gli UVA sono assorbiti dal DNA mentre gli UVB sono assorbiti prevalentemente dalle flavine

[E] Gli UVA si esauriscono nell' epidermide mentre gli UVB vengono riflessi dallo strato corneo

9 **Scenario clinico 8. Una paziente di 80 anni riferisce la comparsa di dolore alla marcia, a livello del polpaccio, che si presenta dopo oltre 200 metri di marcia. In base alla classificazione di Leriche-Fontaine dell'arteriopatia periferica, a quale stadio afferisce la paziente?**

[A] Stadio IV
[B] Stadio IIa
[C] Stadio III
[D] Stadio I
[E] Stadio IIb

10 **Scenario clinico 9. Una donna di 45 anni si reca dal proprio medico curante per malessere. Anamnesi patologica prossima: comparsa di febbre, disuria e dolore alla schiena. Il dottore consiglia alla paziente di recarsi in ospedale per ulteriori accertamenti; qui la donna verrà successivamente ricoverata con una sospetta diagnosi di pielonefrite. La paziente viene sottoposta a terapia con antibiotici ad ampio spettro, che determinano un significativo miglioramento della sintomatologia. Tuttavia, durante il quarto giorno di ricovero, la donna presenta nuovamente febbre, con leucocitosi e profusa diarrea acquosa. Esami strumentali: viene effettuata una colonscopia, visibile nell'immagine. Qual è la terapia per il trattamento di questo disturbo?**

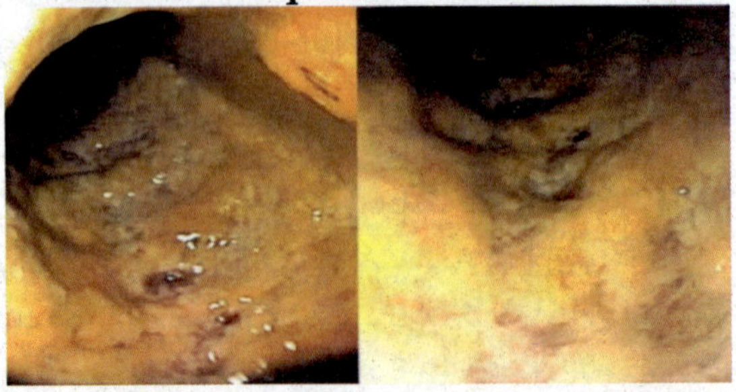

[A] Corticosteroidi per via orale
[B] Applicazione nella zona rettale di corticosteroidi topici
[C] Sulfasalazina
[D] Metronidazolo
[E] Levofloxacina

11 **Qual è la pressione parziale della anidride carbonica negli alveoli:**

[A] 100 mmHg
[B] 40 mmHg
[C] 30 mmHg
[D] 97 mmHg
[E] 46 mmHg

12 **Scenario clinico 10. Una studentessa di 15 anni si reca dal proprio ginecologo di fiducia per amenorrea. Anamnesi patologica prossima: non ha mai avuto mestruazioni. La ragazza inoltre riferisce che ha difficoltà a discriminare gli odori, ma nessun segno di sinusite o altre patologie che possano giustificarne la causa. Anamnesi familiare: sua madre e sua sorella hanno avuto il menarca a 13 anni. Anamnesi farmacologica: non assume farmaci in cronico. Esame obiettivo: la ragazza mostra una bassa statura ed assenza di peli ascellari e pubici. Non ha avuto sviluppo mammario. Esami di laboratorio-strumentali: l'ecografia conferma la presenza di un utero e due ovaie di aspetto normale. Il livello sierico di FSH è 2 mU/ml (v.n. 4-30 mU/mL), mentre l'LH è pari a 3 mU/mL (v.n. 5-25 mU/mL). Quale sarà il cariotipo?**

[A] 47 XXY
[B] 46 XY
[C] 46 XX
[D] 45 YO
[E] 45 XO

13 **L'arteria circonflessa è un ramo:**

A Della coronaria destra

B Della interventricolare discendente posteriore

C Della carotide

D Nessuna risposta è esatta

E Della coronaria sinistra

14 **Scenario clinico 11. Un paziente, uomo di 85 anni, pregresso ictus ischemico, diabetico, in terapia poli-farmacologica. Da circa un mese comparsa di placche eritematose orticarioidi diffuse con successiva comparsa di bolle tese a contenuto limpido. Le lesioni sono intensamente pruriginose. Qual è la diagnosi più probabile?**

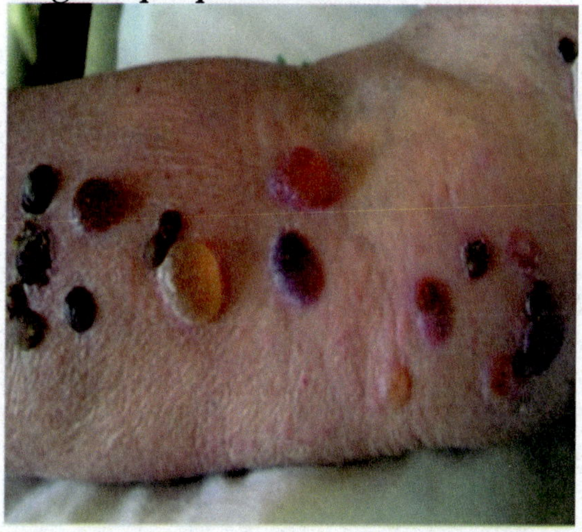

A Pemfigoide bolloso

B Pemfigo volgare

C Herpes Zoster

D Impetigine bollosa

E Dermatite da contatto

15 **Scenario clinico XE1E1. Una donna di 67 anni giunge in visita portando in visione l'allegato esame densitometrico osseo, eseguito a livello lombare. In riferimento al grafico riportato nell'immagine, è possibile diagnosticare osteoporosi?**

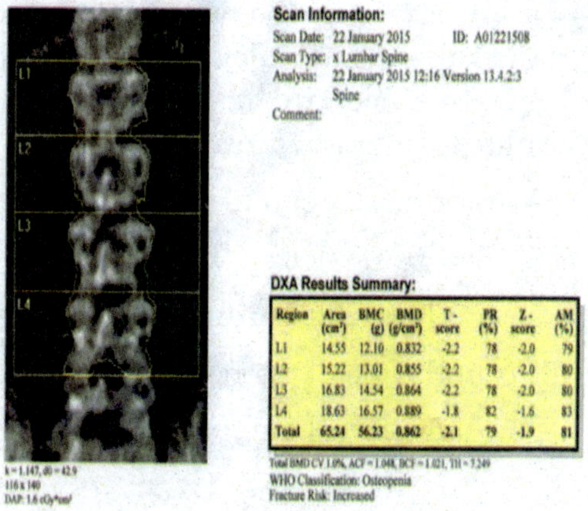

Scan Information:
Scan Date: 22 January 2015 ID: A01221508
Scan Type: x Lumbar Spine
Analysis: 22 January 2015 12:16 Version 13.4.2:3
Spine
Comment:

DXA Results Summary:

Region	Area (cm^2)	BMC (g)	BMD (g/cm^2)	T-score	PR (%)	Z-score	AM (%)
L1	14.55	12.10	0.832	-2.2	78	-2.0	79
L2	15.22	13.01	0.855	-2.2	78	-2.0	80
L3	16.83	14.54	0.864	-2.2	78	-2.0	80
L4	18.63	16.57	0.889	-1.8	82	-1.6	83
Total	65.24	56.23	0.862	-2.1	79	-1.9	81

Total BMD CV 1.0%, ACF = 1.048, BCF = 1.021, TH = 7.249
WHO Classification: Osteopenia
Fracture Risk: Increased

A No

B Sì, perché T-score è compreso tra -2 e -2,5

C Sì, perché Z-score è superiore a -1

D Sì, perché Z-score è superiore a -1,5

E Nessuna delle precedenti

16 **Scenario clinico ERR13. Un medico del Pronto Soccorso, durante lo svolgimento dell'attività lavorativa, viene colpito con una sbarra di ferro da un paziente di 30 anni in evidente stato di ebbrezza che si era recato in ospedale per un forte mal di testa. Il sanitario viene sottoposto a una TC che mostra la presenza di un'emorragia sottorbitaria e in sede frontale destra e anche di una frattura delle ossa del naso con prognosi di 50 giorni. Eseguita la denuncia per lesioni personali, il Giudice nomina il proprio perito per determinare la natura e l'entità delle lesioni riportate dal sanitario. In ambito di responsabilità penale, come si configurano le lesioni personali riportate dal medico colpito?**

A Lesioni personali lievissime

B Lesioni personali gravissime

C Lesioni personali lievi

D Lesioni personali gravi

E Lesioni personali insanabili

17 **In un paziente di 30 anni viene eseguita la manovra di Phalen. Questa manovra potrebbe evocare la sintomatologia dolorosa nei pazienti affetti da:**

A Sindrome del tunnel carpale

B Sindrome della X fragile

C Sindrome dell'arto fantasma

D Sindrome di distress respiratorio acuto

E Sindrome di Brugada

18 **Scenario clinico 14. Un ragazzo di 18 anni viene portato in stato soporoso al PS dai genitori. La madre riferisce che il figlio ha avuto nausea, vomito e dolori addominali. Le prime cose che vengono notate dal personale medico sono grave disidratazione e respiro irregolare caratterizzato da profonda inspirazione e rapida espirazione. Viene eseguita una emogasanalisi arteriosa che mostra: pH 7.15, pCO_2 15 mmHg, HCO_3^- 8 mEq/L. Il gap anionico calcolato è di 30 mEq/L. Qual è l'interpretazione corretta di tale emogasanalisi?**

A Alcalosi metabolica compensata

B Acidosi metabolica con aumentato gap anionico

C Acidosi respiratoria con gap anionico normale

D Acidosi metabolica con gap anionico normale

E Acidosi respiratoria con aumentato gap anionico

19 **Un ragazzo di 23 anni è vittima di un incidente automobilistico. All'arrivo dei soccorsi viene riferito il seguente esame obiettivo neurologico: il paziente giace a occhi chiusi (senza apertura degli stessi allo stimolo verbale e doloroso), mostra eloquio assente e alla stimolazione algica il paziente tende ad allontanare gli arti dalla fonte dello stimolo. Presenta anisocoria destra maggiore della sinistra. Qual è il valore della Glasgow Coma Scale di questo paziente?**

A 12

B 6

C 15

D 3

E 9

20 **Scenario clinico 15. La misura del rischio cardiovascolare attraverso la carta del rischio SCORE (Systematic Coronary Risk Evaluation) stima la probabilità di avere un evento cardiovascolare fatale nei successivi dieci anni mediante l'analisi di alcuni fattori di rischio. Quale fra quelli indicati di seguito non viene considerato?**

A Uricemia

B Sesso

C Abitudine al fumo

D Colesterolemia

E Pressione arteriosa

21 **La toracentesi evacuativa è indicata se**

A Il versamento è insorto in pochi giorni

B Il versamento è comparso post CABG (By-pass aorto-coronarico)

C Il versamento è > 300 ml

D È presente insufficienza respiratoria

E Il versamento è > 100 ml

22 **Il FRAX è uno strumento matematico statistico che permette di calcolare il rischio di frattura in un soggetto osteoporotico e iniziare una terapia mirata. Quale tra i seguenti non è un parametro preso in considerazione dal FRAX?**

A Età

B Circonferenza addominale

C Sesso

D Altezza

E Fumo

23 **Scenario clinico 16. HAS-BLED Score stima il rischio di sanguinamento nei soggetti eleggibili o in terapia anticoagulante orale. Quale item non fa parte del suo calcolo?**

A Pregresso ictus

B Alterazione della funzione epatica

C Alterazione della funzione renale

D Ipertensione

E Sesso

24 **Si può affermare che le reazioni a cascata della coagulazione:**

A Coinvolgono una serie di serina-proteasi

B Richiedono la presenza di ferro solubile

C Coinvolgono una serie di chinasi regolatrici

D Impediscono l'aggregazione piastrinica

E Sono indipendenti dal calcio

25 **Scenario clinico 17. Un mese dopo una vacanza in campeggio, un adolescente, studente liceale, inizia a presentare dei disturbi gastrointestinali e pertanto si reca presso l'ambulatorio del proprio medico curante per sottoporsi a visita medica. Evacua feci molli di cattivo odore, riferisce anoressia e flatulenza, non soffre di alcuna malattia cronica. I suoi compagni di viaggio non manifestano alcun sintomo. Non assume farmaci, la T.C. è 37.2°C e l'esame obiettivo addominale mostra un diffuso dolore addominale associato ad un addome teso. Il medico curante decide di fare analizzare le sue feci (un'immagine microscopica delle sue feci è allegata) e gli prescrive un esame di sangue occulto, il cui risultato è negativo. Quale fra le seguenti è l'affermazione corretta per la condizione presentata dal paziente?**

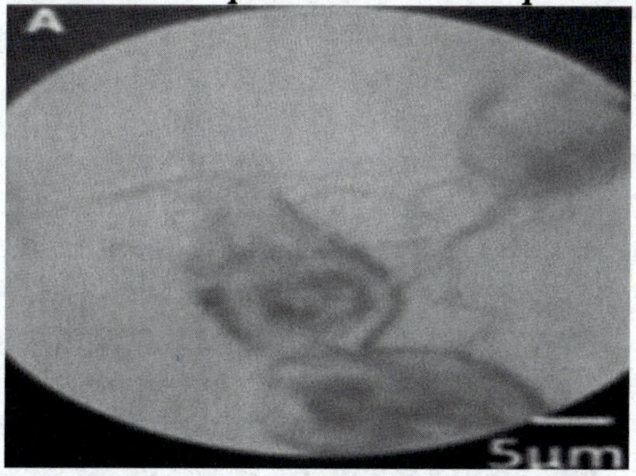

A L'ebollizione dell'acqua durante la vacanza in campeggio non avrebbe comunque ucciso il microrganismo infettivo responsabile

B L'infezione è limitata al colon

C Un ciclo di terapia di 5 - 7 giorni con metronidazolo ha un tasso di guarigione variabile fra l'80 ed il 95%

D Un'infezione asintomatica è rara

E Il trofozoite è la forma infettiva di questo microrganismo

26 **La bilirubina non coniugata è:**

A Insolubile in acqua

B Priva di affinità per i lipidi

C Definita diretta nella reazione di Van Der Bergh

D Escreta dai reni

E Non legata all'albumina plasmatica

27 **Scenario clinico 18. In un paziente di 50 anni l'intossicazione cronica da manganese si manifesta con:**

A Angiosarcoma

B Tumori cutanei

C Coliche addominali, ipertensione, nefropatia vascolare

D Neurite ottica

E Sindrome extrapiramidale

28 **La tabella mostra il confronto tra i risultati di un test diagnostico e lo stato di malattia dei soggetti in studio. La malattia in studio è il tumore del colon-retto e il test che viene utilizzato per diagnosticarla è l'esame del sangue occulto nelle feci. Le uniche informazioni a nostra disposizione sono che nella popolazione in studio i soggetti con un tumore del colon-retto sono 800 e che, tra questi, 49 sono risultati negativi all'esame. Quale tra le seguenti quantità è possibile calcolare con queste informazioni?**

	Malattia (M)		
Risultato del test (T)	*M+*	*M-*	*Totale*
T+	a	b	a+b
T-	c	d	c+d
Totale	a+c	b+d	a+b+c+d

A Sensibilità
B Specificità
C Veri negativi
D Valore predittivo positivo
E Nessuna delle precedenti

29 **Nell'autismo infantile**

A L'oggetto transizionale viene utilizzato eccessivamente
B Il bambino apprende precocemente le autonomie relative al cibo e all'igiene personale
C Vi è necessità di un costante contatto fisico con il corpo della madre
D Sono gravemente alterate le capacità di comunicazione e interazione
E Il bambino ha un grave ritardo dello sviluppo motorio

30 **Scenario clinico 19. Un paziente di 22 anni sottoposto a intervento chirurgico di riduzione cruenta e sintesi per frattura dello scafoide carpale con vite cannulata. Quando è indicata la riduzione cruenta?**

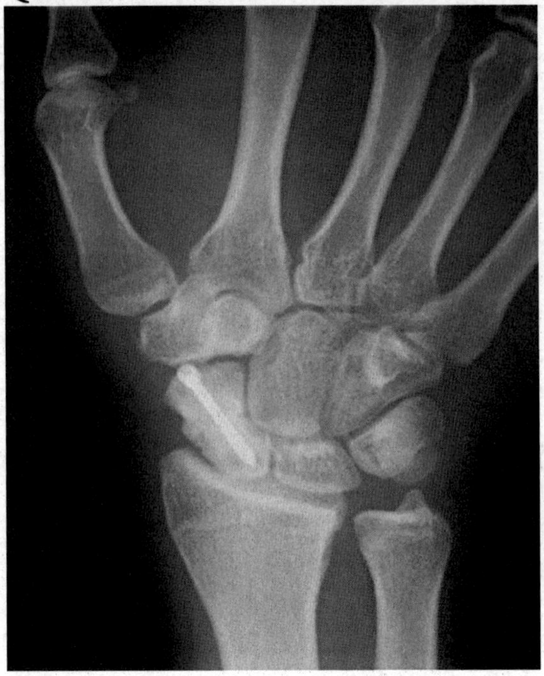

A In caso di scomposizione della frattura
B In caso di frattura dello scafoide associata a lussazione peri-lunare del carpo
C In caso di frattura del polo prossimale dello scafoide
D In tutte le fratture dello scafoide
E Nessuna delle precedenti

31 **Un uomo di 44 anni viene portato in PS a seguito di un collasso. Il paziente riferisce che stava giocando a calcetto con gli amici quando a un certo punto ha avvertito di sentirsi poco bene e poi ricorda solo di essersi svegliato disteso per terra. Circa 6 mesi prima, mentre faceva jogging, ha avuto un'altra sincope. Si riscontra P.A. 145/88 mmHg, F.C. 76 bpm e regolare. All'auscultazione cardiaca si rilevano un doppio battito all'apice del cuore e un soffio sistolico tardivo di espulsione. L'esame obiettivo**

toracico è nella norma. Quale delle seguenti è la diagnosi più probabile?

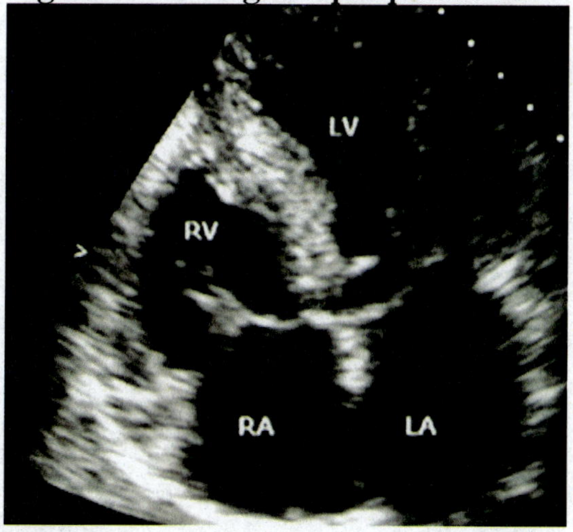

[A] Cardiomiopatia alcolica

[B] Cardiomiopatia ipertrofica ostruttiva

[C] Sindrome del QT lungo ereditaria

[D] Cardiomiopatia ischemica

[E] Cardiomiopatia virale

32 Un danno primitivo dei tubuli seminiferi determina:

[A] Aumento di testosterone

[B] Aumento di LH e FSH normale

[C] Aumento di FSH

[D] Riduzione di testosterone

[E] Riduzione di LH e FSH

33 Scenario clinico 20. Quale tra i seguenti parametri non viene considerato nel computo dello score di Wells per la stima della probabilità clinica di trombosi venosa profonda?

[A] Diagnosi alternativa più verosimile o più probabile

[B] Gonfiore a tutta la gamba

[C] Tensione dolorosa lungo la distribuzione del sistema venoso profondo

[D] Paralisi, paresi o recente immobilizzazione di un arto inferiore

[E] Arrossamento cutaneo localizzato

34 Quale diuretico è più potente?

[A] Idroclorotiazide

[B] Acetazolamide

[C] Furosemide

[D] Mannitolo

[E] Clortalidone

35 Scenario clinico 21. Uomo di 65 anni si reca dal suo medico curante per una recente infezione cutanea leggermente maleodorante che gli provoca prurito. Non ha altri sintomi. Il paziente è sano e non ha mai avuto episodi simili. Durante il colloquio, asserisce che ogni giorno svolge attività sportiva andando in palestra. Successivamente, il test con KOH conferma la diagnosi. Qual è la diagnosi più verosimile?

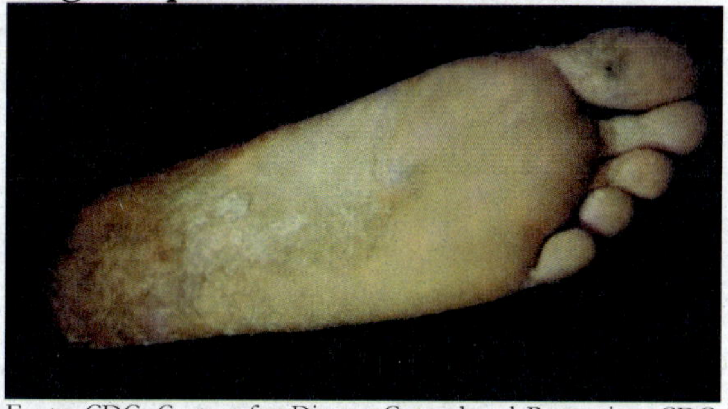

Fonte: CDC. Centers for Disease Control and Prevention. CDC 24/7: saving Lives, Protecting PeopleTM. Url: https://phil.cdc.gov/Details.aspx?pid=4803

[A] Scabbia

[B] Sindrome di Stevens-Johnson

[C] Tinea Pedis

[D] Malattia mani-piedi-bocca

[E] Dermatite da contatto

36 Quale delle seguenti condizioni di acidosi metabolica non è associata ad un aumentato gap anionico?

[A] Acidosi metabolica associata a diarrea

[B] Chetoacidosi alcolica

C Chetoacidosi diabetica
D Acidosi lattica
E Intossicazione esogena da metanolo

37 L'osteoporosi può essere causata da:

A Carenza di testosterone
B Carenza di estrogeni
C Carenza di calcio
D Nessuna risposta corretta
E Tutte le risposte elencate sono corrette

38 Scenario clinico 22. In sala operatoria si sta utilizzando il seguente strumento raffigurato nella fotografia. Di quale strumento si tratta?

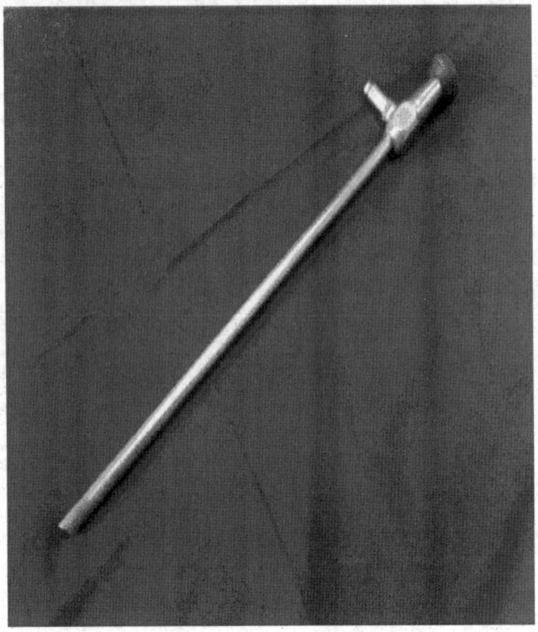

A Una sonda per ecoendoscopia
B L'ottica di un laparoscopio
C Un colonscopio
D Un coledocoscopio a fibre ottiche
E Divaricatore

39 Un ragazzo di 22 anni, dopo una caduta in moto lamenta intenso dolore al polso destro. Si reca in pronto soccorso, dove presenta tumefazione a livello del versante radiale del polso e positività al Kirk-Watson test. Il paziente esegue esame RX del polso. Nel radiogramma eseguito dal paziente è possibile ipotizzare la lesione di una ulteriore struttura: quale?

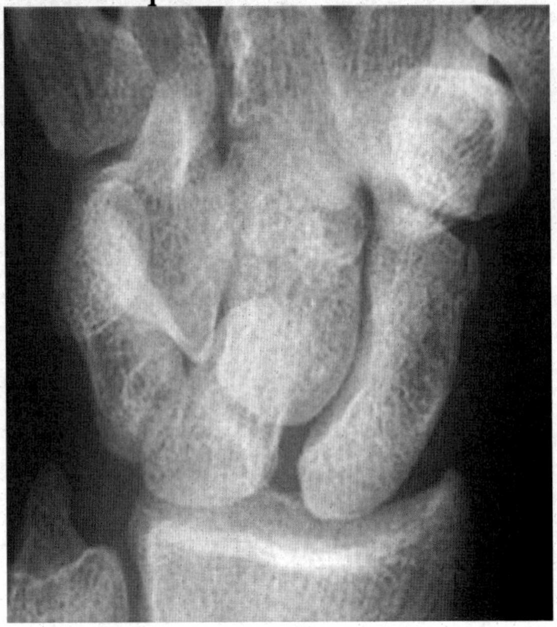

A Stiloide ulnare
B Legamento scafo-lunato
C Legamento scafo-capitato
D Legamento ulno-lunato
E Nessuna delle precedenti

40 Nel collo vescicale si trovano in maggioranza recettori

A Beta-adrenergici
B Alfa-adrenergici e colinergici
C Colinergici
D Alfa-adrenergici
E Non ci sono recettori

41 È una malattia da prioni:

A Alzheimer
B Huntington
C Febbre familiare fatale
D Malattia di Giacobbi

[E] Adrenoleucodistrofia

42 **Un uomo di 41 anni, affetto da diabete di tipo 1 da 30 anni e da IRC, riferisce di essersi sentito sempre più stanco nell'ultimo periodo, probabilmente a causa di un peggioramento dell'anemia. L'esofago-gastro-duodenoscopia e la colonscopia si sono rivelate nella norma. Si riscontra P.A. di 148/84 mmHg, F.C. di 70 bpm e regolare, B.M.I. di 21 kg/m^2. Inoltre, gli esami obiettivi del torace e dell'addome sono nella norma. Alle indagini di laboratorio:**

Hb	**7,8 g/dl**
GB	**6.6 × 10^9/l**
PLT	**151 × 10^9/l**
Na+	**140 mmol/l**
K+	**5.1 mmol/l**
Creatininemia	**265 µmol/l**
Ferritina	**25 µg/l**
Glucosio	**5.9 mmol/l**

Quale dei seguenti è il passo successivo più appropriato?

[A] Un'endoscopia con video-capsula

[B] Integrazione di ferro ev

[C] Integrazione orale di ferro

[D] Trasfusione di tre unità di sangue

[E] Eritropoietina sottocutanea (EPO)

43 **La bradilalia si rileva in una di queste condizioni morbose:**

[A] Mixedema

[B] Otite media

[C] Artrite reumatoide

[D] Laringite cronica

[E] Paralisi unilaterale del ricorrente

44 **Una delle più terribili complicanze dell'uremia è:**

[A] La pericardite

[B] La leishmaniosi muco - cutanea

[C] La mononucleosi infettiva

[D] La faringite streptococcica

[E] La pitiriasi rosea di Gilbert

45 **L'efficacia antitubercolare della streptomicina è limitata da (indicare la affermazione corretta):**

[A] La frequente comparsa di fenomeni allergici

[B] La rapida escrezione tubulare dell'antibiotico

[C] Il rapido metabolismo epatico dell'antibiotico

[D] La frequente comparsa di granulocitopenia

[E] La frequente insorgenza di micobatteri resistenti

46 **Scenario clinico 23. Una bambina di otto anni viene accompagnata dalla madre presso l'ambulatorio, perché sua madre ha notato nella piccola "diversi cambiamenti fisici". Mostra alterazioni cromatiche cutanee e morfo-strutturali e nega cefalea, vomito o disturbi della vista. L'anamnesi patologica remota è positiva per due fratture ossee all'età di 6 e 7 anni. Ha un fratello di 15 anni in buona salute. Il dottore la visita e riscontra subito che la piccola presenta una facies "a luna piena", macchie caffè-latte dai contorni irregolari a livello della parte posteriore del collo e una molto vicina al gluteo destro. Inoltre, riscontra un livido a livello del braccio destro ed un innalzamento delle mammelle con presenza di bottone mammario ed allargamento delle areole mammarie. Presenta, inoltre, peli pubici ispidi a livello delle labbra e della sinfisi pubica. L'esame della vista è normale. Qual è la diagnosi più probabile?**

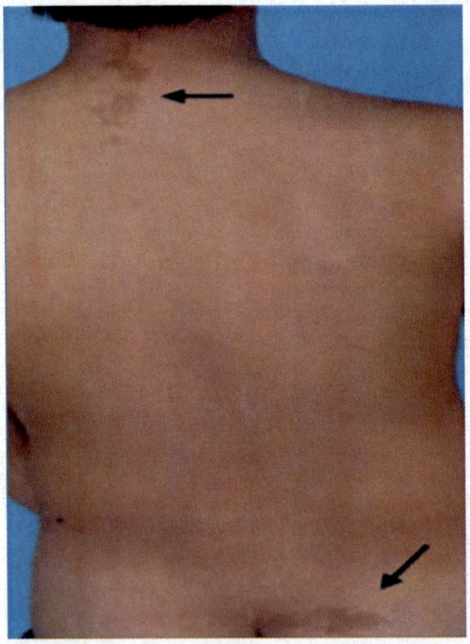

[A] Sindrome di McCune-Albright

[B] Sindrome di Cushing

[C] Tumore del surrene

[D] Sindrome di Sturge-Weber

[E] Sindrome di Peutz-Jeghers

47 Dati i risultati della spirometria riportata, quale indirizzo diagnostico è da ritenere più probabile?

PARAMETRO	Unità misura	Valore misurato	Valore teorico	% val. teorico
FVC	l	3,01	3,92	76,7
FEV1	l	2,01	2,87	70

[A] Morbo di Cushing

[B] Sindrome respiratoria di tipo restrittivo

[C] Pericardite costrittiva

[D] Sindrome respiratoria di tipo ostruttivo

[E] Nessuna delle precedenti

48 Scenario clinico 24. La più comune valvulopatia associata a sindrome di Marfan è rappresentata da:

[A] Insufficienza mitralica

[B] Stenosi mitralica

[C] Stenosi aortica

[D] Prolasso della mitrale

[E] Insufficienza aortica

49 Quale fra le seguenti indagini è particolarmente importante per l'evidenziazione istopatologica di sostanza amiloide?

[A] Tecnica isto-autoradiografica

[B] Colorazione con il rosso Congo

[C] Studio ultrastrutturale

[D] Impregnazione con metalli pesanti

[E] Una colorazione tricromica

50 Scenario clinico ERTY25. Mara porta suo figlio di 4 mesi dal pediatra, perché il bambino da 24 ore appare letargico, ha febbre, è inappetente ed ha la cute e le estremità fredde. Il pediatra visita il piccolo che si mostra poco attivo e responsivo, con le guance calde ed arrossate e una tenue eruzione maculare sul tronco. Non c'è rigidità del collo. I suoi segni vitali sono: F.R. di 45 bpm, F.C. di 121 bpm, P.A. di 95/65 mm Hg, T.C. di 39,2°C. Domanda 1: Quale delle seguenti affermazioni in relazione al quadro clinico presentato dal piccolo paziente è corretta?

[A] L'esame obiettivo di questi pazienti può essere omesso al fine di fornire un trattamento tempestivo

[B] È necessaria la misurazione e valutazione dei segni vitali con i bambini così piccoli

[C] La rigidità del collo è un segno costante di meningite nei bambini sotto i tre anni di età

[D] La presenza di un'eruzione maculo-papulare tenue indica un'infezione virale e quindi una buona prognosi

[E] La presenza di febbre è di per sé un indicatore di malattia grave

51 Riferito allo scenario clinico ERTY25. Quale fra le seguenti opzioni

rappresenta, in un bambino così piccolo, un segno poco affidabile indicativo di reale gravità del quadro clinico e meritevole di una valutazione urgente?

A Irritabilità estrema con pianto incontrollabile

B Aumento della frequenza respiratoria

C Respirazione rumorosa

D Estremità fredde, pallide o maculate

E Sonnolenza

52 **Riferito allo scenario clinico ERTY25. Il piccolo paziente viene portato in osservazione presso il pronto soccorso e dopo qualche ora si osserva un peggioramento del suo stato letargico ed una evoluzione della sua eruzione cutanea. I nuovi segni vitali rilevati in PS sono F.R. di 49 bpm, F.C. di 131 bpm, P.A. di 80/45 mmHg, T.C. di 39,7°C. In riferimento alle attuali condizioni del piccolo paziente, quale delle seguenti affermazioni non è corretta?**

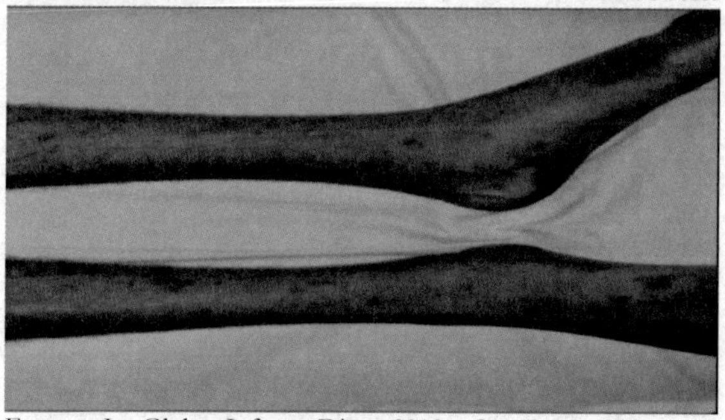

Fonte: J Glob Infect Dis. 2010 Sep-Dec; 2(3): 315. doi: 10.4103/0974-777X.68546

A L'eruzione cutanea è emorragica (porpora)

B La diagnosi più probabile è una setticemia stafilococcica

C Deve essere fatta un'emocoltura

D Deve essere somministrato del Ceftriaxone

E I familiari stretti del piccolo paziente devono essere sottoposti a profilassi

53 **Scenario clinico YUIO26. Una donna di circa 40 anni si reca dal suo ginecologo di fiducia per sottoporsi dopo 3 anni ad un nuovo pap-test. La paziente attualmente non ha disturbi ginecologici. Da circa dieci anni è seguita sempre dallo stesso ginecologo e non ha mai avuto un Pap test alterato. Anamnesi patologica remota: ha una storia positiva per verruche genitali trattate 15 anni prima e non ha mai sviluppato altre lesioni correlate. Diabete gestazionale trattato. Anamnesi fisiologica/personale: due parti vaginali 6 e 8 anni fa. L'ultima gravidanza è stata complicata per l'insorgenza di sindrome del tunnel carpale e per un diabete gestazionale controllato con la sola dieta. È sessualmente attiva esclusivamente con il marito e il suo primo rapporto sessuale risale a 16 anni. La sua ultima mestruazione risale a due settimane fa. Riferisce di fumare circa 20 sigarette al giorno. Anamnesi farmacologica: assume terapia anticoncezionale. Esame obiettivo: P.A. è di 135/85 mmHg e F.C. è di 75 bpm. L'esame obiettivo ginecologico è negativo. L'esame obiettivo ginecologico non rivela anomalie. Il ginecologo procede all'esecuzione di un Pap test. Considerando il caso presentato, quale delle seguenti affermazioni è vera?**

A Quando si esegue un Pap test bisogna assicurarsi di prelevare delle cellule endocervicali

B Il paziente deve essere sottoposto a un Thin-Prep (Pap test su strato sottile)

C Uno striscio alterato al Pap test è diagnostico di cancro cervicale

D Si consiglia alla paziente di sottoporsi al Pap test almeno ogni anno, poiché il rischio di cancro al collo dell'utero aumenta con l'età

E Si dovrebbe procedere ad effettuare uno striscio triplo per l'aumento del rischio di carcinoma endometriale

54 Riferito allo scenario clinico YUIO26. Arriva l'esito del Pap test e con grande sorpresa il risultato è HSIL. Cosa il ginecologo deve consigliare di fare alla paziente?

A Tornare a ripetere il Pap test fra 1 anno anziché dopo 3 anni

B Ripetere il Pap test per confermare i risultati

C Spiegare alla paziente che dovrà sottoporsi ad una escissione chirurgica della lesione e consigliarle di rivolgersi a lui per effettuare una biopsia

D Effettuare una colposcopia e una biopsia

E Informare la paziente che tutti i familiari di sesso femminile devo sottoporsi immediatamente ad un Pap test e che dovrà essere sottoposta ad un'isterectomia totale profilattica

55 Riferito allo scenario clinico YUIO26. Dopo l'esecuzione dei test di approfondimento consigliati, si ottiene la seguente immagine ed un reperto di CIN III. Quale delle seguenti affermazioni è vera?

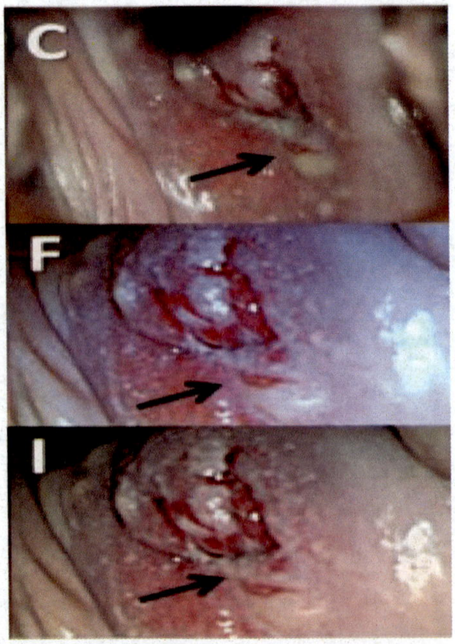

Fonte: PLoS One. 2015; 10(9): e0135869. Published online 2015 Sep 2. doi: 10.1371/journal.pone.0135869

A Interrompere l'assunzione della pillola anticoncezionale, poiché le alterazioni osservate nell'immagine sono correlate all'ormonoterapia

B Suggerire alla paziente di usare il preservativo al posto dei contraccettivi ormonali per ridurre il rischio di infezione da papillomavirus umano (HPV) da parte del partner

C La paziente deve sottoporsi al trattamento di questa condizione con escissione segmentaria o LEEP o isterectomia o diatermia

D La paziente deve ripetere il Pap test

E La paziente deve ripetere le colposcopie ogni tre mesi per assicurarsi che la lesione non stia progredendo

56 Scenario clinico CFTR27. Un bambino di 1 anno viene portato dai genitori al PS per febbre e un attacco epilettico avuto un'ora prima. La madre riferisce che l'attacco epilettico è durato meno di due minuti. I segni vitali sono: T.C. 39,7°C, P.A. 90/60 mmHg, F.C. 105 bpm e F.R. 21 atti/min. L'esame obiettivo rivela rigidità nucale. Sospettate una meningite. Nella meningite batterica la colorazione di Gram sul campione liquorale può aiutare a individuare le specie batteriche coinvolte. Quale delle seguenti infezioni batteriche ha meno probabilità di essere identificata con la colorazione di Gram su liquor?

A Streptococcus pneumoniae

B Haemophilus influenzae

C Neisseria meningitidis

D Escherichia coli

E Listeria monocytogenes

57 Scenario clinico QAZX28. Un uomo di mezz'età, affetto da circa 5 anni da

diabete mellito di tipo 2, si reca presso l'ambulatorio del medico di famiglia lamentando una sensazione di bruciore incostante ai piedi e riferendo di sentirsi agitato e preoccupato per tale sintomatologia, perché teme che possa essere un inizio di una cancrena dei piedi e quindi di andar incontro ad amputazione, come già successo per il padre anch'esso affetto da diabete. Il suo indice di massa corporea (BMI) è di 28 kg/m². Quale delle seguenti affermazioni il medico dovrebbe per prima dire al paziente?

A "Prima di fare o dire qualsiasi cosa, controlla la glicemia".

B "La cancrena oggi è un'evenienza rara".

C "Mi permetta di controllare i suoi polsi periferici."

D "Mi può fornire qualche informazione più dettagliata su questa sensazione di bruciore che avverte?"

E "Smetta di preoccuparsi inutilmente"

58 **Riferito allo scenario clinico QAZX28. Mediante un'accurata anamnesi si apprende che questa sensazione di bruciore intermittente è più precisamente localizzata a livello delle dita dei piedi con estensione anche alla porzione distale degli arti inferiori, non è correlata all'esercizio fisico ed è più frequente di notte quando il paziente è sdraiato. Sulla scorta di questi nuovi dati, qual è la diagnosi a cui pensare?**

A Vene varicose

B Neuropatia periferica

C Malattia vascolare periferica

D Spasmi muscolari

E Gambe senza riposo

59 **Riferito allo scenario clinico QAZX28. A questo punto, dopo un'accurata anamnesi prossima, si procede ad una più dettagliata anamnesi patologica remota, fisiologica e familiare e ad esaminare precedenti esami laboratoristici fatti dal paziente. Anamnesi patologica remota: positiva per ipertensione arteriosa (in trattamento farmacologico). Anamnesi fisiologica: il paziente svolge una vita sedentaria, fuma 15 sigarette al giorno e beve circa 60 g di alcol/die. Anamnesi familiare: positiva per malattie vascolari e diabete mellito di tipo II ad esordio tardivo (padre). Anamnesi farmacologica: assume gliclazide e perindopril per l'ipertensione. Esami di laboratorio: agli ultimi esami ematici effettuati i valori riscontrati erano i seguenti: HbA1c tra l'8-9% (normale <6%), colesterolo totale 6.3mmol/l, trigliceridi a digiuno 1.5mmol/l. A questo punto il medico passa a visitarlo. Esame obiettivo: le unghie dei piedi sono onicogrife e distrofiche, la pelle sui piedi è secca, i piedi sono rosa e caldi, il refill capillare è presente e vivace e tutti i polsi periferici sono presenti. Tuttavia, riscontra un riflesso achilleo ridotto ed una ridotta sensibilità percettiva ad uno stimolo applicato alla regione plantare. Il paziente si accorge che qualcosa non va e chiede al medico cosa ha osservato di strano, essendo ancora preoccupato per la sua "cattiva circolazione periferica", "sapendo che questo dato aumenta il rischio di cancrena". Quale delle seguenti affermazioni è vero?**

A La neuropatia diabetica è impossibile

B Il controllo della glicemia è buono

C Ha una clinica compatibile con una neuropatia diabetica periferica

D Dovrebbe aumentare il consumo di alcool

E La sua circolazione periferica è compromessa

60 **Riferito allo scenario clinico 28. Tra le seguenti opzioni di trattamento della neuropatia diabetica, quale delle seguenti è considerata quella idonea e la più importante?**

A FANS

B Il trattamento sintomatico della neuropatia diabetica non è possibile in questo momento

C Bisogna consigliarli di vedere un podologo ogni volta che nota un problema ai suoi piedi

D La terapia multivitaminica può migliorare il dolore

E Ha bisogno di migliorare sensibilmente i suoi livelli di glicemia

61 **Scenario clinico 29. Un uomo di 66 anni viene portato in ospedale dal figlio. Il paziente riferisce che non "sembra essere più lui", di aver problemi di mobilità e nello svolgimento dei normali compiti domestici. Il figlio ha visto una trasmissione sul morbo di Parkinson in televisione ed è preoccupato che il padre possa soffrirne. Quale dei seguenti NON è un sintomo del morbo di Parkinson?**

A Rigidità

B Saccadi oculari

C Bradicinesia

D Freezing o blocchi motori

E Perdita dei riflessi posturali

62 **Riferito allo scenario clinico 29. Quale di queste affermazioni è VERA per il morbo di Parkinson?**

A Il morbo di Parkinson colpisce principalmente il sesso femminile

B È relativamente comune in persone di età inferiore ai 40 anni

C Circa il 50% dei pazienti affetti da morbo di Parkinson Idiopatico (IPD) ha presentato i sintomi di esordio prima dei 40 anni di età

D L'età è il fattore di rischio più costante

E L'età media di insorgenza del morbo di Parkinson è di circa 70 anni

63 **Riferito allo scenario clinico 29. Per quanto riguarda i fattori di rischio e l'epidemiologia del morbo di Parkinson Idiopatico (IPD), quale delle seguenti affermazioni è VERA?**

A I caucasici hanno il più basso fattore di rischio per la malattia

B Gli asiatici e i neri africani hanno la più bassa incidenza della malattia segnalata

C Il fumo è costantemente associato a un rischio più elevato di Parkinson Idiopatico

D La vita rurale è associata a un minore rischio di Parkinson

E Gli studi sulla dieta hanno dimostrato in modo conclusivo che gli antiossidanti sono un fattore protettivo contro il Parkinson Idiopatico

64 **Scenario clinico 30. Una ragazza di 32 anni ha partorito un mese fa mediante parto naturale. Il bambino è stato allattato esclusivamente al seno ed è in ottima salute. Nel corso delle ultime 24 ore, la paziente ha iniziato a sentirsi poco bene: riferisce sintomi simil-influenzali, tra cui febbre, mialgia e contrazioni muscolari. I quadranti superiori del suo seno sinistro appaiono gonfi, dolorosi, caldi ed iperemici. La sua temperatura corporea è di 38,5 ° C, presenta un'area calda, arrossata, gonfia ma non dura in sede retro-areolare e all'unione dei quadranti superiori del seno sinistro. Qual è la diagnosi?**

A Ragade del capezzolo

B Mastite

C Dotti galattofori ostruiti

D Ascesso mammario sub-areolare

E Capezzoli introflessi

65 Riferito allo scenario clinico 30. Qual è la causa principale della condizione di questa paziente?

A Infezione fungina

B Frequente svuotamento del seno

C Stasi del latte

D Uso del tiralatte

E Sottoproduzione di latte

66 Riferito allo scenario clinico 30. Qual è la terapia?

A Consigliare di interrompere l'allattamento al seno fino alla fine dell'episodio

B Prescrivere gli antimicotici e consigliarne l'uso corretto durante l'allattamento al seno

C Prescrivere gli antibiotici e continuare l'allattamento

D Suggerire alla donna l'uso del biberon per il bambino

E Interrompere l'allattamento al seno e usare solo un tiralatte

67 Scenario clinico SS31. Un bambino di quattro anni, precedentemente sempre in buono stato di salute, presenta un'eruzione cutanea mostrata in figura, senza febbre. Due settimane prima ha sviluppato un eritema nella medesima sede (che è costantemente aumentato di dimensioni) e nell'ultima settimana alterazioni cutanee molto simili nelle sedi corporee limitrofe. Tali alterazioni cutanee appaiono umide, ma non pruriginose, né sono visibili delle vescicole e/o bolle. Quale delle seguenti descrive meglio questa eruzione cutanea?

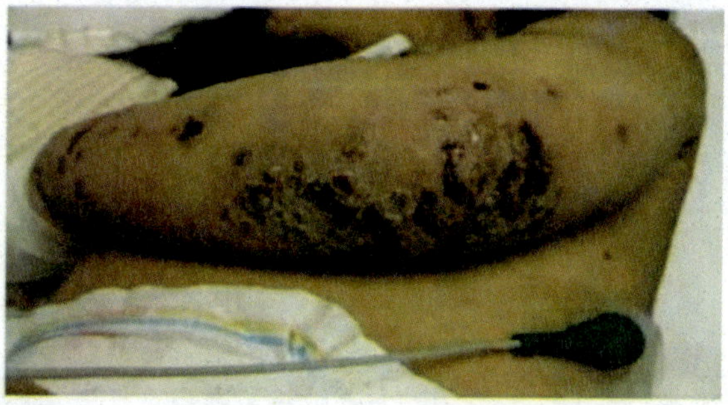

A È una condizione fungina

B Si tratta di un'eruzione cutanea vescicolare

C Implica l'abuso su minori

D È il risultato di scottature accidentali con acqua calda

E Si tratta di dermatite dovuta a qualche agente irritante

68 Riferito allo scenario clinico SS31. Qual è la sua diagnosi?

A Psoriasi pustolosa

B Ustioni o scottature

C Tinea (tigna)

D Impetigine bollosa

E Dermatite allergica da contatto

69 Riferito allo scenario clinico SS31. Quale fra le seguenti opzioni non farà parte del trattamento di tale condizione?

A Prendere tamponi per esame microscopico batterico e successivo esame colturale

B Trattare con un antibiotico orale appropriato

C Piccole aree possono essere trattate con mupirocina topica

D Lasciare le croste in situ

E Acido fucsidico per le forme topiche

70 Quale molecola produce il gene SERPINA1?

A Setolina

B Tripsinogeno
C Tripsina
D Bradichinina
E Alfa 1-antitripsina

71 **Scenario clinico 32. Un uomo di 40 anni viene trasportato d'urgenza al pronto soccorso dopo essere stato aggredito con una mazza da baseball. I soccorritori del 118 riferiscono che il signore era vigile e cosciente appena arrivati sul luogo dell'aggressione, ma poco dopo ha perso conoscenza durante il trasporto. All'esame obiettivo si riscontra: P.A. 115/75 mmHg, F.C. 110 bpm, stO2 95% in A.A. Il CGS risulta di 3 (assenza apertura degli occhi, assenza di risposta verbale, assenza di risposta motoria). Ha una ferita lacero-contusa sulla testa appena sopra l'orecchio sinistro, con associate molteplici ecchimosi. Domanda 1. Dopo aver stabilizzato il paziente, qual è il passo più appropriato da intraprendere per primo per arrivare ad una adeguata diagnosi?**

A Puntura lombare
B TC dell'encefalo
C RM dell'encefalo
D Angio-RM
E Angio-TC

72 **Riferito allo scenario clinico 32. Come si mostra un ematoma subdurale all'imaging TC?**

A Una raccolta a semiluna che attraversa le linee di sutura
B Una raccolta a disposizione biconvessa
C Un'area di ipo-densità che coinvolge un'arteria cerebrale
D Scomparsa di uno o più solchi corticali
E Iperdensità dei grossi vasi

73 **Riferito allo scenario clinico 32. Quali di questi fattori sono correlati ad un peggioramento della prognosi?**

A Nessun spostamento della linea mediana all'imaging TC
B Glasgow coma scale >9
C Età più giovane
D Glasgow coma scale <7
E Pupille normali

74 **Riferito allo scenario 32. Viene effettuata immediatamente la TC dell'encefalo, che mostra uno spostamento della linea mediana di 13 mm. Il paziente continua ad essere incosciente e non risponde agli stimoli. Qual è il passo più appropriato da intraprendere per primo per la sua gestione?**

A Stabilizzazione dei segni vitali e vigile attesa
B Terapia glucocorticoide endovena
C Decompressione chirurgica
D Osservazione ravvicinata con monitoraggio della pressione intracranica
E Osservazione ravvicinata con ripetizioni seriali di TC encefalo

75 **Scenario clinico 33. Un maschio di 21 anni si presenta al vostro reparto con dolore e gonfiore all'occhio sinistro e nella regione peri-orbitaria omolaterale dopo una rissa in un locale. Il dolore ha un'intensità di 7/10 e peggiora quando tenta di soffiarsi il naso. Inoltre, il paziente presenta diplopia all'occhio sinistro e intorpidimento della palpebra inferiore omolaterale, del naso e del labbro superiore.**
L'esame obiettivo rivela edema peri-orbitario, ecchimosi e recessione del bulbo oculare sinistro nella cavità. Il movimento verticale dell'occhio sinistro è limitato. Quale dei seguenti fattori è più

probabilmente responsabile della diplopia del paziente?

- A Neuropatia ottica a compressione
- B Incarcerazione del muscolo retto inferiore
- C Lesione del nervo infraorbitario
- D Enoftalmo dovuto alla lesione del muscolo orbicolare
- E Paralisi del nervo abducente

76 **Riferito allo scenario clinico 33. Quale dei seguenti è lo studio diagnostico di scelta nei pazienti che si presentano con questa condizione?**

- A Radiografia con proiezione Caldwell
- B Radiografia in proiezione laterale
- C Scansione TC coronale senza contrasto
- D Risonanza magnetica
- E L'ecografia orbitale

77 **Riferito allo scenario clinico 33. Per quanto riguarda le fratture da scoppio (blow-out), quale delle seguenti indicazioni indicherebbe un trattamento medico e una gestione conservativa invece di un intervento chirurgico?**

- A Enoftalmo 2mm
- B Diplopia
- C Intrappolamento del muscolo extra-oculare
- D Frattura del pavimento orbitale del 40%
- E Enoftalmo 3 mm

78 **Riferito allo scenario clinico 33. Nella gestione della frattura da scoppio (Blow-out), quale dei seguenti approcci chirurgici si associa più facilmente all'ectropion?**

- A Approccio sub-ciliare
- B Approccio trans-congiuntivale
- C Approccio sub-tarsale
- D Approccio trans-antrale
- E Approccio trans-maxillare

79 **Scenario clinico 34. Un ragazzo di 25 anni viene portato da un suo amico presso il PS in stato di incoscienza. L'amico ha spiegato che erano entrambi a una festa e ha assunto delle sostanze stupefacenti. Tutti alla festa stavano assumendo questa droga, per sentirsi parte del gruppo. All'esame obiettivo si notano piccole lesioni cutanee in corrispondenza della fossa antecubitale del braccio sinistro. Sono trascorse circa dieci ore dall'assunzione di tale droga. Il paziente presenta F.R. di 11 atti/min, $SatO_2$ del 91% e miosi bilaterale. L'amico riferisce che dopo l'assunzione della droga hanno provato una sensazione di "euforia pacifica". Quale delle seguenti opzioni è quella corretta?**

- A Livello di alcool nel sangue di 200 mg/dL
- B Overdose di cocaina
- C Overdose di eroina
- D Assunzione di benzodiazepine
- E Effetto da PCP (fenciclidina)

80 **Riferito allo scenario clinico 34. Vista la diagnosi ipotizzata, si decide di iniziare una terapia idonea per tale condizione. Cosa fare?**

- A In caso di tachipnea e stato ansioso, somministrare una benzodiazepina
- B In caso di aumento del tono dello sfintere vescicale, posizionare un catetere urinario
- C In caso di ipertensione, restrizione di fluidi
- D In caso di allucinazioni, somministrare aloperidolo
- E In caso di aumento della sedazione,

monitoraggio

81 **Riferito allo scenario clinico 34. Il paziente viene trattato e dimesso. Dopo circa 1 anno, diventa dipendente dall'eroina. Vista la sua dipendenza conclamata, di quale disturbo gastrointestinale probabilmente si lamenterà più spesso?**

A Nausea
B Scialorrea
C Diarrea acquosa
D Diarrea sanguinolenta
E Stipsi

82 **Riferito allo scenario clinico 34. Il paziente decide di intraprendere un percorso di disintossicazione per la sua dipendenza ed è stato sottoposto a trattamento con metadone. Dopo due settimane dall'inizio della terapia, è stato riportato presso il PS a seguito di un'overdose. Qual è il periodo minimo di tempo per il quale il paziente deve essere tenuto in osservazione?**

A Due ore
B Sei ore
C 24 ore
D 36 ore
E 72 ore

83 **Scenario clinico 35. Una bambina di quattro anni viene portata dai genitori in PS per mal di gola, febbre alta e difficoltà respiratorie. Mostra T.C. di 39.7°C e F.R. di 38 bpm. Il sospetto diagnostico è quello dell'epiglottite. Qual è il microrganismo causale solitamente responsabile di tale condizione?**

A Haemophilus influenzae
B Streptococcus Pneumoniae
C Virus Para-Influenzae di tipo I
D Moraxella catarrale
E Escherichia coli

84 **Riferito allo scenario clinico 35. Qual è il test diagnostico più utile nella valutazione della condizione presentata dalla piccola paziente?**

A Esame culturale mediante tampone
B La scintigrafia ventilo-perfusoria
C Emocromo completo
D RX del torace
E RX del collo

85 **Riferito allo scenario clinico 35. Quale antibiotico dovrebbe essere somministrato per trattare questa paziente?**

A Claritromicina prima del risultato dell'emocoltura
B Ceftriaxone dopo aver garantito la pervietà delle vie aeree
C Levofloxacina dopo aver ottenuto il risultato dell'esame colturale
D Doxiciclina prima di aver garantito la pervietà delle vie aeree
E Penicillina dopo aver garantito la pervietà delle vie aeree e aver ottenuto il risultato dell'esame colturale

86 **Riferito allo scenario clinico 35. Tutti le seguenti opzioni sono potenziali complicanze della malattia di cui è affetta la piccola paziente, tranne?**

A Shock settico
B Meningite
C Insufficienza renale
D Arresto respiratorio
E Ostruzione delle vie aeree

87 **Scenario clinico 36. Una bambina di 15 mesi viene portata dai genitori presso il PS presentando raffreddore, rinorrea, starnuti, febbre lieve e tosse, che all'inizio era leggera, poi è divenuta più frequente ed abbaiante. All'esame obiettivo toracico si apprezza uno stridore inspiratorio. I genitori riferiscono che tali disturbi sono comparsi il giorno prima, ma sono peggiorati molto nelle ultime ore. Quali delle seguenti malattie è più probabile che presenti la piccola paziente?**

- A Epiglottite
- B Laringo-tracheobronchite acuta (CROUP)
- C Difterite
- D Ingestione di corpi estranei
- E Polmonite

88 **Riferito allo scenario clinico 36. Quale dei seguenti virus è la causa più probabile?**

- A Virus parainfluenzale
- B Virus sinciziale respiratorio
- C Virus dell'influenza
- D Adenovirus
- E Rhinovirus

89 **Riferito allo scenario clinico 36. Qual è il classico reperto radiografico apprezzabile ad un RX torace in un paziente con questa malattia?**

- A Dilatazione della regione subglottica
- B Segno matita in tazza
- C Segno della guglia
- D Segno del pollice
- E Segno del becco d'uccello

90 **Riferito allo scenario clinico 36. Cosa è fondamentale nella gestione di questa condizione se il paziente non ha avuto una pronta e adeguata risposta clinica alla somministrazione di aria umidificata fredda?**

- A Epinefrina racemica nebulizzata
- B Analgesici
- C Heliox
- D Sedazione
- E Intubazione

91 **Quale referto tra i seguenti è corretto?**

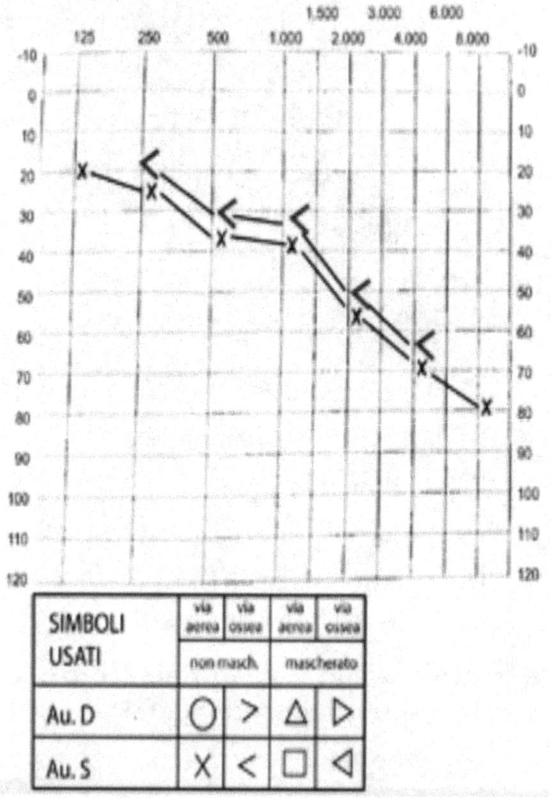

- A Ipoacusia sinistra di tipo neurosensoriale
- B Ipoacusia destra di tipo trasmissivo
- C Ipoacusia destra di tipo neurosensoriale solo per le frequenze gravi
- D Ipoacusia sinistra di tipo neurosensoriale solo per le frequenze gravi
- E Nessuna delle precedenti

92 **Quale tipo di secrezione è caratteristica della rinite allergica:**

- A Mucosa

[B] Muco-purulenta
[C] Sierosa
[D] Assenza di secrezioni
[E] Purulenta

93 **Scenario clinico 37. Una donna di 40 anni viene sottoposto ad indagine ECG. Cosa mostra il suo ECG?**

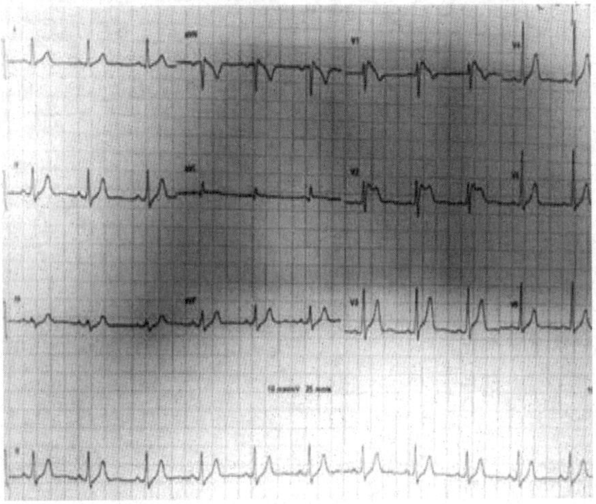

[A] Fibrillazione atriale
[B] Fibrillazione ventricolare
[C] Flutter atriale
[D] Sindrome di Brugada
[E] Infarto anteriore

94 **Riferita allo scenario clinico 37. Di che tipo si tratta in particolare?**

[A] Tipo 1
[B] Tipo 2
[C] Tipo 3
[D] Nessuna risposta corretta
[E] Tipo 5

95 **La finasteride è:**

[A] Un inibitore delle MAO-B
[B] Nessuna risposta corretta
[C] Un antistaminico anti-H1
[D] Un analogo del GN-RH
[E] Un diuretico dell'ansa

96 **La disfonia di conversione è dovuta a:**

[A] Polipi cordali
[B] Noduli cordali
[C] Disturbi ormonali
[D] Carcinoma glottico
[E] Stato depressivo

97 **Lo stroma della mucosa olfattoria contiene speciali strutture tubulari chiamate:**

[A] Ghiandole di Kiesselbach
[B] Cellule a calice
[C] Cellule di Bowman
[D] Cellule di supporto
[E] Cellule colonnari ciliate

98 **Quale spettro di frequenze riesce a percepire l'orecchio umano:**

[A] 20-20.000 Hz.
[B] 1.000-20.000Hz.
[C] 1.000-100.000 Hz.
[D] 20-10.000Hz.
[E] 2.000-20.000Hz.

99 **Lo stridore laringeo congenito si manifesta:**

[A] Nell'età prescolare
[B] Nel periodo della muta della voce
[C] Nell'adolescenza
[D] Nel neonato
[E] Nella seconda infanzia

100 **Scenario clinico 38. Un paziente di 28 anni, presso il PS presenta un pH elevato e una pCO_2 normale, dunque ha:**

[A] Insufficienza respiratoria

B Alcalosi metabolica

C Acidosi metabolica

D Acidosi respiratoria

E Alcalosi respiratoria

101 Un collega vi chiede un consulto per effettuare una diagnosi. Qual è il referto più probabile?

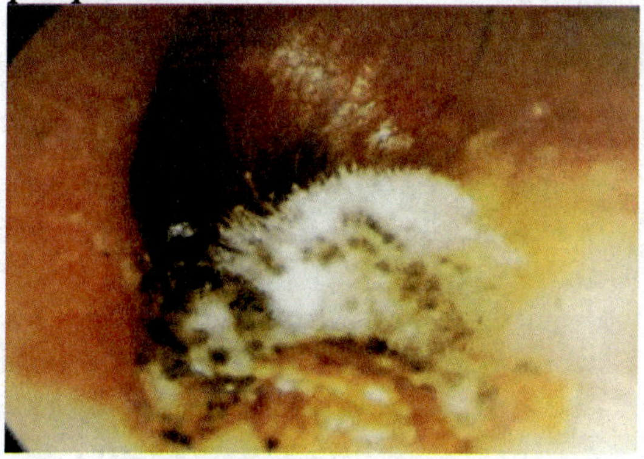

A Tappo di cerume

B Perforazione centrale della membrana timpanica di natura traumatica

C Presenza di colonie di miceti nel condotto uditivo esterno

D Esostosi del condotto uditivo esterno

E Nessuna delle precedenti

102 Il rilascio di ossigeno da parte dell'emoglobina ai tessuti in ipotermia è:

A Aumentato

B Invariato

C Tutte le risposte sono corrette

D Diminuito

E Nessuna risposta corretta

103 Le cartilagini articolari:

A Hanno superficie rugosa

B Sono ricche di vasi

C Ricoprono solo le superfici articolari

D Sono rivestite da pericondrio

E Sono rivestite da membrana sinoviale

104 Scenario clinico QWE39. Uno studente universitario di 30 anni si reca presso l'ambulatorio del proprio medico curante per un'eruzione cutanea a rapida espansione, sviluppatesi in corrispondenza del braccio destro. La chiazza è rotondeggiante e mostra una ipocromia centrale. Inoltre, il paziente riferisce sonnolenza e malessere, attribuendo tali fenomeni a un recente viaggio in un campeggio in Virginia. Qual è la diagnosi?

A Miocardite

B Meningite

C Malattia di Lyme

D Infezione da Stafilococco aureo

E Febbre maculosa delle Montagne Rocciose

105 Scenario clinico ERT40. State osservando un bambino di due anni con aniridia e massa addominale. Quale delle seguenti diagnosi è la più probabile in un bambino di due anni con aniridia e massa addominale?

A Teratoma

B Neuroblastoma

C Duplicazione intestinale

D Emangioma del fegato

E Tumore di Wilms

106 Scenario clinico TYU41. State valutando un paziente anziano con sanguinamento occulto. Qual è la causa più frequente di sanguinamento occulto nell'anziano, fra quelle elencate?

A Morbo di Crohn
B Rettocolite ulcerosa
C Diverticolite del colon
D Carici esofagee
E Ernia iatale

107 Scenario clinico RTY42. State valutando un paziente con LLC. Nella leucemia linfatica cronica le gammaglobuline sono:

A Normali-aumentate
B Molto aumentate
C Frequentemente diminuite
D Assenti
E Aumentate

108 Scenario clinico RRT43. State valutando un paziente che assume farmaci antiparkinsoniani.
I farmaci antiparkinsoniani provocano i seguenti effetti collaterali, tranne:

A Delirio
B Pollachiuria
C Allucinazioni
D Confusione mentale
E Stipsi

109 Scenario clinico RRR44. Un paziente di 30 anni giunge all'osservazione neurologica per cefalea. Per la prima volta, la sintomatologia si è manifestata un anno fa. Il dolore era localizzato in regione orbitale e sovra-orbitale destra e perdurava fino a un massimo di tre ore. Si associava a iperemia congiuntivale, lacrimazione e edema palpebrale, tutti omolaterali. Gli episodi hanno continuato a presentarsi con frequenza quotidiana per circa un mese per poi cessare del tutto. Dopo diversi mesi, la cefalea si è ripresentata con caratteristiche invariate. La diagnosi più probabile é:

A Cefalea a grappolo
B Emicrania oftalmica
C Glaucoma acuto
D Cefalea tensiva
E Trombosi del seno cavernoso

110 Una donna di 74 anni si reca presso l'ambulatorio di Neurologia per un deterioramento neurologico rapidamente progressivo. Mostra atassia progressiva, perdita della memoria a breve termine nelle ultime otto settimane e presenta movimenti distonici. Presenta ipertensione arteriosa ben controllata con l'indapamide. Mostra un punteggio di 17 al MMSE; inoltre, si riscontrano ipertono bilaterale, mioclono e iper-reflessia. Gli esami di laboratorio mostrano:

Hb	**130 g/dl**
GB	**6.7 × 10^9/l**
PLT	**203 × 10^9/l**
Na^+	**140 mmol/l**
K^+	**4.5 mmol/l**
Creatininemia	**90 μmol/l**
EEG	**Complessi di onde periodiche**
MRI	**Iperintensità a livello del caudate e del putamen**

Quale tra le seguenti è la diagnosi più probabile?

A Malattia di Alzheimer
B Demenza multi-infartuale
C Nuova variante della malattia di Creutzfeldt-Jakob
D Leuco-encefalopatia progressiva multifocale
E Malattia di Creutzfeldt-Jakob sporadica

111 Quali caratteristiche rendono possibile l'eliminazione di un farmaco attraverso filtrazione a livello del glomerulo renale?

[A] Essere liposolubile

[B] Essere legato a proteine plasmatiche

[C] Essere ionizzato

[D] Non essere ionizzato

[E] Avere un peso molecolare maggiore di 60.000

112 **Quale delle seguenti affermazioni è vera a proposito di infezione da HIV?**

[A] La terapia di elezione è a base di un solo farmaco

[B] Non presenta associazione con il sarcoma di Kaposi

[C] È sinonimo di AIDS

[D] La principale cellula bersaglio è il linfocita $CD4^+$

[E] Le prime cellule infettate sono le emazie

113 **Scenario clinico 45. Paziente di 65 anni lamenta dolore crampiforme a livello degli arti inferiori, bilaterale, insorgente durante la marcia dopo aver percorso circa 100 metri. In anamnesi ipertensione arteriosa sistemica, tabagismo attivo, ernia del disco L4-L5 destro, impotenza erigendi. Porta in visione una ricostruzione della tomografia assiale computerizzata. Quale patologia presenta la paziente?**

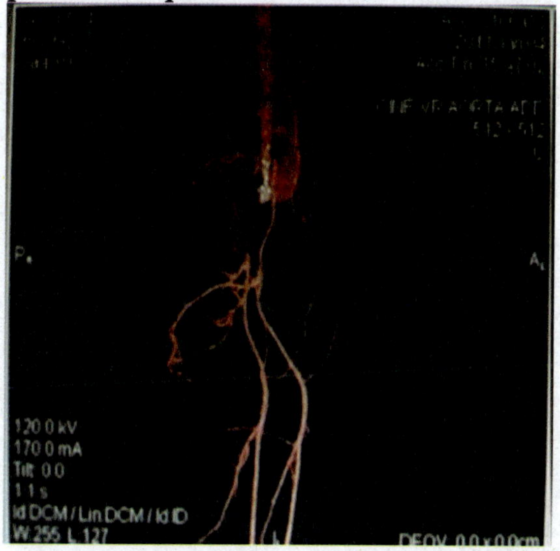

[A] Neoformazione rene sinistro

[B] Aneurisma dell'aorta addominale

[C] Occlusione dell'aorta addominale sotto-renale

[D] Malformazione artero-venosa della parete addominale

[E] Nessuna delle precedenti

114 **Quale tra le seguenti è un esempio di immunizzazione attiva?**

[A] Trasferimento di anticorpi dalla madre al feto attraverso la placenta

[B] Trasferimento di linfociti B da un donatore immunizzato

[C] Immunizzazione con anticorpi antitetano

[D] Trasferimento di anticorpi attraverso il latte materno

[E] Immunizzazione con un microrganismo ucciso

115 **Quale tra queste caratteristiche è della reazione alla tubercolina di tipo ritardato?**

[A] Non richiede una precedente esposizione all'antigene

[B] Compare entro 1-2 ore

[C] Richiede una popolazione intatta di T-linfociti

[D] È osservata solo con piccole molecole di antigene

[E] Presenta infiltrati granulocitari del derma

116 **Scenario clinico 46. Il paziente viene trasferito presso il PS dove viene sottoposto a una TC (riportata in figura). Quale reperto è verosimilmente apprezzabile alla TC?**

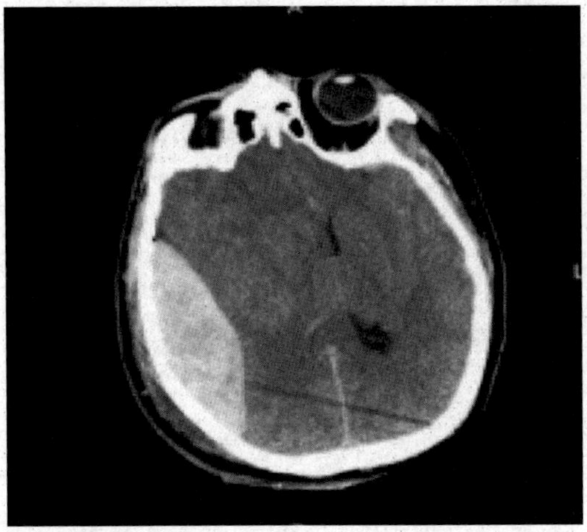

[A] Ematoma epidurale.

[B] Ematoma sottodurale acuto.

[C] Ematoma sottodurale cronico.

[D] Ematoma intraparenchimale.

[E] Ematoma sub-galeale

117 Scenario clinico 47. Un paziente di 65 anni deve essere sottoposto a colecistectomia. In regime di pre-ricovero ha eseguito un controllo radiologico del torace. L'immagine radiologica mostrata in figura è in prima istanza compatibile con:

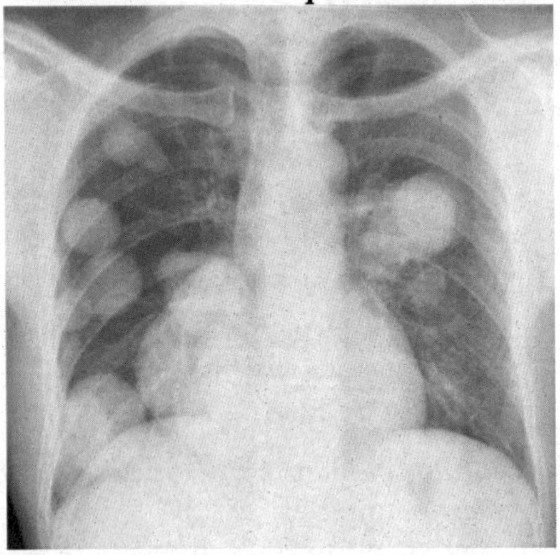

[A] Metastasi polmonari

[B] Polmonite a focolai multipli

[C] Tubercolosi miliare

[D] Atelettasie

[E] Ombra degli elettrodi per elettrocardiogramma

118 L'omeprazolo è il capostipite di una categoria di farmaci usati nella terapia della malattia peptica. La sua azione farmacologica è dovuta a:

[A] Attività chemioterapica antivirale

[B] Attività anticolinergica

[C] Blocco della pompa protonica

[D] Inibizione di un antiporto Na^+/H^+

[E] Antagonismo dei recettori H2

119 Scenario clinico 48. Un paziente è in cura con Trastuzumab. Il Trastuzumab è:

[A] Un anticorpo monoclonale anti-proteina HER2

[B] Un anticorpo monoclonale anti-recettore per gli estrogeni

[C] Un anticorpo monoclonale anti bcl2

[D] Tutte le risposte elencate sono false

[E] Un anticorpo monoclonale diretto verso l'VEGF

120 Scenario clinico 49. Un ragazzo di 22 anni dopo una caduta in moto lamenta intenso dolore al polso destro. Si reca in PS dove presenta tumefazione a livello del versante radiale del polso e positività al Kirk-Watson test. Il paziente esegue esame RX del polso. Considerando il quadro clinico e l'esame RX in visione, qual è la vostra diagnosi?

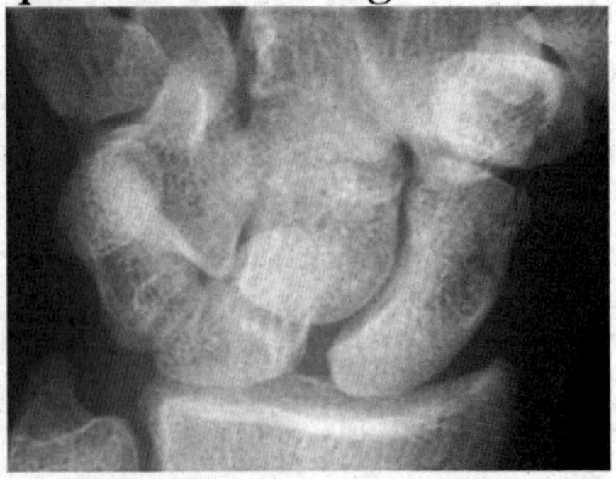

[A] SNAC
[B] Frattura scomposta del semilunare
[C] Frattura composta dello scafoide
[D] Sindrome del tunnel carpale
[E] Nessuna delle precedenti

121 Quale sistema o struttura è colpito nella SLA?

[A] Motoneurone inferiore
[B] Cervelletto
[C] Sistema sensitivo
[D] Midollo spinale
[E] I e II motoneurone

122 Scenario clinico 50. Il trattamento di prima linea della porpora trombotica trombo-citopenica si avvale di:

[A] Scambio plasmatico e terapia corticosteroidea
[B] Antiaggreganti piastrinici e terapia corticosteroidea
[C] Infusione di immunoglobuline per via endovenosa
[D] Infusione di concentrati piastrinici
[E] Terapia steroidea

123 Le esotossine sono di natura:

[A] Inorganica
[B] Lipido-glucidica
[C] Lipidica
[D] Polisaccaridica
[E] Proteica

124 Quale fra i seguenti sintomi è tipico della fibrosi polmonare idiopatica:

[A] Emoftoe
[B] Dispnea ingravescente
[C] Febbre
[D] Dispnea acuta
[E] Nessuna risposta è corretta

125 Quale di questi virus si trova associato al sarcoma di Kaposi:

[A] Herpesvirus hominis 2
[B] Herpesvirus hominis 6
[C] Herpesvirus hominis 7
[D] Herpesvirus hominis 1
[E] Herpesvirus hominis 8

126 Scenario clinico 51. Un paziente di 52 anni da alcune settimane lamenta fastidioso prurito soprattutto notturno ai polsi, sui fianchi, in zona ombelicale, pene e scroto. Obiettivamente si evidenziano papule eritematose e lesioni da grattamento. Qual è la diagnosi più probabile?

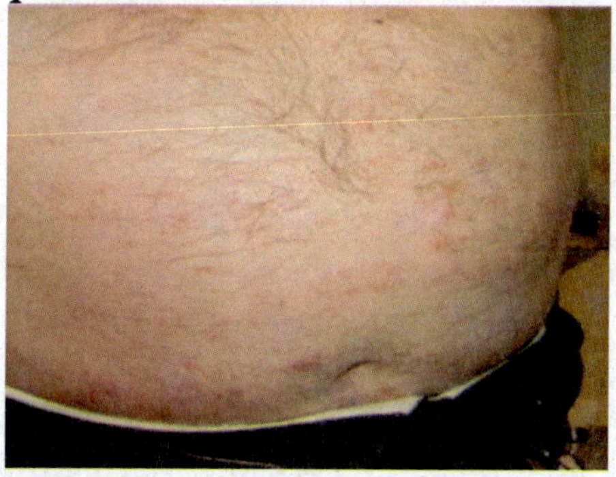

[A] Lichen simplex
[B] Dermatite da contatto
[C] Scabbia
[D] Orticaria papulosa
[E] Nessuna delle precedenti

127 Scenario clinico 52. Un focolaio in regione rolandica in un bambino in età scolare si può clinicamente associare a:

[A] Crisi oro-facio-brachiali nel sonno
[B] Crisi parziali motorie
[C] Tutte le risposte elencate sono corrette
[D] Nessuna risposta corretta

[E] Esame neurologico normale

128 Scenario clinico 53. Quale dei seguenti agenti non è trasmesso per via sessuale:

[A] HIV

[B] Virus dell'epatite B (HBV)

[C] Herpes simplex

[D] Chlamydia Trachomatis

[E] Virus dell'epatite E (HEV)

129 Scenario clinico 54. In un paziente con mesotelioma pleurico, quale di queste indagini è maggiormente indicata per la diagnosi e stadiazione di mesotelioma pleurico?

[A] RM

[B] TC

[C] Ecografia

[D] Scintigrafia

[E] RX del torace

130 Scenario clinico 55. Una paziente di 67 anni si presenta in PS con dispnea severa. Gli esami del sangue rivelano un aumento dei valori di D-dimero. Il radiologo esegue l'angio-TC. Questa è una sezione a livello del mediastino. Il reperto fondamentale è:

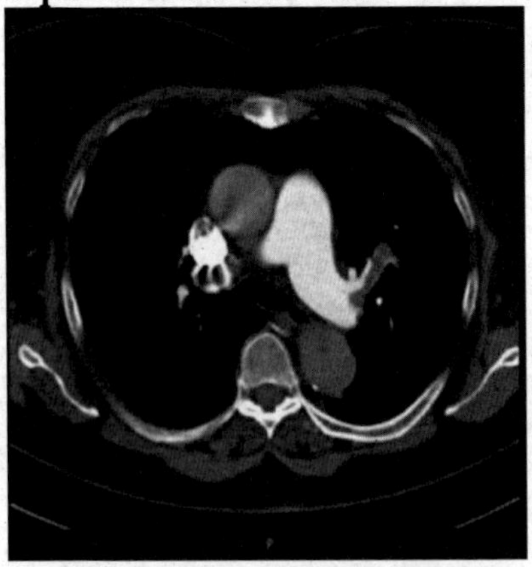

[A] Massa polmonare sinistra

[B] Un difetto di riempimento a carico dell'arteria polmonare sinistra

[C] Lesione solida che infiltra l'arteria polmonare di destra

[D] Linfoadenopatia mediastinica

[E] Nessuna delle precedenti

131 Scenario clinico 56. La fase di maturazione delle cicatrici corrisponde clinicamente a:

[A] Chiusura; rimodellamento

[B] Chiusura

[C] Rimodellamento

[D] Detersione

[E] Proliferazione

132 Scenario clinico 57. Un paziente anziano presenta ipertiroidismo. Tra i sintomi e/o segni più frequenti dell'ipertiroidismo nell'anziano non vi è:

[A] Astenia

[B] Tachicardia

[C] Diminuzione dell'appetito

[D] Perdita di peso

[E] Sudorazione

133 Scenario clinico 58. Quale indagine di laboratorio si attua per la diagnosi di Tinea corporis?

[A] Intradermoreazione con antigeni batterici

[B] Esame microscopico a fresco

[C] Esame istologico

[D] Esame di Tzank

[E] Test epicutanei

134 Una paziente di 53 anni presenta una lieve emiparesi facio-brachiale destra a esordio subacuto e saltuarie crisi parziali motorie jacksoniane all'emilato destro del corpo. In anamnesi si segnala unicamente un'ipertensione arteriosa

essenziale ben controllata dalla terapia medica. Ha eseguito una RM encefalo con mezzo di contrasto, di cui si riporta un'immagine T1 con contrasto sul piano coronale (vedi figura). La diagnosi più probabile è:

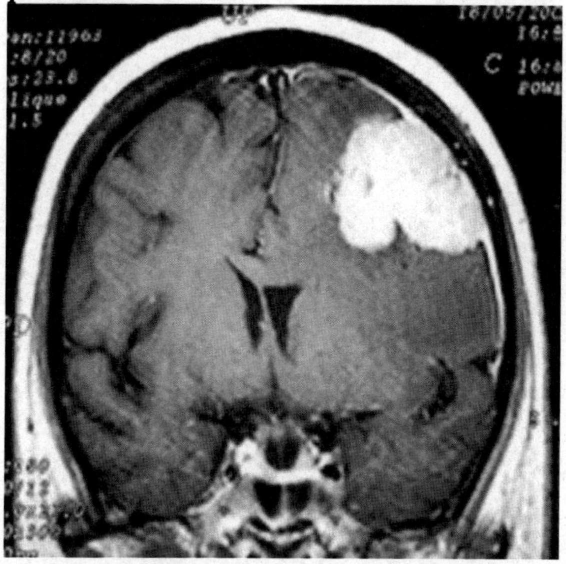

A Ascesso cerebrale
B Metastasi durale da K mammario
C Glioma ad alto grado
D Meningioma della convessità
E Nessuna delle precedenti

135 Quale di queste affermazioni è vera?

A Ridotti consumi di sale possono prevenire l'ipertensione arteriosa
B Ridotti consumi di sale possono favorire i tumori dello stomaco
C Un eccessivo consumo di sale causa emeralopia
D Ridotti consumi di sale sono dannosi al rene
E Il sale in elevate dosi è essenziale per una buona digestione

136 La terapia nell'ipotiroidismo congenito va iniziata:

A Dopo i tre mesi di vita
B Dopo il primo anno di vita
C Dopo i sei mesi di vita
D Alla pubertà
E Quanto più precocemente possibile

137 La cheiloschisi è la fessurazione congenita completa o parziale di:

A Palato molle
B Palato duro
C Alveoli
D Ugola
E Labbro

138 L'eritropoiesi inefficace:

A Si riscontra prevalentemente nell'età pediatrica
B È assente in condizioni fisiologiche
C È il 10-15% dell'eritropoiesi midollare in condizioni fisiologiche
D È dovuta a ridotta sopravvivenza del globulo rosso
E È postulata ma non dimostrata in condizioni fisiologiche

139 Scenario clinico 59. Un uomo di 45 anni di nazionalità americana si reca presso il PS dell'Ospedale Maggiore di Bologna. Lamenta un'improvvisa eruzione cutanea e orale con presenza di febbre. Inoltre, non riesce a mangiare e bere a causa di dolore alla bocca e alla gola. Sua moglie afferma che, prima della comparsa del rash, suo marito lamentava cefalea, malessere generale e dolore articolare. Infine, il paziente riferisce che cinque giorni prima è guarito da un episodio di sinusite per il quale assumeva trimethoprim-sulfametossazolo. All'EO mostra T.C. di 38.3°C, P.A. di 110/80 mmHg, F.R. di 14 atti/min e la F.C. di 92 bpm. All'ispezione il medico di guardia del PS ha rilevato la presenza di mucose

congiuntivali arrossate bilateralmente, un'erosione diffusa della mucosa orale, oltre a un rash eritematoso-desquamante a livello del tronco e della radice delle cosce. Quale è la diagnosi?

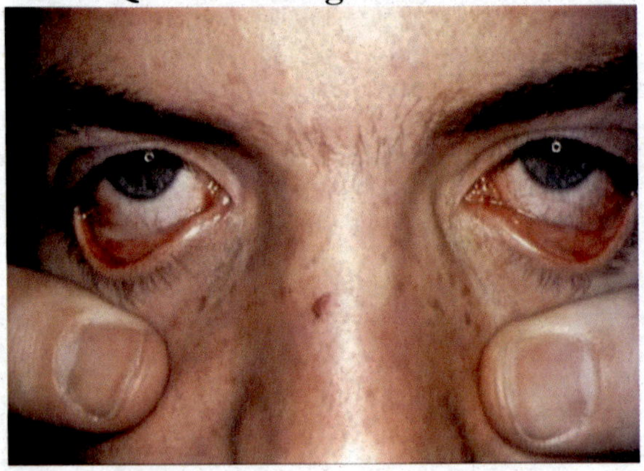

A Impetigine
B Eritema multiforme
C Sindrome dello shock tossico
D Sindrome della cute ustionata da stafilococco
E Sindrome di Stevens-Johnson

140 **Scenario clinico 60: Quale alterazione è presente in questo ECG?**

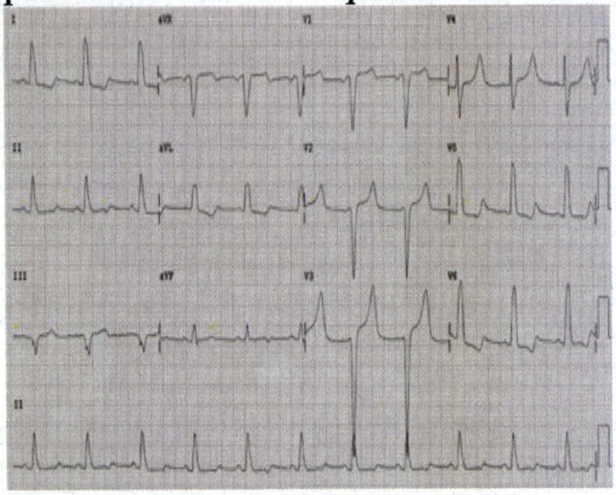

A Blocco di branca sinistro
B Blocco di branca destro
C Emiblocco anteriore sinistro
D Emiblocco posteriore sinistro
E BEV

Risposte commentate

1 **La risposta corretta è la A.**

L'immagine riportata mostra un blocco di branca sinistro: il QRS è largo, le derivazioni sinistre sono prevalentemente positive, l'asse è deviato a sinistra e si può riconoscere il tipico notch del blocco di branca sinistro nelle derivazioni V5 - V6.

2 **La risposta corretta è la A.**

Si possono distinguere schematicamente due tipi di situazioni: l'ustionato lieve e il grande ustionato.
La percentuale minima di superficie corporea che deve essere interessata per definire un paziente adulto come grande ustionato è il 20%.

3 **La risposta corretta è la C.**

Il paziente del caso clinico, in base ai reperti clinico-anamnestici e allo striscio Tzanck, presenta verosimilmente infezione congenita da Herpes Simplex Virus (HSV). Di conseguenza, la terapia di scelta è rappresentante dall'Acyclovir, che ha come effetto avverso severo la tossicità renale. In particolare, lo striscio mostra cellule giganti multinucleate, riscontrabili quando è presente un'infezione da Virus della Varicella Zoster (VZV), Citomegalovirus (CMW) o Herpes Simplex Virus (HSV).

4 **La risposta corretta è la B.**

La diagnosi più probabile per il paziente del caso clinico è la febbre maculosa delle Montagne Rocciose, dovuta alla infezione da Rickettsia rickettsii, trasmessa dalle zecche ixodidae. Dal punto di vista epidemiologico, è frequente nelle regioni delle Montagne Rocciose. Dal punto di vista clinico, la patologia si caratterizza per vasculite dei piccoli vasi: le rickettsie si propagano all'interno delle cellule endoteliali danneggiate e i vasi possono andare incontro a fenomeni di occlusione. Il periodo di incubazione è variabile fra 3 e 12 giorni. All'esordio, si riscontra solitamente febbre, cefalea, brividi, dolori muscolari e prostrazione. La patologia si caratterizza anche per il riscontro di un rash inizialmente maculare-rosato e successivamente maculo-papulare, inizialmente a livello delle mani e dei piedi e successivamente al tronco. Si può riscontrare anche encefalite, ipotensione, epatomegalia, ittero, polmonite, insufficienza circolatoria, danni cerebrali, arresto cardiaco e morte. Dal punto di vista terapeutico, è importante la doxiciclina.
Invece, la meningoencefalite da zecche (o meningoencefalite primaverile-estiva) è una malattia virale acuta del SNC, causata da un arbovirus appartenente al genere Flavivirus. Le zecche coinvolte sono la Ixodes ricinus e persulcatus. Dal punto di vista clinico, in circa il 70% dei casi la malattia è asintomatica dopo il morso della zecca. Invece, nel 30% circa dei casi, dopo 3-28 giorni dal morso, si ha una prima fase con sintomi simil-influenzali (febbre alta, mal di gola, stanchezza, dolori muscolari e articolari, cefalea). Infine, in circa il 10-20% dei casi si può riscontrare una seconda fase caratterizzata da disturbi del SNC (encefalite, paralisi flaccida a esito mortale). Tale patologia nei soggetti giovani mostra solitamente un decorso mite (risposta A errata). Al contrario, la malattia di Lyme è un'infezione trasmessa dalle zecche, causata dalla Borrelia Burgdorferi. La sua trasmissione avviene attraverso principalmente quattro specie di zecche Ixodes sp, diffuse in tutto il mondo. La più comune è la Ixodes scapularis (la zecca del cervo). Dal punto di vista clinico, caratteristico è l'eritema migrante "a bersaglio" (risposta C errata).

5 **La risposta corretta è la A.**

La paziente del caso clinico presenta la malattia di Lyme, una zoonosi causata dall'infezione della Spirocheta Borrelia Burgdorferi, che si acquisisce a causa di un morso della zecca Ixodes. La terapia generalmente prevede la somministrazione di antibiotici come doxiciclina o ceftriaxone, ma, visto che la paziente è gravida, si predilige l'amoxicillina (un antibiotico appartenente alla classe dei β-lattamici) che è il trattamento di scelta nelle donne gravide e in allattamento, nonché nei bambini di età inferiore a otto anni. In particolare, la paziente presenta un eritema migrante, una lesione cutanea a carattere papulomatoso, fortemente eritematosa, che poi gradualmente si estende a formare una lesione molto più estesa. Inoltre, l'anamnesi positiva per un recente viaggio in campeggio con morso di zecca è un ulteriore dato che avvalora tale ipotesi diagnostica. I sintomi iniziali di tale patologia comprendono: malessere generalizzato e rash cutaneo di carattere eritematoso migrante, che possono essere seguiti dopo alcune settimane da alterazioni articolari, neurologiche o cardiache. La diagnosi è clinica negli stadi precoci della malattia, ma i test sierologici possono essere di supporto nella diagnosi delle eventuali complicanze reumatologiche, neurologiche e/o cardiache che si manifestano nelle fasi avanzate.

6 **La risposta corretta è la A.**

La paziente del caso clinico presenta la sclerosi sistemica a variante limitata, comunemente chiamata sindrome di CREST (acronimo per calcinosi, fenomeno di Raynaud, alterata motilità esofagea, sclerodattilia e teleangectasie). Gli anticorpi specifici per tale patologia sono gli anti-centromero, per cui è probabile che la paziente del caso clinico sia positiva ad essi. Invece, gli anticorpi anti-DNA a doppio filamento (anti dsDNA) sono considerati marcatori del LES (infatti, si riscontrano nel 50-70% dei casi di LES) (risposta C errata). Al contrario, gli anticorpi anti-istone si ritrovano nel 90-95% dei casi di LES indotta da farmaci, ma sono presenti anche nel 75% dei casi di LES e nel 32% dei casi con positività degli ANA senza manifestazioni cliniche di malattia, in alcuni soggetti con artrite reumatoide, sindrome di Felty, artrite reumatoide giovanile (soprattutto con ANA positivi e uveite) e/o connettivite indifferenziata (risposte C e B errate). Invece, gli autoanticorpi anti-Ro/SSA e La/SSB sono tipici di numerose patologie (ad esempio, nella sindrome di Sjögren) (risposta D errata). Infine, per quanto riguarda gli anticorpi anti-peptide ciclico citrullinato (anti-CCP), sono specifici dell'artrite reumatoide (risposta E errata).

7 **La risposta corretta è la E.**

La lesione illustrata nella foto del caso clinico è un melanoma. Se il melanoma invade il derma può dare metastasi e la prognosi è infausta. La prognosi dipende dalla profondità dell'invasione dermica: lo spessore tumorale (o spessore di Breslow) è correlato alla prognosi, rappresentando il fattore prognostico più significativo e solitamente viene misurato dallo strato granuloso. Esistono 4 tipi principali di melanoma:

- melanoma a diffusione superficiale (rappresenta circa il 70% dei melanomi);
- melanoma nodulare (il più aggressivo, rappresenta il 10-15% dei melanomi);
- lentigo maligna;
- melanoma acrale-lentigginoso.

Il melanoma cutaneo si manifesta soprattutto attorno ai 45-50 anni (in Italia si hanno circa 13 casi ogni 100.000 persone). Per la sua individuazione possiamo utilizzare il criterio ABCDE che sta a significare:

- asimmetria nella forma;
- bordi irregolari e indistinti;
- colore variabile;
- dimensioni (vengono considerati a rischio i nevi sopra i 6 mm di diametro);
- evoluzione (quando, nell'arco di poche settimane o mesi si verificano modificazioni nella forma, nel colore, nelle dimensioni del nevo o quando la lesione cutanea diviene rilevata e palpabile).

Tale criterio non è utile per determinare la prognosi (risposte A, B, C, D errate).

8 **La risposta corretta è la A.**

Gli UVA penetrano fino al derma, mentre gli UVB si esauriscono nell'epidermide. La radiazione ultravioletta B (UVB, lunghezze d'onda da 290 a 320 nm) appare più strettamente associata allo sviluppo del melanoma rispetto all'ultravioletto A (UVA, lunghezze d'onda da 320 a 400 nm). Ciò è supportato dalla maggiore incidenza del melanoma nelle regioni equatoriali rispetto alle latitudini più lontane dall'equatore, poiché la radiazione UVB è più intensa all'equatore, mentre l'intensità UVA varia meno tra le latitudini.

9 **La risposta corretta è la B.**
La paziente del caso clinico, secondo la classificazione di Leriche Fontaine, può essere assegnata allo stadio IIa in cui la claudicatio compare dopo un percorso di più di 200 metri. In dettaglio, in base a tale classificazione, è possibile distinguere quattro stadi dell'arteriopatia periferica:

- stadio I: paziente asintomatico o paucisintomatico. La sintomatologia iniziale è rappresentata da senso di peso, freddo ed affaticamento delle estremità;
- stadio II: caratterizzato dalla claudicatio intermittens ovvero un dolore crampiforme riferito ai muscoli del polpaccio e/o della coscia. A seconda della comparsa del dolore in relazione alla distanza percorsa è possibile suddividere lo stadio II in:
  - IIa, la claudicatio compare dopo un percorso più di 200 metri;
  - IIb, la claudicatio compare prima dei 200 metri;
- stadio III: presenti dolori a riposo;
- stadio IV: comparsa di lesioni gangrenose.

10 **La risposta corretta è la D.**
La paziente, in base ai reperti clinico-anamnestici e strumentali, presenta una colite pseudo-membranosa, causata dal Clostridium difficile, un batterio gram-positivo e anaerobio. Se la sintomatologia è grave, è possibile utilizzare vancomicina o metronidazolo. In dettaglio, tale batterio è virulento in quanto possiede due tossine:

- tossina A, un'enterotossina (che si lega alle cellule della mucosa e causa un'ipersecrezione di liquido determinando una diarrea acquosa);
- tossina B, una citotossina (che causa gravi danni alla mucosa e determina un aspetto pseudomembranoso della stessa).

Tale batterio fa parte del microbiota umano; tuttavia, quando si utilizzano antibiotici per lungo tempo, questi possono distruggere anche i batteri che tengono "sotto controllo" il Clostridium. Quando tale batterio diviene dominante, si possono avere crampi addominali e colite pseudomembranosa, diarrea (talora ematica), raramente sepsi e addome acuto. I sintomi esordiscono alcuni giorni dopo l'inizio della terapia antibiotica ed includono diarrea acquosa o scariche di feci non formate, crampi addominali, raramente nausea e vomito.

11 **La risposta corretta è la B.**
L'aria secca al suolo è composta per il 78,09% di azoto (N_2), per il 20,9% di ossigeno (O_2), per lo 0,93% di argon (Ar) e per lo 0,04% di anidride carbonica (CO_2), più altri componenti in quantità minori. Invece, per quanto riguarda l'aria alveolare riscontriamo una pO_2 di 100 mmHg e una pCO_2 di 40 mmHg.

12 **La risposta corretta è la C.**
La paziente del caso clinico, in base ai dati clinico-anamnestici e laboratoristici, ha un cariotipo normale 46XY in quanto è affetta dalla sindrome di Kallmann (displasia olfatto-genitale o ipogonadismo ipogonadotropo con anosmia), una sindrome genetica dovuta alla mancata migrazione dei neuroni che sintetizzano l'ormone di rilascio delle gonadotropine (GnRH) a livello dell'ipotalamo e dei

neuroni deputati alla percezione degli odori, con ipoplasia o aplasia dei bulbi olfattivi. Gli organi genitali interni sono normali; raramente, è presente agenesia renale monolaterale o bilaterale, deficit uditivo, agenesia dentale o la palatoschisi. I livelli di FSH e LH sono bassi. Il cariotipo è normale 46XX o 46XY. Al contrario, il genotipo 47 XXY, tipico della sindrome di Klinefelter, determina un fenotipo maschile, mentre la paziente del caso clinico presenta un fenotipo femminile (risposta A errata). Così, il genotipo 45 Y0 non è un genotipo vitale (risposta D errata). Invece, l'insensibilità agli androgeni, dovuta alle mutazioni del gene del recettore degli androgeni (AR) (Xq11-12), presenta cariotipo 46 XY. Esistono due sottogruppi clinici della malattia: la AIS completa (CAIS) o la AIS parziale (PAIS). Nella CAIS gli organi genitali esterni sono completamente femminili e l'individuo viene cresciuto come un soggetto femmina. Tuttavia, la vagina non termina nel collo dell'utero e si presenta poco profonda o inesistente e le ovaie sono assenti. Per quanto riguarda le gonadi maschili sono ritenute e possono causare ernie inguinali. Inoltre, tali pazienti non presentano anosmia come nella sindrome di Kallmann (risposta B errata). Infine, il cariotipo 45 X0 è caratteristico della sindrome di Turner, una malattia cromosomica associata alla delezione parziale o alla monosomia del cromosoma X. Tale patologia determina amenorrea primaria con FSH elevato, bassa statura, assenza della mestruazione, pterigio del collo, torace largo con capezzoli molto distanziati, bassa attaccatura dei capelli sulla nuca, ptosi palpebrale, coartazione dell'aorta, scarso sviluppo del tessuto mammario, igroma cistico, linfedema, orecchie a basso impianto, sterilità dovuta a malformazioni dell'ovaia detta "a stria", segno di Kosowicz (risposta E errata).

13 La risposta corretta è la E.

L'arteria circonflessa è un ramo della arteria coronarica sinistra, che decorre posteriormente ed al di sotto dell'appendice atriale sinistra nel solco atrio-ventricolare e dà origine ai rami della marginale ottusa.

14 La risposta corretta è la A.

Per il paziente del caso clinico la diagnosi più probabile è il pemfigoide bolloso, un disturbo cutaneo autoimmune cronico, che determina lesioni bollose pruriginose. Per quanto riguarda le mucose, il loro coinvolgimento è raro. Tale patologia insorge principalmente in pazienti con più di 60 anni e si caratterizza per la presenza di anticorpi IgG, che legano antigeni del emidesmosoma (BPAg1, BPAg2), con la conseguente attivazione del complemento e la formazione di bolle sottoepidermiche. Per poter effettuare la diagnosi, si esegue la biopsia cutanea e l'immunofluorescenza della cute e del siero. Dal punto di vista sintomatologico il prurito è il primo sintomo. Le bolle possono svilupparsi sulla pelle apparentemente normale o possono essere precedute da placche eritematose o di aspetto orticarioide. Una malattia localizzata si può manifestare nei siti dove si è verificato un trauma, nelle stomie, nelle aree anogenitali e nelle porzioni distali degli arti inferiori. Le bolle di solito non si rompono, ma quelle che lo fanno spesso si rimarginano rapidamente. Il segno di Nikolsky è negativo.

15 La risposta corretta è la A.

Per la paziente del caso clinico non è possibile porre la diagnosi di osteoporosi in quanto presenta un T-score di circa -2.1, caratteristico della osteopenia. In dettaglio, la Mineralometria Ossea Computerizzata (MOC), un esame densitometrico in grado di misure la massa minerale ossea (BMC) e la densità ossea della regione scheletrica sottoposta ad esame, è impiegata per valutare la predisposizione all'impoverimento minerale del tessuto osseo e studiarne l'evoluzione. Indipendentemente dalla tecnica utilizzata, consente di definire lo stato di demineralizzazione ossea mediante due indici: il T-score e lo Z-score. Il T-score esprime quanto il valore ottenuto si discosta dal valore del campione di riferimento e rappresenta la differenza, espressa in un numero di derivazioni standard, fra il valore individuale osservato e il valore medio della popolazione sana di riferimento. Valori di T-score compresi in un range fra +1 e -1 indicano una mineralizzazione nella norma. Secondo l'OMS, quando il valore di T-score è compreso da -1 a -2.5 si parla di osteopenia, invece quando è inferiore a -2.5, si parla di osteoporosi. Invece, per quanto riguarda lo Z-score, il valore di riferimento si ottiene dalla valutazione di una popolazione sana di soggetti dello stesso sesso e della stessa età del paziente.

16 **La risposta corretta è la D.**
In ambito di responsabilità personale, le lesioni personali riportate dal medico colpito del caso clinico sono lesioni personali gravi, dato che il sanitario presenta un'emorragia sottorbitaria e in sede frontale destra con frattura delle ossa del naso con prognosi di 50 giorni. In base all'articolo 590 del Codice penale, le lesioni sono lievi, gravi o gravissime. Sulla base della durata della malattia si è soliti distinguere:

- lesione personale lievissima: se la durata della malattia non è superiore ai 20 giorni;
- lesione personale lieve: quando la malattia ha una durata maggiore di 20 giorni ma non superiore ai 40;
- lesione personale grave: se la durata della malattia o dell'incapacità di attendere alle ordinarie occupazioni supera i 40 giorni o se il fatto produce l'indebolimento permanente di un senso o di un organo;
- la lesione personale gravissima: se dal fatto deriva:
    - una malattia certamente o probabilmente insanabile;
    - la perdita di un senso;
    - la perdita di un arto;
    - una mutilazione che renda l'arto inservibile;
    - la perdita dell'uso di un organo;
    - la perdita della capacità di procreare;
    - una permanente e grave difficoltà della favella;
    - la deformazione, ovvero lo sfregio permanente del viso.

17 **La risposta corretta è la A.**

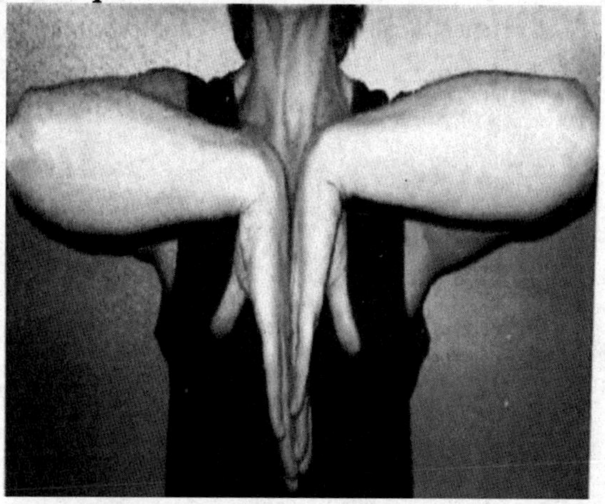

La manovra di Phalen potrebbe evocare la sintomatologia dolorosa nei pazienti affetti dalla sindrome del tunnel carpale (CTS), una patologia provocata dalla compressione del nervo mediano nel tunnel carpale. Le manovre diagnostiche per tale patologia includono Phalen, Tinel, compressione manuale carpale e test di elevazione della mano. In particolare, per un test di Phalen positivo le meta-analisi hanno mostrato una sensibilità media del 68% e una specificità del 73%. Uno studio prospettico, inoltre, ha dimostrato che il test di Phalen correla alla gravità della CTS.

18 **La risposta corretta è la B.**
L'interpretazione dell'emogas del caso clinico è acidosi metabolica con aumentato GAP anionico. Prima di tutto osserviamo il pH: il pH è acido (risposta A errata). Inoltre, il GAP anionico normale è compreso fra 8-12 mEq/L (risposte C e D errate). Infine, essendo la pCO_2 di 15 mmHg, si tratta di un

acidosi metabolica con aumentato GAP anionico.

19 **La risposta corretta è la B.**
Il paziente del caso clinico, in base ai reperti clinico-anamnestici, presenta un Glasgow Coma Scale (GCS) di 6/15: 2 punti per l'apertura degli occhi solo al dolore, 2 punti per la risposta verbale con parole incomprensibili e 2 punti per la risposta motoria di estensione degli arti superiori in risposta al dolore. Tale score prevede la valutazione combinata delle risposte oculari, verbali e motorie e risulta dalla somma delle risposte oculari, verbali e motorie ottenute.
Fonte: GCS dalle ultime linee guida.

Apertura degli occhi	Spontanea	4
	Agli stimoli verbali	3
	Solo al dolore	2
	Nessuna risposta	1
Risposta verbale	Orientata, appropriata	5
	Confusa	4
	Con parole inappropriate	3
	Con parole incomprensibili	2
	Nessuna risposta	1
Risposta motoria	Obbedisce al comando	6
	Localizza gli stimoli dolorosi	5
	Si ritrae in risposta al dolore	4
	Flette gli arti superiori in risposta al dolore	3
	Estende gli arti superiori in risposta al dolore	2
	Nessuna risposta	1

20 **La risposta corretta è la A.**
L'uricemia non viene considerato fra i fattori di rischio della carta dello SCORE (Systematic Coronary Risk Evaluation), che valuta il rischio di eventi CV fatali a dieci anni. Invece, tale carta del rischio valuta: il sesso, l'età, il valore di colesterolo (mmol/l), la PAS (mmHg) e l'abitudine o meno al fumo.

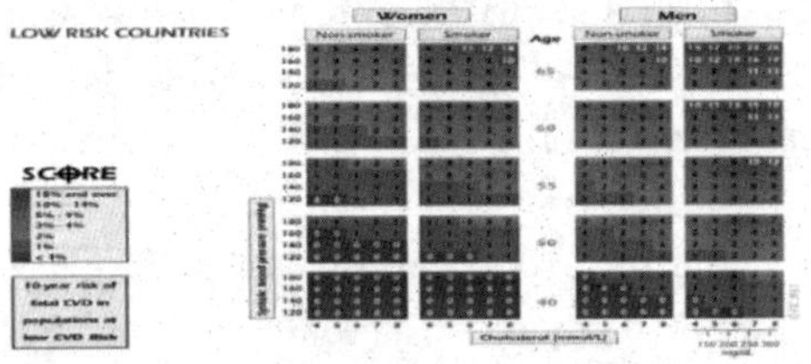

Fonte: https://www.escardio.org/static_file/Escardio/Subspecialty/EACPR/Documents/risk-assessment-score-card.pdf

21 **La risposta corretta è la D.**
La toracentesi può essere diagnostica o terapeutica. La toracentesi terapeutica viene comunemente eseguita per alleviare i sintomi (ad esempio, dispnea), se il versamento pleurico è complicato o se è presente insufficienza respiratoria. Inoltre, è indicata anche per i pazienti con condizioni pleuriche (come versamenti dovuti a tubercolosi post-primaria o riattivazione ed emotorace) che rischiano di determinare un ispessimento pleurico e una compromissione funzionale restrittiva.

22 **La risposta corretta è la B.**
La circonferenza addominale non rientra tra i parametri presi in considerazione dal modello Fracture Risk Assessment Tool. In dettaglio, tale modello consente di stimare la probabilità a 10 anni di frattura dell'anca. I fattori di rischio valutati sono: età avanzata, sesso, basso peso corporeo, altezza, frattura precedente, storia genitoriale di frattura dell'anca, fumo di sigaretta in corso, terapia con glucocorticoidi, artrite reumatoide, osteoporosi secondaria (ad esempio, ipogonadismo o menopausa precoce, malassorbimento, malattia epatica cronica, malattia infiammatoria intestinale), eccessivo consumo di alcol, femoral neck BMD (g/cm^2).
Fonte: www.sheffield.ac.uk/FRAX/tool.aspx?country=11

23 **La risposta corretta è la E.**
Nel calcolo dello score HAS-BLED, che stima il rischio di sanguinamento nei soggetti eleggibili o in terapia anticoagulante orale, non rientra il sesso.
Fonte: 'HAS-BLED bleeding risk score in adults:

- hypertension (1 point);
- abnormal liver function (1 point);
- abnormal renal function (1 point);
- stroke (1 point);
- bleeding tendency or predisposition (1 point);
- labile INRs in patients taking warfarin (1 point);
- elderly: age greater than 65 years (1 point);
- drugs: Concomitant antiplatelet agents (eg, aspirin, clopidogrel, ticlopidine, nonsteroidal anti-inflammatory agents) (1 point);
- drugs: Concomitant excess alcohol use (1 point);

24 **La risposta corretta è la A.**
I tredici fattori della coagulazione sono contrassegnati da un numero romano e da un nome. Si può affermare che le reazioni a cascata della coagulazione coinvolgono una serie di serina-proteasi

(ad esempio, i fattori II, VII, IX sono serine-proteasi).

25 **La risposta corretta è la C.**
Il paziente del caso clinico presenta una giardiasi e, dal punto di vista terapeutico, la somministrazione di metronidazolo determina un tasso di guarigione superiore all'80%. In dettaglio, la giardiasi è causata dal protozoo flagellato Giardia Intestinalis (lamblia), che si può trovare in forme di cisti (la forma infettiva) e di trofozoita (risposta E errata). Le cisti rimangono vitali sulla superficie dell'acqua, sono resistenti ai livelli usuali di clorazione e possono essere eliminate attraverso la bollitura. Inoltre, la trasmissione può anche verificarsi per ingestione di cibo contaminato e contatto diretto interpersonale. La prevenzione richiede un adeguato trattamento dell'acqua pubblica, preparazione igienica del cibo e idonea igiene oro-fecale (risposta A errata). L'infezione può essere asintomatica o sintomatica (feci grasse, diarrea maleodorante e malassorbimento) (risposta D errata). I trofozoiti di Giardia si attaccano in modo deciso alla mucosa duodenale e a quella prossimale del digiuno e si moltiplicano per scissione binaria (risposta B errata). Alcuni microrganismi si trasformano rapidamente in cisti che vengono eliminate con le feci e trasmesse per via oro-fecale. Tale infezione è diagnosticata mediante esame microscopico o test antigenico delle feci.

26 **La risposta corretta è la A.**
La bilirubina non coniugata è un prodotto della degradazione dell'emoglobina, che consegue alla distruzione dei globuli rossi da parte della milza. La bilirubina non coniugata (bilirubina indiretta) è insolubile nell'ambiente acquoso e per essere trasportata al fegato si lega all'albumina. Una volta captata dal fegato, la bilirubina viene coniugata con due molecole di acido glucuronico, diventando così solubile e rendendo possibile la sua escrezione nella bile.

27 **La risposta corretta è la E.**
Il manganese è un composto necessario per una sana struttura ossea. Esso è un componente di diversi sistemi enzimatici, comprese la manganese-glicosiltrasferasi e la fosfoenolpiruvato-carbossichinasi. L'intossicazione da manganese è abitualmente presente solamente nelle persone che estraggono e raffinano il minerale grezzo; l'esposizione prolungata al manganese si manifesta con la sindrome extrapiramidale.

28 **La risposta corretta è la A.**
Per specificità si intende la probabilità che un sano risulti test-negativo, invece, per sensibilità si intende la probabilità che un malato risulti test-positivo. Quindi nel caso clinico, con i dati a disposizione, è possibile calcolare solo la sensibilità, che risponde alla domanda: «Quanti dei soggetti malati sottoposti al test sono risultati positivi?». Pertanto, la sensibilità di un test è la sua capacità di identificare correttamente i soggetti malati ed in termini di probabilità, possiamo dire che la sensibilità è la probabilità che un soggetto malato risulti positivo al test.

29 **La risposta corretta è la D.**
L'autismo, una patologia che presenta un'alterazione del normale sviluppo psico-neurologico, è caratterizzato da una compromissione delle relazioni sociali con difetto nella comunicazione e comportamenti stereotipati. Spesso l'ipoacusia in età infantile può essere confusa con l'autismo, ma i comportamenti ripetitivi, lo scarso contatto personale visivo e le interazioni sociali ridotte non si riscontrano in caso di deficit uditivo. Inoltre, le caratteristiche dell'autismo compaiono generalmente prima dei tre anni e l'isolamento sociale è più marcato rispetto al deficit uditivo.

30 **La risposta corretta è la A.**

La riduzione cruenta della frattura dello scafoide è indicata in caso di frattura scomposta: infatti, il paziente è stato sottoposto a riduzione cruenta e sintesi con vite cannulata, così da riallineare i segmenti ossei e ridurre al minimo il rischio di complicanze. La RX del caso clinico mostra esiti di frattura scomposta dello scafoide, sottoposta a riduzione cruenta e sintesi. Lo scafoide risulta frequentemente interessato da fratture, in seguito a cadute accidentali sulla mano tesa. Le fratture dello scafoide, in particolare quelle composte, non sempre sono facilmente visualizzabili all'RX, di conseguenza, quando permane il sospetto di frattura, è utile ripetere l'esame a 10-14 giorni di distanza, oppure, effettuare una RM. È opportuno non ritardare la diagnosi per impostare il trattamento adeguato ed evitare complicanze a breve e lungo termine come pseudoartrosi, artrosi, necrosi avascolare e SNAC (Scaphoid Nonunion Advanced Collapse, cioè la degenerazione artrosica dell'articolazione radio-carpica in seguito ad una frattura misconosciuta o non adeguatamente trattata dello scafoide, che si presenta a diversi anni di distanza dall'evento traumatico). Tali complicanze possono presentarsi sia nelle fratture composte e ancora più frequentemente nelle scomposte, non adeguatamente trattate.

31 La risposta corretta è la B.

Il paziente del caso clinico presenta cardiomiopatia ipertrofica ostruttiva, responsabile di un difetto della funzione diastolica del cuore e dello sviluppo di aritmie ventricolari maligne, che si manifestano con sincopi ricorrenti ed eventualmente morte cardiaca improvvisa. Infatti, l'ecocardiogramma mostra marcata ipertrofia settale asimmetrica.

32 La risposta corretta è la C.

L'ormone follicolo stimolante (FSH), una tropina ipofisaria, che viene prodotta in seguito alla stimolazione del GnRH ipotalamico, ha come struttura bersaglio l'ovaio nella donna e il testicolo nell'uomo. Nell'uomo, per azione diretta a livello delle cellule del Sertoli (cellule di sostegno dell'epitelio germinativo dei tubuli seminiferi), stimola la produzione di proteine quali:

- *ABP (proteina legante gli androgeni), un aromatasi che converte il testosterone in estradiolo;*
- *inibina b.*

Inoltre, esplica la sua azione sulle cellule della linea germinale, contenute nei tubuli seminiferi, stimolando la maturazione degli spermatozoi, in presenza di congrue concentrazioni di testosterone. Quindi, un danno primitivo testicolare a livello delle cellule del Sertoli (ad esempio, a causa di orchiti o traumi testicolari), impedendo la sintesi di inibina B, provoca un aumento dell'FSH.

33 La risposta corretta è la E.

L'arrossamento cutaneo localizzato non viene considerato nel computo dello score di Wells per la stima della probabilità clinica di trombosi venosa profonda.

	Points 'original' Wells	Points 'simple' Wells
Clinical signs of DVT	3	1
Heart rate > 100/min	1.5	1
Recent surgery or immobilization	1.5	1
Previous PE or DVT	1.5	1
Hemoptysis	1	1
Malignancy	1	1
Alternative diagnosis less likely than PE	3	1
Cut-off for PE unlikely	≤4	≤1

PE = pulmonary embolism; DVT = deep venous thrombosis.
Adapted from: Wells *et al.*[4] and Gibson *et al.*[10]

Fonte: Wells Score, dalle ultime linee guida.

34 La risposta corretta è la C.

Fra quelli riportati il diuretico più potente è la furosemide, un diuretico dell'ansa. Tale molecola ha la capacità di bloccare il trasportatore $Na^+/K^+/2Cl^-$ nel tratto ascendente dell'ansa di Henle. Per quanto riguarda i suoi effetti, essa determina un marcato aumento della escrezione di NaCl, di calcio e di magnesio urinario. Infine, può essere utilizzata nelle seguenti patologie: edema periferico, edema polmonare, ipertensione, insufficienza renale (IR) acuta, sovradosaggio di anioni, ipercalcemia acuta o iperkaliemia.

35 La risposta corretta è la C.

Il paziente presenta la Tinea pedis (piede d'atleta), una infezione dermatofitica che rappresenta la dermatofitosi più comune, dovuta soprattutto alla sudorazione plantare, che facilita la crescita dei funghi. Dal punto di vista clinico, questa patologia si può manifestare in quattro forme cliniche diverse o in associazione fra loro: acuta ulcerativa, vescico-bollosa, cronica intertriginosa e cronica ipercheratosica. La diagnosi è solitamente clinica. Se l'aspetto non fosse diagnostico, si potrebbe effettuare la preparazione di KOH montato a fresco, che mostrerebbe ife rampicanti. Invece, la scabbia, un'infezione cutanea causata dall'acaro Sarcoptes scabiei, si caratterizza per la presenza di lesioni intensamente pruriginose con papule eritematose e cunicoli. Per quanto riguarda la diagnosi, si basa sull'EO e sulla scarificazione (risposta A errata). Infine, il quadro clinico del paziente non è tipico della malattia mani-piedi-bocca, dovuta al virus Coxsackie, che non risulta visibile alla preparazione a base di KOH (risposta D errata).

36 **La risposta corretta è la A.**
Un normale GAP anionico (8-12 mEq/L) caratterizza le patologie dell'acronimo HARDASS: Hyperalimentation, Addison disease, Renal Tubular Acidosis, Diarrhea, Acetazolamide, Spironolactone, Saline Infusion. Un GAP anionico aumentato, invece, caratterizza le patologie dell'acronimo MUDPILES: Methanol, Uremia, Diabeti ketoacidosis, Propylene glycol, Iron tables, Lactic acidosis, Ethylene glycole, Sallicylates (risposte B, C, D ed E errate).

37 **La risposta corretta è la E.**
L'osteoporosi, una malattia progressiva del metabolismo osseo, provoca riduzione della densità ossea con deterioramento della struttura. Questa patologia porta a fratture per traumi minimi o inavvertiti (in particolare a livello del rachide toracico e lombare, del polso e dell'anca). Per quanto riguarda la diagnosi, viene effettuata con la densitometria ossea con tecnica di assorbimento RX (DXA). Sono causa di osteoporosi la carenza di testosterone, la carenza di estrogeni, la carenza di calcio ed altre patologie.

38 **La risposta corretta è la B.**
Lo strumento raffigurato in fotografia utilizzato in sala operatoria è l'ottica di un laparoscopio. In dettaglio, la laparoscopia è una tecnica chirurgica moderna, che permette al medico operante di diagnosticare e/o curare problemi e patologie, a livello della cavità addominale o di quella pelvica, senza praticare ampie incisioni chirurgiche (risposte A, B, C ed E errate).

39 **La risposta corretta è la B.**
Il test di Kirk-Watson valuta un possibile danno al legamento scafo-lunato e la conseguente instabilità tra l'osso scafoide e il semilunare del polso. La positività del test, cioè l'evidenza di una sub-lussazione dorsale del polo prossimale dello scafoide durante il movimento radiale e la sua riduzione durante il movimento in direzione ulnare, associati al dolore e ad un significativo "clunking", cioè uno schiocco, percepito dal paziente o in caso di lussazione completa anche da parte dell'esaminatore, sono segni altamente suggestivi di lesione di tale legamento. Invece, la negatività di tale test non esclude la lesione.

40 **La risposta corretta è la D.**
La vescica è formata da due parti: il fondo (o corpo), che funge da deposito per l'urina, e il collo, a forma di imbuto, che continua nell'uretra. A livello del collo sono soprattutto presenti recettori di tipo Alfa-adrenergici.

41 **La risposta corretta è la C.**
La febbre familiare fatale (o insonnia fatale familiare) è una malattia genetica a trasmissione autosomica dominante, a carattere degenerativo a carico del talamo e della corteccia cerebrale, che rientra a far parte del gruppo delle encefalopatie spongiformi. Alla base di questa patologia si

riscontra un difetto genetico del gene PRNP, che a sua volta determina la codificazione di proteine alterate, resistenti alla degradazione e non funzionanti, chiamate prioniche, il cui accumulo conduce ad una degenerazione selettiva del talamo e ad alterazioni a carico della corteccia cerebrale. Il quadro clinico si caratterizza per la presenza di insonnia, declino cognitivo, confusione, alterazioni comportamentali, atassia, ipertensione lieve-moderata, ipertermia e tachicardia. Il sospetto diagnostico si fonda sulla clinica, sulle alterazioni della polisonnografia e sulla PET, che mostra un ridotto metabolismo talamico. Infine, i test genetici possono confermare la diagnosi della forma familiare.

42 La risposta corretta è la B.

Il paziente del caso clinico presenta una ferritina di 25 µg/l, inferiore al livello raccomandato di 100; di conseguenza, il passo successivo più appropriato è rappresentato dall'integrazione di ferro. Siccome l'assorbimento gastrointestinale di ferro non è ottimale nei pazienti con insufficienza renale, si preferisce la somministrazione per via endovenosa.

43 La risposta corretta è la A.

La bradilalia, una lentezza nell'articolazione delle parole, può essere segno di mixedema, malattia di Parkinson, ipotiroidismo, sclerosi multipla ed altre numerose patologie. Con il termine mixedema si definisce una forma di ipotiroidismo severo, con infiltrazione di mucopolisaccaridi nella sostanza fondamentale del derma ed in altri tessuti, con conseguente edema generalizzato: si manifesta un edema duro, in cui non è possibile ottenere la fovea.

44 La risposta corretta è la A.

Una delle peggiori complicanze dell'uremia è rappresentata dalla pericardite uremica; infatti, circa la metà dei pazienti con insufficienza renale cronica (IRC) sviluppa pericardite per esposizione del pericardio a prodotti del metabolismo azotato.

45 La risposta corretta è la E.

La streptomicina, un antibiotico appartenente alla classe degli aminoglicosidi, svolge la sua azione inibendo la sintesi proteica legandosi alla subunità 30S del ribosoma batterico ed ha un tropismo d'azione nei confronti dei batteri gram-negativi e micobatteri. La streptomicina si utilizza soprattutto in caso di brucellosi, endocardite da enterococco o streptococco, peste, infezioni causate da Mycobacterium aviumcomplex (MAC), tubercolosi e tularemia. La streptomicina ha una efficacia antitubercolare limitata dalla frequente insorgenza di micobatteri resistenti.

46 La risposta corretta è la A.

La paziente mostra la sindrome di McCune-Albright, che si caratterizza per le "3p": pubertà precoce (PP), pigmentazione (macchie caffè-latte) e displasia fibrosa poliostotica. Dal punto di vista epidemiologico, è una sindrome rara con una prevalenza stimata tra 1/100.000 e 1/1.000.000 persone; è responsabile del 5% dei casi di pubertà precoce femminile. Dal punto di vista eziologico, la malattia è determinata dalla mutazione del gene GNAS, cioè della proteina che regola l'AMP ciclico, GS-alfa. Dal punto di vista clinico, la displasia fibrosa delle ossa può interessare sedi scheletriche uniche o multiple e determina un'andatura zoppicante che può essere associata o meno al dolore; a volte, è possibile riscontrare persino delle fratture patologiche. Vi possono essere anche difetti cranio-facciali associati (disturbo progressivo della visione, alterazioni importanti del viso). Infine, la pubertà precoce può determinare spotting vaginale, sviluppo precoce delle mammelle nelle ragazze, ingrossamento dei testicoli nei ragazzi. Questa patologia può essere associata anche ad altre endocrinopatie da iperfunzione (ipertiroidismo, adenomi ipofisari PRL o GH secernenti).

Fonte: Dumitrescu CE, Collins MT. McCune-Albright syndrome. Orphanet Journal of Rare Diseases. 2008; 3:12. doi:10.1186/1750-1172-3-12. Dumitrescu, Claudia E, and Michael T Collins. "McCune-Albright Syndrome." Orphanet Journal of Rare Diseases 3 (2008): 12. PMC. Web. 13 Jan. 2018. Dumitrescu, C. E., & Collins, M. T. (2008). McCune-Albright syndrome. Orphanet Journal of Rare Diseases, 3, 12. http://doi.org/10.1186/1750-1172-3-12

47 **La risposta corretta è la D.**
La spirometria del paziente del caso clinico è riconducibile ad un pattern di tipo ostruttivo. Infatti, è evidente un VEMS (o FEV1%) ed un rapporto FEV1/CVF inferiori rispetto i valori di riferimento: dati tipici dei pattern ostruttivi, come nel caso di asma bronchiale, BPCO e nelle bronchiectasie. Il test più frequentemente utilizzato per la misura dei volumi statici e dinamici è la spirometria che, con l'applicazione del principio di Venturi, misura la quantità di aria inspirata ed espirata. In particolare, importanti da considerare sono:

- la FVC che indica il volume totale di aria che viene espulsa in una espirazione forzata, partendo da una inspirazione massimale;
- la FEV1 che indica il volume di aria espirata nel primo secondo di una espirazione forzata, partendo da una piena inspirazione;
- il MEF che esprime la velocità massima durante l'esecuzione di una espirazione forzata iniziata dopo una inspirazione completa;
- il rapporto FEV1/FVC (FEV1% o indice di Tiffeneau) che indica la percentuale di CV espirata nel primo secondo;
- il FEF 25-75% che indica il flusso medio di aria espirata durante una espirazione forzata.

48 **La risposta corretta è la D.**
La più comune valvulopatia associata a sindrome di Marfan (MFS) è il prolasso della valvola mitralica. In dettaglio, tale patologia rappresenta uno dei disordini ereditari più comuni del tessuto connettivo. Il gene coinvolto è il gene FBN1, un gene di grandi dimensioni (65 esoni), localizzato sul cromosoma 15q-21.1, che produce la fibrillina-1, un importante componente della matrice di entrambi i tessuti elastici e non elastici. Dal punto di vista clinico, circa il 60-80% dei pazienti adulti con tale patologia presenta una dilatazione della radice aortica (visibile mediante l'ecocardiografia), principale causa di morbilità e mortalità.

49 **La risposta corretta è la B.**
La tecnica utilizzata per l'evidenziazione istopatologica della sostanza amiloide è la colorazione con il rosso Congo: al microscopio a fluorescenza si nota la birifrangenza color verde mela, che viene considerata caratteristica e specifica. L'amiloide è una proteina fibrillare che ha dei caratteri macroscopici e microscopici particolari.

50 **La risposta corretta è la B.**
La misurazione dei segni vitali in bambini così piccoli è molto importante, in quanto di solito fornisce o esclude un'indicazione di una setticemia imminente. Un paziente gravemente malato con sospetta sepsi richiede un esame obiettivo completo ed accurato (risposta A errata). L'irritazione meningea non è sempre clinicamente ed obiettivamente evidente nel bambino affetto da meningite: è per lo più caratteristica e costante nei pazienti con un'età superiore ai 3 anni (risposta C errata). Sebbene un esantema maculo-papulare tenue possa far ipotizzare la presenza di un'infezione virale (come la sesta malattia), non bisogna dimenticare di inquadrare tale segno sullo sfondo del quadro clinico del paziente, perché tale manifestazione può rappresentare una vasculite e può precedere un'eruzione cutanea emorragica (variabile da petecchie a vere e proprie ecchimosi) tipica della setticemia meningea (risposta D errata). Infine, la presenza di febbre non è di per sé un indicatore di malattia grave (risposta E errata).

51 **La risposta corretta è la A.**
Un segno poco affidabile indicativo di reale gravità del quadro clinico e meritevole di una valutazione

urgente è rappresentato dall'irritabilità estrema con pianto incontrollabile. Infatti, un bambino così piccolo con un quadro clinico così severo, normalmente si mostra in uno stato letargico di importante inattività e disinteressato all'ambiente circostante. Pertanto, il piccolo paziente proprio per il suo stato di salute può manifestare un pianto flebile ed incostante. Al contrario, la tachipnea è un segno precoce di una malattia grave e deve essere monitorata con attenzione (risposta B errata). Anche la respirazione rumorosa è un segno clinico meritevole di attenzione. (risposta C errata). Inoltre, una pelle fredda e pallida e/o le estremità fredde e maculate sono segni clinici meritevoli di attenzione, in quanto sono spia di una cattiva circolazione periferica (risposta D errata). Infine, anche la sonnolenza è un segno importante e indicativo di gravità (risposta E errata).

52 La risposta corretta è la B.

La diagnosi più probabile è la setticemia meningococcica causata da uno dei ceppi di Neisseria meningitidis (quindi, non dovuta allo stafilococco). I meningococchi sono batteri gram-negativi aerobi che appartengono alla famiglia delle Neisseriaceae. Ci sono 13 sierogruppi, 5 dei quali (A, B, C, W135 e Y) causano la maggior parte delle infezioni nell'uomo. Il meningococco causa meningite e meningococcemia. I sintomi di solito gravi sono: eruzione petecchiale, febbre alta, mal di testa, nausea e/o vomito, stato letargico e/o confusionale, torcicollo e fotofobia. I segni vitali spesso mostrano ipotensione, febbre, tachicardia, tachipnea e oliguria-anuria. Invece, l'eruzione petecchiale appare con lesioni discrete di diametro compreso tra 1 e 2 mm, che può rapidamente evolvere in porpora (risposta A errata). La diagnosi definitiva richiede il prelievo di meningococchi dal sangue, dal liquido cerebrospinale o dalle lesioni cutanee (risposta C errata). Le cefalosporine di terza generazione, la penicillina G o il cloramfenicolo (in alternativa ai beta-lattamici per i pazienti allergici) devono essere usate per trattare un'infezione da meningococchi sospetta o comprovata dai risultati dell'esame colturale (risposta D errata).

53 La risposta corretta è la A.

Il Pap test, l'esame di screening per il carcinoma della cervice uterina, consiste nello strisciare una spatolina sul collo dell'utero per prelevare un numero sufficiente di cellule endocervicali dalla superficie del collo uterino. Lo strisciato è poi posto su un vetrino e colorato con la tecnica di Papanicolaou, che consente di individuare l'eventuale presenza di cellule alterate displastiche. Il Pap test deve essere effettuato ogni 3 anni nelle donne con età compresa fra i 25 ed i 64 anni (risposta D errata). Un risultato alterato al Pap test non rappresenta diagnosi certa di tumore del collo uterino, perché circa il 5-10% dei Pap test può avere risultati anomali (risposta C errata). Invece, nel Thin Prep (Pap test su strato sottile), le cellule prelevate, prima di essere trasferite su vetrino, sono sospese in una fiala e separate meccanicamente dal materiale non necessario (muco, sangue e detriti non diagnostici). Per un non adeguato numero di evidenze, l'uso di routine di tale test per lo screening del carcinoma della cervice uterina è ancora controverso (risposta B errata). Infine, consigliare l'esecuzione di uno striscio triplo come metodica di routine è una affermazione errata (risposta E errata).

54 La risposta corretta è la D.

Dopo il PAP test, considerato il test di screening, l'indagine di secondo livello è la colposcopia con biopsia mirata. Nel corso di una colposcopia è possibile prelevare campioni bioptici di aree sospette, sfruttando la soluzione di Lugol, che, nel caso di mucose trofiche, tinge la cervice di color mogano. Le aree anomale non captano lo iodio e si classificano come iodo-chiare. Questo avviene perché l'epitelio sano, a differenza di quello anomalo, è molto ricco di glicogeno, che è responsabile della buona captazione dello iodio. Se alla biopsia si evidenzia una lesione di basso grado, la paziente deve sottoporsi ad un follow-up periodico, per osservarne la guarigione nei successivi 2-3 anni. Invece, se la biopsia evidenzia una lesione ad alto grado (HSIL, lesioni squamose intraepiteliali di alto grado), sarà necessario un trattamento escissionale, eliminando la lesione in modo che non evolva verso il carcinoma invasivo. In questo caso clinico, non è necessario ripetere lo striscio per confermare i risultati, dato che è stato ottenuto un campione adeguato e ripetere il Pap test non porterebbe ad alcuna nuova informazione (risposta B errata). Spiegare al paziente che dovrà sottoporsi ad una escissione chirurgica della lesione e consigliarle di sottoporsi ad una biopsia è un'affermazione non corretta: la paziente in questione, come detto, deve sottoporsi ad una colposcopia con biopsia e successivamente, sulla scorta dei risultati che si otterranno, pianificare il piano di trattamento (risposta C errata). Inoltre, informare la paziente che tutti i familiari di sesso femminile dovranno sottoporsi immediatamente ad un Pap test e che dovrà essere sottoposta ad un'isterectomia totale profilattica è un'affermazione errata: l'isterectomia totale non è indicata in questo momento (risposta E errata).

55 La risposta corretta è la C.

L'immagine mostra il risultato della colposcopia, un esame che consente di osservare con forte ingrandimento la superficie tissutale della vagina e del collo dell'utero al fine di individuare anomalie non visibili ad occhio nudo. Nel corso della colposcopia è stato prelevato un campione bioptico di aree sospette con il risultato di CIN III, che, se non trattato, evolve verso il carcinoma invasivo nel 30% dei casi. Per tale patologia, le opzioni di trattamento, a seconda del paziente sono la LEEP (la procedura elettrochirurgica di escissione), la diatermia, l'escissione segmentaria della lesione o l'isterectomia.

56 La risposta corretta è la E.

Tra quelle menzionate, l'infezione da Listeria monocytogenes rappresenta l'infezione, con la minore di probabilità di essere identificata con la colorazione di gram su liquor. La presenza di un organismo alla colorazione Gram del liquor può suggerire l'eziologia batterica, anche molto prima rispetto i risultati dell'esame colturale. La probabilità di visualizzare i batteri dipende dal numero di organismi presenti ed è aumentata dalla cito-centrifugazione. Un microrganismo viene visualizzato grazie alla colorazione Gram del liquor in circa il 90% dei bambini con meningite da pneumococco e l'80% dei bambini con meningite da meningococco (risposte A e C errate). Al contrario, la colorazione Gram è positiva solo nel 50% dei pazienti con meningite bacillare gram-negativa (risposte B e D errate) e solamente nel 33% dei pazienti con meningite da Listeria.

57 La risposta corretta è la D.

Il paziente del caso presenta diabete mellito di tipo II, che soprattutto se di grado severo, di lunga durata e/o mal controllato, predispone a complicanze micro-vascolari (retinopatia diabetica, nefropatia diabetica, neuropatia diabetica) e/o macro-vascolari (ictus, infarto, amputazione). Pertanto, prima di effettuare una valutazione della patologia, è necessario avere delle informazioni più dettagliate circa la sintomatologia presentata dal paziente (anamnesi completa), proprio per escludere un quadro di piede diabetico in atto, che è una complicanza comune nei pazienti diabetici, dovuta ad alterazioni nervose (neuropatia diabetica) e vascolari (arteriopatia diabetica). Inoltre, il controllo dei valori glicemici è sicuramente un passo importante che deve essere attuato, ma non è il primo passo rispetto ad un corretto inquadramento clinico ed anamnestico della sintomatologia (risposta A errata). In aggiunta, il paziente del caso è preoccupato e vuole delle risposte circa la sua sintomatologia, non delle informazioni con sfumature statistiche (risposta B errata). In più, prima di procedere all'esame obiettivo è buona norma raccogliere un'accurata anamnesi. Pertanto, sebbene la valutazione dei polsi periferici sia importante, risulta di seconda istanza rispetto ad un'accurata anamnesi (risposta C errata). Infine, la rassicurazione che non sia nulla di grave non si fornisce a priori per calmare il paziente, ma solo se ci sono elementi oggettivi dopo un attento inquadramento diagnostico (risposta E errata).

58 **La risposta corretta è la B.**
Il caso clinico descritto è suggestivo di una neuropatia diabetica periferica, una polineuropatia sensitivo-motoria cronica, che interessa solitamente entrambi gli arti inferiori, caratterizzata da simmetrica perdita sensoriale distale, sensazione intermittente di bruciore, riduzione dei riflessi achillei e/o rotulei e debolezza muscolare. Si verifica in circa il 20% dei pazienti diabetici ed è causata da alterazioni metaboliche e micro-vascolari, di solito associate ad alterazioni dell'assetto lipidico e ipertensione arteriosa.

59 **La risposta corretta è la C.**
Il caso clinico descritto ha una clinica compatibile con la neuropatia diabetica periferica, una polineuropatia sensitivo-motoria cronica, che riguarda solitamente entrambi gli arti inferiori, caratterizzata da simmetrica perdita sensoriale distale, sensazione intermittente di bruciore, riduzione dei riflessi achillei e/o rotulei e debolezza muscolare. Si verifica in circa il 20% dei pazienti diabetici ed è causata da alterazioni metaboliche e micro-vascolari, di solito associate ad alterazioni dell'assetto lipidico e ipertensione arteriosa.

60 **La risposta corretta è la E.**
Il controllo glicemico ottimale è importante per rallentare la progressione della neuropatia e/o prevenirla, quindi, migliorare gli indici glicemici è essenziale. Tale patologia è un'alterazione sensitivo-motoria cronica caratterizzata da una progressiva perdita della funzione delle fibre nervose, che può interessare le fibre nervose prossimali e/o distali del sistema nervoso autonomo e/o di quello somatico, ed è dovuta ad una combinazione di cause metaboliche e micro-vascolari. Per la gestione cronica di tale neuropatia i trattamenti utili includono: antidepressivi (ad esempio, amitriptilina, duloxetina, venlafaxina), anticonvulsivanti (ad esempio, pregabalin, sodio valproato) e pomata alla capsaicina. Altri trattamenti di seconda linea che possono avere un impatto positivo nella gestione di tale condizione sono: applicazioni locali di lidocaina, acido alfa-lipoico, applicazioni locali di isosorbide dinitrato e stimolazione nervosa elettrica transcutanea. Invece, i farmaci antinfiammatori non steroidei (ad esempio, ibuprofene) possono aiutare ad alleviare il dolore nei pazienti con neuropatia diabetica, ma devono essere usati con cautela e non sono sufficienti senza un ottimale controllo della glicemia (risposta A errata). Infine, l'integrazione con vitamine, soprattutto vitamina B12, è ancora controversa, anche se sembra avere un impatto favorevole nel ridurre la sintomatologia (risposta D errata).

61 **La risposta corretta è la B.**
Le saccadi oculari non fanno parte della sintomatologia del morbo di Parkinson. In dettaglio, tale morbo si caratterizza per la degenerazione neuronale della pars compacta della substantia nigra e la presenza di depositi proteici nel citoplasma dei neuroni (detti corpi di Lewy). Fisiopatologicamente, la perdita progressiva delle proiezioni neuronali dopaminergiche della substantia nigra determina una riduzione del contenuto di dopamina; di conseguenza, si riscontra un incremento dell'attività eccitatoria glutammatergica nel nucleo subtalamico, una eccessiva inibizione del talamo da parte dei gangli della base ed una riduzione dell'attività eccitatoria a livello delle regioni corticali. È clinicamente caratterizzata da tremore a riposo, bradicinesia, rigidità, e, nelle fasi più

avanzate, instabilità posturale e blocchi motori (freezing del passo) (risposte A, C, D ed E errate). Come sintomi meno frequenti è possibile riscontrare: demenza (che può svilupparsi in circa un terzo dei pazienti, generalmente nelle fasi avanzate della patologia), disturbi del sonno e sintomi neurologici non correlati al parkinsonismo, come l'anosmia, la dismotilità esofagea, intestinale ed esitazione e/o urgenza minzionale.

62 La risposta corretta è la D.
Il fattore di rischio più costante per il morbo di Parkinson è l'età. In particolare, tale morbo è generalmente idiopatico e colpisce più frequentemente il sesso maschile (risposta A errata). Ha un'età media di insorgenza di 57 anni (risposte C ed E errate). Inoltre, solo lo 0,4% delle persone colpite da questa patologia ha meno di 40 anni (risposta B errata), da cui si evince che l'età è il fattore di rischio più costante per il morbo di Parkinson. In caso di esordio in età compresa tra 21 e 40 anni, il morbo di Parkinson è definito ad insorgenza giovanile o precoce.

63 La risposta corretta è la B.
Il fattore di rischio più costante per il morbo di Parkinson è l'età, con un'età media di insorgenza di 57 anni. Sono considerati fattori di rischio di tale malattia il sesso maschile e l'etnia: sono colpiti maggiormente i caucasici, meno gli asiatici e i neri africani. All'opposto, sono fattori di rischio meno costanti fattori ambientali, come l'esposizione a pesticidi e solventi (risposta D errata). Infine, il fumo non è incluso fra i fattori di rischio e gli antiossidanti non sono un fattore protettivo contro il Parkinson idiopatico (risposte C ed E errate).

64 La risposta corretta è la B.
La paziente del caso clinico, in base ai dati clinico-anamnestici e laboratoristici, è affetta verosimilmente da mastite, un processo flogistico a carico della mammella. La causa più frequente, anche se non unica, è quella infettiva, soprattutto di eziologia stafilococcica. I sintomi sono solitamente febbre alta associata a dolore, iperemia, eritema, edema, gonfiore, indurimento, tensione e calore a livello della mammella. La diagnosi è clinica. Inoltre, in questo caso clinico, l'area patologica è localizzata in sede retro-areolare e all'unione dei quadranti superiori, quindi, si può attribuire a una patologia della ghiandola mammaria e non del capezzolo (risposte A ed E errate). In genere, l'ostruzione di uno o più dotti galattofori assume l'aspetto di un nodulo morbido sui piani sottostanti, più o meno palpabile e con margini definiti. Non si associa ai segni dell'infiammazione, come arrossamento, calore e tumefazione della cute o febbre (risposta C errata). All'opposto, l'ascesso mammario sub-areolare, condizione molto rara, è una complicanza della mastite o di interventi chirurgici (risposta D errata).

65 La risposta corretta è la C.
La mastite da allattamento è causata dalla stasi del latte all'interno dei dotti galattofori. In genere, tale patologia è correlata a un trauma del capezzolo. Se i sintomi persistono oltre le 12-24 ore, si sviluppa una mastite batterica, poiché il latte materno contiene batteri. Nella maggior parte dei casi è causata dallo Stafilococco aureus, molto più raramente da altri microrganismi, come la Candida Albicans, la cui diagnosi differenziale si basa sulle caratteristiche del dolore lancinante non diffuso e sulla formazione di una patina biancastra a livello della zona infiammata (risposta A errata). Inoltre, essendo una condizione legata alla stasi di latte, un frequente svuotamento, un corretto drenaggio che può essere o meno coadiuvato dall'uso del tiralatte e una ridotta produzione di latte non causano tale patologia (risposte B, D ed E errate).

66 La risposta corretta è la C.

Nella gestione di una mastite infettiva con persistenza di febbre da almeno 12-24 ore, nonostante una terapia sintomatica e di "svuotamento", è indicata la coltura del latte materno per orientare la terapia antibiotica. In caso di infezione da Stafilococco aureus non meticillina-resistente, la terapia consiste nella somministrazione di dicloxacillina, mentre, in caso di allergia alle penicilline può essere usata la clindamicina. In caso di infezione da Stafilococco aureus meticillina-resistente, la terapia consiste nella somministrazione di trimethoprim-sulfametossazolo o clindamicina. Inoltre, contemporaneamente è consigliabile continuare l'allattamento. Infatti, la gestione della mastite da allattamento consiste nel trattamento sintomatico volto a ridurre il dolore e il gonfiore (ad esempio, con FANS, impacchi freddi) e nello svuotamento completo del seno (ad esempio, con allattamento, pressione manuale o estrazione con tiralatte) (risposte A, D ed E errate). Al contrario, la prescrizione di antimicotici (ad esempio, fluconazolo) avviene nei rarissimi casi di mastite fungina (nella maggior parte dei casi dovuta a Candida Albicans), essendo, tali farmaci sconsigliati durante l'allattamento (risposta B errata).

67 La risposta corretta è la B.

Il paziente del caso clinico presenta un quadro dermatologico compatibile con impetigine bollosa, un'eruzione cutanea vescicolare. In particolare, l'assenza di vescicole visibili è dovuta al fatto che, appena formate, tendono a rompersi facilmente.

68 La risposta corretta è la D.

Il paziente, in base ai reperti clinico-anamnestici e laboratoristici, verosimilmente presenta l'impetigine bollosa, una infezione provocata da germi piogeni e comune in età pediatrica. Fattori di rischio importanti sono l'umidità ambientale e la scarsa igiene. Si distingue in bollosa o non bollosa. Si manifesta con croste o bolle e colpisce più frequentemente il volto e gli arti. I due patogeni più comuni sono:

- lo Staphylococcus aureus, causa prevalente di impetigine non-bollosa e di ogni impetigine bollosa;
- lo Streptococcus beta-emolitico di gruppo A, causa di impetigine non bollosa.

Invece, la psoriasi, una patologia infiammatoria, si manifesta solitamente con papule e placche di color salmone ben circoscritte, eritematose e ricoperte da squame argentee (risposta A errata). Al contrario, la tigna corporis è una dermatofitosi fungina responsabile di lesioni cutanee di forma tondeggiante od ovoidale (risposta C errata). All'opposto, la dermatite allergica da contatto è una reazione da ipersensibilità di tipo IV, caratterizzata da prurito (il dolore è di solito causato dall'infezione o dal grattamento) e da lesioni cutanee. Infine, il paziente non presenta ustioni o scottature, in quanto non riportato in anamnesi e per l'assenza dei tipici flitteni (risposta B errata).

69 La risposta corretta è la D.

L'area cutanea interessata da impetigine bollosa deve essere lavata delicatamente più volte al giorno con acqua e sapone per rimuovere le croste. Quindi, lasciare le croste in situ non fa parte del trattamento di tale condizione. Il trattamento per l'impetigine localizzata è topico con mupirocina o retapamulina e acido fusidico al 2% in crema. Per i casi di impetigine diffusa o grave può essere necessaria l'antibioticoterapia per via orale. In caso di diagnosi dubbia, si dovrebbero prendere tamponi per la microscopia batterica e la coltura (risposte A, B, C ed E errate).

70 La risposta corretta è la E.

Il gene SERPINA1 produce la molecola di Alfa-1-antitripsina (AATD). In particolare, il deficit di Alfa-1-antitripsina (AATD) determina una malattia genetica, che si manifesta con enfisema polmonare, cirrosi epatica e, raramente, con pannicolite. È caratterizzata da bassi livelli di AAT nel siero, il principale inibitore delle proteasi sieriche umane. La diagnosi può essere stabilita in base ai bassi livelli di AAT nel siero.

71 **La risposta corretta è la B.**

Poiché il paziente del caso clinico ha subito un trauma cranico acuto a seguito dell'aggressione, la TC senza mezzo di contrasto rappresenta l'esame di imaging più idoneo per la valutazione clinica. Infatti, il paziente verosimilmente presenta il sospetto di ematoma subdurale acuto, una raccolta ematica tra la dura madre e la pia madre, che può derivare dalla lacerazione delle vene corticali e dalla rottura delle vene a ponte. I sintomi si sviluppano entro 24-48 ore e sono correlabili all'aumento della pressione intracranica. In tale patologia, la TC encefalo senza m.d.c. mostra un'iperdensità a forma di mezza luna, che attraversa le linee di sutura. Al contrario, una puntura lombare non rappresenta la metodica di prima scelta, ed è controindicata, dato che può aumentare il rischio di erniazione (risposta A errata). Così, la RM encefalo viene generalmente utilizzata quando il sospetto clinico rimane elevato per un'emorragia intracranica, nonostante una TC negativa (risposta C errata). Infine, l'angio-RM e l'angio-TC vengono eseguite quando c'è il sospetto di una lesione vascolare sottostante in assenza di trauma (risposta D ed E errate).

72 **La risposta corretta è la A.**

All'imaging TC un ematoma subdurale si mostra come una raccolta a semiluna, che attraversa le linee di sutura. Al contrario, una raccolta a lente biconvessa può essere riscontrata in caso di ematoma epidurale (risposta B errata). All'opposto, una ipodensità che coinvolge un'arteria cerebrale, una scomparsa di uno o più solchi corticali o una iperdensità dei grossi vasi rappresentano segni di infarto cerebrale e non sono riscontrabili in caso di ematoma subdurale (risposte C, D ed E errate).

73 **La risposta corretta è la D.**

La scala Glasgow valuta la gravità del coma in base a tre categorie di reattività: risposta motoria, risposta verbale e risposta oculare. Attraverso questo score, è possibile distinguere:

- *un coma lieve: 14–15 punti;*
- *un coma moderato: 9–13 punti;*
- *un coma grave: 3–8 punti.*

Pertanto, se un punteggio alto è indicativo di uno stato di funzionamento e prognosi migliore, un punteggio basso sarà indicativo di prognosi severa. Quindi, un GCS < 7 indica un fattore correlato al peggioramento della prognosi. Al contrario, la non evidenza di spostamento della linea mediana all'imaging TC encefalo e il riscontro di pupille normali sono indicativi di una buona prognosi (risposte A ed E errate). Inoltre, un punteggio maggiore di nove alla scala di Glasgow è associato a una prognosi non severa (risposta B errata). Infine, l'età giovanile è correlata a una prognosi migliore, perché la mortalità aumenta nei pazienti di età superiore ai 50 anni (risposta C errata).

Fonte. GCS dalle ultime linee guida.

Eye Opening Response	Verbal response	Motor response
1 Punto: nessuna apertura degli occhi	1 Punto: nessuna risposta verbale, nessun suono (o paziente intubato)	1 Punto: nessun movimento
2 Punti: apertura degli occhi in risposta a stimoli dolorosi	2 Punti: suoni incomprensibili	2 Punti: estensione al dolore (si irrigidisce: risposta decerebrata)
3 Punti: apertura degli occhi in risposta a stimoli verbali	3 Punti: parla e pronuncia parole, ma incoerenti	3 Punti: flessione al dolore (lenta, distonica: risposta decorticata)
4 Punti: apertura degli occhi spontanea	4 Punti: confusione, frasi sconnesse	4 Punti: retrazione dal dolore (si ritrae rapidamente se viene applicato uno stimolo doloroso)
	5 Punti: risposta orientata e appropriata	5 Punti: localizzazione del dolore (cerca lo stimolo doloroso)
		6 Punti: in grado di obbedire ai comandi

74 La risposta corretta è la C.
Al fine di prevenire lesioni cerebrali irreversibili o il decesso, gli ematomi subdurali acuti di grandi dimensioni devono essere trattati come un'emergenza neurochirurgica attraverso la decompressione. In particolare, la gestione chirurgica è indicata in tutti i pazienti che presentano segni vitali instabili, segni clinici o evidenza radiologica di erniazione cerebrale ed elevata pressione intracranica. Al contrario, la stabilizzazione dei segni vitali, la vigile attesa, che comprende una stretta osservazione con monitoraggio della pressione intracranica e l'imaging cerebrale seriale mediante TC ripetute fanno parte della gestione non operativa: tale atteggiamento può essere considerato nei pazienti con piccoli ematomi e senza segni clinici o radiologici di erniazione (risposte A, D ed E errate). Infine, la terapia con glucocorticoidi endovena non è indicata come trattamento (risposta B errata).

75 La risposta corretta è la B.
Il fattore che è probabilmente responsabile della diplopia del paziente è rappresentato dall'incarcerazione del muscolo retto inferiore. In particolare, la frattura del pavimento dell'orbita (frattura blow-out) si verifica a causa di un trauma contusivo. I sintomi comprendono: diplopia, enoftalmo, distopia oculare (bulbo oculare dislocato), ipoestesia della guancia e del labbro superiore (dovuta a lesione del nervo infraorbitario), edema palpebrale, ecchimosi, epistassi ed enfisema sottocutaneo. In particolare, la frattura del pavimento orbitario determina frequentemente incarcerazione del muscolo retto inferiore e del grasso orbitario, che determina a sua volta distopia oculare e/o diplopia.

76 La risposta corretta è la C.
Il gold standard diagnostico delle fratture blow-out è rappresentato dalla scansione TC coronale senza mezzo di contrasto, che consente una ottimale visualizzazione delle pareti ossee. All'opposto, la RX, in qualsiasi proiezione, risulta meno specifica dello studio con TC, anche se in grado di visualizzare la presenza di fratture (risposte A e B errate). Infine, l'ecografia e la RM sono al contrario metodiche utili per lo studio dei tessuti molli, pertanto molto più utili per lo studio dei tessuti periorbitari o del bulbo oculare (risposte D ed E errate).

77 La risposta corretta è la D.
Nelle fratture blow-out di modesta entità non è richiesta alcuna osteosintesi, in quanto tendono a guarire spontaneamente; se invece sono presenti diplopia e/o enoftalmo uguale o superiore a 2 mm e/o intrappolamento dei muscoli extra-oculari e/o una frattura del pavimento orbitale superiore al 50%, è indicata la riparazione chirurgica con autotrapianto (cresta iliaca, osso parietale, coste) o allotrapianto (silicone, teflon, idrossiapatite). Quindi, una frattura del pavimento orbitale del 40% merita una gestione conservativa e non un intervento chirurgico.

78 La risposta corretta è la A.
L'approccio sub-ciliare rappresenta l'approccio chirurgico associato ad una più alta incidenza di ectropion, condizione in cui il margine palpebrale è rivolto verso l'esterno, con conseguente esposizione e rischio di irritazione della congiuntiva. Il suo vantaggio consiste nella scarsa apprezzabilità della cicatrice chirurgica. Invece, l'approccio trans-congiuntivale consente un migliore accesso alla parete orbitale mediale e rappresenta l'approccio meno frequentemente associato a ectropion (risposta B errata). Ancora l'approccio sub-tarsale è l'approccio più semplice, dato che consente un accesso diretto al pavimento orbitario. Tuttavia, determina un importante edema postoperatorio e il rischio di ectropion è basso rispetto all'approccio sub-ciliare (risposta C errata). Così, l'approccio trans-antrale consente l'accesso al pavimento orbitale attraverso il seno mascellare, con conseguente esposizione orbitale del pavimento inferiore e difficoltosa riparazione delle fratture del pavimento (risposta D errata). Infine, l'approccio trans-

maxillare è un approccio endoscopico che non implica l'esecuzione di incisioni palpebrali, minimizzando così il rischio di formazione di ectropion (risposta E errata).

79 **La risposta corretta è la C.**

Il paziente del caso clinico, in base ai dati clinico-anamnestici e laboratoristici, presenta verosimilmente una overdose da eroina, un droga semi-sintetica pesante derivata tramite un processo di acetilazione della morfina (alcaloide dell'oppio). Può essere assunta per via parenterale, per via orale o per via inalatoria. Una volta assunta, attraversa la barriera ematoencefalica, perde i gruppi acetili e si ritrasforma in morfina, potendosi legare ai recettori μ (mu) per gli oppioidi, kappa e delta, modulandone le funzioni. La stimolazione dei recettori μ provoca analgesia, euforia, depressione del SNC, depressione respiratoria e miosi. Gli effetti dell'eroina sono soggetti a variazioni individuali. Generalmente, si assiste ad una prima fase caratterizzata da euforia, apparente benessere generale, analgesia con frequente associazione a confusione mentale e sintomi neurovegetativi come sudorazione fredda, lipotimie, bradicardia, dispnea, nausea, vomito, comparsa di miosi; una seconda fase, dopo circa venti-trenta minuti con rallentamento ideomotorio, euforia o disforia e scarsa percezione temporale; una terza fase, a distanza di circa un'ora, in cui il soggetto avverte una sensazione di totale benessere, ovattamento e anestesia nei confronti della realtà circostante.

80 **La risposta corretta è la B.**

I pazienti in overdose da eroina manifestano ritenzione urinaria a causa dell'aumento del tono sfinterico; di conseguenza, è utile introdurre un catetere vescicale. Inoltre, tali pazienti possono mostrare depressione respiratoria, ipovolemia ed euforia (risposte A, C, D ed E errate).

81 **La risposta corretta è la E.**

Disturbo comune della dipendenza da oppiacei è la stipsi. Infatti, tali sostanze, legandosi ai recettori μ, rallentano la peristalsi e la contrattilità intestinale.

82 **La risposta corretta è la D.**

I farmaci più frequentemente impiegati nelle dipendenze da oppiacei sono gli agonisti completi (ad esempio, metadone), gli agonisti parziali (ad esempio, buprenorfina) e gli antagonisti (ad esempio, naltrexone). Essi costituiscono un trattamento cosiddetto "sostitutivo", con fasi di mantenimento e fasi di disintossicazione. Il metadone dal punto di vista farmacodinamico è un agonista completo (come la morfina) e si somministra al posto dell'eroina per os. Il metadone ha un tempo di dimezzamento fino a 60 ore, di conseguenza il paziente deve essere monitorato per almeno 36-48 ore.

83 **La risposta corretta è la A.**

Il paziente del caso clinico, in base ai reperti clinico-anamnestici e laboratoristici, presenta verosimilmente epiglottite ed il patogeno responsabile di tale affezione è batterio Haemophilus Influenzae di tipo B. Tale infezione può portare a improvvisa ostruzione respiratoria e al decesso. Rappresenta una emergenza pediatrica e si verifica spesso nei bambini di 2-7 anni. Dal punto di vista clinico, tale patologia si manifesta con febbre alta, mal di gola, disfagia, agitazione, insufficienza respiratoria, stridore respiratorio, scialorrea (segno molto frequente). Inoltre, il bambino mantiene solitamente una posizione eretta con collo iper-esteso nel tentativo di mantenere una pervietà delle vie aeree e l'abbandono di questa posizione può preannunciare un'insufficienza respiratoria. Il trattamento richiede una intubazione naso-tracheale, dato che circa il 5% dei bambini muore senza intubazione. Essa può essere causata da patogeni batterici, virali e fungini. In passato affliggeva principalmente i bambini dai 2 ai 5 anni ed era generalmente causata dal batterio Haemophilus Influenzae di tipo B. Oggi, grazie alla diffusa vaccinazione, è stata quasi completamente eradicata nei bambini ed è più comune tra gli adulti. Altri microrganismi che possono causare tale patologia sono lo Streptococcus pneumoniae (negli adulti l'epiglottite è causata tipicamente da Streptococcus pneumoniae), lo Staphylococcus Aureus, l'Haemophilus para-Influenzae, gli streptococchi β-emolitici, la Branhamella catarrhalis e la Klebsiella pneumoniae (risposta B errata). Invece, il virus parainfluenzale di tipo 1 (HPIV-1) è la causa più comune di CROUP (risposta C errata). Infine, la Moraxella è associata generalmente all'otite media e alla sinusite (risposta D errata).

84 La risposta corretta è la E.
Il test diagnostico più utile nella valutazione della condizione presentata dalla piccola paziente è la RX latero-laterale delle vie aeree superiori, che solitamente mostra il "segno del pollice" dovuto alla presenza di un'epiglottide ingrossata ed esclude la possibilità di corpi estranei nelle vie respiratorie. Invece, il tampone dell'epiglottide è controindicato nei piccoli pazienti non intubati (risposta A errata). Infine, la scintigrafia ventilo-perfusoria viene utilizzata nella diagnosi dell'embolia polmonare, non in caso di epiglottite (risposta B errata).

85 La risposta corretta è la B.
I pazienti con epiglottite acuta devono essere sottoposti a terapia empirica, una volta garantita la pervietà delle vie aeree. Lo schema appropriato include una cefalosporina di terza generazione (come il ceftriaxone o il cefotaxime) ed un antibiotico anti-stafilococco (come la vancomicina).

86 La risposta corretta è la C.
L'insufficienza renale non è una potenziale complicanza dell'epiglottite. Invece, l'ostruzione acuta delle vie aeree e l'insufficienza respiratoria secondaria all'infiammazione sopraglottica sono manifestazioni loco-regionali dell'epiglottite nei bambini (risposte D ed E errate). Infine, la polmonite, la meningite e lo shock settico sono manifestazioni sistemiche che possono complicare il decorso dell'epiglottite acuta (risposte A e B errate).

87 La risposta corretta è la B.
La paziente presenta la CROUP (laringo-tracheobronchite acuta), un processo flogistico virale acuto a carico delle basse e alte vie respiratorie. Il virus parainfluenzale di tipo I è la causa più comune di tale patologia, che può essere anche causata dal virus parainfluenzale di tipo II, dal virus respiratorio sinciziale o dal virus dell'influenza. La CROUP colpisce specialmente i bambini con un'età dai 6 mesi ai 3 anni e si trasmette per via aerea. Clinicamente si manifesta inizialmente con raffreddore, rinorrea, starnuti, febbre lieve e tosse, che diventa fastidiosa e frequente, con un timbro metallico ed abbaiante (segno caratteristico), spesso associata a stridore inspiratorio. La diagnosi è clinica, ma può essere confermata anche mediante una RX (AP e LL), che dimostrerà un restringimento sottoglottico (segno della guglia). La terapia consiste nella somministrazione di antipiretici, idratazione, epinefrina racemica nebulizzata e corticosteroidi. La prognosi è ottima.

88 La risposta corretta è la A.
Il virus parainfluenzale di tipo I è la causa più comune della CROUP (laringo-tracheobronchite acuta), un processo flogistico virale acuto a carico delle basse e alte vie respiratorie.

89 La risposta corretta è la C.
In un paziente con CROUP il classico reperto radiografico apprezzabile è il "segno della guglia", visibile alla RX anteroposteriore del collo, mentre la proiezione laterale può mostrare un'ipofaringe distesa "a palloncino" durante l'inspirazione. Tali reperti sono apprezzabili in circa il 50% dei bambini affetti da tale patologia.

90 **La risposta corretta è la A.**
Nei casi più lievi a gestione domiciliare o ambulatoriale il trattamento della CROUP prevede la somministrazione di aria umidificata fredda e corticosteroidi. Invece, nei casi più gravi e/o ospedalizzati è necessaria la somministrazione di ossigeno umidificato, epinefrina racemica nebulizzata per via inalatoria e corticosteroidi. L'epinefrina racemica aerosolizzata (2.25%) con ossigeno al 100% è diventata un pilastro della gestione dei pazienti con forme moderate/gravi di CROUP. Infatti, l'epinefrina agisce inducendo vasocostrizione e diminuendo l'edema. Inoltre, molto importanti sono gli steroidi sistemici, che riducono la durata e la gravità dei sintomi respiratori. Invece, l'Eliox (miscela gassosa di elio e ossigeno, usato in caso di difficoltà respiratorie) migliora solo in parte i sintomi presenti nella CROUP grave e, pertanto, non ha la stessa importanza della epinefrina racemica nebulizzata. Inoltre, la sedazione deve essere evitata e l'intubazione è raramente usata (risposte B, C, D ed E errate).

91 **La risposta corretta è la A.**
L'esame audiometrico del caso clinico è caratteristico d'ipoacusia di tipo neurosensoriale: infatti, il grafico mostra caratteristicamente una alterazione a carico di entrambe le vie con una discesa della via ossea e della via aerea. In dettaglio, l'ipoacusia è la riduzione della capacità uditiva con aumento della soglia uditiva oltre i 20 dB. Le ipoacusie possono essere: monolaterali o bilaterali, improvvise o progressive, trasmissive, neurosensoriali (cocleari o retro-cocleari) o miste. Nella legenda posta inferiormente al grafico, notiamo i simboli che identificano la via uditiva di sinistra nella sua componente aerea (X) e ossea (<). In particolare, la via uditiva rappresentata è quella di sinistra (la via destra è contemplata nella legenda ma non nel grafico) e le frequenze interessate sono sia quelle alte che quelle basse. Invece, non si tratta di una ipoacusia di tipo trasmissivo, perché in tal caso la via ossea sarebbe integra e la linea avrebbe un andamento orizzontale, collocandosi nella parte superiore del grafico (risposte B, C, D ed E errate).

92 **La risposta corretta è la C.**
La rinite allergica è una comune sindrome indotta da allergeni e mediata da IgE. Può manifestarsi stagionalmente o per tutto l'anno. I sintomi comprendono prurito nasale, oculare e buccale, ostruzione nasale e sinusale, starnuti, rinorrea, secrezione sierosa e tosse. Altri segni riscontrabili comprendono edema congiuntivale, ipertrofia e pallore dei turbinati. La prevenzione consiste nell'evitare (se possibile) il contatto con gli allergeni responsabili.

93 **La risposta corretta è la D.**
L'elettrocardiogramma della paziente del caso clinico mostra la sindrome di Brugada, una malattia genetica autosomica dominante con espressione variabile caratterizzata da reperti elettrocardiografici anomali, aumento del rischio di tachiaritmie ventricolari e morte cardiaca improvvisa. Tale sindrome all'ECG si caratterizza per blocco di branca pseudo-destro e innalzamento persistente del segmento ST nelle derivazioni da V1 a V2.

94 **La risposta corretta è la A.**
La paziente presenta la sindrome di Brugada di tipo 1 con aspetto a "tenda": infatti, il tratto ST in V1 mostra una caduta obliqua con successiva negativizzazione dell'onda T.

95 **La risposta corretta è la B.**
La finasteride, un inibitore specifico della 5-alfa-reduttasi di tipo 2, catalizza la conversione del testosterone in diidrotestosterone e può essere utilizzata negli stati precoci di alopecia androgenica. All'opposto, la finasteride non è un inibitore delle MAO-B, un antistaminico anti-H1, un analogo del GN-RH e un diuretico dell'ansa (risposte A, C, D ed E errate).

96 **La risposta corretta è la E.**

La disfonia di conversione rientra nell'ambito dei disturbi funzionali della voce caratterizzati dall'assenza di alterazioni organiche che giustifichino la sintomatologia clinica. Essa è dovuta a cause psichiatriche, rappresentando un meccanismo di difesa nei confronti dei disturbi del tono dell'umore, dell'ansia o di episodi stressanti come traumi o conflitti interpersonali. La disfonia tende a presentarsi in maniera improvvisa, tipicamente con raucedine e sibili. La diagnosi è confermata dal normale movimento delle corde vocali e dall'assenza di lesioni organiche alla laringoscopia. La patologia può risolversi autonomamente, ripresentarsi in maniera intermittente o cronicizzare. Il trattamento si basa sulla terapia logopedica e sulla psicoterapia.

97 **La risposta corretta è la C.**

Lo stroma della mucosa olfattiva contiene le ghiandole di Bowman, ghiandole tubulo-alveolari localizzate in corrispondenza della lamina propria. Tali ghiandole, attraverso piccoli dotti, secernono una sostanza muco-sierosa per proteggere e mantenere umettata la superficie della mucosa.

98 **La risposta corretta è la A.**

Lo spettro di frequenze percepibile dall'orecchio umano, con un certo grado di variabilità interpersonale, varia da circa 20 Hz a 20.000 Hz.

99 **La risposta corretta è la D.**

Lo stridore laringeo congenito, un rumore prevalentemente inspiratorio, stridente, ad elevata tonalità, è causato da un alterato passaggio dell'aria attraverso un segmento stenotico o parzialmente ostruito della laringe. Si manifesta prevalentemente nel neonato. In dettaglio, nel bambino tale segno può essere associato a condizioni acute (ad esempio, inalazione di un corpo estraneo, epiglottite, laringo-tracheobronchite, reazioni allergiche gravi) o croniche (ad esempio, tracheomalacia o laringo-malacia congenita, una patologia congenita che si caratterizza per un tipico rumore inspiratorio stridente, causata da strutture sovra-glottiche che collassano durante l'inspirazione).

100 **La risposta corretta è la B.**

Il paziente del caso clinico presenta un pH elevato e una pCO_2 normale, dunque ha una alcalosi metabolica. In dettaglio, un pH inferiore a 7.35 indica una acidosi; un pH maggiore di 7.45 evidenzia una alcalosi. Inoltre, quando è presente un pH aumentato è essenziale distinguere tra una alcalosi metabolica o una respiratoria: inoltre, se un paziente presenta un aumento di HCO_3^- > 26 presenterà un'alcalosi metabolica.

101 **La risposta corretta è la C.**

L'immagine del caso clinico mostra formazioni filamentose di verosimile natura micotica di aspetto vellutato di colore biancastro nel condotto uditivo, associate a lieve iperemia della cute circostante. Tali reperti sono compatibili con otite esterna di natura micotica. In particolare, tale condizione viene spesso definita "orecchio del nuotatore", dato che il microambiente umido/acquoso favorisce la crescita delle ife. Infine, la diagnosi è soprattutto clinica e la certezza si può ottenere con l'analisi microbiologica.

102 **La risposta corretta è la D.**

In corso di ipotermia si riscontra una ridotta attività enzimatica con conseguente alterazione del metabolismo aerobico: in quanto, a basse temperature l'emoglobina tende a rilasciare meno ossigeno ai tessuti, rispetto a temperature abituali.

103 **La risposta corretta è la C.**

Il tessuto cartilagineo, un tessuto connettivo specializzato, ricopre le superfici articolari. Esistono 3 tipi di cartilagine: ialina, elastica e fibrosa.

104 **La risposta corretta è la C.**

Il paziente, in base ai reperti clinico-anamnestici e laboratoristici, presenta verosimilmente la malattia di Lyme, una zoonosi causata dalla spirocheta Borrelia Burgdorferi, che si acquisisce a causa del morso della zecca Ixodes. I sintomi iniziali comprendono: malessere generalizzato e rash cutaneo di carattere eritematoso migrante, che può essere seguito dopo alcune settimane o mesi da alterazioni articolari (tipicamente un dolore al ginocchio mono-articolare), neurologiche o cardiache.

105 La risposta corretta è la E.

Il bambino di 2 anni del caso clinico con aniridia e massa addominale presenta verosimilmente il tumore di Wilms, un carcinoma renale di origine embrionale, che di solito si manifesta nella prima infanzia. Il 10% dei tumori di Wilms sono riconducibili a sindromi genetiche. Infatti, tale tumore può presentarsi nelle seguenti sindromi genetiche:

- la sindrome WAGR (Wilms, Aniridia, genital abnormalities, Retardation syndrome), dovuta a una delezione dell'11p (in cui è presente WT1), con il 33% di possibilità di sviluppare il tumore di Wilms;
- la sindrome di Denys-Drash, associata a una mutazione di WT1 (che interferisce con la funzione del gene nella regolazione della formazione del tratto genitourinario), con disgenesia gonadica, sclerosi mesangiale diffusa e tumore di Wilms;
- la sindrome di Beckwith-Wiedmann, malattia da difetto di imprinting (disomia uni-parentale paterna), in cui viene coinvolto WT2 sull'11p, con iperpressione di IGF-2, fattore di crescita embrionale, con predisposizione allo sviluppo di vari tumori (ad esempio, blastomi).

106 La risposta corretta è la C.

Tra quelle elencate, la causa più frequente di emorragia occulta nell'anziano, è rappresenta dalla diverticolite del colon. Per diverticolosi si intende la formazione di diverticoli in assenza di complicanze, mentre per diverticolite si intende un processo infiammatorio a livello dei diverticoli. Dal punto di vista epidemiologico, con l'età l'incidenza di diverticolosi e diverticolite aumenta. La sede maggiormente predisposta alla formazione di diverticoli (piccole estroflessioni sacciformi) è il colon-retto, principalmente a livello dei punti di debolezza della parete intestinale, come ad esempio l'area localizzata tra la tenia mesenterica e quella anti-mesenterica.

107 La risposta corretta è la C.

Nel processo diagnostico per la leucemia linfatica cronica (LLC), attraverso l'elettroforesi proteica e il dosaggio delle immunoglobuline, si riscontra solitamente una ipo-gamma-globulinemia, dovuta alla presenza di linfociti clonali non funzionali con un blocco dell'attività immunitaria. Tale leucemia è un disordine linfo-proliferativo caratterizzato dall'espansione monoclonale e dall'accumulo di linfociti maturi, ma funzionalmente incompetenti, nel sangue periferico, nel midollo osseo, negli organi linfatici secondari (linfonodi, milza e fegato) e più raramente negli organi extra-linfatici. Rappresenta circa il 20-30% di tutte le leucemie, con una incidenza maggiore nel sesso maschile (M/F 2:1) e nella razza bianca rispetto a quella afroamericana. I linfociti neoplastici sono cellule B-clonali, che si trovano in uno stadio differenziativo intermedio tra le cellule pre-B e B-mature, hanno ridotta o assente capacità di andare incontro all'apoptosi e, accumulandosi, determinano un lento ma progressivo aumento della linfocitosi, con conseguente ridotta produzione degli altri elementi figurati del sangue.

108 La risposta corretta è la B.

La pollachiuria non è un effetto collaterale dei farmaci anti-parkinsoniani. In particolare, i farmaci utilizzati nella terapia del morbo di Parkinson sono:

- la levodopa, che comporta complicanze di tipo motorio quali fluttuazioni motorie (acinesie di fine dose o discinesie), nausea, sonnolenza, vertigini, ipotensione, distonie, ansia, depressione, mal di testa, confusione, psicosi, deliri, positivizzazione del test di Coombs, colorazione brunastra della saliva e delle urine, alterazioni degli indici di funzionalità epatica, elevazione da lieve a moderata dei livelli di omocisteina sierica;
- gli agonisti dopaminergici, che presentano come effetti avversi disturbi del comportamento, nausea, vomito, sonnolenza, ipotensione ortostatica, confusione, allucinazioni, edema periferico, costipazione, vertigine e diminuiscono la concentrazione di prolattina;
- gli inibitori delle mono-aminossidasi B (MAO-B), quali selegilina e rasagilina, che possono determinare effetti collaterali, come ad esempio nausea, mal di testa, confusione, allucinazioni, cadute, insonnia e discinesia;
- i farmaci anticolinergici, i cui effetti collaterali più frequenti sono sedazione, alterazioni del tono dell'umore, disturbi della memoria, confusione, allucinazioni, xerostomia, visione offuscata, stipsi, nausea, ritenzione urinaria, sudorazione, tachicardia, aumento della pressione intraoculare;
- l'amantadina, i cui effetti collaterali più comuni sono ipotensione, allucinazioni, sedazione, xerostomia e raramente si può manifestare livedo reticularis;
- gli inibitori della COMPT, come ad esempio tolcapone ed entecapone. In particolare, il primo ha effetti sia centrali che periferici, il secondo solo periferici. Fra gli effetti collaterali di tali farmaci ricordiamo: discinesie, nausea, confusione, diarrea, dolori addominali, ipotensione ortostatica, disturbi del sonno e colorazione rossastra delle urine.

109 **La risposta corretta è la A.**
Il paziente presenta cefalea a grappolo, che causa un dolore lancinante monolaterale, a localizzazione peri-orbitaria o temporale, con sintomi autonomici omolaterali. Tali sintomi, quali congestione nasale, rinorrea, lacrimazione, arrossamento del volto, sindrome di Horner sono preponderanti e omolaterali rispetto la cefalea. Dal punto di vista clinico, spesso i sintomi si verificano ogni giorno alla stessa ora (spesso svegliando i pazienti durante il sonno). I pazienti risultano agitati e camminano senza tregua, a differenza di quelli con emicrania, che preferiscono stare in silenzio, al buio e sdraiati.

110 **La risposta corretta è la E.**
La diagnosi più probabile per la paziente del caso clinico, in base ai reperti clinico-anamnestici e laboratoristi, è rappresentata dalla malattia di Creutzfeldt-Jakob (CJD), la più frequente malattia da prioni. Il quadro clinico descritto nel caso clinico, caratterizzato da deterioramento neurologico rapidamente progressivo, mioclono, iper-reflessia, alterazioni dell'EEG e anomalie alla RM nel caudato e nel putamen, è coerente con la CJD sporadica, la forma più frequente di CJD (circa l'85% dei casi). Generalmente colpisce soggetti di età intorno ai 60 anni. La presenza di proteina 14-3-3 nel liquido cerebrospinale sosterrebbe questa diagnosi. Non esiste una terapia e il decesso generalmente sopraggiunge tra i 4 mesi e i 2 anni successivi alla diagnosi.

111 La risposta corretta è la C.

Una caratteristica che rende possibile l'eliminazione di un farmaco attraverso filtrazione a livello del glomerulo renale è rappresentata dalla ionizzazione dello stesso farmaco. In dettaglio, l'escrezione si esplica tramite tre differenti processi: la filtrazione glomerulare, l'escrezione tubulare attiva ed il riassorbimento tubulare passivo. La filtrazione glomerulare dipende dalla permeabilità della capsula glomerulare, pertanto molecole con un peso molecolare superiore ai 60.000 Dalton o legate fortemente alle proteine plasmatiche non vengono filtrate (risposte B ed E errate). Anche il riassorbimento dei farmaci a livello tubulare è regolato dalla permeabilità delle membrane cellulari, e, pertanto, è influenzato dal gradiente di concentrazione della sostanza e dalla ionizzazione (i farmaci non ionizzati tendono ad essere rapidamente riassorbiti) e dal pH delle urine (risposta D errata).

112 La risposta corretta è la D.

Il virus HIV ha come principale cellula bersaglio il linfocita CD4$^+$; infatti, il principale anti-recettore del virus, la glicoproteina di superficie GP120 si lega specificatamente alla molecola CD4, espressa sia dai linfociti T che dai i macrofagi. Tale molecola non è espressa dagli eritrociti (risposta E errata). Inoltre, la terapia d'elezione dell'HIV è la HAART (High Activity Retroviral therapy), caratterizzata dall'utilizzo contemporaneo di più farmaci, per contrastare lo sviluppo di varianti virali resistenti alla terapia, fenomeno dovuto all'elevata variabilità genetica del virus (risposta A errata). Invece, il sarcoma di Kaposi nella variante epidemica è tipicamente associato all'AIDS (risposta B errata). Infine, l'AIDS rappresenta solo una fase dell'infezione cronica da HIV e non l'infezione in sé (risposta C errata).

113 La risposta corretta è la C.

L'angio-TC del caso clinico mostra una occlusione dell'aorta addominale sotto-renale. In dettaglio, considerato il quadro anamnestico, clinico e radiologico, potrebbe trattarsi della sindrome di Leriche-Fontaine o arteriopatia ostruttiva cronica periferica (AOCP). Tale patologia è dovuta alla progressiva formazione di una o più placche aterosclerotiche a livello delle pareti vascolari dei vasi localizzati a valle delle arterie renali.

114 La risposta corretta è la E.

L'immunizzazione con un microrganismo ucciso è un esempio di immunizzazione attiva. In dettaglio, l'immunizzazione è un processo attraverso il quale l'organismo sviluppa una resistenza nei confronti dell'azione di microrganismi patogeni o tossine. Essa può essere di due tipi: attiva o passiva. L'immunità attiva sfrutta i vaccini, cioè l'introduzione nell'organismo di agenti patogeni morti o attenuati, o parte di essi o dei loro prodotti, per stimolare il sistema immunitario a produrre anticorpi contro tali bersagli. Quella passiva, invece, è determinata dall'introduzione nell'organismo di anticorpi già formati, fornendo così un'immunità immediata, ma limitata nel tempo a causa della progressiva eliminazione degli anticorpi introdotti. Questo processo può avvenire in maniera naturale, attraverso il passaggio di anticorpi dalla madre al feto tramite la placenta o il trasferimento di anticorpi tramite il latte materno; oppure, può avvenire in maniera artificiale, attraverso l'iniezione di anticorpi.

115 La risposta corretta è la C.

La reazione alla tubercolina di tipo ritardato rientra nel gruppo delle reazioni di ipersensibilità di tipo IV, mediate dall'immunità acquisita cellulo-mediata. Tale reazione richiede una popolazione intatta di linfociti T. Le reazioni di ipersensibilità si manifestano tutte a seguito di una precedente esposizione all'antigene (risposta A errata), quelle di tipo ritardato si manifestano dopo circa 2-3 giorni dall'esposizione all'antigene (risposta B errata) e si possono osservare con antigeni di varia grandezza molecolare (risposta E errata).

116 **La risposta corretta è la A.**
Il paziente del caso clinico presenta un ematoma epidurale, solitamente provocato dal sanguinamento dell'arteria meningea media, che si presenta come una "lente biconvessa" alla TC. In dettaglio, le emorragie extra-assiali sono distinte in tre tipi:

- subdurale, una raccolta ematica tra dura madre e aracnoide;
- subaracnoidea, una raccolta ematica tra aracnoide e pia madre;
- epidurale, una raccolta ematica tra dura madre e teca cranica interna.

Fra i segni clinici caratteristici ipertensione endocranica, erniazione cerebrale, diminuzione del livello di coscienza, segni neurologici focali (per esempio, emiparesi), cefalea unilaterale (30-50%) (dal punto di vista clinico, i sintomi dell'ematoma epidurale generalmente si sviluppano entro minuti o alcune ore dopo il trauma). La mortalità è del 15-20%.

117 **La risposta corretta è la A.**
L'immagine radiologica del caso clinico mostrata in figura è in prima istanza compatibile con metastasi polmonari. Infatti, l'RX del torace mostra numerosi sfumati addensamenti radiopachi riconducibili verosimilmente a metastasi, e non a polmonite a focolai multipli, a tubercolosi miliare, ad atelettasie e all'ombra degli elettrodi per elettrocardiogramma (risposte B, C, D ed E errate).

118 **La risposta corretta è la C.**
L'omeprazolo è il capostipite della classe degli inibitori di pompa protonica. Tale principio attivo è utilizzato per il trattamento della gastrite, della terapia dell'ulcera gastrica, della malattia da reflusso gastroesofageo (GERD) e per la prevenzione di possibili lesioni gastriche derivanti dall'assunzione di FANS.

119 **La risposta corretta è la A.**
Numerosi anticorpi anti-proteina HER2 sono disponibili per il trattamento del carcinoma mammario HER2-positivo. Tra questi, il trastuzumab, il pertuzumab, l'adotrastuzumab emtansine e il lapatinib. In dettaglio, la sigla HER2 si riferisce al recettore 2 per il fattore di crescita epiteliale (Human Epidermal Growth Factor Receptor 2) ed è noto anche come ERBB2. In alcuni tipi di tumori, in particolare nel tumore alla mammella o nel cancro allo stomaco o all'esofago (gastroesofageo), le cellule tumorali presentano più di due copie del gene che codifica per questa proteina con la conseguente iperproduzione della stessa. I tumori caratterizzati dall'iper-espressione di HER2 sono noti come HER2-positivi e possono essere più aggressivi e rispondere alle terapie in maniera differente rispetto ai tumori HER2-negativi. Il test per HER2 eseguito su un campione di tessuto tumorale identifica i tumori come HER2-positivi o negativi.

120 **La risposta corretta è la C.**
Il paziente del caso clinico, in base ai reperti clinico-anamnestici e alla RX, presenta verosimilmente una frattura composta dello scafoide, data la positività per il test di Kirk-Watson, che valuta un possibile danno al legamento scafo-lunato e la conseguente instabilità tra l'osso scafoide e il semilunare. Inoltre, l'RX del paziente mostra una piccola frattura composta dello scafoide, visibile come un interruzione della corticale mediante evidenza di sottile stria iper-diafana, con evidenza di lievissima diastasi del frammento osseo.

121 **La risposta corretta è la E.**
La SLA (Sclerosi laterale amiotrofica) è una patologia neuro-degenerativa che colpisce il I e il II motoneurone. In particolare, tale patologia è caratterizzate da una continua, inesorabile e progressiva degenerazione dei tratti corticospinali, dei neuroni delle corna anteriori, dei nuclei motori bulbari o da una

combinazione di tali fenomeni. La gravità dei sintomi è variabile ed essi possono comprendere la debolezza muscolare e l'atrofia, le fascicolazioni, la labilità emotiva e la paralisi dei muscoli respiratori. La diagnosi si basa sugli studi della conduzione nervosa, sull'elettro-miografia e sull'esclusione di altre patologie con la RM e gli esami di laboratorio. Il trattamento è di supporto.

122 La risposta corretta è la A.
La porpora trombotica trombocitopenica, assieme alla sindrome emolitico-uremica, rientra nell'ambito delle anemie emolitiche micro-angiopatiche. La patogenesi è dovuta ad un deficit della metalloproteinasi, ADAMTS13, che cliva i multimeri di fattore di von Willenbrand (vWF). L'aumento di tali multimeri determina adesione piastrinica e formazione di coaguli, che provocano anemia emolitica meccanica e piastrinopenia da consumo, deficit della funzionalità renale, sintomi neurologici (cefalea, alterazione dello stato di coscienza) e febbre. La terapia iniziale è costituita dalla plasmaferesi per eliminare tali multimeri e dai corticosteroidi, dato che frequentemente il deficit di ADAMTS13 è acquisito e secondario a una risposta autoimmune, che provoca la produzione di autoanticorpi rivolti contro la suddetta metalloproteinasi.

123 La risposta corretta è la E.
Le esotossine sono delle tossine batteriche di natura proteica. Invece, l'endotossina è di natura lipido-glucidica (risposta B errata).

124 La risposta corretta è la B.
La fibrosi polmonare idiopatica è la più frequente forma di polmonite idiopatica interstiziale, che a partire dal quadro istologico di polmonite interstiziale usuale evolve verso la fibrosi polmonare e l'insufficienza respiratoria. La clinica è inizialmente subdola ed è caratterizzata solitamente da dispnea ingravescente e tosse non produttiva. All'esame obiettivo sono tipici i crepitii secchi e fini (crepitii a velcro).

125 La risposta corretta è la E.
Il sarcoma di Kaposi (KS), un tumore vascolare di basso grado, è associato a infezione da Herpesvirus umano 8 (HHV-8), noto anche come Herpesvirus associato a KS (KSHV). Le varie forme sono classico, associato all'AIDS, endemico (in Africa), o iatrogeno (per esempio, dopo il trapianto di organi). La diagnosi viene formulata mediante biopsia. Il trattamento delle lesioni superficiali asintomatiche comprende crioterapia, diatermocoagulazione o radioterapia con elettroni. La terapia radiante è utilizzata nelle malattie più estese. Nelle forme associate ad AIDS, i farmaci antiretrovirali danno il miglior risultato.

126 La risposta corretta è la C.
Il paziente presenta la scabbia, una infestazione cutanea dell'acaro Sarcoptes scabiei, che provoca delle lesioni intensamente pruriginose con papule eritematose e cunicoli negli spazi interdigitali, ai polsi, alla vita e ai genitali. Il responsabile è la femmina dell'acaro che scava dei cunicoli e rilascia delle sostanze antigeniche. L'infezione avviene attraverso il contatto con una persona infetta. Inizialmente, compaiono le papule eritematose negli spazi interdigitali delle mani, sulla superficie flessoria dei polsi e dei gomiti, in regione ascellare, lungo la linea della vita, oppure, sulle zone inferiori dei glutei. Le papule possono diffondersi a qualsiasi area del corpo, comprese le mammelle e il pene. I cunicoli sono patognomici della malattia, comparendo in forma di linee ondulate, sottili e lunghe da pochi mm a 1 cm.

127 La risposta corretta è la C.
Un focolaio nella regione rolandica in un bambino in età scolare rientra nella diagnosi di epilessia benigna infantile con Spikes centro-temporali. Questa forma di epilessia può manifestarsi sia attraverso crisi pro-facio-brachiali sia attraverso crisi parziali motorie; l'esame obiettivo neurologico è generalmente normale.

128 La risposta corretta è la E.

Il virus dell'epatite E (HEV), una delle cause più comuni dell'epatite virale acuta, non si trasmette per via sessuale. Infatti, la sua trasmissione può avvenire attraverso acqua contaminata, alimenti contaminati, trasfusione di sangue e trasmissione perinatale. Non è chiaro se l'allattamento al seno sia una sua potenziale via di trasmissione.

129 La risposta corretta è la B.
Per la diagnosi e stadiazione di un paziente con mesotelioma pleurico è essenziale effettuare una TC. In dettaglio, tale tumore maligno con prognosi infausta, può essere localizzato o generare metastasi.
Si presenta con tosse, dolore toracico e dispnea. Un fattore di rischio molto importante è rappresentato dall'esposizione all'amianto. Tipicamente gli esami diagnostici del torace evidenziano un ispessimento pleurico con associato versamento. La diagnosi si basa sull'esposizione all'asbesto, sull'imaging TC e sul prelievo bioptico. Infine, per effettuare una stadiazione completa è doveroso effettuare una TC.

130 La risposta corretta è la B.
Il paziente del caso clinico, in base ai reperti clinico-anamnestici e alla angio-TC, presenta embolia polmonare da massivo difetto di opacizzazione dell'arteria polmonare sinistra. In dettaglio, Per embolia polmonare si intende una condizione patologica caratterizzata da un'occlusione di una o più arterie polmonari da parte di emboli che si dipartono da altri siti corporei (solitamente dai grandi tronchi venosi delle gambe o del distretto pelvico). Dal punto di vista diagnostico, le alterazioni del d-dimero (prodotto della degradazione della fibrina) hanno una scarsa specificità. Anche l'esecuzione di un RX del torace, nelle fasi iniziali, è poco specifico e poco sensibile tanto che soprattutto inizialmente può essere negativo, mentre nelle fasi successive, può mostrare segni caratteristici quali: la gobba di Hampton, il segno di Westermark, il segno Fleischner, il segno di Palla. La diagnosi viene effettuata mediante angio-TC, che evidenzia un difetto di opacizzazione, più o meno esteso di una o entrambe le arterie polmonari e/o delle diramazioni vasali.

131 La risposta corretta è la C.
Il processo di cicatrizzazione è distinto nelle seguenti fasi: chiusura temporanea (coagulo), detersione (infiammazione), chiusura definitiva (proliferazione) e maturazione (rimodellamento), corrispondente alla fase di maturazione delle cicatrici.

132 La risposta corretta è la E.
L'ipertiroidismo può presentarsi clinicamente con tachicardia, perdita di peso, diminuzione dell'appetito e astenia (a causa dell'aumentato catabolismo proteico) e con sudorazione intensa. Però, tale segno non è frequente nei pazienti anziani.

133 La risposta corretta è la B.
Le infezioni da dermatofiti, comuni in tutto il mondo, portano ad una varietà di manifestazioni cliniche, come granuloma di Majocchi, Tinea pedis, corporis, cruris, capitis e unguium. Per quanto riguarda la diagnosi essenziale è l'esame microscopico a fresco su una preparazione di idrossido di potassio (KOH), che mostrerà le ife segmentate caratteristiche delle infezioni dermatofitiche.

134 La risposta corretta è la D.
La RM con m.d.c. del caso clinico mostra una lesione con effetto massa, compatibile con un meningioma. I meningiomi sono tumori benigni, che possono comprimere il tessuto nervoso adiacente. I sintomi dipendono dalla sede del tumore e la diagnosi avviene tramite RM con m.d.c. Il trattamento può comprendere l'asportazione, la radiochirurgia stereotassica o la radioterapia.

135 La risposta corretta è la A.

Un elevato consumo di sale comporta un aumento dei valori di sodio e cloro nel sangue, aumentando la ritenzione idrica e il volume di sangue circolante, comportando così un aumento della pressione sanguigna. Pertanto, una dieta iposodica può ridurre i valori di pressione sanguigna e prevenire l'ipertensione.

136 La risposta corretta è la E.

L'ipotiroidismo congenito è generalmente asintomatico alla nascita. Il trattamento sostitutivo con levotiroxina deve essere iniziato il prima possibile, affinché non si sviluppi un quadro manifesto di cretinismo, caratterizzato da deficit neurologici con ritardo mentale e alterazione dell'accrescimento osseo con nanismo disarmonico.

137 La risposta corretta è la E.

La cheiloschisi o labioschisi (o labbro leporino) è un difetto congenito caratterizzato dalla fissurazione completa o parziale del labbro. L'eziologia è legata sia a fattori genetici che a fattori ambientali (ad esempio, abitudine al fumo e carenza di folati materna). Si distinguono forme sindromiche, associate ad altre alterazioni congenite, e forme non sindromiche, in cui il difetto è isolato. Il trattamento definitivo si basa sulla chiusura del labbro per via chirurgica.

138 La risposta corretta è la C.

L'eritropoiesi inefficace rappresenta un difetto della maturazione degli eritroblasti, precursori degli eritrociti. Questo è un fenomeno fisiologico nel midollo osseo, se presente entro limiti del 10-15% dell'eritropoiesi midollare. Qualora la percentuale sia superiore, si possono determinare quadri di anemia, la cui eziologia può essere dovuta a sindromi mielo-displastiche, deficit di B12, deficit di folati o a farmaci.

139 La risposta corretta è la E.

Il paziente del caso clinico presenta la sindrome di Stevens-Johnson (SJS). La sindrome di Stevens-Johnson (SJS) e la necrosi epidermica tossica (TEN) sono due gravi reazioni cutanee da ipersensibilità. La prima colpisce meno del <10% della superficie corporea; la seconda più del 30%. Valori compresi tra 10% e 30% definiscono la sindrome di Overlap SJS/TEN. Dal punto di vista clinico entro 4-28 giorni dall'inizio dell'assunzione del farmaco incriminato, i pazienti manifestano solitamente malessere generale, cefalea, tosse, febbre. I sintomi sistemici sono frequenti e possono includere ipotensione, tachicardia, alterazioni della coscienza, convulsioni e coma. Inoltre, tale patologia può caratterizzarsi per la presenta a livello muco-cutaneo di macule, bolle, perdita di sopracciglia e unghie, desquamazioni cutanee e mucosite. Infine, è possibile riscontrare erosioni del cavo orale, cherato-congiuntivite e disturbi genitali.

140 La risposta A è corretta.

L'ECG del caso clinico mostra il tipico notch del blocco di branca sinistro con QRS largo.

1 **Cosa si apprezza di anomalo in questa RX?**

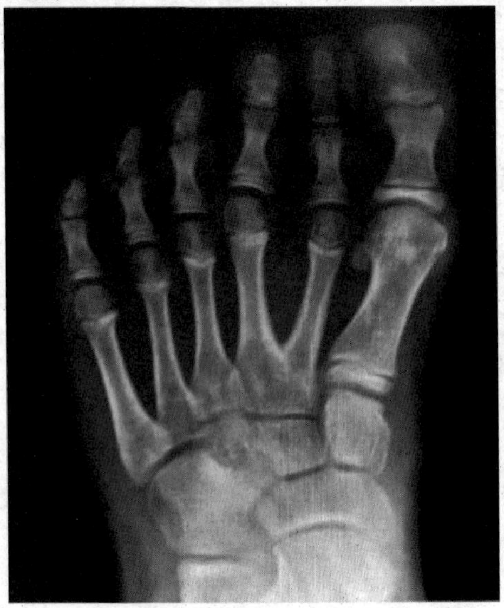

A Frattura del II metatarso

B Frattura della falange distale del III dito

C Presenza di osso accessorio (os trigonum)

D Frattura del cuboide

E Polidattilia

2 **Un uomo di 72 anni giunge presso il reparto di Ematologia lamentando stanchezza persistente negli ultimi 3 mesi. È iperteso e circa sei anni prima ha avuto un infarto della parete inferiore del cuore. Si riscontra P.A. 132/82 mmHg, F.C. 70 bpm e regolare, B.M.I. 23 kg/m^2. Niente di rilevante all'esame obiettivo del torace e dell'addome. Agli esami clinici:**

Hb	**13 g/dl**
GB	**7.1 × 10^9/l**
PLT	**203 × 10^9/l**
Na$^+$	**140 mmol/l**
K$^+$	**4.5 mmol/l**
Creatininemia	**100 µmol/l**
Albuminemia	**38 g/l**
IgG paraprotein band	**14 g/l**
Urine sangue/proteine	**-/1+**
Midollo osseo	**7% plasma cells**

Quale tra queste è l'opzione terapeutica più appropriata?

A Bendamustina e prednisolone

B Ciclofosfamide, talidomide e desametasone

C Bortezomib, melfalan e prednisolone

D Lenalidomide e desametasone

E Osservazione

3 **Una donna di 27 anni si reca al PS dopo 4 settimane dalla nascita del suo terzo figlio. Riferisce letargia, nausea e assenza di produzione di latte materno. In seguito al parto ha avuto una grave emorragia e una trasfusione di cinque sacche di sangue. Si riscontra P.A. 100/80 mmHg con un calo di circa 20 mmHg in posizione eretta, F.C. 85 bpm e regolare. La paziente appare pallida. Agli esami di laboratorio:**

Hb	**10 g/dl**
GB	**5.3 × 10^9/l**
PLT	**171 × 10^9/l**
Na+	**128 mmol/l**
K+	**5.0 mmol/l**
Creatininemia	**132 µmol/l**
Glicemia	**4.0 mmol/l**
TSH	**1.2 IU/l**
T4 libero	**7.4 pmol/l**

Quale tra i seguenti è il passo successivo più appropriato?

A Idrocortisone e.v.

B Soluzione salina e.v.

C T3 e.v.

D Levotiroxina orale

E Esame della funzionalità dell'ipofisi

4 **Un calciatore di 19 anni viene portato al PS dopo un arresto cardiaco durante una partita. Secondo i compagni è caduto a terra mentre correva. Una registrazione del defibrillatore automatico ha mostrato un ritmo iniziale di fibrillazione ventricolare, seguito dopo due shock da asistolia. Nonostante ulteriori cicli di RCP e somministrazione di adrenalina, la rianimazione non ha avuto successo. La revisione delle sue cartelle cliniche non ha rivelato alcuna storia medica degna di nota. Quale tra le seguenti è la causa più probabile della morte?**

- A Malattia coronarica iperacuta
- B Sindrome di Brugada
- C Contusione miocardica
- D Sindrome del QT lungo ereditaria
- E Cardiomiopatia ipertrofica ostruttiva (HOCM)

5 **Sabrina, 24 anni, si presenta dal suo medico di famiglia, con una eruzione cutanea comparsa nelle ultime due settimane. Lamenta dolori al ginocchio e alla caviglia bilaterali, insorti nello stesso periodo di tempo. Non riferisce altri sintomi, ma ha avuto un'infezione del tratto respiratorio superiore due settimane prima dello sviluppo dell'eruzione cutanea. L'analisi delle urine rivela ematuria microscopica. Cosa mostrerà la immuno-fluorescenza della biopsia cutanea?**

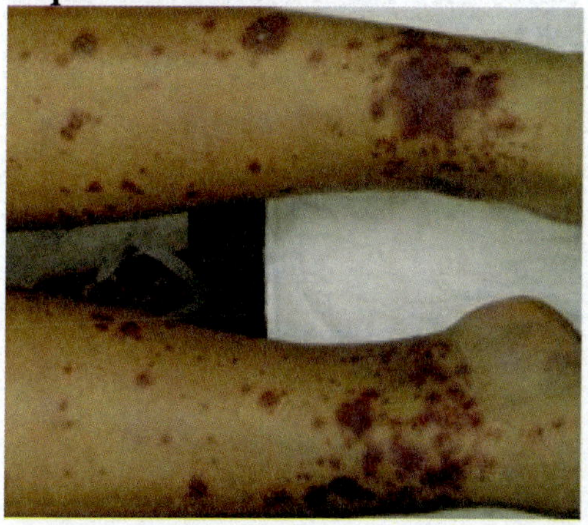

- A Depositi di fibrina nella membrana basale
- B Depositi di IgA all'interno delle pareti dei vasi sanguigni
- C Depositi intercellulari di IgA nell'epidermide
- D Depositi intercellulari di IgG nell'epidermide
- E Depositi di IgA granulari nella membrana basale

6 **Quale delle seguenti anomalie ti aspetteresti di trovare in associazione con questo quadro TC?**

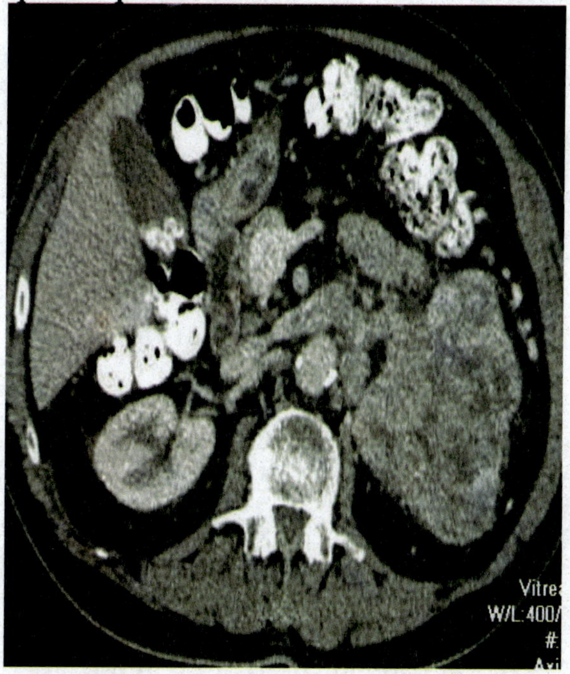

- A Acanthosis Nigricans
- B Sindrome di Cushing
- C Palpitazioni
- D Policitemia
- E Polimiosite

7 **A seguito di una diagnosi di Chlamydia Trachomatis, in una paziente di 24 anni, quale delle seguenti è una complicazione riconosciuta dell'infezione?**

- A Verruche anogenitali

B Sindrome di Fitz-Hugh-Curtis
C Ornitosi
D Faringite
E Psittacosi

8 **Ambra, manager di 32 anni di un magazzino di vernici, ha presentato nei mesi precedenti un episodio di mancanza di respiro. Successivamente, mentre era in vacanza nel Lake District, i suoi sintomi si sono completamente risolti. Oggi, presenta un nuovo episodio di dispnea, per la quale, nelle prime ore del mattino, aveva già fatto uso per 12 volte del suo inalatore di salbutamolo. Presso il PS più vicino è stata trattata con salbutamolo e steroidi. In seguito, la sintomatologia si è nuovamente completamente risolta. Qual è la migliore indagine per determinare la diagnosi?**

A Test di provocazione bronchiale
B RX torace
C Misura dei PEFR a casa e al lavoro
D RAST IgE
E Prick test

9 **Durante la colonscopia di screening per il tumore del colon-retto, si riscontra una massa a circa 8 cm dal margine anale in un paziente di 54 anni. La biopsia depone per adenocarcinoma moderatamente differenziato. L'ecografia rettale mostra che il tumore si è esteso nel grasso peri-rettale, ma non si nota linfoadenopatia. La TC di stadiazione del torace, dell'addome e della pelvi non ha mostrato alcuna malattia metastatica. Quale dei seguenti è il trattamento più appropriato in questo momento?**

A Solo chemioterapia
B Solo radioterapia
C Chirurgia e chemio-radioterapia adiuvante
D Chirurgia e chemioterapia adiuvante
E Solo resezione chirurgica

10 **Quale potrebbe essere la causa dell'aspetto di questo striscio di sangue periferico?**

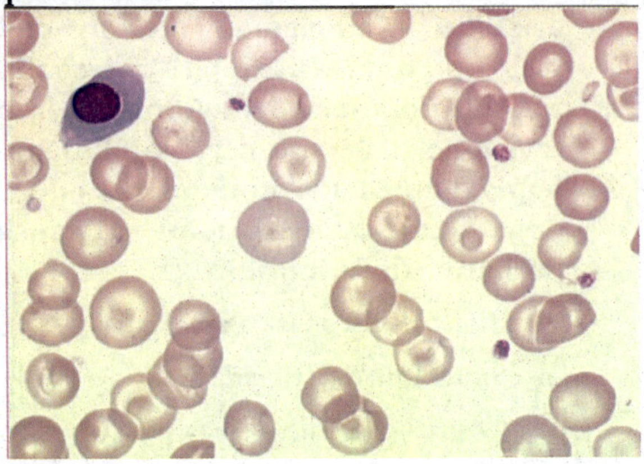

A Crioglobulinemia
B Febbre ghiandolare
C Iposplenismo
D Mieloma multiplo
E Deficit di vitamina C

11 **Lucia, di 28 anni, si reca dal suo medico curante per l'insorgenza di un'eruzione cutanea, comparsa dopo pochi giorni dalla comparsa di un episodio acuto di mal di gola. Nonostante l'infiammazione si sia risolta, due settimane dopo l'eruzione ancora persiste. All'esame obiettivo si rilevano placche multiple, piccole, rosse e squamose localizzate sul tronco. Le lesioni coprono solo circa il 5% della sua superficie corporea. La paziente riferisce di sentirsi bene e l'eruzione non la disturba in termini di aspetto o di sintomi. Qual è l'approccio gestionale più appropriato?**

A Nessun trattamento richiesto
B Acyclovir orale
C Terbinafina orale
D Ketoconazolo topico
E Solfuro di selenio topico

12 **Gennaro, 38 anni, è stato recentemente dimesso da un programma di disintossicazione da oppiacei. Viene trasportato in ambulanza presso il policlinico Umberto I di Roma dalla stazione ferroviaria locale dove è collassato. Una bottiglia vuota di diazepam e una di metadone sono state trovate al suo fianco. All'esame obiettivo, la sua F.R. è 8 atti/min, la P.A. è 90/70 mmHg e la F.C. è 85 bpm. Le sue pupille sono di dimensioni normali, è scarsamente reattivo e il punteggio GCS è 7/15. Gli esami di laboratorio mostrano: pH 7,25 (v.n. 7,36-7,44), pO_2 10.1 kPa (v.n. 10.5-13.5), pCO_2 6.7 kPa (v.n. 4.7-6.0). Quale delle seguenti è la migliore opzione terapeutica per il paziente?**

- A Flumazenil
- B Flumazenil e naloxone monodose
- C Intubazione e ventilazione
- D Osservazione nella posizione di recupero
- E Naloxone monodose

13 **Cosa si apprezza di anomalo in questa RX?**

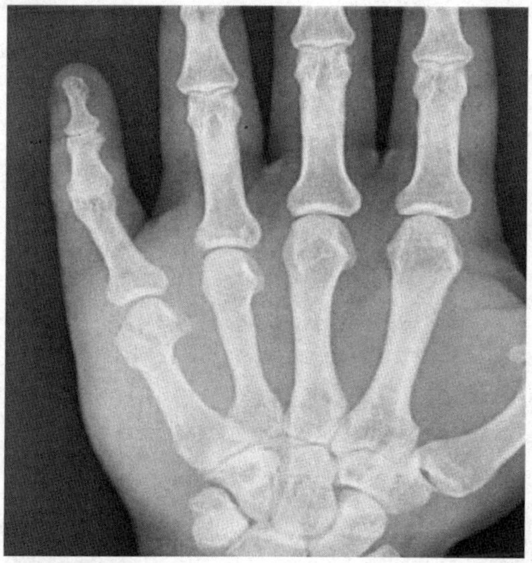

- A Frattura del semilunare
- B Frattura della testa metatarsale del I dito
- C Frattura dello scafoide
- D Frattura della testa metatarsale del V dito
- E Frattura della falange prossimale dei III dito

14 **Elena, un'infermiera di 42 anni, viene trovata svenuta fuori dal suo appartamento. Quando viene portata al pronto soccorso il suo livello di glucosio nel sangue risulta 1,9 mmol/L. Quali indagini dovrebbero essere eseguite immediatamente?**

- A TC cerebrale, seguita da TC addome
- B Test di tolleranza al glucosio e dosaggio HbA1c
- C Livelli di insulina, di C-peptide e di sulfonilurea nel sangue
- D Livelli di insulina, di ormone della crescita e di peptide c
- E Calcio sierico e osmolalità delle urine

15 **Giacomo, 70 anni, negli ultimi quattro giorni ha sviluppato improvvisa diplopia indolore. La sua acutezza visiva era 6/6 in entrambi gli occhi sulla tabella di Snellen; nega debolezza generalizzata. L'esame oculare ha rivelato una combinazione di diplopia variabile orizzontale e verticale, sia nello sguardo rivolto verso destra che verso il basso. È stata anche rilevata ptosi bilaterale. Le pupille erano isocoriche e reattive alla luce, con riflesso accomodativo valido. Non sono stati osservati proptosi ed eritema oculare. Qual è la diagnosi più probabile?**

- A Sindrome di Horner destra incompleta
- B Miastenia oculare
- C Miosite oculare
- D Esoforia decompensata a destra
- E Grave malattia dell'occhio causata da tireopatia

16 **Riccardo, 29 anni, da sei mesi soffre di congestione nasale. È stato già visitato da**

un otorinolaringoiatra che gli ha diagnosticato una sinusite. Tuttavia, negli ultimi due giorni ha anche sviluppato gonfiore peri-orbitale a destra e diplopia. Non presenta rigor nucalis o fotofobia; la T.C. è di 37,4°C. Presenta marcata ptosi palpebrale destra, con l'occhio destro che risulta congestionato, deviato a destra e con pupilla destra in midriasi. L'occhio sinistro appare normale. L'esame del fondo oculare è nella norma. Il paziente riferisce anche perdita della sensibilità cutanea della fronte a destra. Qual è la diagnosi probabile?

A Trombosi del seno cavernoso

B Ascesso epidurale

C Meningite

D Adenoma ipofisario

E Sindrome di Tolosa-Hunt

17 **Alessandro, 23 anni, viene trasportato presso il pronto soccorso dell'ospedale di Amburgo in elisoccorso dopo essere caduto da una nave nel Mare del Nord in inverno. È profondamente ipotermico con una T.C. di 27°C. In pronto soccorso va in arresto cardiaco con ritmo di fibrillazione ventricolare (FV) per il quale gli sono somministrati tre shock, nonostante i quali il paziente rimane in FV. Quale delle seguenti opzioni è il prossimo passo appropriato nella gestione?**

A Somministrare amiodarone 150 mg e adrenalina (epinefrina) 0,5 mg e defibrillare secondo necessità

B Somministrare amiodarone 150 mg e defibrillare secondo necessità

C Somministrare amiodarone 300 mg e adrenalina (epinefrina) 1 mg e defibrillare secondo necessità

D Somministrare amiodarone 300 mg e defibrillare secondo necessità

E Riscaldare a 32°C prima di dare ulteriori shock o farmaci

18 **Tiziana, 60 anni, con storia precedente di tromboembolia venosa non provocata, salirà a bordo di un volo della durata di oltre 8 ore. Quale sarebbe la migliore linea d'azione per quanto riguarda la sua trombo-profilassi?**

A Aspirina

B Calze elastiche fin sotto il ginocchio

C Calze elastiche ed eparina a basso peso molecolare

D Eparina a basso peso molecolare

E Eparina non frazionata

19 **Giovanna, un commerciante di 28 anni, si reca dal suo medico curante riferendo che da circa tre mesi accusa episodi ricorrenti di disorientamento e confusione. Negli ultimi tempi, inoltre, si è sentita spesso giù di morale e ha avuto frequenti esplosioni emotive che l'hanno portata più volte a pensare di lasciare il proprio lavoro, poiché non si sentiva in grado di poter gestire le domande dei clienti. Il suo fidanzato l'ha trovata girovagare per la casa in diverse occasioni, apparentemente senza la minima idea di dove fosse o di come ci fosse arrivata e ritiene che le sue condizioni siano peggiorate significativamente. L'esame obiettivo è nella norma, a parte scosse ricorrenti, asimmetriche in tutti e quattro gli arti. Quale delle seguenti indagini è più utile per raggiungere una diagnosi?**

A Radiografia del torace

B TC encefalo

C EEG

D Test di funzionalità epatica

E Potenziali evocati visivi

20 **Roberto, 26 anni, si è presentato presso il pronto soccorso dell'ospedale Pertini di Roma per palpitazioni e dispnea a riposo insorte da circa otto ore. Il paziente non è cardiopatico. Il suo elettrocardiogramma mostra una fibrillazione atriale (FA) con una frequenza ventricolare di 140 battiti al minuto e la sua pressione sanguigna è di 126/59 mmHg. Qual è il miglior agente farmacologico da utilizzare per la cardioversione?**

A Digossina per via endovenosa

B Esmololo endovenoso

C Flecainide orale

D Sotalolo orale

E Verapamil orale

21 **Pamela, 24 anni, si presenta dal suo medico curante, il dott. Bianchi, per cefalea persistente da 8 settimane e peggiorata negli ultimi due giorni. La cefalea insorge dal mattino e la paziente riferisce di aver trovato inizialmente sollievo con il paracetamolo; tuttavia, ora la cefalea risulta costante e intollerabile. Inoltre, il suo peso corporeo è aumento di 6 kg negli ultimi sei mesi. All'esame obiettivo risulta essere obesa con un BMI di 32 kg/m^2 con una P.A. di 122/76 mmHg. La fundoscopia rivela gonfiore bilaterale di entrambi i dischi ottici con perdita di pulsazione venosa ed esame neurologico normale. La RM cerebrale risulta nella norma, mentre la puntura lombare rivela una pressione di apertura di 30 cmH2O e l'analisi del LCR è normale. Qual è la diagnosi più probabile?**

A Ipertensione endocranica idiopatica

B Emicrania

C Sclerosi multipla

D Emorragia subaracnoidea

E Cefalea tensiva

22 **Barbara, 84 anni, è ricoverata presso il reparto di medicina interna dell'ospedale di Lucca a seguito di un collasso avvenuto in casa con perdita transitoria della conoscenza. Presenta F.C. di 48 bpm con P.A. di 110/65 mmHg. Il suo ECG al momento del ricovero mostrava una bradicardia sinusale con 45 bpm senza alterazioni acute o ischemiche. Qual è il passo successivo più appropriato nella sua gestione?**

A Somministrare atropina per via endovenosa

B Ricoverare e organizzare la telemetria monitorata con la stampa

C Ricoverare e inserire un cavo di stimolazione temporaneo

D Massaggio del seno carotideo

E Osservare durante la notte e organizzare un nastro 24 ore su 24 come paziente ambulatoriale

23 **Fausto, un paziente con malattia renale cronica allo stadio 5 (CKD), è in trattamento presso l'ambulatorio di nefrologia del Policlinico di Bari in previsione della possibilità di un trapianto renale. Quale dei seguenti non è un effetto collaterale ben noto della ciclosporina?**

A La contrattura di Dupuytren

B Ipertrofia gengivale

C Ipertensione

D La nefrotossicità

E Tremore

24 **Michele, 40 anni, si presenta presso il PS del policlinico di Napoli con una lesione alla gamba, presente da circa tre mesi e minimamente dolorosa. Il paziente riferisce anche di aver sofferto di attacchi ricorrenti di dolore addominale e diarrea sanguinolenta. Qual è la diagnosi più probabile?**

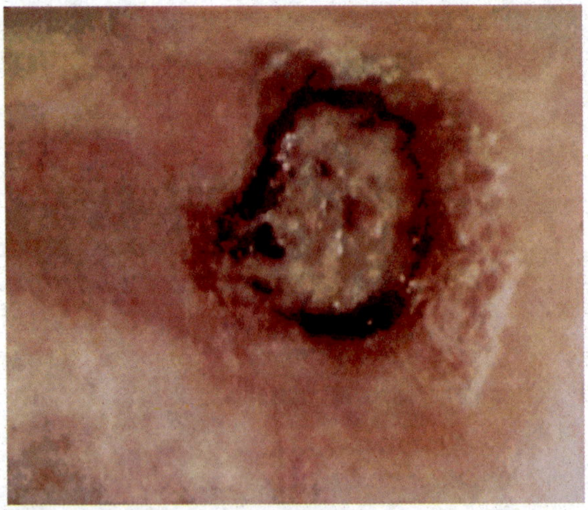

- [A] Porfiria intermittente acuta (AIP)
- [B] Colite collagenosica
- [C] Morbo di Crohn
- [D] Glucagonoma
- [E] Colite ulcerosa (RCU)

25 **Paolo, un avvocato di 45 anni, si reca presso il suo medico curante dopo che la sua famiglia ha espresso preoccupazioni riguardo al suo comportamento. Infatti, ha sottratto denaro dal posto di lavoro per acquistare oggetti da internet, tanto che alla fine è stato licenziato. Sua moglie ha riferito che avrebbe reagito al licenziamento guardando la TV e perdendo interesse per i suoi hobby. Inoltre, ha cominciato a mangiare tanto da aumentare molto di peso in un mese. Il punteggio del MMSE è risultato di 28/30, tuttavia il paziente ha fallito i test sulla fluidità verbale. Qual è la diagnosi più probabile?**

- [A] Demenza di Alzheimer
- [B] Demenza con corpi di Lewy
- [C] Demenza frontotemporale
- [D] Demenza della malattia di Parkinson
- [E] Demenza vascolare

26 **Ernesto, avvocato di 75 anni, si reca in visita dal suo cardiologo, il dott. Magno, lamentando scarsa tolleranza all'esercizio fisico e mancanza di respiro durante lo sforzo. Nega ortopnea o dolore toracico. Non ha la tosse. È in terapia con aspirina 75 mg una volta al giorno e con co-codamolo PRN per l'osteoartrosi al rachide. Il polso sembra lento, mentre l'ECG mostra il seguente quadro. Come gestiresti il paziente?**

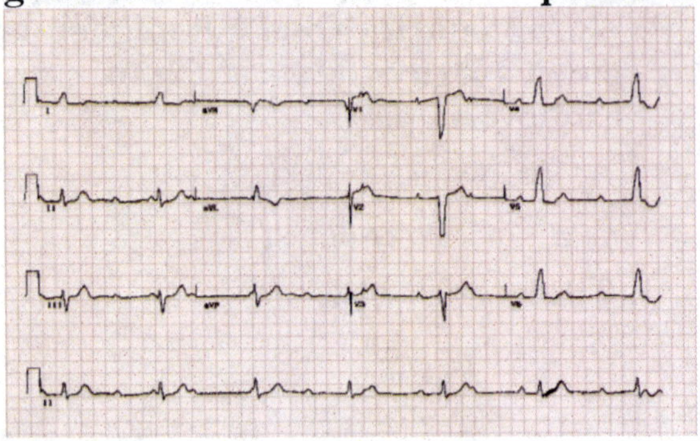

- [A] Con ricovero d'emergenza
- [B] Rimandandolo a casa chiedendogli di monitorare i sintomi per poi ritornare in visita dopo qualche giorno
- [C] Dosando il colesterolo
- [D] Inviando un referto urgente alla cardiologia
- [E] Prescrivendo digossina

27 **Questa TC torace è stata eseguita su un maschio brasiliano che presentava disfagia. Qual è l'organismo che più probabilmente ne è la causa?**

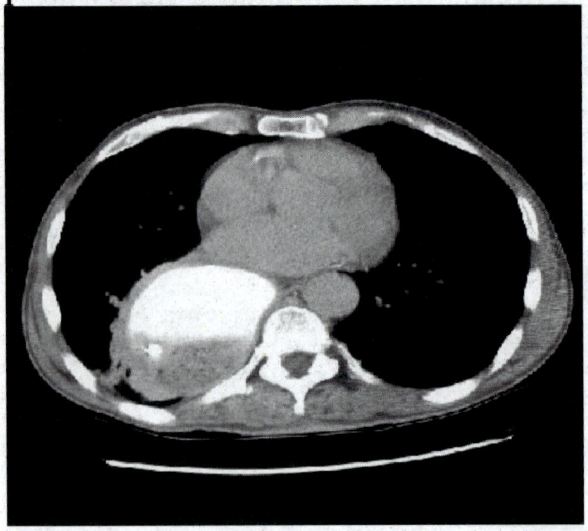

A Leishmania donovani

B Mycobacterium tuberculosis

C Treponema pallidum

D Tropheryma whippelii

E Tripanosoma cruzi

28 **Riccardo, 33 anni con storia di infezione cronica da epatite C, si presenta dal suo medico curante con piede cadente bilaterale. Ha contratto l'epatite C per via perinatale. All'esame obiettivo, oltre alla debolezza bilaterale della dorsi-flessione della caviglia, c'è un'eruzione viola, dolorosa, non urente, localizzata su entrambi i piedi e nelle dita della mano sinistra. Le sue analisi del sangue mostrano: emoglobina 104 g/L (v.n. 130-180), globuli bianchi 13,4 × 10^9/L (v.n. 4-11), piastrine 103 × 10^9 /L (v.n. 150-400), sodio 135 mmol/L (v.n. 137-144), potassio 5,3 mmol/L (v.n. 3,5-4,9), urea 23.1 mmol/L (v.n. 2.5-7.5), creatinina 323 µmol/L (v.n. 60-110). I dipstick delle urine rivelano proteine +2, sangue +3 e leucociti +1. Qual è l'aspetto istologico più probabile sulla biopsia renale?**

A Glomerulonefrite rapidamente progressiva

B Glomerulosclerosi segmentaria focale

C Glomerulonefrite membrano-proliferativa

D Nefropatia membranosa

E Glomerulonefrite a lesioni minime

29 **Lo studio RALES supporta l'uso di quale dei seguenti farmaci nel trattamento dell'insufficienza cardiaca grave?**

A Aspirina

B Clopidogrel

C Eplerenone

D Ramipril

E Spironolattone

30 **Luca, 45 anni con diabete di tipo 2, ipertensione e proteinuria, ha iniziato trattamento con Ramipril per prevenire lo sviluppo di malattia renale. Riferisce al suo medico curante che ha una tosse fastidiosa da quando ha iniziato il trattamento. Non ha gonfiore alle labbra, respiro sibilante e precedenti di malattia respiratoria. Quale sostanza chimica si ritiene sia responsabile della sua tosse?**

A Bradichinina

B Capsaicina

C Istamina

D Moxonidina

E Prostaglandine

31 **Angela, 46 anni, si reca presso l'ambulatorio di Gastroenterologia dell'ospedale di Perugia lamentando una profusa diarrea. Inoltre, riferisce di arrossire se interrogata, soprattutto dopo aver bevuto del vino rosso. All'esame obiettivo si avverte un soffio pan-sistolico sopra il precordium, più forte sul bordo sternale in basso a sinistra. L'eccesso di quale composto è la probabile causa della sua diarrea?**

A Colecistochinina

B Gastrina

C Serotonina

D Somatostatina

E Polipeptide intestinale vasoattivo

32 **Fabrizio, 45 anni con infezione da HIV, si presenta presso l'ambulatorio di malattie infettive del San Paolo poiché di recente ha notato alcune lesioni nodulari sul viso e sul collo. Tre settimane fa, l'ultimo conteggio delle cellule CD4+ era inferiore a 100/mm^3. La lesione viene sottoposta a biopsia e la colorazione con argento metenamina secondo Gomori mostra l'organismo infettivo. Qual è il**

trattamento appropriato per questa condizione?

A Trattamento per lungo periodo con Doxiciclina orale

B Trattamento per lungo periodo con Fluconazolo orale

C Chemioterapia

D Corticosteroide topico

E Ketoconazolo topico

33 Quale delle seguenti osservazioni è coerente con le caratteristiche dell'ellissocitosi (alterazione ereditaria della membrana dell'eritrocita)?

A Gli eterozigoti sono solitamente asintomatici

B È causato da difetto verticale della membrana del GR, ovvero dal difetto di collegamento della spettrina all'anchirina

C I globuli rossi emolizzano all'esposizione ai farmaci

D Non ci sono caratteristiche specifiche di morfologia dei globuli rossi

E La splenectomia è consigliabile nella maggior parte dei pazienti

34 Mariateresa, infermiera di 67 anni, si reca dal suo medico curante, il dott. Rossi, lamentando diarrea sanguinolenta e dolore addominale da circa 2 settimane. Inoltre, il dolore addominale è esacerbato dal pasto. In anamnesi, presenta ipertensione e angina. Attualmente sta assumendo aspirina, simvastatina e bisoprololo. Recentemente, ha assunto ibuprofene sia per i dolori addominali e articolari. All'esame obiettivo la F.C. è 102 bpm ed irregolare, la P.A. è 112/54 mmHg, la T.C. è di 37,6°C. La sigmoidoscopia mostra ulcerazione della mucosa che coinvolge il colon discendente fino alla flessura splenica, con risparmio rettale, e un certo numero di diverticoli. Qual è la causa più probabile dei suoi sintomi?

A Diverticolite

B Colite infettiva

C Colite ischemica

D Colite indotta da fans

E Colite ulcerosa

35 Filippo, 54 anni con dipendenza da alcol (beve una bottiglia di whisky e quattro pinte di lager forte al giorno), si presenta presso il PS dell'ospedale San Filippo Neri per dispnea e ridotta tolleranza all'esercizio fisico, comparse negli ultimi sei mesi. All'esame obiettivo, la P.A. è 100/60 mmHg e presenta FA con F.C. di 80 bpm. Si repertano crepitii basali bilaterali all'auscultazione del torace e edema bilaterale distalmente agli arti inferiori. Le indagini di laboratorio mostrano: emoglobina 117 g/L (v.n. 135-177), globuli bianchi 6.0 × 10^9/L (v.n. 4-11), piastrine 178 × 10^9/L (v.n. 150-400), sodio 136 mmol/L (v.n. 135-146), potassio 3,9 mmol/L (v.n. 3,5-5), creatinina 110 μmol/L (v.n. 79-118). L'ecocardiogramma mostra un ventricolo sinistro dilatato con frazione di eiezione del 34%. Quale dei seguenti è l'intervento a lungo termine più appropriato?

A Sospensione dell'alcool

B Tutti questi

C Bisoprololo

D Ramipril

E Spironolattone

36 Alessio, 22 anni, si presenta al PS di Como per dispnea. In anamnesi nulla di rilevante. Ha riferito di aver avuto fastidio al torace e un insolito grado di dispnea dopo quattro rampe di scale. I sintomi si sono risolti dopo un periodo di riposo, ma si sono ripresentati più tardi durante la giornata dopo aver nuovamente fatto le scale. All'esame obiettivo il paziente non

presenta dispnea a riposo, toni cardiaci normali, clic nel quarto spazio intercostale sinistro ad ogni battito cardiaco. Qual è la causa più probabile del suo dolore?

A Pericardite acuta

B Dissezione aortica

C Embolia polmonare

D Pneumotorace spontaneo

E Angina instabile

37 **Gino, medico di 74 anni, si presenta presso lo studio oculistico del dott. Ferrante per calo della vista. Tenendo conto dell'immagine, qual è la diagnosi più probabile?**

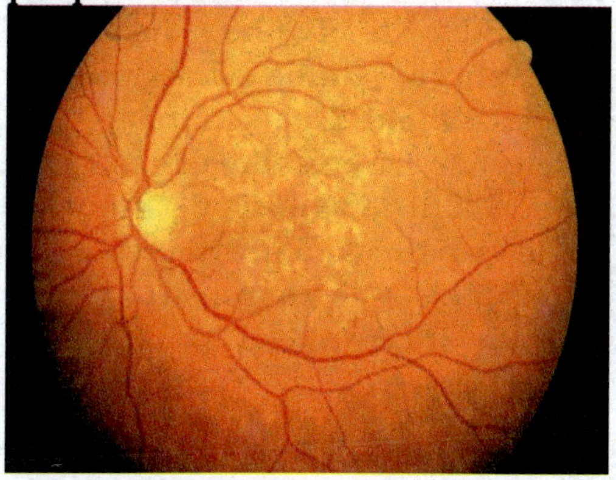

A Retinopatia diabetica

B Glaucoma

C Retinopatia ipertensiva

D Degenerazione maculare

E Fotocoagulazione pancreatica

38 **Filomena, pensionata di 81 anni, è stata ricoverata presso il reparto di Pneumologia dell'ospedale Fatebenefratelli di Roma per una polmonite lobare, che è stata trattata con successo con eritromicina e salbutamolo nebulizzato. La paziente assumeva in cronico furosemide 40 mg/die e digossina 125 mcg/die e, mentre era ricoverata, ha sviluppato un breve episodio di dolore toracico, per il quale è stato eseguito un elettrocardiogramma. Qual è la diagnosi?**

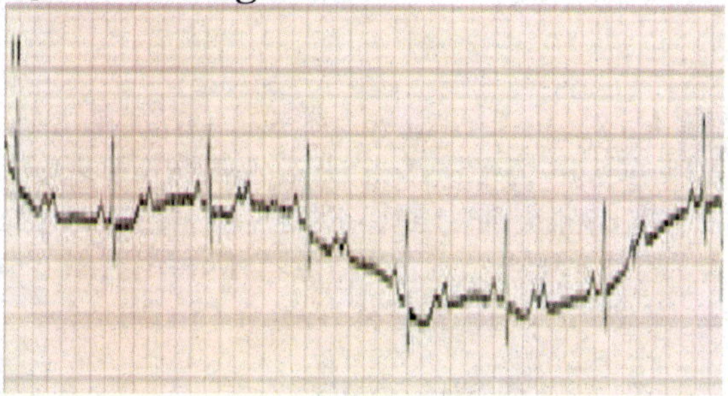

A Fibrillazione atriale

B Blocco cardiaco completo (terzo grado)

C Ipokaliemia

D Blocco AV di secondo grado

E Bradicardia sinusale

39 **Giacomo, 65 anni affetto da cardiopatia ischemica, si presenta dal suo medico curante poiché da circa due mesi soffre di rigidità delle dita e una lieve eruzione fotosensibile. Circa un anno fa ha intrapreso una terapia con procainamide. L'esame obiettivo rivela gonfiore delle mani e dei polsi, associato a interessamento delle articolazioni metacarpo-falangee. La radiografia del torace mostra piccole effusioni pleuriche bilaterali. Quale dei seguenti test è tipicamente positivo nella patologia di cui probabilmente soffre il paziente?**

A Anticorpo anti-centromero

B Anticorpi anti DNA a doppio filamento

C Anticorpi anti-istonici

D Anticorpo anti-ribo-nucleoproteina

E Anticorpo anti-ro

40 **A un paziente viene diagnosticata un colangiocarcinoma. Quale dei seguenti è il fattore predisponente più comune per lo sviluppo del colangiocarcinoma?**

A Alcool

B Epatite cronica B

C Obesità

D Colangite sclerosante primitiva

E Fumo

41 **Olga, infermiera di 52 anni, si presenta presso il PS dell'ospedale di Varese con disfasia. Metastasi cerebrali multiple alla TC cerebrale. Quale dei seguenti è il sito più probabile del tumore primario?**

A Carcinoma cecale

B Carcinoma cervicale

C Melanoma maligno

D Carcinoma ovarico

E Carcinoma pancreatico

42 **Gianluca, 63 anni, presenta una storia di diabete di tipo 2 e ipertensione ed è stato ricoverato presso il PS del Policlinico di Torino per debolezza del lato destro del viso e del braccio destro insorta circa cinque ore prima. Presenta ictus acuto e debolezza. In questa situazione la pressione sistolica al di sopra di quale livello richiederebbe un trattamento acuto?**

A 220 mmHg

B 200 mmHg

C 180 mmHg

D 160 mmHg

E 140 mmHg

43 **Letizia, 49 anni, viene ricoverata presso il reparto di gastroenterologia dell'ospedale di Lecco per l'esecuzione di una ERCP terapeutica per la rimozione di numerosi grossi calcoli del dotto biliare comune. Ha una storia di cardiopatia ischemica e sta attualmente assumendo aspirina e clopidogrel come profilassi secondaria. Inoltre, assume simvastatina, lansoprazolo e bisoprololo, non riferisce allergie a farmaci. Secondo le linee guida BSG del 2008 sulla gestione degli anticoagulanti in endoscopia qual è la linea d'azione più appropriata?**

A Continuare clopidogrel e aspirina

B Sospendere sia il clopidogrel che l'aspirina il giorno della procedura

C Sospendere l'aspirina sette giorni prima della procedura e continuare con clopidogrel

D Sospendere sia l'aspirina che il clopidogrel sette giorni prima della procedura

E Interrompere clopidogrel sette giorni prima della procedura, continuare l'aspirina

44 **Luigi, 71 anni, si presenta presso il PS del Policlinico di Torino con debolezza bilaterale alle gambe e diminuzione della capacità vitale. Due settimane prima ha avuto un breve episodio di gastroenterite. Viene fatta diagnosi di sindrome di Guillain-Barrè (GBS). Quale dei seguenti interventi va somministrato all'inizio della malattia?**

A Proteina C attivata

B Antibiotici ad ampio spettro

C Terapia corticosteroidea

D Emodialisi

E Immunoglobuline

45 **Fiorenza, 72 anni, si reca dal suo medico curante per l'insorgenza di disfagia. Quale dei seguenti auto-anticorpi è altamente specifico per questa condizione?**

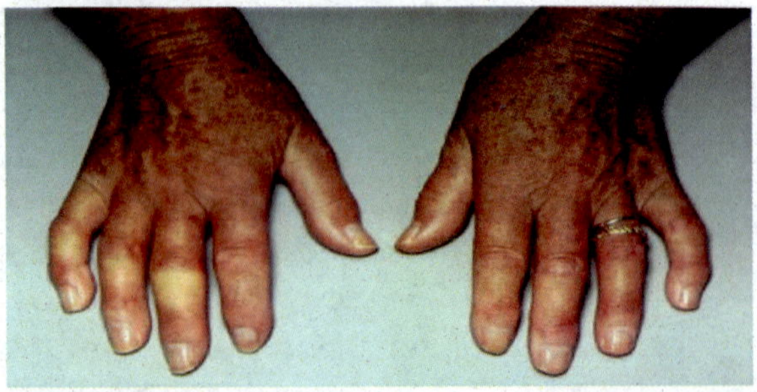

A Anticorpo anti-cardiolipina
B Anticorpo anti-centromero
C Anticorpo anti-mitocondriale
D Fattore antinucleare
E Fattore reumatoide

46 Ilaria, una studentessa di medicina dell'ultimo anno di 23 anni, si reca dal suo medico curante per insorgenza da circa due mesi di cefalea sinistra, ad insorgenza graduale che si verifica almeno una volta alla settimana. Il mal di testa accompagnato da nausea e fotofobia, le impedisce di studiare. Quale delle seguenti affermazioni è corretta sul mal di testa della ragazza?

A Una storia familiare di simili mal di testa è comune
B È associato a VES elevata
C Risponde bene ai beta agonisti
D L'inalazione di ossigeno è un metodo di trattamento appropriato
E Lo strappo unilaterale e l'iniezione congiuntivale sono comuni sintomi di accompagnamento

47 Gabriele, studente di 27 anni con la sindrome di Down, lamenta intenso fastidio perianale e prurito. Vive in una struttura di assistenza a lungo termine e ha recentemente completato un ciclo di antibiotici della durata di sette giorni per un'infezione toracica. All'esame obiettivo viene rivelata un'escoriazione perianale e il tampone perianale viene inviato per l'analisi microscopica. Qual è la causa dei sintomi?

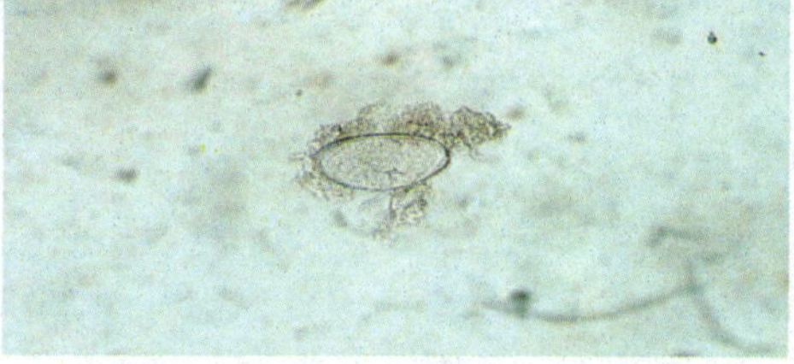

A Clostridium difficile associata a diarrea
B Echinococcus granulosus
C Enterobius vermicularis
D Hymenolepis nana
E Tricuriasi

48 Giorgio, affetto da sordità neurosensoriale, si reca presso l'ambulatorio di Nefrologia dell'ospedale Sant'Andrea a causa di ematuria microscopica e insufficienza renale. Ha una storia familiare di malattie renali e viene posta diagnosi di sindrome di Alport. La sua compagna ha appena dato alla luce un maschio. Assumendo la modalità di ereditarietà più comune di questa condizione, qual è la probabilità che suo figlio abbia la malattia?

A 0%
B 25%
C 33%
D 50%
E 100%

49 Giorgia, studentessa di 25 anni con una storia di linfoma di Hodgkin sclerosante nodulare in remissione da nove mesi dopo sei cicli di chemioterapia ABVD, si presenta dal suo medico curante per comparsa di tosse secca da circa un mese. La RX del torace mostra un allargamento mediastinico e la PET una malattia toracica attiva. La biopsia della massa mediastinica rivela Hodgkin sclerosante nodulare. Qual è l'opzione di gestione più appropriata per la paziente?

A Radioterapia di campo (IFRT)
B Trapianto di cellule staminali autologhe
C Ripetere chemioterapia ABVD
D Chemioterapia di salvataggio con ESHAP
E Chemioterapia di salvataggio seguita da

trapianto di cellule staminali autologhe

50 **Gianmarco, idraulico di 45 anni, è stato ricoverato presso il Reparto di Gastroenterologia del policlinico di Napoli per peggioramento dell'ascite da epatopatia alcolica scompensata, per la quale è stato trattato con spironolattone 100 mg per os, furosemide 40 mg per os e albumina per via endovenosa. Nei successivi 10 giorni durante il ricovero ha sviluppato oliguria e la sua creatinina sierica è passata da 130 µmol/L a 380 µmol/L (v.n. 60-110). I diuretici sono stati sospesi, ma i livelli di creatinina sierica non sono migliorati. I dipstick delle urine non hanno evidenziato proteinuria o ematuria. L'ecografia dei reni era normale. L'esame del liquido ascitico non ha rivelato alcuna evidenza di infezione microbica. La sua P.A. è stata mantenuta a 120/70 mmHg. Quale farmaco, somministrato per via endovenosa, ha maggiori probabilità di migliorare la sua funzione renale?**

A Dobutamina

B Dopamina

C Octreotide

D Prostaciclina

E Terlipressina

51 **Scenario clinico GL3Q. Una donna di 50 anni si presenta chiedendo informazioni relative al papilloma virus umano (HPV) e alla vaccinazione che le hanno proposto per la figlia di 12 anni. In relazione alla vaccinazione, la paziente viene informata che esistono due tipi di vaccini: il bivalente e il quadrivalente, quale delle seguenti affermazioni è corretta?**

A La vaccinazione è assolutamente sicura anche in gravidanza

B Uno viene somministrato con iniezione endovenosa e l'altro con iniezione sottocutanea

C Il bivalente richiede 2 somministrazioni e il quadrivalente 4 somministrazioni

D Entrambi i vaccini sono altamente immunogenici ed efficaci

E Le risposte A e B sono corrette

52 **Scenario clinico GL3Q. Una donna di 50 anni si presenta chiedendo informazioni relative al papilloma virus umano (HPV) e alla vaccinazione che le hanno proposto per la figlia di 12 anni. Quale delle seguenti affermazioni relative a Pap test e HPV è FALSA?**

A Il PAP test ha una specificità per le lesioni indotte dal virus del 95%

B Un PAP test annuale tra i 20 e i 29 anni ha probabilità di non diagnosticare una lesione in circa il 5%

C Il PAP test consente di diagnosticare il 90% delle neoplasie cervicali se ripetuto ogni 3 anni

D Un singolo PAP test ha una sensibilità dell'85% per HPV

E Le risposte A e B sono corrette

53 **Riguardo alla testa femorale, per offset mediale si intende:**

A L'orientamento del collo femorale in relazione al piano coronale

B La distanza tra il piccolo trocantere e il centro della testa femorale

C La distanza tra il centro della testa femorale e una linea passante per l'asse diafisario femorale

D La distanza tra il piccolo trocantere e il margine laterale della diafisi femorale

E Le risposte A e B sono corrette

54 **La necrosi avascolare del semilunare è conosciuta come:**

A DISI (Dorsal Intercalated Segment

Instability)

[B] Morbo di Preiser

[C] SLAC (Scapho Lunate Advanced Collapse)

[D] Morbo Kienböck

[E] Le risposte A e B sono corrette

55 La retrazione ischemica di Volkmann è:

[A] Una sindrome da schiacciamento

[B] Un esito di fasciotomia

[C] Una sindrome emorragica traumatica

[D] Una sequela di una sindrome compartimentale

[E] Le risposte A, B e D sono corrette

56 La sindrome di Reiter è un'artrite reattiva caratterizzata dalla triade sintomatologica:

[A] Sinovite, psoriasi, tiroidite

[B] Congiuntivite, psoriasi e sinovite

[C] Psoriasi, uretrite e sinovite

[D] Congiuntivite, uretrite e sinovite

[E] Le risposte A e B sono corrette

57 Scenario clinico TG1G. Una paziente di 66 anni, in sovrappeso ma altrimenti sana, si presenta in ambulatorio lamentando difficoltà alla deambulazione per un problema al ginocchio sinistro. La paziente riferisce la progressiva insorgenza di una massa palpabile del cavo popliteo. La più probabile diagnosi per la massa del cavo popliteo è:

[A] Lesione meniscale "a manico di secchio"

[B] Borsite cistica del gastrocnemio e semimembranoso

[C] Sarcoma di Ewing

[D] Osteosarcoma

[E] Le risposte A, B e C sono corrette

58 Scenario clinico TG2A. Paziente maschio di 53 anni con marcata sciatalgia sul territorio di L3 a sinistra. Ha eseguito esame RX che evidenzia riduzione in altezza dello spazio inter-somatico L2-L3 e L5-S1. Quale ulteriore esame diagnostico è indicato?

[A] Mielografia

[B] RM lombo-sacrale

[C] Scintigrafia ossea

[D] TC lombo-sacrale con Mdc

[E] Le risposte A e B sono corrette

59 Scenario clinico TG2A. Paziente maschio di 53 anni con marcata sciatalgia sul territorio di L3 a sinistra. Ha eseguito esame RX che evidenzia riduzione in altezza dello spazio intersomatico L2-L3 e L5-S1. Nel caso che l'approfondimento diagnostico eseguito dal paziente evidenzi la presenza di un ernia L2-L3 preforaminale sinistra; quale muscolo sarà interessato da deficit stenico?

[A] Estensore proprio dell'alluce sinistro

[B] Tibiale anteriore sinistro

[C] Quadricipite femorale sinistro

[D] Tibiale anteriore destro

[E] Nessuna delle risposte precedenti

60 Del muco cervicale è corretto dire che:

[A] Il progesterone aumenta il contenuto di acqua e quindi la trasparenza e la filanza

[B] Gli estrogeni riducono la produzione di muco

[C] Non subisce modificazioni in relazione alle variazioni degli steroidi ovarici

[D] Il muco nella fase ovulatoria è particolarmente permeabile agli spermatozoi e ne favorisce la selezione

[E] Le risposte A e B sono corrette

61 **In relazione alle lesioni pretumorali indotte dal virus HPV, è corretto affermare che:**

A Le anomalie cellulari di alto grado regrediscono spontaneamente più frequentemente ma hanno un maggior tasso di progressione a cancro di quelle di basso grado

B La progressione a cancro invasivo delle lesioni pretumorali è abbastanza rapida (meno di quattro anni)

C Le lesioni pretumorali si manifesteranno nel 5-10% delle donne positive per tipi virali ad alto rischio

D Le anomalie cellulari di basso grado regrediscono spontaneamente più frequentemente ma hanno uguale tasso di progressione a cancro di quelle di alto grado

E Le risposte A, B e D sono corrette

62 **Quale di questi farmaci NON è indicato nel trattamento dell'emorragia del post partum causata da atonia uterina?**

A Atosiban

B Ergometrina

C Sulprostone

D Ossitocina

E Le risposte A e B sono corrette

63 **Scenario clinico UU1T. Una donna di 41 anni si presenta lamentando secchezza e bruciore vaginale e saltuarie piccole perdite di sangue post coitali. La paziente riferisce di essersi esaminata ma di non aver notato nulla di strano. I sintomi descritti suggeriscono di mettere in diagnosi differenziale tutti i seguenti, TRANNE:**

A Dermatite vulvare

B Lichen Sclerosus

C Trichomoniasi

D La dilatazione cistica della ghiandola del Bartolini

E Le risposte A e D sono corrette

64 **Scenario clinico TT2V. Paziente giovane con sospetta endometriosi. A quale esame viene sottoposta la paziente per consentire una diagnosi di certezza?**

A TC Total Body

B Laparoscopia con biopsia

C Ecografia addomino-pelvica

D RX addome

E Le risposte A ed E sono corrette

65 **Scenario clinico RF3I. Si presenta all'attenzione del medico una paziente di 53 anni che ritiene di non essere ancora in menopausa perché ha ancora, per quanto scarse e non periodiche, perdite ematiche vaginali. Si procede con la visita senza alcun reperto obiettivo e si effettua un'ecografia transvaginale che evidenzia un endometrio spesso circa 12 mm. Quale procedura diagnostica dovrebbe eseguire la paziente?**

A Isterosonografia

B RM

C Pap test

D Biopsia endometriale

E Le risposte A, B e C sono corrette

66 **Scenario clinico RF3I. Si presenta all'attenzione del medico una paziente di 53 anni che ritiene di non essere ancora in menopausa perché ha ancora, per quanto scarse e non periodiche, perdite ematiche vaginali. Si procede con la visita senza alcun reperto obiettivo e si effettua un'ecografia transvaginale che evidenzia un endometrio spesso circa 12 mm. La paziente risulta affetta da adenocarcinoma endometriale. Quale tra**

le seguenti affermazioni sul carcinoma endometriale è corretta?

A È più frequente nei paesi in via di sviluppo

B Colpisce maggiormente le donne di età inferiore a 50 anni

C Diabete, obesità e ipertensione non sono ritenuti fattori di rischio

D La pregressa terapia con soli estrogeni è un fattore di rischio

E Nessuna delle risposte precedenti

67 Scenario clinico DD4U. Viene visitata una paziente di 35 anni che presenta un dolore pelvico cronico già altrimenti indagato, per il quale è stato posto il sospetto di endometriosi pelvica. Nel valutare l'anamnesi della paziente, quale dei seguenti NON avvalla il sospetto diagnostico?

A Menarca precoce

B Ipermenorrea

C Storia familiare di endometriosi

D Pluriparità

E Le risposte B, D ed E sono corrette

68 Scenario clinico DD4U. Viene visitata una paziente di 35 anni che presenta un dolore pelvico cronico già altrimenti indagato, per il quale è stato posto il sospetto di endometriosi pelvica. Quale delle seguenti affermazioni relative alla diagnosi è ERRATA?

A La risonanza magnetica non è mai indicata nell'iter diagnostico di questa malattia

B Un'ecografia positiva non consente una diagnosi certa

C Un'ecografia negativa non esclude la diagnosi

D La visita e l'esame obiettivo non consentono una diagnosi certa

E Le risposte A, B e C sono corrette

69 Il meningioma intracranico:

A Nell'adulto ha più frequentemente sede intraventricolare

B Ha un rischio di recidiva dopo intervento chirurgico < 1%

C È associato a Malattia di Von Hippel Lindau

D Presenta sovente un ispessimento della dura adiacente (dural tail)

E Le risposte A e D sono corrette

70 Scenario clinico SX2A. Una donna di 40 anni presenta calo della libido, galattorrea, amenorrea secondaria, saltuaria cefalea e lieve calo del visus nei settori temporali. La RM sella con mdc mostra una lesione espansiva intra e sovra-sellare con vivace e omogeneo enhancement. La diagnosi più probabile è:

A Cranio-faringioma

B Tumore a cellule germinali

C Macro-adenoma ipofisario

D Metastasi intracranica

E Le risposte C e D sono corrette

71 Scenario clinico SX2A. Una donna di 40 anni presenta calo della libido, galattorrea, amenorrea secondaria, saltuaria cefalea e lieve calo del visus nei settori temporali. La RM sella con mdc mostra una lesione espansiva intra e sovra-sellare con vivace e omogeneo enhancement. Il deficit visivo è dovuto verosimilmente a:

A Emianopsia bitemporale da compressione del chiasma

B Non è correlato alla patologia di base

C Calo del visus da sofferenza della papilla ottica da ipertensione intracranica

D Emianopsia laterale omonima da compressione del tratto ottico

E Le risposte C e D sono corrette

72 Scenario clinico SX3D. Una paziente di 50 anni presenta dolore, parestesie e ipoestesia, tipicamente notturni, a palmo della mano e prime tre dita. Da qualche tempo presenta difficoltà nei movimenti fini della mano e ipotrofia dell'eminenza tenar. La diagnosi più probabile è:

A Sindrome del tunnel carpale

B Sindrome del tunnel cubitale

C Ernia del disco C3-C4

D Sindrome del Supinatore

E I dati forniti non consentono di dare una risposta

73 Scenario clinico SX3D. Una paziente di 50 anni presenta dolore, parestesie e ipoestesia, tipicamente notturni, a palmo della mano e prime tre dita. Da qualche tempo presenta difficoltà nei movimenti fini della mano e ipotrofia dell'eminenza tenar. Quale iter diagnostico è corretto proporre alla paziente?

A Potenziali evocati sensitivi e motori

B Tomografia computerizzata del polso

C RM cervicale

D Elettromiografia, velocità di conduzione motoria e sensitiva, ecografia del nervo mediano al polso

E Le risposte A, B e C sono corrette

74 Scenario clinico QA4M. Una paziente di 45 anni accede in PS per la comparsa improvvisa di cefalea nucale intensa trafittiva. All'obiettività si presenta apiretica ma con progressivo deterioramento dello stato di coscienza. La diagnosi più probabile è:

A Neoplasia cerebrale

B Meningite

C Emorragia subaracnoidea (ESA)

D Ipoglicemia

E Le risposte C e D sono corrette

75 Scenario clinico QA4M. Una paziente di 45 anni accede in Pronto Soccorso per la comparsa improvvisa di cefalea nucale intensa trafittiva. All'obiettività si presenta apiretica ma con progressivo deterioramento dello stato di coscienza. L'esame strumentale di prima scelta è:

A Ecocolordoppler dei tronchi sovraortici

B Radiografia del cranio

C TAC encefalo senza mdc

D Risonanza magnetica dell'encefalo con gadolinio

E Le risposte A e C sono corrette

76 Scenario clinico OL1O. Una donna di 23 anni si presenta in Pronto Soccorso per un calo improvviso della visione centrale in un occhio, associato a dolore ai movimenti oculari. La ragazza riferisce inoltre di vedere con quell'occhio i colori molto più sbiaditi. Quale patologia potrebbe essere in grado di spiegare i sintomi di questa paziente?

A Neurite ottica retro-bulbare

B Aura emicranica

C Iridociclite

D Distacco di retina

E Le risposte C e D sono corrette

77 Scenario clinico OL1O. Una donna di 23 anni si presenta in PS per un calo improvviso della visione centrale in un occhio, associato a dolore ai movimenti oculari. La ragazza riferisce inoltre di vedere con quell'occhio i colori molto più sbiaditi. Quale tra questi esami

strumentali è il più utile a dirimere la diagnosi?

- [A] Fluorangiografia
- [B] Topografia corneale
- [C] Schermo di Hess-Lancaster
- [D] Perimetria computerizzata
- [E]) I dati forniti non consentono di dare una risposta

78 **Scenario clinico RF2N. Viene ricoverato in reparto un uomo di 23 anni, noto per un'infezione da HIV. Dalla valutazione degli esami del sangue si evidenzia una conta di linfociti CD4 di 86. Durante la visita, il paziente riferisce di vedere annebbiato da un occhio da due giorni. Non si nota arrossamento e il paziente non riferisce dolore oculare. Da quale patologia oculare è probabilmente affetto questo paziente?**

- [A] Cheratite erpetica
- [B] Retinite da citomegalovirus
- [C] Congiuntivite primaverile
- [D] Sindrome oculo-ghiandolare di Parinaud
- [E] I dati forniti non consentono di dare una risposta

79 **Scenario clinico TG3T. Si sta visitando una paziente di 58 anni, nota per artrite reumatoide, per un arrossamento oculare da circa 4 giorni. L'occhio è molto dolente, ma non ha secrezioni. La signora riferisce di aver utilizzato di sua iniziativa un collirio antibiotico a base di tobramicina, senza alcun beneficio. Quale diagnosi si deve considerare con maggiore probabilità in questo caso?**

- [A] Sclerite
- [B] Vasculite retinica
- [C] Blefarite
- [D] Congiuntivite batterica
- [E] I dati forniti non consentono di dare una risposta

80 **Scenario clinico NO5V. Una paziente contatta telefonicamente il medico per riferirgli di aver notato, da alcuni mesi, che suo figlio di 8 anni ha la pupilla destra più grigia rispetto a quella sinistra. Non potendo fare alcuna diagnosi, che interpretazione si può dare al racconto della madre?**

- [A] Potrebbe trattarsi di una malattia retinica acquisita potenzialmente grave La si invita a consultare un oculista pediatra con sollecitudine
- [B] Si rassicura la mamma, poiché la differenza di colore delle due pupille nei bambini è evento estremamente comune e benigno non meritevole di attenzione medica
- [C] La si invita a recarsi in un Pronto Soccorso, dato che si tratta di un'emergenza chirurgica
- [D] Può trattarsi di uno strabismo. Si consiglia alla madre di fare una visita ortottica senza urgenza
- [E] I dati forniti non consentono di dare una risposta

81 **Scenario clinico CU6N. Una donna di 62 anni, affetta da glaucoma ad angolo stretto, lamenta emicrania. Quale farmaco per il trattamento dell'emicrania è controindicato in questa paziente?**

- [A] Atenololo
- [B] Paracetamolo
- [C] Amitriptilina
- [D] Indometacina
- [E] Le risposte A, B e C sono corrette

82 **Scenario clinico TO7R. Un paziente affetto da fibrillazione atriale cronica in terapia anticoagulante riferisce di aver**

avuto nell'ultima settimana degli episodi di amaurosi fugace da un occhio. Qual è l'atteggiamento più prudente?

A Rassicurare il paziente, in quanto gli episodi di amaurosi fugace sono dovuti a disturbi della vascolarizzazione cervico-basilare

B Aumentare immediatamente il dosaggio della terapia anticoagulante

C Effettuare uno studio ecografico accurato del cuore e dei tronchi sovra-aortici

D Effettuare una tomografia ottica a luce coerente

E Le risposte A e C sono corrette

83 **Scenario clinico AA8B. Un giovane paziente con diabete di tipo 1 chiede informazioni su come sarà la sua prognosi. È interessato in particolar modo alla sua vista e a come salvaguardarla. Quale tra questi fattori è considerato più importante nello sviluppo della retinopatia diabetica?**

A Sesso

B Presenza di retinopatia nell'occhio controlaterale

C Durata della malattia diabetica

D Familiarità

E Le risposte A e D sono corrette

84 **Scenario clinico VV4V. Una paziente in occasione di una visita di controllo vi esprime perplessità relative al fatto che la figlia di 12 anni ha uno sviluppo fisico adeguato alla sua età (97° percentile, comparsa di peli e iniziale ingrossamento delle mammelle) ma non ha ancora avuto il menarca, a differenza di molte sue compagne di classe. La bambina è nata con parto eutocico dopo una gravidanza normo-decorsa, è sana e ha una vita attiva adeguata alla sua età. Quale delle seguenti informazioni vi porta a considerare la diagnosi di imene imperforato?**

A Recente diagnosi di celiachia

B Consistente riduzione della massa grassa per veloce crescita in altezza

C Frequenti accessi in pronto soccorso per dolore addominale rimasti senza diagnosi

D Perdita di abbondanti secrezioni mucose dalla vagina

E Le risposte B e D sono corrette

85 **Scenario clinico EE5E. Un pediatra anticipa al medico ginecologo con una lettera l'invio di una paziente di 13 anni che non ha ancora avuto il menarca. La paziente è nata con parto eutocico dopo una gravidanza normo-decorsa, è sana, ha uno sviluppo fisico adeguato alla sua età, è alta (97° percentile), ha un iniziale sviluppo dei caratteri sessuali secondari (comparsa di peli e iniziale ingrossamento delle mammelle) e svolge una vita attiva adeguata alla sua età. Un corretto iter diagnostico prevede l'esecuzione di tutti i seguenti esami TRANNE:**

A Dosaggio della prolattina sierica

B Dosaggio delle amilasi

C Dosaggio di FSH (ormone follicolo stimolante) e LH (ormone luteinizzante)

D Dosaggio TSH (ormone tireostimolante)

E Le risposte A e C sono corrette

86 **Scenario clinico AS6R. Una donna di 42 anni, con due figli di 7 e 9 anni, presenta da qualche tempo una amenorrea secondaria, che ha inizialmente interpretato come insorgenza precoce di menopausa. Riferisce anche calo della libido da parecchio tempo, che ha attribuito a problematiche personali. Tuttavia, recentemente ha notato la comparsa di cefalea mattutina, galattorrea e deficit visivo nei settori**

temporali. Si è pertanto sottoposta a RM encefalo e sella che ha dimostrato la presenza di una lesione espansiva intra e sovra-sellare incrementata dal contrasto. Il profilo ormonale dimostrerà più probabilmente:

- A GH > 10 ng/ml
- B FT4 >3 ng/ml
- C Prolattina > 200 ng/ml
- D ACTH > 70 pg/ml
- E Le risposte A e D sono corrette

87 **Scenario clinico II9H. Il medico sta seguendo una donna di 49 anni affetta da sindrome di Sjögren, in terapia con idrossi-clorochina. La paziente segue regolari controlli oculistici per valutare la funzionalità lacrimale. Per quale altro motivo è importante che la paziente segua controlli oculistici approfonditi?**

- A Cheratopatia a bandelletta
- B Vasculite retinica
- C Maculopatia da idrossi-clorochina
- D Retinopatia pigmentosa
- E Le risposte B, C e D sono corrette

88 **Scenario clinico CC0Y. Un uomo di 32 anni si presenta particolarmente preoccupato e in ansia per alcuni sintomi insorti da una settimana, dopo un ciclo di terapia con cortisonici per os per il trattamento di una allergia cutanea. Riferisce di vedere da un occhio più deformato e sbiadito. Davanti a quale patologia, con maggiore probabilità, ci si trova?**

- A Distacco di retina iniziale
- B Corioretinopatia sierosa centrale
- C Occlusione venosa parcellare
- D Maculopatia di Valsalva
- E Nessuna delle risposte precedenti

89 **Scenario clinico UT1K. Una donna di 56 anni si presenta in ambulatorio per un parere. La donna riferisce di avere da oltre otto mesi un calazio vicino al margine palpebrale inferiore dell'occhio destro, che non riesce a curare con alcun tipo di trattamento topico e comportamentale. Racconta, inoltre, che negli ultimi due mesi si è ingrandito e le ha fatto cadere alcune ciglia. Quale tra i seguenti provvedimenti diagnostico-terapeutici, è il più corretto nella gestione di questa problematica?**

- A Biopsia escissionale
- B Elettrocoagulazione delle ciglia
- C Prosecuzione della terapia topica farmacologica e comportamentale (impacchi caldo-umidi, igiene del bordo palpebrale)
- D Sospensione della terapia, per valutarne il reale decorso clinico
- E Nessuna delle risposte precedenti

90 **A livello del polso, il nervo ulnare può essere compresso tipicamente a livello di:**

- A Polo prossimale dello scafoide
- B Intersezione del I e III compartimento dorsale degli estensori
- C Tunnel carpale
- D Canale di Guyon
- E Le risposte C e D sono corrette

91 **La malattia di Osgood-Schlatter colpisce:**

- A Il polo superiore della rotula all'inserzione distale del tendine quadricipitale
- B Il tubercolo tibiale anteriore all'entesi distale del tendine rotuleo
- C Il polo mediale dello scafoide tarsale all'entesi distale del tendine tibiale posteriore
- D L'olecrano all'entesi distale del tendine

del tricipite

E Le risposte B e D sono corrette

92 Nella protesica di anca, un insufficiente offset mediale comporta:

A Nessuna delle conseguenze indicate nelle altre alternative, in quanto è ininfluente ai fini del corretto posizionamento della protesi

B Maggiore rischio di lussazione anteriore

C Un accorciamento del braccio di leva dei muscoli abduttori

D Maggiore rischio di lussazione posteriore

E Nessuna delle risposte precedenti

93 Scenario clinico TG1H. Una paziente di 79 anni si presenta in Pronto Soccorso riferendo di essere caduta sul marciapiede, tentando di ripararsi con il braccio esteso ed il polso iper-esteso. L'esame obiettivo rivela alcune escoriazioni di scarsa rilevanza clinica e una tumefazione molto dolente al polso destro con una deformità che viene definita "a baionetta" o a "forchetta da pranzo". La diagnosi più probabile è:

A Frattura dell'epifisi distale del radio con dislocazione dorsale del frammento

B Frattura dell'epifisi distale di ulna

C Dissociazione scafo-lunata

D Lussazione trans-scafo-perilunata

E Le risposte C e D sono corrette

94 Scenario clinico TG1H. Una paziente di 79 anni si presenta in Pronto Soccorso riferendo di essere caduta sul marciapiede, tentando di ripararsi con il braccio esteso ed il polso iper-esteso. L'esame obiettivo rivela alcune escoriazioni di scarsa rilevanza clinica e una tumefazione molto dolente al polso destro con una deformità che viene definita "a baionetta" o a "forchetta da pranzo". L'esame diagnostico da richiedere in prima istanza sarà:

A Radiografia in due proiezioni

B Tomografia computerizzata

C Risonanza magnetica

D Ecografia

E Le risposte A e D sono corrette

95 Scenario clinico TG2X. Un paziente di 12 anni altrimenti sano, non sportivo, si presenta in ambulatorio riferendo dolore prevalentemente notturno a carico della tibia di destra. Il paziente è in grado di indicare precisamente con un dito l'origine del dolore. La cute presenta sudorazione ed un aumento locale della temperatura. Per orientare maggiormente la diagnosi, l'ortopedico chiede al paziente se il dolore passa dopo:

A Una lunga camminata

B L'assunzione di acido acetilsalicilico

C L'assunzione di antibiotici

D Attività sportiva

E Le risposte A, C e D sono corrette

96 Scenario clinico TG2X. Un paziente di 12 anni altrimenti sano, non sportivo, si presenta in ambulatorio riferendo dolore prevalentemente notturno a carico della tibia di destra. Il paziente è in grado di indicare precisamente con un dito l'origine del dolore. La cute presenta sudorazione ed un aumento locale della temperatura. Il primo orientamento diagnostico sarà:

A Osteoma osteoide

B Frattura da stress

C Encondroma

D Neuropatia del nervo tibiale superficiale

E Le risposte A e D sono corrette

97 **Scenario clinico TG2X. Un paziente di 12 anni altrimenti sano, non sportivo, si presenta in ambulatorio riferendo dolore prevalentemente notturno a carico della tibia di destra. Il paziente è in grado di indicare precisamente con un dito l'origine del dolore. La cute presenta sudorazione ed un aumento locale della temperatura. Il referto dell'esame radiografico riporta: "consistente ispessimento fusiforme della corticale ossea del versante laterale del III medio della tibia di destra. Non si evidenziano macroscopici segni di infiltrazione ossea o macroscopiche lesioni dei tessuti molli". L'ortopedico propone allora un approfondimento diagnostico della lesione della corticale ossea. Quale ulteriore indagine richiede?**

A Ecografia

B Tomografia computerizzata

C Tomografia a emissione di positroni

D Risonanza magnetica

E Le risposte B e C sono corrette

98 **Scenario clinico PP3O. Un paziente calciatore di 25 anni si presenta in ambulatorio per dolore all'anca destra. Egli riferisce l'assenza di pregressi traumi o di eventi acuti recenti e riferisce una sintomatologia solo durante alcuni tipi di calci. L'esame obiettivo e le manovre diagnostiche specifiche consentono di porre un sospetto diagnostico di conflitto femoro-acetabolare. Completata la fase diagnostica preliminare, prima di avviare il paziente al trattamento, è opportuno far eseguire:**

A Una radiografia in carico degli arti inferiori per evidenziare eventuali dismetrie

B Una tomografia computerizzata della pelvi per escludere la presenza di un'ernia inguinale indiretta, che può tipicamente associarsi a tale patologia

C Una scintigrafia ossea trifasica per il riconoscimento di eventuali focolai infiammatori

D Una risonanza magnetica con mezzo di contrasto intra-articolare

E Le risposte A, B e D sono corrette

99 **Scenario clinico VB4U. Un operaio di 50 anni lamenta deficit di forza alla mano destra e dolore irradiato dal polso all'avambraccio, soprattutto di notte. Riferisce parestesie formicolanti I, II, III e lato radiale del IV dito. Questa sintomatologia ricorda una neuropatia da compressione dell'arto superiore. Quale nervo è implicato probabilmente?**

A Nervo interosseo posteriore

B Nervo mediano

C Nervo ulnare

D Nervo radiale

E Le risposte C e D sono corrette

100 **Lucia, 70 anni, accusa da circa quattro settimane atassia, vertigini e disartria progressive. Non fuma e beve alcol solo occasionalmente. Non assume farmaci regolarmente. Non c'è storia di episodi simili in altri membri della famiglia. La RM cerebrale è nella norma. La puntura lombare e la successiva analisi del LCR non hanno mostrato cellule e proteine e glucosio sono nella norma. L'EEG è nella norma. Altre indagini mostrano: emocromo normale, urea ed elettroliti sierici normali, test di funzionalità tiroidea normale, calcio sierico normale, VES nella norma, proteina reattiva C normale, anticorpo antinucleare negativo, anticorpi citoplasmatici anti-neutrofili negativi, anticorpo anti-Hu positivo. Qual è la diagnosi più probabile?**

A Encefalomielite acuta disseminata (ADEM)

B CJD

C Encefalite da herpes simplex

D Sindrome cerebellare paraneoplastica

E Ictus con interessamento della circolazione posteriore

101 Cosa si apprezza di anomalo in questa TC?

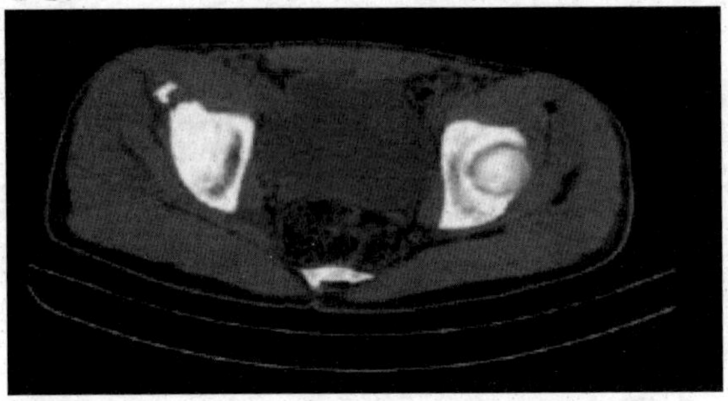

A Tumore rettale

B Frattura della spina iliaca superiore di destra

C Grossolane linfoadenopatie iliaco-otturatorie

D Frattura dell'acetabolo di sinistra

E Lussazione femoro-acetabolare destra

102 Uomo di 50 anni si reca presso il P.S. dell'Ospedale San Marco. Dopo una lunga attesa, viene eseguita una RX in urgenza. Il radiologo di guarda esegue la RX Toracica. Cosa si apprezza di anomalo?

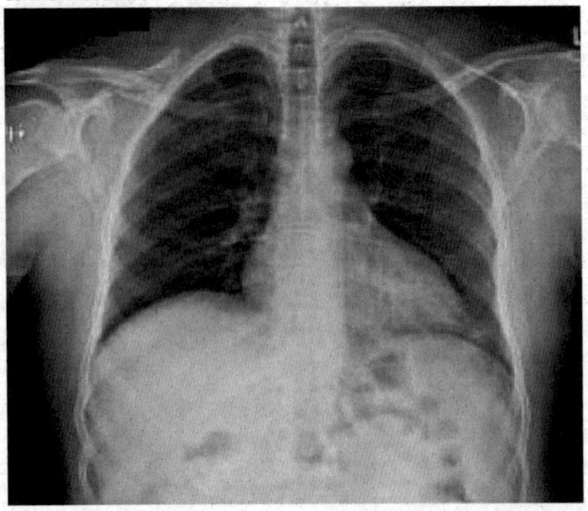

A Frattura della scapola sinistra e degli archi costali di sinistra

B Polmonite basale sinistra

C Frattura di multipli archi costali destri e della scapola destra

D Cardiomegalia

E Frattura della clavicola destra e della scapola destra

103 Un uomo di 40 anni viene portato in P.S. dal 118. Viene eseguita una RX. Cosa si apprezza di anomalo in questa RX?

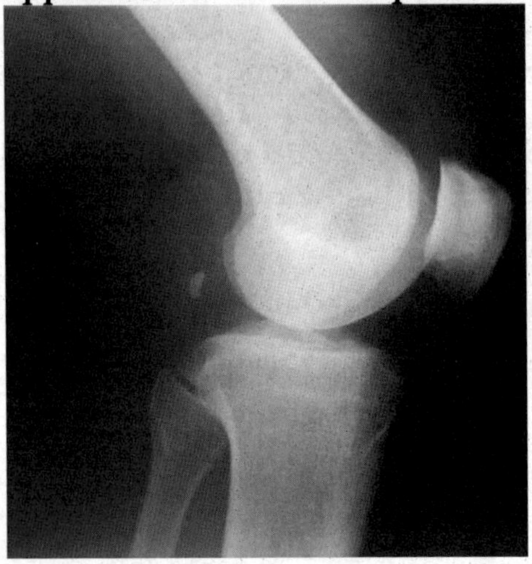

A Frattura della tibia

B Presenza di osso accessorio (fabella)

C Frattura del perone

D Presenza di osso accessorio (os trigonum)

E Nulla di anomalo

104 Cosa si apprezza di anomalo in questa RX?

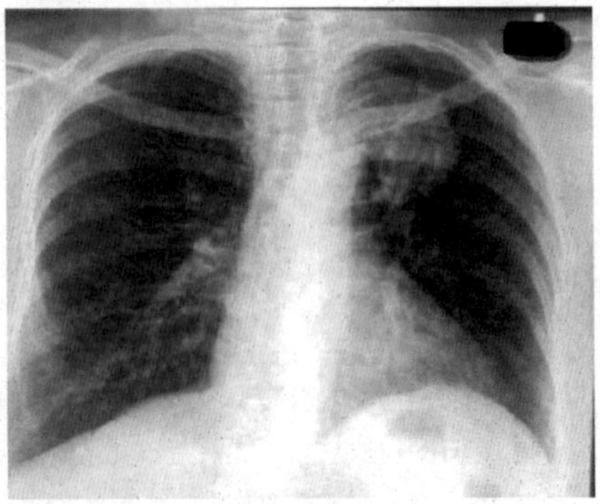

A Frattura della scapola destra

B Massa espansiva nel campo polmonare superiore di sinistra

C Pneumotorace sinistro

D Frattura di multipli archi costali di sinistra

E Aorto-sclerosi marcata

105 **Viene eseguita una RX in un paziente che lamenta dolore agli arti inferiori. Cosa si apprezza di anomalo in questa RX?**

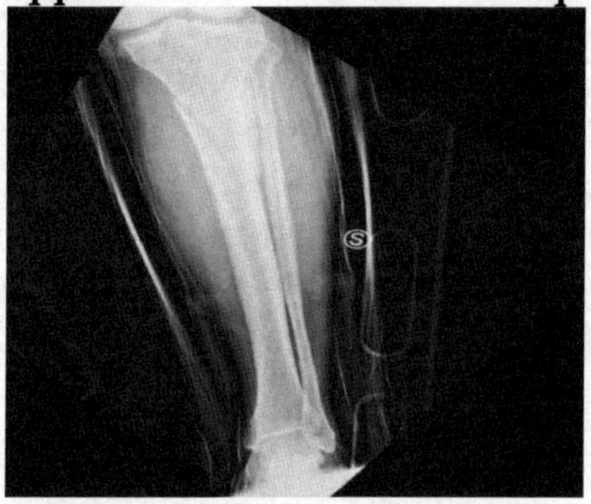

A Frattura del femore

B Frattura della tibia

C Frattura del femore e della tibia

D Frattura della tibia e fibula

E Frattura del malleolo tibiale

106 **Un uomo di 60 anni viene portato dal 118 in P.S. Dopo una lunga attesa viene eseguita una RX del torace. Cosa si apprezza di anomalo?**

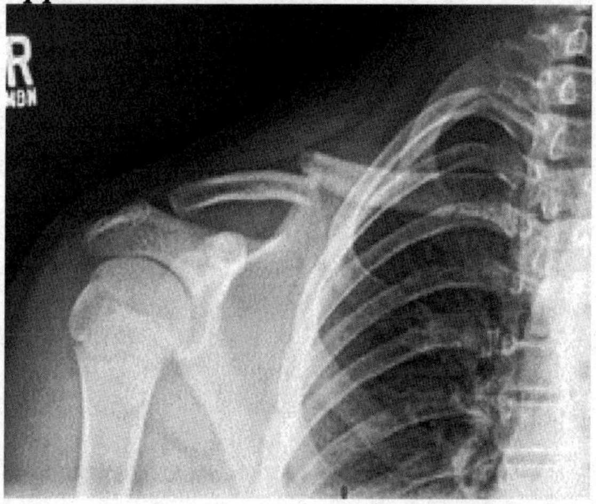

A Frattura della clavicola e della scapola

B Frattura dell'omero e della scapola

C Frattura della clavicola e dell'omero

D Frattura della clavicola e del processo coracoideo

E Frattura della clavicola e dei primi due archi costali

107 **Cosa si apprezza di anomalo in questa RX (cisto-uretrografia)?**

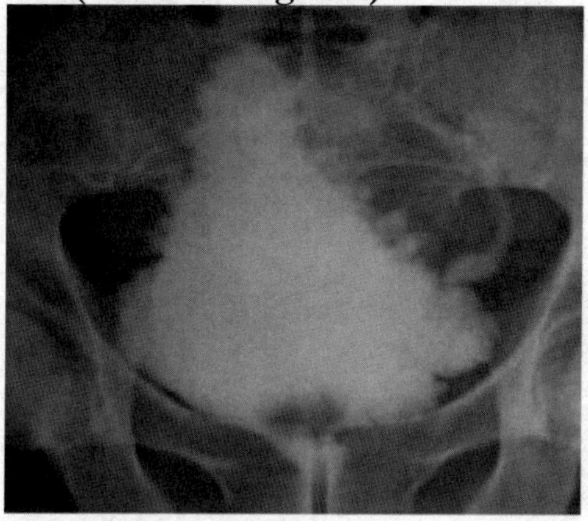

A Tumore vescicale

B Vescica da sforzo

C Rottura della vescica

D Tumore ureterale destro

E Nulla di anormale

108 **Presso il P.S. dell'Ospedale San Matteo, viene eseguita in urgenza una RX. Cosa si apprezza di anomalo?**

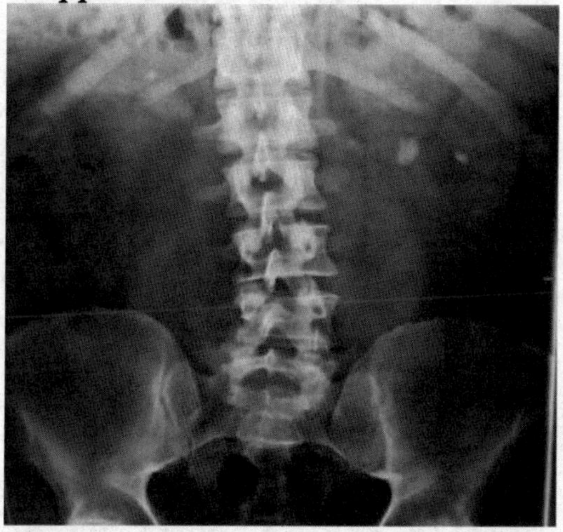

- A Pneumoperitoneo
- B Calcoli renali
- C Livelli idro-aerei patologici
- D Spondilolistesi
- E Ascite

109 **Viene richiesta una RX del Torace dal reparto di Malattie dell'Apparato Respiratorio dell'Ospedale San Camillo in urgenza. Dopo una lunga attesa, cosa si apprezza di anomalo in questa RX?**

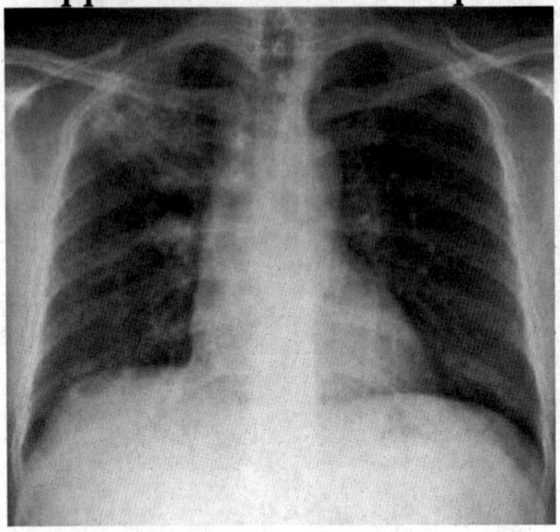

- A Versamento pleurico
- B Ectasia aortica
- C Opacità parenchimale
- D PNX
- E Pneumo-mediastino

110 **Paziente di 47 anni con disfagia viene sottoposto a TC del collo e torace con e senza mdc. Cosa si apprezza in questa immagine TC del torace con mdc?**

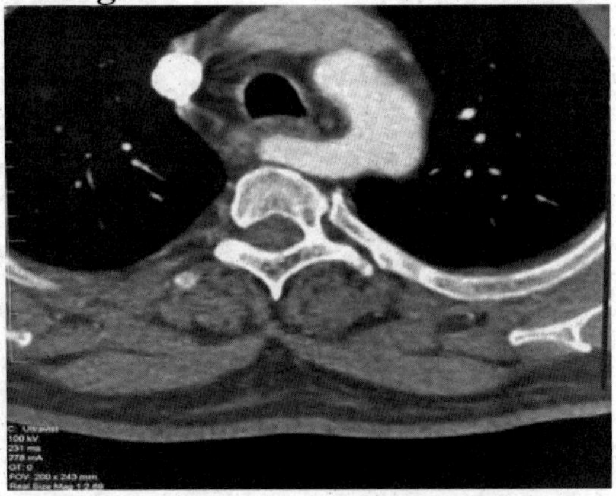

- A Embolia polmonare
- B PNX massivo bilaterale
- C Corpo estraneo a destra
- D Arteria lusoria
- E Perforazione esofagea

111 **Una donna di 28 anni di origine afroamericana giunge presso l'ambulatorio di nefrologia riferendo di soffrire di ipertensione di difficile gestione, nonostante assuma amlodipina e indapamide alla massima dose. Il medico di base le aveva prescritto anche un ACE inibitore che, tuttavia, ha dovuto sospendere in seguito ad aumento della creatininemia. Nient'altro degno di nota nell'anamnesi remota. All'esame obiettivo: P.A. 158/100 mmHg, F.C. 68 bpm e regolare, B.M.I. 25 kg/m^2. L'esame obiettivo dell'addome è negativo. Agli esami clinici:**

Hb	**11,4 g/dl**
GB	**5.9 × 10^9/l**
PLT	**171 × 10^9/l**
Na^+	**144 mmol/l**
K^+	**3.1 mmol/l**
Creatininemia	**95 µmol/l**
Urine	**Proteine+, sangue-**
Renina	**Elevata**
Aldosterone	**Elevato**

Quale tra le seguenti è la diagnosi più probabile?

- A Stenosi da placca aterosclerotica dell'arteria renale
- B Sindrome di Bartter
- C Displasia fibro-muscolare dell'arteria renale
- D Sindrome di Liddle
- E Iperaldosteronismo primario

112 **In questa RM addome, sequenza T2 in sezione coronale, cosa si apprezza?**

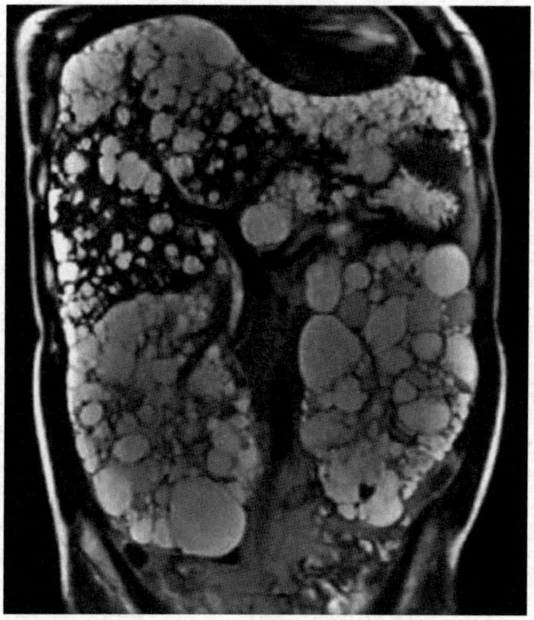

[A] Metastasi epatiche diffuse associate a carcinosi peritoneale

[B] Malattia multi-cistica epatica e renale

[C] Sclerosi tuberosa renale bilaterale

[D] Tumore renale bilaterale e metastasi epatiche

[E] Neurofibromatosi di tipo 1

113 **Paziente di 89 anni, cardiopatico, presenta confusione mentale e disorientamento, viene sottoposto a TC encefalo senza mdc. Cosa si apprezza di anomalo in questa TC encefalo?**

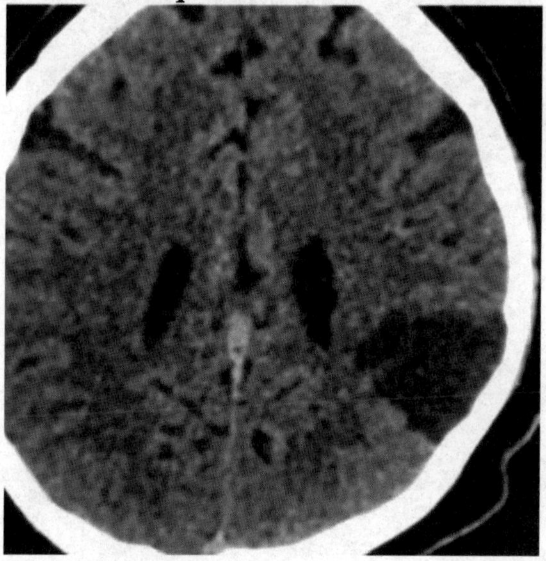

[A] Ischemia

[B] ESA

[C] Ematoma sub-durale

[D] Meningioma

[E] Ematoma epidurale

114 **Viene richiesta in urgenza una RX del torace dal reparto di Malattie dell'Apparato Respiratorio. Allertato il radiologo di guardia dell'Ospedale San Giuliano, viene eseguita l'RX del torace. Cosa si apprezza di anomalo in questa RX?**

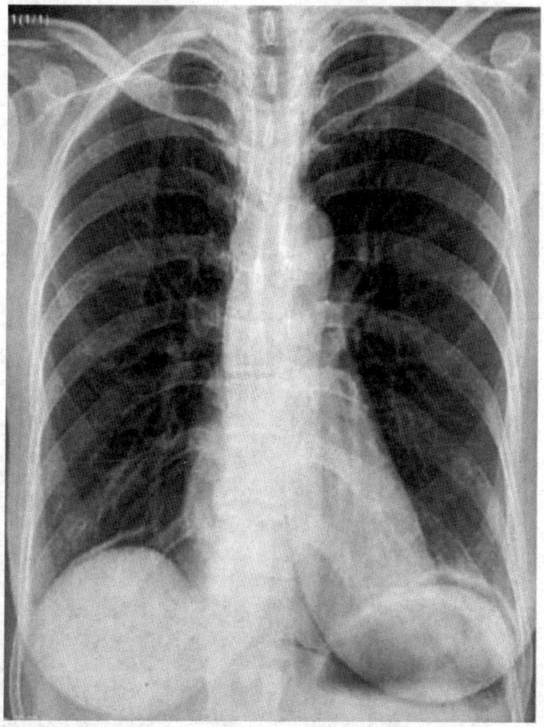

[A] Versamento pleurico

[B] PNX

[C] Addensamento polmonare basale bilaterale

[D] Pneumoperitoneo

[E] Nulla da segnalare

115 **Viene eseguita una RX Torace e Addome presso il P.S. dell'Ospedale San Carlo. Cosa si apprezza di anomalo in questa RX?**

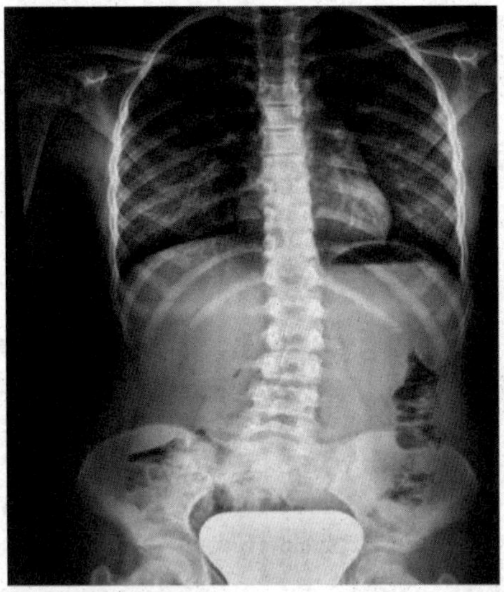

[A] Frattura di L5
[B] Lordosi lombare
[C] Frattura dell'ala iliaca destra
[D] Frattura acetabolare sinistra
[E] Scoliosi

116 **Cosa si apprezza di anomalo in questa TC del torace?**

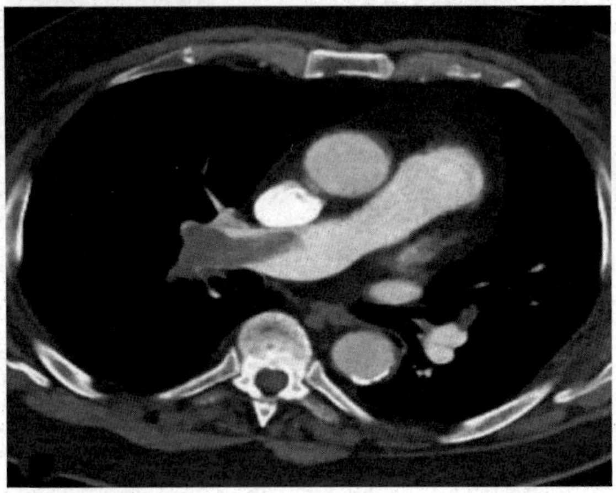

[A] Embolia polmonare
[B] Addensamento parenchimale sinistro
[C] Versamento pericardico
[D] Versamento pleurico
[E] Aneurisma aortico

117 **Viene eseguita una RX del torace in P.S. Cosa si apprezza di anomalo in questa RX?**

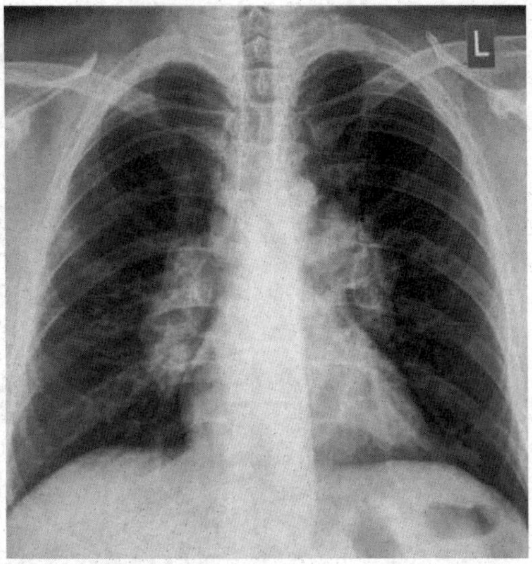

[A] Versamento pleurico
[B] Slargamento ilare
[C] Opacità parenchimali
[D] Pneumo-mediastino
[E] PNX

118 **Uomo di 70 anni, viene sottoposto prima a RX e successivamente a TC del torace. Cosa si apprezza in questa TC del torace?**

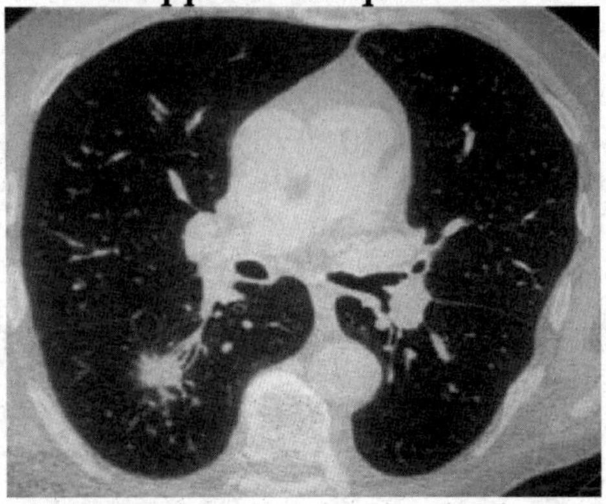

[A] PNX
[B] Lesione nodulare
[C] Versamento pleurico
[D] Focolaio pneumonico
[E] Nulla di anomalo

119 **Un ragazzo di 18 anni viene portato dalla madre in P.S. dopo una brutta caduta. Cosa si apprezza?**

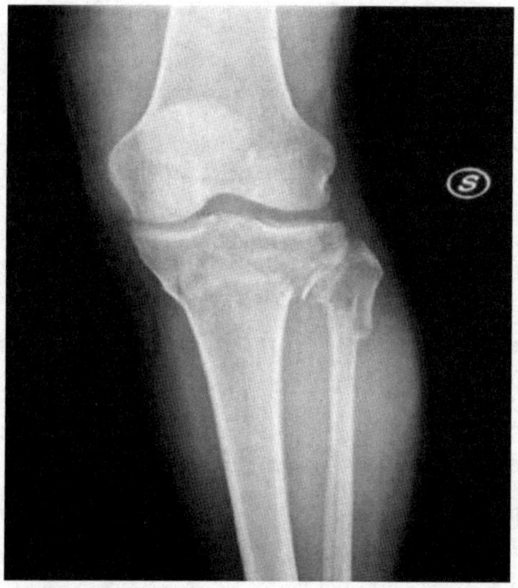

A Frattura del femore distale

B Frattura della tibia

C Frattura del femore e della tibia

D Frattura della tibia e fibula

E Frattura del femore e fibula

120 **Paziente di 62 anni ipercolesterolemica si sottopone ad una ecografia dell'addome di controllo per escludere la presenza di steatosi epatica. Cosa si apprezza di anomalo in questa immagine ecografica presentata?**

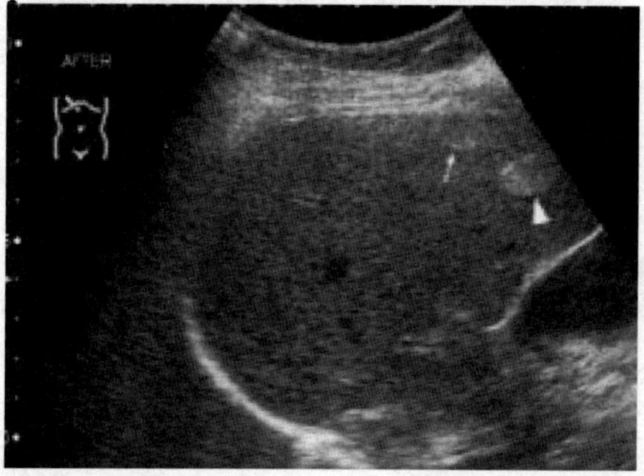

A Cisti epatica

B Lobulo di grasso

C Angioma

D Area di steatosi focale

E Nodulo di HCC

121 **Un uomo viene portato dai partenti in PS. Dove viene eseguita una TC del torace. Cosa si apprezza di anomalo alla TC?**

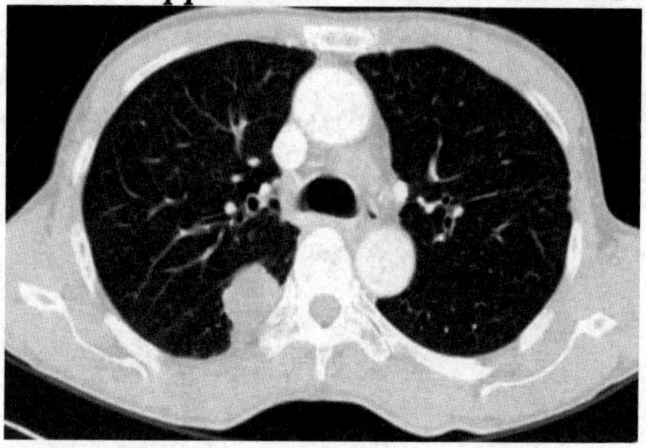

A Enfisema polmonare

B Aneurisma aortico

C Addensamento flogistico

D Pleurite

E Formazione espansiva

122 **Paziente di 56 anni con tosse e dispnea viene sottoposto a RX torace presso l'ospedale Santo Spirito di Foggia. Analizzando la lastra riportata cosa si apprezza di anomalo?**

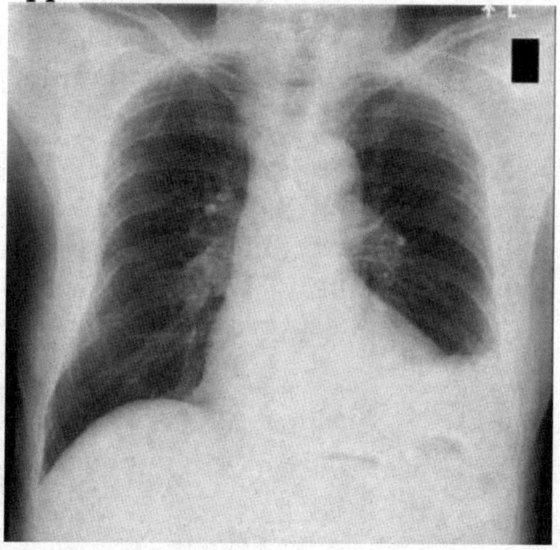

A Versamento pleurico

B Cardiomegalia

C Opacità parenchimali

D Pneumo-mediastino

E PNX

123 **Uomo di 74 anni, giunge al PS. Dopo una lunga attesa esegue RX della mano. Riferisce di soffrire di Diabete Mellito di tipo II, ipertensione arteriosa, cefalea e negli ultimi giorni dopo visita pneumologica di OSAS grave. Cosa si apprezza di anomalo in questa RX?**

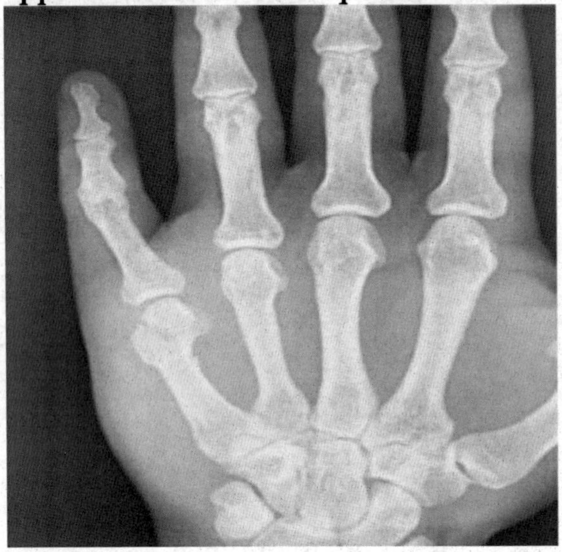

A Frattura del I raggio metacarpale
B Frattura dello scafoide
C Frattura del III raggio metacarpale
D Frattura del semilunato
E Frattura del V raggio metacarpale

124 **Viene eseguita una TC in un anziano accompagnato dalla moglie al P.S. dell'Ospedale Maggiore. Cosa si apprezza in questa TC encefalo?**

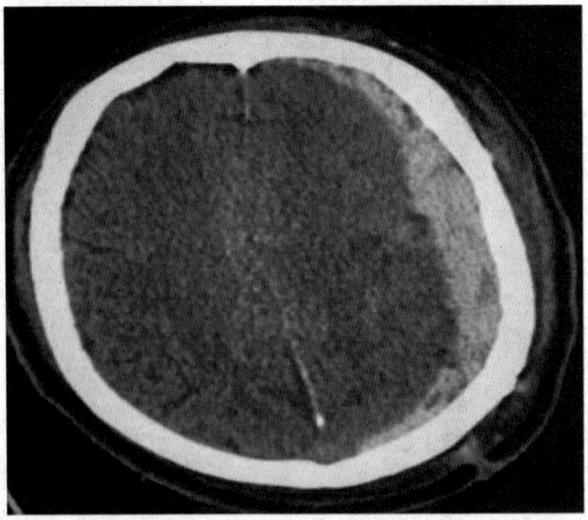

A Ematoma epidurale
B Emorragia intraparenchimale
C ESA
D Ematoma subdurale
E Ischemia cerebrale

125 **L'insufficienza renale acuta pre-renale può essere distinta dalla necrosi tubulare acuta perché il sodio urinario e la frazione escreta del sodio (FENa) sono:**

A Sodio urinario > 100 mEq/l; FENa > 1%
B Sodio urinario < 20 mEq/l; FENa < 1%
C Sodio urinario > 70 mEq/l; FENa < 1%
D Sodio urinario < 30 mEq/l; FENa > 1%
E Né il sodio urinario, né FENa servono per la diagnosi

126 **In quale delle seguenti condizioni l'urografia non è associata ad un maggior rischio di nefrotossicità da mezzo di contrasto?**

A Nefropatia diabetica
B Insufficienza renale preesistente
C Disidratazione
D Mieloma multiplo
E Nefrolitiasi

127 **Quale dei seguenti esami laboratoristici o strumentali considerate appropriato per la diagnosi di infezione delle vie urinarie?**

A L'ecografia
B L'urinocoltura
C La cistoscopia
D L'esame delle urine
E La biopsia renale

128 **Un paziente di 40 anni del peso di 70 Kg ha una creatininemia di 9 mg/dl ed il diametro longitudinale di ambedue i reni**

è di 8 cm. È più probabile che il paziente sia affetto da:

A Nefropatia diabetica

B Insufficienza renale acuta

C Insufficienza renale cronica

D Nessuna risposta corretta

E Calcolosi renale

129 Nei pazienti con insufficienza renale, quale delle seguenti restrizioni dietetiche sembra più indicata per rallentare il declino della funzione renale:

A Normale apporto proteico, ridotto apporto di fosforo

B Ridotto apporto di proteine, ridotto apporto di fosforo

C Ridotto apporto proteico, normale apporto di fosforo

D Nessuna restrizione

E Alto apporto di proteine, alto apporto di fosforo

130 Quale dei seguenti trattamenti antipertensivi causa più frequentemente riduzione della funzione renale in caso di stenosi dell'anastomosi arteriosa del rene trapiantato?

A Clonidina

B Ace-inibitore

C Calcioantagonista

D Beta-bloccante

E Nessuno risposta corretta

131 Quale di queste condizioni è meno frequentemente associata al reperto di reni piccoli, nonostante insufficienza renale terminale?

A Glomerulonefriti

B Rene policistico

C Nefrosclerosi

D Pielonefriti

E Sclerodermia

132 Una donna alla ventiquattresima settimana di gravidanza presenta valori pressori di 170 su 100 mmHg. Quest'ipertensione va considerata:

A Moderata

B Bassa

C Pseudo-ipertensione della gravidanza

D Severa

E Sindrome ipercinetica e almeno un sintomo di impulsività.

133 In presenza di grave iper-potassiemia a rischio di morte quale è il metodo più rapido ed efficace per trattare la tossicità cardiaca?

A Infusione di calcio gluconato

B Infusione di bicarbonato di sodio

C Infusione endovenosa di glucosio e bicarbonato

D Resina a scambio ionico sia per via orale che rettale

E Dialisi peritoneale immediata

134 Per valutare clinicamente l'entità della perdita idrosalina indotta da un trattamento diuretico intensivo, dopo tre giorni di trattamento, faresti:

A Controllare una sodiemia

B Controllare un ecocardiogramma dopo averlo eseguito all'inizio del trattamento

C Pesare il paziente dopo averlo pesato all'inizio del trattamento

D Controllare lo spazio radioattivo del sodio

E Controllare la sodiuria

135 **Un uomo di 40 anni si presenta con ematuria, insufficienza renale, presenza di masse palpabili ai quadranti addominali superiori destro e sinistro. La diagnosi più probabile è:**

A Rene policistico

B Sarcoidosi

C Ipernefroma metastatico

D Amiloidosi

E Sindrome epatorenale

136 **Dovete formulare una diagnosi di sindrome nefrosica, ma avete a disposizione la possibilità di richiedere un solo esame. Quali di questi scegliete?**

A Il dosaggio delle proteine urinarie /litro

B Il dosaggio delle proteine totali plasmatiche

C Il dosaggio della proteinuria /24 ore

D L'ecografia

E L'esame completo delle urine

137 **In un soggetto normale, quale di questi fattori è il più importante nel determinare l'escrezione di Na nelle 24 ore all'equilibrio:**

A Pressione oncotica plasmatica

B Contenuto di Na nella dieta

C Contenuto di potassio nella dieta

D Concentrazione plasmatica di aldosterone

E Pressione di perfusione renale

138 **Un maschio di 19 anni con un dolore alla spalla sinistra presenta lieve debolezza dell'orbicolare della bocca, scapola alata a destra e lieve deficit di forza al bicipite bilateralmente. La causa più probabile è:**

A Distrofia facio-scapolo-omerale

B Distrofia dei cingoli

C Distrofia muscolare miotonica

D Distrofia oculo-faringea

E Miosite a corpi inclusi

139 **In un paziente con ptosi e diplopia, quale caratteristica suggerirebbe una diagnosi di lesione strutturale retro-orbitaria più che di miastenia gravis?**

A Risposte pupillari normali

B Aumento del Jitter e blocco neuromuscolare all'EMG a singola fibra

C Sensibilità facciale normale

D Disfunzione oculare unilaterale isolata

E Ipostenia orofaringea e degli arti

140 **Una donna di 32 anni ha una ptosi palpebrale intermittente, alternante, aggravata dall'affaticamento, e diplopia occasionale. L'esame obiettivo mostra ptosi bilaterale aggravata dalla fatica e oftalmoparesi con ipostenia della chiusura delle palpebre. Qual è il più probabile meccanismo patogenetico dell'ipostenia?**

A Distorsione dell'intera membrana muscolare

B Riduzione della degradazione dell'acetilcolina

C Riduzione di numero di quanta di acetilcolina rilasciati

D Aumento della degradazione dell'acetilcolina

E Riduzione della concentrazione dei recettori di acetilcolina (AChR)

Risposte commentate

1 La risposta corretta è la D.

L'RX del caso clinico mostra polidattilia o iperdattilia (dal greco antico πολύς polys "molto" più δάκτυλος daktylos "dito"), un'anomalia genetica, nella quale le mani o i piedi dei soggetti affetti presentano un eccesso di dita rispetto alla normale conformazione. Quando le dita delle mani o dei piedi sono sei (è il caso relativamente più frequente), si parla anche di esadattilia.

2 La risposta corretta è la E.

Per il paziente del caso clinico, il quadro clinico e gli esami di laboratorio sono coerenti con la diagnosi di gammopatia di significato indeterminato (MGUS), una forma di discrasia plasmacellulare. La gammopatia monoclonale di significato incerto è dovuta alla produzione di una proteina M da parte di plasmacellule non tumorali, in assenza di altre manifestazioni tipiche del mieloma multiplo. In tale patologia riscontriamo: un basso livello di paraproteina nel siero (<30 g/l), cellule immature nel midollo osseo < 10% e assenza di danno d'organo o tissutale relato al mieloma multiplo (MM). Poiché il rischio annuale di evoluzione da MGUS a MM è pari all'1%, non è previsto alcun trattamento per il paziente del caso clinico.

3 La risposta corretta è la A.

Il quadro clinico con iponatriemia, livelli di potassio al limite superiore di normalità, nausea, letargia e ipotensione posturale è coerente con la diagnosi di insufficienza surrenalica secondaria ad insufficienza ipofisaria. La causa più probabile di insufficienza ipofisaria nel post-partum è la sindrome di Sheehan, una possibile conseguenza tardiva di shock ostetrico, che comporta necrosi ipofisaria. *In caso di ipopituitarismo generalizzato la terapia si basa sulla somministrazione degli ormoni deficitari, tra i quali i primi sono i glucocorticoidi, al fine di evitare una crisi surrenalica (ad esempio, è indicato l'idrocortisone e.v.).*

4 La risposta corretta è la E.

La causa più probabile della morte del paziente del caso è la cardiomiopatia ipertrofica ostruttiva, caratterizzata da una spiccata ipertrofia ventricolare con progressiva disfunzione diastolica; infatti, tale patologia si associa ad un aumento del rischio di fibrillazione ventricolare (FV), in quanto, l'ipertrofia asimmetrica del setto aumenta il rischio di tale aritmia. È riconosciuta come la più comune causa di morte cardiaca improvvisa nei giovani atleti di età inferiore ai 30 anni.

5 La risposta corretta è la B.

La paziente del caso clinico è affetta da porpora di Schönlein-Henoch, una vasculite che si verifica comunemente nei bambini e nei giovani adulti. Sebbene comunemente idiopatica, può verificarsi dopo infezioni. I pazienti presentano segni e sintomi che riguardano:

- *la pelle (ad esempio, con vasculite);*
- *le articolazioni (ad esempio, con artralgia e artrite);*
- *il tratto gastrointestinale (ad esempio, con intussuscezioni, emorragia gastrointestinale, perforazione);*
- *l'apparato genito-urinario (ad esempio, con ematuria, proteinuria).*

L'immunofluorescenza sulla biopsia cutanea rivela la presenza di depositi di IgA all'interno delle pareti dei vasi sanguigni. La malattia è generalmente auto-limitante, sebbene alcuni pazienti possano richiedere un trattamento con steroidi orali o immunosoppressori, se si verifica un peggioramento della funzione renale.

6 La risposta corretta è la D.

La TC del paziente del caso clinico mostra un'enorme massa renale sinistra, che interessa anche la vena renale e la vena cava inferiore: verosimilmente si tratta di un carcinoma a cellule renali (o ipernefroma maligno o tumore di Grawitz maligno). In associazione a tale quadro potrebbe essere riscontrata la policitemia, una conseguenza nota del carcinoma renale, dovuta alla ipersecrezione di eritropoietina. Altri segni del carcinoma renale includono metastasi, ipertensione e ipercalcemia.

7 La risposta corretta è la B.
La Chlamydia Trachomatis, una infezione sessualmente trasmissibile, è asintomatica nell'80% delle pazienti di sesso femminile. Alcune delle complicanze della Chlamydia sono congiuntivite da inclusione, oftalmia neonatale, uretrite aspecifica, proctite, cervicite, malattia infiammatoria pelvica, peri-appendicite e sindrome di Fitz-Hugh-Curtis (una peri-epatite).

8 La risposta corretta è la C.
La paziente soffre di asma professionale, dato che i suoi sintomi migliorano quando è in vacanza lontana dal luogo di lavoro. Per tale patologia è necessaria una anamnesi approfondita. Infatti, per confermare la diagnosi sono essenziali misurazioni oggettive eseguite utilizzando il picco di flusso espiratorio seriale (PEFR), misurato per almeno un mese ogni due ore dal risveglio del paziente fino al suo assopimento. Tali misurazioni dovrebbero includere almeno tre periodi di assenza dal lavoro per almeno due giorni consecutivi (tuttavia, i pazienti con malattia grave possono necessitare di oltre dieci giorni di allontanamento dall'ambiente di lavoro prima di notare miglioramenti). Mentre la misurazione seriale PEFR è il test diagnostico di scelta, i test di provocazione bronchiale e specifici test RAST sono invece necessari per identificare l'agente specifico, che causa l'asma nell'ambiente di lavoro (risposte A, B, D ed E errate).

9 La risposta corretta è la C.
Il paziente del caso clinico presenta carcinoma del retto in stadio II, che può essere trattato in modalità combinata con chirurgia e chemio-radioterapia adiuvante. La chemio-radioterapia preoperatoria con resezione anteriore bassa è il trattamento di scelta per ridurre la necessità di colostomia permanente e recidiva locale. Nessun beneficio di sopravvivenza è presente con la sola radioterapia o la sola chemioterapia (risposte A, B, D ed E errate).

10 La risposta corretta è la C.
Lo striscio di sangue periferico del paziente del caso clinico mostra caratteristiche cellule a bersaglio (globuli rossi nucleati, ovvero senescenti che non vengono eliminati dalla milza) tipiche dell'ipo-splenismo, condizione determinata dall'agenesia, dall'asportazione della milza, dall'anemia falciforme (per episodi ischemici ripetuti) o per effetto di terapia radiante.

11 La risposta corretta è la A.
La paziente presenta la psoriasi guttata, il cui nome deriva dal latino gutta, che significa goccia: si presenta infatti sulla pelle con delle piccole chiazze eritematose di circa 1 o 2 centimetri di diametro associate a fine desquamazione. Colpisce principalmente i bambini o i giovani adulti fino a 30-35 anni, ma può manifestarsi anche in età più avanzata. Compare in soggetti geneticamente predisposti, in seguito a un'infezione della faringe e tonsille, generalmente causata dallo streptococco b-emolitico di gruppo A. Nessun trattamento è l'opzione praticabile, in quanto tale patologia è solitamente auto-limitante, risolvendosi entro tre-quattro mesi. Questo è particolarmente vero se le lesioni non sono diffuse (<10% della superficie corporea) e la persona non è influenzata fisicamente, psicologicamente o socialmente dal problema.

12 La risposta corretta è la C.
Il paziente del caso clinico è in ipoventilazione, per cui intubazione e ventilazione sono essenziali. Inoltre, analizzando i suoi dati, si riscontra un significativo aumento di CO_2 e acidosi, di conseguenza senza supporto del ventilatore è probabile un ulteriore deterioramento delle sue condizioni. Al contrario, la risoluzione repentina del sovradosaggio da benzodiazepine con Flumazenil può causare convulsioni (risposte B, D ed E errate).

13 **La risposta corretta è la D.**
Nella RX del caso clinico si apprezza, a carico della testa metatarsale del V dito, una rima di ipertrasparenza da riferire a frattura composta: tale frattura è tipica dei soggetti che praticano pugilato ed è definita come "frattura del pugile".

14 **La risposta corretta è la C.**
Gli operatori sanitari hanno accesso a un numero di farmaci non generalmente disponibili al pubblico. Questi possono essere auto-somministrati per cercare attenzione, per perdere peso o nel tentativo di danneggiare sé stessi. L'abuso di agenti ipoglicemizzanti non è raro tra gli operatori sanitari. In questo caso clinico, dovrebbero essere analizzati immediatamente i livelli di insulina, di ormone della crescita e di Peptide C.

15 **La risposta corretta è la B.**
Per il paziente del caso clinico, in considerazione della ptosi, della diplopia variabile, senza proptosi o eritema degli occhi, si dovrebbe prendere in considerazione la diagnosi di miastenia oculare, una forma di miastenia gravis limitata ai muscoli degli occhi e delle palpebre. In particolare, tale patologia è caratterizzata da episodi di astenia muscolare e facile affaticabilità causata dalla distruzione autoanticorpo-mediata e cellulo-mediata dei recettori per l'acetilcolina. È più frequente fra le giovani donne e gli uomini più anziani ma può presentarsi in uomini o donne a qualsiasi età. I sintomi peggiorano con l'attività muscolare e diminuiscono con il riposo. La diagnosi viene formulata con il dosaggio degli anticorpi sierici contro il recettore dell'acetilcolina (AChR), l'elettromiografia, e talvolta il test all'edrofonio EV, che migliora brevemente la debolezza.

16 **La risposta corretta è la A.**
Il quadro clinico del paziente del caso è tipico della trombosi del seno cavernoso, probabilmente secondaria alla sinusite; si tratta di una condizione che mette a rischio la vita del paziente, per cui sono necessarie la TC cerebrale e l'antibioticoterapia urgente. Le strutture all'interno, vicino al seno cavernoso e la loro posizione possono essere memorizzate con il seguente codice mnemonico: O TOM CAT. OTOM indica le strutture della parete laterale del seno cavernoso disposte verticalmente, dall'alto verso il basso:

- O indica il nervo oculomotore;
- T indica il nervo trocleare;
- O indica il ramo oftalmico del nervo trigemino;
- M indica la branca mascellare del nervo trigemino.

Invece, CAT indica le strutture situate all'interno del seno:

- C indica l'arteria carotide interna;
- A indica il nervo abducente;
- T indica il nervo trocleare.

17 **La risposta corretta è la E.**
L'arresto cardiaco in ipotermia profonda differisce per vari aspetti dall'arresto cardiaco in pazienti normo-termici. Il recupero con neurologia intatta è riscontrato perfino dopo arresti molto prolungati; pertanto, la rianimazione deve essere proseguita a lungo. I pazienti ipotermici non rispondono bene alla defibrillazione o alla somministrazione di farmaci e, se non c'è risposta ai primi tre shock, il paziente deve essere riscaldato ad almeno 32°C prima di somministrare farmaci o altre scariche. Inoltre, si dovrebbe valutare la possibilità di un bypass cardiopolmonare.

18 **La risposta corretta è la B.**
Nel 2010 il British Committee for Standards in Haematology (BCSH) ha pubblicato le linee guida relative alla profilassi della trombosi venosa in viaggio. La valutazione del rischio dovrebbe essere effettuata su base individuale: un recente intervento chirurgico maggiore, la presenza di neoplasia attiva, un episodio precedente di trombosi non associato ad alcun fattore di rischio temporaneo o la presenza di più di un fattore di rischio, identificano i viaggiatori con alto rischio di trombosi. Per tali pazienti in caso di viaggio della durata superiore a tre ore è indicato l'uso di calze elastiche fin sotto il ginocchio (come nel

caso della paziente del caso clinico).

19 La risposta corretta è la C.

Il rapido declino cognitivo con mioclono mostrato dalla giovane paziente del caso clinico è fortemente indicativo della malattia di Creutzfeldt-Jakob (MCJ). Per la diagnosi di tale malattia essenziali sono l'EEG, l'esame del LCR e la RM. In dettaglio, l'EEG può mostrare anomalie significative, che coinvolgono aree cerebrali profonde (come, ad esempio, il talamo): in particolare, caratteristici sono i complessi periodici trifasici punta-onda (1-2 cicli al secondo), che tuttavia non sono costanti durante il decorso clinico di tale malattia. Una diagnosi definitiva richiede la biopsia del tessuto cerebrale, che di solito viene effettuata post-mortem. A volte, la RM encefalo mostra anomalie del segnale nei gangli basali anteriori (caudato/putamen e talvolta la corteccia). Invece, i test di funzionalità epatica e la RX torace possono essere utili nella diagnosi differenziale, ma non forniscono informazioni di supporto per la diagnosi (risposta A errata). Inoltre, i potenziali evocati visivi possono essere alterati, ma nessun modello specifico è stato ancora identificato per supportare la diagnosi di tale patologia (risposte D ed E errate). Infine, la TC encefalo generalmente mostra atrofia cerebrale, reperto aspecifico e meno utile di un EEG (risposta B errata).

20 La risposta corretta è la C.

I pazienti emodinamicamente stabili con fibrillazione atriale (FA) possono essere cardiovertiti al ritmo sinusale con grandi dosi di agenti orali o con agenti endovenosi. I migliori farmaci orali utilizzati a tal fine sono la flecainide (300 mg) o il propafenone (450-600 mg). Diversi agenti orali sono stati usati per convertire la fibrillazione atriale di recente insorgenza al ritmo sinusale, compresi i farmaci antiaritmici di classe IA, classe IC e classe III. Gli agenti della classe IC Flecainide e Propafenone hanno il vantaggio di agire rapidamente e la loro efficacia nel convertire la fibrillazione atriale di recente insorgenza a ritmo sinusale è stata documentata in diversi studi controllati con placebo. Tali molecole non sono utilizzate in persone con cardiopatia ischemica nota o sospetta, in soggetti già in terapia antiaritmica o in quelli con un intervallo QT prolungato, poiché possono avere effetti pro-aritmici (torsione di punta).

21 La risposta corretta è la A.

La paziente del caso clinico presenta una tipica ipertensione intracranica idiopatica, precedentemente nota come ipertensione endocranica benigna: infatti, la paziente risulta obesa, mostra cefalea, papilledema, ipertensione, imaging cerebrale normale e analisi del liquido cerebrospinale (LCR) nella norma.

22 La risposta corretta è la B.

È probabile che la paziente del caso clinico abbia avuto una sincope indotta da bradicardia. La diagnosi non è tuttavia certa. *Pertanto, la paziente deve essere ricoverata con un adeguato monitoraggio ECG della frequenza cardiaca.* Invece, l'osservazione ambulatoriale non è appropriata dato l'episodio sincopale (risposte A, C, D ed E errate).

23 La risposta corretta è la A.

I farmaci immunosoppressori possono avere molti effetti collaterali indesiderati. Tuttavia, la ciclosporina non è tipicamente associata allo sviluppo della contrattura di Dupuytren.

24 La risposta corretta è la E.

La diagnosi più probabile per il paziente del caso clinico è la colite ulcerosa. Infatti, l'immagine allegata al caso mostra il pioderma gangrenoso, una manifestazione extra-intestinale caratteristica delle malattie infiammatorie intestinali croniche; infine, nel caso clinico proposto anche i sintomi di accompagnamento suggeriscono tale diagnosi. In tale patologia, le lesioni iniziano come piccole papule o pustole, prima di evolvere in un'ulcera; le ulcere sono profonde con un bordo violaceo.

25 **La risposta corretta è la C.**

Per il paziente del caso clinico la diagnosi più probabile è la demenza fronto-temporale. L'età di esordio è tipicamente più precoce (dai 55 ai 65 anni di età) rispetto alla malattia di Alzheimer. Le demenze frontotemporali colpiscono in ugual misura sia gli uomini che le donne. In genere, nella demenza frontotemporale sono alterati soprattutto la personalità, il comportamento e, di solito, il linguaggio (sintassi e fluenza), mentre risulta una minore compromissione della memoria rispetto alla malattia di Alzheimer. Inoltre, sono alterati il pensiero astratto e l'attenzione; le risposte sono disorganizzate. L'orientamento è intatto, ma può essere compromesso il recupero delle informazioni. Le capacità motorie sono generalmente conservate. I pazienti hanno difficoltà nell'esecuzione di prove in sequenza, malgrado le abilità visuo-spaziali e di tipo costruttivo siano meno coinvolte.

26 **La risposta corretta è la A.**

Nel paziente del caso, l'ECG a 12 derivazioni standard mostra un blocco cardiaco completo con F.C. di 42 bpm. Si possono riscontrare onde P e ampi complessi QRS (battiti di fuga ventricolari). Dopo aver escluso altre cause come infarto miocardico, ipotiroidismo, ittero ostruttivo, il paziente deve essere ricoverato immediatamente per posizionare un pacemaker permanente, dato che è alto il rischio per lo sviluppo di aritmie (ad esempio, la tachicardia ventricolare "torsades de pointes").

27 **La risposta corretta è la E.**

La TC del caso clinico mostra un esofago massicciamente dilatato contenente sia residui alimentari che mezzo di contrasto radio-opaco; tali reperti sono compatibili con la diagnosi di megaesofago chagasico. La malattia di Chagas è causata da Tripanosoma cruzi, che infetta gli esseri umani attraverso un vettore.

28 **La risposta corretta è la C.**

Il paziente del caso clinico presenta una crioglobulinemia, secondaria all'infezione cronica da HCV, con conseguente danno renale, mononeurite multipla e vasculite cutanea. In dettaglio, il reperto istologico caratteristico della biopsia nel caso in cui sia presente coinvolgimento renale è rappresentato dalla glomerulonefrite membrano-proliferativa (o glomerulonefrite mesangio-capillare).

29 **La risposta corretta è la E.**

Lo studio RALES supporta l'uso di spironolattone in pazienti con insufficienza cardiaca cronica grave. In tale studio, infatti, l'assunzione di un ACE-inibitore e dello spironolattone (un diuretico antagonista dell'aldosterone) da parte di pazienti con insufficienza cardiaca grave ha ridotto la mortalità del 30%. Infatti, indipendentemente dalla pressione arteriosa, alti livelli di aldosterone hanno dimostrato nei ratti di favorire l'ipertrofia, il rimodellamento e la fibrosi cardiaca. Nei pazienti ipertesi la diagnosi precoce di iper-aldosteronismo primario è importante per prevenire danni cardiovascolari a lungo termine. L'iper-aldosteronismo primario può essere dovuto sia ad un adenoma che produce aldosterone, sia ad una iperplasia bilaterale delle ghiandole surrenali. La diagnosi prevede il dosaggio dell'urea e degli elettroliti, la determinazione del rapporto aldosterone/renina (ARR), la TC addominale e il cateterismo della vena surrenale, se necessario. Il trattamento si basa sugli antagonisti dell'aldosterone e/o sulla chirurgia, se eseguibile.

30 **La risposta corretta è la A.**

La tosse è un effetto collaterale comune degli ACE-inibitori dovuto probabilmente all'accumulo di bradichinina. In tal caso clinico è opportuno sostituire l'ACE-inibitore con un bloccante del recettore dell'angiotensina II.

31 **La risposta corretta è la C.**

La paziente del caso clinico, in base ai reperti clinico-anamnestici e laboratoristi, presenta verosimilmente la sindrome da carcinoide. Tale sindrome è causata da livelli eccessivi di serotonina secreta da un tumore neuroendocrino, derivante da cellule entero-cromaffini a livello dell'intestino o, meno frequentemente, del polmone. Si manifesta nella malattia metastatica, poiché il fegato metabolizza gli ormoni secreti dall'intestino. L'eccessivo rilascio di serotonina causa sintomi come diarrea e malattia della valvola cardiaca destra. La produzione da parte del tumore di istamina, tachichinine e/o prostaglandine può causare vampate e prurito. Il peggioramento o l'esacerbazione dei sintomi per l'uso di alcool sono comuni.

32 La risposta corretta è la B.
Il paziente del caso clinico presenta infezione da Cryptococcus neoformans, che è più spesso osservata nei soggetti con infezione da HIV con CD4 < 100/mm^3. La colorazione con argento metenamina di Gomori mostra microrganismi fungini in replicazione. Anche l'antigene sierico del criptococco può essere usato nella diagnosi. Il trattamento più appropriato per tale condizione prevede la somministrazione di fluconazolo.

33 La risposta corretta è la A.
L'ellissocitosi, un'alterazione ereditaria della membrana dell'eritrocita, è solitamente causata da difetti della spetrino e della proteina spettrale 4.1. Gli eterozigoti sono asintomatici, non hanno emolisi e non richiedono alcun trattamento. In particolare, allo striscio di sangue periferico presentano ellissoidi.

34 La risposta corretta è la C.
Nella paziente del caso clinico la presenta di fattori di rischio per malattia aterosclerotica, l'evidenza clinica
di fibrillazione atriale (una potenziale fonte di emboli), la precedente storia di dolore addominale esacerbato dal pasto, il riscontro alla sigmoidoscopia di ulcerazione della mucosa (che coinvolge il colon discendente fino alla flessura splenica con risparmio rettale) sono suggestivi di colite ischemica.

35 La risposta corretta è la B.
Il paziente del caso clinico presenta una cardiomiopatia dilatativa, la cui causa più probabile è l'alcolismo cronico. Tale condizione è potenzialmente rispondente alla cessazione di alcol, alla somministrazione di bisoprololo, ramipril e spironolattone per la gestione a lungo termine dell'insufficienza cardiaca cronica.

36 La risposta corretta è la D.
Il paziente del caso clinico presenta pneumotorace spontaneo, che frequentemente colpisce giovani maschi adulti, solitamente alti e magri. Tale patologia si manifesta con:

- esordio improvviso di dolore toracico, a volte radiante alla spalla;
- dispnea (potrebbe non essere una caratteristica dominante);
- tosse secca.

Lo pneumotorace sul lato sinistro potrebbe associarsi ad un suono di clic sincrono con il battito cardiaco, come nel caso clinico descritto.

37 La risposta corretta è la D.
Tenendo conto dell'immagine del caso clinico, la diagnosi più probabile è la degenerazione maculare, una delle cause più comuni di cecità. Infatti, l'esame del fondo oculare mostra punti piccoli e pallidi a livello dell'area maculare compatibili con drusen, reperto tipico della degenerazione maculare.

38 La risposta corretta è la D.
L'ECG del caso clinico mostra due onde P per ogni QRS, con intervalli PR costanti. Di conseguenza, il paziente presenta blocco AV di secondo grado.

39 La risposta corretta è la C.
Il lupus eritematoso indotto da farmaci (in questo caso procainamide) è tipicamente lieve, con artrite, eruzione cutanea fotosensibile, sierositi e mialgia. I reni e il sistema nervoso centrale sono generalmente risparmiati, in contrasto con il lupus eritematoso sistemico. Tipicamente, la maggior parte dei pazienti con lupus indotto da procainamide risulta positivo agli anticorpi contro le proteine istoniche.

40 **La risposta corretta è la D.**
Circa il 70% dei colangiocarcinomi è sporadico. La colangite sclerosante primitiva (PSC) è il fattore di rischio più comune per lo sviluppo del colangiocarcinoma.

41 **La risposta corretta è la C.**
Il cancro del polmone, il melanoma e il cancro al seno sono i tumori più frequentemente associati alla diffusione metastatica al cervello, pertanto il melanoma maligno è la risposta corretta in questo caso. Il trattamento delle metastasi cerebrali è generalmente dettato dal tipo di cancro, dallo stato neurologico del paziente e dall'entità della malattia sistemica.

42 **La risposta corretta è la A.**
Nel paziente del caso clinico con ictus ischemico se la P.A. fosse superiore a 220/120 mmHg meriterebbe un intervento acuto (a pressioni sanguigne inferiori non si riscontra invece evidenza di beneficio clinico in acuto). Labetalolo e nicardipina sono gli agenti di prima linea per il trattamento in acuto dell'ipertensione arteriosa, mentre il nitroprussiato è generalmente considerato un'opzione di seconda linea perché teoricamente può aumentare la pressione intracranica o compromettere la funzione piastrinica.

43 **La risposta corretta è la E.**
Secondo le linee guida BSG del 2008 sulla gestione degli anticoagulanti in endoscopia, la linea d'azione più appropriata da seguire nel caso clinico in questione è rappresentata dall'interruzione del clopidogrel, sette giorni prima della procedura e continuare l'aspirina. Infatti, l'ERCP con sfinterotomia è una procedura endoscopica ad alto rischio di emorragia. Aspirina e clopidogrel, entrambi inibitori irreversibili della funzione piastrinica, devono essere sospesi almeno sette giorni prima della procedura per ridurre significativamente il rischio associato di sanguinamento. L'aspirina non è associata allo stesso grado di sanguinamento di clopidogrel e può essere portata avanti nei pazienti che già la assumevano prima dell'intervento.

44 **La risposta corretta è la E.**
Al momento è stato dimostrato che solo la plasmaferesi e l'infusione di immunoglobuline per via endovenosa modificano il decorso della sindrome di Guillain-Barré-Strohl (GBS). In dettaglio, tale sindrome è una polineuropatia infiammatoria acuta, in genere rapidamente progressiva ma autolimitante caratterizzata da debolezza muscolare e lieve perdita della sensibilità distale. La causa sembra essere di tipo autoimmune. La diagnosi è clinica. La terapia comprende immunoglobuline EV, plasmaferesi (scambi plasmatici) e, per i casi più gravi, ventilazione assistita.

45 **La risposta corretta è la B.**
La paziente del caso clinico presenta la sindrome di CREST. Tale acronimo inglese è formato dalle iniziali dei principali segni clinici (Calcinosis, Raynaud's phenomenon, Esophageal dysmotility, Sclerodactyly, and Teleangiectasia). Dal punto di vista laboratoristico, gli anticorpi anti-centromero sono fortemente specifici.

46 **La risposta corretta è la A.**
La paziente del caso clinico presenta emicrania. In tale patologia è comune il riscontro di una storia familiare di mal di testa e responsività ai beta-bloccanti. Invece, la lacrimazione e l'iniezione congiuntivale sono caratteristiche della cefalea a grappolo per cui è possibile ottenere sollievo acuto inalando ossigeno al 100% per 10-15 minuti (risposte C, D ed E errate). All'opposto, nell'arterite temporale, insolita prima dei 60 anni, riscontriamo solitamente VES elevata (risposta B errata).

47 **La risposta corretta è la C.**
La causa dei sintomi presentati dal paziente è l'infezione da Enterobius vermicularis, patologia non rara nei bambini e nei pazienti istituzionalizzati. La trasmissione segue la via

oro-fecale e il prurito anale intenso è il sintomo predominante. Per il trattamento si raccomanda mebendazolo.

48 La risposta corretta è la A.
Il paziente del caso clinico presenta la sindrome di Alport, una patologia genetica causata da difetti nella sintesi del collagene di tipo IV, localizzato a livello della membrana basale del rene, dell'orecchio interno e dell'occhio. Tale sindrome può essere autosomica dominante, recessiva o determinata da una nuova mutazione spontanea. Tuttavia, nell'85% dei casi ha eredità X-linked e poiché solo il cromosoma Y viene trasmesso di padre in figlio, nel caso clinico non vi è alcuna possibilità che il figlio abbia la malattia. In particolare, nell'85% dei casi la malattia è correlata al cromosoma X, poiché l'anomalia genetica più comune è una mutazione del gene COL4A5 (coinvolto nella sintesi del collagene di tipo IV) sul cromosoma X. Invece, COL4A3 e COL4A4 (geni coinvolti nella sintesi del collagene di tipo IV) sono localizzati sul cromosoma 2, spiegando perché questa patologia può avere anche ereditarietà autosomica recessiva o dominante.

49 La risposta corretta è la E.
La recidiva precoce di linfoma di Hodgkin (meno di un anno dalla remissione) deve essere gestita in modo aggressivo con chemioterapia di salvataggio, seguita dal trapianto autologo di cellule staminali condizionato con terapia BEAM. Invece, la ripetizione della chemioterapia ABVD è un'opzione in caso di recidiva tardiva (risposta C errata).

50 La risposta corretta è la E.
Il paziente presenta la sindrome epatorenale di tipo 2. Sulla base della conoscenza degli aspetti fisiopatologici, l'approccio terapeutico più appropriato per tale patologia è rappresentato dall'utilizzo di farmaci ad azione vasocostrittrice. La terlipressina è il vasocostrittore maggiormente utilizzato nella terapia della HRS, in associazione all'albumina per via endovenosa. La loro combinazione determina una remissione dall'insufficienza renale acuta in circa il 46% dei casi.

51 La risposta corretta è la D.
La vaccinazione per il virus HPV permette di contrastare l'infezione e lo sviluppo del tumore della cervice uterina. Fra le formulazioni attualmente presenti in commercio sono disponibili il vaccino bivalente (copre i tipi 16 e 18) e il vaccino quadrivalente (copre i tipi 6, 11, 16 e 18). L'efficacia di tali vaccini è estremamente elevata, soprattutto se somministrati quando ancora non si è venuti a contatto con il virus, cioè prima dell'inizio dell'attività sessuale; poiché la possibile esposizione al virus avviene durante tutta la vita sessualmente attiva, la vaccinazione viene consigliata anche in età avanzata. Attualmente tale vaccinazione non è consigliata in gravidanza, non essendoci studi specifici sul suo impiego (risposta A errata). Entrambi i vaccini (bivalente e quadrivalente) possono essere somministrati in due o tre dosi (la scelta viene anche condizionata dall'età del paziente) (risposta C errata). Invece, entrambi i vaccini vengono somministrati mediante iniezione intramuscolare (risposta B errata).

52 La risposta corretta è la B.
L'affermazione "un PAP test annuale tra i 20 e i 29 anni ha probabilità di non diagnosticare una lesione in circa il 5% dei casi" risulta falsa; infatti, la sensibilità effettiva risulta intorno all'85%, con falsi negativi intorno al 15%.
Fonte: Accuracy of the Papanicolaou test in screening for and follow-up of cervical cytologic abnormalities: a systematic review. Abstract ttps://www.ncbi.nlm.nih.gov/pubmed?term=10819705 PURPOSE: To evaluate the accuracy of conventional and new methods of Papanicolaou (Pap) testing when used to detect cervical cancer and its precursors. DATA SOURCES: Systematic search of English-language literature through October 1999 using MEDLINE, EMBASE, other computerized databases, and hand searching. STUDY SELECTION: All studies that compared Pap testing (conventional methods, computer screening or rescreening, or monolayer cytology) with a concurrent reference standard (histologic examination, colposcopy, or cytology). DATA EXTRACTION: Two reviewers independently reviewed selection criteria and completed 2 x 2 tables for each study. DATA SYNTHESIS: 94 studies of the conventional Pap test and three studies of monolayer cytology met inclusion criteria. No studies of computerized screening were included. Data were organized by cytologic, and histologic thresholds used to define

disease. For conventional Pap tests, estimates of sensitivity and specificity varied greatly in individual studies. Methodologic quality and frequency of histologic abnormalities also varied greatly between studies. In the 12 studies with the least biased estimates, sensitivity ranged from 30% to 87% and specificity ranged from 86% to 100%. CONCLUSIONS: Insufficient high-quality data exist to estimate test operating characteristics of new cytologic methods for cervical screening. Future studies of these technologies should apply adequate reference standards. Most studies of the conventional Pap test are severely biased: The best estimates suggest that it is only moderately accurate and does not achieve concurrently high sensitivity and specificity. Cost-effectiveness models of cervical cancer screening should use more conservative estimates of Pap test sensitivity.

53 **La risposta corretta è la C.**

Per definizione l'offset mediale della testa femorale è la distanza tra il centro della testa femorale (o centro di rotazione della testa femorale) e una linea passante per la diafisi femorale (asse anatomico) o lo stelo di una protesi in caso di paziente protesizzato. Varia, normalmente, tra 25 e 50 mm. Maggiore è l'offset, maggiore è la distanza tra l'asse femorale e l'acetabolo; all'aumentare di tale distanza, si riscontrerà maggiore stabilità dell'anca e maggiore forza dei muscoli adduttori. Al contrario, la distanza tra il piccolo trocantere e il centro della testa femorale è detto braccio di leva degli adduttori; all'aumentare di tale distanza, si riscontrerà un aumento del raggio d'azione e un aumento della potenza gli adduttori (risposta B errata).

54 **La risposta corretta è la D.**

La necrosi avascolare del semilunare, detta anche Morbo di Kienböck, causa tipicamente *dolore al polso con rigidità dei movimenti e dolore nella flesso-estensione e nella prono-supinazione.* Al contrario, l'instabilità dorsale del segmento intercalato è una deformità del polso, che determina dolore e instabilità del polso stesso. Invece, il morbo di Preiser è un'osteocondrite dissecante dello scafoide, che provoca dolore, gonfiore, impossibilità di movimento libero (risposta B errata). Infine, il collasso dello scafo-lunato è dovuto a una rottura del legamento scafo-lunato, che provoca dolore e limitazione funzionale del polso. È una causa di osteoartrosi secondaria (risposta C errata).

55 **La risposta corretta è la D.**

La retrazione ischemica di Volkmann, una contrattura ischemica dei muscoli dell'avambraccio e della mano, si manifesta generalmente come sequela di una sindrome compartimentale, caratterizzata da un conflitto contenente-contenuto con aumento della pressione intra-compartimentale.

56 **La risposta corretta è la D.**

L'artrite reattiva (o sindrome di Reiter) è una sindrome caratterizzata dalla triade clinica congiuntivite, uretrite e sinovite. Solitamente, si verifica dopo infezioni gastrointestinali causate da Clostridium Difficile, Shigella, Salmonella, Yersinia o Campylobacter. Si caratterizza per:

- *oligo-artrite, che può interessare qualunque articolazione;*
- *disturbi oculari, come congiuntivite e uveite;*
- *disturbi genito-urinari, come uretrite e/o balanite con ulcere a livello del glande e del pene.*

Inoltre, l'artrite reattiva è associata ad entesite, un'infiammazione dei siti di inserzione tendinei delle articolazioni e la localizzazione più comune è il sito di inserzione del tendine di Achille nel calcagno (risposte A, B, C ed E errate).

57 **La risposta corretta è la B.**

Per il paziente del caso clinico, in base ai reperti clinico anamnestici e laboratoristici, la diagnosi più probabile è la cisti di Baker. I principali fattori di rischio di tale patologia sono rappresentati da traumi, lesioni meniscali, patologie reumatoidi, infiammazioni articolari e osteoartrosi. In questo caso, l'età della paziente e l'eccesivo peso con sovraccarico a livello della articolazione del ginocchio hanno determinato verosimilmente la formazione della cisti di Baker. Invece, il sarcoma di Ewing è un tumore osseo che si riscontra principalmente nei pazienti dai 12 ai 30 anni, che ha origine a livello delle ossa del bacino, delle coste, delle scapole o del femore. Dal punto di vista clinico, determina dolore, che spesso diminuisce con la somministrazione di FANS. Tuttavia, la paziente del caso clinico non ha l'età e la localizzazione tipica per tale tumore (risposta C errata). Infine, l'osteosarcoma è un tumore primitivo dell'osso, che origina principalmente a ridosso delle fisi di accrescimento. Spesso, si manifesta con dolore e impotenza funzionale dell'articolazione. La paziente del caso clinico non ha l'età e la localizzazione tipica per tale tumore (risposta D errata).

58 La risposta corretta è la B.
Il paziente del caso clinico con una riduzione dello spazio articolare inter-somatico L2-L3 e L5-S1, apprezzato all'esame RX, presenta verosimilmente spondilo-artrosi su base degenerativa. In tale quadro clinico, l'esame diagnostico più indicato è rappresentato dalla RM, che permette contestualmente di studiare la presenza di eventuali protrusioni e/o ernie discali, che potrebbero giustificare la sciatalgia sinistra mostrata dal paziente.

59 La risposta corretta è la C.
Nel caso che l'approfondimento diagnostico eseguito dal paziente evidenzi la presenza di un ernia L2-L3 preforaminale sinistra, sarà interessato da deficit stenico il quadricipite femorale sinistro, innervato dal nervo femorale, un nervo misto che origina da tre radici provenienti da L1, L2, L3 ed L4. In particolare:

- la radice superiore origina da L2 ed L3;
- la radice intermedia origina da L3;
- la radice inferiore origina da L4.

All'opposto, il nervo che favorisce l'innervazione degli estensori dell'alluce (il lungo e il breve) è il peroneo profondo, ramo terminale del nervo ischiatico che raccoglie fibre da L4, L5, S1, S2 ed S3 (risposta A errata). Infine, il nervo che favorisce l'innervazione del tibiale anteriore è il peroneo profondo, ramo terminale del nervo ischiatico che raccoglie fibre da L4, L5, S1, S2 ed S3 (risposta B errata).

60 La risposta corretta è la D.
Il muco cervicale è un secreto delle ghiandole localizzate a livello della cervice uterina. Assolve a diverse funzioni tra cui: proteggere i genitali interni dalle infezioni, lubrificare la cervice uterina e impedire o consentire il passaggio degli spermatozoi a seconda della fase ovulatoria della donna. Tale secreto subisce modificazioni in relazione alle variazioni del ciclo mestruale e di conseguenza degli steroidi ovarici (risposta C errata). L'aumento degli estrogeni che si verifica in prossimità dell'ovulazione favorisce la secrezione di un muco più lasso, acquoso ed alcalino, con lo scopo di favorire la selezione e la migrazione degli spermatozoi (risposte A ed E errate), mentre la carenza degli estrogeni e l'aumento del progesterone nella fase post-ovulatoria determinano la secrezione di un muco denso e acido, che contrasta il loro passaggio (risposta B errata).

61 La risposta corretta è la C.
Il Papilloma Virus Umano costituisce una famiglia di oltre cento genotipi virali capaci di infettare l'uomo. In particolare, l'HPV 16 e il 18 vengono ritenuti ad alto rischio per l'evoluzione maligna dell'infezione, mentre, il 6 e l'11 sono responsabili di circa il 90% dei condilomi. L'infezione da parte dei virus ad alto rischio non causa direttamente una lesione neoplastica, ma nel 5-10% dei casi darà origine a "lesioni precancerose", che nel corso di alcuni anni, potranno progredire verso la lesione tumorale vera e propria, oppure, in alcuni casi, regrediranno spontaneamente.
Per quanto riguarda le anomalie cellulari di basso grado regrediscono spontaneamente più frequentemente rispetto a quelle di alto grado e hanno un inferiore tasso di progressione a cancro (risposta D errata). Invece, le anomalie cellulari di alto grado regrediscono meno frequentemente rispetto a quelle di basso grado e hanno un maggior tasso di progressione (risposta A errata).

62 La risposta corretta è la A.

Nel trattamento dell'emorragia del post partum causata da atonia uterina è controindicato l'atosiban, un tocolitico analogo di sintesi dell'ossitocina endogena, che funge da antagonista selettivo dei recettori dell'ossitocina, che riduce la capacità contrattile uterina e viene somministrato in caso di minaccia di parto prematuro. In dettaglio, l'atonia uterina è una condizione patologica estremamente grave, caratterizzata dalla perdita del tono e dalla assenza di contrazione della muscolatura uterina nell'immediato post-parto. Rappresenta la principale causa di emorragia post partum, poiché l'assente contrazione delle fibre muscolari dell'utero, in seguito all'espulsione del feto, porta ad un sanguinamento massivo che richiede un controllo immediato. La terapia prevede il sostegno e il ripristino della volemia, la somministrazione di uterotonici (ossitocina, prostaglandine), l'utilizzo di manovre manuali o l'impiego di dispositivi atti ad ottenere l'emostasi, la correzione chirurgica ed in estrema ratio l'isterectomia. Invece, l'Ergometrina, un alcaloide della segale cornuta, causa vasocostrizione periferica e aumento della contrattilità del miometrio e, dunque, può essere impiegata per il controllo dell'emorragia post partum (risposta B errata). Così, il Sulprostone, un farmaco analogo alla prostaglandina E2, può essere impiegato in tal caso specifico, in quanto ha attività ossitocica. La sua somministrazione deve essere monitorata poiché può causare angina, infarto miocardico e ictus (risposta C errata). Infine, l'Ossitocina, un farmaco di sintesi analogo all'ormone prodotto naturalmente dall'ipofisi al momento del travaglio, stimola l'attività contrattile uterina. I recettori localizzati a livello del miometrio aumentano durante la gravidanza, rendendo l'utero particolarmente sensibile all'ossitocina endogena o esogena. È il primo farmaco che viene impiegato nella prevenzione e nel controllo dell'emorragia post-partum (risposta D errata).

63 **La risposta corretta è la D.**

I sintomi del paziente suggeriscono di mettere in diagnosi differenziale la dermatite vulvare, il lichen sclerosus, la Trichomoniasi tranne la dilatazione cistica della ghiandola di Bartolini. Tali ghiandole sono ghiandole mucose localizzate bilateralmente, in profondità, ai lati dell'orifizio vaginale, deputate alla produzione di un fluido lubrificante durante il rapporto sessuale. Non sono normalmente palpabili, tuttavia, nel caso di ostruzione del loro dotto, possono ingrossarsi e dare origine a cisti, che soprattutto se voluminose, possono causare dolore durante la deambulazione, asimmetria vulvare, dispareunia, secchezza vaginale. Non sono solitamente presenti perdite di sangue post-coitali. La cisti può talvolta infettarsi, con la conseguente formazione di ascessi (tutti segni clinici non presenti nel caso clinico in esame). Invece, la dermatite vulvare è una condizione infiammatoria che interessa i genitali esterni, causata generalmente dal contatto con particolari allergeni, stress di tipo meccanico o chimico. Bruciore, prurito, secchezza vaginale, eritema sono i sintomi più frequenti (risposta A errata). Così, il lichen sclerosus è una patologia di interesse dermatologico, di carattere infiammatorio cronico e progressivo, il cui sintomo iniziale è il prurito, spesso accompagnato da irritazione e dispareunia, la cui evoluzione porta ad un graduale indurimento delle mucose dei genitali e alla loro cicatrizzazione (risposta B errata). Infine, la trichomoniasi, una patologia a trasmissione sessuale, dovuta all'infezione da Trichomonas Vaginalis, un protozoo flagellato, decorre per lo più in maniera asintomatica, mentre nella donna può dare origine a secrezioni maleodoranti ed irritazione vulvare (risposta C errata).

64 **La risposta corretta è la B.**

L'endometriosi è una patologia in cui si riscontra tessuto endometriale funzionante impiantato in posizione anomala. Tipicamente tali impianti ectopici si riscontrano nella pelvi (ovaie, tube di Falloppio, vagina, cervice, legamenti utero-sacrali o nel setto retto-vaginale), causando clinicamente dismenorrea grave, dolore pelvico cronico e/o infertilità. I siti di impianto più insoliti sono le cicatrici laparotomiche, pleura, polmone, diaframma, reni, milza, cistifellea, mucosa nasale, canale spinale, stomaco, ghiandole mammarie e clinicamente possono essere responsabili di sintomi bizzarri come emottisi ciclica e crisi catameniali. Il sospetto diagnostico di tale patologia è clinico e supportato da esami di imaging. Tuttavia, l'unico esame di certezza è la laparoscopia con biopsia.

65 **La risposta corretta è la D.**

Durante l'età fertile, lo spessore dell'endometrio varia in base alle varie fasi del ciclo, con un valore ritenuto normale sino a circa 14 mm, salvo alterazioni ormonali. Durante la premenopausa e la menopausa, invece, la progressiva involuzione dell'organo porta alla riduzione dello spessore della mucosa uterina, che dovrebbe raggiungere massimo 5 mm. In presenza di sanguinamenti vaginali, nel pre e nel post menopausa e di uno spessore endometriale superiore rispetto alla norma, la procedura diagnostica indicata è la biopsia endometriale, che consente di effettuare diagnosi di neoplasia. Al contrario, la RM dell'utero è un esame diagnostico che permette di studiare in maniera estremamente dettagliata l'anatomia di tale organo, ma non di definire le cause dell'ispessimento uterino riscontrato mediante esame ecografico (risposta B errata). Così, l'isterosonografia è un esame diagnostico semi-invasivo che permette di individuare patologie della cavità uterina quali malformazioni, polipi, fibromi, ispessimenti dell'endometrio, ma non di definire le cause dell'ispessimento uterino riscontrato mediante esame ECO (risposta A errata). Infine, il Pap-test è un esame citologico di screening che permette di individuare in maniera estremamente precoce la presenza di alterazioni cellulari e lesioni precancerose della cervice uterina (risposta C errata).

66 **La risposta corretta è la D.**

L'adenocarcinoma dell'endometrio, la quarta neoplasia più frequente nel sesso femminile nei paesi industrializzati, viene solitamente diagnosticata nelle donne di età compresa tra i 50 e i 60 anni. I principali fattori di rischio sono la pregressa terapia con soli estrogeni, il diabete, l'obesità, l'ipertensione, l'anamnesi personale e familiare positiva per tumore ovarico o della mammella. Al contrario, tale patologia non colpisce maggiormente le donne di età inferiore a 50 anni, non è più frequente nei paesi in via di sviluppo e, infine, diabete, obesità e ipertensione sono ritenuti fattori di rischio (risposte A, B, C ed E errate).

67 **La risposta corretta è la D.**

La pluriparità è un dato anamnestico che non avvalora il sospetto diagnostico di endometriosi. In particolare, tale patologia è caratterizzata dalla presenza di mucosa endometriale anormalmente impiantata in luoghi diversi dalla cavità uterina. Tipicamente tali impianti ectopici si riscontrano nella pelvi (ad esempio, a livello di ovaie, tube di Falloppio, vagina, cervice, legamenti utero-sacrali o nel setto retto-vaginale) e si manifestano clinicamente con dismenorrea grave, dolore pelvico cronico o infertilità. I siti di impianto più insoliti sono le cicatrici laparotomiche, pleura, polmone, diaframma, reni, milza, cistifellea, mucosa nasale, canale spinale, stomaco, ghiandole mammarie e clinicamente possono essere responsabili di sintomi "bizzarri" come emottisi ciclica e crisi catameniali. Le donne che hanno avuto un menarca precoce, la loro prima gravidanza dopo i 30 anni, un utero di forma anomala, ipermenorrea e storia familiare di endometriosi hanno più probabilità di avere tale patologia (risposte A, B, C ed E errate).

68 **La risposta corretta è la A.**

Il sospetto diagnostico di endometriosi si fonda sulla sintomatologia e sugli esami di imaging (ad esempio, ECO, TC e RM). Dunque, la RM è a volte indicata nell'iter diagnostico di tale patologia.

Infine, la conferma definitiva della diagnosi si basa sulla visualizzazione diretta della lesione con biopsia.

69 **La risposta corretta è la D.**
L'indagine diagnostica di scelta per il meningioma è la RM, che sovente mostrerà la caratteristica dural tail, un ispessimento ed enhancement della dura madre adiacente al meningioma. Le sedi più frequenti di presentazione sono le zone corticali esterne (risposta A errata). Normalmente il tasso di recidiva, che dipende dalla localizzazione e dal grado, supera il 5% (risposta B errata). Per la prognosi, la sede della patologia è dirimente, in quanto una chirurgia aggressiva e risolutiva può essere effettuata quando il tumore non cresce in prossimità di zone vitali. Infine, tale patologia non è associata alla malattia di Von Hippel Lindau, bensì alla neurofibromatosi (risposta C errata).

70 **La risposta corretta è la C.**
La diagnosi più probabile per la paziente del caso clinico è rappresentata dal macro-adenoma ipofisario, che può dare disturbi di tipo endocrinologico o espansivo. Le sindromi da compressione, presenti quando le dimensioni dell'adenoma superano 1 cm di diametro, possono interessare tutte le strutture in prossimità della sella turcica. I disturbi visivi sono generalmente i primi sintomi a comparire. Il rischio di compressione riguarda il chiasma ottico, i nervi ottici o i tratti ottici. Nel caso di compressione del chiasma ottico, si riscontra una emianopsia bitemporale, poiché nel chiasma ottico decussano le fibre nervose provenienti dalle emi-retine nasali. Invece, il cranio-faringioma, un raro tumore benigno prevalentemente dell'infanzia, ha una localizzazione sellare e para-sellare ed origina dalle cellule embrionali residue dell'intestino primitivo (tasca di Rathke). Sebbene sia una neoplasia benigna, il suo accrescimento può causare compressione delle strutture nervose circostanti, causando riduzione del visus, diabete insipido, alterazioni ormonali. In alcuni bambini può determinare idrocefalo (risposte A e D errate).

71 **La risposta corretta è la A.**
La paziente del caso clinico presenta una emianopsia bitemporale da compressione del chiasma. Poiché nel chiasma ottico decussano le fibre nervose provenienti dalle emi-retine nasali, i pazienti non vedranno ciò che si trova nei loro emi-campi visivi temporali, mentre la visione degli emi-campi nasali è preservata.

72 **La risposta corretta è la A.**
Per la paziente la diagnosi più probabile è la sindrome del tunnel carpale, una sindrome da compressione del nervo mediano nel canale del carpo. Dal punto di vista clinico, ritroviamo ipotrofia dei muscoli tenarici, deficit nell'opposizione del pollice, parestesie e/o ipoestesie al palmo della mano, alle prime tre dita e alla metà radiale del quarto dito. L'esame obiettivo e l'anamnesi sono spesso sufficienti a effettuare diagnosi. Nella maggior parte dei casi, i pazienti risultano positivi al test di compressione del mediano e al test di Tinel. Al contrario, la sindrome del tunnel cubitale è una sindrome da compressione del nervo ulnare a livello del canale cubitale del gomito. Dal punto di vista clinico, ritroviamo ipotrofia dei muscoli di pertinenza del nervo ulnare (il flessore ulnare del carpo, i muscoli lombricali e il flessore lungo del pollice), parestesie e ipoestesie a livello della parte ulnare della mano. L'esame obiettivo e l'anamnesi sono spesso sufficienti per la diagnosi. Nella maggior parte dei casi, i pazienti risultano positivi al test di Froment e di Tinel (risposta B errata).

73 **La risposta corretta è la D.**
L'iter diagnostico corretto per il paziente del caso clinico è rappresentato dall'esecuzione dell'elettro-neurografia (ENG), dell'elettromiografia (EMG) e dall'ECO del polso, che visualizza la compressione a livello del canale del carpo del nervo mediano. Un

esame TC può mostrare restrizione del canale del carpo e sofferenza del nervo mediano, tuttavia, è dispendioso e non fornisce le stesse informazioni della ENG e della EMG (risposta B errata).

74 La risposta corretta è la C.

La diagnosi più probabile è l'emorragia subaracnoidea, un sanguinamento improvviso nello spazio subaracnoideo, tra l'aracnoide e la pia madre, in cui circola il liquido cefalorachidiano. La causa più frequente di emorragia subaracnoidea è la rottura di un aneurisma. I sintomi comprendono cefalea violenta e improvvisa, tipicamente a pugnalata, nausea, vomito, meningismo, gravi deficit neurologici con alterazioni o perdita dello stato di coscienza. La presenza di sangue nello spazio subaracnoideo causa irritazione delle meningi e idrocefalo, con cefalea persistente e obnubilamento. L'edema cerebrale e la vasocostrizione possono causare ischemia cerebrale focale.

Al contrario, le neoplasie cerebrali possono causare segni neurologici focali, associati o meno a segni di coinvolgimento globale del SNC, a causa della condizione di ipertensione endocranica. Nel primo caso la sintomatologia dipenderà dalla localizzazione della neoformazione; nel secondo caso, si avranno cefalea, nausea, vomito, progressivo decadimento del livello di coscienza (risposta A errata). Invece, per quanto riguarda l'ipoglicemia, i sintomi dipendono dal grado di severità: per livelli moderati di ipoglicemia compaiono cefalea ed irritabilità, invece, nelle forme severe si possono manifestare convulsioni e alterazioni della coscienza sino al coma (risposta D errata).

75 La risposta corretta è la C.

Nel caso clinico l'esame strumentale di prima scelta è rappresentato dalla TC senza mezzo di contrato, dato che la sintomatologia presentata indirizza la diagnosi verso un evento cerebrovascolare, ischemico o emorragico.

76 La risposta corretta è la A.

La paziente del caso clinico presenta neurite ottica retro-bulbare (NORB), una condizione infiammatoria localizzata alla porzione posteriore del nervo ottico. La patogenesi è spesso complessa: può essere, infatti, di natura traumatica, tossica, vascolare, neoplastica o infettiva. Frequentemente, rappresenta una delle prime manifestazioni della sclerosi multipla. L'esordio è generalmente acuto-subacuto, con interessamento unilaterale e raramente bilaterale. La sintomatologia varia in base all'entità dell'infiammazione e raggiunge il culmine in circa una settimana. Le manifestazioni più frequenti comprendono dolore retro-bulbare e peri-orbitario (accentuato dai movimenti oculari per coinvolgimento delle meningi ottiche, che può precedere di alcuni giorni il calo visivo), deficit del visus improvviso con scotoma centrale e alterata percezione dei colori. L'esame oftalmoscopico è spesso normale, ma all'esame del campo visivo può individuarsi un'area di scotoma centrale.

77 La risposta corretta è la D.

Per la paziente del caso clinico, l'esame strumentale dirimente è la perimetria computerizzata, un esame oftalmologico non invasivo che permette di studiare l'ampiezza del campo visivo del paziente, mapparlo, misurare la risposta retinica e la sua sensibilità all'applicazione degli stimoli luminosi nei vari settori del campo retinico. La localizzazione dello stimolo luminoso corrisponde alla localizzazione dei fotorecettori sulla retina. Al contrario, l'angiografia (o la fluoro-angiografia) è un esame particolarmente indicato nello studio della rete vascolare retinica, spesso impiegato in alcune patologie oculari con coinvolgimento vascolare come la retinopatia diabetica, le trombosi venose retiniche, la degenerazione maculare senile (risposta A errata). Così, la topografia corneale permette di mappare la superficie anteriore della cornea, studiandone la conformazione. È un esame non invasivo di screening, impiegato soprattutto nel cheratocono o nei pazienti candidati ad interventi di chirurgia refrattiva (risposta B errata). Invece, lo schermo di Hess-Lancaster (o test rosso-verde) è impiegato nei pazienti che manifestano diplopia, strabismo o paralisi dei muscoli responsabili della motilità oculare (risposta C errata).

78 **La risposta corretta è la B.**
Il paziente del caso clinico presenta una retinite da citomegalovirus (CMV). Nei soggetti con infezioni da HIV e con grave immunodepressione sistemica ($CD4^+$ < a 100 cell/mm^3) è frequente la comparsa di infezioni sistemiche e/o localizzate da parte di patogeni opportunisti. In questa categoria di malati, la più grave infezione opportunistica con interessamento oculare è la retinite da CMV, caratterizzata da focolai bianco-giallastri di essudato retinico associati ad eventi emorragici, vasculitici e edematosi rapidamente ingravescenti se non trattati in maniera tempestiva. L'evoluzione di queste lesioni esita nella necrosi retinica e nella sua completa atrofia.
All'opposto, la cheratite erpetica è una infezione corneale dovuta al virus dell'herpes simplex. Oltre alla tipica ulcera corneale dendritica, che permette di fare diagnosi, il paziente manifesta sensazione di corpo estraneo, fotofobia, iperemia congiuntivale, lacrimazione. Nelle forme croniche si può assistere a cicatrizzazione, ipoestesia corneale e riduzione della vista (risposta A errata). Ancora, la congiuntivite primaverile è una infiammazione della congiuntiva, caratterizzata da iperemia congiuntivale, lacrimazione, prurito o bruciore e fotofobia. La terapia prevede l'impiego di antistaminici topici e colliri cortisonici (risposta C errata). Invece, la sindrome oculo-ghiandolare di Parinaud (o malattia da graffio di gatto) è una patologia infettiva rara, causata dalla Bartonella Henselae, che si manifesta con congiuntivite monolaterale e linfoadenopatia pre-auricolare (risposta D errata).

79 **La risposta corretta è la A.**
La paziente del caso clinico è affetta da artrite reumatoide (AR), una patologia infiammatoria sistemica a carattere autoimmune, spesso associata a sclerite, un processo infiammatorio della sclera, la membrana fibrosa che riveste la maggior parte del bulbo oculare. In questa patologia, la fascia di età più colpita è quella compresa tra i 40 e 60 anni, con una maggior frequenza fra i soggetti di sesso femminile. I sintomi più frequenti comprendono arrossamento oculare, riduzione del visus, fotofobia, lacrimazione e dolore oculare accentuato dal movimento oculare.

80 **La risposta corretta è la A.**
Il medico dovrebbe invitare la madre del caso clinico a consultare con urgenza un oculista per escludere la cataratta e il retinoblastoma. Infatti, in tali patologie può riscontarsi la leucocoria (cioè un riflesso biancastro) o l'opacizzazione della pupilla.

81 **La risposta corretta è la C.**
Per la paziente del caso clinico con glaucoma è controindicato l'uso dell'amitriptilina, un farmaco appartenente agli antidepressivi triciclici. A causa della scarsa selettività del suo meccanismo d'azione e delle sue numerose interazioni, la sua somministrazione è gravata da numerosi possibili effetti collaterali. Ad esempio, l'antagonismo del recettore muscarinico è responsabile degli effetti collaterali anticolinergici: infatti, è controindicata a livello oculare, dato che causa secchezza, cicloplegia ed ipertono. Invece, l'atenololo, il paracetamolo, l'indometacina non sono controindicati nel glaucoma ad angolo stretto (risposta A, B, D ed E errate).

82 **La risposta corretta è la C.**
Il paziente del caso clinico presenta la fibrillazione atriale (FA), una tachiaritmia relativamente frequente nella popolazione anziana, caratterizzata

da una attivazione atriale disorganizzata e caotica dai 400 a 650 impulsi/minuto. I pazienti con FA hanno un aumentato rischio di eventi cardiovascolari e tromboembolici, in cui il distretto vascolare più frequentemente interessato è la biforcazione carotidea. In aggiunta, anche l'amaurosi fugace può dipendere da eventi embolici determinati dalla FA. Per tali motivi è necessario effettuare uno studio ecografico del cuore e dei tronchi sovraortici, per accertare la presenza di emboli provenienti da questi distretti o escludere altre cause. Invece, la tomografia ottica a luce coerente (o tomografia ottica computerizzata), viene impiegata nella diagnosi e nel follow-up di numerose patologie della cornea e della retina, poiché consente di ottenere scansioni molto precise di entrambe le strutture. Tuttavia, non è l'esame più indicato nel caso di amaurosi fugace (risposta D errata). Infine, il dosaggio della terapia anticoagulante può essere modificato solo dopo una attenta valutazione del rapporto fra i rischi e i benefici (risposta B errata).

83 **La risposta corretta è la C.**

La retinopatia diabetica, una tardiva conseguenza del diabete mellito di tipo micro-vascolare, è *correlata alla durata, al cattivo controllo glicemico del diabete ed all'eventuale ipertensione arteriosa concomitante.* Si distinguono due tipi di retinopatia diabetica: la forma non proliferante e quella proliferante.

84 **La risposta corretta è la C.**

Dal punto di vista clinico, i sintomi che pongono il sospetto di imene imperforato sono l'amenorrea primaria e i dolori addominali (a causa dell'ematocolpo, cioè la raccolta di sangue mestruale in vagina e in utero), in presenza di uno sviluppo fisico adeguato all'età puberale della paziente del caso clinico. Quindi, frequenti accessi in PS per dolore addominale rimasti senza diagnosi possono indirizzare verso tale diagnosi. In particolare, l'imene imperforato, rara patologia che richiede un piccolo intervento chirurgico, è una condizione congenita in cui tale membrana chiude totalmente l'apertura vaginale, impedendo la fuoriuscita di secrezioni e sangue mestruale dalla vagina (risposta D errata). Al contrario, la celiachia è una malattia infiammatoria cronica scatenata dall'ingestione di glutine nei soggetti geneticamente predisposti. L'imene imperforato è una condizione congenita non legata alla celiachia (risposta A errata). Così, una consistente riduzione della massa grassa per rapida crescita in altezza non depone per imene imperforato, trattandosi di una condizione prettamente anatomica di tipo congenito (risposta B errata).

85 **La risposta corretta è la B.**

La paziente del caso clinico, in base ai reperti clinico-anamnestici e laboratoristi, presenta amenorrea primaria e il dosaggio delle amilasi, prodotte principalmente dal pancreas e dalle ghiandole salivari non ha alcuna utilità clinica. Infatti, il loro dosaggio riveste un ruolo nella diagnosi della pancreatite acuta e in alcune affezioni delle ghiandole salivari. In dettaglio, il ciclo mestruale è regolato da una serie di ormoni prodotti dall'asse ipotalamo-ipofisario e dalle ovaie. In particolare, l'ipotalamo produce ciclicamente il GnRH, che stimola la produzione da parte dell'ipofisi di LH (ormone luteinizzante) e di FSH (ormone follicolostimolante). Alterazioni dell'asse ipotalamo-ipofisario o la produzione anomala di ormoni da parte dell'ipofisi possono ritardare la comparsa del menarca. Nel sospetto di una disregolazione ormonale, un corretto iter diagnostico prevede il dosaggio della prolattina sierica (l'iperprolattinemia può ritardare la comparsa del ciclo mestruale), il dosaggio dell'LH e dell'FSH ed il dosaggio del TSH (che riflette la funzionalità tiroidea e permette di evidenziare condizioni di ipo o ipertiroidismo, entrambe correlabili all'assenza del menarca e all'amenorrea) (risposte A, C, D ed E errate).

86 **La risposta corretta è la C.**

Verosimilmente la paziente del caso clinico presenta

un prolattinoma e il profilo ormonale dimostrerà prolattina > 200 ng/ml.

87 La risposta corretta è la C.

La paziente del caso clinico, affetta da sindrome di Sjögren in terapia con idrossi-clorochina, deve essere sottoposta a controlli oculistici approfonditi in quanto tale farmaco può determina maculopatia e l'unico modo per arrestare la progressione del danno è la sua individuazione negli stadi pre-sintomatici con conseguente immediata interruzione del trattamento. In dettaglio, tale sindrome è una malattia infiammatoria sistemica cronica relativamente frequente, a carattere autoimmune ed eziologia sconosciuta. Il quadro clinico è caratterizzato da xerostomia e xeroftalmia. Per il controllo di alcune manifestazioni, come astenia e artralgia, viene talvolta impiegata l'idrossiclorochina, un farmaco antimalarico. In particolare, si tratta di una terapia a lungo termine, dato che il farmaco inizia a determinare benefici solo dopo alcune settimane. Per questo motivo, i pazienti in terapia devono eseguire esami periodici (come l'OCT e l'elettroretinogramma multifocale) per individuare precocemente tale effetto collaterale. Al contrario, la vasculite retinica, una condizione infiammatoria del circolo retinico, non è una manifestazione tipica della sindrome o della terapia con idrossiclorochina (risposta B errata).

88 La risposta corretta è la B.

Il paziente del caso clinico presenta la corio-retinopatia sierosa centrale, una patologia che colpisce più frequentemente i soggetti di sesso maschile di età compresa tra i 30 e i 50 anni. Le condizioni che causano un aumento del cortisolo ematico (assunzione di corticosteroidi, sindrome di Cushing, etc.) sono considerate fattori di rischio. Dal punto di vista clinico, tale patologia è caratterizzata dal sollevamento della zona centrale della retina per l'accumulo di liquido sieroso proveniente dai vasi corioidei. I sintomi più frequenti sono la visione offuscata, la distorsione delle immagini e la comparsa di scotoma centrale. La regressione, con il completo recupero funzionale, può essere spontanea nell'arco di 2-4 mesi, sebbene possa recidivare o cronicizzare, con danni irreversibili del visus.

Invece, il distacco di retina può essere determinato da molteplici cause, traumatiche o non traumatiche. I sintomi di insorgenza sono rappresentati generalmente da miodesopsie, fotopsie e scotomi (risposta A errata). Al contrario, nella occlusione della vena centrale della retina, si ha una riduzione globale del visus in un occhio fino alla completa perdita della vista; il deficit sarà localizzato ad un solo campo visivo, se si tratta di una occlusione venosa di branca oppure di una occlusione venosa parziale (occlusione parcellare). È un processo indolore che può avvenire improvvisamente, oppure gradualmente nell'arco di giorni o settimane (risposta C errata). Infine, la maculopatia di Valsalva, condizione patologica della macula, è dovuta ad un sanguinamento intraoculare determinato da un improvviso aumento della pressione intratoracica o intra-addominale (risposta D errata).

89 La risposta corretta è la A.

Il calazio, una formazione cistica localizzata a livello palpebrale, si forma per una infiammazione cronica a patogenesi non infettiva delle ghiandole sebacee di Meibomio, collocate lungo la palpebra. Può essere spesso confusa con l'orzaiolo, una infiammazione localizzata infettiva delle ghiandole sebacee di Zeiss, collocate alla base delle ciglia. Nel calazio l'occlusione del dotto escretore delle ghiandole di Meibomio causa l'accumulo del secreto, con aumento delle dimensioni e infiammazione. La lesione appare come un nodulo duro alla palpazione e dolorabile. Può essere sovra-tarsale o sotto-tarsale. Il trattamento del calazio prevede l'impiego di corticosteroidi (per ridurre l'infiammazione e facilitare la fuoriuscita del secreto) e di antibiotici (per evitare la sovra-infezione batterica). Qualora il trattamento farmacologico non sia risolutivo (come nel caso della paziente) è necessario effettuare una biopsia escissionale, che viene effettuata generalmente in regime ambulatoriale ed in anestesia locale. Al contrario, l'elettrocoagulazione delle ciglia o del follicolo pilifero può essere impiegata nel caso di trichiasi (alterato orientamento delle ciglia), distichiasi (presenza di una doppia fila di ciglia) e ciglia aberranti (metaplasiche, con origine a livello degli orifizi delle ghiandole di Meibomio) (risposta B errata).

90 La risposta corretta è la D.
A livello del polso, il nervo ulnare può essere compresso tipicamente a livello del canale di Guyon, struttura delimitata dall'osso pisiforme e dall'apofisi unciniforme dell'uncinato, all'interno del quale decorrono nervo e arteria ulnare.

91 La risposta corretta è la B.
La malattia di Osgood-Schlatter è un processo degenerativo che colpisce il tubercolo tibiale anteriore al livello dell'entesi distale del tendine rotuleo. Tale patologia si presenta tipicamente nell'età preadolescenziale tra i 10 e i 15 anni.

92 La risposta corretta è la C.
L'offset mediale della testa femorale è la distanza tra il centro della testa femorale (o centro di rotazione della testa del femore) e una linea passante per la diafisi femorale (asse anatomico) o lo stelo di una protesi (qualora il paziente fosse protesizzato). Nella protesi dell'anca, un insufficiente offset mediale comporta un accorciamento del braccio di leva degli abduttori.
Invece, la lussazione anteriore o posteriore della testa del femore rappresenta un fallimento dell'impianto della protesi. Tale complicanza non è correlata all'offset mediale, bensì alla tecnica chirurgica e al tipo di accesso utilizzato (risposte B e D errate).

93 La risposta corretta è la A.
Per il paziente del caso clinico la diagnosi più probabile è la frattura di Colles, una frattura dell'epifisi distale del radio con dislocazione dorsale del frammento. Tale frattura, tipica dell'anziano, sopraggiunge in seguito a un trauma a braccio e polso iper-estesi e causa una deformazione visibile dall'esterno come una tumefazione (o un gonfiore) sulla parte dorsale del polso. La sintomatologia clinica si basa sulla presenza di dolore spontaneo accentuato dalla pressione sull'epifisi distale del radio, tumefazione ed ecchimosi al polso ed alla mano e sulla deformità "a baionetta" del profilo frontale della mano che consiste nella deviazione radiale del carpo e della mano rispetto all'avambraccio. Invece, la frattura dell'epifisi distale di ulna può provocare una sintomatologia simile, senza però il tipico rigonfiamento da spostamento dorsale del frammento osseo (risposta B errata). All'opposto, la lesione del legamento scafo-lunato, una dissociazione tra lo scafoide e il semilunare con una deviazione radiale del polso, si presenta spesso in cadute con arto esteso e polso piegato ulnarmente. La diagnosi è clinica e radiologica, infatti, si riscontra un intervallo più ampio tra semilunare e scafoide) (risposta C errata). Infine, la lussazione trans-scafo-perilunata è una frattura derivante da alto impatto di energia a braccio esteso con mano ulnarizzata o supinata, che si verifica spesso dopo incidenti stradali. Radiograficamente, oltre le fratture delle piccole ossa del carpo, si notano anche lussazioni derivanti dalla loro frattura (risposta D errata).

94 La risposta corretta è la A.
L'esame diagnostico da richiedere in prima istanza per una frattura di Colles è la RX in due proiezioni AP e LL, per evidenziare la rima di frattura e la diastasi dei segmenti ossei.

95 La risposta corretta è la B.
Per la sintomatologia, l'età, l'anamnesi e la scomparsa del dolore dopo l'assunzione di FANS, per il paziente del caso clinico si può orientare la

diagnosi verso l'osteoma osteoide, un tumore benigno osteoblastico, che può insorgere in un qualunque osso dello scheletro umano (nel 80-90% dei casi colpisce le ossa lunghe degli arti, nel 7-10% le vertebre), che presenta un aspetto radiografico con morfologia nodulare dei segmenti ossei colpiti. Il sintomo principale è il dolore, caratteristicamente improvviso, ben localizzato, senza storia di trauma all'anamnesi. In particolare, tale sintomo si accentua maggiormente la notte e si placa con l'assunzione di FANS, specialmente con l'aspirina. Quindi, l'ortopedico deve chiedere al paziente se il dolore passa dopo l'assunzione di acido acetilsalicilico.

96 La risposta corretta è la A.

Per la sintomatologia, l'età del paziente, l'anamnesi e la scomparsa del dolore dopo l'assunzione di FANS si può sospettare l'osteoma osteoide, tumore benigno osteoblastico, che può insorgere in un qualunque osso dello scheletro umano (nel 80-90% dei casi colpisce le ossa lunghe degli arti, nel 7-10% le vertebre), che presenta un aspetto radiografico con morfologia nodulare dei segmenti ossei colpiti. La diagnosi deve essere confermata con una TC. Al contrario, il paziente non presenta anamnesi o clinica compatibile con frattura da stress (risposta B errata).

97 La risposta corretta è la B.

Il referto dell'esame radiologico del paziente del caso clinico ha evidenziato: "consistente ispessimento fusiforme della corticale ossea del versante laterale del III medio della tibia di destra" compatibile con osteoma osteoide. Quindi, l'ortopedico deve richiedere come ulteriore indagine la TC, che rispetto alla RX permette di visualizzare dettagliatamente lo stato della corticale ossea e di stabilire al meglio un piano chirurgico.

98 La risposta corretta è la D.

Per completare la fase diagnostica preliminare, prima di avviare il paziente al trattamento, bisogna effettuare una artro-RM con m.d.c., che permette di visualizzazione l'articolazione, le possibili mini-lesioni del cercine della cartilagine e dell'osso sub-condrale. Ancora, essa permette di effettuare diagnosi differenziale con l'osteonecrosi, evidenziare eventuali cause del conflitto femoro-acetabolare (tra le più comuni si ricordano le alterazioni morfologiche della testa del femore o della cavità acetabolare). Inoltre, sebbene l'RX è un esame di base standard per la valutazione delle anche e di una eventuale dismetria, in questo caso clinico è più specifica una RM, essendo già presente un sospetto di conflitto femoro-acetabolare (risposta A errata). Così, se fosse riscontrata un ernia inguinale associata a conflitto-acetabolare o se si sospettasse come patologia primaria un ernia inguinale, l'esame di prima istanza sarebbe una ecografia e non una TC (risposta B errata). Infine, la scintigrafia ossea trifasica non trova un razionale diagnostico in un quadro di conflitto femoro-acetabolare (risposta C errata).

99 La risposta corretta è la B.

Il paziente del caso clinico presenta la sindrome del tunnel carpale, una patologia dovuta alla compressione del nervo mediano nel suo passaggio attraverso il tunnel carpale nel polso. I sintomi comprendono dolore e parestesie nel territorio di distribuzione del nervo mediano.

100 La risposta corretta è la D.

Nel paziente del caso clinico la presenza di anticorpi anti-Hu supporta la diagnosi di sindrome paraneoplastica. La degenerazione cerebellare paraneoplastica si caratterizza per avere come bersaglio il cervelletto, in cui vengono distrutte le cellule di Purkinje. Dal punto di vista clinico, esordisce in modo subacuto con nausea, vomito, vertigine e difficoltà nella deambulazione; la malattia evolve abbastanza rapidamente nell'arco di settimane o di pochi mesi con sviluppo di atassia del tronco e degli arti, a cui possono associarsi disartria e nistagmo con oscillopsia. Dal punto di vista laboratoristico nel siero e/o nel liquor dei pazienti sono presenti anticorpi onconeurali: i più frequenti sono gli anticorpi anti-Yo, seguiti da anticorpi anti-Hu, anti-Tr, anti-Ri e anti-mGluR1.

101 **La risposta corretta è la B.**
Nella TC del caso clinico si apprezza una frattura da avulsione scomposta a tutto spessore a carico della spina iliaca superiore di destra, con avulsione e dislocazione del moncone osseo.

102 **La risposta corretta è la E.**
La RX del caso clinico evidenzia una frattura scomposta a carico della clavicola destra con lieve disallineamento dei monconi ossei, associata ad una frattura della scapola destra con lieve diastasi dei monconi ossei.

103 **La risposta corretta è la B.**
Nella RX del caso clinico si apprezza nella regione posteriore del ginocchio una piccola formazione radiopaca di natura calcica da riferire alla presenza della fabella, un osso sesamoide presente frequentemente nel tendine del gastrocnemio laterale, cioè nella regione flessoria posteriore esterna del ginocchio.

104 **La risposta corretta è la B.**
L'RX del caso clinico evidenzia in campo polmonare superiore di sinistra una grossolana formazione espansiva determinante ipo-diafania di verosimile natura parenchimale. Utile integrazione diagnostica mediante esame TC.

105 **La risposta corretta è la B.**
Nella RX del caso clinico si apprezza lungo il margine mediale della diafisi tibiale una linea di frattura non a tutto spessore.

106 **La risposta corretta è la C.**
Nella RX del caso clinico si apprezza a carico della grande tuberosità omerale e della clavicola delle rime di fratture. In particolare, a livello della clavicola si apprezza una frattura scomposta a tutto spessore con disallineamento dei monconi ossei.

107 **La risposta corretta è la B.**
L'RX del caso clinico evidenzia una vescica a pareti finemente irregolari e zigrinate, compatibile in prima ipotesi con una vescica da sforzo, senza apprezzabilità di stravasi di mdc da riferire a rotture o evidenti masse loco-regionali.

108 **La risposta corretta è la B.**
L'RX del caso clinico mostra in corrispondenza delle ombre renali bilateralmente la presenza di alcune formazioni radiopache di verosimile natura calcica (per la precisione 3, di cui 2 a sinistra ed 1 a destra), da riferire in prima ipotesi a calcolosi renale bilaterale.

109 **La risposta corretta è la C.**
*Nella RX del caso clinico si apprezza in campo polmonare superiore di destra una opacità strutturata a base di impianto pleurico, riferibile in prima ipotesi a focolaio pn*eumonico.

110 **La risposta corretta è la D.**
La TC del caso clinico evidenzia la presenza dell'arteria lusoria, un'arteria succlavia destra aberrante, che nasce dal lato sinistro dell'arco aortico, da un doppio arco aortico o da un arco aortico destro con un legamento arterioso sinistro, che passa posteriormente all'esofago.

111 **La risposta corretta è la C.**
L'età, l'etnia, i dati laboratoristici e anamnestici, l'aumento della renina e dell'aldosterone, l'ipokaliemia e il deterioramento della funzionalità renale in seguito alla somministrazione di ACE inibitori, suggeriscono per la paziente del caso clinico la diagnosi di displasia fibro-muscolare dell'arteria renale, piuttosto che la stenosi da placca aterosclerotica dell'arteria renale. La displasia fibro-muscolare comprende un gruppo eterogeneo di alterazioni arteriose non infiammatorie e non aterosclerotiche, che causano stenosi vascolari di vario grado, occlusioni o aneurismi. Colpisce prevalentemente il sesso femminile o i pazienti affetti da malattie del tessuto connettivo. Tale patologia può interessare le arterie renali (70% dei casi), la carotide e le arterie endocraniche, in misura minore le arterie intra-addominali e le arterie iliache esterne. Tende ad essere asintomatica e i

sintomi, se presenti, variano a seconda del vaso interessato.

112 La risposta corretta è la B.
La RM addome del paziente del caso clinico mostra la presenza di numerose formazioni cistiche renali bilaterali ed epatiche; tale quadro è caratteristico della ADPKD (adult polycystic kidney disease), un disturbo multi-sistemico e progressivo, caratterizzato dalla formazione e dall'aumento dimensionale delle cisti nei reni e negli altri organi colpiti (es. fegato nel 30% dei casi circa, pancreas, milza, tiroide, ovaio, endometrio, vescicole seminali ed epididimo). Esistono due forme: la variante di tipo 1 (85-90% dei casi) e quella di tipo 2 (10-15% dei casi, ad insorgenza più tardiva e lenta), entrambe autosomiche dominanti, con il coinvolgimento rispettivamente del gene PKD1 e PKD2, che codificano rispettivamente per le proteine Policistina 1 e 2.

113 La risposta corretta è la A.
La TC del paziente del caso clinico mostra in sede parietale sinistra una grossolana area ipodensa triangolare, compatibile con evento ischemico in fase sub-acuta.

114 La risposta corretta è la D.
La RX del paziente del caso clinico mostra la presenza di falce d'aria libera sottodiaframmatica bilateralmente, reperto indicativo di pneumoperitoneo da riferire a verosimile perforazione intestinale.

115 La risposta corretta è la E.
La RX del paziente del caso clinico mostra un quadro di scoliosi sinistra convessa del rachide lombare, associata a rotazione dei corrispondenti metameri vertebrali, senza segni di frattura. La lordosi non può essere valutata nella proiezione AP (come nella RX del caso clinico), ma solo con la proiezione in LL.

116 La risposta corretta è la A.
L'angio-TC polmonare del paziente del caso clinico mostra un grossolano difetto di opacizzazione a carico dell'arteria polmonare di destra, da ascrivere a processo trombotico in atto: tale quadro è compatibile con embolia polmonare.

117 La risposta corretta è la B.
L'RX del paziente del caso clinico evidenzia uno anomalo slargamento ilare bilaterale, da verosimile presenza di linfoadenopatie ilari, segno radiografico caratteristico di sarcoidosi.

118 La risposta corretta è la B.
La TC del paziente del caso clinico mostra a carico del campo polmonare inferiore di destra una formazione nodulare, a margini irregolari e spiculati, con strie di trazione verso le strutture bronco-vascolari adiacenti, da riferire in prima ipotesi a lesione di origine neoplastica.

119 La risposta corretta è la D.
La RX del paziente del caso clinico mostra una linea di frattura a decorso obliquo sia a carico della epifisi tibiale prossimale che di quella fibulare: le fratture appaiono a tutto spessore e sono lievemente scomposte, determinando minima dislocazione laterale dei monconi ossei.

120 La risposta corretta è la C.
Nell'ecografica del paziente del caso clinico si segnala una formazione omogeneamente iper-ecogena a morfologia rotondeggiante a margini netti, da riferire ad un angioma capillare. Gli angiomi capillari sono asintomatici e di riscontro occasionale. Solitamente si presentano singolarmente, di morfologia rotondeggiante, a margini netti, di dimensioni < 3cm, omogeneamente iper-ecogeni con assenza di segnale vascolare al Doppler.

121 La riposta corretta è la E.
La TC del paziente del caso clinico evidenzia in sede basale destra una grossolana formazione espansiva solida da riferire in prima ipotesi a verosimile eteroplasia primitiva, che infiltra il piano pleurico

limitrofo. Utile sarebbe un accertamento bioptico diretto per definirne con certezza le caratteristiche istopatologiche.

122 La risposta corretta è la A.

L'RX del torace del paziente del caso clinico mostra una modesta quota di versamento pleurico sinistro, che determina l'obliterazione del seno costo-frenico laterale di pari livello e maschera la limitante emidiaframmatica omolaterale.

123 La risposta corretta è la E.

La RX del paziente del caso clinico mostra un anomala piccola rima iper-diafana all'estremità distale del V raggio metacarpale da riferire ad una frattura composta, lesione piuttosto frequente fra i pugili.

124 La risposta corretta è la D.

La TC encefalo del paziente del caso clinico mostra a carico della regione fronto-parietale sinistra un esteso ematoma sub-durale, un'iperdensità a forma di falce o mezza luna, che attraversa le linee di sutura e determina una deviazione controlaterale di qualche millimetro della linea mediana. Tale raccolta può derivare dalla lacerazione delle vene corticali o dalla rottura delle vene a ponte tra la corteccia e dei seni durali. Solitamente si riscontra un ematoma subdurale dopo trauma cranico, incidente stradale, caduta.

125 La risposta corretta è la B.

L'insufficienza renale acuta (IRA) è caratterizzata da una riduzione rapida della funzione renale, che avviene nell'arco di poche ore o pochi giorni. Le cause possono essere di origine renale (organica), pre-renale (funzionale) o post renale (ostruttiva). Agli esami di laboratorio nell'IRA di tipo pre-renale caratteristico è il riscontro di sodiuria <20 mEq/l e una FENa (%) <1. Mentre, nell'IRA di tipo renale (organico), come nel caso della necrosi tubulare acuta, avremo una sodiuria >40 mEq/l e un FENa >3 (risposte A, C, D ed E errate).

126 La risposta corretta è la E.

L'urografia, un esame diagnostico radiologico, permette lo studio anatomico e funzionale dei reni e delle vie urinarie. Inizialmente, prevede la somministrazione endovenosa di un mezzo di contrasto (generalmente iodato, data la sua capacità di assorbire i raggi X e rendere visibili le strutture attraversate). Successivamente, l'esecuzione di radiografie semplici dell'addome, mediante le quali possono essere osservate le strutture escretrici opacizzate durante la fase di filtrazione ed eliminazione delle urine. La somministrazione del m.d.c. non è scevra da reazioni avverse. In dettaglio, la presenza di calcoli a livello renale non rappresenta una controindicazione e un fattore di rischio aggiuntivo di tossicità. Al contrario, condizioni associate ad un maggior rischio di nefrotossicità da mezzo di contrasto sono la nefropatia diabetica, l'insufficienza renale, il mieloma multiplo, la disidratazione, l'assunzione di alcuni farmaci come i diuretici o i FANS (risposte A, B, C ed D errate).

127 La risposta corretta è la B.

L'esame di scelta nella diagnosi delle infezioni urinarie è l'urinocoltura, un esame microbiologico di routine è in grado di rilevare la presenza di un eventuale microrganismo infettante le vie urinarie e di identificarlo. La raccolta delle urine deve avvenire il mattino stesso della consegna del campione in un contenitore sterile, tralasciando il primo e l'ultimo mitto. Invece, l'esame delle urine rappresenta solo un indice indiretto di infezione delle vie urinarie, ad esempio, per la presenza di leucociti nelle urine, ma non identifica la presenza del microrganismo infettante (risposta D errata). Inoltre, gli esami di imaging non sono utili per la diagnosi di infezione delle vie urinarie e possono solo evidenziare eventuale presenza di sedimento urinario, indice indiretto e aspecifico di infezione (risposte B e C errate). Infine, la biopsia renale non è un esame indicato per la diagnosi di infezione delle vie urinarie (risposta E errata).

128 **La risposta corretta è la C.**

Il paziente del caso clinico, in base ai reperti clinico-anamnestici e strumentali, è verosimilmente affetto da insufficienza renale cronica (IRC), una condizione patologica caratterizzata da danno renale con progressiva ed irreversibile perdita della funzionalità. Infatti, presenta reni grinzi, cioè reni piccoli, biancastri, a superficie irregolare con corticale assottigliata.

129 **La risposta corretta è la B.**

Nei pazienti con insufficienza renale (IR) per rallentare il declino della funzione renale è necessaria una dieta ipoproteica, ipofosforica e iposodica.

130 **La risposta corretta è la B.**

In pazienti con grave stenosi bilaterale dell'arteria renale o grave stenosi dell'arteria del singolo rene funzionante, gli ACE inibitori, riducendo fino ad abolirla la filtrazione glomerulare, possono essere responsabili di insufficienza renale grave. Come per il paziente del caso clinico, il loro uso è pertanto controindicato in presenza di tali forme di patologia reno-vascolare.

131 **La risposta corretta è la B.**

Il rene policistico, una patologia a trasmissione autosomica dominante (nel 90% dei casi) o recessiva (nel 10% dei casi), è caratterizzato dalla presenza di formazioni cistiche renali che possono aumentare nel numero e nelle dimensioni nel corso degli anni e non è associata al reperto di piccoli reni, nonostante l'insufficienza renale terminale. L'età di insorgenza, la gravità della patologia sono variabili e lo sviluppo delle cisti può a volte avvenire anche in altri organi. Tale malattia può essere inizialmente asintomatica, ma l'aumentare del numero e delle dimensioni delle cisti presenti bilateralmente può causare la comparsa di dolore lombare, infezioni urinarie, ematuria, insufficienza renale, masse palpabili ai quadranti superiori dell'addome. L'aumento dimensionale e numerico delle cisti causa un ingrossamento dei reni nei quali, tuttavia, il tessuto funzionale residuo progressivamente diminuisce per la sostituzione del tessuto sano con quello patologico. La diagnosi può essere fatta mediante esame ecografico. Al contrario, le glomerulonefriti, la nefrosclerosi, le pielonefriti e la sclerodermia sono patologie che, nelle forme croniche, portano spesso ad un danno progressivo del parenchima renale con insufficienza senza aumento volumetrico bilaterale renale (risposte A, C, D ed E errate).

132 **La risposta corretta è la D.**

Secondo ESC 2018 la paziente del caso clinico ha una ipertensione severa, dato che presenta PA di 170/100 mmHg. Invece, la sindrome ipercinetica è un disturbo caratterizzato dalla contemporanea presenza di breve durata dell'attenzione, distrazione e iperattività (risposta E errata).

Fonte: "The definition of hypertension in pregnancy is based on office BP values, SBP ≥140 mmHg and/or DBP ≥90 mmHg,436,437 and is classified as mild (140–159/90–109 mmHg) or severe (≥160/110 mmHg), in contrast to the conventional hypertension grading.".

133 **La risposta corretta è la A.**

Si definisce iper-potassiemia la presenza di valori di potassio superiori a 5.0 mEq/l. Tale condizione è asintomatica nelle forme lievi e moderate, tuttavia, nelle forme gravi può determinare segni neuromuscolari e tossicità cardiaca, che rappresenta una urgenza medica (o emergenza nei casi di ACC) da trattare nell'immediato. Oltre alla somministrazione di insulina e soluzione glucosata, il trattamento farmacologico di scelta prevede la somministrazione endovenosa di calcio gluconato al 10%. Questo limita gli effetti del potassio sul muscolo cardiaco, determinando un effetto protettivo immediato. Invece, la somministrazione di insulina, accompagnata da glucosio e la somministrazione di bicarbonato hanno lo scopo di favorire lo spostamento del potassio all'interno delle cellule. Tuttavia, il tempo di inizio d'azione è di circa 15-30 minuti (risposte B e C errate). Al contrario, le resine a scambio ionico agiscono a livello gastrointestinale, facilitando la rimozione del potassio dall'organismo. L'inizio d'azione si riscontra dopo 1-3 ore dalla somministrazione, quindi, non può essere considerato un trattamento da eseguire nelle situazioni di urgenza o emergenza (risposta D errata). Infine, la dialisi peritoneale deve essere considerata nei casi di iperkaliemia severa non responsiva alla terapia medica (risposta E errata).

134 La risposta corretta è la C.
Un trattamento diuretico intensivo può essere eseguito per diversi motivi, tra cui quelli più frequenti comprendono lo scompenso cardiaco, l'ascite da cirrosi epatica, gli edemi di origine renale e non l'ipertensione. Durante il trattamento diuretico è necessario valutare periodicamente alcuni parametri: il principale, oltre all'esame obiettivo degli edemi periferici, è il controllo del peso corporeo. La prima misurazione va effettuata all'inizio del trattamento, successivamente l'andamento del peso corporeo deve essere monitorato nel tempo.

135 La risposta corretta è la A.
Per il paziente del caso clinico la diagnosi più probabile è il rene policistico, una patologia genetica a carattere autosomico dominante (nel 90% dei casi) o autosomico recessivo, caratterizzata dalla presenza di formazioni cistiche renali, che possono aumentare nel numero e nelle dimensioni nel corso degli anni. L'età di insorgenza, la gravità della patologia sono variabili e in alcuni casi lo sviluppo delle cisti può avvenire anche in altri organi (ad esempio, pancreas, fegato). La malattia del rene policistico può essere inizialmente asintomatica, tuttavia, l'aumentare del numero e delle dimensioni delle cisti bilateralmente può causare la comparsa di dolore lombare, infezioni urinarie, ematuria, insufficienza renale, masse palpabili ai quadranti superiori dell'addome.

136 La risposta corretta è la C.
La sindrome nefrosica consiste in proteinuria > 3,5 g/1.73 m^2 nelle 24 ore, ipoalbuminemia, edema e iperlipidemia. Dunque, il dosaggio della proteinuria nelle 24 ore è essenziale, invece reperti non diagnostici sono il riscontro di cilindri e lipiduria.

137 La risposta corretta è la B.
In condizioni normali, la maggior parte del Na^+ introdotto con gli alimenti (circa il 90%) viene eliminata con le urine e di conseguenza, in condizioni di adeguata funzionalità renale e di buono stato di salute, i valori di sodiuria sono proporzionali all'apporto dietetico di Na^+: è per tale motivo che le concentrazioni di Na^+ nelle urine raccolte in 24 ore possono essere utilizzate per valutare il quantitativo di sodio introdotto giornalmente dal paziente.

138 La risposta corretta è la A.
Il paziente potrebbe essere affetto da distrofia muscolare facio-scapolo-omerale (FSHD), malattia genetica a trasmissione autosomica dominante, caratterizzata da debolezza muscolare progressiva, che si associa al coinvolgimento focale della faccia, delle spalle e dei muscoli delle braccia. L'anomalia genetica è stata localizzata sul braccio lungo del cromosoma 4 (4q35). La progressione della malattia è lenta, tuttavia, alcuni pazienti vivono periodi di stabilità seguiti da periodi di rapido deterioramento.
L'esordio precoce della malattia si associa a debolezza muscolare: il segno iniziale è la debolezza facciale (difficoltà a fischiare, sorridere e a chiudere gli occhi), oppure, debolezza a livello delle spalle (difficoltà ad alzare le braccia, scapole alate, spalle oblique). La malattia progredisce con la difficoltà a estendere il polso, con il coinvolgimento dei muscoli addominali e con la debolezza degli arti inferiori, interessando soprattutto i muscoli estensori del ginocchio e del piede. Il quadro clinico è variabile e sono stati riportati dei sintomi atipici.

139 La risposta corretta è la D.
La miastenia gravis, una patologia autoimmune caratterizzata dalla comparsa di una progressiva astenia muscolare e facile faticabilità, è dovuta alla distruzione dei recettori post-sinaptici dell'acetilcolina, sia anticorpo mediata che cellulo-mediata. La sintomatologia più comune è rappresentata dalla debolezza muscolare (ingravescente con l'utilizzo della muscolatura, che

migliora o regredisce con il riposo), dalla ptosi palpebrale e dalla diplopia. In alcuni pazienti può riscontrarsi disfagia e alterazione vocale. Nei casi più gravi si può manifestare una crisi miastenica, con tetraparesi generalizzata e insufficienza respiratoria. I segni oculari (ptosi palpebrale e diplopia) sono caratteristici della miastenia gravis, tuttavia, si manifestano bilateralmente, motivo per cui la presentazione di una disfunzione oculare unilaterale isolata suggerirebbe maggiormente una diagnosi di lesione strutturale retro-orbitaria.

140 **La risposta corretta è la E.**

La miastenia gravis è causata dalla distruzione anticorpo-mediata e cellulo-mediata dei recettori per l'acetilcolina (AChR), con riduzione della concentrazione dei recettori stessi. Tale patologia ha due picchi di incidenza: 20-40 anni (F >M) e 60-80 anni (M>F) e nel 60-70% è associata ad una iperplasia follicolare timica e nel 10-15% un timoma.

La simulazione 003 corrisponde alla prova di Concorso SSM 2021.

1 **A una donna di 66 anni viene riscontrata una fibrillazione atriale. Quale dei seguenti score è indicato calcolare per decidere l'eventuale inizio di una terapia anticoagulante?**

A CHADS-VASC2

B WELLS

C ABCD2

D SOFA SCORE

E HAS BLEED

2 **Un anziano viene ricoverato in pneumologia per il trattamento di una polmonite con piperacillina/tazobactam endovena. Dopo alcuni giorni, compare diarrea non associata a febbre né a dolore addominale. Nel sospetto di una diarrea da Clostridium difficile, quale dei seguenti interventi è prioritario?**

A Iniziare empiricamente una nuova terapia antibiotica con tigeciclina

B Test delle feci per dosaggio dell'antigene e delle tossine del Clostridium difficile

C Modificare la terapia antibiotica con meropenem in sostituzione della piperacillina/tazobactam

D Iniziare empiricamente una nuova terapia antibiotica con vancomicina endovena

E Sospendere la terapia antibiotica per la polmonite

3 **Un uomo di 56 anni, forte fumatore, giunge in Pronto Soccorso per comparsa improvvisa di dolore toracico trafittivo all'emitorace sinistro e dispnea. Viene eseguita una radiografia del torace che fornisce l'immagine seguente. Qual è la diagnosi più probabile?**

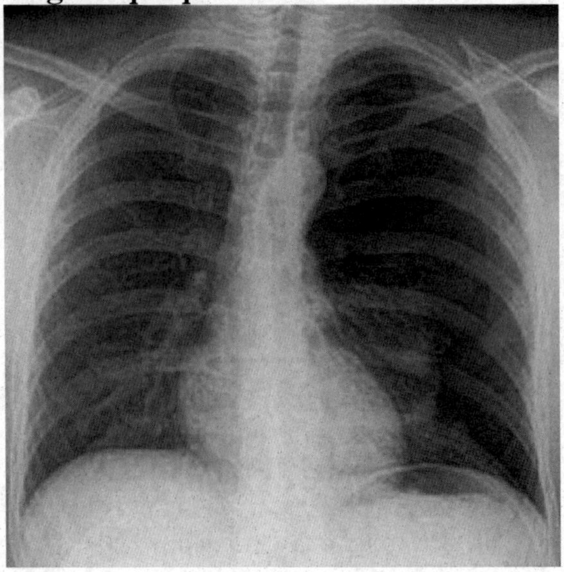

A Edema polmonare

B Neoplasia polmonare destra

C Versamento pleurico sinistro

D Pneumotorace spontaneo sinistro

E Polmonite basale sinistra

4 **Quale dei seguenti farmaci NON è indicato nel trattamento dello scompenso cardiaco cronico?**

A Ivabradina

B Ramipril

C Valsartan/Sacubitril

D Bisoprololo

E Indacaterolo

5 **Una donna di 75 anni ipertesa, affetta da scompenso cardiaco, si presenta in Pronto Soccorso per la comparsa di palpitazioni da almeno tre giorni. Alla visita viene riscontrata P.A. 145/90, FC 140 aritmica. All'ECG viene riscontrata una fibrillazione atriale 130 FVM. Quali delle seguenti scelte terapeutiche è indicata in prima istanza?**

[A] Solo controllo della frequenza

[B] Solo cardioversione farmacologica

[C] Controllo della frequenza e inizio della terapia anticoagulante

[D] Cardioversione farmacologica e inizio della terapia anticoagulante solo in caso di mancata cardioversione

[E] Cardioversione elettrica e inizio della terapia con aspirina

6 **Un uomo di 78 anni viene ricoverato in Ospedale con diagnosi di polmonite complicata da insufficienza respiratoria acuta. Durante il ricovero mostra valori elevati di glicemia in assenza di una diagnosi precedente di diabete mellito. Quale dei seguenti esami è necessario per la diagnosi differenziale tra iperglicemia da stress e diabete misconosciuto?**

[A] Microalbuminuria

[B] HbA1c

[C] Glicosuria delle 24 h

[D] Profilo glicemico

[E] Glicemia post-prandiale

7 **Un uomo di 78 anni affetto da diabete mellito di tipo 2 si presenta al Pronto Soccorso per febbre elevata (39 °C) a carattere intermittente preceduta da brivido scuotente. Nel sospetto di una sepsi quale dei seguenti esami è prioritario richiedere nella prima ora?**

[A] Emocoltura

[B] Ferritina

[C] Procalcitonina

[D] HbA1c

[E] Profilo glicemico

8 **Una donna di 50 anni esegue, su consiglio del nefrologo, una serie di analisi a seguito del rilievo di ipertensione moderato-grave. Si riscontra attività reninica plasmatica ridotta e ipokaliemia con normali livelli di adrenalina e noradrenalina urinaria. Quale tra le seguenti potrebbe essere la causa dell'ipertensione?**

[A] Iperaldosteronismo primitivo

[B] Ipertiroidismo

[C] Ipertensione nefrovascolare

[D] Feocromocitoma

[E] Iposurrenalismo

9 **Una donna di 55 anni, in completo benessere, esegue degli esami ematochimici ed esami urine di controllo. La donna è in menopausa da circa quattro anni. In anamnesi riferisce ipertensione arteriosa e osteopenia. L'esame microscopico del sedimento urinario mostra presenza di scarsa flora batterica. Quale tra i seguenti è l'approccio terapeutico più corretto?**

[A] Non vi è indicazione ad alcuna terapia antibiotica

[B] Nitrofurantoina 100 mg x 2 die per 5 giorni

[C] Fosfomicina 3 grammi, singola somministrazione

[D] Esecuzione di urinocoltura per identificare i microrganismi coinvolti e successivo trattamento mirato

[E] Trimethoprim/sulfamethoxazole 160-800 mg x 2 die per 3 giorni

10 **Un uomo di 63 anni si presenta all'attenzione medica riferendo scarso appetito, astenia, mal di testa e confusione. Dall'anamnesi emerge che ha assunto dosi eccessive di antiacidi. Viene posto il sospetto di sindrome latte-alcali. Quale alterazione elettrolitica è tipicamente associata a tale sindrome?**

[A] Ipokaliemia

B Iponatriemia

C Ipercalcemia

D Iper-magnesemia

E Ipocloremia

11 In caso di fibrillazione ventricolare, la defibrillazione elettrica deve essere eseguita:

A Dopo un tentativo di defibrillazione farmacologica con amiodarone

B Dopo aver pre-ossigenato

C Dopo aver eseguito un ECG a 12 derivazioni

D Dopo un tentativo di defibrillazione farmacologica con lidocaina

E Immediatamente

12 La valutazione TC di un assistito evidenzia una dissecazione dell'aorta ascendente, senza coinvolgimento dell'arco aortico. Questo tipo di dissecazione, secondo la classificazione di DeBakey, è definita:

A Tipo I

B Tipo B

C Tipo III

D Tipo IV

E Tipo II

13 A causa di una perforazione intestinale, un uomo sviluppa uno stato settico con insufficienza renale acuta. Oltre all'aumento della creatinina plasmatica, quale delle seguenti alterazioni plasmatiche o urinarie sarà verosimilmente presente?

A Riduzione dell'azotemia

B Riduzione del peso specifico urinario

C Ipercalcemia

D Ipokaliemia

E Acidosi metabolica

14 Un uomo di 78 anni, costretto a letto da due settimane in seguito ad intervento di endoprotesi per frattura del collo femorale, presenta una lesione cutanea in regione sacrale, ovalare, a margini irregolari, di colorito rosso-violaceo, che non cambia colore alla digitopressione, senza segni di perdita di sostanza. Si tratta di:

A Dermatite da contatto

B Eritema da pannolone

C Lesione da pressione stadio I

D Ematoma post-chirurgico

E Lesione da pressione stadio II

15 Il trattamento della frattura di femore prossimale in età molto avanzata:

A Si ottiene mediante immobilizzazione dell'arto con apparecchio gessato

B È chirurgico in assenza di controindicazioni assolute all'intervento

C Non va considerato prima che siano trascorse almeno 48 ore dalla frattura

D Viene effettuato solamente in anestesia generale

E È generalmente conservativo per l'aumentato rischio di complicanze chirurgiche

16 Un uomo di 82 anni esegue un elettrocardiogramma a 12 derivazioni che mostra un blocco di branca sinistra di nuovo riscontro (il reperto non era presente a un medesimo controllo eseguito 6 mesi prima). Egli è asintomatico. L'anamnesi è positiva per ipertensione arteriosa, per la quale assume un ACE-inibitore. Alla luce del riscontro di tale reperto, quale approfondimento diagnostico è consigliabile eseguire in prima battuta?

A Scintigrafia miocardica

B Risonanza magnetica cardiaca

C Nessun approfondimento: tale reperto è di normale riscontro in soggetti maggiori di 75 anni

D Coronarografia

E Ecocardiografia transtoracica

17 Per chemioterapia adiuvante si intende:

A Un trattamento somministrato durante l'intervento chirurgico per "aiutare" il chirurgo a sterilizzare i margini di resezione

B Un trattamento chemioterapico somministrato a scopo precauzionale dopo un intervento chirurgico radicale

C Un trattamento chemioterapico somministrato prima dell'intervento chirurgico per ridurre le dimensioni del tumore ed "aiutare" il chirurgo nel poter eseguire una chirurgia conservativa

D Un trattamento chemioterapico somministrato nelle fasi terminali della malattia per alleviare i sintomi

E Un trattamento chemioterapico somministrato prima e dopo un intervento chirurgico ad intento radicale

18 Un uomo caucasico di 60 anni, ex fumatore, lamenta persistenza di tosse da più di 4 mesi e viene sottoposto agli accertamenti del caso. Gli esami radiologici documentano una lesione polmonare periferica di circa 4 cm al polmone destro e diffuse metastasi epatiche. La tipizzazione istopatologica della lesione pone la diagnosi di carcinoma polmonare non a piccole cellule del tipo adenocarcinoma. Considerata la tipologia del tumore, in base alle conoscenze attuali, quali caratterizzazioni biomolecolari è più opportuno richiedere tra le seguenti per valutare la strategia terapeutica ottimale?

A NRAS, PI3K, KRAS

B M-TOR, VEGF, HER2

C Bcr-Abl, ALK, HER2

D HER2, BRAF, VEGF

E EGFR, ALK, PDL1

19 Ad un uomo di 61 anni, che ha eseguito accertamenti per il recente riscontro di ipertensione arteriosa, viene posta diagnosi di microcitoma polmonare metastatico. All'esame clinico PA 160/100, FC 58 BPM. Gli esami di laboratorio mostrano GB 11.000/mm3, Hb 11,7 g/dL, piastrine 205.000/mm3, azotemia 43 mg/dL, creatinina 0,92 mg/dL, Na 144 mEq/L, K 3,4 mEq/L, calcemia e fosfatemia nella norma, glicemia a digiuno 120 mg/dL. Qual è la causa più probabile della ipertensione arteriosa riscontrata?

A Ipotiroidismo

B Tumore secernente PTH-related Peptide (PTHrP)

C Sindrome di Cushing paraneoplastica

D Diabete mellito scompensato

E Sindrome di Lambert-Eaton

20 Una donna di 25 anni che presenta un fenomeno di Raynaud esegue degli esami per uno screening per malattie autoimmuni. I risultati degli esami evidenziano la presenza di anticorpi anti-nucleo (ANA) a titolo 1:640. Quale dei seguenti pattern ANA si associa tipicamente a sclerosi sistemica variante cutanea limitata?

A Membrana nucleare

B Granulare

C Centromerico

D Omogeneo

E Nucleolare

21 **Un uomo di 82 anni si reca nell'ambulatorio "urgenze dermatologiche" per la comparsa da circa 2 settimane di bolle a tetto teso su cute eritemato-edematosa alla radice di entrambi gli arti inferiori e al tronco, accompagnata da prurito e bruciore, in assenza di evidenti fattori scatenanti quali traumatismi, ustioni o assunzione di farmaci. La diagnosi più probabile è:**

A Pemfigoide bolloso

B Eczema

C Pemfigo volgare

D Infezione da Herpes Zoster

E Orticaria

22 **Una uomo di 60 anni, da circa 10 giorni, presenta una chiazza ovalare di circa 5 cm eritematosa con collaretto desquamativo periferico localizzata al tronco. Da due giorni comparsa di analoghe piccole chiazze eritematose sempre al tronco e alla radice degli arti. Si pone diagnosi di pitiriasi rosea. In base a tale diagnosi quale delle seguenti affermazioni è corretta?**

A Esistono evidenze circa l'associazione con la riattivazione di HHV-8

B Sono molto frequenti le recidive

C La terapia si basa sull'utilizzo di antimicotici topici o sistemici

D La terapia si basa sull'utilizzo di steroidi topici e derivati della Vitamina D o fototerapia

E La remissione è spontanea

23 **Per astenia moderata un uomo di 44 anni si sottopone ad esami ematochimici che documentano i seguenti valori di emocromo: Leucociti 11.400/mm3 (di cui granulociti neutrofili 8900/mm3), emoglobina 11,7 g/dL, MCV 87fL; piastrine 690.000/mm3. I valori sono confermati in due esami successivi. Quale dei seguenti esami è opportuno effettuare:**

A Immunofenotipo linfocitario

B Ricerca della mutazione KITD816V

C Ricerca della mutazione di JAK2 esone 12

D Ricerca delle mutazioni di JAK2V617F, CALR, MPL

E Ricerca del riarrangiamento PML/RARalfa

24 **L'acido all-trans retinoico e il triossido d'arsenico sono utilizzati per il trattamento di:**

A Linfoma non-Hodgkin anaplastico

B Leucemia acuta promielocitica

C Leucemia linfatica cronica

D Linfoma di Hodgkin

E Leucemia mieloide cronica

25 **Un uomo di 46 anni, con una storia clinica negativa per patologie di rilievo, giunge in Pronto Soccorso per la recente comparsa di sudorazione notturna, febbre (con TC maggiore di 38,5°C) e dolore osseo diffuso (particolarmente intenso a livello della regione iliaca e delle coste, scarsamente responsivo ai FANS). All'emocromo si documenta: leucociti 3800/mm3, Hb 10,2 g/dL, PLT 73000/mm3. Tra gli esami ematochimici si nota LDH 740 UI/L. L'esame dello striscio ematico evidenzia blasti scarsamente differenziati. L'esame della biopsia osteomidollare conferma una massiva infiltrazione (maggiore di 80%) di blasti scarsamente differenziati. All'immunofenotipo i blasti esprimono CD41 e CD61. È presente un grado moderato di fibrosi midollare. Quale è la diagnosi più probabile?**

A Leucemia mieloide cronica

[B] Linfoma non-Hodgkin aggressivo stadio IVB

[C] Leucemia acuta megacarioblastica

[D] Leucemia acuta promielocitica

[E] Sindrome mielodisplastica

26 **Un uomo di 46 anni si presenta dal medico lamentando episodi di cefalea associati a palpitazioni. Durante uno di questi episodi, riferisce di aver misurato la pressione arteriosa, trovandola elevata. Quali dei seguenti esami è più opportuno prescrivere per un approfondimento diagnostico?**

[A] Cortisolo libero urinario, ACTH

[B] Metanefrine e catecolamine urinarie

[C] Prolattina

[D] Insulinemia

[E] Testosterone, FSH, LH

27 **Un uomo di 55 anni con diabete di tipo 2, sovrappeso (IMC 27,2 kg/m2), iperteso in trattamento con ramipril 10 mg/die, senza altre patologie note, finora ben controllato con la sola dieta e l'esercizio fisico, presenta i seguenti esami di controllo: emoglobina glicata 59 mmol/mol; creatinina 0,68 mg/dL; colesterolo totale 155 mg/dL; colesterolo HDL 62 mg/dL; trigliceridi 173 mg/dL; esame emocromocitometrico nella norma. Quale dei seguenti farmaci è preferibile utilizzare?**

[A] Insulina

[B] Pioglitazone

[C] Glimepiride

[D] Metformina

[E] Nessuno, è preferibile proseguire con la sola terapia non farmacologica

28 **Un uomo di 36 anni si presenta in ambulatorio riferendo che da un anno e mezzo tenta di avere un figlio, non ottenendo risultati. Egli riferisce disfunzione erettile e ridotto desiderio sessuale. All'esame obiettivo si evidenzia: altezza 192 cm, peso 107 Kg (IMC 29 kg/m2), scarsa presenza di peli corporei, testicoli di consistenza aumentata e di dimensioni ridotte, distribuzione adiposa di tipo ginoide. L'uomo porta in visione uno spermiogramma, che mostra assenza di spermatozoi nell'eiaculato e un profilo ormonale che mostra un quadro di ipogonadismo iper-gonadotropo. Questi dati clinici e laboratoristici portano a sospettare con maggiore probabilità una patologia genetica. Quale?**

[A] Sindrome di Kallman

[B] Sindrome di Klinefelter

[C] Sindrome CHARGE

[D] Sindrome dell'X fragile

[E] Sindrome di Marfan

29 **Giunge all'attenzione del medico una donna di 60 anni affetta da cirrosi biliare primitiva. È noto che i pazienti affetti da tale condizione, con il tempo, possono sviluppare un deficit delle vitamine liposolubili. Quale delle seguenti NON è una vitamina liposolubile?**

[A] Vitamina A

[B] Vitamina K

[C] Vitamina C

[D] Vitamina E

[E] Vitamina D

30 **Un ragazzo di 15 anni lamenta da circa 2 settimane, la comparsa di nausea e disfagia per cibi solidi associata a dolore toracoaddominale prevalentemente post-prandiale; in anamnesi viene riferita atopia con sporadiche riacutizzazioni asmatiche. A seguito di indicazioni del**

suo curante, egli assume un inibitore di pompa protonica (PPI) per due settimane, senza alcun beneficio. Effettua pertanto un esame endoscopico esofageo, che mostra a livello macroscopico la presenza di edema, anelli esofagei multipli concentrici (tracheizzazione esofagea), strie longitudinali ed essudati puntiformi. Quale delle seguenti patologie può essere più verosimilmente responsabile di tale quadro clinico-strumentale?

A Malattia da reflusso gastro-esofageo

B Esofagite eosinofila

C Esofagite erpetica

D Esofagite da Candida

E Esofagite associata a malattia di Crohn

31 **A una donna di 38 anni viene posta diagnosi di carcinoma del colon prossimale. In anamnesi riferisce pregresso carcinoma ovarico trattato con terapia chirurgica. L'anamnesi familiare è positiva per cancro del colon-retto (4 parenti affetti, di cui due, il fratello e una sua zia, diagnosticati in giovane età, 22 e 28 anni, rispettivamente); in considerazione dell'anamnesi clinica e familiare, ella riferisce di effettuare uno screening con cadenza annuale mediante colonscopia, la quale non ha mai evidenziato la presenza di polipi del grande intestino. Quale sindrome eredo-familiare deve essere dapprima sospettata?**

A Sindrome di Birt-Hogg-Dube'

B Sindrome di Gardner

C Sindrome di Lynch

D Poliposi adenomatosa familiare (FAP)

E Sindrome di Turcot

32 **Un uomo di 55 anni viene valutato per una stipsi cronica. Tutti i seguenti sono predittori di un'origine organica della stipsi, TRANNE uno. Quale?**

A Febbre

B Dolore notturno

C Scomparsa del dolore dopo la defecazione

D Ematochezia

E Anoressia

33 **Una donna di 76 anni, con pregressa tiroidite di Hashimoto e nota insufficienza mitralica moderata, asintomatica, si reca in visita cardiologica di controllo. L'elettrocardiogramma è il seguente. Qual è la diagnosi più probabile?**

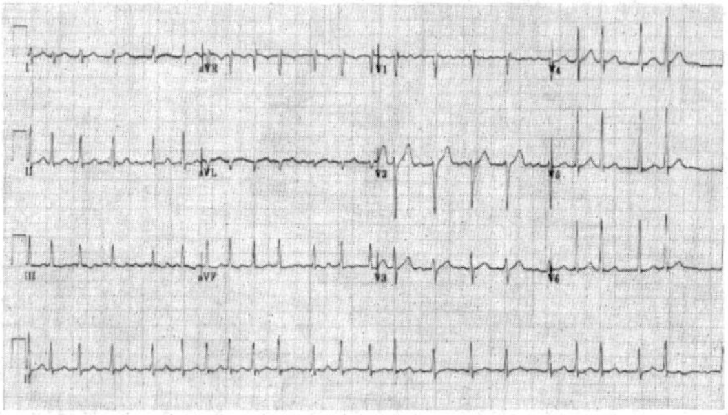

A Blocco atrio-ventricolare di II grado tipo Mobitz 1

B Segni di ischemia miocardica posteriore

C Fibrillazione atriale

D Flutter atriale tipico

E Tachicardia ventricolare sostenuta

34 **Quale di questi NON è un effetto collaterale frequente dei diuretici tiazidici:**

A Ipernatriemia

B Iperuricemia

C Iperglicemia

D Iponatriemia

E Ipercalcemia

35 **Un uomo di 36 anni, fumatore, con habitus longilineo, viene portato in Pronto Soccorso per dolore acuto lacerante in sede toracica e interscapolare insorto improvvisamente durante una partita di basket. Pressione arteriosa 160/90mmHg, frequenza cardiaca 100 bpm, saturazione di ossigeno 98%. Quale tra le seguenti è la diagnosi più probabile?**

A Dissecazione aortica acuta

B Edema polmonare acuto

C Fibrillazione ventricolare

D Colecistite acuta

E Fibrillazione atriale

36 **Quale di questi farmaci ha dimostrato di ridurre il tasso di recidive dopo un evento di pericardite acuta?**

A Ibuprofene

B Clorochina

C Furosemide

D Colchicina

E Paracetamolo

37 **Uomo di 60 anni, iperteso, dislipidemico, presenta dolore toracico, sudorazione profusa e costrizione al giugulo. Pressione arteriosa 150/90 mmHg, saturazione di ossigeno 97%. L'elettrocardiogramma è il seguente. In relazione al sospetto clinico, qual è il prossimo step diagnostico-terapeutico?**

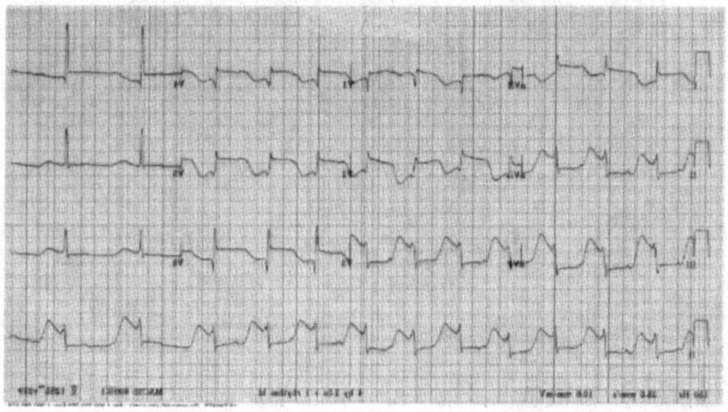

A Angio-TC del torace con mezzo di contrasto con sequenze dedicate alle coronarie

B Curva del dosaggio della troponina cardiaca

C Coronarografia urgente (minore di 24h)

D Coronarografia in emergenza (minore di 2h)

E Dosaggio degli indici di flogosi, antigeni virali e pannello anticorpale completo

38 **Quale di questi NON è un comune effetto collaterale degli ACE-inibitori:**

A Angioedema

B Tosse

C Iperkaliemia

D Incremento della creatininemia

E Fenomeno di Raynaud

39 **Una donna di 38 anni, apparentemente sana, dopo un viaggio aereo Hong Kong - Roma in classe economica, all'arrivo in aeroporto sviluppa sincope seguita da dispnea con riscontro obiettivo di ipotensione. Portata subito al Pronto Soccorso dell'aeroporto, l'elettrocardiogramma mostra tachicardia sinusale, BBDx incompleto con onde T precordiali negative. Qual è la diagnosi più probabile?**

A Tachicardia ventricolare da cardiomiopatia aritmogena del ventricolo destro

B Miocardite acuta virale con tachicardia ventricolare sostenuta

C Sincope vaso-vagale in gravidanza

D Embolia polmonare acuta da trombosi venosa profonda

E Labirintite acuta con tachicardia atriale ectopica

40 Uomo di 20 anni di età mai fumatore presenta dispnea e respiro sibilante insorti acutamente in pieno benessere dopo attività fisica intensa. Quale tra le seguenti condizioni cliniche è la più probabile?

A Embolia polmonare acuta

B Edema polmonare acuto cardiogeno

C Riacutizzazione asmatica da sforzo

D Polmonite acquisita in comunità

E Pneumotorace catameniale

41 Viene eseguita a scopo diagnostico una toracentesi su un versamento pleurico monolaterale. L'analisi di laboratorio del liquido pleurico identifica un essudato, con maggiore di 80% di linfociti tra tutte le cellule, con una normale concentrazione di NT-proBNP ed assenza di eosinofili. Tra le seguenti qual è la causa più probabile di questo versamento pleurico:

A Scompenso cardiaco cronico

B Emotorace

C Sindrome nefrosica

D Pleurite tubercolare

E Cirrosi epatica

42 A un uomo di 74 anni viene fatta diagnosi di polmonite acquisita in comunità. Sulla base del punteggio prognostico CURB-65 il medico di Pronto Soccorso decide, dopo aver impostato un'adeguata terapia antibiotica empirica, di dimetterlo e trattarlo a domicilio. L'acronimo inglese CURB-65 indica:

A Confusione mentale - azoto ureico - reazione orticarioide - broncocostrizione - età minore o uguale a 65 anni

B Cefalea - azoto ureico - rabdomiolisi - pressione arteriosa - età maggiore o uguale a 65 anni

C Cefalea - azoto ureico - frequenza respiratoria - broncocostrizione - età minore o uguale a 65 anni

D Cefalea -azoto ureico - frequenza respiratoria - peritonismo - età maggiore o uguale a 65 anni

E Confusione mentale - azoto ureico - frequenza respiratoria - pressione arteriosa sistemica - età maggiore o uguale a 65 anni

43 Un uomo di 46 anni rientra da un breve viaggio di lavoro a Dakar in Senegal. Riferisce di aver alloggiato in un albergo di lusso, effettuando spostamenti in taxi da e per l'aeroporto internazionale. Dopo 10 giorni dal rientro in Italia compaiono dolori muscoloscheletrici, modesta tosse secca e febbre fino a 38 gradi C. Egli decide spontaneamente di assumere amoxicillina/acido clavulanico e paracetamolo che aveva a casa con i quali avverte miglioramento clinico e risulta apiretico a distanza di sei ore dall'assunzione dei due farmaci. Due giorni dopo l'inizio del trattamento si rende conto di aver terminato amoxicillina/acido clavulanico e decide di contattare il proprio medico. Cosa dovrebbe fare il medico in via prioritaria?

A Il medico dovrebbe chiedergli se ha assunto profilassi antimalarica e, solo se non l'avesse assunta, dovrebbe inviarlo ad eseguire urgentemente striscio sottile e goccia spessa per malaria

B Il medico, raccolta l'anamnesi, dovrebbe visitarlo per confermare l'indicazione ad amoxicillina/acido clavulanico ed eventualmente modificargli la terapia antibiotica

C Il medico, raccolta l'anamnesi e visto il miglioramento clinico, dovrebbe confermare la terapia in atto e rivalutarlo a 24 ore

D Il medico, raccolta l'anamnesi, dovrebbe

inviarlo a eseguire urgentemente striscio sottile e goccia spessa per malaria

E Il medico, raccolta l'anamnesi, dovrebbe consigliare un test sierologico urgente per dengue

44 **Si decide di somministrare a un paziente "a rischio" una profilassi pre-esposizione (PrEP) per prevenire l'infezione da HIV. Quale tra i seguenti farmaci (o combinazione di farmaci) è raccomandato?**

A Zidovudina / Lamivudina

B Raltegravir

C Lamivudina / Abacavir

D Tenofovir / Emtricitabina

E Zidovudina / Lamivudina / Abacavir

45 **Ragazza di 16 anni, da circa 1 settimana presenta rialzo termico ad andamento remittente associato ad astenia, inappetenza, vomito e faringodinia. Giunge in Pronto Soccorso per contrazione della diuresi; agli esami urgenti riscontro di insufficienza renale (creatininemia 1,6 mg/dL) con esame urine caratterizzato da macro-ematuria, cilindri eritrocitari e proteinuria. Fra gli altri esami si segnala urea 78 mg/dL, potassiemia 4,5 mEq/L, bicarbonati venosi 25 mEq/L, emoglobina 11,6 g/dL, globuli bianchi 8.000/mm3. All'ingresso in reparto è in buone condizioni generali, di rilievo solo ipertrofia tonsillare. All'ecografia addome i reni risultano globosi, di dimensioni nei limiti con spessore corticale conservato ma lievemente iperecogeno. Quale diagnosi è più probabile?**

A Cistite emorragica

B Nefrite interstiziale immuno-allergica

C Glomerulonefrite ad IgA

D Rottura spontanea del rene

E Pielonefrite acuta

46 **Una donna di 30 anni si presenta in Pronto Soccorso in seguito al riscontro, da qualche giorno, di iperpiressia con brividi scuotenti associata a fortissimo dolore in zona lombare destra. Il dolore risulta non responsivo alle comuni terapie antiinfiammatorie, e negli ultimi giorni ha riferito anche la comparsa di disuria e stranguria. In Pronto Soccorso si presenta vigile, collaborante e orientata, eupnoica. PA 126/67 mmHg, FC 90 bpm. temperatura corporea 38,5 gradi C. All'esame obiettivo si rileva addome dolente alla palpazione su tutti i quadranti, segno di Blumberg debolmente positivo, segno di Giordano positivo a destra. Agli esami ematochimici: creatininemia 0,77 mg/dL, urea 25 mg/dL, proteina C reattiva 9,85 mg/dL, GB 12.910/mm3, Hb 12,7 g/dL, transaminasi nella norma. Allo stick urine: sangue ++, proteine ++, leucociti +++. L'ecografia renale esclude idronefrosi mono- o bilaterale delle vie urinarie, mentre all'eco-color-Doppler i reni risultano ben perfusi con indici di resistenza nella norma. Quale diagnosi è la più probabile?**

A Infarto renale bilaterale da ostruzione acuta delle arterie renali

B Pielonefrite acuta

C Insufficienza renale cronica

D Nefropatia ostruttiva

E Insufficienza renale acuta per cause pre-renali (emodinamiche)

47 **Un uomo di 64 anni giunge all'attenzione medica riferendo comparsa da circa 2 settimane di dolore e rigidità ai cingoli pelvico e scapolare. Si pone sospetto di polimialgia reumatica. Quale dei seguenti riscontri agli esami ematochimici e sierologici NON si**

osserva mai nei soggetti affetti da polimialgia reumatica?

A Normalità degli enzimi di danno muscolare

B Negatività anticorpi anti-nucleo (ANA)

C Elevazione velocità di eritrosedimentazione (VES)

D Consumo delle frazioni C3 e C4 del complemento

E Anemia normocromica

48 **Un uomo di 27 anni giunge all'attenzione del medico presentando da circa 6 mesi rachialgia infiammatoria lombare e dolore alternante ai glutei. Agli esami ematici vi è una modesta elevazione di VES e PCR. Una RM mostra un quadro di sacroileite. Si pone il sospetto di spondilite anchilosante. Quale delle seguenti varianti dell'HLA si associa a tale patologia?**

A HLA-B51

B HLA-B05

C HLA-B31

D HLA-B48

E HLA-B27

49 **Una donna di 70 anni si presenta in ambulatorio accompagnata dal marito. Il marito racconta che la moglie da due anni manifesta aggressività, disinibizione, disturbo di attenzione. Ha perso progressivamente interesse per la cura della persona e dell'igiene personale. Il fratello maggiore e la madre hanno presentato un quadro clinico simile in età presenile. Quale delle seguenti ipotesi diagnostiche può essere suggerita in prima istanza dall'anamnesi?**

A Malattia di Alzheimer

B Demenza a corpi di Lewy

C Afasia primaria progressiva

D Degenerazione cortico-basale

E Demenza frontotemporale, variante frontale

50 **Una donna di 30 anni si presenta in ambulatorio riferendo la comparsa progressiva di diplopia, particolarmente invalidante alla sera. Talvolta lamenta anche difficoltà nella masticazione, che sente "faticosa". Ha effettuato una TC del torace con mezzo di contrasto che ha evidenziato la presenza di un timoma. Quale tra le seguenti combinazioni di diagnosi/terapia di prima scelta è la più corretta in relazione alla storia della donna?**

A Sindrome di Lambert-Eaton, anticolinesterasici per i.m.

B Miastenia gravis, anticolinesterasici per os

C Miastenia gravis, Ig per e.v.

D Sindrome di Lambert-Eaton, cortisonici ad alte dosi

E Miastenia gravis, cortisonici ad alte dosi

51 **Un uomo di 64 anni viene accompagnato dai familiari in ambulatorio di neurologia a seguito dello sviluppo di una sintomatologia evoluta in circa 2 mesi e caratterizzata da incoercibile stato di ansia e depressione, deficit mnesici, alterazioni comportamentali ed allucinazioni. Dalla raccolta anamnestica si evince che egli nei 6 mesi precedenti è stato sottoposto a cicli di chemioterapia e radioterapia dopo una diagnosi di microcitoma polmonare. All'esame obiettivo neurologico si evidenziano deficit di memoria di fissazione, atteggiamento fatuo, disinibizione. Non si riscontrano ulteriori grossolane alterazioni a carico della forza, della sensibilità e della coordinazione. L'uomo**

è pertanto ricoverato in clinica neurologica, dove è sottoposto a diversi accertamenti. L'esame del liquor cefalorachidiano dimostra la presenza di IgG policlonali (anti-Hu). La RM encefalo mostra iperintensità di segnale T2/FLAIR a livello temporo-mesiale e ippocampale bilateralmente. Sulla base dei dati clinici e dei riscontri laboratoristico-strumentali, qual è la diagnosi più probabile?**

A Encefalopatia post-attinica

B Sindrome di Lambert-Eaton

C Encefalite limbica paraneoplastica

D Sindrome di Wernicke-Korsakoff

E Malattia di Alzheimer

52 Un bambino di 8 anni con sviluppo cognitivo apparentemente normale presenta episodi pluri-quotidiani di incantamento, con arresto della attività in corso e lieve fremito palpebrale, di circa 5-10 secondi di durata. Se stimolato durante un episodio non reagisce e non risponde. Gli insegnanti segnalano fasi di blocco seguite da ripresa delle attività dal punto in cui erano state sospese, senza apparente consapevolezza. Se il bambino sta scrivendo sotto dettatura, si arresta e perde qualche parola. Se è in piedi non presenta variazioni posturali. Qual è l'ipotesi diagnostica più probabile?

A Un disturbo dell'attenzione

B Un disturbo di apprendimento

C Un'agnosia visuo-spaziale

D Epilessia generalizzata non convulsiva

E Una narcolessia

53 Un uomo di 25 anni riferisce umore depresso, riduzione degli interessi, riduzione dell'energia, sensi di colpa, insonnia, difficoltà di concentrazione da più di un mese. Due anni prima, aveva avuto un periodo caratterizzato da euforia, accelerazione del pensiero, ridotto bisogno di sonno, distraibilità, tendenza a effettuare spese incontrollate. Qual è la diagnosi più probabile?

A Disturbo d'ansia generalizzato

B Disturbo distimico

C Disturbo depressivo

D Sindrome post-traumatica da stress

E Disturbo bipolare

54 Giunge a visita specialistica, accompagnato dalla madre, un ragazzo di 20 anni che appare distratto, sciatto e presenta un eloquio poco informativo; riferisce risveglio precoce la mattina. Il ragazzo frequenta l'università ma è diminuito il suo interesse e il suo rendimento, riferisce inoltre astenia e calo della concentrazione. La sintomatologia sarebbe presente da circa tre mesi. Qual è la diagnosi più probabile?

A Disturbo schizofreniforme

B Disturbo ossessivo compulsivo

C Disturbo fobico

D Disturbo d'ansia generalizzata

E Disturbo depressivo

55 L'iperplasia surrenalica congenita classica da deficit di 21-idrossilasi si caratterizza per l'accumulo di quale dei seguenti ormoni:

A 17-idrossi-progesterone (17-OHP)

B Tiroxina

C Aldosterone

D Estradiolo

E Cortisolo

56 **Quale dei seguenti dati clinici NON è un criterio per formulare la diagnosi di linfo-istiocitosi emofagocitica:**

A Splenomegalia

B Ipertrigliceridemia

C Febbre

D Aumento della proteina C-reattiva

E Emofagocitosi midollare

57 **Il sierogruppo di Neisseria meningitidis più frequentemente responsabile di malattia meningococcica invasiva nel primo anno di vita in Italia, negli ultimi anni (secondo il report epidemiologico sulle malattie batteriche invasive 2019 dell'Istituto Superiore di Sanità) è il:**

A Y

B Non tipizzabile

C A

D B

E X

58 **Quale di queste caratteristiche NON è tipica di un'invaginazione intestinale nel bambino?**

A Massa addominale palpabile

B Immagine "a coccarda" all'ecografia dell'addome

C Immagine della "doppia bolla" all'RX dell'addome

D Crisi di pianto inconsolabile

E Feci a "gelatina di ribes"

59 **Quale delle seguenti affermazioni riguardanti l'epiglottite acuta nel bambino è errata:**

A Si tratta di un'emergenza medica

B Può necessitare di supporto respiratorio

C L'eziologia è prevalentemente batterica

D È caratterizzata tipicamente da tosse abbaiante

E È indicata l'immediata ispezione del cavo oro-faringeo

60 **Andrea, 4 anni, presenta febbre da 4 giorni, rash maculo-papulare localizzato al tronco, lingua a fragola, adenopatie laterocervicali bilaterali, edema delle estremità, iperemia congiuntivale. Quale è la diagnosi più probabile?**

A Morbillo

B Malattia di Kawasaki

C Scarlattina

D Rosolia

E Sindrome di Stevens-Johnson

61 **Quale tra i seguenti NON è un segno clinico di ipotiroidismo nei primi giorni di vita?**

A Ittero protratto

B Diarrea

C Distensione addominale

D Pianto rauco

E Ipotonia

62 **Una bambina di quattro anni viene condotta in Pronto Soccorso per febbre, dolore addominale, vomito e diarrea ematica. Dopo 24 ore dal ricovero, la piccola sviluppa macro-ematuria e oliguria. Quale dei seguenti dati di laboratorio NON avvalora il sospetto di sindrome emolitico-uremica?**

A Schistociti allo striscio periferico

B LDH elevata

C Anemia

D Aptoglobina normale

E Piastrinopenia

63 **Un uomo di 44 anni, senza precedente storia clinica di rilievo, a parte una stitichezza per cui assume cronicamente lassativi osmotici, si presenta al Pronto Soccorso con dolore in fossa iliaca sinistra. All'esame obiettivo è presente dolorabilità in fossa iliaca sinistra. Gli esami del sangue sono nella norma. Una TC addome con mezzo di contrasto dimostra una immagine riferibile ad un ascesso diverticolare del sigma di 7 cm in sede pelvica, non aria libera né versamento intra-addominale. Qual è la gestione migliore di questo caso?**

A Terapia immediata con antibiotici per anaerobi (es. metronidazolo) per via endovenosa e osservazione clinica ospedaliera

B Intervento chirurgico d'urgenza di resezione del sigma con confezionamento di colostomia terminale (intervento di Hartmann)

C Immediata colonscopia per escludere una patologia neoplastica (cosiddetto "cancro-ascesso")

D Ricovero per effettuare terapia immediata con antibiotici a largo spettro, tentativo di drenaggio percutaneo dell'ascesso e follow-up clinico-strumentale mediante nuova TC

E Dimissione con terapia con antibiotici a largo spettro per os e rivalutazione ambulatoriale

64 **Qual è la definizione esatta di ematochezia?**

A Emissione di feci verniciate di sangue o commiste ad esso

B Diarrea maleodorante dovuta a sangue digerito nelle feci

C Emissione di sangue digerito

D Presenza di sangue occulto nelle feci

E Gemizio di sangue spontaneo dall'orifizio anale

65 **L'inquadramento diagnostico di un uomo di 71 anni affetto da carcinoma del retto medio permette di effettuare la seguente stadiazione: cT2N1M0. A quale diffusione per esteso corrisponde tale inquadramento e qual è la scelta terapeutica più appropriata?**

A Diffusione oltre la tonaca muscolare propria e fino a tre linfonodi. Chemio-radioterapia esclusiva

B Diffusione locale fino alla sottomucosa e di 1 linfonodo. Chirurgia trans-anale

C Diffusione locale al meso-retto e fino a tre linfonodi. Chirurgia radicale

D Diffusione locale fino alla sottomucosa e fino a tre linfonodi. Chirurgia radicale

E Diffusione locale fino alla tonaca muscolare propria e fino a tre linfonodi. Chemio-radioterapia neo-adiuvante seguita da chirurgia radicale

66 **Quale tra le seguenti affermazioni sul tumore del colon destro è corretta:**

A In caso di occlusione da tumore del cieco vi è sempre indicazione a stenting endoscopico

B La presenza di N+ alle indagini pre-operatorie indica la necessità di radio-chemioterapia

C È un tumore più anemizzante e meno occludente rispetto al tumore del colon sinistro

D Esiste sempre indicazione alla chemioterapia neo-adiuvante

E È un tumore più spesso giovanile

67 **Un uomo di 65 anni sottoposto di recente a gastro-resezione per ulcera inveterata, con ricostruzione secondo Billroth-2, presenta episodi pre-sincopali o sincopali post-prandiali. A quale tra le seguenti complicanze di questo tipo di chirurgia, è più frequentemente**

ascrivibile la sintomatologia descritta?

A La gastrite alcalina

B La sindrome dell'ansa afferente

C La dumping syndrome precoce

D La sindrome dell'ansa alla Roux

E La gastrite acuta sul moncone

68 La disfagia paradossa in fase iniziale è:

A La difficoltà a deglutire i solidi, ma non i liquidi

B La difficoltà a deglutire i liquidi, ma non i solidi

C Una disfagia per i cibi freddi

D Una disfagia che compare a paziente supino

E Una disfagia per i cibi caldi

69 Un uomo di 32 anni lamenta, da alcune settimane, dolore anale violento post-defecatorio. Qual è la diagnosi più probabile?

A Emorroidi di IV grado non trombizzate

B Prolasso ano-rettale

C Ragade anale

D Rettocolite ulcerosa

E Emorroidi di II grado non trombizzate

70 Un uomo di 75 anni è affetto da neoplasia del colon destro e deve essere sottoposto a intervento chirurgico. L'intervento di emi-colectomia destra per carcinoma del colon ascendente, deve essere associato all'asportazione di linfonodi. Secondo le vigenti linee guida, esiste un numero minimo di linfonodi da asportare?

A Si, almeno 12

B No, dipende dal tipo di accesso, laparoscopico o laparotomico

C Si, almeno 20

D No, dipende dalle dimensioni del tumore

E Si, almeno 8

71 Un uomo di 45 anni viene sottoposto a intervento chirurgico di Milligan-Morgan per emorroidi di IV grado. Dopo 40 giorni, lamenta difficoltà alla defecazione e la visita proctologica dimostra un'iniziale stenosi anale. Com'è più opportuno trattare questo caso?

A Attesa con applicazioni di creme a base di cortisone

B Reintervento chirurgico di anoplastica

C Dilatazioni anali domiciliari con dilatatori di calibro crescente

D Intervento chirurgico di sfinterotomia laterale sinistra

E Applicazione di creme a base di trinitrato di glicerina e anestetici

72 Un uomo deve essere sottoposto a ernioplastica femorale sinistra. Nell'anatomia normale del triangolo femorale, andando da laterale a mediale, che sequenza di strutture si incontra?

A Arteria - vena - nervo - linfonodo del Cloquet

B Nervo - linfonodo del Cloquet - arteria - vena

C Vena - arteria - nervo - linfonodo del Cloquet

D Nervo - arteria - vena - linfonodo del Cloquet

E Linfonodo del Cloquet - nervo - arteria - vena

73 Un neonato viene trasferito in terapia intensiva neonatale per ritardata emissione di meconio, non ancora avvenuta dopo 72 ore, e vomito biliare. La radiografia dell'addome mostra un colon prossimale dilatato. Viene dunque

eseguita una biopsia della mucosa rettale. Cosa evidenzia la biopsia in caso di malattia di Hirschsprung?

A Malformazione vascolare mucosa-sottomucosa

B Criptite

C Iperplasia epiteliale

D Accumulo di linfociti intraepiteliali

E Assenza di cellule gangliari

74 **Un uomo viene portato in Pronto Soccorso per estese ustioni di secondo e terzo grado. Secondo la regola del nove di Wallace, a quale superficie di cute ustionata corrisponde un arto superiore?**

A 5%

B 9%

C 18%

D 3%

E 20%

75 **La causa più probabile di sanguinamento uterino anomalo in età adolescenziale è:**

A Tumori endometriali

B Difetti dell'emostasi

C Sanguinamento disfunzionale da mancata ovulazione

D Mioma sottomucoso

E Polipo endometriale

76 **La sintomatologia più tipica e frequente dell'endometriosi pelvica è composta da:**

A Dolore toracico, cefalea, dispareunia

B Dismenorrea, dispareunia, sterilità

C Dismenorrea, sanguinamenti uterini anomali, emottisi

D Sanguinamenti uterini anomali, prurito vulvare

E Sterilità, dolore, febbre

77 **Una donna di 27 anni, con storia di poli-abortività', con pregressa appendicectomia in età adolescenziale, si presenta al Pronto Soccorso con temperatura corporea 38,3gradi C, dolore pelvico, leucocitosi (GB 18.000/mm3) e test di gravidanza negativo. L'ipotesi diagnostica più probabile è:**

A Malattia infiammatoria pelvica in fase acuta

B Endometriosi

C Recidiva di appendicite acuta

D Gravidanza extrauterina

E Cistite acuta

78 **Una donna di 27 anni esegue pap-test di screening e riceve un risultato di H-SIL (Lesione Squamosa Intraepiteliale di Alto Grado) secondo "Bethesda System". L'approfondimento corretto da eseguire per dimostrare l'eventuale presenza di una lesione neoplastica della cervice uterina è:**

A Isteroscopia

B Ecografia trans-vaginale

C Laparoscopia diagnostica

D HPV-test

E Colposcopia con biopsia mirata

79 **Secondi-gravida nullipara con precedente interruzione volontaria di gravidanza, utilizzatrice di dispositivo intrauterino (IUD) a scopo contraccettivo da oltre 12 mesi, giunge al Pronto Soccorso per dolore pelvico ingravescente insorto nelle ultime ore, metrorragia, episodio lipotimico con instabilità dei parametri emodinamici. Dosaggio ematico di Beta HCG: 2400 mUI/mL. Poiché la diagnosi più probabile è quella di gravidanza extra-uterina, qual è l'atteggiamento terapeutico più appropriato?**

[A] Taglio cesareo

[B] Trattamento antibiotico a largo spettro

[C] Atteggiamento conservativo mediante follow-up clinico, laboratoristico e strumentale in regime di ricovero ospedaliero

[D] Stabilizzazione dei parametri emodinamici e laparoscopia in regime di urgenza

[E] Atteggiamento conservativo mediante impiego di Metotrexate i.m. e follow-up

80 **Una primigravida riceve diagnosi di gravidanza gemellare a undici settimane di gestazione; all'ecografia di secondo livello, effettuata per valutare la cronicità, non viene evidenziata alcuna membrana divisoria tra i due feti. Quale di queste affermazioni è corretta?**

[A] È probabile che un feto sia femmina e l'altro maschio

[B] Siamo in un'epoca troppo precoce, la valutazione ecografica è inappropriata

[C] Si tratta probabilmente di gemelli dizigoti

[D] Si tratta di una gravidanza monozigotica

[E] È probabile che ci siano due placente separate

81 **Per quale delle seguenti sedi di carcinoma esiste attualmente un vaccino contro l'agente eziologico principale, in grado di prevenire oltre il 90% dei casi, se effettuato prima dell'inizio dell'attività sessuale?**

[A] Cervice

[B] Mammella

[C] Ovaio

[D] Salpingi

[E] Endometrio

82 **Una ragazza di 22 anni presenta un'ulcera non dolente localizzata al grande labbro destro insorta qualche giorno prima. Clinicamente, qual è la diagnosi più probabile?**

[A] Lichen

[B] Carcinoma vulvare

[C] Linfogranuloma venereo

[D] Herpes genitale

[E] Sifiloma primario

83 **La classificazione di Neer è basata su tutte le seguenti strutture anatomiche della spalla ECCETTO una. Quale?**

[A] Trochite

[B] Metafisi prossimale dell'omero

[C] Testa omerale

[D] Trochine

[E] Glena

84 **Quale segmento scheletrico interessa la frattura di Hoffa:**

[A] Tibia

[B] Radio

[C] Ulna

[D] Femore

[E] Omero

85 **Un ragazzo di 13 anni giunge all'attenzione medica lamentando da alcune settimane dolore al ginocchio destro. All'esame obiettivo sono presenti tumefazione e dolorabilità in corrispondenza dell'apofisi tibiale anteriore a livello dell'inserzione del tendine rotuleo. Il quadro clinico anamnestico del ragazzo orienta la diagnosi verso:**

[A] Morbo di Osgood-Schlatter

[B] Morbo di Kohler II

[C] Malattia di Legg-Calve-Perthes

[D] Malattia di Scheuermann

[E] Morbo di Kienböck

86 **Una donna di 64 anni riferisce dolore e riduzione dei movimenti della metatarso-falangea del primo raggio. All'ispezione non si evidenziano alterazioni locali, mentre l'esame radiografico mostra segni di artrosi della prima articolazione metatarso-falangea. L'angolo tra il primo ed il secondo metatarso misura 7 gradi e l'angolo di valgismo dell'alluce misura 12 gradi. Tale quadro clinico è compatibile con:**

[A] Malattia di Freiberg

[B] Artrite settica

[C] Dito a martello

[D] Alluce rigido

[E] Alluce valgo

87 **Una donna di 36 anni affetta da sclerosi multipla, riferisce recente comparsa di minzione impellente e incontinenza urinaria da urgenza. Quale tra le seguenti classi di farmaci potrebbe essere utile per il trattamento di tale problematica:**

[A] Antimuscarinici

[B] Betabloccanti

[C] Benzodiazepine

[D] Calcioantagonisti

[E] Antagonisti alfa-adrenergici

88 **Un uomo di 64 anni riferisce che da circa 6 mesi sono comparsi disturbi minzionali. Il valore del PSA risulta 8,4 ng/mL, con rapporto libero/totale del 10%. All'esplorazione rettale si apprezza un aumento di consistenza della prostata. Quale accertamento diagnostico andrebbe richiesto prima di un'eventuale biopsia prostatica?**

[A] Ecografia dell'apparato urinario

[B] Cistoscopia

[C] Uroflussometria

[D] Risonanza magnetica multi-parametrica

[E] URO-TC

89 **Un uomo di 26 anni giunge in Pronto Soccorso lamentando senso di peso sovra-pubico, febbre elevata, disuria e stranguria. Agli esami ematochimici: GB 18.600/mm3, Hb 15,5 g/dL, proteina C reattiva 35 mg/L, PSA 6,5 ng/mL. Allo stick urine: globuli bianchi+++, globuli rossi++, proteine++. In base ai segni clinici e biochimici, quale diagnosi è maggiormente plausibile tra le seguenti?**

[A] Neoplasia prostatica

[B] Prostatite acuta

[C] Pielonefrite acuta

[D] Neoplasia vescicale

[E] Colica renale

90 **Una donna di 38 anni si presenta presso l'ambulatorio del neurochirurgo. Porta in visione una RM lombo-sacrale, eseguita per la comparsa, da qualche settimana, di dolore intenso all'arto inferiore sinistro (più precisamente lungo la superficie laterale della coscia e della gamba, sulla superficie dorsale del piede e del primo dito). L'esame obiettivo evidenzia: deficit della flessione dorsale del piede sinistro (grado F4), segno di Lasègue debolmente positivo a sinistra, parestesie lungo la superficie laterale della coscia e della gamba sinistra. Che cosa ci si aspetta di trovare alla RM lombo-sacrale?**

[A] Ernia del disco L4-L5 preforaminale sinistra

[B] Ernia del disco L3-L4 preforaminale sinistra

[C] Ernia del disco L5-S1 preforaminale destra

[D] Ernia del disco L2-L3 preforaminale sinistra

E Ernia del disco L2-L3 preforaminale destra

91 Una donna di 64 anni porta in visione al neurochirurgo un esame del campo visivo che evidenzia la presenza di una emianopsia laterale omonima sinistra. Si richiede, quale approfondimento diagnostico, una RM dell'encefalo. Quale tra le seguenti lesioni ci si aspetta di riscontrare alla RM?

A Micro-adenoma ipofisario

B Processo occupante spazio occipitale sinistro

C Processo occupante spazio occipitale destro

D Processo occupante spazio endo-orbitario sinistro

E Meningioma della clinoide anteriore di sinistra

92 Un uomo di 75 anni, cardiopatico, iperteso, lamenta improvviso calo del visus in OD. Con riferimento al quadro clinico ed alla fotografia del fondo oculare sovrastante, la diagnosi più probabile è:

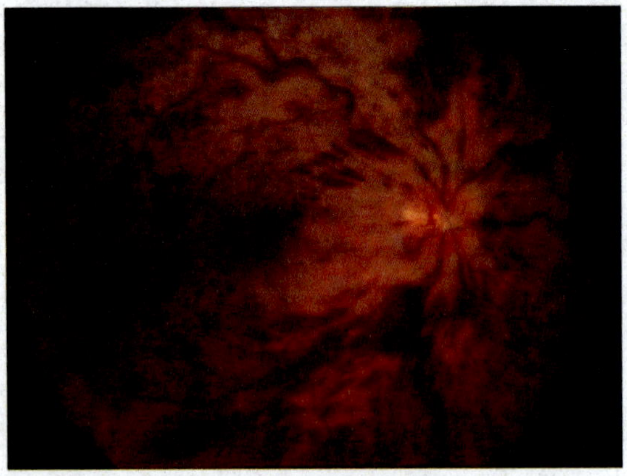

A Retinite sierosa centrale

B Occlusione venosa centrale

C Occlusione venosa di branca

D Retinopatia diabetica non proliferante

E Degenerazione maculare neovascolare legata all'età

93 Una donna di 50 anni, diabetica e ipertesa, già sottoposta in OD a intervento di asportazione della cataratta con inserimento di cristallino artificiale 2 anni prima, si reca dall'oftalmologo di fiducia lamentando calo del visus proprio in OD negli ultimi 2 mesi. Riferisce di aver effettuato circa 1 mese prima una fluorangiografia, risultata nella norma in OO, nell'ambito dei controlli periodici a cui viene sottoposta per la patologia diabetica. Il visus risulta essere 5/10 non migliorabili con correzione ottica. Qual è la diagnosi più probabile?

A Corioretinopatia sierosa centrale

B Cataratta secondaria

C Glaucoma

D Neurite ottica

E Retinopatia diabetica

94 Un uomo di 37 anni si reca dall'oculista perché ha notato riduzione dell'acuità visiva nella guida notturna e specie nel leggere il giornale, che deve necessariamente allontanare. Riferisce di essere preoccupato perché fino a qualche anno prima era sempre stato il suo vanto riuscire a vedere a distanza molto meglio dei suoi amici. È più probabile che l'uomo:

A Sia miope

B Sia ipermetrope

C Abbia un principio di cataratta

D Abbia una maculopatia

E Abbia una congiuntivite cronica

95 Un uomo di 59 anni in buone condizioni di salute, presenta un carcinoma squamoso del solco gengivo-buccale di sinistra, cT4aN2cM0. È presente massiva infiltrazione della mandibola

alla RM con contrasto. Una corretta proposta terapeutica prevede:

A Terapia palliativa

B Resezione marginale di mandibola, svuotamento linfonodale sinistro e terapia adiuvante

C Resezione segmentale di mandibola, svuotamento linfonodale bilaterale e terapia adiuvante

D Elettrochemioterapia

E Ipertermia

96 L'adenoma pleomorfo:

A È un tumore a basso grado di malignità delle ghiandole salivari

B È un tumore esclusivo della ghiandola parotide

C È un tumore benigno delle ghiandole salivari

D È un tumore noto anche come tumore di Warthin

E È un tumore ad alto grado di malignità delle ghiandole salivari

97 Una donna viene sottoposta a tiroidectomia totale per struma tiroideo. Nel post-operatorio presenta disfonia. Qual è il sospetto clinico?

A Emorragia

B Paralisi cordale iatrogena

C Ipotiroidismo

D Ipercalcemia reattiva

E Ipocalcemia iatrogena

98 Un uomo presenta un soffio meso-tele-sistolico 3/6 alla punta, accompagnato da click meso-sistolico. Secondo la classificazione fisiopatologica di Carpentier dell'insufficienza mitralica, a quale tipo appartiene un'insufficienza mitralica dovuta, come descritto nello scenario, a prolasso della mitrale?

A Tipo II

B Tipo I

C Tipo IIIA

D Tipo 0

E Tipo IIIB

99 A causa di un trauma contusivo, un giovane in buone condizioni, riporta la frattura della X costa destra e uno pneumotorace apicale di circa il 15%. Non è presente dispnea e la SpO2 in aria ambiente è nei limiti della norma. Si dovrà procedere a:

A Intubazione e ventilazione a pressione positiva

B Drenaggio del cavo pleurico con tubo 28 Fr

C Sintesi chirurgica della frattura costale e drenaggio del cavo pleurico

D Osservazione e controllo con RX torace dopo 24 ore

E Toracotomia d'urgenza con pleurodesi

100 Ad un uomo di 75 anni è stato riscontrato mediante ecografia un aneurisma dell'aorta addominale di 6,0 centimetri di diametro trasverso. Scegliere l'opzione corretta tra le seguenti:

A Impostazione di terapia anticoagulante e controllo dei valori della pressione arteriosa

B Nessun controllo, né trattamento

C Valutazione per trattamento chirurgico/interventistico

D Controllo ecografico tra sei mesi e, se il diametro aumenta, valutazione per intervento chirurgico

E Controllo ecografico tra 1 anno e, se il diametro aumenta, valutazione per intervento chirurgico

101 Un uomo di 70 anni presenta claudicatio intermittens che compare dopo 100 metri di marcia. Quale tra le seguenti NON è una possibile diagnosi differenziale?

A Aterosclerosi

B Aneurisma dell'arteria iliaca

C Claudicatio neurogena

D Arterite periferica

E Miocardite

102 Un giovane di 26 anni, senza alcuna precedente storia clinica di rilievo, giunge in Pronto Soccorso in fibrillazione ventricolare, e nonostante le manovre rianimatorie muore. Si esegue riscontro diagnostico necroscopico durante il quale si osserva ipertrofia del ventricolo sinistro e in particolare del setto interventricolare. All'esame istologico è presente disordine delle fibre miocardiche. Il quadro osservato è compatibile con:

A Cardiomiopatia dilatativa

B Cardiomiopatia infiltrativa

C Miocardite

D Cardiomiopatia aritmogena

E Cardiomiopatia ipertrofica

103 In un soggetto di sesso femminile di 40 anni è presente una lesione bilaterale simmetrica biancastra reticolare del cavo orale; si effettua prelievo bioptico della lesione e all'esame istologico si osserva acantosi, paracheratosi e intenso infiltrato linfocitario sotto-epiteliale "a banda", con colliquazione della membrana basale; il quadro è compatibile con:

A LES

B Carcinoma squamo-cellulare

C Linfoma a cellule T associato alle mucose

D Lichen Planus Orale

E Leucoplachia villosa proliferativa

104 Una donna di 48 anni presenta secrezione monolaterale siero-ematica dal capezzolo di destra da circa 6 mesi. L'ecografia mammaria rileva un'ectasia duttale in sede retro-areolare con una formazione solida endoluminale di 1,5 cm. di diametro. L'esame istologico su core biopsy rileva la presenza di un tessuto costituito da proiezioni arborescenti con asse fibro-vascolare ben evidente, con doppio rivestimento mioepiteliale-epiteliale, in assenza di significative atipie. Qual è la diagnosi corretta?

A Modificazione fibro-cistica della mammella

B Tumore filloide

C Fibroadenoma

D Papilloma intra-duttale

E Carcinoma papillare

105 Un uomo di 35 anni si sottopone a un intervento chirurgico per sospetta neoplasia testicolare. Macroscopicamente la neoformazione è di 3 cm di diametro, bianco-grigiastra, ben circoscritta, di aspetto omogeneo e priva di aree emorragiche o necrotiche. L'esame istologico mostra una proliferazione di cellule voluminose, uniformi, con nucleo centrale, citoplasma chiaro e membrana ben distinta. Tali elementi sono disposti in nidi o cordoni che appaiono circondati da tralci fibrosi contenenti un discreto infiltrato linfocitario. Numerose le figure mitotiche. Alle indagini immunoistochimiche le cellule neoplastiche risultano positive per CD117, PLAP, OCT3/4, SALL4, SOX17 e D2-40. Quale delle seguenti ipotesi diagnostiche è la più probabile?

A Teratocarcinoma

B Carcinoma embrionario

C Seminoma

D Linfoma a grandi cellule B

E Coriocarcinoma

106 Un uomo di 63 anni è ricoverato da un mese per una leucemia. Durante la degenza sviluppa una grave infezione delle vie urinarie, con rapida evoluzione in sepsi e morte. L'emocoltura risulta positiva per Pseudomonas aeruginosa. Quale tra i seguenti NON è un fattore di virulenza di Pseudomonas?

A Emoagglutinina

B Piocianina

C Capsula

D Pili

E Esotossina A

107 Una donna di 70 anni riferisce la comparsa di febbre, importanti artromialgie e tosse stizzosa. Il medico ipotizza una infezione da virus influenzale. Quale tra le seguenti NON è considerata tra le complicanze dell'infezione da virus influenzale?

A Encefalite

B Epatite

C Polmonite virale

D Polmonite da sovra-infezione batterica

E Pericardite

108 Un uomo di 40 anni, presenta proteinuria (8 g/24 h) e quadro elettroforetico caratterizzato da marcata ipoalbuminemia, lieve diminuzione della frazione γ e da significativo incremento dell' a2-macroglobulinemia nel picco a2 dell'elettroforesi delle sieroproteine. Quale tra le seguenti è la diagnosi corretta?

A Mieloma

B Sindrome nefrosica

C Chetoacidosi

D Ittero emolitico

E Infarto del miocardio

109 Una donna di 36 anni, con anamnesi positiva per crisi ipertensive, esegue una TC come approfondimento diagnostico per un sospetto di litiasi renale. Il referto evidenzia la presenza di una massa del surrene sinistro. Quale condizione tra le seguenti è più probabile e quale approfondimento diagnostico è opportuno richiedere a tale scopo?

A Diabete mellito; glicemia a digiuno

B Feocromocitoma; determinazione dei livelli di catecolamine e dei loro metaboliti nelle urine delle 24h

C Gravidanza; dosaggio Beta-HCG nelle urine

D Ascesso renale; risonanza magnetica addominale con contrasto

E Ipertrigliceridemia; dosaggio plasmatico dei trigliceridi

110 Uomo di 62 anni si presenta in Pronto Soccorso con dolore toracico acuto interscapolare con rilievo di riduzione asimmetrica dei polsi arteriosi. Il medico di Pronto Soccorso pone il sospetto di sindrome aortica acuta. Il medico radiologo pone diagnosi di dissecazione dell'aorta toraco-addominale. Quale è il segno patognomonico di tale patologia?

A Rilievo di flusso demodulato all'indagine ecografica con mdc

B Flap intimale aortico all'esame TC senza mdc

C Flap intimale aortico visualizzabile alla TC dopo somministrazione di mdc

D Raccolta di mezzo di contrasto esterno al

lume aortico visualizzabile alla RM basale

E Spandimento di mezzo di contrasto esterno al lume aortico alla PET

111 Quale dei seguenti segni è patognomonico di ictus ischemico in fase iperacuta alla TC senza mdc dell'encefalo?

A Dilatazione ex-vacuo ventricolare

B Ipodensità cortico-sottocorticale a margini netti

C Presenza di infarcimento ematico corticale

D Area malacica cortico-sottocorticale

E Iperdensità spontanea dell'arteria cerebrale media

112 Un uomo di 40 anni giunge in Pronto Soccorso per forte dolore al fianco destro con manovra di Giordano francamente positiva. L'esame ecografico mostra idronefrosi di I-II grado ma non visualizza formazioni litiasiche. Quale ulteriore esame di diagnostica per immagini dovrebbe richiedere il medico?

A TC addome senza mezzo di contrasto

B Cistografia retrograda e minzionale

C Risonanza magnetica dell'addome con mezzo di contrasto

D Risonanza magnetica dell'addome senza mezzo di contrasto

E Urografia endovenosa

113 Un uomo di 80 anni giunge in Pronto Soccorso per progressiva insorgenza di cefalea e sopore ingravescente. In anamnesi i familiari riportano un trauma cranico di lieve entità. Viene eseguita una TC dell'encefalo che evidenzia un ematoma sottodurale. Quale delle seguenti affermazioni è vera relativamente all'aspetto del sangue alla TC?

A Un sanguinamento acuto appare alla TC come una lesione iperdensa, con valori di unità di Hounsfield (HU) tra meno60 e meno90

B L'aspetto del sangue da sanguinamento è iperintenso nelle fasi acute

C Un sanguinamento acuto appare alla TC come una lesione iperdensa, con valori di unità di Hounsfield (HU) tra piu'60 e piu'90

D Un sanguinamento acuto appare alla TC sempre isodenso

E Un sanguinamento acuto appare alla TC come una lesione ipodensa, con valori di unità di Hounsfield (HU) tra piu'60 e piu'90

114 Un uomo di 36 anni giunge in Pronto Soccorso per un trauma sportivo con forte dolore al mesopiede. La freccia nella radiografia dimostra una frattura, particolarmente evidente nella proiezione laterale, con piccolo distacco osseo. Qual è l'osso interessato?

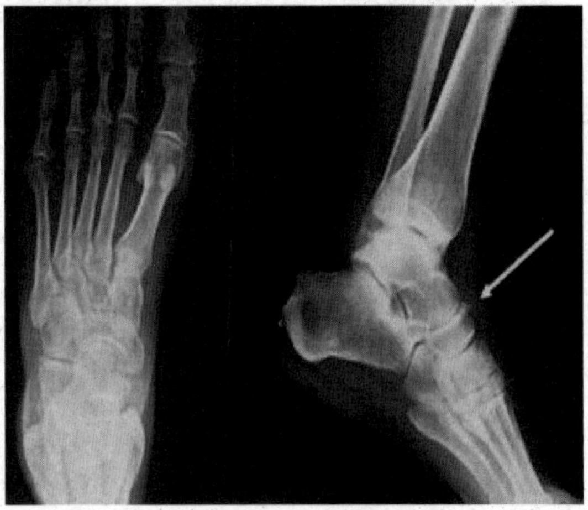

A Cuneiforme mediale

B Cuneiforme intermedio

C Cuboide

D Cuneiforme laterale

E Scafoide del tarso (o navicolare)

115 **Un uomo di 67 anni viene portato in Pronto Soccorso dai familiari in stato confusionale e presenta Glasgow Coma Scale pari a 11. Viene eseguita una indagine TC in urgenza che mette in evidenza il quadro riportato nell'immagine, che corrisponde a:**

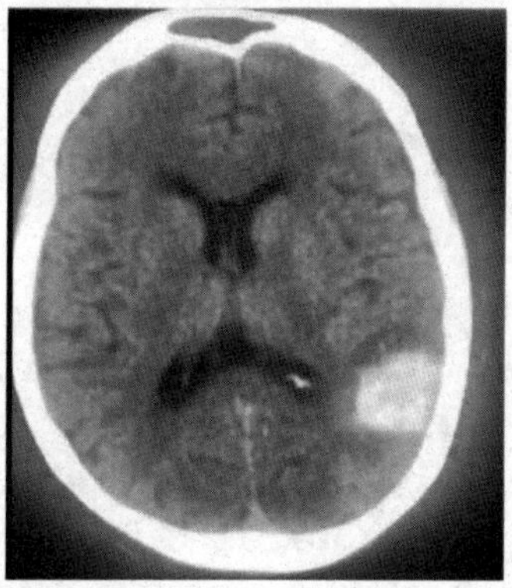

[A] Nessun rilievo patologico, è necessario eseguire RM

[B] Emorragia parenchimale parieto-occipitale sinistra

[C] Emorragia epidurale parieto-occipitale sinistra

[D] Emorragia parenchimale parieto-occipitale destra

[E] Emorragia subdurale parieto-occipitale sinistra

116 **In un uomo di 74 anni, cardiopatico e con ridotta funzionalità respiratoria viene riscontrato un nodulo polmonare periferico di 2 cm di diametro. Sulla biopsia è posta diagnosi di adenocarcinoma TTF-1 positivo. Lo stadio clinico è T1 N0 M0. Quale tra le seguenti opzioni terapeutiche è la più appropriata?**

[A] Immunoterapia

[B] Radioterapia stereotassica con dose ablativa-radicale

[C] Chemioterapia

[D] Controllo attivo a cadenza annuale

[E] Chemio-immunoterapia

117 **Una donna di 45 anni con storia di abuso di stupefacenti giunge al Pronto Soccorso in coma e depressione respiratoria; viene somministrato naloxone cloridrato 0,4 mg per via endovenosa in quanto:**

[A] Ha gli stessi effetti del fentanile

[B] Somministrato per via endovenosa per la prevenzione della sindrome astinenziale

[C] Antagonista degli oppiacei

[D] Efficace anche nella depressione respiratoria da benzodiazepine

[E] Agonista degli oppiacei

118 **Un giovane di 23 anni viene condotto in Pronto Soccorso in stato di coma e insufficienza respiratoria acuta grave; il quadro evolve in arresto respiratorio. Vengono effettuati alcuni tentativi infruttuosi di intubazione tracheale per cui si rende necessario procedere a crico-tiroidotomia di emergenza. La crico-tiroidotomia è indicata quando?**

[A] Si devono garantire alti volumi di ventilazione

[B] È presente un rischio emorragico

[C] Il giovane è iper-capnico

[D] Il giovane è ipossiemico

[E] È impossibile intubare ed ossigenare ("Can't intubate, can't oxygenate")

119 **Una donna di 67 anni viene ricoverata per embolia polmonare acuta e viene avviata la terapia anticoagulante con eparina sodica endovena. Durante la terza giornata di ricovero perde coscienza e presenta ipertonia diffusa ai quattro arti ed instabilità emodinamica. La causa più probabile e verosimile dell'attuale condizione clinica della donna è:**

[A] Iperammoniemia

[B] Emorragia cerebrale

C Disturbo psicotico acuto

D Shock settico

E Iperglicemia

120 **Un uomo di 38 anni durante una partita di calcetto avverte comparsa di dolore e impotenza funzionale all'arto inferiore destro. Dopo esame clinico, viene posto il sospetto di rottura sottocutanea del tendine d'Achille. Quale dei seguenti test/segni risulta fondamentale per porre tale sospetto diagnostico?**

A Test di Watson

B Test di Jobe

C Segno di Lasègue

D Segno di Thompson

E Test di Lachman

121 **Una donna è allettata per una frattura di femore destro. Durante il ricovero, in attesa di intervento, lamenta improvvisamente sensazione di mancanza d'aria e dolore toracico. Viene contattato l'ortopedico di guardia, che chiama il rianimatore, il quale la trova agitata, dispnoica e ipotesa. Il medico rianimatore prescrive immediatamente:**

A Una dose carico di 250 mL di cristalloidi nel sospetto di shock settico

B Una valutazione infettivologica nel sospetto di shock settico

C Angio-TC nel sospetto di embolia polmonare acuta

D Farmaci sedativi perché ritiene che la donna abbia un attacco di panico

E Una dose carico di 500 mL di cristalloidi per contrastare la reazione vaso-vagale

122 **Un uomo di 56 anni viene accompagnato in Pronto Soccorso dopo essere stato trovato incosciente a terra. Alla prima valutazione in sala emergenza egli apre gli occhi alla chiamata, localizza con gli arti lo stimolo doloroso ed emette dei lamenti. Qual è il suo punteggio di Glasgow Coma Scale (GCS)?**

A Tre

B Quindici

C Dieci

D Zero

E Sei

123 **Un uomo di 47 anni, anamnesi muta, riferisce di avvertire "sapore metallico" in bocca qualche minuto dopo l'esecuzione di blocco inter-scalenico in vista di un intervento di artroscopia di spalla. Quale potrebbe essere la causa di questa condizione?**

A Attacco psicotico

B Ipotensione arteriosa

C Mancato digiuno preoperatorio

D Fibrillazione ventricolare

E Tossicità sistemica da anestetici locali

124 **Si viene chiamati a valutare un uomo di 77 anni (in anamnesi cardiopatia ischemica, stabile dopo rivascolarizzazione 3 anni prima) che dovrà sottoporsi ad artroscopia di ginocchio in anestesia locoregionale. La valutazione dell'anestesista deve necessariamente prevedere, tra le altre cose:**

A Verifica validità assicurazione sanitaria privata e consenso informato

B Elettrocardiogramma e consenso informato

C Indicazione all'intervento da parte del MMG e consenso informato

D Spirometria e consenso informato

E Curva glicemica e consenso informato

125 **In un paziente di 77 anni (in anamnesi cardiopatia ischemica rivascolarizzata tramite PTCA più stent qualche anno prima), ricoverato in rianimazione e sottoposto a ventilazione meccanica per shock settico ed insufficienza respiratoria, viene posizionato un catetere di Swan-Ganz come monitoraggio emodinamico invasivo. Pressione venosa centrale e Pressione di incuneamento risultano rispettivamente pari a 5 mmHg e 8 mmHg. Quale stato emodinamico si sospetta?**

A Grave disfunzione ventricolare destra

B Tamponamento cardiaco

C Ipovolemia (relativa o assoluta)

D Disfunzione diastolica ventricolare sinistra

E Shock cardiogeno

126 **Un uomo di 66 anni viene sottoposto a un intervento di bypass aortocoronarico. Quando sarebbe consigliabile l'inizio della riabilitazione cardiovascolare?**

A Immediatamente se il quadro clinico è ancora sintomatico per angina

B Entro 30 giorni

C Tra 10 e 12 mesi

D La riabilitazione cardiovascolare non è indicata in caso di bypass aortocoronarico

E Tra 6 ed 8 mesi

127 **Si valuta un uomo di 51 anni affetto da sindrome da conflitto della cuffia dei rotatori. Quale dovrebbe essere il primo obiettivo della terapia riabilitativa tra i seguenti?**

A Ripristinare le scorte di vitamina D, classicamente ridotte in questi casi

B Migliorare l'elasticità del legamento collaterale mediale

C Migliorare la stabilità della scapola

D Non è prevista terapia riabilitativa per i pazienti affetti da sindrome da conflitto della cuffia dei rotatori

E Ripristinare la sensibilità delle ultime tre dita del piede

128 **Un ragazzo di 27 anni è inviato a consulenza genetica dal centro di procreazione medicalmente assistita. Egli ha effettuato uno spermiogramma, che ha evidenziato azoospermia, e un'ecografia testicolare che ha individuato un'agenesia bilaterale dei dotti deferenti. Tale riscontro è fortemente indicativo per:**

A Malattia di Von Hippel-Lindau

B Sindrome di Klinefelter

C Fibrosi cistica

D Sclerosi Tuberosa

E Sindrome 47,XYY

129 **Quale delle seguenti benzodiazepine è ritenuta a brevissima emivita?**

A Midazolam

B Delorazepam

C Clonazepam

D Diazepam

E Clordiazepossido

130 **In caso di leucemie e linfomi, vengono utilizzati gli inibitori della diidrofolico reduttasi come antimetaboliti. Quale farmaco tra questi utilizza tale meccanismo di azione?**

A Fludarabina

B Metotrexate

C Citarabina

D Doxorubicina

E 6-mercaptopurina

131 Una donna di 57 anni assume abitualmente amiodarone per una fibrillazione atriale. Quale tra i seguenti NON è un effetto collaterale tipico dell'amiodarone?

A Colelitiasi

B Dermatite

C Disturbi visivi

D Tossicità polmonare correlata alle dosi

E Ipotiroidismo

132 Si presenta in un Pronto Soccorso in Italia un adolescente che presenta sintomi di paralisi flaccida acuta; in quali dei seguenti casi dobbiamo sospettare una poliomielite da virus Wild Type (WPV) tipo 1?

A Nel caso sia di recente provenienza dalla Cina, dove il WPV1 è ancora presente

B Nel caso sia di recente provenienza dal Corno d'Africa, dove il WPV1 è ancora presente

C Nel caso sia di recente provenienza dal Pakistan o dall'Afghanistan, dove il WPV1 è ancora presente

D Nel caso sia di recente provenienza dalla Germania o dalla Francia, dove il WPV1 è stato reintrodotto attraverso movimenti migratori

E In nessun caso, poiché la poliomielite è stata dichiarata eradicata dall'OMS

133 Quale delle seguenti affermazioni è corretta:

A La prevenzione primaria consente di ridurre la prevalenza ma non l'incidenza della malattia

B La prevenzione secondaria mira a ridurre l'esposizione ai fattori di rischio

C La prevenzione secondaria interviene su soggetti già sintomatici

D La prevenzione primaria comprende interventi di promozione ma non di protezione della salute

E La prevenzione primaria consente di ridurre l'incidenza in funzione della quota di casi attribuibile al fattore di rischio bersaglio dell'intervento preventivo

134 In relazione alla legge 833/78 istitutiva del SSN indicare quale delle seguenti affermazioni è FALSA:

A È stata preceduta dallo scioglimento degli enti mutualistici

B Ha previsto la costituzione delle Aziende Sanitarie Locali

C Non ha previsto un rapporto di lavoro dipendente dal SSN per i medici di medicina generale

D Ha previsto la costituzione delle Unità Sanitarie Locali

E Ha previsto l'integrazione dell'assistenza ospedaliera nelle Unità Sanitarie Locali

135 Indicare quale delle seguenti affermazioni sulla composizione dei vaccini è vera:

A Anti-pertosse è costituito da antigeni capsulari coniugati

B Anti-poliomielite IPV è costituito da virus vivi attenuati

C Anti-meningococco B è costituito da antigeni capsulari coniugati

D Anti-morbillo-rosolia-parotite-varicella è costituito da virus vivi attenuati

E Anti-epatite A è costituito da antigeni di superficie del virus

136 Quale di queste affermazioni è corretta riguardo al benzene:

A È un cancerogeno certo e può provocare mesotelioma peritoneale

B È un cancerogeno certo e può provocare

mesotelioma pleurico

[C] È un cancerogeno certo e può provocare leucemie

[D] Non è un cancerogeno certo, può provocare astenia

[E] Non è un cancerogeno certo, può provocare encefalomielite mialgica

137 **Un uomo di 70 anni, in gioventù, ha lavorato come coibentatore nella cantieristica navale e dieci anni or sono ha subito trattamento radioterapico per un linfoma a localizzazione mediastinica. Da alcuni mesi lamenta dispnea, astenia, febbricola e calo ponderale. L'RX del torace rivela un versamento pleurico sinistro. Sottoposto a toracoscopia, viene effettuato prelievo bioptico sulla pleura parietale. L'indagine istologica depone per un mesotelioma pleurico maligno. Quale tra questi fattori di rischio NON è correlato alla neoplasia?**

[A] Inalazione di fibre minerali (erionite) in particolari contesti geografici

[B] Infezione da virus SV40

[C] Esposizioni a radiazioni ionizzanti a seguito di applicazioni terapeutiche

[D] Inalazione di fibre di amianto

[E] Fumo di sigaretta

138 **Un dirigente medico in servizio da ormai 12 anni, quasi tutti i giorni, durante la pausa pranzo si reca presso la mensa della struttura ospedaliera di appartenenza. Stanco del solito menù, un giorno decide di pranzare presso un noto ristorante in centro città. Durante il tragitto in moto, egli viene però investito da un'automobile, riportando una frattura bi-ossea di gamba e alcune escoriazioni. A quale tipologia di indennizzo può accedere il medico, per l'evento occorsogli?**

[A] Infortunio sul lavoro

[B] Malattia professionale

[C] Infortunio in itinere

[D] Equo indennizzo

[E] Nessun diritto ad indennizzo

139 **Quale è la misura di associazione fornita da un modello di regressione di Cox?**

[A] Odds ratio

[B] Mean difference

[C] Risk difference

[D] Risk ratio

[E] Hazard ratio

140 **Si presenta in consultorio una ragazza di 16 anni alla decima settimana di gravidanza, che esprime volontà di interromperla. Per procedere ad interruzione cosa prevede in questo caso la normativa vigente?**

[A] È necessario sentire il parere anche del padre biologico se maggiorenne

[B] La ragazza può essere sottoposta ad interruzione volontaria della gravidanza se esprime l'assenso chi esercita sulla stessa la tutela o la responsabilità genitoriale. In caso di pareri contrari o difformi è necessario che il medico interpelli formalmente il giudice tutelare

[C] È sufficiente il parere di chi esercita la responsabilità genitoriale seppur difforme dal parere della ragazza minore

[D] È sufficiente il parere sottoscritto dalla minore per poter procedere

[E] È sempre necessario avere il parere del giudice tutelare per poter procedere

SIMULAZIONE 003 CON COMMENTO ONLINE

Per accedere alla simulazione:

- Dal suo telefono, effettui la scansiona del QRCODE, oppure, apra il seguente link:
  - https://app.testammissione.com/qr=simssm003
- Dal Desktop, effettui il download della APP Desktop dal seguente link:
  - https://testammissione.com/download

Risposte commentate

Il commento della simulazione è disponibile online, vengono qui riportate le risposte corrette. Per il modulo risposte cartaceo: https://testammissione.com/modulo-risposte

1 **La risposta corretta è la A.**

2 **La risposta corretta è la B.**

3 **La risposta corretta è la D.**

4 **La risposta corretta è la E.**

5 **La risposta corretta è la C.**

6 **La risposta corretta è la B.**

7 **La risposta corretta è la A.**

8 **La risposta corretta è la A.**

9 **La risposta corretta è la A.**

10 **La risposta corretta è la C.**

11 **La risposta corretta è la E.**

12 **La risposta corretta è la E.**

13 **La risposta corretta è la E.**

14 **La risposta corretta è la C.**

15 **La risposta corretta è la B.**

16 **La risposta corretta è la E.**

17 **La risposta corretta è la B.**

18 **La risposta corretta è la E.**

19 **La risposta corretta è la C.**

20 **La risposta corretta è la C.**

21 **La risposta corretta è la A.**

22 **La risposta corretta è la E.**

23 **La risposta corretta è la D.**

24 **La risposta corretta è la B.**

25 **La risposta corretta è la C.**

26 **La risposta corretta è la B.**

27 **La risposta corretta è la D.**

28 **La risposta corretta è la B.**

29 **La risposta corretta è la C.**

30 **La risposta corretta è la B.**

31 **La risposta corretta è la C.**

32 **La risposta corretta è la C.**

33 **La risposta corretta è la C.**

34 **La risposta corretta è la A.**

35 **La risposta corretta è la A.**

36 **La risposta corretta è la D.**

37 **La risposta corretta è la D.**

38 **La risposta corretta è la E.**

39 **La risposta corretta è la D.**

40 **La risposta corretta è la C.**

41 **La risposta corretta è la D.**

42 **La risposta corretta è la E.**

43 La risposta corretta è la D.

44 La risposta corretta è la D.

45 La risposta corretta è la C.

46 La risposta corretta è la B.

47 La risposta corretta è la D.

48 La risposta corretta è la E.

49 La risposta corretta è la E.

50 La risposta corretta è la B.

51 La risposta corretta è la C.

52 La risposta corretta è la D.

53 La risposta corretta è la E.

54 La risposta corretta è la E.

55 La risposta corretta è la A.

56 La risposta corretta è la D.

57 La risposta corretta è la D.

58 La risposta corretta è la C.

59 La risposta corretta è la D.

60 La risposta corretta è la B.

61 La risposta corretta è la B.

62 La risposta corretta è la D.

63 La risposta corretta è la D.

64 La risposta corretta è la A.

65 La risposta corretta è la E.

66 La risposta corretta è la C.

67 La risposta corretta è la C.

68 La risposta corretta è la B.

69 La risposta corretta è la C.

70 La risposta corretta è la A.

71 La risposta corretta è la C.

72 La risposta corretta è la D.

73 La risposta corretta è la E.

74 La risposta corretta è la B.

75 La risposta corretta è la C.

76 La risposta corretta è la B.

77 La risposta corretta è la A.

78 La risposta corretta è la E.

79 La risposta corretta è la D.

80 La risposta corretta è la D.

81 La risposta corretta è la A.

82 La risposta corretta è la E.

83 La risposta corretta è la E.

84 La risposta corretta è la D.

85 La risposta corretta è la A.

86 La risposta corretta è la D.

87 La risposta corretta è la A.

88 La risposta corretta è la D.

89 La risposta corretta è la B.

90 La risposta corretta è la A.

91 La risposta corretta è la C.

92 La risposta corretta è la B.

93 La risposta corretta è la B.

94 La risposta corretta è la B.

95 La risposta corretta è la C.

96 La risposta corretta è la C.

97 La risposta corretta è la B.

98 La risposta corretta è la A.

99 La risposta corretta è la D.

100 La risposta corretta è la C.

101 La risposta corretta è la E.

102 La risposta corretta è la E.

103 La risposta corretta è la D.

104 La risposta corretta è la D.

105 La risposta corretta è la C.

106 La risposta corretta è la A.

107 La risposta corretta è la B.

108 La risposta corretta è la B.

109 La risposta corretta è la B.

110 La risposta corretta è la C.

111 La risposta corretta è la E.

112 La risposta corretta è la A.

113 La risposta corretta è la C.

114 La risposta corretta è la E.

115 La risposta corretta è la B.

116 La risposta corretta è la B.

117 La risposta corretta è la C.

118 La risposta corretta è la E.

119 La risposta corretta è la B.

120 La risposta corretta è la D.

121 La risposta corretta è la C.

122 La risposta corretta è la C.

123 La risposta corretta è la E.

124 La risposta corretta è la B.

125 La risposta corretta è la C.

126 La risposta corretta è la B.

127 La risposta corretta è la C.

128 La risposta corretta è la C.

129 La risposta corretta è la A.

130 La risposta corretta è la B.

131 La risposta corretta è la A.

132 La risposta corretta è la C.

133 La risposta corretta è la E.

134 La risposta corretta è la B.

135 La risposta corretta è la D.

136 La risposta corretta è la C.

137 La risposta corretta è la E.

138 La risposta corretta è la E.

139 La risposta corretta è la E.

140 La risposta corretta è la B.

La simulazione 004 corrisponde alla prova di Concorso SSM 2020.

1 **Un ragazzo di 25 anni si reca dal proprio medico riferendo episodi caratterizzati da pallore delle dita delle mani seguito da colorito bluastro e successivo arrossamento della cute. La sequenza trifasica descritta come viene definita?**

A Vasculite

B Livedo Reticularis

C Fenomeno di Raynaud

D Eritromelalgia

E Perniosi

2 **Una donna di 55 anni si reca dal proprio medico riferendo episodi caratterizzati da pallore delle dita delle mani seguito da colorito bluastro e successivo arrossamento della cute. In quale delle seguenti patologie è più frequente questo fenomeno?**

A Sclerodermia

B Osteoporosi

C Fibromialgia

D Intossicazione da digitale

E Ipertensione arteriosa

3 **Un ragazzo di 18 anni giunge in guardia medica per un senso di costrizione al torace associato a tosse non produttiva. All'esame obiettivo si rileva SpO2 96% in aria ambiente, sono presenti tachipnea, tachicardia, fischi e sibili su tutto l'ambito toracico. Quale tra i seguenti provvedimenti è quello più indicato?**

A Somministrazione di antistaminico per iv

B Somministrazione di salbutamolo per via inalatoria

C Somministrazione endovena di atropina

D Somministrazione di antistaminico per os

E Somministrazione per via intramuscolare di aminofilline

4 **Un uomo di 62 anni, BMI 30, giunge al Pronto Soccorso con un quadro di severa dispnea associata a tachipnea, tachicardia e ipertensione. All'auscultazione del torace sono presenti rantoli e sibili. Le indagini emato-biochimiche mostrano un aumento significativo del BNP. Quale tra i suddetti reperti clinico laboratoristici suggerisce maggiormente una causa cardiogena del quadro clinico descritto?**

A Ipertensione

B Obesità

C Aumento dei livelli di BNP

D Tachipnea

E Tachicardia

5 **Un uomo cardiopatico giunge al Pronto Soccorso con un quadro di severa dispnea associata a tachipnea. Pressione arteriosa 140/90 mmHg. All'auscultazione del torace sono presenti rantoli e sibili. Nel sospetto di un edema polmonare cardiogeno viene intrapresa subito la terapia farmacologica. Quale dei seguenti provvedimenti NON è utile in questo quadro clinico?**

A Furosemide

B Morfina

C Atenololo

D Ossigenoterapia

E Nitroglicerina

6 **Durante una partita di calcio dilettantistico un giocatore si accascia**

improvvisamente a terra. Accorre un medico che attesta la completa perdita di coscienza e l'assenza del polso carotideo. Quale tra i seguenti NON rientra tra gli iniziali provvedimenti da attuare in caso di arresto cardiaco?

A Garantire la pervietà delle vie aeree

B Somministrare adrenalina per via endovenosa

C Chiamare il 118

D Usare un defibrillatore

E Iniziare immediatamente le manovre rianimatorie cardiopolmonari

7 Un uomo con storia di insufficienza renale lieve e gotta, si sveglia di notte per un dolore molto intenso al ginocchio, che diventa rapidamente gonfio e caldo. Il medico di un servizio di guardia pone diagnosi di riacutizzazione di gotta. Qual è la terapia più indicata in questo caso?

A Paracetamolo

B Lesinurad

C Morfina

D Allopurinolo

E Colchicina

8 Una donna di 50 anni viene ricoverata per tromboembolismo venoso. Viene inizialmente avviata terapia con eparina sottocute, con l'obiettivo di iniziare successivamente un antagonista orale della vitamina K (warfarin). Quale delle seguenti indicazioni sulla gestione della terapia anticoagulante è corretta?

A È necessario mantenere eparina sottocute per due settimane, dopodiché va sospesa e va iniziato warfarin, con l'obiettivo di raggiungere il range terapeutico di INR (tra 2 e 3)

B È necessario mantenere eparina sottocute per almeno 5 giorni, dopodiché va sospesa e va iniziato warfarin, con l'obiettivo di raggiungere il range terapeutico di INR (tra 2 e 3)

C È necessario iniziare e proseguire warfarin (mantenendo range INR tra 2 e 3) in associazione con eparina sottocute per almeno 1 mese

D È necessario iniziare e proseguire warfarin (mantenendo range INR tra 2 e 3) in associazione con eparina sottocute fino all'esecuzione di TC torace di controllo

E È necessario iniziare e proseguire warfarin in associazione con eparina sottocute fino al raggiungimento del range terapeutico di INR (tra 2 e 3); l'eparina può quindi essere sospesa a distanza di almeno 48 ore

9 Un uomo viene condotto in Pronto Soccorso in seguito all'insorgenza di malessere generalizzato. L'amico che lo accompagna riferisce che l'uomo aveva mangiato dei funghi, tra i quali viene identificata l'Amanita phalloides. Quale delle seguenti sostanze può essere somministrata allo scopo di ridurre l'assorbimento delle tossine fungine?

A Blu di metilene

B Carbone attivo

C Kayexalate

D Colestiramina

E Sucralfato di sodio

10 Un uomo di 32 anni giunge all'attenzione medica riferendo un episodio in cui ha avvertito una scarica elettrica che dalla base del collo si è propagata lungo la colonna vertebrale. Il medico visitandolo riproduce tale manifestazione dopo avere invitato il paziente a flettere il capo. Come viene definito tale segno?

A Segno di Stewart-Holmes

B Segno di Kernig

C Segno di Brudzinski

D Segno di Lhermitte

E Segno di Troisier

11 **Una donna di 40 anni si presenta in Pronto Soccorso per difficoltà dell'eloquio, deviazione rima labiale e difficoltà alla deambulazione. Nel sospetto di stroke viene eseguita una TC encefalo che mostra un'area ischemica. Viene proposto quindi il trattamento fibrinolitico. Quale dei seguenti rappresenta UN criterio di esclusione assoluto all'esecuzione immediata della terapia fibrinolitica?**

A Emorragia del tratto gastrointestinale nei precedenti 12 mesi

B Gravidanza nel terzo trimestre

C Pressione arteriosa 140/90 mmHg

D Terapia anticoagulante orale con valore INR nel range terapeutico

E Glicemia 210 mg/dL

12 **Una donna di 20 anni, poliallergica, viene punta da un insetto. Insorge difficoltà respiratoria. Allertato il servizio d'emergenza, arriva sul posto il mezzo di rianimazione avanzata. Alla valutazione la paziente è cosciente, ma presenta dispnea ingravescente, sensazione di costrizione toracica, pressione arteriosa 80/50 mmHg, eruzioni orticarioidi diffuse, SpO2 85% in aria ambiente, che sale al 90% con maschera reservoir; all'auscultazione sibili espiratori. Quale dei seguenti trattamenti farmacologici è il primo da mettere in atto?**

A Difenidramina per via orale

B Metil-prednisolone per via endovenosa

C Adrenalina per via endovenosa

D Aminofillina per via endovenosa

E Desametasone per via endovenosa

13 **Giunge in Pronto Soccorso un paziente di 68 anni in stato di incoscienza. La TC cranio evidenzia una emorragia cerebrale. I familiari riferiscono che il paziente è in trattamento con warfarin per fibrillazione atriale e l'INR risulta pari a 3.5. Quale dei seguenti è il primo trattamento indicato in questo paziente?**

A Acido tranexamico

B Infusione di fattori coagulativi purificati (complesso protrombinico)

C Infusione fattore VIII

D Vitamina K

E Infusione di plasma fresco congelato

14 **Un uomo di 85 anni, ex fumatore, è portatore di un noto aneurisma dell'aorta addominale. Quale dei seguenti esami è di prima scelta per monitorare l'evoluzione dell'aneurisma?**

A RX addome

B Ecodoppler aorta addominale

C Angio-TC aorta addominale

D Angio-RM aorta addominale

E Angiografia aorta addominale

15 **Un uomo di 63 anni si sottopone ad una misurazione dei valori sierici di antigene prostatico specifico (PSA) per sospetto carcinoma della prostata. L'uso di quale dei seguenti farmaci può maggiormente interferire con i valori sierici di PSA?**

A Enalapril

B Furosemide

C Sildenafil

D Metformina

E Finasteride

16 **Un uomo di 70 anni, in terapia anticoagulante orale con warfarin, giunge all'attenzione medica chiedendo**

un'alternativa terapeutica che non richieda un controllo periodico dell'INR. Ha sentito parlare di nuovi farmaci anticoagulanti orali e vorrebbe sapere se possono essere utilizzati nel suo caso. Se il paziente presentasse una delle seguenti situazioni cliniche NON vi sarebbe indicazione al passaggio ai nuovi farmaci: quale?

A Prevenzione di una recidiva di trombosi venosa profonda

B Fibrillazione atriale cronica

C Terapia della tromboembolia polmonare

D Terapia della trombosi venosa profonda

E Portatore di valvola cardiaca meccanica

17 Un uomo di 55 anni giunge all'osservazione di un gastroenterologo per la comparsa di prurito e feci acoliche, associate a un dolore non ben localizzabile a livello dell'ipocondrio destro. Le analisi emato-biochimiche mostrano una iperbilirubinemia prevalentemente diretta; l'ecografia addominale mette in evidenza una dilatazione dei dotti intraepatici. Nel sospetto di un colangiocarcinoma, quale dei seguenti provvedimenti è il più indicato?

A Esofagogastroduodenoscopia

B Terapia palliativa

C Colangioscopia perendoscopica con eventuale inserimento di stent per drenaggio biliare

D Radio e chemioterapia neo-adiuvante seguita da intervento chirurgico

E Chemioterapia neo-adiuvante seguita da intervento chirurgico

**18 Un ragazzo di 12 anni giunge all'attenzione di un oncologo pediatra con documentazione radiografica di una alterazione ossea alla diafisi del femore destro associata ad una reazione periostale.
Viene consigliata una biopsia della massa che risulta essere composta da cumuli di piccole cellule bluastre. L'analisi citogenetica evidenzia una traslocazione t(11;22). Qual è la diagnosi più probabile?**

A Sarcoma di Ewing

B Linfoma di Hodgkin

C Rabdomiosarcoma

D Condrosarcoma

E Metastasi ossea di un tumore cerebrale

19 Paziente non fumatrice di 60 anni con metastasi epatiche da adenocarcinoma polmonare con mutazione di EGFR. Qual è la terapia medica più appropriata?

A Chemio immunoterapia

B Bevacizumab

C Immunoterapia

D Chemioterapia

E Osimertinib

20 Una donna di 65 anni si rivolge alla guardia medica per la comparsa di febbre elevata, difficoltà visive e lesioni cutanee dolenti. Tali lesioni appaiono come bolle con aree di distacco epidermico diffuse in tutto il corpo. Fino a qualche giorno prima la donna era in ottime condizioni di salute ad eccezione di un dolore all'anca per il quale ha iniziato ad assumere antinfiammatori. Nel sospetto di una reazione allergica da farmaco, qual è la decisione più corretta che la guardia medica dovrebbe prendere?

A Inizio di terapia sistemica con antistaminici

B Sospensione dell'antinfiammatorio in atto e prosecuzione della terapia con paracetamolo

[C] Immediata sospensione del farmaco e prescrizione di terapia topica steroidea

[D] Sospensione del farmaco solo in caso di antinfiammatori FANS con richiesta di visita dermatologica appena possibile

[E] Sospensione del farmaco e ricovero immediato

21 **Paziente donna di 73 anni, diabetica, ipertesa, cardiopatica, in trattamento anticoagulante, presenta da 4 giorni una placca eritematosa ed edematosa a margine netto con segno dello scalino alla gamba destra, dolente e calda alla palpazione. Si associa febbre e compromissione dello stato generale. Si associano adenomegalie inguinali dolorose. Qual è la terapia più corretta per questa paziente?**

[A] Ciclosporina

[B] Antibiotici sistemici

[C] Emollienti

[D] Corticosteroidi

[E] Sospensione dei farmaci in atto

22 **Una donna di 22 anni presenta in regione vulvare erosioni tondeggianti a grappolo, confluenti, a insorgenza improvvisa, intensamente dolorose. Le lesioni vanno incontro a remissione spontanea nell'arco di due settimane. Qual è la diagnosi più probabile?**

[A] Herpes genitale

[B] Ulcera molle

[C] Candidosi

[D] Sifilide primaria

[E] Gonorrea

23 **Un uomo di 56 anni è valutato in Pronto Soccorso per la presenza di febbre, dispnea, grave affaticamento e sudorazione notturna. I sintomi sono progrediti nel corso del mese scorso. L'emocromo rivela pancitopenia (globuli bianchi 1.500 /mm3, Hb 8.9 g/dL e piastrine 80.000 /mm3) e una TC total body mostra linfo-adenomegalie sottodiaframmatiche. ECG: 85 battiti al minuto, con ritmo sinusale. Gli esami di laboratorio rilevano iper-potassiemia (5,9 mEq/L), creatinina aumentata (1,8 mg/dL), calcemia e fosforemia nella norma, LDH marcatamente aumentato. Quale ulteriore approfondimento diagnostico, tra i seguenti, è opportuno eseguire prioritariamente?**

[A] Aspirato di midollo osseo e striscio di sangue venoso periferico

[B] Determinazione del D-dimero

[C] Emocoltura

[D] Urinocoltura

[E] Sierologia per infezione da EBV

24 **Una donna di 30 anni viene ricoverata per febbre e dolori articolari. L'emocromo mostra un'anemia (Hb 10,1 g/dL) lievemente microcitica. Quali, tra le seguenti indagini diagnostiche, NON sarebbe utile per discriminare tra un'anemia ferro-carenziale e un'anemia degli stati infiammatori cronici?**

[A] Dosaggio del recettore solubile della transferrina

[B] Dosaggio di ferritina

[C] Dosaggio della PCR

[D] Dosaggio della massa eritrocitaria

[E] Dosaggio di transferrina

25 **Un ragazzo di 24 anni viene ricoverato per iperleucocitosi. Prima della biopsia osteo-midollare, lo striscio su sangue periferico mostra blasti senza granuli né corpi di Auer che all'immuno-fenotipo risultano: CD33-, CD7+, cyCD3+, CD19-. Verso quale delle seguenti leucemie viene orientata la diagnosi?**

A Leucemia Linfoblastica T
B Leucemia Linfoblastica B
C Leucemia Linfatica Cronica
D Leucemia Mieloide Acuta
E Leucemia Mieloide Cronica

26 Una paziente di 65 anni, affetta da ipotiroidismo in esiti di tiroidectomia totale per un voluminoso gozzo multinodulare, presenta livelli di TSH fluttuanti e non compensati dalla terapia sostitutiva impostata con L-tiroxina. Tutte le seguenti affermazioni relative al caso clinico sono corrette TRANNE una, quale?

A I livelli di fattore intrinseco non influenzano l'assorbimento di L-tiroxina
B L'assunzione di farmaci inibitori di pompa protonica può alterare l'assorbimento di L-tiroxina
C L'assunzione non a digiuno della L-tiroxina può modificare il suo assorbimento
D Nei pazienti con età minore di 65 anni sottoposti a tiroidectomia totale, la dose sostitutiva di L-T4 può essere calcolata in prima approssimazione come pari a 1.6 microgrammi/kg di peso corporeo/die
E La presenza di gastrite atrofica non riduce l'assorbimento di L-tiroxina

27 Quale delle seguenti condizioni NON è generalmente associata a iperprolattinemia?

A Gravidanza
B Cranio-faringioma
C Sindrome di Sheehan
D Ipotiroidismo primitivo
E Adenoma ipofisario

28 Quale dei seguenti farmaci NON è indicato per la terapia dell'osteoporosi?

A Risedronato
B Denosumab
C Raloxifene
D Teriparatide
E Metil-prednisolone

29 Un uomo di 45 anni pesa 114 kg ed è alto 175 cm (BMI 37,2). Quale è il suo grado di obesità?

A Obesità di IV
B Obesità di I grado
C Obesità di III grado
D Obesità di II grado
E Obesità semplice

30 Un uomo di 25 anni viene condotto in Pronto Soccorso in ambulanza per dolore toracico sopraggiunto in un ristorante dopo aver deglutito un boccone di carne. Riferisce di aver avuto episodi simili nell'ultimo mese ma mai così gravi. Riferisce di non aver mai presentato pirosi gastrica. Riesce a deglutire liquidi, anche se con difficoltà; non ha perso peso nell'ultimo periodo. Qual è la diagnosi più probabile?

A Sindrome di Plummer-Vinson
B Adenocarcinoma esofageo
C Acalasia
D Diverticolo esofageo
E Anello di Schatzki

31 Un uomo di 29 anni presenta circa 4 evacuazioni al giorno, a volte con muco. Lamenta gonfiore addominale, sporadico tenesmo e, a volte, urgenza assoluta di evacuare. Quale tra questi farmaci non è indicato somministrare?

A Cimetropio bromuro
B Metoclopramide
C Amitriptilina

D Trimebutinina

E Probiotici

32 **Un ragazzo di 24 anni esegue accertamenti in seguito alla comparsa di dolore addominale recidivante, diarrea e calo ponderale. Viene posta diagnosi di morbo di Crohn. Quale dei seguenti farmaci NON è indicato nel trattamento di questa malattia?**

A Micofenolato

B Metotrexate

C Infliximab

D Azatioprina

E Sulfasalazina

33 **Un uomo di 58 anni sottoposto ad elevati livelli di stress sul luogo di lavoro, non in trattamento farmacologico per ipertensione arteriosa e con anamnesi negativa per patologie di rilievo, si presenta dal proprio medico di Medicina Generale per controllo pressorio, lamentando il riscontro di elevati valori pressori (intorno a 155/95 mmHg) nel corso di misurazioni occasionali eseguite sul luogo il lavoro. Il medico riscontra livelli pari a 138/88 mmHg (media di più misurazioni). In soggetti non in trattamento anti-ipertensivo, come nel paziente descritto, l'ipertensione arteriosa mascherata (masked hypertension) è definita da:**

A Pressione arteriosa patologicamente elevata sia in ambiente clinico sia al di fuori (automisurazione domiciliare o monitoraggio nelle 24 ore)

B Pressione arteriosa normale in ambiente clinico e patologicamente elevata al di fuori (automisurazione domiciliare o monitoraggio nelle 24 ore)

C Ipertensione arteriosa associata a scompenso cardiaco

D Pressione arteriosa normale sia in ambiente clinico sia al di fuori (automisurazione domiciliare o monitoraggio nelle 24 ore)

E Pressione arteriosa patologicamente elevata in ambiente clinico, ma normale al di fuori (automisurazione domiciliare, monitoraggio nelle 24 ore)

34 **Un uomo di 64 anni si presenta in ospedale per l'insorgenza di cefalea, vaghi dolori toracici e riscontro di valori pressori elevati. La pressione arteriosa è 190/110 mmHg. Da circa 2 anni assume Ramipril 2,5 mg la mattina in monoterapia. Non deficit neurologici. Nella norma ECG, TC cerebrale e toracica, ecografia arterie renali. Assetto emato biochimico normale. Qual è la diagnosi più probabile?**

A Ipertensione arteriosa grado 3

B Ipertensione arteriosa resistente

C Ipertensione secondaria

D Ipertensione da camice bianco

E Ipertensione maligna

35 **Un paziente pauci-sintomatico di 78 anni, in corso di autovalutazione della pressione arteriosa riscontra una certa irregolarità del battito. L'ECG mostrato in figura evidenzia:**

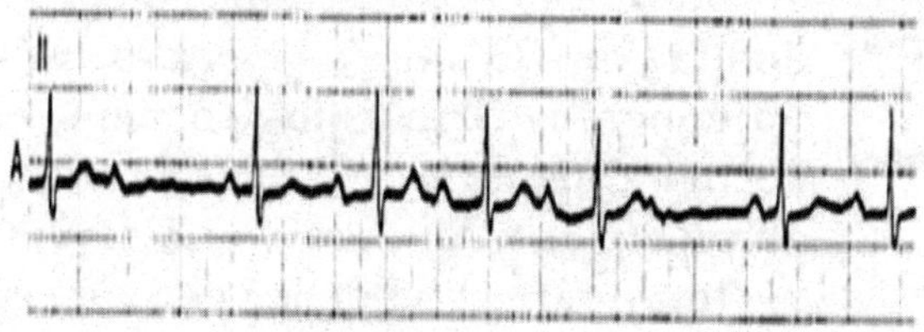

A Ritmo sinusale con emi-blocco fascicolare

B Ritmo sinusale con blocco atrio-ventricolare di II grado tipo Mobitz 1

C Ritmo sinusale con extrasistolia atriale bloccata

D Ritmo sinusale con blocco atrio-ventricolare avanzato

E Ritmo sinusale con blocco atrio-ventricolare di II grado tipo Mobitz 2

36 **Un uomo di 70 anni, iperteso e fumatore, che ha subito recentemente un intervento di prostatectomia, richiede assistenza per la comparsa di dispnea da circa 5 ore. Al monitor del personale dell'ambulanza, la pressione arteriosa è 100/50 mmHg e la saturazione di O_2 risulta pari a 88%. Viene inoltre registrato l'elettrocardiogramma mostrato in figura. Qual è la diagnosi più probabile?**

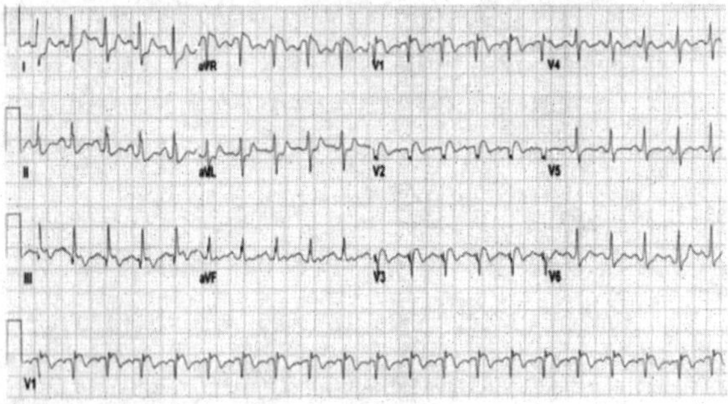

A Sindrome di Brugada

B Embolia polmonare acuta

C Dissecazione aortica

D Anemizzazione post operatoria

E Scompenso cardiaco in cardiomiopatia ipertensiva

37 **Si presenta all'attenzione medica una donna di 77 anni, ipertesa non in trattamento farmacologico con edemi declivi bilaterali e ridotta tolleranza all'esercizio. All'esame obiettivo: FC 98/bpm, varicosità delle vene superficiali della gamba destra, addome trattabile con margine inferiore epatico debordante 3 cm dall'arcata costale e dolente. Qual è la diagnosi più probabile?**

A Sindrome nefrosica

B Iperaldosteronismo primario

C Trombosi venosa profonda

D Scompenso cardiaco congestizio

E Neoplasia renale destra

38 **Si presenta all'attenzione medica una donna di 74 anni obesa, affetta da diabete mellito tipo II, ipertesa in trattamento farmacologico solo parzialmente efficace. Sviluppa progressivamente dispnea per sforzi lievi (Classe NYHA III). Alla radiografia del torace si evidenzia moderata cardiomegalia e congestione ilare. All'ecocardiogramma la frazione di eiezione del ventricolo sinistro (FEVS) è 55%. Quale delle seguenti affermazioni NON è corretta?**

A La normale FEVS esclude l'ipotesi di scompenso cardiaco

B La cardiomegalia supporta la diagnosi di scompenso cardiaco

C L'ipertensione arteriosa rappresenta un fattore di rischio per lo scompenso cardiaco

D Il diabete rappresenta un fattore di rischio per lo scompenso cardiaco

E La congestione ilare polmonare supporta la diagnosi di scompenso cardiaco

39 **Un uomo di 40 anni con febbre e cardiopalmo da 2 giorni, sviluppa dispnea acuta ed episodio sincopale che lo portano al ricovero in urgenza. All'ECG si rileva un diffuso sopra-slivellamento del tratto ST con concavità verso l'alto e tratti di tachicardia ventricolare della durata variabile da 5 a 50 secondi. All'ecocardiogramma i ventricoli non sono dilatati ma mostrano severa ipocinesia. Agli esami di laboratorio aumento della troponina plasmatica. Qual è la diagnosi più probabile?**

A Endocardite acuta

B Infarto Miocardico Acuto

C Miopericardite acuta

D Aortite acuta

E Pericardite acuta

40 **Un paziente obeso, fumatore di 70 anni, non in ossigenoterapia, con diabete mellito insulino-dipendente, esegue una emogasanalisi arteriosa che mostra i seguenti valori: pH 7.35, PaCO2 50 mmHg, PaO2 85 mmHg, HCO3- 33mmol/L. Qual è l'interpretazione corretta di tale emogasanalisi?**

A Acidosi metabolica

B Acidosi respiratoria

C Alcalosi respiratoria

D Scambi gassosi nella norma

E Alcalosi metabolica

41 **Un paziente di circa 60 anni, commesso, fumatore attuale di circa 40 pack Years, sviluppa dispnea da sforzo persistente e dopo una serie di accertamenti diagnostici viene riscontrato un versamento pleurico destro, con liquido pleurico di colore ematico. Tra le seguenti quale è l'ipotesi diagnostica più probabile?**

A Mesotelioma pleurico

B Metastasi pleuriche di carcinoma renale

C Metastasi pleuriche di carcinoma prostatico

D Metastasi pleuriche di carcinoma polmonare primitivo

E Metastasi pleuriche di carcinoma del colon retto

42 **Un paziente dell'età di 30 anni, ex atleta agonista, per la presenza di sintomi "simil asmatici" ricorrenti esegue una visita pneumologica con spirometria pre e post broncodilatatore che mostra la presenza di: VEMS pre broncodilatatore = 3 litri (80% del teorico), CV pre = 5 litri (110% del teorico); VEMS post broncodilatatore = 3.75 litri (100% del teorico), CV post immodificata rispetto al valore pre . Quale tra le seguenti è l'ipotesi diagnostica più probabile?**

A Variante para-fisiologica

B Asma bronchiale

C Volumi polmonari statici e dinamici nei limiti di norma

D Fibrosi polmonare idiopatica

E Broncopneumopatia cronica ostruttiva

43 **Un medico volontario di un'organizzazione non governativa in Africa Sub-Sahariana riceve un infermiere della sua unità che riferisce emoftoe. Tra i sospetti diagnostici vi è anche la febbre emorragica da Ebola. Quale tra questi NON è uno dei sintomi tipici della febbre emorragica da Ebola?**

A Cefalea

B Vomito e diarrea

C Dolori muscolari e articolari

D Rash maculo-papulare

E Anosmia

44 **Qual è, approssimativamente, il periodo di incubazione dell'infezione da virus di Epstein-Barr negli adulti e adolescenti**

A Oltre 3 mesi

B Tra 30 e 50 giorni

C Oltre 6 mesi

D Inferiore a due settimane

E Inferiore ad una settimana

45 **Si presenta in Pronto Soccorso una donna di 54 anni, in seguito al riscontro di anemia e di iper-potassemia in esami di controllo eseguiti per severa astenia. Agli esami emato-chimici: creatininemia 4.75 mg/dL, azoto ureico (BUN) 74 mg/dL, K 7.5 mEq/L, Na 135 mEq/L, Hb 6.7**

g/dL. All'elettrocardiogramma: FC 48 bpm, BAV I, appiattimento delle onde P, onde T a tenda. Quale, tra i seguenti provvedimenti terapeutici, si ritiene di dover assumere PRIMARIAMENTE?

A Infusione di Ca Gluconato 10% - 10 ml per via endovenosa in 10 minuti

B Somministrazione di beta bloccante

C Somministrazione di furosemide

D Somministrazione di resina a scambio cationico

E Infusione di soluzione fisiologica NaCl 0.9%

46 **La causa più frequente di insufficienza renale cronica nei Paesi Occidentali è:**

A La necrosi tubulare acuta

B La nefropatia diabetica

C La nefropatia policistica

D La glomerulonefrite a depositi di IgA

E La calcolosi urinaria

47 **Una donna di 43 anni si presenta all'attenzione clinica riferendo una storia di 9 mesi di dolori articolari prevalenti a polsi e mani, con importante rigidità mattutina. Alla valutazione obiettiva, presenta 9 articolazioni dolorabili e 6 tumefatte. Inoltre, il secondo dito della mano destra è omogeneamente gonfio, con un aspetto "a salsicciotto". Gli esami mostrano un'elevazione degli indici di flogosi e una negatività del fattore reumatoide e degli anticorpi anti citrullina. In considerazione del quadro clinico descritto, per quale delle seguenti patologie cutanee andrebbe indagata la familiarità?**

A Eczema

B Eritema nodoso

C Psoriasi

D Orticaria

E Lichen planus

48 **Un uomo di 43 anni riceve una diagnosi di artrite reumatoide. Gli esami mostrano una positività sia per fattore reumatoide sia per anticorpi anti-citrullina. Le radiografie articolari mostrano iniziali segni di erosione ossea. In assenza di controindicazioni, quale dei seguenti farmaci è la terapia di prima linea più appropriata per il quadro clinico descritto?**

A Micofenolato mofetile

B Salazopirina

C Azatioprina

D Idrossiclorochina

E Methotrexate

49 **Una paziente di 78 anni si presenta all'osservazione di uno specialista neurologo lamentando disturbi della marcia e disestesie diffuse. Tali disturbi avrebbero presentato andamento ingravescente nell'ultimo anno e mezzo. Ad un'indagine anamnestica più approfondita emergono aspecifici disturbi gastrici. L'esame fisico evidenzia un chiaro quadro clinico rapportabile a disidratazione e scarso introito calorico. L'esame obiettivo neurologico mostra tetraparesi spastica, tetra-iperreflessia e ipotrofia muscolare più evidente a livello del tronco. Dalle indagini clinico laboratoristiche e strumentali emerge un quadro di gastrite cronica atrofica, deficit di fattore intrinseco e carenza di vitamina B12. Qual è la diagnosi?**

A Sclerosi combinata subacuta

B Sclerosi laterale amiotrofica

C Sclerosi multipla

D Polineuropatia dismetabolica

E Malattia di Wilson

50 **Una ragazza di 17 anni, in ottime condizioni generali, lamenta al risveglio un disturbo visivo caratterizzato da visione offuscata in determinate direzioni di sguardo. Entro 24 ore l'offuscamento visivo si estende. All'esame obiettivo neurologico si apprezza emianopsia laterale omonima destra con risparmio della porzione superiore dell'emi-campo visivo destro. Per il resto l'obiettività neurologica è nella norma così come i test laboratoristici di routine. L'esame oftalmoscopico rileva un fondo oculare normale. Qual è la diagnosi più probabile tra le seguenti?**

- A Sclerosi multipla con lesione del chiasma ottico
- B Sclerosi multipla con lesione lungo il decorso del tratto ottico di sinistra
- C Sindrome di Tolosa-Hunt
- D Sclerosi multipla con lesione lungo il decorso del tratto ottico di destra
- E Aprassia oculo-motoria di Cogan

51 **Un uomo di 42 anni con anamnesi patologica remota silente, ad eccezione di disturbi gastrointestinali e diarrea occorsi nei 10 giorni precedenti, si presenta all'osservazione clinica per una sintomatologia ingravescente caratterizzata da oftalmoplegia esterna incompleta e progressivi disturbi della deambulazione con atassia della marcia. All'esame obiettivo neurologico si riscontra inoltre diffusa ipo-reflessia osteo-tendinea. Non si associano disturbi della vigilanza e della coscienza. Nel corso degli accertamenti clinico-strumentali si esegue rachicentesi che dimostra un quadro liquorale di dissociazione albumino-citologica. Studi liquorali più approfonditi dimostrano la presenza di anticorpi anti-GQ1b. Quale tra le seguenti è la diagnosi più probabile?**

- A Sclerosi combinata subacuta
- B Sindrome di Miller Fisher
- C Difterite
- D Miastenia Gravis
- E Botulismo

52 **Una bambina di sette anni presenta da alcune settimane plurimi episodi di sospensione dello stato di coscienza nel corso della giornata per i quali interromperebbe le proprie attività in maniera improvvisa, fissando il vuoto. Ogni episodio ha una durata compresa tra i 20 e i 30 secondi e si ripete fino a 10 volte al giorno. Numerosi episodi sono occorsi durante le lezioni scolastiche, allarmando compagni di classe e insegnanti. Spesso gli episodi sono accompagnati da pallore cutaneo e automatismi gestuali, in particolare oro-buccali. I genitori della bambina si rivolgono al pediatra di fiducia e riportano alcuni cambiamenti comportamentali per i quali ella si mostrerebbe più taciturna e ritirata. Qual è l'iter diagnostico più corretto da seguire?**

- A Elettrocardiogramma delle 24 ore ed eventualmente elettroencefalogramma delle 24 ore
- B Osservazione clinica ed elettroencefalogramma delle 24 ore tra 6 mesi
- C TC cerebrale ed elettroencefalogramma con deprivazione di sonno
- D RM cerebrale
- E Visita specialistica neuropsichiatrica ed elettroencefalogramma

53 **Al termine di una lezione universitaria, un ragazzo di 21 anni avverte un forte senso di inquietudine e angoscia, appare disorientato e perplesso nei riguardi della realtà circostante e avverte gli oggetti e le**

persone come inquietanti e ostili. In una certa misura, è come se qualcosa di straordinario stesse per annunciarsi. Di quale fenomeno psicopatologico si tratta?

A Stato misto

B Delirio acuto paranoide

C Attacco di panico

D Umore predelirante

E Disturbo depressivo maggiore

54 Un ragazzo di 24 anni giunge in Pronto Soccorso accompagnato dai genitori in quanto da alcuni giorni avrebbe manifestato un intenso stato di preoccupazione. Alla valutazione psichiatrica, riferisce una vaga sensazione che lo attanaglia procurandogli un forte stato di angoscia: "mi sento cambiato, diverso, è come se non avessi più il completo controllo del mio corpo, come se il mio corpo mi fosse divenuto estraneo, come se non fosse più il mio!". Che tipo di fenomeno sta descrivendo il paziente?

A Disturbo da sintomi somatici

B Dismorfofobia

C Allucinosi

D Allucinazione cenestesica

E Depersonalizzazione

55 Una ragazzina di 12 anni è portatrice di una mutazione F508 del in omozigosi a carico del gene CFTR ed è dunque affetta da fibrosi cistica.
Il gene responsabile della malattia è localizzato nel:

A Braccio lungo del cromosoma 18

B Braccio lungo del cromosoma 14

C Braccio lungo del cromosoma 7

D Braccio corto del cromosoma 13

E Braccio lungo del cromosoma 21

56 La pulsossimetria può agevolare la diagnosi di cardiopatia congenita (pervietà del dotto di Botallo). La misurazione viene eseguita confrontando la saturazione di ossigeno in sede pre- e post-duttale. Dove si misura la pulsossimetria pre-duttale nel neonato?

A Arto inferiore sinistro

B Arto superiore sinistro

C Arto inferiore destro

D Arti superiori indifferentemente

E Arto superiore destro

57 Alterazioni del microbiota intestinale possono determinare un quadro clinico da eccessiva crescita batterica dell'intestino tenue (SIBO) nei pazienti con fibrosi cistica. Qual è il test più comunemente usato nella pratica clinica?

A Breath test

B Coprocoltura

C Aspirato digiunale per ricerca di batteri coliformi

D Trial con Lactobacillus reuteri per 15 giorni

E Dosaggio calprotectina fecale

58 Un bambino di nove mesi presenta scarsa crescita e saltuari episodi di vomito; il pediatra sospetta un'allergia alle proteine del latte vaccino. Qual è il gold standard per la diagnosi di allergia alimentare?

A Dosaggio IgE specifiche (RAST)

B Prick test, applicando un estratto alimentare

C Patch test, applicando un estratto alimentare

D Prick by Prick, inoculando l'alimento fresco

E Test di provocazione orale

59 Giunge in pronto soccorso un bambino di sei anni con sospetta frattura dell'avambraccio sinistro. Come è opportuno controllare il dolore in attesa della radiografia e dell'arrivo dello specialista ortopedico?

A Paracetamolo 100 mg/kg per somministrazione orale

B Paracetamolo 10-15 mg/kg per somministrazione orale

C Paracetamolo 150 mg/kg per somministrazione orale

D Paracetamolo 1 mg/kg per somministrazione orale

E Paracetamolo 50 mg/kg per somministrazione orale

60 Un bambino di 7 anni giunge nell'ambulatorio pediatrico per enuresi esordita negli ultimi 3 mesi. Il bambino ci rimane molto male se glielo si fa notare. In caso di mancata risposta alle terapie comportamentali, quale farmaco è indicato?

A Metilfenidato

B Amoxicillina-acido clavulanico

C Betametasone

D Desmopressina

E Propanololo

61 Il pediatra oncologo prescrive 3 L/m2/die di liquidi per via endovenosa a una bambina di 6 anni con nuova diagnosi di Leucemia Linfatica Acuta (LLA) per prevenire la sindrome da lisi tumorale, che può comportare severe complicanze metaboliche e idro-elettrolitiche. Quale tra queste NON rientra tra le complicanze?

A Iperkaliemia

B Insufficienza renale acuta

C Iperuricemia

D Iper-fosfatemia

E Ipercalcemia

62 Un bambino di cinque anni recentemente immigrato dal centro Africa giunge al Pronto Soccorso per dolore toracico acuto. Uno screening emato-biochimico mostra una modesta anemia macrocitica, iperbilirubinemia prevalentemente indiretta e aumento dell'LDH. L'ecocardiogramma è negativo, l'ecografia addominale mostra una milza di dimensioni diminuite. Quali delle seguenti condizioni dovrebbe essere sospettata?

A Anemia immuno-emolitica

B Anemia falciforme

C Beta-Talassemia

D Anemia da deficit di folati

E Malaria

63 Quale di queste affermazioni riguardanti il carcinoma del surrene è ERRATA:

A Ha un incidenza annuale di 0,5-2 nuovi casi per milione di abitanti

B La sopravvivenza media a 5 anni dopo trattamento può essere superiore al 30%

C Possono essere funzionanti e non funzionanti

D Le metastasi si propagano solo per via linfatica

E Ha una prevalenza nel sesso femminile

64 Una frequente complicanza della sindrome da carcinoide è:

A Valvulopatia del cuore sinistro

B Valvulopatia del cuore destro

C Ematemesi

D Rettorragia

E Dissecazione aortica

65 **Un paziente di 65 anni si presenta in Pronto Soccorso dopo un abbondante pasto con dolore acuto in ipocondrio destro e comparsa di vomito. L'obiettività mostra un addome trattabile ma dolorabile elettivamente in ipocondrio destro. Gli esami emato chimici mostrano una lieve leucocitosi con incremento della bilirubina totale e diretta. Quale esame diagnostico richiedi in prima istanza?**

A RX torace
B Gastroscopia
C Ecografia addome
D RM addome-pelvi
E TC addome con mezzo di contrasto

66 **Quale delle seguenti patologie rientra nella diagnosi differenziale di dolore epigastrico?**

A Tutte le altre risposte sono corrette
B Pancreatite acuta lieve
C Malattia da reflusso gastroesofageo
D Ulcera gastrica
E Infarto miocardico

67 **Nella classificazione TNM del carcinoma mammario, a quale dimensione corrisponde T2?**

A Maggiore di 20 e minore uguale di 50mm
B Maggiore di 10 e minore uguale di 20mm
C Maggiore di 1 e minore uguale di 5 mm
D Maggiore di 5 e minore uguale di 10mm
E Maggiore di 50mm

68 **I vasi linfatici del terzo superiore della vagina drenano direttamente verso:**

A Linfonodi mesenterici
B Linfonodi peri-aortici
C Linfonodi iliaci
D Linfonodi lombari
E Linfonodi inguinali superficiali

69 **In seguito ad aggressione, un ragazzo di 25 anni riporta fratture della IX e X costa di sinistra. Quale indagine diagnostica, oltre all'RX del torace, è mandatoria e da eseguire per prima in questo caso?**

A TC torace con mezzo di contrasto
B Ecografia dell'addome
C TC addome con mezzo di contrasto
D Ecocardiografia
E RM addome

70 **Una donna di 74 anni deve essere sottoposta a gastrectomia totale per un carcinoma del corpo gastrico. Quale delle seguenti arterie è più frequentemente oggetto di varianti anatomiche e deve essere ispezionata con attenzione prima della legatura/sezione?**

A Gastroepiploica
B Gastroduodenale
C Splenica
D Gastrica destra
E Gastrica sinistra

71 **Una donna di 55 anni esegue accertamenti in seguito alla comparsa di un nodulo tiroideo. Al termine degli approfondimenti la diagnosi è carcinoma midollare della tiroide in quadro di MEN 2. Quale delle seguenti neoplasie, oltre al carcinoma midollare della tiroide, è tipica della MEN 2?**

A Tumori endocrini del pancreas
B Angio-fibroma
C Tumori della corteccia surrenalica
D Feocromocitoma
E Tumori ipofisari

72 **Un paziente di 82 anni, cardiopatico e obeso, affetto da diverticoli del colon viene operato per un quadro di addome acuto. All'esplorazione chirurgica si evidenzia una peritonite stercoracea. Come proseguirà l'intervento?**

A Lavaggio del cavo e chiusura della parete con drenaggi multipli

B Resezione colica con anastomosi colo-rettale

C Identificazione della perforazione, accurata rafia con protezione con omento

D Resezione colica secondo Hartmann

E Colectomia totale con ileostomia

73 **Una neonata nasce, alla trentottesima settimana di gestazione, da taglio cesareo elettivo per ernia diaframmatica congenita sinistra diagnosticata già in età prenatale. Quale di queste affermazioni è corretta riguardo il timing chirurgico?**

A L'intervento è urgente e va eseguito subito dopo la nascita

B L'intervento è urgente e va eseguito necessariamente entro 24 ore, dopo aver corretto il distress respiratorio e l'ipertensione polmonare

C L'intervento è urgente e va eseguito necessariamente entro 12 ore, dopo aver corretto il distress respiratorio e l'ipertensione polmonare

D L'intervento non è urgente e va eseguito dopo aver migliorato la funzionalità respiratoria e corretta l'ipertensione polmonare

E L'intervento è urgente ed è l'unico modo di ridurre l'ipertensione polmonare

74 **La formula di Parkland, nota anche come formula di Baxter, è utilizzata per stimare:**

A La quantità di feci prodotte nel paziente sottoposto a colectomia

B Il fabbisogno di liquidi nel paziente ustionato

C La produzione di saliva nel paziente con adenoma pleomorfo

D L'apporto calorico nel paziente sottoposto a chirurgia bariatrica

E L'escrezione urinaria di proteine nel paziente con sindrome nefrosica

75 **La sindrome di Rokitansky è caratterizzata da:**

A Agenesia vaginale con assenza di utero e ovaie

B Nessuna delle altre risposte è corretta

C Assenza di utero e ovaie

D Agenesia vaginale, assenza di utero e presenza di ovaie

E Agenesia vaginale e presenza di utero e ovaie

76 **La Gonadotropina Corionica è un ormone:**

A Proteico

B Nessuna delle altre risposte è corretta

C Steroideo

D Glicolipidico

E Glicoproteico

77 **Quali strutture costituiscono normalmente il cordone ombelicale?**

A Una vena, un'arteria e chorion

B Una vena, due arterie e chorion

C Un'arteria, una vena e l'amnios

D Un'arteria, due vene e gelatina di Wharton

E Una vena, due arterie e gelatina di Wharton

78 **Una donna di 38 anni presenta eccessivo sanguinamento vaginale un'ora dopo parto spontaneo di un neonato maschio (il suo terzo figlio), di peso di 4400 grammi. Il travaglio è durato sette ore con somministrazione di ossitocina nel corso delle ultime due ore. Quale delle seguenti è la causa statisticamente più probabile per la sua emorragia post-partum?**

A Disordine della coagulazione

B Tessuto placentare ritenuto

C Trauma del tratto genitale

D Atonia uterina

E Inversione uterina

79 **Tutti i seguenti farmaci attraversano la placenta, tranne:**

A Eparina

B Pirimetamina

C Tetracicline

D Carbimazolo

E Warfarin

80 **Una donna gravida di anni 30, a seguito di una valutazione ecografica del primo trimestre, viene informata che il feto ha un rischio maggiore di 1/250 di avere la sindrome di Down.**
Qual è la tecnica invasiva di diagnosi prenatale più utilizzata per l'eventuale conferma alla sedicesima settimana di gestazione in Italia?

A Prelievo di villi coriali per analisi del cariotipo fetale

B Nessuna delle altre risposte è corretta

C Prelievo di liquido amniotico per analisi del cariotipo fetale

D Prelievo di sangue cordonale per analisi del cariotipo fetale

E Prelievo di sangue materno per analisi del cariotipo fetale

81 **Quale infezione congenita è caratterizzata da turbe neurologiche, alterazioni oculari, idrocefalia e calcificazioni cerebrali?**

A Gonorrea

B Toxoplasmosi

C Leishmaniosi

D Sifilide

E Malattia da Echovirus

82 **In ambito di procreazione medicalmente assistita, quale tra le seguenti tecniche di laboratorio è la più recente?**

A Gamete Intra Fallopian Transfer

B IntraCytoplasmatic Sperm Injection

C Zygote Intra Fallopian Transfer

D Fertilizzazione in Vitro ed Embryo Transfer

E Artificial Insemination by Husband

83 **La capsulite adesiva della spalla, nota anche come "spalla congelata", si può frequentemente associare a tutte le sottoindicate condizioni tranne UNA:**

A Neoplasie

B Sindrome di Pellegrini-Stieda

C Neuropatie

D Patologie autoimmuni

E Diabete mellito

84 **Quale di queste affermazioni NON è corretta?**

A Il rischio di frattura aumenta se il T-score della mineralometria ossea (DEXA) è inferiore a -3

B Il rischio di frattura da osteoporosi aumenta dopo la menopausa

C Una frattura da osteoporosi frequente è quella della diafisi femorale

D Il rischio di frattura è maggiore nelle

pazienti osteoporotiche fumatrici

[E] La frattura vertebrale è una frattura da osteoporosi molto frequente in donne di 60 70 anni

85 **Un paziente deve sottoporsi ad intervento chirurgico di artroprotesi d'anca. Dopo l'intervento la profilassi con eparina a basso peso molecolare deve essere effettuata:**

[A] Solo in presenza di fattori di rischio per trombosi venosa profonda

[B] Per 3 settimane

[C] Per 2 settimane

[D] Non oltre una settimana per il rischio di emorragia

[E] Per 5 settimane

86 **Ad un ragazzo di 16 anni viene prescritta una radiografia a seguito della comparsa nelle ultime settimane di forte dolore e tumefazione del ginocchio destro. La radiografia mostra a livello del femore distale destro un'alternanza di aree radiotrasparenti e aree radiopache ed un'immagine "a sole radiante" con presenza di reazione periostale nota come triangolo di Codman. La diagnosi più probabile è:**

[A] Osteosarcoma

[B] Osteomaosteoide

[C] Osteoclastoma

[D] Cisti ossea

[E] Fibrosarcoma

87 **ANNULLATA. Una donna di 77 anni in buone condizioni generali giunge in Pronto Soccorso in seguito a caduta accidentale in casa. In figura viene mostrata la radiografia del bacino e delle anche della paziente. Come si definisce questa frattura?**

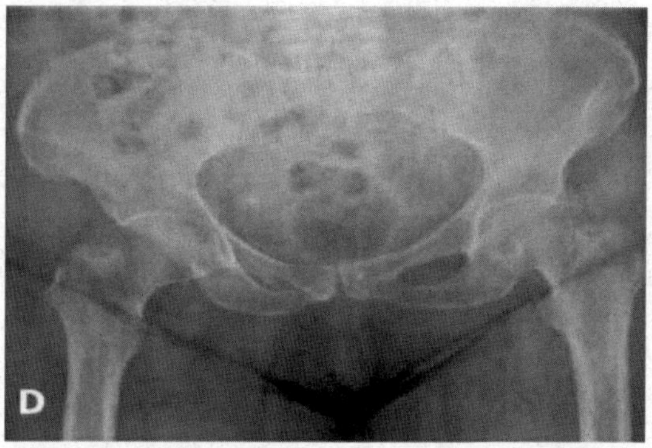

[A] Frattura cervico-trocanterica del femore sinistro

[B] Frattura pertrocanterica del femore sinistro

[C] Frattura sotto-capitata del femore sinistro

[D] Frattura sotto-trocanterica del femore sinistro

[E] Frattura trans-cervicale del femore sinistro

88 **Un ragazzo di 14 anni si presenta al Pronto Soccorso con dolore acuto al testicolo sinistro, nausea e vomito. Il testicolo appare aumentato di volume e caldo al tatto. Il segno di Prehn non è presente. Com'è più opportuno intervenire?**

[A] Drenaggio chirurgico

[B] Antibiotici orali ad ampio spettro per 7-10 giorni

[C] Intervento chirurgico in urgenza entro sei ore

[D] Riposo a letto e sollevamento del testicolo

[E] Antidolorifici fino alla completa remissione del dolore

89 **Un uomo di 58 anni si reca dal proprio Medico di Medicina Generale per la comparsa da circa 3 giorni di febbre, dolore ed edema a livello del testicolo destro. Riferisce inoltre stranguria e pollachiuria. Obiettivamente l'emiscroto**

si presenta aumentato di volume, caldo al tatto, dolorabile alla palpazione. Qual è la diagnosi più probabile?

- A Tutte le altre risposte sono corrette
- B Ernia inguinale non complicata
- C Orchiepididimite acuta destra
- D Torsione testicolare
- E Varicocele

90 L'ematuria può essere causata da:

- A Calcolosi reno-ureterale
- B Cistite
- C Tutte le altre risposte sono corrette
- D Tumore della vescica
- E Tumore del rene

91 Nell'approccio ad un paziente che ha subito un trauma cranico maggiore qual è la prima azione da compiere?

- A TC encefalo con mezzo di contrasto
- B RX cranio
- C Applicare protocollo ABCDE (Airway Breathing Circulation Disability Exposure) secondo le norme ATLS (Advanced Trauma Life Support)
- D Terapia antiedemigena
- E Elettroencefalogramma

92 Un uomo di 82 anni accede in Pronto Soccorso: da alcuni giorni riferisce difficoltà nella deambulazione, avvertendo la sensazione di gamba destra "pesante". Da circa 2 giorni i figli hanno notato anche disturbi nell'eloquio; gli stessi riferiscono inoltre che circa 4 settimane prima il padre ha subito un trauma cranico da caduta accidentale. In anamnesi il paziente riferisce ipertensione arteriosa in terapia medica, diabete mellito tipo II, fibrillazione atriale (in terapia con warfarin). Alla visita del neurochirurgo il paziente presenta una afasia espressiva e un franco slivellamento dell'arto superiore e inferiore di destra alle prove anti-gravitarie. Viene eseguita una TC encefalo che dimostra la presenza di una raccolta ematica a forma di semiluna, iso-ipodensa rispetto al parenchima cerebrale (vedi immagine). Qual è la diagnosi più verosimile, considerando le immagini neuro-radiologiche e la storia clinica?

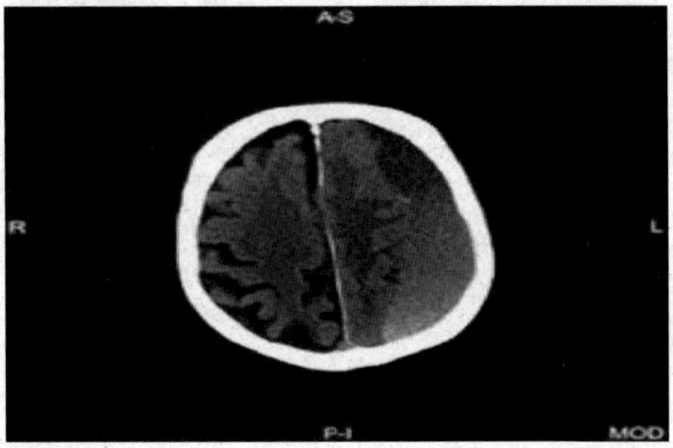

- A Ematoma sottodurale cronico
- B Emorragia subaracnoidea
- C Ematoma sottodurale acuto
- D Ematoma epidurale
- E Emorragia intraparenchimale

93 Una donna di 83 anni, ipertesa, in terapia anche con anticoagulanti, si reca dall'Oculista perché ha notato peggioramento della vista. Nel controllo precedente, risalente a 8 mesi prima, le erano stati riscontrati 10/10 con -1,00 sf bilateralmente. Nel controllo attuale la paziente ha un Visus di 7/10 con -4,00 sf in occhio destro e 9/10 con -2,00 sf in occhio sinistro. Quale tra le seguenti è la causa più probabile di questo peggioramento?

- A Retinopatia ipertensiva
- B Cataratta
- C Emorragia maculare
- D Peggioramento della miopia assiale

E Maculopatia senile

94 **Un uomo di 45 anni si reca al Pronto Soccorso lamentando forte dolore e visione offuscata nell'occhio destro, ipermetrope di 6 diottrie, che appare anche molto iperemico. All'esame alla lampada a fessura, oltre all'iperemia congiuntivale e pericheratica, si evidenzia edema corneale, pupilla in media midriasi non reagente agli stimoli luminosi, camera anteriore bassissima; occhio duro alla palpazione. Si può pertanto ritenere che il paziente abbia:**

A Un'abrasione corneale

B Un'emorragia sottocongiuntivale

C Un attacco acuto di glaucoma

D Una cherato-congiuntivite virale

E Una cherato-congiuntivite allergica

95 **Un uomo di 40 anni si sottopone a visita oculistica perché vuole cambiare gli occhiali. Nel corso della visita viene evidenziata in entrambi gli occhi una accentuata escavazione del nervo ottico e uno spostamento nasale dell'emergenza dell'albero vascolare retinico dalla papilla ottica. La pressione endooculare è 15mmHg. Si richiede allora l'esame del Campo Visivo che evidenzia un difetto localizzato tipo "scotoma arciforme" bilateralmente. Il paziente riferisce di non essere affetto da alcuna patologia di rilievo e di essere anzi tendenzialmente ipoteso, avendo generalmente una pressione arteriosa pari a 105/65 mmHg. La diagnosi più probabile è:**

A Otticopatia ischemica

B Drusen del nervo ottico

C Glaucoma a bassa tensione

D Papilla da stasi

E Papilla ottica congenitamente ma non patologicamente escavata

96 **Un uomo di 50 anni si reca in visita dall'otorinolaringoiatra per ostruzione nasale bilaterale, anosmia e cefalea. La moglie riferisce russamento e sonno disturbato da tempo. A seguito di una endoscopia e di una TC viene fatta diagnosi di poliposi nasale. Qual è il miglior trattamento?**

A Ventilazione meccanica a pressione positiva continua e brimonidina 2 mg/mL

B Intervento chirurgico in endoscopia

C Cure termali

D Radioterapia

E Utilizzo di cerotti nasali

97 **In quale delle seguenti sindromi è più frequente la palatoschisi?**

A Sindrome di Volkmann

B Sindrome di Treacher-Collins

C Sindrome di Saint

D Sindrome di Sudeck

E Sindrome di Whipple

98 **In un paziente con il sospetto di neurinoma del nervo acustico qual è l'esame più accurato per confermare il dubbio diagnostico?**

A RM senza gadolinio

B TC senza mezzo di contrasto

C Otoemissioni acustiche

D RM con gadolinio

E Otoscopia

99 **Qual è la forma più comune di difetto del setto interatriale (DIA)?**

A DIA tipo seno venoso inferiore

B DIA tipo seno coronarico

C DIA tipo seno venoso superiore

D DIA tipo ostium primum

E DIA tipo ostium secundum

100 Ad un paziente di 70 anni viene posta diagnosi di carcinoma del polmone non a piccole cellule. In considerazione dello stadio iniziale della malattia viene posta l'indicazione chirurgica. Che tipo di resezione è consigliabile in presenza di una ridotta riserva respiratoria o di plurime comorbidità?

A Segmentectomia/resezione wedge

B La resezione chirurgica non è tecnicamente eseguibile

C Bilobectomia

D Lobectomia

E Pneumonectomia

101 Un paziente fumatore di 75 anni lamenta claudicatio surale destra a intervallo libero di marcia di 350 metri riferita come non invalidante e insorta circa 6 mesi prima. Esegue un ecocolor-Doppler degli arti inferiori che mostra l'ostruzione dell'arteria femorale superficiale destra, con pervietà del restante distretto arterioso. Quale delle seguenti rappresenta l'indicazione terapeutica più corretta?

A Controllo dei fattori di rischio cardiovascolare, ottimizzazione della terapia medica, allenamento al cammino e controllo clinico

B Ricovero per eseguire un'angioplastica dell'arteria femorale superficiale destra

C Ricovero per eseguire un intervento chirurgico di confezionamento di bypass femoro-popliteo destro

D Abolizione del fumo

E Terapia anticoagulante

102 Una donna di 75 anni diabetica esegue un ecocolor-Doppler dei tronchi sovra-aortici, con riscontro di stenosi della carotide interna bilaterale del 40%. La paziente è asintomatica per eventi neurologici.
Quale delle seguenti è la terapia medica di prima scelta per la stenosi carotidea asintomatica non critica?

A Utilizzo dei nuovi anticoagulanti orali

B Utilizzo di un farmaco antiaggregante piastrinico

C Utilizzo dell'eparina a basso peso molecolare

D Utilizzo dell'eparina non frazionata

E Utilizzo della terapia anticoagulante orale

103 Quale dei seguenti tumori del testicolo origina da cellule "non germinali"?

A Carcinoma embrionario

B Tumore del sacco vitellino

C Corion-carcinoma

D Leydigoma

E Seminoma

104 Nella neurofibromatosi di tipo 1 (NF1) vi è un aumentato rischio di sviluppare tumori rispetto alla popolazione generale. Oltre alle neoplasie delle guaine dei nervi periferici quali altri tumori sono più frequenti nei pazienti affetti da NF1 rispetto alla popolazione generale?

A Glioma del nervo ottico e mesotelioma

B Astrocitoma pilocitico

C Angiomiolipoma

D Carcinomi basocellulari e carcinoidi intestinali

E Carcinoma polmonare e glioma del nervo ottico

105 Quale delle seguenti affermazioni a proposito del linfoma splenico della zona marginale è ERRATA?

A Rappresenta meno del 2% di tutti i casi di linfoma

B In circa il 60% dei casi origina in cellule T-NK e solo nel 40% è di origine B cellulare

C L'interessamento del midollo osseo è frequente

D La splenectomia costituisce una opzione terapeutica percorribile nei pazienti in buone condizioni generali

E L'infiltrazione della milza è di tipo micronodulare

106 Il tumore di Wilms è una neoplasia

A Renale

B Pancreatica

C Ossea

D Epatica

E Polmonare

107 Qual è l'agente eziologico più frequentemente coinvolto nei paesi industrializzati nelle malattie sessualmente trasmesse?

A Gardnerella vaginalis

B Herpes simplex virus tipo 2

C Candida Albicans

D Trichomonas vaginalis

E Chlamydia Trachomatis

108 Nel sospetto di un'otite media in una bambina di quattro anni viene prelevato un essudato dall'orecchio medio. L'esame colturale mostra la crescita di cocchi gram-positivi a coppia. Qual è il microrganismo responsabile dell'infezione?

A Streptococcus mitis

B Neisseria meningitidis

C Staphylococcus aureus

D Haemophilus Influenzae

E Streptococcus pneumoniae

109 Un paziente di 25 anni al quale viene diagnosticata la Sindrome di Gilbert, agli esami ematici periodici presenta:

A Iperbilirubinemia persistente

B Iperbilirubinemia fluttuante

C Aumento costante del colesterolo LDL

D Aumento del colesterolo HDL

E Aumento costante delle transaminasi

110 Livelli elevati di fosfatasi alcalina sierica possono essere presenti in molte condizioni cliniche. In quale delle seguenti condizioni i livelli di fosfatasi alcalina NON sono aumentati?

A Malattia di Paget

B Cirrosi biliare

C Ostruzione delle vie biliari

D Ipo-paratiroidismo

E Osteosarcoma

111 Uomo di 50 anni si presenta in Pronto Soccorso per dolore forte a livello del fianco destro, parzialmente irradiato verso la regione inguinale, intermittente. Il dolore non è responsivo ai cambiamenti di posizione. Il paziente si presenta sudato e riferisce episodi di nausea. Viene posto il sospetto di urolitiasi e il medico internista in Pronto Soccorso esegue un'ecografia che mette in evidenza una moderata dilatazione delle vie urinarie.
Alla luce del quadro clinico, qual è l'indagine più appropriata da richiedere per il paziente in questione?

A TC dell'addome completo con mezzo di contrasto

B Ecografia con mezzo di contrasto

C Radiografia diretta dell'addome

D TC dell'addome completo, con e senza mezzo di contrasto

E TC dell'addome completo senza mezzo di contrasto

112 Un paziente di 67 anni, maschio, giunge all'attenzione medica per un'emicrania resistente ai trattamenti di prima linea. Ha eseguito un'indagine RM dell'encefalo. Osservare le due immagini e indicare la risposta corretta:

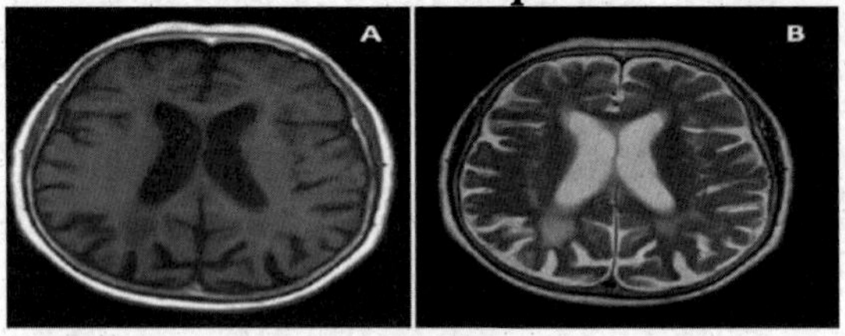

A Immagine A: sequenza T2: Immagine B: sequenza T1

B Immagine A: sequenza T1; Immagine B: sequenza T1 con mezzo di contrasto

C Immagine A: sequenza T2; Immagine B: sequenza T2 con mezzo di contrasto

D Immagine A: sequenza T1; Immagine B: sequenza T2

E Immagine A: sequenza T2; Immagine B: sequenza T1 con mezzo di contrasto

113 Un paziente di 35 anni giunge in Pronto Soccorso per dolore trafittivo all'emitorace sinistro insorto in seguito a movimento brusco, associato a dispnea. La radiografia mostra un quadro non univoco e viene eseguita un'indagine TC. Alla luce del quadro TC, qual è la diagnosi del paziente?

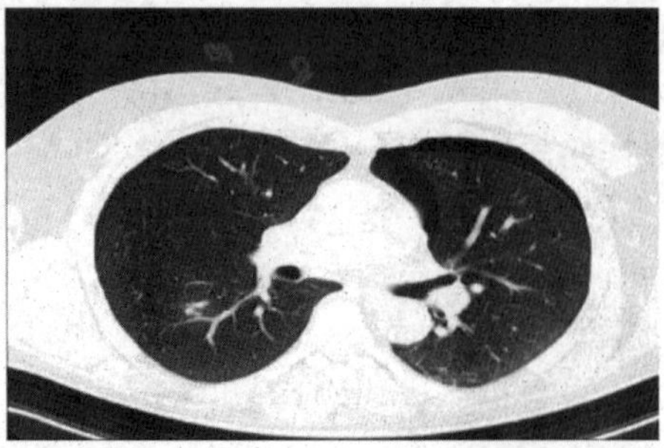

A Addensamento polmonare destro

B Pneumotorace sinistro

C Versamento pleurico destro

D Versamento pleurico sinistro

E Pneumotorace destro

114 Un paziente di 57 anni giunge all'attenzione medica per insorgenza progressiva di cefalea ed emianopsia bitemporale. Alla luce del quadro clinico, quale tra le seguenti indagini di imaging è più appropriata?

A RM dell'encefalo senza mezzo di contrasto con studio della sella turcica

B Studio radiografico del cranio come prima indagine, seguito da TC con mezzo di contrasto

C Studio radiografico del cranio come prima indagine, seguito da RM con mezzo di contrasto

D TC con e senza mezzo di contrasto con studio della sella turcica

E RM dell'encefalo senza e con mezzo di contrasto con studio della sella turcica

115 Una paziente donna, di 66 anni, giunge all'attenzione medica per insorgenza da circa 2 giorni di nausea e vomito, associata ad algia addominale diffusa. L'esame obiettivo mostra scarsi o assenti rumori intestinali. Viene richiesta una radiografia diretta dell'addome. Il radiologo pone diagnosi di perforazione intestinale. Qual è il segno radiografico tipico della perforazione addominale in una radiografia dell'addome in posizione eretta?

A Presenza di opacità epigastrica

B Presenza di versamento pleurico

C Presenza di falce d'aria sovra-diaframmatica

D Sovra-slivellamento dell'emi-diaframma sinistro

E Presenza di falce d'aria sottodiaframmatica

116 Un uomo di 70 anni, diabetico ed iperteso, si presenta in Pronto Soccorso lamentando intenso dolore lombare insorto dopo caduta a seguito di perdita repentina della forza agli arti inferiori. L'esame obiettivo neurologico evidenzia paraplegia flaccida, disfunzione degli sfinteri (incontinenza urinaria e fecale), e disturbo sensitivo prevalentemente a carico delle sensibilità dolorifiche e termiche (piuttosto che delle sensibilità profonde) a livello degli arti inferiori e dell'addome. L'esame RM evidenzia un'area di alterato segnale a livello della porzione inferiore del midollo spinale, dell'epicono e del cono midollare. Questi riscontri clinici-radiologici sono compatibili con quale delle seguenti diagnosi?

A Transezione incompleta del midollo spinale in esito di mielite para-infettiva

B Infarto a carico del tratto distale del midollo spinale conseguente a ischemia acuta nel territorio dell'arteria spinale anteriore (Sindrome dell'arteria spinale anteriore)

C Sclerosi multipla

D Spondilodiscite

E Sindrome di Brown-Sèquard

117 Un paziente è affetto da un voluminoso condrosarcoma del bacino con estrinsecazione endopelvica e metastasi polmonari. Alla luce del quadro clinico, quale tra le seguenti affermazioni è corretta relativamente a una possibile radioterapia?

A Nel caso di un'impossibilità a effettuare l'escissione chirurgica completa, la radioterapia esterna può essere considerata a scopo palliativo

B La radioterapia è utilizzata negli encondromi, a scopo preventivo

C Si tratta di tumori radiosensibili, per cui l'utilizzo della radioterapia è di norma considerato nel planning terapeutico

D La radioterapia non può essere impiegata nei condrosarcomi

E La radioterapia è utilizzata solo nei condrosarcomi di basso grado

118 Una donna di 55 anni con anamnesi muta e vita attiva giunge in terapia intensiva per un'infezione delle vie urinarie. La paziente rimane ipotesa nonostante infusione di liquidi 2.000 ml (pressione arteriosa 75/50 mmHg). All'emogasanalisi lattati 4,7 mmol/l. Questa condizione può essere definita

A Infezione moderata

B Sepsi

C Shock settico

D Risposta infiammatoria sistemica (SIRS)

E Infezione severa

119 Un paziente di 70 anni, in assenza di comorbidità, per un evento infettivo da MRSA (stafilococco aureo resistente alla meticillina) assume vancomicina e FANS al domicilio. Circa 3 giorni dopo l'inizio della terapia si presenta in Pronto Soccorso per astenia, nausea e malessere generale. Agli esami emato-chimici si riscontra una creatinina di 3,4 mg/dL e urea 280 mg/dL. Viene posizionato un catetere vescicale con evidenza di oliguria. L'ecografia dell'apparato urinario non evidenzia segni di urostasi. Nel trattamento e nella diagnosi di questa insufficienza renale di nuovo riscontro, quale tra i seguenti trattamenti è indicato?

A Prosecuzione terapia antibiotica in atto

B Esecuzione TC addome con mezzo di

contrasto per valutare eziologia dell'insufficienza renale

C Noradrenalina a basso dosaggio

D Noradrenalina ad alto dosaggio

E Carico di fluidi nel sospetto di insufficienza renale anche pre-renale

120 Un uomo di 30 anni ha un incidente automobilistico. Viene rinvenuto cosciente, non ricorda tuttavia l'accaduto. Presenta una ferita lacerocontusa sul cuoio capelluto in regione temporale sinistra. Non presenta altre lesioni. Parametri vitali nella norma. Dopo adeguata immobilizzazione, viene trasportato in Pronto Soccorso. All'arrivo deterioramento dello stato di coscienza. Alla valutazione del medico rianimatore: apertura degli occhi allo stimolo verbale, parole sconnesse/incoerenti e localizzazione allo stimolo doloroso. Qual è il punteggio di Glasgow Coma Scale (GCS)?

A 11

B 6

C 14

D 7

E 13

121 Una giovane di 20 anni viene ricoverata in terapia intensiva, per importante squilibrio idro-elettrolitico in seguito a vomito protratto per disturbo del comportamento alimentare. Qual è il disturbo dell'equilibrio acido-base che si riscontra in questa tipologia di paziente?

A Acidosi metabolica

B Alcalosi metabolica

C Il pH rimane in range di normalità, vi è solo alterazione degli elettroliti

D Acidosi respiratoria

E Alcalosi respiratoria

122 Uomo di 70 anni si presenta in Pronto Soccorso per dispnea acuta, insufficienza respiratoria grave puramente ipossiemica. Si rende necessaria l'intubazione orotracheale. Tutte le seguenti patologie entrano in diagnosi differenziale, TRANNE una, quale?

A Tromboembolia polmonare massiva

B Broncopneumopatia cronica ostruttiva con VEMS >70% teorico

C Polmonite massiva

D Edema polmonare acuto cardiogeno

E Embolia polmonare gassosa

123 Una donna di 60 anni viene portata in terapia intensiva per una condizione di shock settico da peritonite secondaria post-chirurgica. In anamnesi cardiopatia ipertensiva con lieve ipertrofia del ventricolo sinistro. Viene eseguito un ecocardiogramma che mostra una normale funzione contrattile biventricolare e una normale cinesi globale e segmentaria. Pressione arteriosa 75/45 mmHg. Qual è il sostegno amminico di prima scelta per risolvere l'ipotensione refrattaria ai liquidi?

A Noradrenalina

B Adrenalina

C Dobutamina

D Iso-prenalina

E Propanololo

124 Un uomo di 65 anni ricoverato in reparto di Medicina per pielonefrite sviluppa uno shock settico. Viene chiamato il rianimatore, il quale inizia a mettere in atto le misure che devono essere precocemente adottate nella prima ora di trattamento di uno shock settico. Quale tra le seguenti NON rientra tra queste?

A Eseguire gli esami colturali prima della

a somministrazione di antibiotico

B Aggiungere vasopressori se vi è ipotensione durante o dopo la fluidresuscitation per mantenere un pressione arteriosa media ? 65 mmHg

C Somministrare antibiotici ad ampio spettro

D Rapida somministrazione di colloidi

E Misurare i livelli di lattato

125 L'oggetto della legge 38 del marzo 2010 sono le:

A Disposizioni urgenti per promuovere lo sviluppo del Paese mediante un più alto livello di tutela della salute

B Disposizioni in materia di prelievi e di trapianti di organi e di tessuti

C Norme in materia di consenso informato e di disposizioni anticipate di trattamento

D Disposizioni in materia di sicurezza delle cure e della persona assistita, nonché in materia di responsabilità professionale degli esercenti le professioni sanitarie

E Disposizioni per garantire l'accesso alle cure palliative e alla terapia del dolore

126 In seguito a frattura pluriframmentaria notevolmente scomposta del piatto tibiale interno, un paziente di 33 anni viene sottoposto a intervento chirurgico di riduzione e sintesi con placca e viti. Al termine dell'intervento, la frattura è ridotta e presenta stabilità dei frammenti alla flesso-estensione del ginocchio. Quale dei seguenti protocolli post-operatori è più opportuno seguire?

A Deambulazione fuori carico per almeno 4-5 settimane e chinesiterapia assistita del ginocchio

B Carico completo dal primo giorno post-operatorio

C Carico parziale per una settimana e poi carico completo

D Trazione trans-calcaneare per 25-30 giorni

E Immobilizzazione in doccia gessata per 45 giorni

127 Nel paziente affetto da broncopneumopatia cronica ostruttiva, quanto deve durare il programma di riabilitazione respiratoria per poter ottenere risultati efficaci e duraturi?

A Fino a quando riuscirà a completare i 100 metri piani in meno di 15 secondi

B Almeno 8 settimane, con estensione variabile fino a 12 settimane

C Non più di sette giorni

D Nel trattamento della BPCO non è prevista una riabilitazione respiratoria

E Finché il paziente non riferisce spossatezza

128 ANNULLATA. Una donna sana di 40 anni presenta una mutazione del gene BRCA1, presente anche nella sorella, ammalata di carcinoma mammario. La madre è deceduta all'età di 72 anni per ictus cerebrale. Questa situazione sta a indicare che:

A La madre della donna era sicuramente portatrice della mutazione del gene BRCA1

B Il 50% delle figlie della donna si ammalerà di un tumore della mammella

C Nessuna delle altre risposte è corretta

D Ha ereditato la mutazione dal padre

E La donna svilupperà un tumore della mammella

129 Quale tra questi farmaci causa più frequentemente alterazione della funzione tiroidea:

A Verapamil

B Dopamina

C Tamoxifene
D Amiodarone
E Betabloccanti

130 Quali tra i seguenti sono effetti collaterali del trattamento con oppioidi forti in pazienti oncologici?

A Addominalgie, dispepsia e ematemesi
B Stipsi, nausea e vomito
C Ematochezia, emoftoe e raramente epistassi
D Diarrea e cefalea
E Diarrea profusa

131 Quale, tra le seguenti classi di farmaci anti-ipertensivi, ha effetto anti-proteinurico?

A Alfa litici
B Ace inibitori
C Diuretici
D Beta bloccanti
E Calcio antagonisti

132 Indicare quale delle seguenti affermazioni sui programmi di screening di massa è FALSA:

A Un test molto sensibile e poco specifico comporta un elevato numero di falsi positivi
B La sensibilità del test è più importante della specificità
C Sono interventi di prevenzione a carattere sistematico e organizzato
D L'esito del test di screening ha valore diagnostico
E La disponibilità del trattamento dei soggetti positivi è un requisito necessario per avviare il programma di screening

133 La mamma di Gaia, allarmata dalla disinformazione mediatica sulla questione vaccini e dalle reazioni avverse occorse al nipotino di due anni, si rivolge al pediatra di famiglia per chiedere informazioni e consiglio. Il pediatra la rassicura sulla sicurezza ed efficacia di tutti i vaccini e le precisa che:

A La vaccinazione tetravalente anti morbillo-rosolia-parotite-varicella è raccomandata
B La vaccinazione anti rotavirus è diventata obbligatoria
C La vaccinazione anti pneumococco è raccomandata
D La vaccinazione anti meningococco C è obbligatoria
E La vaccinazione anti difterite-tetano-pertosse non è più obbligatoria

134 La profilassi antitetanica post-esposizione può richiedere l'utilizzo del vaccino antitetanico eventualmente associato alla somministrazione di immunoglobuline. In un soggetto adulto in quale caso NON deve essere effettuata né la profilassi attiva né quella passiva?

A Solo se la ferita non è grave né profonda a prescindere dallo stato vaccinale del soggetto
B In caso di pregresso episodio di tetano in soggetto mai vaccinato
C Se il soggetto è stato completamente vaccinato durante l'infanzia
D Se ha ricevuto un ciclo vaccinale anche incompleto negli ultimi dieci anni
E Solo se il soggetto ha ricevuto 3 o più dosi di vaccino da non più di 5 anni

135 In quale delle seguenti patologie a trasmissione alimentare la sintomatologia può insorgere dopo un periodo di incubazione superiore a due settimane?

A Shigellosi

B Listeriosi invasiva

C Campilobacteriosi

D Enterocolite da Escherichia coliproduttore di verotossina

E Botulismo

136 Un uomo lavora presso un'industria di trasformazione dei metalli, ove si effettuano procedimenti non galvanici di piombatura. Nell'ambito della visita medica periodica si sottopone a prelievo ematico, che evidenzia elevati livelli di piombemia ed alterazione dei parametri emato chimici suggestivi di nefropatia cronica. Quale dei seguenti rilievi si associa alla nefropatia saturnina?

A Ipotensione arteriosa

B Ipertensione arteriosa

C Disturbi della conduzione atrio-ventricolare

D Extrasistolia

E Ischemia miocardica

137 Un agricoltore da alcuni mesi soffre di tosse produttiva e dispnea ingravescente, che si riacutizzano nei periodi in cui deve lavorare il fieno e il foraggio accumulati all'interno di un capannone; viene sottoposto a visita e a esami siero-ematici. Tutti i seguenti rilievi clinici e strumentali suggeriscono un quadro di alveolite allergica estrinseca (AAE) cronica, TRANNE uno, quale?

A Perdita di peso

B Presenza di anticorpi precipitanti IgG specifici ("precipitine")

C SpO2 minore del 90% in aria ambiente

D Neutropenia

E Crepitii inspiratori medio basali

138 In Italia il medico nell'esercizio della sua professione può esercitare l'obiezione di coscienza nei seguenti casi. Le risposte sono tutte corrette TRANNE UNA:

A In merito alle tecniche di fecondazione assistita (legge 40/2004)

B In merito alle sperimentazioni animali (legge 413/1993)

C In merito al prelievo di organi a scopo di trapianto (legge 519/1968)

D In merito all'interruzione volontaria di gravidanza nei primi 90 giorni dal concepimento (legge 194/1978)

E In merito all'interruzione volontaria di gravidanza successivamente ai primi 90 giorni dal concepimento (legge 194/1978)

139 Accede al Pronto Soccorso una nonna con la nipotina di dieci mesi. La nonna riferisce una caduta dal seggiolone non testimoniata, in quanto lei al momento si trovava in un'altra stanza. La bambina presenta ecchimosi multiple agli arti superiori e inferiori in diverso stadio cromatico e lievi escoriazioni a livello del braccio sinistro e della gamba sinistra. Durante la visita il pediatra riscontra marcata reazione dolorosa alla mobilizzazione degli arti inferiori e pertanto si conviene per RX mirato che diagnostica frattura metafisaria del femore destro in paziente pediatrico non deambulante, che fa supporre che il trauma non sia accidentale.
Il medico dovrà procedere a segnalare o meno il fatto all'autorità giudiziaria, in quanto:

A Non si impone segnalazione ad autorità giudiziaria in quanto il delitto non è stato accertato

B Il referto/denuncia può essere omesso perché esporrebbe l'interessata a procedimento penale

C Si impone il referto/denuncia indirizzato al procuratore della Repubblica

D Si impone il referto/denuncia indirizzato al prefetto

E Il referto potrebbe essere omesso se il medico fosse libero professionista operante in studio privato

140 **Nell'esplorare una variabile continua è indispensabile valutare la sua distribuzione. Ciò consente di adeguare la scelta di eventuali test inferenziali. Quale delle seguenti NON è una caratteristica della distribuzione normale?**

A Media e moda coincidono

B È asintotica all'asse delle x da entrambi i lati

C Media e mediana coincidono

D È asimmetrica rispetto al valore medio

E Qualunque punto lungo l'asse orizzontale può essere espresso come il numero di deviazioni standard dalla media

SIMULAZIONE 004 CON COMMENTO ONLINE

Per accedere alla simulazione:

- Dal suo telefono, effettui la scansiona del QRCODE, oppure, apra il seguente link:
    - https://app.testammissione.com/qr=simssm004
- Dal Desktop, effettui il download della APP Desktop dal seguente link:
    - https://testammissione.com/download

Risposte commentate online

Il commento della simulazione è disponibile online, vengono qui riportate le risposte corrette. Per il modulo risposte cartaceo: https://testammissione.com/modulo-risposte

1 **La risposta corretta è la C.**

2 **La risposta corretta è la A.**

3 **La risposta corretta è la B.**

4 **La risposta corretta è la C.**

5 **La risposta corretta è la C.**

6 **La risposta corretta è la B.**

7 **La risposta corretta è la E.**

8 **La risposta corretta è la E.**

9 **La risposta corretta è la B.**

10 **La risposta corretta è la D.**

11 **La risposta corretta è la D.**

12 **La risposta corretta è la C.**

13 **La risposta corretta è la B.**

14 **La risposta corretta è la B.**

15 **La risposta corretta è la E.**

16 **La risposta corretta è la E.**

17 **La risposta corretta è la C.**

18 **La risposta corretta è la A.**

19 **La risposta corretta è la E.**

20 **La risposta corretta è la E.**

21 **La risposta corretta è la B.**

22 **La risposta corretta è la A.**

23 **La risposta corretta è la A.**

24 **La risposta corretta è la D.**

25 **La risposta corretta è la A.**

26 **La risposta corretta è la E.**

27 **La risposta corretta è la C.**

28 **La risposta corretta è la E.**

29 **La risposta corretta è la D.**

30 **La risposta corretta è la E.**

31 **La risposta corretta è la B.**

32 **La risposta corretta è la A.**

33 **La risposta corretta è la B.**

34 **La risposta corretta è la A.**

35 **La risposta corretta è la B.**

36 **La risposta corretta è la B.**

37 **La risposta corretta è la D.**

38 **La risposta corretta è la A.**

39 **La risposta corretta è la C.**

40 **La risposta corretta è la B.**

41 **La risposta corretta è la D.**

42 **La risposta corretta è la B.**

43 La risposta corretta è la E.

44 La risposta corretta è la B.

45 La risposta corretta è la A.

46 La risposta corretta è la B.

47 La risposta corretta è la C.

48 La risposta corretta è la E.

49 La risposta corretta è la A.

50 La risposta corretta è la B.

51 La risposta corretta è la B.

52 La risposta corretta è la E.

53 La risposta corretta è la D.

54 La risposta corretta è la E.

55 La risposta corretta è la C.

56 La risposta corretta è la E.

57 La risposta corretta è la A.

58 La risposta corretta è la E.

59 La risposta corretta è la B.

60 La risposta corretta è la D.

61 La risposta corretta è la E.

62 La risposta corretta è la B.

63 La risposta corretta è la D.

64 La risposta corretta è la B.

65 La risposta corretta è la C.

66 La risposta corretta è la A.

67 La risposta corretta è la A.

68 La risposta corretta è la C.

69 La risposta corretta è la B.

70 La risposta corretta è la E.

71 La risposta corretta è la D.

72 La risposta corretta è la D.

73 La risposta corretta è la D.

74 La risposta corretta è la B.

75 La risposta corretta è la D.

76 La risposta corretta è la E.

77 La risposta corretta è la E.

78 La risposta corretta è la D.

79 La risposta corretta è la A.

80 La risposta corretta è la C.

81 La risposta corretta è la B.

82 La risposta corretta è la B.

83 La risposta corretta è la B.

84 La risposta corretta è la C.

85 La risposta corretta è la E.

86 La risposta corretta è la A.

87 La risposta corretta è la C.

88 La risposta corretta è la C.

89 La risposta corretta è la C.

90 La risposta corretta è la C.

91 La risposta corretta è la C.

92 La risposta corretta è la A.

93 La risposta corretta è la B.

94 La risposta corretta è la C.

95 La risposta corretta è la C.

96 La risposta corretta è la B.

97 La risposta corretta è la B.

98 La risposta corretta è la D.

99 La risposta corretta è la E.

100 La risposta corretta è la A.

101 La risposta corretta è la A.

102 La risposta corretta è la B.

103 La risposta corretta è la D.

104 La risposta corretta è la B.

105 La risposta corretta è la B.

106 La risposta corretta è la A.

107 La risposta corretta è la E.

108 La risposta corretta è la E.

109 La risposta corretta è la B.

110 La risposta corretta è la D.

111 La risposta corretta è la E.

112 La risposta corretta è la D.

113 La risposta corretta è la B.

114 La risposta corretta è la E.

115 La risposta corretta è la E.

116 La risposta corretta è la B.

117 La risposta corretta è la A.

118 La risposta corretta è la C.

119 La risposta corretta è la E.

120 La risposta corretta è la A.

121 La risposta corretta è la B.

122 La risposta corretta è la B.

123 La risposta corretta è la A.

124 La risposta corretta è la D.

125 La risposta corretta è la E.

126 La risposta corretta è la A.

127 La risposta corretta è la B.

128 La risposta corretta è la E.

129 La risposta corretta è la D.

130 **La risposta corretta è la B.**

131 **La risposta corretta è la B.**

132 **La risposta corretta è la D.**

133 **La risposta corretta è la C.**

134 **La risposta corretta è la E.**

135 **La risposta corretta è la B.**

136 **La risposta corretta è la B.**

137 **La risposta corretta è la D.**

138 **La risposta corretta è la C.**

139 **La risposta corretta è la C.**

140 **La risposta corretta è la D.**

La simulazione 005 corrisponde alla prova di Concorso SSM 2019.

1 **Un uomo di 23 anni, dopo una cena a base di crostacei, presenta pomfi localizzati su tutto il corpo e prurito diffuso. Riferisce inoltre comparsa di dispnea e una sensazione di "nodo alla gola". Tutti i farmaci riportati potrebbero avere un ruolo nella gestione di questa reazione, TRANNE uno: quale?**

A Anti-istaminici H1
B Beta-bloccante
C Corticosteroidi sistemici
D Salbutamolo
E Adrenalina

2 **Il carcinoma gastrico iniziale ("early gastric cancer") è una lesione:**

A Pre-cancerosa
B Epiteliale maligna che non presenta mai metastasi linfonodali
C Epiteliale maligna che insorge precocemente nella vita del soggetto
D Epiteliale maligna limitata alla zona antrale
E Epiteliale maligna limitata alla mucosa e sottomucosa

3 **Una donna si presenta all'attenzione del medico per la presenza di frequenti perdite vaginali a carattere ematico. Il ginecologo decide di eseguire un'ecografia transvaginale, cui segue un'isteroscopia che evidenzia la presenza di una neoformazione compatibile con un carcinoma dell'endometrio. A livello morfologico, qual è l'istotipo di carcinoma dell'endometrio di tipo II più frequente?**

A Indifferenziato
B Endometrioide
C Mucinoso
D Tumore misto Mülleriano
E Sieroso

4 **Un ragazzo di 16 anni presenta febbre, leucocitosi e dolore alla coscia sinistra. Una RX mostra una lesione osteolitica a tarlatura, permeazione della corticale e reazione periostale a "brattee di cipolla" a livello della diafisi del femore sinistro. L'esame istologico condotto su materiale bioptico mostra un tessuto costituito da piccole cellule rotonde monomorfe che risultano positive alla colorazione immunoistochimica per CD99. Quale tra le seguenti è la diagnosi più probabile?**

A Metastasi da carcinoma neuroendocrino del polmone
B Mieloma
C Linfoma linfoblastico
D Osteomielite
E Sarcoma di Ewing/PNET

5 **Un giovane di 22 anni muore improvvisamente durante una partita di calcetto. All'esame autoptico il cuore risulta di dimensioni e forma conservate all'esame esterno, mentre al taglio e all'esame istologico mostra sostituzione adiposa e fibro-adiposa del miocardio sia del ventricolo destro (a volte con interessamento transmurale) sia del ventricolo sinistro (limitata al terzo esterno della parete). Qual è la diagnosi più probabile?**

A Cardiomiopatia ipertrofica
B Cardiomiopatia dilatativa
C Cardiomiopatia restrittiva
D Cardiomiopatia aritmogena
E Cardiopatia ischemica cronica

6 **Nella terapia del dolore nocicettivo senza sensibilizzazione spinale, NON è indicato somministrare:**

A Gabapentinoidi
B Paracetamolo
C FANS
D Corticosteroidi
E Oppioidi

7 **Un giovane di 22 anni muore improvvisamente durante una partita di calcetto. All'esame autoptico il cuore risulta di dimensioni e forma conservate all'esame esterno, mentre al taglio e all'esame istologico mostra sostituzione adiposa e fibro-adiposa del miocardio sia del ventricolo destro (a volte con interessamento transmurale) sia del ventricolo sinistro (limitata al terzo esterno della parete). Lo shock spinale si presenta con:**

A Ipotensione ortostatica e tachicardia
B Ipotensione e bradicardia
C Ipotensione e tachicardia
D Ipertensione e bradicardia
E Ipertensione e tachicardia

8 **Quando si utilizza un anestetico locale NON è necessario valutare:**

A Durata d'azione
B Onset di azione
C Concentrazione della formulazione farmaceutica
D Potenza
E Permeabilità capillare

9 **In caso di arresto cardiaco, qual è la prima azione da attuare?**

A Intubazione orotracheale
B Incannulamento di un vaso arterioso
C Accesso venoso centrale
D Circolazione extracorporea precoce
E Massaggio cardiaco esterno

10 **Un medico del 118 interviene per un pedone investito da un camion e sbalzato a 5 metri di distanza. I parametri riscontrati sono FC 140 bpm, PA 60/30 mmHg, SpO2 non rilevabile. Quale potrebbe essere la causa più probabile di questa alterazione dei parametri?**

A Shock spinale
B Arresto cardiaco
C Edema polmonare acuto
D Shock emorragico
E Crisi comiziale

11 **Un paziente di 50 anni è stato sottoposto a un intervento di chirurgia addominale maggiore. Per la gestione del dolore post-operatorio, che cosa NON è raccomandato?**

A Analgesia con blocco nervoso centrale
B Analgesia endovenosa controllata dal paziente
C Analgesia con blocco nervoso periferico
D Infiltrazione della ferita chirurgica con anestetico locale
E Analgesia per via intramuscolare

12 **Un paziente di 49 anni in corso di induzione di anestesia generale per colecistectomia presenta bradicardia grave. Che cosa è indicato somministrare?**

A Betametasone
B Atropina
C Fentanil
D Atenololo
E Propofol

13 **Un uomo di 57 anni con fibrillazione ventricolare in corso risulta refrattario alla terapia elettrica. Quale farmaco, tra i seguenti, deve essere considerato di prima scelta in caso di fibrillazione ventricolare o tachicardia ventricolare senza polso, refrattari alla terapia elettrica?**

A Amiodarone

B Atropina

C Dopamina

D Beta-bloccante

E Verapamil

14 **Quale tra le seguenti NON è in genere una complicanza dovuta alla dissezione aortica acuta?**

A Ischemia arti inferiori

B Ictus

C Sincope

D Pneumotorace

E Emotorace

15 **Un uomo di 43 anni, dopo una lunga passeggiata in montagna, accusa violento dolore all'ano ove è comparsa una tumefazione tondeggiante delle dimensioni di una ciliegia. Qual è la diagnosi più probabile?**

A Ragade anale

B Trombosi emorroidaria

C Condilomatosi perianale

D Fistola perianale

E Carcinoma del retto

16 **Un uomo di 43 anni, dopo una lunga passeggiata in montagna, accusa violento dolore all'ano ove è comparsa una tumefazione tondeggiante delle dimensioni di una ciliegia. A cosa deve essere sottoposto il paziente in prima istanza?**

A Colonscopia

B Visita proctologica

C Manometria ano-rettale

D Defecografia

E Rettoscopia

17 **Un paziente viene sottoposto in urgenza a splenectomia in seguito a un trauma stradale. Quale delle seguenti è una complicanza tipica dei pazienti splenectomizzati?**

A Infarto miocardico

B Sanguinamento

C Trombocitopenia

D Laparocele

E Sepsi sostenuta da batteri capsulati

18 **Un paziente di 66 anni ha recentemente eseguito una EGS in seguito alla comparsa di dolore epigastrico persistente associato a melena. L'esame ha messo in evidenza una neoformazione ulcerata sulla piccola curvatura a 3 cm dalla giunzione esofago-gastrica. Una biopsia dimostra trattarsi di un adenocarcinoma gastrico. Al completamento delle indagini lo staging del tumore è il seguente: cT2, N1, M0. Quale intervento chirurgico è più adeguato in questo caso?**

A Gastrectomia totale

B Gastrectomia totale con linfoadenectomia D2

C Resezione wedge con linfoadenectomia D1

D Enucleazione con linfoadenectomia D2

E Linfoadenectomia D2 esclusiva

19 **Un paziente di 50 anni, già sottoposto a resezione colica per adenocarcinoma,**

presenta localizzazioni secondarie epatiche di malattia ed è candidabile a un'epatectomia destra. Quale di questi segmenti epatici NON è compreso in un'epatectomia destra?

A S8

B S4

C S7

D S5

E S6

20 In una donna di 60 anni, multipara con anamnesi familiare negativa per neoplasia, viene eseguita una mammografia per screening che mette in evidenza delle micro-calcificazioni lineari ramificate nel quadrante infero-interno della mammella destra. Alla palpazione non si apprezzano noduli patologici. A cosa deve essere sottoposta la paziente in prima istanza?

A Intervento chirurgico di quadrantectomia

B Biopsia stereotassica

C Intervento chirurgico di mastectomia

D Radioterapia

E Solo mammografia di controllo dopo un anno

21 Un ragazzo a seguito di uno scontro di gioco durante una partita di rugby accusa un violento dolore all'emitorace destro. In Pronto Soccorso viene eseguita una RX torace che dimostra una falda di pneumotorace destro quantificabile in circa il 10% del totale del volume dell'emitorace. Com'è più opportuno procedere?

A Posizionare un drenaggio toracico in VII spazio a livello della linea ascellare media

B Posizionare un drenaggio toracico nel II spazio intercostale a livello della linea ascellare anteriore

C Intubare il paziente

D Osservare l'evoluzione con una radiografia del torace dopo 12 ore

E Eseguire ecografia della parete toracica

22 Un uomo di 35 anni si reca a una visita chirurgica lamentando una tumefazione riducibile in regione inguinale destra. Il chirurgo pone diagnosi di ernia inguinale non complicata. La correzione chirurgica di un'ernia inguinale può essere eseguita con diverse tecniche. Quale delle seguenti prevede l'utilizzo di materiale protesico?

A Ernio-plastica secondo Lichtenstein

B Ernio-plastica secondo Bassini

C Ernio-plastica secondo McVay

D Ernio-plastica secondo Postempski

E Ernio-plastica secondo Shouldice

23 Un uomo di 45 anni, in apparente buono stato di salute, improvvisamente presenta un episodio di melena. Escludendo l'ipertensione portale, quale tra le seguenti è più frequentemente causa di emorragia del tratto gastrointestinale superiore?

A Neoplasie

B Duodenite

C Ulcera peptica

D Esofagite

E Sindrome di Mallory-Weiss

24 Un uomo di 50 anni si reca dal medico per la comparsa di dolore in sede epigastrica. Il paziente lamenta anche dimagrimento e inappetenza. Si presenta subitterico. Quale delle seguenti indagini deve essere eseguita in prima istanza nel sospetto di una neoplasia pancreatica?

A PET/TC

B TC addome con mezzo di contrasto con

protocollo specifico per il pancreas

C Ecoendoscopia pancreatica

D RM addome

E Ecografia dell'addome inferiore

25 Un ragazzo di 15 anni presenta asimmetria della borsa scrotale con tumefazione non dolente dell'emiscroto sinistro da ectasia del plesso pampiniforme. L'esame diagnostico più indicato è:

A Eco-color-doppler funicolo-testicolare

B Scintigrafia renale

C TC addome

D Cistoscopia

E RX diretto dell'addome

26 A seguito dell'asportazione di un'ampia neoplasia cutanea al braccio sinistro a un paziente di 67 anni, il chirurgo plastico stabilisce di coprire la perdita cutanea mediante un lembo. Come si definisce la tecnica chirurgica che prevede la trasposizione di due lembi triangolari di uguali dimensioni?

A Plastica a Z

B Plastica a W

C Lembo di rotazione

D Lembo di avanzamento

E Lembo di Limberg

27 Un paziente di 50 anni presenta un carcinoma squamo-cellulare del polmone sinistro cT1, N1, M0. Viene pianificato un intervento chirurgico per asportare la neoplasia. La terapia di alcuni tipi di tumore del polmone in stadio iniziale prevede la resezione chirurgica. La pneumonectomia:

A Non viene più eseguita in quanto gravata da mortalità e morbilità eccessive

B È la tecnica di prima scelta

C Viene eseguita solo nel caso in cui una resezione lobare o sub-lobare non né garantisca radicalità oncologica

D È indicata solo in alcune particolari forme istologiche di tumore polmonare

E Viene eseguita nei pazienti giovani e in ottime condizioni cardio-respiratorie in quanto garantisce migliore radicalità oncologica

28 L'Ankle-Brachial-Index (ABI) è un metodo non invasivo utile nella diagnosi e nella sorveglianza dei pazienti affetti da arteriopatia obliterante degli arti inferiori. Quale dei seguenti valori è indicativo di arteriopatia obliterante periferica?

A 1,1 - 1,2

B > 1,3

C < 0,9

D 1 - 1,1

E 1,2 - 1,3

29 Un uomo di 75 anni, dopo un lungo viaggio in auto, presenta dolore, tensione ed edema a carico della gamba destra. Il segno di Homans risulta positivo. In quale delle seguenti patologie vascolari è utile ricercare il segno di Homans?

A Aneurisma dell'arteria poplitea

B Trombosi venosa profonda

C Arteriopatia periferica cronica degli arti inferiori

D Trombosi venosa superficiale

E Occlusione acuta dell'arteria poplitea

30 Le cellule di Merkel sono meccanocettori:

A Localizzate nello strato spinoso dell'epidermide

B Presenti solo nell'epidermide del palmo della mano e della pianta del piede

C Localizzate nell'epidermide tranne che al palmo della mano e alla pianta del piede

D Localizzate nello strato basale dell'epidermide

E Localizzate nello strato granuloso dell'epidermide

31 Un paziente di 49 anni presenta da diversi mesi in regione perineale papule roseo-brunastre talvolta confluenti in placche, asintomatiche. Quale terapia per queste lesioni NON è indicata?

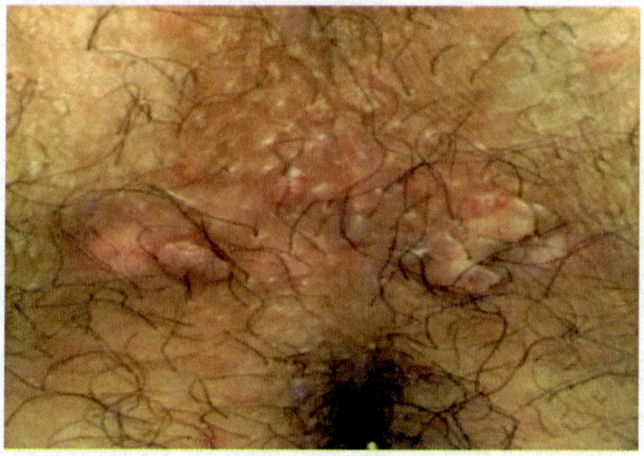

A Terapia topica con sinecatechine

B Terapia topica con Imiquimod

C Terapia chirurgica

D Terapia topica con podofillotossina

E Terapia topica con acido salicilico e corticosteroidi

32 Una donna di 60 anni si presenta dal medico curante per la comparsa negli ultimi 6 mesi di linfo-adenomegalia in sede latero-cervicale e ascellare-bilaterale. La paziente non riferisce febbre, brividi, sudorazioni notturne, perdita di peso e astenia. Emocromo ed esami ematochimici sono nella norma, con eccezione di LDH aumentato. Allo striscio di sangue venoso periferico, formula conservata e assenza di cellule atipiche circolanti. Quale dei seguenti esami è il miglior passo successivo per definire la diagnosi?

A Ecografia dell'addome

B Aspirato e biopsia midollari

C Osservazione

D PET-TC total body

E Biopsia linfonodale escissionale

33 Una donna di 65 anni è riferita all'ematologo per astenia progressivamente ingravescente, febbre occasionale e perdita di peso di circa 10 kg negli ultimi sei mesi. All'emocromo: GB 21.200/mm , Hb 9.5 g/dL e PLT 100.000/mm . All'esame obiettivo si rileva splenomegalia palpabile a circa 6 cm dall'arcata costale. All'approfondimento diagnostico: - striscio di sangue venoso periferico: presenza di dacriociti e quadro leuco-eritroblastico; - biopsia osteomidollare: midollo iper-cellulare con iperplasia megacariocitaria e predominanza di precursori della linea mieloide associata a fibrosi reticolinica di grado 2. Blasti 1%; - analisi molecolare su granulociti del sangue periferico documenta la presenza della mutazione JAK2 V617F. Qual è la diagnosi più probabile?

A Leucemia mielomonocitica cronica

B Leucemia mieloide cronica

C Policitemia vera

D Trombocitemia essenziale

E Mielofibrosi primaria

34 Una donna di 25 anni si reca dal medico per la comparsa improvvisa di ematomi e petecchie diffuse agli arti inferiori. Anamnesi patologica prossima e remota negativa. All'esame obiettivo non si rilevano epato-splenomegalia né linfo-adenomegalie superficiali. L'emocromo mostra: GB 5.000/mm , Hb 12.5 g/dL, piastrine 15.000/mm .

All'approfondimento diagnostico: - screening coagulativo, profilo biochimico, dosaggio immunoglobuline risultano tutti nella norma, test di Coombs diretto negativo, sierologie HIV e HCV negative; - striscio di sangue venoso periferico: conferma di ridotta conta piastrinica; - ecografia addome: milza di normali dimensioni, assenza di linfadenomegalie; - aspirato di midollo osseo: aumentato numero di megacariociti. Qual è la diagnosi più probabile?

A Mielodisplasia
B Piastrinopenia immune
C Emofilia B
D Malattia di von Willebrand
E Porpora trombotica trombocitopenica

35 Secondo l'European Thyroid Association, qual è la causa più frequente di ipotiroidismo primario in Europa e negli Stati Uniti?

A Tiroidite subacuta
B Assunzione di amiodarone
C Inquinanti ambientali
D Carenza iodica
E Tiroidite di Hashimoto

36 Una donna di 25 anni si presenta dal medico curante per comparsa di dolore al giugulo accompagnato da febbricola e tachicardia. Alla palpazione la tiroide si presenta ingrossata e molto dolente. In base alla presentazione clinica, qual è il sospetto diagnostico più verosimile tra i seguenti?

A Tiroidite cronica
B Ipotiroidismo sub-clinico
C Gozzo multi-nodulare
D Tiroidite sub-acuta
E Morbo di Basedow

37 Un uomo di 72 anni sviluppa un diabete mellito di tipo 2. Dopo un iniziale approccio basato su modifica della dieta e dello stile di vita, si decide di avviare una terapia farmacologica. Il paziente non ha altre comorbidità significative. Quale dei seguenti farmaci è considerato di prima scelta?

A Acarbosio
B Insulina
C Gliclazide
D Liraglutide
E Metformina

38 Quale delle seguenti affermazioni sulle benzodiazepine è ERRATA?

A Si legano ai recettori per la glicina
B Si legano allo stesso recettore dei barbiturici
C Vengono escrete con le urine coniugate con l'acido glucuronico
D Vengono in genere metabolizzate dal fegato
E Attraversano la barriera placentare

39 Una ragazza di 25 anni viene ricoverata in neurologia per diplopia e debolezza muscolare. Una RX torace rileva una massa nel mediastino. Nel sospetto di una miastenia gravis, quale dei seguenti farmaci è più indicato per eseguire un test in grado di confermare la diagnosi?

A Bromuro di ipratropio
B Scopolamina
C Atropina
D Imipramina
E Edrofonio

40 Un soggetto, in terapia anti-ipertensiva con ACE-inibitori e calcio antagonisti, mostra un controllo insufficiente dei

valori pressori. Si richiede trattamento con farmaco con diverso meccanismo d'azione. Quale tra i seguenti è un inibitore dei recettori alfa-1 adrenergici utilizzato nel trattamento dell'ipertensione arteriosa?

A Clonidina

B Dobutamina

C Fenoldopam

D Doxazosina

E Fenilefrina

41 **Un ragazzo di 19 anni presenta una sospetta aspergillosi broncopolmonare allergica. Si pone il sospetto di fibrosi cistica per la presenza di bronchiectasie alla TC del torace. Quale delle seguenti considerazioni sulla possibile diagnosi di fibrosi cistica è corretta?**

A È un'ipotesi da considerare solo se il cariotipo è patologico

B È un'ipotesi da escludere se alla nascita si era verificato un ileo da meconio

C È un'ipotesi da scartare perché la diagnosi viene posta sempre in età pediatrica per la gravità della sintomatologia

D È giustamente un'ipotesi da considerare perché la diagnosi può essere posta anche in età non pediatrica

E È un'ipotesi da considerare solo se uno dei due genitori è affetto dalla malattia

42 **L'indice di Barthel serve a valutare:**

A Il grado di autonomia nelle attività della vita quotidiana

B La resistenza allo sforzo fisico

C Il grado di disfagia

D La memoria a breve termine

E L'equilibrio durante la marcia

43 **Un uomo di 75 anni riferisce che da circa una settimana è comparso intenso dolore ai muscoli masticatori. Tale dolore compare dopo l'inizio della masticazione e si risolve una volta che termina di masticare. Il medico curante ritiene che tale disturbo sia espressione di una patologia sistemica. La presenza di quale dei seguenti sintomi è opportuno indagare?**

A Ipoacusia monolaterale

B Pirosi retrosternale

C Cefalea temporale

D Odinofagia

E Dispnea

44 **Un uomo di 86 anni segue una politerapia per lo scompenso cardiaco. Dopo alcuni mesi, lamenta dolore e tumefazione in regione mammaria bilaterale. Quale dei seguenti farmaci è la causa più probabile dei disturbi lamentati dal paziente?**

A Bisoprololo

B Valsartan

C Furosemide

D Cardioaspirina

E Spironolattone

45 **In genere, durante la gravidanza fisiologica la capacità funzionale residua polmonare:**

A Si riduce

B Aumenta ma solo in alcune etnie

C Non si modifica

D Aumenta

E Si riduce ma solo dopo i 50 anni

46 **Il riscontro di alti livelli sierici di CA 125:**

A Può confermare la diagnosi di infarto miocardico acuto

B Nelle donne non è mai elevato

C È patognomonico del carcinoma della prostata

D È frequente nelle pazienti con carcinoma ovarico

E Non è associato a patologie neoplastiche

47 Una donna di 25 anni con ovaio policistico sta tentando di avere una gravidanza da almeno 2 anni. Le viene consigliato di eseguire un dosaggio ormonale in fase luteinica. L'aumento di quale dei seguenti ormoni è indicatore di avvenuta ovulazione?

A Progesterone

B Deidro-epiandrosterone (DHEA)

C Ormone follicolo stimolante (FSH)

D Estradiolo

E Ormone tireostimolante (TSH)

48 Una paziente di 45 anni, alla 23-esima settimana di gravidanza, già ipertesa, si reca in Pronto Soccorso per astenia. Riferisce l'insorgenza, qualche ora prima, di cefalea e presenta PA di 180/110 mmHg. Qual è l'ipotesi diagnostica più probabile?

A Infarto miocardico acuto

B Macroglobulinemia di Waldenstrom

C Pre-eclampsia gravidica

D Scompenso cardiaco destro

E Crisi isterica

49 Una paziente di 27 anni, con leiomioma uterino clinicamente silente, richiede al ginecologo la prescrizione di un contraccettivo orale estro-progestinico a basso dosaggio. Com'è opportuno procedere?

A Prescrivere il contraccettivo, ma previa escissione chirurgica del leiomioma

B Consigliare altri tipi di contraccettivi non estro-progestinici

C Prescrivere il contraccettivo, ma previo dosaggio sierico dell'acido vanilmandelico

D Prescrivere il contraccettivo, non vi sono controindicazioni

E Prescrivere il contraccettivo, ma con una posologia dimezzata

50 Il ginecologo prescrive a una donna al terzo mese di gravidanza il controllo degli anticorpi anti-Cytomegalovirus, che risultano positivi. Nell'infezione materna da Cytomegalovirus, il rischio di patologia fetale è:

A Presente solo nel terzo trimestre

B Presente solo se l'infezione è immediatamente pre-concezionale

C Maggiore all'aumentare dell'epoca gestazionale

D Indipendente dall'epoca gestazionale

E Minore all'aumentare dell'epoca gestazionale

51 Il fenotipo eritrocitario di una donna primipara al terzo mese di gravidanza risulta essere 0 Rh-negativo; il marito è risultato 0 Rh-positivo. Quando è raccomandata la profilassi dell'iso-immunizzazione materno-fetale di tipo Rh?

A Solo nei parti cesarei

B Alla 28-esima settimana di gravidanza ed entro 72 ore dal parto

C Solo nei parti vaginali

D Al termine della gravidanza e a distanza di
almeno tre giorni dal parto

E Al concepimento ed entro una settimana dal parto

52 **A una donna di 35 anni al sesto mese di gravidanza vengono riscontrati valori pressori arteriosi superiori a 160/100 mmHg in diverse misurazioni effettuate. Quale tra le seguenti è una complicanza grave dell'ipertensione arteriosa in gravidanza?**

A Anomalie di impianto della placenta

B Malformazioni cardiache fetali

C Macrosomia fetale

D Coagulazione intravascolare disseminata (CID)

E Emorragia cerebrale del feto

53 **Come viene trasmesso il virus West Nile?**

A Contatto con escrementi di uccelli migratori

B Puntura di vespa

C Puntura di zanzara

D Puntura di zecca

E Contatto con escrementi di bestiame

54 **Su cosa è basato lo screening neonatale della fibrosi cistica?**

A Riscontro di iper-natremia

B Riscontro di iper-amilasemia

C Test del sudore positivo

D Riscontro di iper-transaminasemia

E Riscontro di iper-tripsinemia

55 **Quale composizione dei seguenti vaccini oggi disponibili è correttamente indicata?**

A Il vaccino anti-pneumococco è un vaccino polivalente costituito da proteine della membrana esterna

B Il vaccino anti-Haemophilus Influenzae tipo B è costituito da virus inattivati

C Il vaccino anti-meningococco di sierogruppo B è costituito da antigeni polisaccaridici capsulari

D Il vaccino anti-morbillo è costituito da virus attenuati

E Il vaccino anti-tubercolare è costituito da antigeni estratti e purificati

56 **Quale delle seguenti affermazioni descrive più correttamente i livelli essenziali di assistenza (LEA)?**

A I LEA sono le prestazioni e i servizi che il Servizio Sanitario Nazionale è tenuto a fornire a tutti i cittadini, gratuitamente o dietro pagamento di una quota di partecipazione ("ticket")

B I LEA sono le prestazioni e i servizi che il Servizio Sanitario Nazionale è tenuto a fornire ai cittadini con più di 18 anni privi di lavoro da più di un anno, gratuitamente o dietro pagamento di una quota di partecipazione ("ticket")

C I LEA sono le prestazioni e i servizi che il Servizio Sanitario Nazionale è tenuto a fornire ai cittadini con età superiore a 65 anni, gratuitamente o dietro pagamento di una quota di partecipazione ("ticket")

D I LEA sono le prestazioni e i servizi che il Servizio Sanitario Nazionale è tenuto a fornire ai cittadini con un reddito complessivo lordo inferiore a una certa soglia, gratuitamente o dietro pagamento di una quota di partecipazione ("ticket")

E I LEA sono le prestazioni e i servizi che il Servizio Sanitario Nazionale è tenuto a fornire ai cittadini con età inferiore a 18 anni, gratuitamente o dietro pagamento di una quota di partecipazione ("ticket")

57 **Un uomo di 62 anni con una storia di ulcera peptica riferisce un miglioramento della sintomatologia dopo la terapia eradicante dell'Helicobacter pylori. Tuttavia, dopo quattro mesi, i sintomi si ripresentano nonostante adeguata terapia con esomeprazolo. Viene posto**

sospetto di sindrome di Zollinger-Ellison. Tra i seguenti, quale è il primo step dell'iter diagnostico?

A Test alla clonidina

B Test della secretina

C Analisi genetica delle mutazioni a carico del gene MEN1

D Non è necessario alcun test, bisogna solo aumentare la terapia con gastroprotettore

E Ecoendoscopia del pancreas

58 Una donna di 58 anni viene inviata in ospedale dal medico di medicina generale per anemia ipocromica microcitica resistente alla supplementazione con somministrazione orale di ferro. La paziente riferisce inoltre disfagia. All'esame obiettivo vi è riscontro di glossite e splenomegalia. Viene eseguita un'esofagogastroduodenoscopia con il riscontro di esofagite, con membrane esofagee nel terzo prossimale. Quale delle seguenti diagnosi è compatibile con il quadro clinico descritto?

A Spasmo esofageo diffuso

B Sindrome di Boerhaave

C Leiomioma esofageo

D Malattia da reflusso gastroesofageo

E Sindrome di Plummer-Vinson

59 Una donna di 52 anni presenta diarrea persistente da una settimana. Tutte le seguenti situazioni possono portare frequentemente a diarrea, AD ECCEZIONE di una: quale?

A Malattia infiammatoria intestinale

B Ipertiroidismo

C Ipercalcemia

D Terapia con metoclopramide

E Sindrome dell'intestino irritabile

60 La radiografia del torace in figura mostra un quadro che potrebbe essere pericoloso per la vita del paziente: quale?

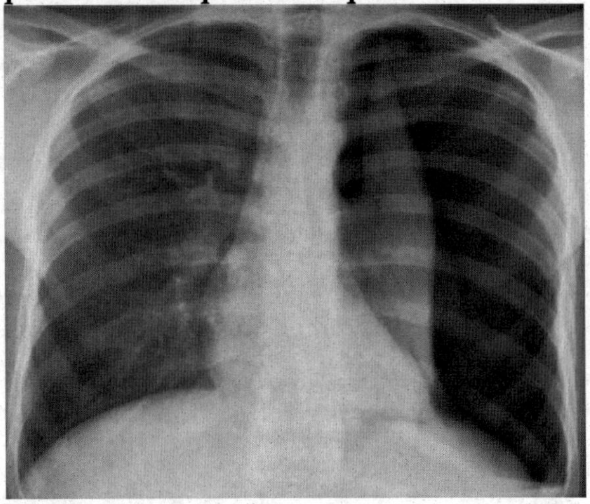

A Dissezione aortica

B Stenosi tracheale

C Cardiomegalia estrema

D Pneumotorace sinistro

E Emotorace sinistro

61 Per test alla metacolina si intende:

A Un esame diagnostico per immagini volto a rappresentare la capacità di transito del bolo alimentare

B Un test da sforzo anaerobico volto a evidenziare la soglia di riserva coronarica

C Un test che si esegue durante il cateterismo cardiaco destro, volto a identificare i pazienti con ipertensione polmonare che potrebbero trarre giovamento da determinate terapie

D Un test volto a misurare il grado di reattività bronchiale

E Un test scintigrafico utile nella diagnosi dell'embolia polmonare nei casi in cui l'angio-TC sia controindicata

62 Un paziente adulto con tosse persistente si presenta all'osservazione clinica. Viene richiesta una TC del torace che mostra la presenza di bronchiectasie. Viene esclusa

la presenza di fibrosi cistica. Quale delle seguenti considerazioni circa le strategie terapeutiche per le bronchiectasie è ERRATA?

[A] La terapia antibiotica è indicata nelle riacutizzazioni

[B] Il trattamento con desossiribonucleasi I umana ricombinante (dornase alfa) è controindicato nella riacutizzazione

[C] Qualora venga isolato un batterio al broncolavaggio o all'esame dell'espettorato, esso deve essere sempre trattato ed eliminato

[D] La chirurgia può avere un ruolo nel trattamento di alcune forme di bronchiectasie

[E] La fisioterapia può avere un ruolo nella prevenzione delle complicanze delle bronchiectasie

63 **Quali alterazioni elettrolitiche possono innescare una riduzione dell'intervallo QT?**

[A] Ipocalcemia, ipokaliemia

[B] Ipernatremia, ipercloremia

[C] L'intervallo QT non è influenzato dalle concentrazioni elettrolitiche

[D] Ipercalcemia, iperkaliemia

[E] Iperfosforemia, ipomagnesemia

64 **Paziente di 45 anni si presenta presso l'ambulatorio di cardiologia a causa di una pregressa diagnosi di sindrome di Wolff-Parkinson-White. In particolare, la sindrome di Wolff-Parkinson-White è caratterizzata da:**

[A] Aumento reversibile delle resistenze espiratorie al flusso

[B] Alterazione dell'ossificazione

[C] Collagenosi associata ad alterazioni vascolari arteriose (soprattutto aortiche)

[D] Irsutismo, tremori non intenzionali, albinismo

[E] Pre-eccitazione ventricolare

65 **Un paziente di 75 anni iperteso, in trattamento farmacologico, riferisce episodi di palpitazioni. Quale tra i seguenti è il primo esame strumentale da richiedere?**

[A] PET cardiaca

[B] Monitoraggio ambulatoriale della pressione arteriosa per 24 ore

[C] Ecocardiogramma da sforzo

[D] ECG dinamico secondo Holter

[E] TC coronarica

66 **Una paziente di 35 anni presenta all'auscultazione un soffio sistolico alla punta e in sede parasternale sinistra, associato a un click meso-sistolico, in assenza di altri reperti patologici all'esame obiettivo e di sintomi. Qual è la possibile diagnosi?**

[A] Prolasso della mitrale

[B] Difetto interventricolare

[C] Insufficienza aortica

[D] Stenosi mitralica

[E] Stenosi aortica

67 **Un paziente di 78 anni viene valutato per possibile impianto di pacemaker. Quale tra le seguenti costituisce un'indicazione certa all'impianto di pacemaker in caso di blocco Atrio-Ventricolare (A-V)?**

[A] Blocco A-V da malattia di Lyme

[B] Blocco A-V di II grado tipo 1 asintomatico

[C] Blocco A-V di I grado

[D] Blocco A-V di III grado o di II grado avanzato associato a una pausa sistolica di almeno cinque secondi

[E] Malattie neuromuscolari con blocco A-

V di I grado

68 **Un paziente con cardiopatia ischemica recentemente sottoposto ad angioplastica con stent coronarici multipli, presenta persistenti ipercolesterolemia e iper-trigliceridemia nonostante terapia con Ezetimibe e omega-polienoici. Lo schema viene modificato con una combinazione Ezetimibe/simvastatina. Qual è il meccanismo d'azione principale delle statine?**

A Si legano al recettore delle LDL

B Riducono lo stress ossidativo

C Inibiscono le caspasi

D Antagonizzano le LDL ossidate

E Inibiscono l'idrossi-metilglutaril-CoA reduttasi (HMG-CoA reduttasi)

69 **Una donna di 68 anni viene ricoverata nel reparto di cardiologia per un infarto del miocardio. Quale tra le seguenti è la definizione più completa di ischemia miocardica?**

A Una riduzione del flusso coronarico durante la sistole

B Un'aumentata rimozione di metaboliti

C Un insufficiente apporto di ossigeno dovuto a ipossiemia

D Un insufficiente apporto di ossigeno e substrati e insufficiente rimozione di metaboliti conseguente ad ipo-perfusione coronarica

E Un'ipossiemia con insufficiente rimozione di metaboliti

70 **Quale tra queste combinazioni di farmaci NON è contemplata come terapia antiretrovirale altamente attiva (HAART) in un paziente affetto da infezione da HIV?**

A Nelfinavir / Zidovudina / Lamivudina

B Efavirenz / Zidovudina / Didanosina

C Abacavir / Zidovudina / Lamivudina

D Efavirenz / Zidovudina / Lamivudina

E Raltegavir / Zidovudina / Lamivudina

71 **Un uomo di 56 anni, fumatore e diabetico, viene ricoverato dopo una settimana di febbre e tosse non produttiva. La radiografia del torace mostra una polmonite lobare destra; la ricerca dell'antigene urinario della legionella è positiva. Quale dei seguenti antibiotici NON è opportuno prescrivere?**

A Claritromicina

B Azitromicina

C Ceftriaxone

D Levofloxacina

E Doxiciclina

72 **Un uomo accede in Pronto Soccorso per un malore. Al suo arrivo viene incannulata una vena periferica per eseguire i prelievi ematici, quale?**

A Giugulare interna

B Succlavia

C Anonima

D Basilica

E Femorale

73 **Si reca in Pronto Soccorso un paziente di 67 anni, con ipertensione arteriosa ben controllata dalla terapia in atto, che riferisce un dolore toracico, urente e ben localizzabile, insorto gradualmente dopo circa 2 ore dal pranzo mentre riposava supino. I parametri vitali (pressione arteriosa, frequenza cardiaca, frequenza respiratoria, saturazione periferica di ossigeno) sono nella norma. Qual è la causa più probabile del quadro clinico descritto?**

[A] Pneumotorace

[B] Dissezione aortica

[C] Colecistite acuta

[D] Malattia da reflusso gastro-esofageo

[E] Embolia polmonare acuta

74 **Si reca in Pronto Soccorso un paziente di 57 anni, che riferisce febbre, dispnea, tosse produttiva e astenia da circa 5 giorni. Qual è la causa più probabile di tale quadro clinico?**

[A] Embolia polmonare acuta

[B] Infarto miocardico acuto

[C] Riacutizzazione asmatica

[D] Pneumotorace

[E] Polmonite acquisita in comunità

75 **Un uomo ha lavorato per 20 anni come operaio in una carpenteria metallica. I controlli periodici dell'udito, regolarmente effettuati, hanno dimostrato, negli ultimi anni, un deficit uditivo. Il deficit uditivo attribuibile al trauma acustico cronico presenta le seguenti caratteristiche, TRANNE una: quale?**

[A] È un deficit neurosensoriale con soglia uditiva per via aerea uguale alla soglia per via ossea

[B] È bilaterale e simmetrico

[C] Coinvolge inizialmente le frequenze acute per poi estendersi alle frequenze medio-basse

[D] Peggiora dopo la cessazione dell'esposizione al rischio

[E] È irreversibile

76 **Un uomo di 55 anni, operaio in un'industria tessile, lamenta ricorrenti lombalgie che attribuisce alle sue mansioni che comportano il sollevamento ripetuto di pesi. La movimentazione manuale di gravi è regolamentata dall'All. XXXIII del d.lgs. 81/2008 e prevede l'applicazione di modelli indicati dalla norma UNI ISO 11228. Secondo tale allegato il peso massimo sollevabile da un soggetto ultra quarantacinquenne di sesso maschile è pari a:**

[A] 30 Kg

[B] 10 Kg

[C] 40 Kg

[D] 50 Kg

[E] 20 Kg

77 **Un paziente di 40 anni con lesione del corno posteriore del menisco interno viene sottoposto a meniscectomia parziale selettiva artroscopica in anestesia periferica tronculare del nervo femorale e del nervo sciatico. Qual è in questo caso il tempo minimo dall'intervento per iniziare il programma riabilitativo consistente nel carico diretto dell'arto operato, nella cinesiterapia del ginocchio e negli esercizi di rinforzo della muscolatura della coscia?**

[A] Appena terminati gli effetti dell'anestesia periferica

[B] Dopo 4 giorni dalla fine dell'intervento

[C] Dopo 1 settimana dalla fine dell'intervento

[D] Dopo 2 settimane dalla fine dell'intervento

[E] Dopo 72 ore dalla fine dell'intervento

78 **Un paziente, reduce da un recente infarto miocardico con un residuo di modesto deficit del volume di eiezione, viene dimesso a domicilio con un programma di riabilitazione. Il percorso di riabilitazione cardiovascolare può prevedere un sostegno psicosociale?**

[A] Si, ma solo nei pazienti non coniugati

B Si, infatti fino al 20% dei pazienti mostra segni di depressione, ansia e negazione della patologia

C Si, ma solo nei pazienti maggiori di 75 anni

D No

E Si, ma solo nei pazienti maggiori di 18 anni

79 Quale, tra i seguenti, è il quadro emo-coagulativo tipico di un paziente con emofilia A?

A PTT allungato, PT allungato, fibrinogeno ridotto, piastrine normali

B PTT normale, PT allungato, fibrinogeno normale, piastrine normali

C PTT normale, PT normale, fibrinogeno normale, piastrine ridotte

D PTT allungato, PT normale, fibrinogeno normale, piastrine normali

E PTT normale, PT normale, fibrinogeno normale, piastrine normali

80 Un uomo di 40 anni presenta un'intossicazione acuta grave da paracetamolo. Quale dei seguenti antidoti è necessario somministrare?

A N-acetilcisteina

B Protamina solfato

C Acido aminocaproico

D Acido folico

E Penicillamina

81 Una donna di 33 anni affetta da malattia di Still dell'adulto sviluppa una sindrome da attivazione macrofagica. Quale delle seguenti alterazioni laboratoristiche ci si aspetta di trovare in tale contesto clinico?

A Riduzione di emoglobina, D-dimero, trigliceridi; aumento di fibrinogeno, piastrine, ferritina

B Riduzione di emoglobina e piastrine; aumento di fibrinogeno, D-dimero, trigliceridi, ferritina

C Riduzione di emoglobina, trigliceridi, ferritina; aumento di piastrine, D-dimero, fibrinogeno

D Riduzione di emoglobina, piastrine, fibrinogeno; aumento di trigliceridi, D-dimero, ferritina

E Riduzione di trigliceridi, emoglobina, piastrine; aumento di fibrinogeno, D-dimero, ferritina

82 Un uomo di 50 anni con anamnesi patologica negativa, nel corso di una sindrome influenzale sviluppa dolore toracico retrosternale. All'auscultazione cardiaca si apprezzano rumori da sfregamento. All'elettrocardiogramma vi è elevazione diffusa del tratto ST. Viene posto il sospetto di pericardite acuta, confermato dal referto ecocardiografico. Si tratta del primo episodio e il paziente non ha allergie farmacologiche note. Quale dei seguenti approcci terapeutici è considerato di prima scelta?

A Prednisone

B Ibuprofene più acido acetilsalicilico

C Prednisone più acido acetilsalicilico

D Ibuprofene o acido acetilsalicilico

E Rituximab

83 Un uomo di 36 anni, affetto da morbo di Crohn, sviluppa una sindrome di Sweet. Quale delle seguenti manifestazioni caratterizza tale sindrome?

A Orchite

B Condrite della piramide nasale

C Dermatite neutrofilica

D Uveite

E Aortite

84 **Un uomo di 26 anni, che assume abitualmente eroina per via endovenosa, viene portato in Pronto Soccorso per febbre elevata presente da circa 7 giorni e dispnea. Non riferisce viaggi all'estero negli ultimi cinque anni. La TC del torace mostra noduli polmonari diffusi e bilaterali, dei quali alcuni cavitati. Quale tra le seguenti ipotesi diagnostiche dovrebbe essere considerata in prima istanza?**

A Endocardite infettiva

B Polmonite da Chlamydophila pneumoniae

C Sarcoidosi

D Malaria

E Esordio di LES

85 **Una donna di 36 anni, poche ore dopo un aborto per morte endouterina fetale, manifesta acrocianosi, lesioni petecchiali ed epistassi. Agli esami vi è riscontro di piastrinopenia, riduzione del fibrinogeno e allungamento di PT e APTT. Come si definisce tale quadro clinico?**

A Embolizzazione gassosa

B Coagulazione intravascolare disseminata (CID)

C Insufficienza epatica

D Vasculite

E Sindrome da attivazione macrofagica

86 **Un uomo di 67 anni viene portato al Pronto Soccorso per febbre, cefalea e rigidità nucale. Viene eseguita una puntura lombare. L'esame del liquor mostra pleiocitosi neutrofila, proteine aumentate, glucosio ridotto. L'esame microscopico dimostra la presenza in gran numero di diplococchi gram positivi. Il paziente non ha allergie note a farmaci. In attesa dell'antibiogramma, quale terapia antibiotica empirica è la maggiormente indicata?**

A Ceftriaxone più vancomicina

B Vancomicina più gentamicina

C Cefepime più levofloxacina

D Rifampicina più ceftriaxone

E Imipenem più vancomicina

87 **Un uomo di 26 anni presenta un Body Mass Index (BMI) di 33. Quale delle seguenti patologie è MENO frequentemente associata a obesità?**

A Sindrome di Cushing

B Sindrome di Conn

C Cranio-faringioma

D Sindrome di Prader-Willi

E Ipotiroidismo

88 **A una donna di 32 anni, che assume abitualmente eroina per via endovenosa, viene posta diagnosi di endocardite infettiva su valvola nativa. Quale tra i seguenti microrganismi è con maggior probabilità causa del quadro clinico descritto?**

A Proteus vulgaris

B Enterococcus faecalis

C Virus HIV

D Escherichia Coli

E Staphylococcus aureus

89 **Una donna di 22 anni si reca al Pronto Soccorso ginecologico e riferisce che in occasione di una festa privata era stata avvicinata da un uomo sconosciuto, che aveva poi abusato sessualmente di lei. Il ginecologo di guardia deve:**

A Eseguire l'anamnesi e la visita ginecologica per accertare la presenza dei segni dell'eventuale violenza subita dopo aver contattato l'équipe multidisciplinare per l'accertamento delle violenze, ove presente e redigere referto alla Procura della Repubblica entro 24 ore

B Eseguire l'anamnesi e la visita ginecologica per accertare la presenza dei segni dell'eventuale violenza subita dopo aver contattato l'équipe multidisciplinare per l'accertamento delle violenze, ove presente, e redigere rapporto alla Procura della Repubblica entro 48 ore

C Eseguire l'anamnesi e la visita ginecologica per accertare la presenza dei segni dell'eventuale violenza subita dopo aver contattato l'équipe multidisciplinare per l'accertamento delle violenze, ove presente

D Eseguire esclusivamente l'anamnesi e, dopo aver redatto il referto, contattare l'autorità giudiziaria che attiverà la rete antiviolenza e, su disposizione del Pubblico Ministero, inizierà le indagini disponendo eventualmente ulteriori accertamenti

E Eseguire l'anamnesi e la visita ginecologica per accertare la presenza dei segni dell'eventuale violenza subita dopo aver contattato l'équipe multidisciplinare per l'accertamento delle violenze, ove presente. Deve poi proseguire le indagini con l'esecuzione di atti invasivi e, all'atto delle risultanze emerse, redigere referto all'autorità giudiziaria

90 **Un ragazzo, di ritorno dalla scuola, mentre attraversa la strada sulle strisce pedonali, viene investito da un'autovettura in fase di sorpasso. Viene dapprima caricato sul cofano dell'auto e poi proiettato a diversi metri di distanza riportando un politrauma. Soccorso dai sanitari del 118 e sottoposto alle indagini strumentali, viene ricoverato presso il reparto di Ortopedia dell'ospedale con diagnosi di "frattura esposta di radio destro e scomposta di radio sinistro e frattura scomposta bi-ossea di gamba sinistra". Alla luce della gravità delle lesioni riscontrate, il sanitario del Pronto Soccorso deve:**

A Inviare modulistica di invalidità all'INPS

B Redigere referto e trasmetterlo alla Procura della Repubblica

C Redigere referto e trasmetterlo al Tribunale Sezione Penale

D Effettuare denuncia all'INAIL

E Informare quanto prima il medico di base del paziente che dovrà redigere referto all'autorità giudiziaria

91 **Quale delle seguenti patologie NON è associata all'infezione da Epstein Barr virus (EBV)?**

A Linfoma di Burkitt

B Mononucleosi infettiva

C Carcinoma nasofaringeo

D Linfoma di Hodgkin

E Leucemia linfocitica cronica (LLC)

92 **Una donna di 20 anni si reca dal proprio ginecologo riferendo di aver avuto un rapporto sessuale occasionale completo non protetto e chiede quali accertamenti deve fare per escludere di aver contratto qualche malattia. Le seguenti sono tutte malattie sessualmente trasmissibili TRANNE una: quale?**

A Infezione da Mycoplasma hominis

B Gonorrea

C Epatite B

D Epatite C

E Tularemia

93 **Un uomo di 50 anni presenta da alcuni mesi edemi declivi con segno della fovea. Ha notato un aumento ponderale di circa 8 kg. Una RX del torace mostra versamento pleurico bilaterale e uno slargamento del profilo cardiaco. La PA è**

130/80 mmHg. Qual è il valore soglia di proteinuria oltre il quale si può porre diagnosi di sindrome nefrosica in presenza degli altri sintomi clinici?

A Non vi è un valore definito, la diagnosi si basa solo sulla clinica

B 0.5 g in 24h

C 3.5 g in 24h

D 1 g in 24h

E 2.5 g in 24h

94 **Una donna di 65 anni con insufficienza renale cronica di grado 4 KDOQI (Kidney Disease Outcomes Quality Initiative) da rene policistico autosomico dominante, presenta anemia ipocromica normocitica (Hb 9.7 g/dL), ipocalcemia (8.5 mg/dL), iperfosforemia (5.6 mg/dL) e iperparatiroidismo (PTH sierico intatto 315 pg/mL). Quale delle seguenti vitamine è più frequentemente supplementata nei pazienti affetti da insufficienza renale cronica?**

A Vitamina A

B Vitamina D

C Vitamina K

D Vitamina C

E Vitamina E

95 **Un ragazzo di 25 anni è vittima di un incidente motociclistico. Viene soccorso e trasferito presso l'ospedale più vicino; viene valutato dai medici del Pronto Soccorso che rilevano una Glasgow Coma Scale (GCS) di 8/15. Il ragazzo viene sottoposto a una TC cerebrale (si veda l'immagine). Qual è la diagnosi più probabile?**

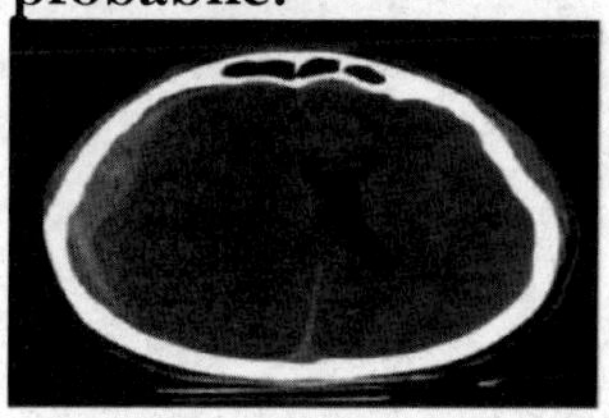

A Ematoma sottodurale acuto

B Emorragia subaracnoidea

C Emorragia intraventricolare

D Ematoma intraparenchimale

E Ematoma epidurale

96 **Una donna di 36 anni ha sofferto di una fastidiosa foruncolosi dell'ala del naso. Dopo una settimana, compaiono cefalea frontale, disturbi visivi, proptosi e febbre alta. Si sospetta una trombosi del seno cavernoso. Quale tra le seguenti strutture anatomiche NON è di pertinenza del seno cavernoso?**

A Arteria Carotide Interna

B Branca oftalmica del V nervo cranico (V1)

C IV nervo cranico

D VI nervo cranico

E Branca mandibolare del V nervo cranico (V3)

97 **Nei pazienti affetti da morbo di Parkinson, di quale neurotrasmettitore sono ridotti i livelli cerebrali?**

A Insulina

B Acetilcolina

C Dopamina

D Ossitocina

E Adrenalina

98 **Quale tra i seguenti è il microrganismo più frequentemente responsabile di meningite batterica comunitaria nell'adulto?**

A Haemophilus Influenzae

B Streptococcus pneumoniae

C Pseudomonas aeruginosa

D Listeria monocytogenes

E Staphylococcus aureus

99 **Viene accompagnata in Pronto Soccorso una paziente di 33 anni che riferisce cefalea, febbre (fino a 39 °C) e sopore da circa 36 ore. Alla prova della flessione del capo sul petto si provoca dolore nucale. Viene eseguita una TC cerebrale che esclude la presenza di una emorragia subaracnoidea e di un processo espansivo endocranico. Quale esame tra i seguenti è più utile per chiarire la diagnosi in urgenza?**

A Ecografia della papilla ottica
B Prelievo ematico
C Emocolture
D Rachicentesi
E Elettroencefalogramma

100 **Una bambina è nata pretermine, a 28 settimane di età gestazionale, ed ha un'età corretta di due anni. Con quale strumento psicometrico si può meglio quantificare un eventuale ritardo di sviluppo psicomotorio?**

A Matrici di Raven
B Il test di Rorschach
C Le scale Bayley-III
D La scala di Wechsler
E La scala ADOS

101 **Una ragazza di 25 anni affetta da miopia bilaterale (-4,00sf OO) si presenta dall'oculista chiedendo di essere sottoposta a intervento corneale per eliminare la correzione ottica con occhiali. Quale trattamento è opportuno proporre alla paziente?**

A Trattamento PRK (cheratectomia fotorefrattiva)
B Trapianto di cornea
C Capsulotomia Yag laser
D SLT (Laser trabeculoplastica selettiva)
E Trattamento argon laser

102 **Un uomo di 40 anni si rivolge al proprio oculista di fiducia perché ha notato negli ultimi mesi una riduzione del campo visivo sia dal lato destro sia sinistro, pur vedendo nel dettaglio ciò che sta guardando. L'esame della refrazione conferma un visus bilaterale di 10/10 e l'esame del campo visivo evidenzia un iniziale scotoma bitemporale. Quale delle seguenti patologie NON può essere causa dei disturbi riscontrati nel paziente?**

A Glaucoma
B Adenoma ipofisario
C Cataratta
D Meningioma a livello della sella turcica
E Retinite pigmentosa

103 **Nell'ambulatorio di un oculista si presenta un bambino di sette anni accompagnato dai genitori i quali riferiscono che il proprio figlio negli ultimi mesi si avvicina molto agli oggetti per osservarli. Il bambino, particolarmente alto per la sua età, presenta astigmatismo miopico composto -4,00sf -2,00cyl100° in un occhio ed ectopia lentis nell'altro. In base al quadro clinico descritto, è corretto sospettare:**

A Retinite pigmentosa
B Cheratocono
C Malattia di Leber
D Distrofia dei coni
E Sindrome di Marfan

104 **Una donna di 35 anni viene sottoposta a intervento chirurgico di quadrantectomia della mammella destra e asportazione del linfonodo sentinella. L'esame istologico documenta un carcinoma duttale infiltrante, G2, pT1, N0, HER2 negativo, con una forte espressione dei recettori per gli estrogeni (ER: 98%) e**

progesterone (PgR: 98%) e l'indice di proliferazione basso (Ki67: 8%). Gli esami di stadiazione non documentano metastasi. Considerati i dati morfologici e molecolari della neoplasia, a quale gruppo immuno-fenotipico appartiene il tumore?

A HER2 positivo (non luminale)

B Luminale A

C Luminale B HER2 negativo

D Triplo negativo

E Luminale B HER2 positivo

105 Un uomo di 34 anni presenta un nodulo testicolare non dolente, di consistenza dura. Il paziente non è febbrile. Com'è opportuno procedere in prima istanza?

A Prescrivere una TC torace, addome e pelvi

B Prescrivere dosaggio di CEA e beta-hCG

C Prescrivere un'ecografia testicolare

D Prescrivere 7 giorni di levofloxacina

E Prescrivere una RM torace, addome e pelvi

106 Una ragazza di 25 anni giunge al Pronto Soccorso per la comparsa di un edema a mantellina al collo e al volto. Riferisce inoltre dispnea. Viene eseguita una RX del torace che mostra uno slargamento del mediastino. Tra le seguenti, qual è l'ipotesi diagnostica più probabile?

A Pneumotorace

B Sindrome della vena cava superiore

C Dissezione aortica

D Atelettasia polmonare

E Miocardite

107 Quando si parla di Morbo di Legg-Calvé-Perthes s'intende:

A Osteocondrosi dell'apofisi tibiale anteriore

B Epifisiolisi dell'anca

C Lussazione congenita dell'anca

D Osteocondrosi dell'epifisi prossimale dell'omero

E Osteocondrosi dell'epifisi femorale prossimale

108 La frattura-lussazione di Monteggia è caratterizzata da:

A Frattura del radio con concomitante frattura della stiloide ulnare e lussazione radioulnare distale

B Frattura dell'ulna con concomitante lussazione del capitello radiale

C Lussazione del gomito associata a frattura del processo coronoideo dell'ulna

D Frattura-lussazione della testa omerale

E Frattura del radio associata a lussazione radiocarpica

109 Un uomo di 65 anni si presenta in ambulatorio lamentando progressiva e invalidante rigidità in flessione del IV e V dito della mano destra. All'esame obiettivo tale atteggiamento di flessione non è riducibile e si accompagna alla presenza di un inspessimento cordoniforme rilevato e sclerotico a livello palmare, in corrispondenza del IV e del V dito. Da questo quadro clinico si può fare diagnosi di:

A Lesione del nervo ulnare

B Lesione del nervo radiale

C Tenosinovite dei flessori delle dita

D Lesione del nervo mediano

E Morbo di Dupuytren

110 Un uomo di 45 anni, cadendo dallo scooter, riporta una frattura scomposta

del terzo medio della diafisi omerale con il quadro radiografico in figura. Qual è la complicanza immediata più frequente che si potrebbe verificare con il suddetto quadro clinico-radiografico?

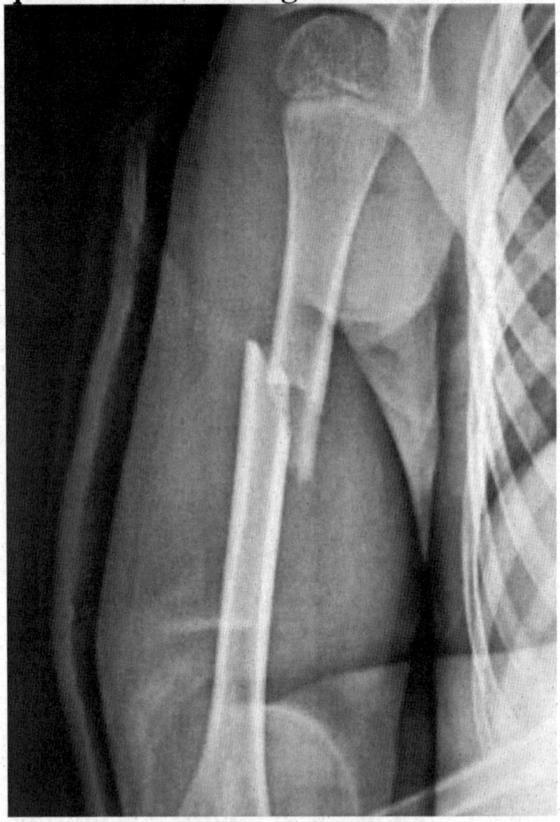

[A] Lesione dell'arteria brachiale

[B] Lesione del nervo ulnare

[C] Tromboembolia polmonare

[D] Lesione del nervo radiale

[E] Lesione del nervo mediano

111 **Una paziente di 65 anni, operata 10 anni prima di intervento di artro-protesi dell'anca destra, presenta da circa 2 mesi dolore inguino-crurale a destra che insorge prevalentemente sotto carico. L'esame radiografico mostra osteolisi peri-protesica e i valori degli esami ematochimici sono nella norma. Qual è la diagnosi più probabile?**

[A] Tromboflebite della safena

[B] Lussazione della protesi

[C] Frattura da durata del femore

[D] Mobilizzazione asettica della protesi

[E] Mobilizzazione settica della protesi

112 **Un paziente di 58 anni riferisce otorrea ricorrente destra con ipoacusia. All'otoscopia si evidenzia perforazione timpanica con erosione parziale della catena ossiculare. Qual è il sospetto clinico?**

[A] Otite sieromucosa

[B] Otite catarrale

[C] Otite cronica colesteatomatosa

[D] Otosclerosi

[E] Otite media acuta

113 **Si presenta all'attenzione medica un paziente di 5 anni con ostruzione respiratoria nasale, roncopatia e indice apnee-ipopnee >60 allo studio polisonnografico. A quale trattamento deve essere sottoposto?**

[A] Terapia steroidea sistemica ciclica per sei mesi

[B] Intervento di adenoidectomia

[C] Terapia steroidea ciclica e profilassi antibiotica

[D] Intervento di adeno-tonsillectomia

[E] Intervento di correzione palatale

114 **Una mamma si accorge che il suo bambino di tre mesi sembra non rispondere a stimoli acustici. L'otorinolaringoiatra rileva una grave sordità congenita bilaterale. Qual è l'iter terapeutico più appropriato da seguire?**

[A] Protesizzazione entro il terzo anno di vita; eventuale impianto cocleare entro il sesto anno di vita

[B] Protesizzazione precoce; eventuale impianto cocleare in età adolescenziale

C Impianto cocleare entro il sesto mese di vita

D Protesizzazione entro il primo anno di vita; eventuale impianto cocleare entro il terzo anno di vita

E Protesizzazione entro il sesto mese di vita; eventuale impianto cocleare entro i 18 mesi di vita

115 Quali elementi compongono la triade di Virchow?

A Ipoglicemia, sintomi/segni di ipoglicemia, remissione del quadro clinico con assunzione di glucosio

B Febbre, disuria, piuria

C Danno endoteliale, stasi venosa, iper-coagulabilità

D Ittero, febbre, dolore ipocondrio destro

E Ptosi palpebrale, miosi, anidrosi

116 L'attivazione della via estrinseca della coagulazione può essere innescata da un danno vasale, in quanto tale evento porta alla liberazione di:

A Fibrinogeno

B Fattore XII

C Fattore tissutale

D Protrombina

E Calcio

117 Nella tetralogia di Fallot, in genere, la gravità della ipossiemia arteriosa dipende principalmente:

A Dall'ampiezza del difetto interatriale (DIA) se presente

B Dall'aumento delle resistenze vascolari periferiche

C Dal grado della stenosi dell'arteria polmonare

D Dalla localizzazione del difetto interventricolare (DIV)

E Dal grado di ipertrofia del ventricolo sinistro

118 Un bambino di 18 mesi viene condotto in Pronto Soccorso per il riscontro di sangue nel pannolino. Il bambino non ha febbre né lamenta dolori addominali né ha avuto episodi di vomito. Al momento del ricovero l'emoglobina è 9 g/dL. Qual è la causa più probabile tra le seguenti del reperto documentato nel bambino?

A Colite ulcerosa

B Invaginazione intestinale

C Procto-colite allergica

D Diverticolo di Meckel

E Celiachia

119 Un bambino di 18 mesi viene condotto in Pronto Soccorso per il riscontro di sangue nel pannolino. Il bambino non ha febbre né lamenta dolori addominali né ha avuto episodi di vomito. Al momento del ricovero l'emoglobina è 9 g/dL. Qual è l'esame di elezione per la diagnosi della patologia da cui è più probabilmente affetto il bambino?

A Anticorpi anti-transglutaminasi

B Colonscopia

C Clisma opaco

D Scintigrafia con 99mTc-pertecnetato

E Esofagogastroduodenoscopia e colonscopia

120 A un bambino di otto anni a una visita oculistica di routine viene riscontrato un anello verde-marrone nella cornea (anello di Kayser-Fleischer). Quale trattamento è possibile instaurare per minimizzare le complicanze dell'errore congenito del metabolismo che si associa a questo segno clinico?

A Amoxicillina

B Desferrioxamina

C Claritromicina

D Penicillamina

E Deferiprone

121 **Una bambina di due anni viene ricoverata in terapia intensiva pediatrica per una grave disidratazione in corso di gastroenterite. Quale indice NON è indicativo di insufficienza renale pre-renale?**

A Sodio urinario < 20 mEq/L

B Osmolalità urinaria > 500 mOsm/kg

C Escrezione frazionale del sodio (FENa) < 1%

D Azoto ureico (BUN)/Creatininemia > 20:1

E Escrezione frazionale del sodio (FENa) > 2%

122 **Un bambino di otto anni con bassa statura e occhi piccoli giunge all'osservazione clinica per un episodio sincopale. La madre riferisce che è stato operato per un pollice soprannumerario. All'emocromo viene riscontrata una grave anemia per cui viene ricoverato e trasfuso. Vengono notate diverse chiazze caffé-au-lait e viene eseguito il test di fragilità cromosomica (DEB test) che risulta positivo. Qual è la condizione da cui è affetto il bambino?**

A Drepanocitosi

B Anemia da Parvovirus

C Anemia di Fanconi

D Talassemia major

E Anemia aplastica

123 **Una bambina di 13 mesi viene ricoverata per una grave broncopolmonite in terapia intensiva pediatrica. La pediatra riferisce un ritardo di crescita staturo-ponderale e psicomotorio; i test per la fibrosi cistica e gli accertamenti per la celiachia sono risultati negativi. Vista la gravità del quadro clinico, vengono eseguiti degli esami immunologici di primo livello con riscontro di un deficit selettivo di IgA e di linfopenia. In seguito a consulenza immunologica, viene dosata anche l'alfa-feto-proteina, che risulta elevata. Di quale immunodeficienza più probabilmente si tratta?**

A Atassia teleangectasia

B Immunodeficienza grave combinata (Severe Combined Immunodeficiency, SCID)

C Malattia granulomatosa cronica

D Sindrome di George

E Agammaglobulinemia

124 **Un bambino nato a termine, allattato al seno, presenta un colorito ancora itterico a due settimane di vita. All'esame obiettivo presenta una fontanella anteriore ampia e un'ernia ombelicale riducibile. I genitori inoltre riferiscono una stipsi persistente.**
Tra le seguenti condizioni cliniche, qual è quella da cui più probabilmente è affetto il lattante?

A Infezione delle vie urinarie

B Malattia di Gilbert

C Sindrome di Crigler-Najjar

D Atresia delle vie biliari

E Ipotiroidismo congenito

125 **Un paziente affetto da schizofrenia catatonica rifiuta cibo, idratazione e cura dell'igiene personale. Come viene definito questo quadro clinico?**

A Apatia

B Perseverazione

C Negativismo

D Stereotipia

E Cataplessia

126 **Una primipara al terzo trimestre di gravidanza giunge in Pronto Soccorso accompagnata dai familiari preoccupati dal fatto che da circa tre settimane la paziente si ipo-alimenta, rimane sveglia pressoché tutta la notte, mostra profonda cupezza. Nonostante una visita di controllo effettuata due giorni prima non abbia riscontrato anomalie nella gravidanza, la paziente continua a sostenere che il feto sia morto e che non abbia alcun senso vivere. Non risultano precedenti psichiatrici. Quale tra le seguenti rappresenta nell'immediato la gestione più corretta della paziente?**

A Dimissione dal Pronto Soccorso e indicazione ai familiari di monitorare la paziente

B Ricovero ospedaliero e impostazione di una terapia farmacologica specifica

C Indicazione a una psicoterapia cognitivo-comportamentale in regime ambulatoriale

D Impostazione di una terapia farmacologica e programmazione di controlli ambulatoriali

E Ricovero ospedaliero e sola osservazione in quanto tutti gli psicofarmaci hanno un effetto teratogeno

127 **Quale tra le seguenti indagini radiologiche eroga al paziente la dose più bassa di radiazioni ionizzanti?**

A Tomografia computerizzata del torace per studio di un paziente con embolia polmonare

B Tomografia computerizzata del torace con e senza mezzo di contrasto

C Tomografia computerizzata dell'addome per studio trifasico del fegato

D TC dell'encefalo senza mezzo di contrasto

E Tomografia computerizzata dell'addome senza mezzo di contrasto

128 **Quale delle seguenti affermazioni è corretta in relazione all'immagine?**

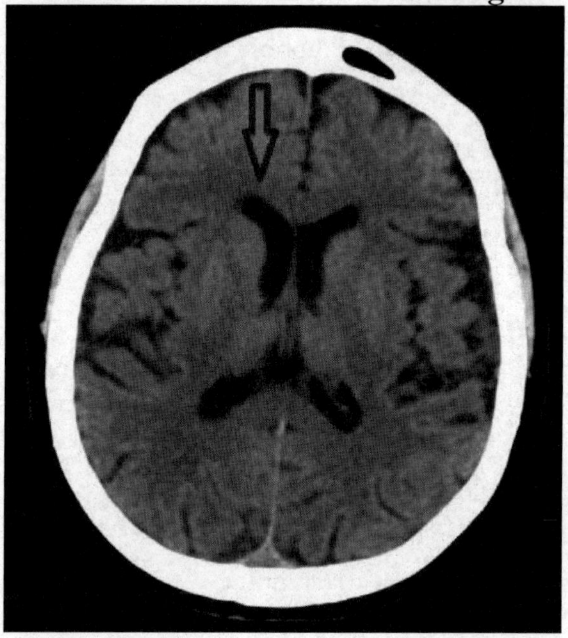

A Nell'immagine RM la freccia indica il corno anteriore del ventricolo laterale sinistro

B Nell'immagine RM la freccia indica il corno anteriore del ventricolo laterale destro

C Nell'immagine TC la freccia indica il corno anteriore del ventricolo laterale sinistro

D Nell'immagine TC la freccia indica il corno anteriore del ventricolo laterale destro

E Nell'immagine TC la freccia indica il corno occipitale del ventricolo laterale destro

129 **Quale delle seguenti indagini consente di identificare precocemente le alterazioni edemigene dell'osso?**

A La radiografia

B La risonanza magnetica

[C] La tomografia computerizzata

[D] La densitometria ossea a raggi X

[E] L'ecografia

130 **In ecografia, come appaiono le calcificazioni?**

[A] Dotate di cono d'ombra anteriore

[B] Isoecogene

[C] Ipoecogene

[D] Anecogene

[E] Iperecogene

131 **Un paziente giunge in Pronto Soccorso con diagnosi di sospetta occlusione intestinale. Con quale dei seguenti esami inizia l'iter diagnostico?**

[A] Colonscopia

[B] RM addome

[C] Ecografia addome

[D] RX torace

[E] RX diretto dell'addome

132 **Una donna di 51 anni si reca dal proprio medico di fiducia preoccupata per quanto ha letto circa l'incidenza dell'osteoporosi post-menopausale e chiedendo come può controllare/prevenire l'insorgenza di tale malattia. Quale delle seguenti indagini viene comunemente utilizzata per valutare la densità minerale ossea nella diagnostica dell'osteoporosi?**

[A] Radiografia del polso in due proiezioni

[B] Ecografia della colonna lombare

[C] Mineralometria ossea computerizzata a doppio raggio X

[D] Radiografia del femore

[E] Tomografia assiale computerizzata del radio

133 **Quali tra le seguenti cellule sono MENO radiosensibili?**

[A] Enterociti

[B] Cellule muscolari

[C] Cellule endoteliali

[D] Granulociti

[E] Linfociti

134 **Una donna di 43 anni con una diagnosi di Lupus Eritematoso Sistemico caratterizzato principalmente da rash malare, poli-artralgie e fotosensibilità, presenta importanti deformità alle mani (deformità a collo di cigno, deformità a Z del pollice, deviazione ulnare). Queste deformità sono riducibili. Alle radiografie articolari non vi sono segni di erosioni. Come si definisce tale reperto articolare?**

[A] Osteoartrosi

[B] Dito a scatto

[C] Artrite reumatoide

[D] Artropatia di Jaccoud

[E] Morbo di Paget

135 **Un uomo di 73 anni si presenta all'attenzione del medico per comparsa da 3-4 giorni di dolore e rigidità alle spalle con impotenza funzionale. Agli esami si evidenziano valori di velocità di eritrosedimentazione di 73 mm/1h e di proteina C-reattiva di 37 mg/L. (v.n. < 5 mg/L) Quale delle seguenti è la diagnosi più probabile, considerata la presentazione clinica?**

[A] Sindrome Remitting Synovitis, Symmetrical, Seronegative with Pitting Edema (RS3PE)

[B] Polimialgia reumatica

[C] Fibromialgia

[D] Artrite reumatoide sieronegativa

[E] Spalla di Milwaukee

136 **Glucidi, lipidi e proteine hanno valore energetico differente. Quale delle seguenti affermazioni è corretta?**

A 1 g di glucidi fornisce 8 kcal
B 1 g di lipidi fornisce 7 kcal
C 1 g di glucidi fornisce 4 kcal
D 1 g di lipidi fornisce 12 kcal
E 1 g di proteine fornisce 8 kcal

137 **Lo scopo di uno studio clinico effettuato su 20 pazienti è quello di individuare il dosaggio più sicuro di un nuovo farmaco per l'ipertensione. Di quale fase dello studio si tratta?**

A Fase IV
B Fase II
C Fase III
D Preclinico
E Fase I

138 **Si reca in ambulatorio un paziente di 45 anni, con anamnesi patologica remota negativa, lamentando un dolore a intensità variabile riferibile al fianco sinistro, che si irradia all'inguine, associato a malessere, nausea, vomito e astenia. Qual è l'ipotesi diagnostica più verosimile?**

A Colica biliare
B Diverticolosi del colon
C Colica reno-ureterale
D Occlusione intestinale
E Appendicite

139 **Si reca in ambulatorio un paziente di 45 anni, con anamnesi patologica remota negativa, lamentando un dolore a intensità variabile riferibile al fianco sinistro, che si irradia all'inguine, associato a malessere, nausea, vomito e astenia. Quale manovra semeiotica potrebbe indirizzare con buona probabilità la diagnosi?**

A Segno di Giordano
B Segno di Lasègue
C Segno di Blumberg
D Segno di Murphy
E Segno di Brudzinski

140 **Si reca in ambulatorio un paziente di 45 anni, con anamnesi patologica remota negativa, lamentando un dolore a intensità variabile riferibile al fianco sinistro, che si irradia all'inguine, associato a malessere, nausea, vomito e astenia. Quale esame strumentale NON invasivo è opportuno eseguire, in prima istanza, per confermare la diagnosi?**

A Ecografia addominale
B PET al fluoro-desossi-glucosio (FDG)
C Scintigrafia renale
D RM addominale
E TC addominale

SIMULAZIONE 005 CON COMMENTO ONLINE

Per accedere alla simulazione:

- Dal suo telefono, effettui la scansiona del QRCODE, oppure, apra il seguente link:
    - https://app.testammissione.com/qr=simssm005

- Dal Desktop, effettui il download della APP Desktop dal seguente link:
    - https://testammissione.com/download

Risposte commentate online

Il commento della simulazione è disponibile online, vengono qui riportate le risposte corrette. Per il modulo risposte cartaceo: https://testammissione.com/modulo-risposte

1 **La risposta corretta è la B.**

2 **La risposta corretta è la E.**

3 **La risposta corretta è la E.**

4 **La risposta corretta è la E.**

5 **La risposta corretta è la D.**

6 **La risposta corretta è la A.**

7 **La risposta corretta è la B.**

8 **La risposta corretta è la E.**

9 **La risposta corretta è la E.**

10 **La risposta corretta è la D.**

11 **La risposta corretta è la E.**

12 **La risposta corretta è la B.**

13 **La risposta corretta è la A.**

14 **La risposta corretta è la D.**

15 **La risposta corretta è la B.**

16 **La risposta corretta è la B.**

17 **La risposta corretta è la E.**

18 **La risposta corretta è la B.**

19 **La risposta corretta è la B.**

20 **La risposta corretta è la B.**

21 **La risposta corretta è la D.**

22 **La risposta corretta è la A.**

23 **La risposta corretta è la C.**

24 **La risposta corretta è la B.**

25 **La risposta corretta è la A.**

26 **La risposta corretta è la A.**

27 **La risposta corretta è la C.**

28 **La risposta corretta è la C.**

29 **La risposta corretta è la B.**

30 **La risposta corretta è la D.**

31 **La risposta corretta è la E.**

32 **La risposta corretta è la E.**

33 **La risposta corretta è la E.**

34 **La risposta corretta è la B.**

35 **La risposta corretta è la E.**

36 **La risposta corretta è la D.**

37 **La risposta corretta è la E.**

38 **La risposta corretta è la A.**

39 **La risposta corretta è la E.**

40 **La risposta corretta è la D.**

41 **La risposta corretta è la D.**

42 **La risposta corretta è la A.**

43 La risposta corretta è la C.

44 La risposta corretta è la E.

45 La risposta corretta è la A.

46 La risposta corretta è la D.

47 La risposta corretta è la A.

48 La risposta corretta è la C.

49 La risposta corretta è la D.

50 La risposta corretta è la E.

51 La risposta corretta è la B.

52 La risposta corretta è la D.

53 La risposta corretta è la C.

54 La risposta corretta è la E.

55 La risposta corretta è la D.

56 La risposta corretta è la A.

57 La risposta corretta è la B.

58 La risposta corretta è la E.

59 La risposta corretta è la C.

60 La risposta corretta è la D.

61 La risposta corretta è la D.

62 La risposta corretta è la C.

63 La risposta corretta è la D.

64 La risposta corretta è la E.

65 La risposta corretta è la D.

66 La risposta corretta è la A.

67 La risposta corretta è la D.

68 La risposta corretta è la E.

69 La risposta corretta è la D.

70 La risposta corretta è la C.

71 La risposta corretta è la C.

72 La risposta corretta è la D.

73 La risposta corretta è la D.

74 La risposta corretta è la E.

75 La risposta corretta è la D.

76 La risposta corretta è la E.

77 La risposta corretta è la A.

78 La risposta corretta è la B.

79 La risposta corretta è la D.

80 La risposta corretta è la A.

81 La risposta corretta è la D.

82 La risposta corretta è la D.

83 La risposta corretta è la C.

84 La risposta corretta è la A.

85 La risposta corretta è la B.

86 La risposta corretta è la A.

87 La risposta corretta è la B.

88 La risposta corretta è la E.

89 La risposta corretta è la C.

90 La risposta corretta è la B.

91 La risposta corretta è la E.

92 La risposta corretta è la E.

93 La risposta corretta è la C.

94 La risposta corretta è la B.

95 La risposta corretta è la A.

96 La risposta corretta è la E.

97 La risposta corretta è la C.

98 La risposta corretta è la B.

99 La risposta corretta è la D.

100 La risposta corretta è la C.

101 La risposta corretta è la A.

102 La risposta corretta è la C.

103 La risposta corretta è la E.

104 La risposta corretta è la B.

105 La risposta corretta è la C.

106 La risposta corretta è la B.

107 La risposta corretta è la E.

108 La risposta corretta è la B.

109 La risposta corretta è la E.

110 La risposta corretta è la D.

111 La risposta corretta è la D.

112 La risposta corretta è la C.

113 La risposta corretta è la D.

114 La risposta corretta è la E.

115 La risposta corretta è la C.

116 La risposta corretta è la C.

117 La risposta corretta è la C.

118 La risposta corretta è la D.

119 La risposta corretta è la D.

120 La risposta corretta è la D.

121 La risposta corretta è la E.

122 La risposta corretta è la C.

123 La risposta corretta è la A.

124 La risposta corretta è la E.

125 La risposta corretta è la C.

126 La risposta corretta è la B.

127 La risposta corretta è la D.

128 La risposta corretta è la D.

129 La risposta corretta è la B.

130 La risposta corretta è la E.

131 **La risposta corretta è la E.**

132 **La risposta corretta è la C.**

133 **La risposta corretta è la B.**

134 **La risposta corretta è la D.**

135 **La risposta corretta è la B.**

136 **La risposta corretta è la C.**

137 **La risposta corretta è la E.**

138 **La risposta corretta è la C.**

139 **La risposta corretta è la A.**

140 **La risposta corretta è la A.**

La simulazione 06 corrisponde alla prova del Concorso SSM 2018.

1 **Scenario clinico T1IC. Un giovane di 28 anni si presenta all'attenzione medica riferendo la comparsa di pomfi pruriginosi di piccole dimensioni (1-2 mm) circondati da un'area di eritema, dopo esercizio fisico o episodi febbrili. Come si definisce tale manifestazione?**

- A Orticaria colinergica
- B Dermatografismo
- C Angioedema ereditario
- D Malattia da siero
- E Vasculite necrotizzante

2 **L'esofago di Barrett è costituito da una condizione in cui è sempre presente:**

- A Carcinoma in situ a livello distale esofageo
- B Proliferazione di cellule ciliate al terzo prossimale dell'esofago
- C Epitelio distale esofageo sostituito da epitelio di tipo cilindrico (o colonnare) metaplastico
- D Epitelio prossimale esofageo sostituito da epitelio di tipo respiratorio
- E Infezione da Helicobacter esofagea

3 **La rettocolite ulcerosa è:**

- A Una malattia cronica che interessa esclusivamente il sigma
- B Una malattia cronica del colon che determina lesioni discontinue della mucosa intestinale in senso retrogrado
- C Una malattia acuta intestinale che guarisce dopo terapia medica
- D Una malattia cronica intestinale che determina lesioni continue della mucosa intestinale in senso retrogrado
- E Una malattia cronica intestinale che determina diverticolosi diffusa del colon

4 **Nei pazienti affetti da linfoma di Burkitt, soprattutto nella variante endemica, è stata dimostrata pregressa infezione da:**

- A Herpes Simplex Virus
- B Citomegalovirus
- C Toxoplasma gondii
- D Epstein-Barr Virus
- E Paramyxovirus

5 **Si definiscono tofi:**

- A Placche calcifiche a livello delle articolazioni in pazienti affetti da Morbo di Paget
- B Accumuli di immunocomplessi in pazienti affetti da artrite autoimmune
- C Accumuli di cristalli di urati nelle articolazioni di pazienti affetti da artrite gottosa
- D Precipitati antigene-anticorpo a livello dei capillari sanguigni
- E Lesioni caratteristiche dei pazienti affetti da pemfigoide

6 **La dopamina:**

- A È un antagonista dei recettori alfa-adrenergici
- B Viene prodotta a partire dall'adrenalina
- C È un precursore della noradrenalina
- D Agisce esclusivamente a livello periferico
- E È un antagonista dei recettori beta-adrenergici

7 Il trattamento di prima linea (il più importante da somministrare) dello shock anafilattico prevede somministrazione di:

A Dobutamina
B Adrenalina
C Dopamina
D Atropina
E Amiodarone

8 Scenario clinico TA2C. Un medico sta rianimando un paziente in tachicardia ventricolare (TV) senza polso. Permane TV senza polso dopo l'erogazione di 3 scariche di defibrillatore e una dose di 1 mg di adrenalina. Quale farmaco occorre somministrare successivamente?

A Amiodarone
B Atropina
C Dopamina
D Isoproterenolo
E Flecainide

9 Scenario clinico TT3V. Un medico deve procedere a incannulazione dell'arteria radiale per il monitoraggio invasivo della pressione arteriosa. Prima della procedura è opportuno eseguire:

A Marcatura del sito chirurgico
B Test di Allen
C Analgesia della cute con ghiaccio
D Bolo di noradrenalina
E Arteriografia

10 Scenario clinico AV4X. Un paziente deve essere sottoposto a un intervento chirurgico ortopedico. Subito dopo l'esecuzione dell'anestesia locoregionale, il paziente sviluppa i sintomi di tossicità sistemica da anestetico locale. Quale dei seguenti NON è un sintomo tipico di tale tossicità?

A Tinnito
B Iperventilazione
C Aritmie cardiache
D Convulsioni
E Intorpidimento della lingua

11 Scenario clinico AV4X. Un paziente deve essere sottoposto ad un intervento chirurgico ortopedico. Subito dopo l'esecuzione dell'anestesia locoregionale, il paziente sviluppa i sintomi di tossicità sistemica da anestetico locale. Qual è l'antidoto da somministrare?

A Soluzione fisiologica
B Soluzione glucosata 10%
C Intralipid 20%
D Soluzione glucosata 33%
E Soluzione di Ringer lattato

12 Scenario clinico KK5U. Una donna di 45 anni giunge al Pronto Soccorso in coma e depressione respiratoria, il medico somministra naloxone cloridrato 0,4 mg per via endovenosa. Il naloxone cloridrato è:

A Il farmaco di scelta nell'intossicazione acuta da oppiacei
B Somministrato per via endovenosa per la prevenzione della stipsi da oppiacei
C Una molecola di sintesi derivata dall'ossicodone
D Un agonista degli oppiacei
E Indicato nella depressione respiratoria da benzodiazepine

13 Scenario clinico VE6G. Una paziente di 40 anni, asintomatica per dispnea, riferisce di aver avuto un episodio di fibrillazione atriale parossistica della durata di 24h un mese prima.

All'ecocardiogramma si reperta un prolasso della mitrale da flail di P2 con insufficienza mitralica moderato-severa. Frazione d'eiezione (LVEF) 58%. In base alle recenti linee guida dell'European Society of Cardiology, quale procedura è indicata in tale paziente?

A Ablazione chirurgica del focus responsabile della fibrillazione atriale

B Ablazione a radiofrequenza del focus responsabile della fibrillazione atriale

C Posizionamento di Mitraclip percutanea

D Terapia medica

E Plastica della mitrale

14 **Il diverticolo di Meckel è:**

A Una complicanza della dieta a basso contenuto di scorie

B Un'estroflessione della parete intestinale a fondo cieco a livello del colon

C Un'estroflessione della parete intestinale a fondo cieco a livello dell'ileo

D Un'estroflessione della parete esofagea a fondo cieco

E Caratteristico del sesso femminile

15 **Scenario clinico GE7V. Una donna di 39 anni riferisce da circa tre mesi dolore anale violento scatenato dalla defecazione con episodi di sanguinamento. Qual è la diagnosi più probabile?**

A Prolasso anale

B Emorroidi di I grado

C Ascesso rettale

D Fistola anale

E Ragade anale

16 **Scenario clinico GG8V. Durante un'ecografia epatica effettuata per altri motivi in una donna di 58 anni, viene evidenziato un voluminoso calcolo singolo nella colecisti. La donna non ha disturbi riferibili alla patologia. Quale terapia deve essere consigliata alla paziente?**

A Nessuna terapia

B Litotrissia extracorporea

C Intervento chirurgico di asportazione del calcolo, ma non della colecisti

D Intervento chirurgico di colecistectomia in urgenza

E Intervento chirurgico di colecistectomia in elezione

17 **Scenario clinico HB9W. Un ragazzo di 21 anni si reca in Pronto Soccorso per dolore in fossa iliaca destra esacerbato dalla palpazione profonda con addome per altro trattabile. All'esame emocromocitometrico è presente importante leucocitosi (globuli bianchi 22.000/mm). Qual è la diagnosi più probabile?**

A Perforazione intestinale

B Colica renale

C Appendicite acuta

D Colica biliare

E Diverticolo di Meckel

18 **Scenario clinico BU10O. Un anziano (78 anni), con anamnesi patologica remota negativa, lamenta episodi di proctorragia persistenti da 4 mesi. Ha eseguito una visita proctologica, risultata negativa per patologie anali. A quale esame strumentale deve essere sottoposto in prima istanza?**

A Clisma opaco

B TC addome senza mezzo di contrasto

C Pancolonscopia

D Rettoscopia

E TC addome con mezzo di contrasto

19 **Scenario clinico HD11P. Un paziente, non effetto da malattia di Crohn, lamenta la fuoriuscita di pus da un orifizio a circa 3 cm dal margine anale. Viene posta diagnosi di fistola perianale. Il trattamento consigliato è:**

A Chirurgico

B La malattia non è curabile

C Topico, con lavaggi accurati a base di disinfettanti

D Medico con antibioticoterapia mirata

E La guarigione è spontanea in un'alta percentuale dei casi, per cui si consiglia l'osservazione

20 **Scenario clinico RC12A. Un paziente di 62 anni è stato sottoposto 3 anni prima a una emicolectomia destra per adenocarcinoma (pT2, N0, M0). Nel corso del follow-up viene identificato un nodulo polmonare periferico del lobo superiore destro, del diametro di 2 cm, unica sede di captazione a una PET-Total body. L'agobiopsia TC guidata del nodulo ha dimostrato che si tratta di adenocarcinoma metastatico. Il paziente non presenta altre comorbidità. Il trattamento consigliato è:**

A Resezione chirurgica

B Osservazione

C Chemioterapia associata a radioterapia

D Chemioterapia

E Radioterapia

21 **Scenario clinico ID13D. Una donna, sottoposta 5 mesi prima a intervento di gastrectomia totale per una neoplasia gastrica in stadio localmente avanzato, lamenta la comparsa di una tumefazione espansibile ai colpi di tosse, non dolente, in corrispondenza della ferita chirurgica. Qual è la diagnosi più verosimile?**

A Ernia di Spigelio

B Recidiva neoplastica in sede di ferita

C Laparocele

D Eventrazione

E Suppurazione della ferita con raccolta di pus

22 **Scenario clinico ID14A. Una donna di 45 anni è affetta, da molto tempo, da una piccola ernia inguinale destra. Improvvisamente la tumefazione nota diventa dura e dolente. Si associa leucocitosi. Qual è la diagnosi più probabile?**

A Appendicite acuta

B Sciatalgia

C Volvolo

D Ernia strozzata

E Aneurisma dell'aorta addominale

23 **Scenario clinico IN15D. Un giovane motociclista ha un incidente stradale e subisce un violento trauma in ipocondrio sinistro. Giunge in Pronto Soccorso in stato di shock. All'ecografia dell'addome si evidenzia la rottura centro-parenchimale della milza con emoperitoneo. Qual è il trattamento di scelta?**

A Terapia medica dello shock in attesa della cessazione del sanguinamento

B Embolizzazione arteriografica dell'arteria splenica in urgenza

C Compressione prolungata dell'addome superiore per tamponare la perdita di sangue

D Infusione di farmaci pro-coagulanti

E Intervento di splenectomia in urgenza

24 **L'ernia di Morgagni rappresenta una tipologia poco frequente di ernia diaframmatica congenita. Qual è la**

tecnica più adeguata alla riparazione chirurgica di un difetto erniario di piccole dimensioni?

- A Riparazione mediante posizionamento di plug
- B Riparazione mediante sutura diretta e posizionamento di rete
- C Riparazione mediante sutura diretta
- D Riparazione mediante posizionamento di rete.
- E Riparazione mediante trasposizione di lembi peduncolati

25 Scenario clinico ED16A. Nella valutazione della gravità di un'ustione, vengono presi in considerazione diversi parametri clinici: l'età del paziente, l'estensione della superficie ustionata, la presenza di lesioni delle vie aeree e/o di gravi patologie associate (compromissione della funzione renale, cardiaca, epatica). Qual è la percentuale minima di superficie corporea che deve essere interessata per definire un paziente adulto come grande ustionato?

- A 20%
- B 40%
- C 60%
- D 80%
- E 5%

26 Scenario clinico VV17Q. Un ragazzo si reca in Pronto Soccorso per dolore toracico sinistro e discreta dispnea a insorgenza improvvisa. A un RX del torace si dimostra la presenza di uno pneumotorace completo sinistro. Qual è il provvedimento da adottare in prima istanza?

- A Drenaggio toracico
- B Intubazione oro-tracheale e ventilazione assistita
- C Osservazione e nuovo RX dopo 12 ore
- D Intervento chirurgico
- E Osservazione e nuovo RX dopo 24 ore

27 Scenario clinico JI18O. Una paziente di 80 anni riferisce la comparsa di dolore alla marcia, a livello del polpaccio, che si presenta dopo oltre 200 metri di marcia. In base alla classificazione di Fontaine dell'arteriopatia periferica, a quale stadio afferisce la paziente?

- A Stadio III
- B Stadio IIb
- C Stadio I
- D Stadio IV
- E Stadio IIa

28 Scenario clinico OI19X. Un paziente di 55 anni giunge in Pronto Soccorso per parestesie all'arto inferiore sinistro. All'esame obiettivo l'arto si presenta pallido, freddo e con ridotta forza muscolare. Qual è la diagnosi più verosimile?

- A Miosite
- B Tromboembolia venosa
- C Ischemia arteriosa
- D Trombosi venosa
- E Displasia fibromuscolare

29 Scenario clinico EQ20Q. Una donna di 45 anni presenta lesioni eritemato-ipercheratosiche non dolenti, di forma nummulare, a livello della regione scapolare. Si associano lesioni ipercheratosiche [01] con chiazza di alopecia cicatriziale [02] a livello del vertice del cuoio capelluto. Le lesioni del tronco, di vecchia data, tendono anch'esse all'atrofia cicatriziale e a lasciare esiti iper-pigmentari soprattutto periferici. Tutte le lesioni tendono al peggioramento dopo l'esposizione solare. Qual è la terapia più indicata per

questa paziente?

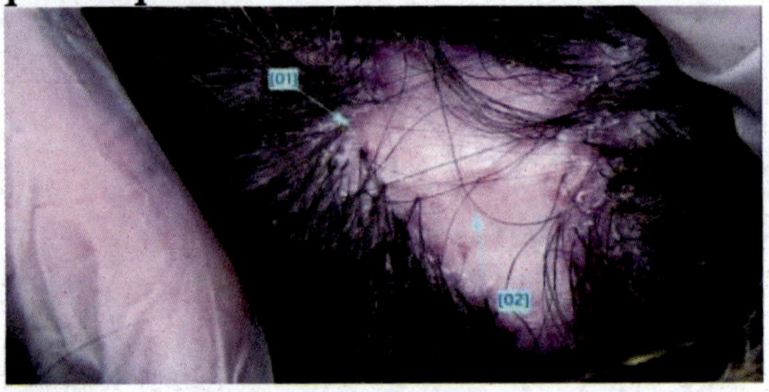

- A Fototerapia nbUVB
- B Antimicotici orali
- C Idrossiclorochina
- D Penicillina
- E Calcipotriolo topico

30 Scenario clinico ED21X. Una donna di 32 anni si presenta all'attenzione medica lamentando la comparsa di lesioni orticarioidi diffuse. In riferimento all'orticaria cronica spontanea, quale delle seguenti affermazioni è ERRATA?

- A La terapia di prima linea è rappresentata dagli antistaminici orali
- B Vi è un'associazione con la presenza di disturbi autoimmuni della tiroide
- C Si definisce cronica quando le lesioni orticarioidi persistono per più di sei settimane
- D L'orticaria è una malattia allergica Th1 mediata
- E I pomfi sono migranti e fugaci.

31 Quale tra le seguenti forme di anemia è caratterizzata da un volume corpuscolare medio eritrocitario (MCV) elevato?

- A Anemia associata a insufficienza renale
- B Anemia associata a tratto beta-Talassemico
- C Anemia associata a deficit di vitamina B12
- D Anemia associata a stati infiammatori cronici
- E Anemia associata a carenza di ferro

32 Quale tra le seguenti caratteristiche è più tipica della macroglobulinemia di Waldenstrom piuttosto che del mieloma multiplo?

- A Insufficienza renale
- B Lesioni osteolitiche
- C Componente monoclonale sierica IgM
- D Ipercalcemia
- E Anemia

33 Scenario clinico OI22W. Una donna di 49 anni esegue un emocromo per il persistere di marcata astenia da diversi giorni. L'emocromo mostra una severa piastrinopenia associata a leucopenia e anemia. Quale tra le seguenti ipotesi NON rientra nella diagnosi differenziale delle pancitopenie?

- A Anemia aplastica
- B Leucemia linfatica cronica
- C Mielodisplasia
- D Emoglobinuria parossistica notturna
- E Leucemia a cellule capellute

34 Qual è il trattamento di prima linea della malattia di Cushing?

- A Surrenectomia bilaterale
- B Utilizzo di farmaci inibitori della steroidogenesi
- C Intervento chirurgico di asportazione dell'adenoma ipofisario
- D Radioterapia della regione sellare
- E Utilizzo di farmaci agonisti della somatostatina

35 Scenario clinico JN23L. Una donna di 35 anni affetta da vitiligine si presenta dal medico di famiglia accusando ansia, dimagrimento di circa 4 kg e sensazione costante di corpo estraneo oculare. All'esame obiettivo la paziente presenta

lieve esoftalmo e tachicardia con FC 110 bpm. Gli esami di laboratorio mostrano valori di TSH minori di 0.001 mU/L con ormoni tiroidei liberi francamente aumentati. Tutte le seguenti affermazioni relative alla gestione del caso clinico sono corrette AD ECCEZIONE di una; quale?

A La tachicardia della paziente può essere trattata con beta bloccanti, ad esempio propranololo

B L'esecuzione della scintigrafia tiroidea permette una diagnosi differenziale dell'ipertiroidismo

C È consigliabile eseguire il dosaggio degli anticorpi anti-recettore del TSH per inquadramento diagnostico

D È consigliabile una terapia oculare topica con lacrime artificiali

E La terapia con farmaci anti-tiroidei di sintesi è mirata al miglioramento del quadro oftalmologico

36 **Scenario clinico EE24S. Una donna di 52 anni si presenta dal medico di famiglia dopo un'influenza per comparsa di dolore al giugulo irradiato alla mandibola, febbre > 38 °C e malessere generalizzato. Il quadro clinico è sospetto per quale patologia tiroidea?**

A Tiroidite subacuta (tiroidite di De Quervain)

B Morbo di Plummer

C Morbo di Basedow

D Carcinoma della tiroide

E Tiroidite di Hashimoto

37 **Un paziente affetto da emicrania senza aura si rivolge a un neurologo per decidere la terapia più appropriata. Quale, tra i seguenti farmaci, rientra tra quelli da utilizzare durante l'attacco acuto dell'emicrania?**

A Dopamino-agonisti

B Calcioantagonisti

C Diazepam

D Agonisti del recettore della 5-idrossitriptamina (5-HT1)

E Inibitori della ricaptazione della serotonina

38 **L'atenololo è considerato un beta bloccante selettivo. A bassi dosaggi, su quali recettori agisce?**

A Beta 1 e gamma

B Beta 1 e alfa 1

C Solo beta 1

D Solo alfa

E Solo beta 2

39 **Scenario clinico EL25D. Un ragazzo viene portato al Pronto Soccorso per marcato aumento della temperatura corporea, stato confusionale e crampi muscolari. La diagnosi è ipertermia da colpo di calore. Quale dei seguenti provvedimenti è quello più indicato per abbassare la temperatura corporea?**

A Raffreddamento fisico

B FANS endovena

C Combinazione di steroidi e paracetamolo

D Steroidi ad alte dosi

E Paracetamolo endovena ogni quattro ore

40 **Scenario clinico FD26J. Un bambino di 3 anni presenta emorragie spontanee e ematuria. Viene fatta diagnosi di emofilia A. La nonna del bambino riferisce di aver avuto episodi di sanguinamento copioso in seguito a una estrazione dentaria. È possibile che la nonna fosse affetta anche lei da emofilia A?**

A Si, perché l'emofilia A è un tratto X-linked dominante

B Si, perché l'emofilia A ha trasmissione autosomica recessiva

C No, perché l'emofilia A ha trasmissione Y-linked e quindi è stata ereditata dal padre

D No, perché l'emofilia A ha trasmissione autosomica dominante e quindi anche la mamma doveva esserne affetta

E Si, perché l'emofilia A ha trasmissione X-linked recessiva e si manifesta nella sua forma più grave nei maschi e nelle femmine omozigoti

41 **Scenario clinico BG27T. In un uomo di 82 anni affetto da iperparatiroidismo, subito dopo un intervento di paratiroidectomia, compare una tumefazione del polso destro, accompagnata da importante dolore e impotenza funzionale. Una radiografia del polso evidenza una radio-opacità lineare in corrispondenza del legamento triangolare del carpo. Alla luce del quadro clinico e del dato radiologico, qual è la più verosimile causa di tale manifestazione?**

A Artrite da deposito di cristalli di acido urico

B Artrite reattiva

C Artrite da deposito di pirofosfato di calcio

D Artrite settica

E Artrite reumatoide a esordio tardivo

42 **Scenario clinico AA28Y. In un uomo di 78 anni è stata iniziata recentemente una terapia per diabete mellito di tipo 2. Alla visita di controllo lamenta nausea e dolore addominale. Il paziente si presenta tachicardico (112 bpm) e tachipnoico (26 atti respiratori al min). Gli esami del sangue evidenziano: creatininemia 1.47 mg/dL, Na 133 mEq/L, K 4.01 mEq/L, Cl 100 mEq/L, pH arterioso 7.26, pCO2 18 mmHg, HCO 8.1 mmol/L. Quale farmaco utilizzato per la terapia del diabete di tipo 2 può più frequentemente portare a tale quadro clinico?**

A Linagliptin

B Canagliflozin

C Acarbosio

D Metformina

E Rosiglitazone

43 **Scenario clinico CO29J. Una donna di 88 anni si reca dal medico lamentando la comparsa, da alcuni giorni, di intenso dolore localizzato nell'emitorace destro. All'ispezione risultano evidenti numerose lesioni vescicolose, alcune già evolute in croste, prevalenti in regione sottomammaria destra e irradiate fino al dorso. Sulla base del sospetto diagnostico innescato da tale presentazione clinica, quale terapia dovrebbe essere proposta alla paziente?**

A Antinfiammatori topici

B Crioterapia con azoto liquido

C Terapia steroidea sistemica

D Terapia topica locale con pomata a base di calcipotriolo e betametasone

E Terapia antivirale sistemica

44 **Quale delle seguenti NON è considerata un'infezione sessualmente trasmessa?**

A Tricomoniasi

B Cistite da E. Coli

C Infezione da HIV

D Gonorrea

E Infezione da HPV

45 **Qual è, nel mondo, la principale causa di mortalità materna da cause dirette**

durante la gravidanza e fino a 42 giorni dopo il parto?

A Tromboembolismo

B Ipertensione

C Aborto praticato in ambito non sicuro

D Emorragia

E Sepsi

46 **Scenario clinico OG30G. Una donna di 28 anni asintomatica si presenta alla visita ginecologica perché da 3 mesi non ha il ciclo mestruale. In precedenza, il ciclo era regolare. Riferisce di aver eseguito sette giorni prima un test di gravidanza sulle urine con esito negativo. Quale dei seguenti esami NON è indicato fare nel percorso diagnostico?**

A Dosaggio ormone follicolostimolante

B Ecografia pelvica

C Dosaggio prolattina

D Visita con esame speculare di vagina e collo

E Dosaggio ormone antimulleriano (AMH)

47 **Scenario clinico DE31E. Una donna di 37 anni, all'ottava settimana di gravidanza, ai primi esami presenta Hb 9,5 g/dL e MCV 72 fl. Quale di queste condizioni NON può essere la causa dei valori presentati nello scenario?**

A Tratto beta-talassemico

B Beta-talassemia in forma eterozigote

C Malattia celiaca misconosciuta

D Anemia da carenza di vitamina B12 causata da dieta vegana

E Anemia sideropenica da dieta incongrua

48 **Scenario clinico JJ32J. Una donna alla trentottesima settimana di gravidanza, che finora si è svolta in modo fisiologico, si presenta in Pronto Soccorso per intenso dolore epigastrico, edemi declivi con rialzo pressorio e contrazione della diuresi a urine limpide. Quale patologia è la più probabile tra le seguenti?**

A Gastrite emorragica

B Pre-eclampsia

C Sindrome HELLP

D Ipertensione gestazionale severa

E Diabete gestazionale

49 **Scenario clinico OF33R. Una donna alla tredicesima settimana di gravidanza ha eseguito un test combinato (ecografia più prelievo di sangue materno) con esito di rischio elevato per sindrome di Down. Che cosa comprende l'esecuzione del test combinato?**

A Misurazione dell'osso nasale, dosaggio HCG e PRL su sangue materno

B Flusso nel dotto venoso fetale, misurazione translucenza nucale, dosaggio PAPP-A su sangue materno

C Misurazione translucenza nucale fetale, dosaggio PAPP-A e free-beta-HCG su sangue materno

D Misurazione dell'osso nasale, dosaggio estriolo e ormone lattogeno placentare su sangue materno

E Misurazione translucenza nucale, dosaggio prolattina e free-beta-HCG su sangue materno

50 **Scenario clinico WS34S. Una ragazza di 22 anni, nullipara, si reca dal ginecologo per chiedere un contraccettivo sicuro. Ha lo stesso partner da due anni con cui ha sempre utilizzato il condom, ma dopo che questo si è sfilato durante un rapporto, la ragazza ha dovuto ricorrere alla contraccezione d'emergenza e vorrebbe cambiare metodo. Nell'anamnesi risulta che la ragazza soffre da anni di emicrania con**

aura. Quali possibili alternative contraccettive potrebbe consigliare il ginecologo a questa paziente?

A Pillola con solo progestinico oppure IUD medicato con progestinico

B Pillola estroprogestinica associata a dispositivo meccanico

C Cerotto contraccettivo

D Pillola estroprogestinica associata a IUD non medicato

E Anello contraccettivo

51 **Scenario clinico AC35C. Una donna di 51 anni, senza altre rilevanti patologie in anamnesi personale e familiare, viene sottoposta a isterectomia e annessiectomia bilaterale per la presenza di un mioma uterino che determina perdite ematiche anomale. Dopo circa quattro mesi dall'intervento si rivolge alla ginecologa per la presenza di intensi fenomeni vasomotori che le impediscono di dormire. Due mesi prima ha acquistato in farmacia un preparato contenente fitoestrogeni che sta tuttora assumendo con miglioramento scarso o nullo. Qual è l'opzione terapeutica consigliabile?**

A Paroxetina

B Terapia ormonale sostitutiva con estradiolo per via transdermica e progestinico per via orale

C Terapia ormonale sostitutiva con estradiolo per via transdermica

D Terapia ormonale sostitutiva con etinil-estradiolo e progestinico per via orale

E Terapia ormonale sostitutiva combinata con estradiolo e progestinico per via transdermica

52 **Nel calcolo della specificità di un test diagnostico:**

A La formula è: Veri negativi / (Veri negativi + Falsi negativi)

B La formula è: Veri positivi / (Veri positivi + Falsi negativi)

C La formula è: Veri positivi / (Falsi negativi + Falsi positivi)

D La formula è: Veri negativi / (Veri negativi + Falsi positivi)

E Il risultato dipende dalla prevalenza della patologia in esame

53 **La legge istitutiva del Sistema Sanitario Nazionale è:**

A La legge 833/1978

B La legge 517/1999

C La legge 189/2012

D La legge 24/2017

E Il decreto legislativo 502/1992

54 **L'accuratezza di un esame diagnostico rappresenta:**

A La frazione dei soggetti positivi all'indagine sul totale dei malati

B L'attendibilità di un esame con esito negativo

C La capacità dell'esame di individuare correttamente soggetti affetti e non affetti dalla malattia sul totale dei soggetti esaminati

D L'attendibilità di un esame con esito positivo

E La frazione dei soggetti negativi all'indagine sul totale dei sani

55 **Quanti casi di Morbillo sono stati notificati in Italia al sistema di sorveglianza nel 2017?**

A Circa 2.000

B Circa 10.000

C Circa 5.000

D Circa 500

E Circa 1.000

56 **Quale dei seguenti assunti relativi alla Malattia da reflusso gastro-esofageo (MRGE) è ERRATO?**

A La manometria esofagea è raccomandata per la diagnosi di MRGE

B Un ciclo di otto settimane di inibitori di pompa protonica (IPP) rappresenta la terapia di scelta per il miglioramento della sintomatologia e la guarigione dell'esofagite erosiva

C Per un controllo ottimale del pH, gli inibitori della pompa protonica (IPP) dovrebbero essere assunti 30-60 minuti prima del pasto

D Il calo ponderale è raccomandato nei pazienti affetti da MRGE in sovrappeso

E Lo screening per l'infezione da H. pylori non è raccomandato

57 **Scenario clinico AP36P. Una donna di 21 anni riferisce episodi di lieve ittero iniziati nell'adolescenza. L'ultimo episodio si è verificato dopo l'inizio di assunzione di anticoncezionali orali. Per il resto è asintomatica. Viene posto il sospetto di sindrome di Dubin-Johnson. Quale di queste affermazioni è corretta per tale sindrome?**

A L'iperbilirubinemia è mista

B L'iperbilirubinemia è prevalentemente indiretta

C Oltre all'iperbilirubinemia è presente aumento della fosfatasi alcalina

D Ha un pattern di ereditarietà autosomico dominante

E L'iperbilirubinemia è prevalentemente diretta

58 **Scenario clinico QY37Y. Una donna di 22 anni si sottopone a biopsia intestinale dopo un'iniziale valutazione clinica e laboratoristica. L'esame istologico dimostra appiattimento dei villi, iperplasia delle cripte, incremento dei linfociti intraepiteliali, come illustrato nella figura. Con quale delle seguenti malattie può essere compatibile il reperto istologico?**

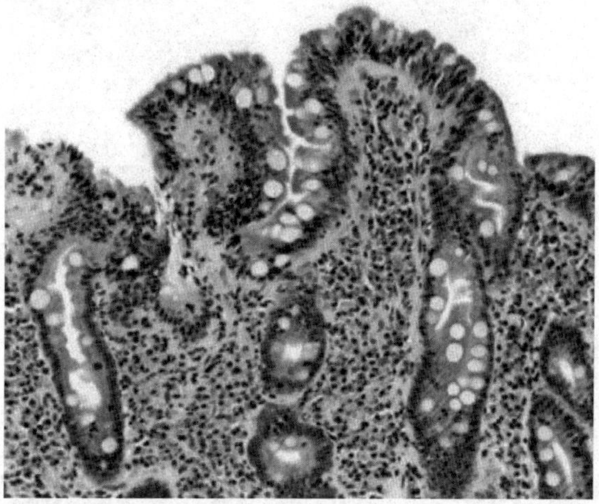

A Malattia di Whipple

B Tumore neuroendocrino dell'intestino tenue

C Malattia di Crohn

D Sensibilità al Glutine non-Celiaca

E Malattia celiaca

59 **Nel trattamento dell'asma bronchiale riacutizzata vengono utilizzate tutte le seguenti terapie TRANNE una; quale?**

A Mucolitici

B Glucocorticoidi per via sistemica

C Ossigenoterapia

D Anti-muscarinici inalatori

E Beta2 agonisti inalatori

60 **Scenario clinico BR38J. Un paziente di 65 anni deve essere sottoposto a colecistectomia. In regime di pre-ricovero ha eseguito un controllo radiologico del torace. L'immagine radiologica mostrata in figura è in prima istanza compatibile con:**

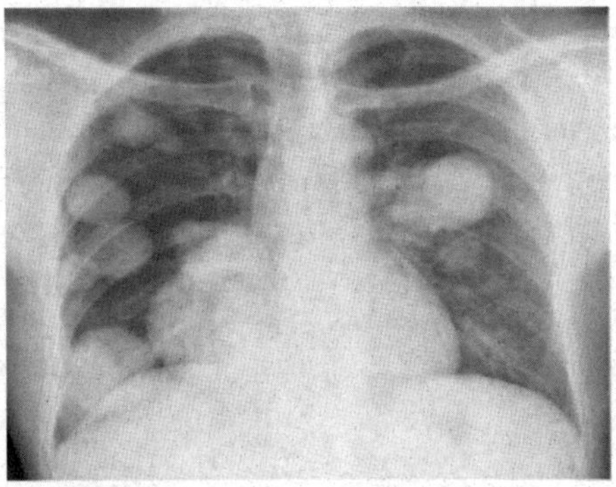

- [A] Atelettasie
- [B] Ombra degli elettrodi per elettrocardiogramma
- [C] Tubercolosi miliare
- [D] Polmonite a focolai multipli
- [E] Metastasi polmonari

61 Scenario clinico PP39P. Un uomo viene portato in Pronto Soccorso in seguito a intossicazione da benzodiazepine. Cosa mostrerà verosimilmente l'emogasanalisi arteriosa?

- [A] Acidosi metabolica ipocapnica
- [B] Acidosi respiratoria ipocapnica
- [C] Alcalosi respiratoria con normocapnia
- [D] Alcalosi metabolica ipercapnica
- [E] Acidosi respiratoria ipercapnica

62 All'ECG viene misurato un QRS di durata >120ms. In normofrequenza (60-90 bpm), qual è una possibile causa di QRS largo

- [A] Pre-eccitazione ventricolare (WPW e correlati)
- [B] Terapia con Beta-bloccanti in corso
- [C] Blocco A-V di II grado Mobitz 1
- [D] Ipokaliemia
- [E] Fibrillazione atriale

63 Scenario clinico FV40V. Un paziente di 35 anni giunge in Pronto Soccorso per cardiopalmo. All'ECG si osserva tachicardia ventricolare a morfologia tipo blocco di branca sinistro. Dopo la risoluzione dell'emergenza, una cardio-RM mostra infiltrazione adiposa della parete libera del ventricolo destro. Qual è la diagnosi?

- [A] Cardiomiopatia ipertrofica
- [B] Torsione di punta
- [C] Displasia aritmogena del ventricolo destro
- [D] Sindrome di Brugada
- [E] Sindrome di Tako-Tsubo (o cardiomiopatia da stress)

64 Scenario clinico FC41X. All'ECG una paziente in terapia farmacologica mostra l'intervallo QT corretto per la frequenza cardiaca di 0,5 secondi. Quale tra i seguenti farmaci può provocare la sindrome del QT lungo acquisita?

- [A] Bisoprololo
- [B] Ivabradina
- [C] Verapamil
- [D] Captopril
- [E] Amiodarone

65 Scenario clinico PO42G. Un paziente di 25 anni ha un'ipertensione arteriosa grave e resistente, insorta recentemente. All'esame obiettivo si reperta soffio addominale. Agli esami ematochimici ha valori bassi di potassio sierico. Qual è il sospetto clinico?

- [A] Pervietà del dotto di Botallo
- [B] Coartazione aortica tipica
- [C] Sindrome di Cushing
- [D] Feocromocitoma
- [E] Ipertensione nefrovascolare

66 Scenario clinico WW43A. Un paziente di 70 anni ha all'ECG bassi voltaggi nelle

derivazioni periferiche con asse elettrico deviato verso destra. All'ecocardiografia presenta ipertrofia ventricolare sinistra con aspetto iper-ecogeno delle pareti ventricolari e con normali diametri del ventricolo sinistro. Qual è il sospetto clinico?

A Sindrome coronarica acuta

B Displasia aritmogena del ventricolo destro

C Cardiopatia ipertensiva

D Stenosi valvolare aortica

E Amiloidosi cardiaca

67 **Scenario clinico AS44Q. Un paziente di 75 anni lamenta astenia e dispnea. All'esame obiettivo presenta toni cardiaci ovattati, pressione arteriosa 90/70 mmHg e turgore delle vene giugulari. Qual è la diagnosi più probabile?**

A Cuore polmonare cronico

B Ischemia miocardica acuta

C Versamento pericardico

D Cardiomiopatia ipertrofica

E Miocardite

68 **Scenario clinico TG45V. Una paziente di 80 anni presenta un soffio sistolico aspro 4/6 prevalente ai focolai della base e riferisce una recente sincope. Qual è il sospetto clinico?**

A Insufficienza mitralica

B Insufficienza aortica

C Stenosi mitralica

D Stenosi valvolare aortica

E Insufficienza tricuspidale

69 **Scenario clinico HH46N. Viene visitato un uomo di 45 anni in corso di chemioterapia di consolidamento per leucemia acuta mieloide. Da circa cinque giorni presenta febbre non responsiva a terapia antibiotica a largo spettro. Data la presenza di infiltrati nodulari polmonari multipli alla TC torace, positività del galatto-mannano sierico e negatività delle emocolture prelevate in precedenza, viene posta diagnosi probabile di aspergillosi polmonare invasiva. Qual è la terapia raccomandata di prima linea in assenza di note interazioni farmacologiche?**

A Metronidazolo

B Voriconazolo

C Amfotericina B desossicolato

D Caspofungina

E Miconazolo

70 **Scenario clinico ET47T. Donna di 55 anni, in apparente buona salute, fumatrice (5 sigarette/die) va dal medico per la comparsa di tosse scarsamente produttiva, febbre (38 °C) e dolore toracico persistente a livello sottoscapolare destro da circa 2 giorni. Alla visita vengono rilevati i seguenti parametri generali: pressione arteriosa 110/70 mmHg, frequenza cardiaca 110 bpm ritmico, SatO2: 92%, frequenza respiratoria 25 atti/min. All'auscultazione toracica vengono apprezzati crepitii medio basali a destra; viene quindi effettuato RX torace che mostra opacità parenchimale destra. Qual è l'agente eziologico più frequentemente responsabile di tale quadro clinico?**

A Chlamydophila pneumoniae

B Legionella Pneumophila

C Streptococcus pneumoniae

D Mycoplasma pneumoniae

E Virus dell'influenza A

71 **Scenario clinico QL48B. Giunge al Pronto Soccorso un paziente di 37 anni (peso 75 kg), lamentando dolore toracico e dispnea. Dieci giorni prima il paziente ha subito un trauma con conseguente frattura del femore sinistro. Nel sospetto di embolia polmonare, si visita il paziente, riscontrando un edema a livello della gamba sinistra; la frequenza cardiaca è 110 bpm, la frequenza respiratoria 27 atti/min. Qual è l'esame strumentale più indicato nella valutazione iniziale?**

A. RM del torace
B. Spirometria
C. Ecografia del torace
D. Radiografia del torace in due proiezioni
E. TC del torace con mezzo di contrasto

72 **Scenario clinico QL48B. Giunge al Pronto Soccorso un paziente di 37 anni (peso 75 kg), lamentando dolore toracico e dispnea. Dieci giorni prima il paziente ha subito un trauma con conseguente frattura del femore sinistro. Confermata la diagnosi di embolia polmonare, in un quadro di stabilità emodinamica, tutte le seguenti opzioni terapeutiche iniziali sono adeguate, TRANNE una; quale?**

A. Apixaban
B. Eparina a basso peso molecolare e successiva sostituzione con dabigatran
C. Eparina a basso peso molecolare
D. Rivaroxaban
E. Acido acetilsalicilico e clopidogrel

73 **Scenario clinico LA49M. Un medico di Pronto Soccorso sta valutando un uomo di 54 anni che lamenta dolore retrosternale. Il dolore non migliora e improvvisamente il paziente perde coscienza. Nella figura il ritmo presente a monitor è:**

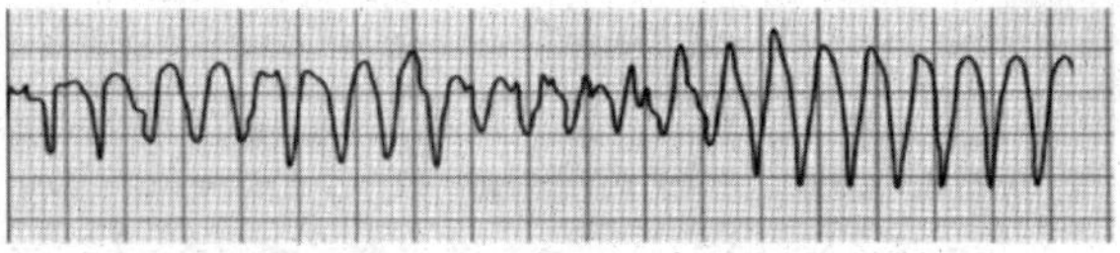

A. Tachicardia ventricolare polimorfa
B. Fibrillazione ventricolare
C. Tachicardia ventricolare monomorfa
D. Tachicardia sopra-ventricolare
E. Fibrillazione atriale

74 **Scenario clinico LA49M. Un medico di Pronto Soccorso sta valutando un uomo di 54 anni che lamenta dolore retrosternale. Il dolore non migliora e improvvisamente il paziente perde coscienza. Il trattamento di prima scelta è:**

A. Manovre vagali
B. Adrenalina
C. Defibrillazione
D. Lidocaina ev
E. Espansione volemica

75 **Scenario clinico EF50F. Un uomo ha lavorato in falegnameria come carteggiatore per circa 40 anni. Riferisce che l'ambiente di lavoro era estremamente polveroso. L'uomo lamenta epistassi ricorrenti. Quale delle seguenti patologie può essere maggiormente correlata all'anamnesi lavorativa del paziente?**

A. Sindrome di Rendu-Osler
B. Perforazione del setto nasale
C. Adenocarcinoma delle cavità nasali e paranasali
D. Sinusite cronica
E. Piastrinopenia

76 **Scenario clinico GA51L. Un uomo è stato assunto da un'industria che effettua la cromatura galvanica dei metalli. È stato**

assegnato al reparto vasche ove effettua manualmente il trasferimento dei pezzi da una vasca all'altra. Quale dei seguenti quadri clinici è compatibile con l'eccessiva esposizione a composti di cromo?

- [A] Cefalea, vertigini e disturbi del visus
- [B] Debolezza e stato confusionale
- [C] Tremore intenzionale
- [D] Atrofia delle mucose nasali con perforazione del setto
- [E] Condizioni di aumentata eccitabilità del miocardio con manifestazioni di tipo aritmico

77 **La manovra di Phalen potrebbe evocare la sintomatologia dolorosa nei pazienti affetti da:**

- [A] Sindrome di distress respiratorio acuto
- [B] Sindrome del tunnel carpale
- [C] Sindrome di Brugada
- [D] Sindrome della X fragile
- [E] Sindrome dell'arto fantasma

78 **Scenario clinico II52O. Una paziente di 78 anni, che presenta in anamnesi ipertensione arteriosa in terapia, affetta da frattura diafisaria del femore viene sottoposta a intervento chirurgico di sintesi. Quando dovrebbe essere iniziata la terapia di riabilitazione?**

- [A] Entro le prime 48 ore, in assenza di controindicazioni
- [B] Mai prima delle 48 ore
- [C] Tra la terza e la quinta giornata
- [D] Dopo la rimozione dei punti di sutura
- [E] Dopo una settimana

79 **Scenario clinico LL53I. Un uomo di 66 anni, obeso, fumatore e iperteso, è in terapia con simvastatina (40 mg) da circa 2 anni dopo un grave infarto del miocardio. A una visita di controllo i valori plasmatici di trigliceridi risultano accettabili, mentre quelli del colesterolo LDL risultano eccessivamente elevati rispetto agli obiettivi terapeutici. Quale dei seguenti farmaci è la migliore associazione alla simvastatina in modo da ottenere un'ulteriore riduzione dei valori di LDL, garantendo una buona sicurezza terapeutica?**

- [A] Gemfibrozil
- [B] Pioglitazone
- [C] Acido nicotinico
- [D] Fenofibrato
- [E] Ezetimibe

80 **Scenario clinico GG54L. Un uomo di 60 anni si presenta all'attenzione clinica per progressiva e ingiustificata perdita di peso (10 kg nei precedenti 3 mesi), associata ad astenia. L'esame obiettivo evidenzia un'anisocoria pupillare, con pupilla destra miotica. L'occhio destro presenta, inoltre, ptosi palpebrale. Quale delle seguenti indagini diagnostiche risulta più adeguata a individuare la neoplasia che più probabilmente ha determinato tale quadro clinico?**

- [A] Scintigrafia ossea
- [B] TC torace
- [C] Dosaggio marcatori neoplastici ematici
- [D] TC addome
- [E] Elettroforesi delle sieroproteine

81 **Scenario clinico RR55C. Dopo un incidente automobilistico con grave trauma cranico, un uomo di 43 anni viene ricoverato in ospedale. Durante la degenza è riscontrato un notevole incremento della diuresi (fino a 6 litri al giorno), molto superiore rispetto alla quantità di liquidi introdotta. Il paziente lamenta sete intensa. Quale dei seguenti**

è il trattamento più appropriato nel caso descritto?

A Democlociclina

B Ropinirolo

C Desmopressina

D Gemfibrozil

E Mannitolo

82 **Scenario clinico AC56Q. Una donna di 64 anni, nota per cardiopatia ipertensiva, si presenta in Pronto Soccorso lamentando debolezza muscolare e palpitazioni. L'ECG mostra onde T appuntite ("a tenda") e un intervallo PR prolungato. Quale dei seguenti farmaci è verosimilmente responsabile dei sintomi della paziente e del quadro ECG descritto?**

A Acetazolamide

B Spironolattone

C Acido etacrinico

D Idroclorotiazide

E Furosemide

83 **Scenario clinico DI57V. Un ragazzo di 22 anni giunge in Pronto Soccorso per febbre e dispnea. Una emogasanalisi arteriosa evidenzia una marcata ipossiemia (PaO_2 55 mmHg). Una radiografia del torace e una successiva TC mostrano infiltrati interstiziali diffusi, bilaterali. Il paziente riferisce rapporti sessuali a rischio nei due anni precedenti. Viene posto un sospetto di polmonite da Pneumocystis jirovecii in AIDS. Il paziente non riferisce allergie a farmaci. Quale dei seguenti antibiotici è preferibile per il trattamento della polmonite?**

A Trimethoprim-sulfametossazolo

B Meropenem

C Piperacillina-tazobactam

D Linezolid

E Colistina

84 **Scenario clinico AL58W. Una ragazza di 23 anni giunge all'attenzione del medico riferendo che la cute è diventata gialla e che sono comparsi dei tremori alle braccia. La madre riporta inoltre che la figlia nell'ultimo periodo è depressa. All'esame obiettivo la cute è itterica. Alla palpazione dell'addome il margine epatico è palpabile a circa 5 cm sotto l'arcata costale. Inoltre, all'indagine con lampada a fessura, sono visibili dei depositi verdi-marroni corneali disposti ad anello intorno all'iride. Quale dei seguenti accertamenti è più appropriato per confermare il sospetto diagnostico?**

A Dosare i livelli urinari di etil-glucuronide

B Dosare i livelli urinari di acido vanilmandelico

C Dosare la ferritina

D Dosare i livelli sierici di colesterolo totale, colesterolo HDL e trigliceridi

E Dosare i livelli sierici di ceruloplasmina

85 **Scenario clinico QQ59O. Un ragazzo di 18 anni viene portato in stato soporoso al Pronto Soccorso dai genitori. La madre riferisce che il figlio ha avuto nausea, vomito e dolori addominali. Le prime cose che vengono notate dal personale medico sono grave disidratazione e respiro irregolare caratterizzato da profonda inspirazione e rapida espirazione. Viene eseguita una emogasanalisi arteriosa che mostra: pH 7.15; pCO2 15 mmHg; HCO_3^- 8 mEq/L. Il gap anionico calcolato è di 30 mEq/L. Qual è l'interpretazione corretta di tale emogasanalisi?**

A Acidosi metabolica con gap anionico normale

B Acidosi respiratoria con gap anionico normale

C Acidosi metabolica con aumentato gap anionico

D Alcalosi metabolica compensata

E Acidosi respiratoria con aumentato gap anionico

86 Scenario clinico FI60T. Una donna di 45 anni riferisce ematuria e dolore al fianco destro da qualche settimana. Le sembra anche di avvertire una massa palpabile a livello del fianco destro. Si pone il sospetto di una neoplasia del rene. Qual è il primo esame diagnostico che si dovrebbe proporre?

A Urografia con mezzo di contrasto

B Scintigrafia ossea

C Cistoscopia

D Ecografia renale

E Arteriografia renale

87 Scenario clinico SC61C. Un uomo di 47 anni asintomatico esegue esami ematochimici che evidenziano esclusivamente un lieve incremento della bilirubina indiretta. Quale, tra le seguenti situazioni cliniche è tipicamente responsabile di un quadro di iperbilirubinemia indiretta (o non coniugata)?

A Calcolosi biliare

B Sindrome di Gilbert

C Sindrome di Dubin-Johnson

D Adenocarcinoma della testa del pancreas

E Cirrosi biliare primitiva

88 Scenario clinico GN62N. Un uomo di 54 anni viene portato nella Sala Urgenze del Pronto Soccorso per un arresto cardiaco. Agli esami si evidenzia un valore di potassio di 8,1 mEq/L. Quale tra le seguenti condizioni NON rientra tra le possibili cause di iperkaliemia?

A Insufficienza renale acuta

B Sindrome da lisi tumorale

C Iperaldosteronismo

D Intossicazione digitalica

E Sovradosaggio da ACE-inibitori

89 Scenario clinico GM63M. Il 13 agosto del 2011, alle ore 20, in Sicilia, un medico legale viene contattato dal Pubblico Ministero in quanto avvisato dalle forze dell'ordine del ritrovamento di un cadavere presso il domicilio dello stesso. Giunto sul luogo, il medico legale viene informato dalla polizia che, a causa dell'odore acre presente nell'appartamento, si era proceduto ad apertura delle finestre di tutte le stanze della casa. Si iniziano le operazioni di sopralluogo, il cadavere si presenta come in figura. Alla luce dell'immagine allegata e dei dati riportati, considerando una completa risoluzione della rigidità, si può stimare in via preliminare che siano trascorsi:

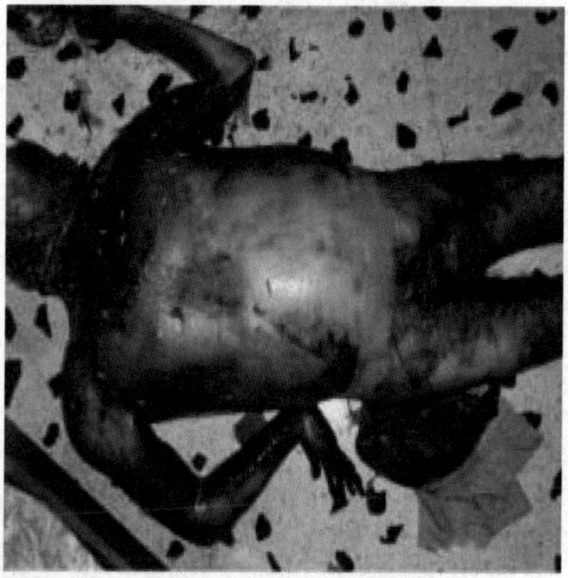

A Circa tre mesi dal decesso

B Circa 3-5 giorni dal decesso

C Circa un mese dal decesso

D Meno di 24 ore dal decesso

E Circa un anno dal decesso

90 **Scenario clinico AT64R. Un medico del Pronto Soccorso, durante lo svolgimento dell'attività lavorativa, viene colpito con una sbarra di ferro da un paziente di 30 anni in evidente stato di ebbrezza che si era recato in ospedale per un forte mal di testa. Il sanitario viene sottoposto a una TC che mostra la presenza di un'emorragia sottorbitaria e in sede frontale destra, e di una frattura delle ossa del naso con prognosi di 50 giorni. Eseguita la denuncia per lesioni personali, il Giudice nomina il proprio perito per determinare la natura e l'entità delle lesioni riportate dal sanitario. In ambito di responsabilità penale, come si configurano le lesioni personali riportate dal medico colpito?**

A Lesioni personali gravi

B Lesioni personali lievi

C Lesioni personali insanabili

D Lesioni personali gravissime

E Lesioni personali lievissime

91 **Quale, tra queste infezioni, NON è solitamente sostenuta dallo Streptococcus pneumoniae?**

A Polmonite

B Meningite

C Epatite

D Osteomielite

E Sinusite acuta

92 **Scenario clinico QN65T. Una ragazza di 20 anni si rivolge al proprio medico curante per febbre, malessere e dolore urente in sede genitale. Alla visita vengono riscontrati una linfoadenopatia inguinale dolente, lesioni vescicolari ed erosioni a livello dei genitali esterni. Qual è l'agente eziologico verosimilmente responsabile di tale infezione genitale?**

A Trichomonas Vaginalis

B Candida Albicans

C Herpes simplex virus tipo 2

D Mycoplasma hominis

E Neisseria gonorrhoeae

93 **Scenario clinico SD66D. Un uomo di 46 anni, peso 67 kg, altezza 176 cm, arriva in Pronto Soccorso trasportato da casa dove è stato trovato a terra incosciente, dopo verosimile assunzione di cocaina, eroina e alcool; PA 145/90 mmHg. Gli esami mostrano: Creatininemia 7.4 mg/dL, K 6.8 mEq/L, CPK > 50.000 U/L, Hb 11.4 g/dL; il paziente è oligurico e le poche urine presentano un colore rosso laccato. L'ecografia renale dimostra reni di dimensioni leggermente aumentate, con mancata differenziazione cortico-midollare, non idronefrosi; l'ecocolor-doppler dimostra reni perfusi, ma con elevati indici di resistenza intraparenchimali. Qual è la diagnosi più probabile?**

A Insufficienza renale acuta secondaria a rabdomiolisi

B Infarto renale bilaterale da ostruzione delle arterie renali

C Nefropatia ostruttiva da atonia vescicale da tossici

D Insufficienza renale acuta secondaria a disidratazione

E Rottura bilaterale dei reni, da caduta

94 **Scenario clinico IE67I. Una donna di 62 anni, HCV positiva da oltre 25 anni, presenta da alcune settimane edemi declivi, macro-ematuria negli ultimi giorni, petecchie alle gambe e al tronco, febbricola, nausea e saltuari episodi di vomito; PA recentemente elevata (165/95 mmHg). Gli esami dimostrano:**

creatininemia 1.2 mg/dL, Na 143 mEq/L, K 3.3 mEq/L, esame urine: proteinuria++, sedimento con numerosissimi eritrociti, cilindri ialini e ialino-granulosi. L'ecografia renale dimostra reni iper-ecogeni, ma di dimensioni conservate. Quale diagnosi si ritiene più verosimile?

A Pielonefrite acuta

B Insufficienza renale cronica

C Vasculite crioglo-bulinemica

D Sindrome epato-renale

E Insufficienza renale acuta su base emodinamica

95 **Scenario clinico YY68S. Un uomo di 65 anni presenta insorgenza, in pieno benessere, di cefalea e vomito, seguiti dalla comparsa di afasia ed emiparesi destra. Viene quindi accompagnato in Pronto Soccorso; i familiari riferiscono in anamnesi ipertensione ed etilismo con associata cirrosi epatica. Alla visita il medico trova il paziente soporoso, risvegliabile alla chiamata, afasico globale ed emiplegico a destra. Si prende visione della TC encefalo senza mezzo di contrasto che nel frattempo è stata richiesta (si veda immagine). Qual è la diagnosi più probabile?**

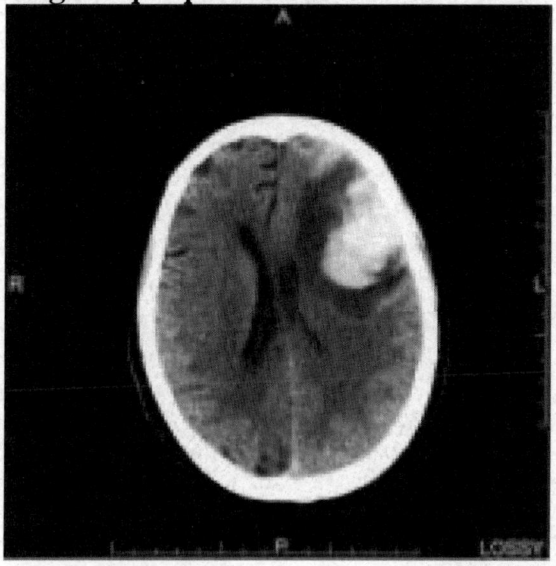

A Ematoma parieto-occipitale sottodurale acuto sinistro

B Emorragia subaracnoidea da rottura di aneurisma dell'arteria comunicante anteriore

C Emorragia intraparenchimale spontanea fronto-parietale sinistra

D Ematoma epidurale destro

E Ictus ischemico destro

96 **Scenario clinico RF69S. Una donna di 76 anni riferisce di sentire, da alcuni mesi, il braccio di destra più debole; tale disturbo sembra avere un andamento peggiorativo. Nelle ultime settimane sarebbero inoltre comparse delle difficoltà nell'eloquio. La paziente si reca quindi dal neurologo che riscontra un deficit stenico all'arto superiore di destra e una afasia espressiva. Consiglia quindi l'esecuzione di una RM encefalo con mezzo di contrasto. Tale esame evidenzia la presenza di una lesione espansiva verosimilmente extra-assiale a livello frontale sinistro, captante vivacemente e omogeneamente contrasto, associata a ispessimento della dura madre perilesionale (tail durale) (si veda immagine). Qual è la diagnosi più probabile?**

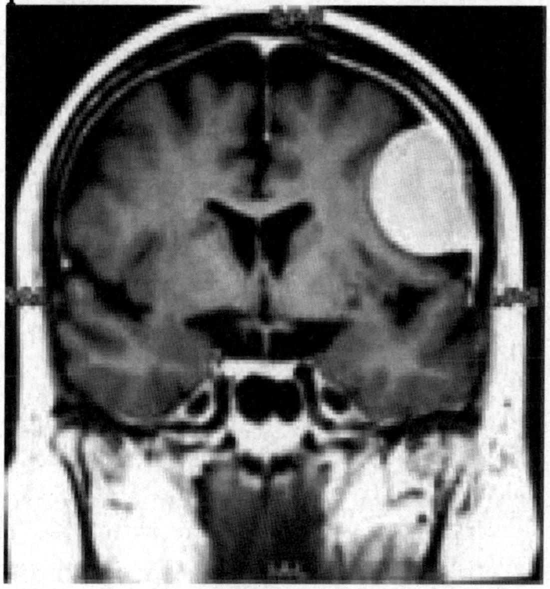

[A] Emorragia intraparenchimale spontanea frontale destra

[B] Metastasi temporale destra da carcinoma mammario

[C] Meningioma della convessità frontale sinistra

[D] Glioma frontale sinistro di alto grado

[E] Ematoma sottodurale acuto fronto-parietale sinistro

97 Scenario clinico EC70Y. Un paziente di 25 anni accede al Pronto Soccorso per comparsa improvvisa di dolore laterocervicale sinistro e sindrome di Horner omolaterale. Nelle ore precedenti il paziente aveva presentato ripetuti episodi di vomito in corso di gastroenterite. La TC encefalo eseguita in Pronto Soccorso risulta nella norma, l'angio-TC dei tronchi sovra-aortici evidenzia reperti compatibili con ematoma intramurale a livello della carotide sinistra. Quale diagnosi viene posta?

[A] Trombosi venosa cerebrale

[B] Stenosi carotidea su base vasomotoria

[C] Vasculite cerebrale

[D] Dissecazione carotidea

[E] Emicrania con aura

98 Scenario clinico KR71S. Un paziente di 30 anni giunge all'osservazione neurologica per valutazione in merito a cefalea. La sintomatologia si è presentata per la prima volta un anno prima. Il dolore era localizzato in regione orbitale e sovra-orbitale destra e perdurava sino a un massimo di tre ore. Si associava a iperemia congiuntivale, lacrimazione e edema palpebrale, tutti omolaterali. Gli episodi hanno continuato a presentarsi con frequenza quotidiana per circa un mese per poi cessare del tutto. Dopo diversi mesi, libero da questi sintomi, la cefalea si è ripresentata da circa una settimana con caratteristiche invariate. La diagnosi più probabile é:

[A] Trombosi del seno cavernoso

[B] Emicrania oftalmica

[C] Cefalea tensiva

[D] Cefalea a grappolo

[E] Glaucoma acuto

99 Scenario clinico ER72P. Una donna di 32 anni, in gravidanza con sintomi attribuibili a pre-eclampsia, sviluppa in modo subacuto cefalea, disturbo del visus, stato confusionale e crisi epilettiche subentranti. La RM encefalo con e senza mezzo di contrasto evidenzia reperti di iperintensità in T nelle regioni parieto-occipitali bilaterali. La diagnosi più probabile è:

[A] Acute Disseminated Encephalomyelitis (ADEM)

[B] Posterior Reversible Encephalopathy Syndrome (PRES)

[C] Ictus cerebri

[D] Meningoencefalite

[E] Emicrania con aura

100 Scenario clinico HO73Y. Una ragazza di 16 anni, studentessa di liceo e con un discreto curriculum scolastico, giunge in Pronto Soccorso accompagnata da un'amica. La sera prima, dopo una giornata dedicata allo studio, avrebbe avuto un diverbio con il fidanzato e, dopo una serata in discoteca, in cui avrebbe anche utilizzato cocaina, si sarebbe messa alla guida del proprio ciclomotore in stato di ebbrezza. Giunta al proprio domicilio, dopo aver rotto impulsivamente il cellulare in preda a uno stato di rabbia, si è inferta tagli superficiali agli avambracci. Dice che vorrebbe morire, che non le interessa più nulla. L'amica riferisce che la paziente è

molto "lunatica", che conduce una vita irregolare, e che a volte utilizza sostanze stupefacenti. Non sono riferiti importanti disturbi del sonno. Qual è la diagnosi più probabile?

A Disturbo di Personalità Borderline

B Bulimia nervosa

C Disturbo da deficit di attenzione e iperattività (ADHD)

D Depressione Maggiore Ricorrente

E Mania acuta

101 **Nel caso di un intervento chirurgico per cataratta con tecnica femto-laser, è corretto affermare che:**

A È una tecnica poco precisa

B È una tecnica obsoleta

C Si usa questa tecnica per eseguire tutto l'intervento, compresa l'aspirazione del nucleo e della corticale del cristallino

D Si usa questa tecnica per eseguire le incisioni corneali, la capsulotomia e la frammentazione del cristallino

E Il femto-laser si può usare solo nelle forme di cataratta congenita

102 **Scenario clinico TO74H. Si presenta all'attenzione del medico un uomo che lamenta da 2 giorni miodesopsie e fotopsie persistenti; l'esame del fundus evidenzia rottura retinica periferica a ferro di cavallo senza sollevamento retinico circostante; il visus è perfettamente conservato. La terapia più corretta prevede:**

A Barrage (sbarramento) laser per circoscrivere la lesione

B Intervento chirurgico di cerchiaggio

C Pan-foto-coagulazione laser

D Osservazione con frequenti controlli della retina nelle settimane successive

E Terapia medica con antiedemigeni

103 **Scenario clinico HO75T. Si presenta all'attenzione del medico un bambino di 2 anni con evidente strabismo convergente; la visita conferma esotropia importante (30 diottrie prismatiche) e l'esame in cicloplegia evidenzia ipermetropia bilaterale. In quale dei seguenti modi è opportuno procedere?**

A Consigliare intervento chirurgico per strabismo

B Prescrivere le lenti correttive e programmare un controllo a breve

C Prescrivere bendaggio alternato degli occhi

D Prescrivere solo un integratore per somministrazione orale

E Raccomandare la prescrizione delle lenti al raggiungimento dell'età scolare (5-6 anni)

104 **Quale, tra le seguenti sindromi paraneoplastiche, NON è tipica di un microcitoma polmonare?**

A Acanthosis Nigricans

B Sindrome di inappropriata secrezione di ormone antidiuretico (ADH)

C Sindrome di Cushing

D Miastenia grave

E Sindrome ipercalcemica

105 **Quale, tra i seguenti marcatori tumorali, è tipicamente aumentato nel carcinoma ovarico?**

A Alfafetoproteina

B CEA

C CA-19-9

D PSA

E CA-125

106 **Scenario clinico IU76B. Un uomo di 60 anni riferisce da qualche tempo la**

comparsa di dolore persistente alla spalla destra che si irradia all'arto superiore omolaterale lungo tutto il lato ulnare. Una radiografia della spalla documenta una erosione a livello della prima e seconda costa destra. Viene posto il sospetto di sindrome di Pancoast. Quale tipo di neoplasia è più frequentemente associata con tale sindrome?

A Mieloma Multiplo

B Tumore dell'apice polmonare

C Tumore della tiroide

D Neurinoma

E Osteosarcoma

107 Qual è l'esame più indicato nella diagnosi precoce e per lo screening della displasia congenita dell'anca?

A L'ecografia

B La RM

C La scintigrafia

D La TC

E La radiografia

108 Scenario clinico OS77T. Un paziente presenta dolore, bruciore intenso e una sensazione di scossa elettrica a livello del versante plantare dell'avampiede, in corrispondenza del III spazio inter-metatarsale con irradiazione al III e IV dito. Tale sensazione aumenta alla palpazione e durante la deambulazione. Da quale patologia, tra le seguenti, è più probabilmente affetto il paziente?

A Neuroma di Morton

B Malattia di Ledderhose

C Tenosinovite dei flessori delle dita del piede

D Artrosi metatarso-falangea

E Instabilità cronica della terza articolazione metatarso-falangea

109 Scenario clinico OS78Y. In un uomo di 27 anni, in seguito a una caduta accidentale, viene riscontrata una frattura del polo prossimale dello scafoide carpale destro. Quale tra le seguenti è la complicanza tipica di tale frattura?

A Tenosinovite dei flessori delle dita della mano

B Lesione del nervo mediano

C Lesione del nervo radiale

D Lesione del nervo ulnare

E Necrosi avascolare

110 Scenario clinico CF79F. Un ragazzo di 19 anni presenta un intenso dolore a livello della coscia, prevalentemente notturno, che regredisce dopo la somministrazione di acido acetilsalicilico. Quale neoformazione è sospettabile con questo quadro clinico-radiologico?

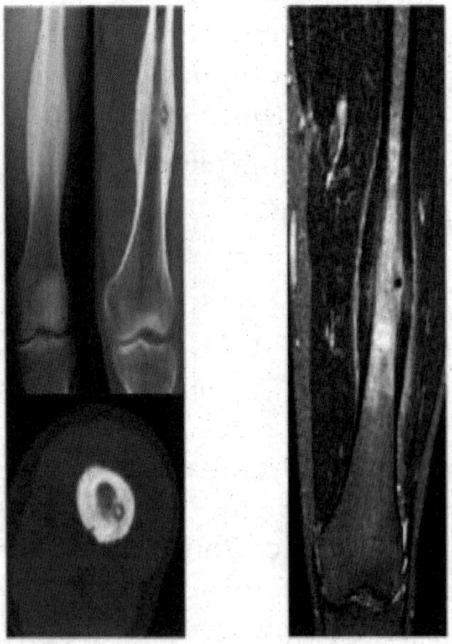

A Condroblastoma

B Osteoma osteoide

C Condrosarcoma

D Osteosarcoma

E Encondroma

111 **Scenario clinico HJ80A. Un calciatore professionista, durante una partita, subisce un forte trauma contusivo diretto, in corrispondenza del terzo prossimale anteriore di gamba, con conseguente traslazione posteriore della tibia. La dinamica traumatica descritta nello scenario, di quale delle seguenti lesioni legamentose è tipica?**

- A Lesione del legamento collaterale laterale
- B Lesione del tendine rotuleo
- C Lesione del legamento crociato anteriore
- D Lesione del legamento collaterale mediale
- E Lesione del legamento crociato posteriore

112 **Scenario clinico ON81D. Una donna di 45 anni giunge in Pronto Soccorso per comparsa di paresi facciale destra, dolore nevralgico mastoideo ed eruzione vescicolare a livello della conca e del condotto uditivo esterno destro. Quale quadro clinico si configura?**

- A Neurinoma del VII nervo cranico
- B Herpes zoster oticus
- C Paralisi di Bell
- D Otite esterna maligna
- E Otite bolloso-emorragica

113 **Scenario clinico FQ82Q. Un bambino di 5 anni presenta una neoformazione della regione mediana del collo, non dolente, mobile con gli atti deglutitori, che ha presentato incremento volumetrico progressivo. Qual è la diagnosi più verosimile?**

- A Cisti branchiale
- B Cisti del dotto tireoglosso
- C Linfoadenite
- D Tiroidite di Riedel
- E Angioma del collo

114 **Scenario clinico YR83L. Un paziente di 55 anni, autoferrotranviere, giunge in osservazione medica per sonnolenza diurna importante, accompagnata da russamento e pause respiratorie notturne riferite dal partner. Quale esame diagnostico è opportuno suggerire con sollecitudine?**

- A Polisonnografia
- B RM encefalo
- C Elettroencefalogramma
- D TC massiccio facciale
- E ECG Holter delle 24 ore

115 **In un paziente affetto da sindrome da malassorbimento si vuole valutare se vi è carenza di vitamina K. Quale delle seguenti analisi suggerisce un deficit di vitamina K?**

- A Diminuzione del fibrinogeno
- B Diminuzione del tempo di tromboplastina parziale attivata (aPTT)
- C Aumento del D-dimero
- D ALT e AST elevate
- E Allungamento del tempo di protrombina (PT)

116 **Quale tra le seguenti è la struttura quaternaria dell'emoglobina fetale?**

- A Gamma2 beta 2
- B Alfa2 gamma2
- C Alfa2 beta2
- D Alfa2 delta2
- E Alfa 2 gamma 1

117 **Scenario clinico PL84M. Una bambina di 6 anni viene condotta all'attenzione medica, accompagnata dalla madre, per un routinario controllo clinico. All'esame obiettivo si riscontra la comparsa di un telarca bilaterale e un accenno di**

sviluppo di peluria pubica. La madre riferisce che, negli ultimi mesi, la bambina è cresciuta molto, e attualmente, è la più alta della sua classe. Quale, tra le seguenti, è la diagnosi più probabile?

A Ginecomastia

B Pubertà ritardata

C Pubertà precoce vera

D Telarca prematuro idiopatico

E Pubarca prematuro idiopatico

118 **Scenario clinico RA85G. Una ragazza di 14 anni viene condotta all'attenzione medica per il presentarsi di ripetuti episodi di cefalea, di insorgenza variabile nel corso della giornata, in sede fronto-parietale monolaterale, di notevole intensità e di natura pulsante. Tali episodi si associano a fotofobia e nausea, l'esame obiettivo neurologico è negativo. Quale dei seguenti farmaci NON è indicato per il trattamento acuto di questa condizione?**

A Sumatriptan

B Ibuprofene

C Paracetamolo

D Beta-bloccanti

E Ketoprofene

119 **Scenario clinico LL86B. Giunge all'attenzione del pediatra un lattante di 3 mesi con macroglossia e protrusione della lingua, emi-ipertrofia sinistra, circonferenza cranica al 50^ (percentile). In anamnesi: nato da taglio cesareo a 41^ settimana di gestazione, segnalati diversi episodi di ipoglicemia transitoria nei primi giorni di vita; peso alla nascita 4.100 g. Quale tra le sindromi sotto elencate è quella da cui più probabilmente è affetto questo lattante?**

A Sindrome di Noonan

B Sindrome di Sotos

C Sindrome WAGR

D Sindrome di Beckwith-Wiedemann

E Sindrome di Denys Drash

120 **Scenario clinico TU87C. Un bambino, precedentemente allattato al seno e svezzato a 5 mesi, presenta ripetuti episodi di vomito in seguito all'assunzione di latte artificiale. Il pediatra ipotizza si possa trattare di food-protein induced enterocolitis syndrome (FPIES). Quale di queste affermazioni NON è corretta nei confronti della FPIES?**

A I principali alimenti responsabili sono latte vaccino e soia

B È una forma di allergia alimentare IgE-mediata

C La diagnosi può essere formulata solo in base ai criteri clinico-anamnestici senza ricorrere al test di provocazione orale (TPO)

D Esordisce di solito entro i primi nove mesi di vita

E Regredisce con una rigorosa dieta di eliminazione

121 **Scenario clinico NE88O. Un neonato di 22 giorni viene condotto in Pronto Soccorso perché da una settimana presenta vomiti alimentari ripetuti, non biliari, "a getto".**
Ha fame ed è calato di peso. Qual è la diagnosi più probabile?

A Tumore cerebrale

B Deficit primitivo di lattasi

C Malattia da reflusso gastro-esofageo

D Occlusione intestinale

E Stenosi ipertrofica del piloro

122 **Scenario clinico GN89C. I genitori di una bimba di 6 anni scoprono che la figlia è celiaca dopo un iter diagnostico volto a investigare i suoi dolori addominali ricorrenti. Quale di questi cereali deve essere escluso dalla sua dieta?**

A Grano saraceno

B Mais

C Kamut

D Riso

E Quinoa

123 **Scenario clinico ZX90L. In seguito a un distacco di placenta, un neonato subisce una prolungata ipossia. L'encefalopatia ipossico-ischemica (EII) è una delle cause più comunemente riconosciute di paralisi cerebrale infantile (6-23%); attualmente l'ipotermia cerebrale rappresenta il trattamento di scelta dell'EII. Sono considerati eleggibili per tale trattamento:**

A Neonati di età gestazionale < 35 settimane, entro 3 ore di vita

B Neonati di età gestazionale maggiore o uguale a 37 settimane, entro 6 ore di vita

C Neonati di età gestazionale maggiore o uguale a 32 settimane, entro 6 ore di vita

D Neonati di età gestazionale maggiore o uguale a 35 settimane, entro 6 ore di vita

E Neonati di età gestazionale maggiore o uguale a 37 settimane, entro 3 ore di vita

124 **Scenario clinico NJ91I. In un neonato si riscontra un incremento della bilirubinemia. L'ittero fisiologico è un evento che interessa più del 60% dei neonati a termine sani. Tutte le caratteristiche descritte sono tipiche dell'ittero fisiologico, TRANNE una; quale?**

A Massima intensità tra il terzo e il 5 giorno di vita

B L'aumento della bilirubinemia indiretta è < 0,5 mg/dL/h

C Possibile persistenza fino a 14 giorni di vita

D Comparsa entro le prime 24 ore di vita

E La bilirubinemia indiretta raramente supera i 15 mg/dL

125 **Scenario clinico ST92L. Donna di 40 anni giunge in prima visita presso il Centro Territoriale di Salute Mentale per comparsa da circa otto mesi di insonnia, irritabilità, tensione muscolare, sintomi gastrointestinali (nausea e diarrea), tachicardia e facile affaticabilità. La paziente ha cambiato lavoro da due mesi, divenendo dirigente di una multinazionale e ciò ha comportato un peggioramento della sintomatologia, soprattutto in concomitanza di scadenze aziendali. Riferisce la presenza di questi sintomi anche in periodi di riposo come i fine settimana, nonostante questi siano dedicati alle uscite con amici, con il proprio partner e a interessi come yoga e teatro. La paziente si definisce da sempre una persona apprensiva. Nell'ultimo periodo riferisce di assumere una maggiore quantità di alcolici la sera anche in assenza di occasioni conviviali. Utilizza inoltre occasionalmente alprazolam 0,5 mg prescritto dal medico di base. Qual è la diagnosi più plausibile?**

A Disturbo d'ansia generalizzato

B Episodio depressivo maggiore

C Ciclotimia

D Disturbo di personalità evitante

E Disregolazione del temperamento con disforia

126 **Scenario clinico AC93V. Un uomo di 34 anni viene visitato presso il proprio domicilio da uno psichiatra privatamente. Da alcune settimane**

rifiuta di uscire di casa e sostiene che i vicini lo vogliono uccidere. Giustifica le sue convinzioni affermando che una voce gli parla nella testa e lo informa di quello che succede in tutto il mondo. L'umore è espanso e irritabile, sono presenti spunti autolesivi. Lo psichiatra propone al paziente un ricovero ospedaliero che egli rifiuta; quindi, propone di effettuare una terapia al domicilio, ma il paziente non vuole prendere farmaci. Dato il quadro clinico come è opportuno comportarsi?

A Bisognerebbe informare il Giudice Tutelare di quanto sta accadendo; quest'ultimo valuterà se nominare un amministratore di sostegno per concordare le cure più idonee

B Il paziente non è interdetto quindi si accetta la sua decisione e si fissa un controllo ambulatoriale

C Bisognerebbe avviare una misura di interdizione

D Bisognerebbe assicurarsi che i genitori del paziente siano informati di quanto sta accadendo e cercare di affidarlo alle loro cure

E Si deve effettuare una proposta di Trattamento Sanitario Obbligatorio che dovrà essere convalidata da uno psichiatra della struttura pubblica

127 Quale, tra le seguenti, NON rappresenta una possibile indicazione alla Risonanza Magnetica della mammella?

A Pazienti con metastasi linfonodali ascellari di sospetta origine mammaria (con esami ecografico e mammografico negativi

B Sorveglianza delle donne con mutazione dei geni BRCA1 e BRCA2

C Sospetta rottura di protesi mammaria

D Controllo della risposta del tumore mammario alla chemioterapia neo-adiuvante

E Approfondimento in donne sottoposte a screening mammografico con esito BI-RADS 1

128 Individuare quale delle seguenti affermazioni sulla cardio-TC o coronaro-TC è FALSA:

A È dotata di elevata sensibilità per identificare la malattia coronarica

B Richiede il mezzo di contrasto

C Può essere eseguita in condizioni basali o sotto stress farmacologico

D Richiede la puntura dell'arteria femorale per il cateterismo

E Richiede la sincronizzazione con l'elettrocardiogramma

129 Indicare quale delle seguenti affermazioni sullo screening mammografico per il tumore della mammella è FALSA.

A Utilizza radiazioni ionizzanti

B È proposto dalle autorità sanitarie soltanto alla popolazione di sesso femminile

C È una forma di prevenzione secondaria

D È una forma di prevenzione primaria

E Si prefigge di diagnosticare il tumore della mammella in fase precoce

130 Riguardo alla classificazione Breast Imaging Reporting and Data System (BI-RADS), quale delle seguenti affermazioni è ERRATA?

A Comprende il BI-RADS 0

B Può essere usata nella refertazione di ecografia, mammografia e risonanza magnetica mammaria

C Comprende il BI-RADS 7

D Il BI-RADS 6 indica la presenza di patologia neoplastica maligna già confermata con biopsia

[E] Il BI-RADS 1 indica l'assenza di reperti patologici

131 Indicare quale delle seguenti affermazioni sulle calcificazioni coronariche è ERRATA.

[A] La loro estensione è associata al rischio di futuri eventi coronarici

[B] Sono definite come lesioni con densità maggiore di 130 HU (Hounsfield Unit)

[C] L'Agatston score è basato sull'estensione del calcio coronarico e sulla densità delle calcificazioni

[D] Per la loro misurazione è necessaria una TC coronarica senza mezzo di contrasto con sincronizzazione ECG

[E] Per la loro misurazione è necessaria una TC coronarica con mezzo di contrasto

132 Una paziente di 69 anni, affetta da carcinoma della mammella, deve eseguire una scintigrafia ossea. Nella scintigrafia ossea, quali sono i radiofarmaci che vengono utilizzati di routine?

[A] Analoghi del Magnesio

[B] Analoghi dei difosfonati

[C] Analoghi del Calcio

[D] Analoghi dell'idrossiapatite

[E] Analoghi del Cloro

133 Che cosa si intende, in radioterapia, per organo critico (organ at risk)?

[A] Organo critico è quell'organo o tessuto, ancorché importante, comunque affetto da malattia e quindi da irradiare

[B] Organo critico è sinonimo di "gross tumor volume"

[C] Per organi critici si intendono quelle strutture anatomiche dalle importanti funzioni biologiche localizzate in prossimità del volume bersaglio

[D] L'organo critico rappresenta la porzione tumorale a più elevata concentrazione cellulare compresa nel volume bersaglio

[E] Rappresenta la porzione di volume bersaglio da irradiare con la dose più elevata

134 Scenario clinico FA94V. Una donna di 24 anni giunge all'attenzione medica per insorgenza da circa 6 mesi di febbricola, dolore in regione laterocervicale e sintomi tipo "claudicatio" al braccio destro. Riferisce, inoltre, valori pressori costantemente elevati da circa due anni, per i quali non ha eseguito accertamenti. Gli esami mostrano un incremento degli indici di flogosi (VES 83 mm/1h, PCR 41 mg/L) con ANA positivi a titolo 1:80 con pattern omogeneo. L'esame obiettivo evidenzia una riduzione del polso radiale destro. La pressione arteriosa misurata al braccio destro è 100/60 mmHg, mentre al braccio sinistro è 155/85 mmHg. La storia clinica riportata è maggiormente suggestiva di quale delle seguenti diagnosi?

[A] Lupus eritematoso sistemico

[B] Malattia di Takayasu

[C] Arterite gigantocellulare

[D] Malattia di Sjögren

[E] Sclerosi sistemica variante diffusa

135 Scenario clinico LN95O. Una donna di 35 anni viene ricoverata per la presenza di febbre elevata, rash evanescente, mal di gola, artromialgie e spiccata elevazione degli indici infiammatori. Esclusa una genesi infettiva, viene posta una diagnosi di malattia di Still dell'adulto. Durante il ricovero le condizioni si deteriorano improvvisamente. Agli esami compaiono leucopenia, trombocitopenia e anemia marcate e i valori di trigliceridi aumentano notevolmente. VES, PCR e ferritina hanno un ulteriore

incremento. Quale delle seguenti patologie, complicanza della malattia di Still dell'adulto, è caratterizzata dal quadro laboratoristico descritto?

A Sindrome uremico-emolitica

B Sindrome catastrofica da anticorpi anti-fosfolipidi

C Sindrome da attivazione macrofagica

D Sindrome infiammatoria da immuno-ricostituzione

E Malattia di Kikuchi

136 **Quale tra questi alimenti viene sconsigliato nella dieta per i pazienti ipertesi per il suo alto contenuto di sodio?**

A Cavolfiore

B Salumi

C Corn flakes

D Fegato

E Carotene

137 **Scenario IN96M: In uno studio sono stati raccolti i dati di 510 soggetti con tumore della colecisti e 1.503 soggetti senza tumore. Da un'indagine è emerso che i soggetti con calcoli biliari erano rispettivamente 190 tra i soggetti con tumore e 258 tra coloro senza il tumore. Quale disegno di studio è stato adottato?**

A Uno studio sperimentale randomizzato

B Uno studio sperimentale non randomizzato

C Uno studio caso-controllo

D Uno studio trasversale

E Uno studio di coorte

138 **Scenario clinico PS97I. Un uomo di 67 anni, asintomatico, a un esame occasionale delle urine, presenta una micro-ematuria importante (100 globuli rossi per campo microscopico, isomorfi) ma isolata (né proteinuria, né cilindruria né altri elementi figurati). Gli esami dimostrano: Creatininemia 1.1 mg/dL, Acido urico 7.6 mg/dL, Colesterolemia 189 mg/dL. La pressione arteriosa è 140/85 mmHg con obiettività negativa. Quale esame di prima istanza si consiglia?**

A RM

B Pielografia retrograda

C Ecografia apparato urinario

D Uro TC

E Cistoscopia

139 **Scenario clinico OI98I. Un paziente di 74 anni arriva in Pronto Soccorso con riferita anuria da circa 24 ore. Gli esami dimostrano: Creatininemia 3.4 mg/dL; Fosforemia 3.9 mg/dL; K 5.1 mEq/L; Hb 13.2 g/dL. L'ecografia renale dimostra una idronefrosi bilaterale, con parenchima renale di spessore nella norma, ma discretamente iper-ecogeno. Quale di queste condizioni NON è compatibile con il quadro clinico descritto?**

A Cancro prostatico

B Insufficienza renale cronica in fase terminale

C Calcolosi urinaria bilaterale

D Fibrosi retroperitoneale

E Ipertrofia prostatica benigna

140 **Scenario clinico QQ99Z. Perviene all'attenzione medica una ragazza di 17 anni, di normale peso e statura, che presenta sin dall'età infantile una litiasi renale recidivante; gli esami dimostrano: Creatininemia 0.8 mg/dL; Calcemia 9.3 mg/dL; Fosforemia 3.9 mg/dL; K 4.2 mEq/L; Uricemia 3.2 mg/dL; eccesso basi -0.8 mEq/L; PTH 32 pg/mL; Calciuria 140 mg/die; Uricuria 390**

mg/die; Ossaluria 0.28 mmol/die; Citraturia 2.7 mmol/die; sedimento urinario che dimostra cristalli esagonali. Quale potrebbe essere una plausibile causa di questa forma di nefrolitiasi recidivante giovanile?

A Nefrolitiasi iper-calciurica

B Cistinuria

C Nefrolitiasi uratica

D Iperossaluria primitiva

E Nefrolitiasi idiopatica

SIMULAZIONE 006 CON COMMENTO ONLINE

Per accedere alla simulazione:

- Dal suo telefono, effettui la scansiona del QRCODE, oppure, apra il seguente link:
    - https://app.testammissione.com/qr=simssm006
- Dal Desktop, effettui il download della APP Desktop dal seguente link:
    - https://testammissione.com/download

Risposte commentate online

Il commento della simulazione è disponibile online, vengono qui riportate le risposte corrette. Per il modulo risposte cartaceo: https://testammissione.com/modulo-risposte

1 La risposta corretta è la A.

2 La risposta corretta è la C.

3 La risposta corretta è la D.

4 La risposta corretta è la D.

5 La risposta corretta è la C.

6 La risposta corretta è la C.

7 La risposta corretta è la B.

8 La risposta corretta è la A.

9 La risposta corretta è la B.

10 La risposta corretta è la B.

11 La risposta corretta è la C.

12 La risposta corretta è la A.

13 La risposta corretta è la E.

14 La risposta corretta è la C.

15 La risposta corretta è la E.

16 La risposta corretta è la A.

17 La risposta corretta è la C.

18 La risposta corretta è la C.

19 La risposta corretta è la A.

20 La risposta corretta è la A.

21 La risposta corretta è la C.

22 La risposta corretta è la D.

23 La risposta corretta è la E.

24 La risposta corretta è la C.

25 La risposta corretta è la A.

26 La risposta corretta è la A.

27 La risposta corretta è la E.

28 La risposta corretta è la C.

29 La risposta corretta è la C.

30 La risposta corretta è la D.

31 La risposta corretta è la C.

32 La risposta corretta è la C.

33 La risposta corretta è la B.

34 La risposta corretta è la C.

35 La risposta corretta è la E.

36 La risposta corretta è la A.

37 La risposta corretta è la D.

38 La risposta corretta è la C.

39 La risposta corretta è la A.

40 La risposta corretta è la E.

41 La risposta corretta è la C.

42 La risposta corretta è la D.

43 La risposta corretta è la E.

44 La risposta corretta è la B.

45 La risposta corretta è la D.

46 La risposta corretta è la D.

47 La risposta corretta è la D.

48 La risposta corretta è la B.

49 La risposta corretta è la C.

50 La risposta corretta è la A.

51 La risposta corretta è la C.

52 La risposta corretta è la D.

53 La risposta corretta è la A.

54 La risposta corretta è la C.

55 La risposta corretta è la C.

56 La risposta corretta è la A.

57 La risposta corretta è la E.

58 La risposta corretta è la E.

59 La risposta corretta è la A.

60 La risposta corretta è la E.

61 La risposta corretta è la E.

62 La risposta corretta è la A.

63 La risposta corretta è la C.

64 La risposta corretta è la E.

65 La risposta corretta è la E.

66 La risposta corretta è la E.

67 La risposta corretta è la C.

68 La risposta corretta è la D.

69 La risposta corretta è la B.

70 La risposta corretta è la C.

71 La risposta corretta è la E.

72 La risposta corretta è la E.

73 La risposta corretta è la A.

74 La risposta corretta è la C.

75 La risposta corretta è la C.

76 La risposta corretta è la D.

77 La risposta corretta è la B.

78 La risposta corretta è la A.

79 La risposta corretta è la E.

80 La risposta corretta è la B.

81 La risposta corretta è la C.

82 La risposta corretta è la B.

83 La risposta corretta è la A.

84 La risposta corretta è la E.

85 La risposta corretta è la C.

86 La risposta corretta è la D.

87 La risposta corretta è la B.

88 La risposta corretta è la C.

89 La risposta corretta è la B.

90 La risposta corretta è la A.

91 La risposta corretta è la C.

92 La risposta corretta è la C.

93 La risposta corretta è la A.

94 La risposta corretta è la C.

95 La risposta corretta è la C.

96 La risposta corretta è la C.

97 La risposta corretta è la D.

98 La risposta corretta è la D.

99 La risposta corretta è la B.

100 La risposta corretta è la A.

101 La risposta corretta è la D.

102 La risposta corretta è la A.

103 La risposta corretta è la B.

104 La risposta corretta è la D.

105 La risposta corretta è la E.

106 La risposta corretta è la B.

107 La risposta corretta è la A.

108 La risposta corretta è la A.

109 La risposta corretta è la E.

110 La risposta corretta è la B.

111 La risposta corretta è la E.

112 La risposta corretta è la B.

113 La risposta corretta è la B.

114 La risposta corretta è la A.

115 La risposta corretta è la E.

116 La risposta corretta è la B.

117 La risposta corretta è la C.

118 La risposta corretta è la D.

119 La risposta corretta è la D.

120 La risposta corretta è la B.

121 La risposta corretta è la E.

122 La risposta corretta è la C.

123 La risposta corretta è la D.

124 La risposta corretta è la D.

125 La risposta corretta è la A.

126 La risposta corretta è la E.

127 La risposta corretta è la E.

128 La risposta corretta è la D.

129 La risposta corretta è la D.

130 **La risposta corretta è la C.**

131 **La risposta corretta è la E.**

132 **La risposta corretta è la B.**

133 **La risposta corretta è la C.**

134 **La risposta corretta è la B.**

135 **La risposta corretta è la C.**

136 **La risposta corretta è la B.**

137 **La risposta corretta è la C.**

138 **La risposta corretta è la C.**

139 **La risposta corretta è la B.**

140 **La risposta corretta è la B.**

La simulazione 007 corrisponde alla prova del concorso SSM 2017.

1 Scenario clinico SW1P. Una donna di 27 anni, asintomatica, in buone condizioni di salute, due gravidanze a termine, con un'anamnesi patologica completamente muta e con una sorella affetta da lupus eritematoso sistemico, esegue su consiglio del medico curante uno screening di laboratorio per autoanticorpi. Viene riscontrata positività per gli anticorpi antinucleo con titolo 1:160 e per le IgM anti-cardiolipina (con LLAC e anti-beta2 glicoproteina I negativi). Qual è la condotta più corretta in questo caso?

A Avviare terapia con warfarin
B Non vi è indicazione all'avvio immediato di alcuna terapia
C Avviare terapia con prednisone a basse dosi
D Avviare terapia con clopidogrel
E Avviare terapia con eparina a basso peso molecolare a dosaggio profilattico

2 Con quale termine si definisce la presenza di cellule o tessuti microscopicamente normali ma situati in sede anomala?

A Cordoma
B Tiloma
C Coristoma
D Amartoma
E Differenziazione anomala

3 Quale delle seguenti è una traslocazione tipicamente associata al sarcoma di Ewing?

A T (11;18)
B T (9;22)
C T (8;14)
D T (14;18)
E T (11;22)

4 Scenario clinico IU2C. Una donna di 35 anni, nullipara, si reca dal proprio ginecologo per eseguire un PAP-test di routine. All'atto del prelievo è asintomatica. Quale infezione è correlata alla patologia neoplastica della cervice uterina?

A HIV
B HSV-1
C HSV-2
D HPV
E Neisseria gonorrhoeae

5 Scenario clinico IU2C. Una donna di 35 anni, nullipara, si reca dal proprio ginecologo per eseguire un PAP-test di routine. All'atto del prelievo è asintomatica. Come viene standardizzata attualmente la lettura del PAP-test?

A Criteri di Glasgow
B Sistema di Bethesda
C Livelli di Berg
D Sistema di Papanicolaou
E Linee guida di Tokio

6 Scenario clinico KR3T. L'immagine mostra un tracciato elettrocardiografico corrispondente a:

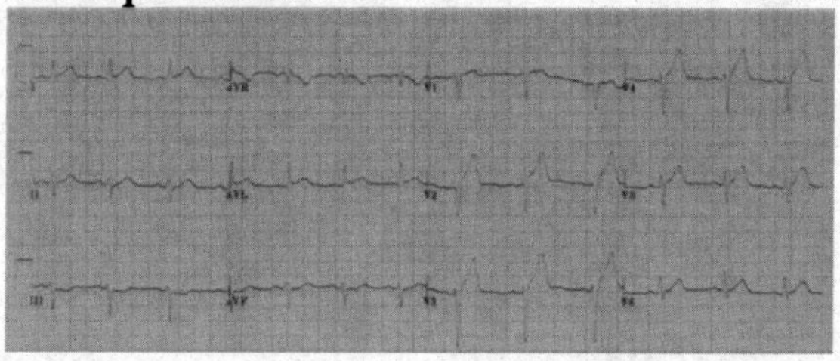

A Fibrillazione atriale
B Infarto miocardico della parete anteriore
C Infarto miocardico della parete inferiore
D Infarto miocardico della parete posteriore
E Blocco atrioventricolare di terzo grado

7 Scenario clinico LO3H. Il paziente presenterà probabilmente:

A Occlusione della discendente anteriore
B Occlusione della circonflessa
C Pneumotorace
D Occlusione della discendente posteriore
E Sintomi da attivazione vagale

8 Scenario clinico AQ4Z. Un paziente di 75 anni deve essere sottoposto a un intervento elettivo di resezione intestinale. In anamnesi presenta una fibrillazione atriale cronica in terapia con warfarin. Secondo le attuali linee guida europee, in vista dell'intervento

A Bisogna eseguire un ECG per verificare che sia ancora in fibrillazione atriale
B Bisognerà sospendere l'anticoagulante cinque giorni prima dell'intervento
C Bisognerà aggiungere al warfarin un farmaco antiaggregante per il rischio cardiologico legato all'intervento
D L'anticoagulante va sospeso 24 ore prima dell'intervento
E Non bisogna modificare la terapia a causa dell'elevato rischio cardiologico

9 Scenario clinico AQ4Z. Un paziente di 75 anni deve essere sottoposto a un intervento elettivo di resezione intestinale. In anamnesi presenta una fibrillazione atriale cronica in terapia con warfarin. L'ecocardiografia preoperatoria mostra una funzione contrattile moderatamente depressa. A quale di questi valori di FE (frazione di eiezione) può corrispondere?

A FE 75%
B FE 40%
C FE 62%
D FE 56%
E FE 25%

10 Scenario clinico OI5Y. Una ragazza di 15 anni si presenta in Pronto Soccorso perché da un'ora ha difficoltà respiratoria, frequenza respiratoria 35 atti/min e all'auscultazione apprezzate fischi e sibili. Raccogliendo l'anamnesi quale informazione clinica più probabilmente emergerà?

A Prolasso mitralico
B Asma allergico
C Fibrosi cistica
D Nascita prematura
E Tubercolosi

11 Scenario clinico KI5A. Una ragazza di 15 anni si presenta in Pronto Soccorso perché da un'ora ha difficoltà respiratoria, frequenza respiratoria 35 atti/min e all'auscultazione apprezzate fischi e sibili. Quale dei seguenti farmaci NON è da utilizzare per trattare questa paziente?

A Beta2 agonista
B Ossigeno
C Corticosteroidi
D Magnesio solfato
E Protossido d'azoto

12 Scenario clinico AP6I. Viene ricoverato in rianimazione un uomo di 54 anni con diagnosi di shock settico a partenza dalle vie urinarie. Dovendo sostenerlo dal

punto di vista emodinamico, quale dei seguenti farmaci è opportuno somministrare?

A Dopamina

B Noradrenalina

C Dobutamina

D Desmopressina

E Aminofillina

13 Scenario clinico AP6I. Viene ricoverato in rianimazione un uomo di 54 anni con diagnosi di shock settico a partenza dalle vie urinarie. Il supporto emodinamico con le amine serve a:

A Ottimizzare la sedazione

B Prevenire il tromboembolismo

C Garantire una PVC >12 cm H O

D Garantire una diuresi di 2.500 ml die

E Migliorare la perfusione d'organo

14 Scenario clinico MI7A. Una donna di 25 anni lamenta dispnea da sforzo. Agli esami ematochimici gli indici di flogosi sono negativi. All'ecocardiogramma si evidenzia un prolasso della mitrale da rottura di corda tendinea. Secondo le linee guida la paziente viene sottoposta a intervento di plastica della mitrale. Dopo l'intervento è in ritmo sinusale. Quale terapia è indicata alla dimissione?

A Terapia anticoagulante orale per tutta la vita

B Terapia anticoagulante orale per i primi sei mesi ma non seguita da terapia antiaggregante piastrinica

C Terapia anticoagulante orale per i primi 3-6 mesi, seguita da terapia antiaggregante piastrinica

D Terapia anticoagulante orale per i primi 9-12 mesi, seguita da terapia antiaggregante piastrinica

E Terapia antiaggregante per i primi 12 mesi

15 In caso di ischemia mesenterica acuta di origine embolica, qual è l'approccio terapeutico più opportuno tra i seguenti?

A Terapia cortisonica

B Terapia antibiotica ad ampio spettro

C Intervento chirurgico in elezione

D Intervento chirurgico urgente

E Digiuno e terapia di supporto

16 Scenario clinico HY8E. Un giovane di 23 anni, sportivo e modesto fumatore (5 sigarette/die da 5 anni), lamenta un dolore trafittivo all'emitorace sinistro, improvviso e violento. Quale altro sintomo associato deve essere ricercato?

A Disfagia

B Dispnea

C Emoftoe

D Tosse produttiva

E Disfonia

17 Scenario clinico HY8E. Un giovane di 23 anni, sportivo e modesto fumatore (5 sigarette/die da 5 anni), lamenta un dolore trafittivo all'emitorace sinistro, improvviso e violento. Qual è la diagnosi più probabile?

A Polmonite lobare

B Pneumotorace

C Infarto miocardico

D Reflusso gastroesofageo

E Infarto polmonare

18 Scenario clinico HY8E. Un giovane di 23 anni, sportivo e modesto fumatore (5 sigarette/die da 5 anni), lamenta un dolore trafittivo all'emitorace sinistro,

improvviso e violento. Quale esame deve essere eseguito in prima istanza?

A TC torace

B Spirometria

C Radiografia del torace

D Ecocolordoppler cardiaco

E Radiografia dell'emi-costato sinistro

19 Scenario clinico CP9E. Un paziente esegue una TC del torace che dimostra un nodulo sub-pleurico del lobo superiore sinistro a margini spiculati di diametro 1,8 cm. Nel sospetto di neoplasia polmonare, quale tra i seguenti è l'esame diagnostico più appropriato per la stadiazione della malattia, in funzione della pianificazione della strategia terapeutica?

A Broncoscopia

B TC addome con mezzo di contrasto

C PET-TC total body

D RM toracica

E Scintigrafia polmonare

20 Scenario clinico CP9E. Un paziente esegue una TC del torace che mostra un nodulo sub-pleurico del lobo superiore sinistro a margini spiculati di diametro 1,8 cm. In considerazione della sede della lesione, quale esame è indicato in prima istanza per la tipizzazione cito-istologica?

A Ago-biopsia TC guidata

B Broncoscopia con biopsia

C Broncoscopia con brushing endobronchiale

D Toracentesi ed esame citologico

E Esame citologico dell'escreato

21 Scenario clinico CP9E. Un paziente esegue una TC del torace che mostra un nodulo sub-pleurico del lobo superiore sinistro a margini spiculati di diametro 1,8 cm. Quali dei seguenti farmaci devono essere sospesi o sostituiti prima delle procedure diagnostiche invasive?

A Antidepressivi triciclici

B Antidiabetici orali

C Antipertensivi

D FANS (Farmaci antinfiammatori non steroidei)

E Anticoagulanti orali

22 Scenario clinico SX10U. Un paziente di 54 anni lamenta da 3 mesi violento dolore anale, scatenato dalla defecazione, ma perdurante per diverse ore. A volte ha proctorragie di modesta entità. Sulla base della raccolta dei dati anamnestici, quale diagnosi è più probabile?

A Emorroidi

B Trombosi emorroidaria

C Ascesso perianale

D Ragade anale

E Condilomatosi

23 Scenario clinico SX10U. Un paziente di 54 anni lamenta da 3 mesi violento dolore anale, scatenato dalla defecazione, ma perdurante per diverse ore. A volte ha proctorragie di modesta entità. A quale esame deve essere sottoposto il paziente in prima istanza per confermare il sospetto diagnostico?

A RX clisma opaco

B Ecografia trans-anale

C Defecografia

D Esplorazione digitale del retto e anoscopia

E Manometria ano-rettale

24 **Scenario clinico SX10U. Un paziente di 54 anni lamenta da 3 mesi violento dolore anale, scatenato dalla defecazione, ma perdurante per diverse ore. A volte ha proctorragie di modesta entità. Per escludere la presenza di altre patologie che possano causare proctorragie, anche in considerazione dell'età del paziente, è inoltre opportuno sottoporlo in prima istanza a:**

A Ecografia addominale

B Rettoscopia

C RX addome

D TC addome

E Rettocolonscopia

25 **Scenario clinico JU11S. A un paziente di 65 anni, in buone condizioni generali, con funzionalità respiratoria e cardiologica conservata, viene diagnosticata una neoplasia del lobo polmonare superiore sinistro. Al termine della stadiazione risulta essere un carcinoma a piccole cellule T2, N1, M0. Che terapia verrà proposta al paziente?**

A Chemioterapia eventualmente seguita da ormonoterapia

B Resezione chirurgica con linfo-adenectomia ilo-mediastinica

C Radioterapia

D Resezione chirurgica senza linfo-adenectomia ilo-mediastinica

E Chemioterapia

26 **Scenario clinico NJ12O. Per un neonato di tre giorni con ritardata emissione di meconio, distensione addominale e vomito biliare, il chirurgo pediatra pone il sospetto di Morbo di Hirschsprung. L'RX addome mostra delle anse intestinali dilatate. Quale successivo esame diagnostico strumentale è opportuno eseguire per corroborare il sospetto di megacolon congenito?**

A Ecografia addome completo

B TC addome senza mezzo di contrasto

C TC addome con mezzo di contrasto

D RM dell'addome inferiore con mezzo di contrasto

E Clisma opaco con mezzo di contrasto idrosolubile

27 **Quali sono, in ordine cronologico, le fasi fisiopatologiche della malattia da ustione?**

A 1) fase di shock; 2) fase distrofico-cicatriziale; 3) fase tossinfettiva

B 1) fase di shock; 2) fase tossinfettiva; 3) fase distrofico-cicatriziale

C 1) fase tossinfettiva; 2) fase di shock; 3) fase distrofico-cicatriziale

D 1) fase distrofico-cicatriziale; 2) fase di shock

E 1) fase tossinfettiva; 2) fase distrofico-cicatriziale; 3) fase di shock

28 **Scenario clinico XE13R. Un paziente di 82 anni presenta versamento pleurico monolaterale recidivante. In anamnesi è segnalata esposizione lavorativa all'amianto per diversi anni. Non sono note altre patologie croniche e non assume terapia domiciliare. Nel sospetto di mesotelioma pleurico, qual è l'accertamento che permette di formulare una diagnosi definitiva?**

A Biopsia pleurica toracoscopica o a cielo aperto

B Ecografia polmonare

C RX torace

D TC con mezzo di contrasto

E RM torace

29 **Scenario clinico AW14P. Una donna di 70 anni, affetta da arteriopatia cronica obliterante degli arti inferiori, giunge in ambulatorio per dolore a riposo da circa 3 settimane scarsamente responsivo agli antidolorifici. Non presenta lesioni trofiche. A quale stadio, secondo la classificazione di Leriche Fontaine, sono riconducibili i sintomi della paziente?**

- A III
- B II B
- C IV
- D I
- E II

30 **Scenario clinico ERT15. Paziente uomo di 85 anni, pregresso ictus ischemico, diabetico, in terapia poli-farmacologica. Da circa un mese comparsa di placche eritematose orticarioidi diffuse con successiva comparsa di bolle tese a contenuto limpido. Le lesioni sono intensamente pruriginose. Qual è la diagnosi più probabile?**

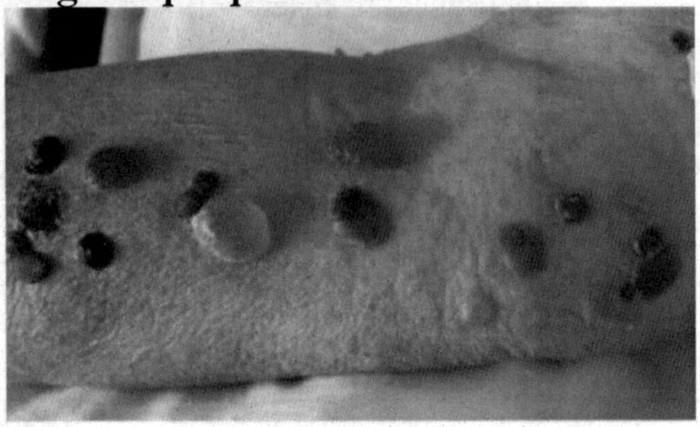

- A Dermatite da contatto
- B Impetigine bollosa
- C Pemfigoide bolloso
- D Pemfigo volgare
- E Herpes Zoster

31 **Scenario clinico ERT15. Paziente uomo di 85 anni, pregresso ictus ischemico, diabetico, in terapia poli-farmacologica. Da circa un mese comparsa di placche eritematose orticarioidi diffuse con successiva comparsa di bolle tese a contenuto limpido. Le lesioni sono intensamente pruriginose. Qual è il procedimento diagnostico più appropriato?**

- A Biopsia cutanea per istologia e immunofluorescenza diretta, ricerca degli anticorpi anti-membrana basale
- B Ricerca di anticorpi circolanti anti gliadina e antitranglutaminasi IgA ed IgG
- C Biopsia cutanea per istologia e immunofluorescenza diretta, ricerca degli anticorpi anti-desmogleina 1 e anti-desmogleina 3
- D Dermatoscopia della bolla dopo rimozione del tetto
- E Esame citodiagnostico di Tzank da contenuto della bolla

32 **Scenario clinico ME16L. Un uomo di 69 anni giunge all'attenzione dell'ematologo per il riscontro all'elettroforesi sieroproteica di una banda omogenea in zona Beta2. L'immunofissazione sierica conferma la presenza di una componente monoclonale. Quale tra le seguenti patologie può essere sicuramente esclusa, alla luce di tali reperti?**

- A Macroglobulinemia di Waldenstrom
- B Amiloidosi primitiva
- C Plasmocitoma solitario dell'osso
- D Immunodeficienza comune variabile
- E MGUS

33 **Scenario clinico ME16L. Un uomo di 69 anni giunge all'attenzione dell'ematologo per il riscontro all'elettroforesi sieroproteica di una banda omogenea in zona Beta2. L'immunofissazione sierica conferma la**

presenza di una componente monoclonale. Quale tra le seguenti situazioni rientra nella definizione di mieloma multiplo asintomatico?

A 12% di plasmacellule monoclonali alla biopsia osteomidollare e assenza di CRAB (ipercalcemia, insufficienza renale, anemia e lesioni osteolitiche)

B 65% di plasmacellule monoclonali alla biopsia osteomidollare e assenza di CRAB (ipercalcemia, insufficienza renale, anemia e lesioni osteolitiche)

C 8% di plasmacellule monoclonali alla biopsia osteomidollare e componente monoclonale inferiore al 30% all'elettroforesi sieroproteica

D 5% di plasmacellule monoclonali alla biopsia osteomidollare e iperparatiroidismo

E 20% di plasmacellule monoclonali alla biopsia osteomidollare e presenza di CRAB (ipercalcemia, insufficienza renale, anemia e lesioni osteolitiche)

34 **Scenario clinico ME16L. Un uomo di 69 anni giunge all'attenzione dell'ematologo per il riscontro all'elettroforesi sieroproteica di una banda omogenea in zona Beta2. L'immunofissazione sierica conferma la presenza di una componente monoclonale. Quale tra le seguenti combinazioni predice una minore sopravvivenza nei pazienti affetti da mieloma multiplo?**

A Ridotta clearance della creatinina e proteinuria di Bence-Jones

B Elevata concentrazione plasmatica di gammaglobuline monoclonali e presenza di osteolisi

C Presenza di plasmacellule monoclonali alla biopsia osteomidollare superiore al 50% e anemia

D Elevata concentrazione di beta-2 microglobulina sierica e presenza della traslocazione cromosomica t(4;14)

E Elevata concentrazione di catene leggere urinarie e anemia

35 **Scenario clinico ER17Z. Un ragazzo di 14 anni giunge in Pronto Soccorso accompagnato dalla madre per importante addominalgia, tachipnea e compromissione del sensorio. Non vi sono segni di rigor nucale. La glicemia capillare è 405 mg/dL, corpi chetonici nelle urine; emogasanalisi: acidosi metabolica. Gli indici di flogosi sono negativi. Quale approccio terapeutico è indicato in questa circostanza?**

A Solo idratazione e somministrazione di bicarbonati

B Somministrazione di insulina rapida per via endovenosa

C Ipoglicemizzanti orali

D Somministrazione di insulina lenta per via sottocutanea

E Dieta priva di zuccheri

36 **Scenario clinico ER17Z. Un ragazzo di 14 anni giunge in Pronto Soccorso accompagnato dalla madre per importante addominalgia, tachipnea e compromissione del sensorio. Non vi sono segni di rigor nucale. La glicemia capillare è 405 mg/dL, corpi chetonici nelle urine; emogasanalisi: acidosi metabolica. Gli indici di flogosi sono negativi. Si conduce una raccolta anamnestica degli ultimi giorni prima del ricovero con l'ausilio della madre. Quale dei seguenti elementi NON è tipicamente associato al quadro che si sospetta alla luce dei dati clinici e biochimici a disposizione?**

A Polidipsia

B Poliuria

C Diarrea

D Calo ponderale

E Vomito

37 **Scenario clinico SP18A. Un paziente di 78 anni affetto da carcinoma prostatico si presenta in Pronto Soccorso per dolore al rachide. Si riscontrano livelli di calcemia di 12.0 mg/dL (v.n. 8.5-10). Quale dei seguenti parametri è necessario conoscere per interpretare correttamente questo valore di calcemia?**

A PCR

B Proteine totali

C Gamma globuline

D Fosforemia

E Albuminemia

38 **L'uso di quale dei seguenti farmaci comporta un maggior rischio di ulcera gastrica?**

A Codeina

B Ketoprofene

C Paracetamolo

D Tramadolo

E Sucralfato

39 **Il propranololo è considerato un beta-bloccante non selettivo. Su quali recettori adrenergici agisce?**

A Solo Beta 2

B Beta 1 e Beta 2

C Beta 2 e recettori gamma

D Tutti i beta, tutti gli alfa e i gamma

E Beta 1, Beta 2 e recettori alfa

40 **Il propranololo è indicato nella terapia dell'ipertensione arteriosa. A quale dei seguenti farmaci NON dovrebbe mai essere associato nella terapia dell'ipertensione arteriosa a causa dei possibili effetti collaterali sulla conduzione cardiaca?**

A Verapamil

B Doxazosina

C Furosemide

D Ramipril

E Valsartan

41 **Scenario clinico AK19J. Una ragazza di 15 anni viene portata dai genitori dalla ginecologa per amenorrea. Presenta anche un limitato sviluppo puberale associato a bassa statura, torace a scudo e bassa attaccatura dei capelli. L'esame ecografico transvaginale mostra la presenza di banderelle fibrose al posto delle ovaie. Qual è la diagnosi più probabile?**

A Ermafroditismo vero

B Trisomia 18

C Sindrome di Klinefelter

D Sindrome di Turner

E Sindrome di Down

42 **Quale dei seguenti esami di laboratorio è più importante e specifico nel monitoraggio di una terapia con metformina, in quanto una sua alterazione significativa è un'indicazione alla sospensione di tale terapia?**

A Elettroforesi siero-proteica

B Enzimi di necrosi muscolare (CK)

C Calcemia

D Uricemia

E Clearance della creatinina

43 **Scenario clinico QS20R. Un uomo di 80 anni, affetto da diabete mellito tipo II e insufficienza renale cronica, giunge in Pronto Soccorso per febbre, tosse produttiva e dispnea. Un radiogramma**

del torace evidenzia un addensamento con carattere flogistico in campo inferiore destro. Gli esami ematochimici sono coerenti con un processo infettivo in atto. Si decide di ricoverare il paziente. Il paziente non ha eseguito ricoveri nei precedenti tre mesi. Nel sospetto di polmonite ad acquisizione comunitaria, quale agente patogeno - tra quelli elencati - abitualmente NON è coinvolto?

[A] Pseudomonas aeruginosa

[B] Haemophilus Influenzae

[C] Chlamydia pneumoniae

[D] Streptococcus pneumoniae

[E] Mycoplasma pneumoniae

44 **Nell'ambito dei precursori del carcinoma invasivo dell'eso-cervice uterina, a cosa corrisponde "moderato grado di displasia"?**

[A] Neoplasia invasiva

[B] CIN III

[C] Carcinoma in situ

[D] CIN I

[E] CIN II

45 **Scenario clinico KO21S. Una giovane coppia si presenta all'osservazione del ginecologo perché non riesce ad avere figli. Quando si può definire una situazione di infertilità?**

[A] Sull'evidenza di esami strumentali che dimostrano impossibilità a procreare

[B] Dopo sei mesi di rapporti frequenti, mirati e non protetti

[C] Dopo almeno tre anni di rapporti frequenti, mirati e non protetti

[D] Dopo 6 mesi di rapporti non protetti

[E] Dopo almeno un anno di rapporti frequenti, mirati e non protetti

46 **Scenario clinico KO21S. Una giovane coppia si presenta all'osservazione del ginecologo perché non riesce ad avere figli. Il primo livello diagnostico dovrebbe prevedere:**

[A] Colloquio psicologico e studio endocrino metabolico e anatomico della donna

[B] Dosaggio di FSH, LH e spermiogramma

[C] Laparoscopia esplorativa e spermiogramma

[D] Dosaggio del TSH, FSH e LH

[E] Indagini diagnostiche per lo studio di una eziologia endocrino-metabolica e anatomica della donna e spermiogramma del partner

47 **Scenario clinico AQ22W. A una donna di 32 anni, primipara, con anamnesi precedente alla gravidanza negativa, viene posta diagnosi di ipertensione gestazionale di grado moderato. La paziente viene messa al corrente dei possibili rischi legati a tale patologia, tra cui rientrano tutti i seguenti TRANNE uno. Quale?**

[A] Distacco intempestivo di placenta

[B] Prematurità e sofferenza fetale cronica

[C] Rischio di patologie cardiovascolari nella quinta decade

[D] Aggravamento con comparsa di proteinuria

[E] Polidramnios

48 **Scenario clinico AQ22W. A una donna di 32 anni, primipara, con anamnesi precedente alla gravidanza negativa, viene posta diagnosi di ipertensione gestazionale di grado moderato. La paziente contatta il proprio ginecologo riferendo di avere entrambe le gambe gonfie, senza tuttavia gonfiore in altre sedi. Sulla base di quanto ha raccontato**

al telefono si consiglia di:

- [A] Recarsi in ospedale per un ricovero perché l'edema degli arti inferiori è sufficiente per porre diagnosi di pre-eclampsia
- [B] Rivolgersi a un Pronto Soccorso ostetrico per escludere che si tratti di una manifestazione iniziale di pre-eclampsia
- [C] Tranquillizzarsi perché gli edemi dipendono solo da problemi di stasi venosa e nulla hanno a che fare con l'ipertensione gestazionale
- [D] Tranquillizzarsi perché l'edema che accompagna la pre-eclampsia si rende manifesto sempre anche con gonfiore delle mani e del volto
- [E] Tranquillizzarsi perché l'edema che accompagna la pre-eclampsia si manifesta solo con gonfiore delle mani e del volto

49 **Scenario clinico AQ22W. A una donna di 32 anni, primipara, con anamnesi precedente alla gravidanza negativa, viene posta diagnosi di ipertensione gestazionale di grado moderato. La paziente contatta telefonicamente il proprio ginecologo lamentando dolore addominale dopo aver ingerito cibo avariato. Viene quindi invitata a rivolgersi al più vicino Pronto Soccorso poiché, in considerazione della patologia di base, tale sintomo potrebbe porre in diagnosi differenziale le seguenti patologie:**

- [A] Pre-eclampsia, eclampsia imminente, non HELLP (ipertensione, enzimi epatici elevati e ipo-piastrinemia)
- [B] HELLP (ipertensione, enzimi epatici elevati e ipo-piastrinemia) e distacco di placenta fundica
- [C] Eclampsia e infezione delle vie urinarie
- [D] HELLP (ipertensione, enzimi epatici elevati e ipo-piastrinemia), pre-eclampsia ed eclampsia
- [E] Pre-eclampsia, diabete gestazionale scompensato

50 **Scenario clinico NH23T. Una paziente di 42 anni, terzigravida-para 0, è molto spaventata perché all'ecografia di screening a 32 settimane è stato riscontrato un eccesso di liquido amniotico. La paziente viene informata che tale condizione non è molto comune e che:**

- [A] È necessario eseguire un'ecografia di secondo livello presso un centro di diagnosi prenatale
- [B] L'eccesso di liquido amniotico non è mai una diagnosi solo strumentale
- [C] L'eccesso di liquido amniotico si associa sempre e solamente al diabete gestazionale
- [D] L'eccesso di liquido amniotico non può essere sospettato con una semplice ecografia di screening
- [E] È necessario fare una risonanza magnetica per poter confermare l'eccesso di liquido amniotico

51 **Che caratteristiche possiede il vaccino antimorbillo?**

- [A] È combinato con il vaccino anti pertosse e anti Rotavirus
- [B] Per l'eliminazione è sufficiente ottenere una copertura vaccinale almeno pari all'80%
- [C] È costituito da microrganismi vivi e attenuati
- [D] È costituito da subunità virali
- [E] È ottenuto mediante la tecnica del DNA ricombinante

52 **Scenario clinico ERT24. In uno studio caso-controllo per comprendere l'eziologia del cancro dell'esofago, 870**

casi e 902 controlli sono stati indagati per quanto concerne il consumo abituale di superalcolici. L'associazione tra la malattia e il fattore di rischio può essere quantificata calcolando:

	Malati	Non malati	TOTALE
Esposti	656	516	1.172
Non esposti	214	386	600
TOTALE	870	902	1.772

A RR: (656 / 1172) / (214 / 600)

B OR: (656 x 386) / (516 x 214)

C RA: (656 / 1172) - (214 / 600)

D RA: (656 - 214) / 1772

E OR: 656/386

53 **Scenario clinico ERT24. In uno studio caso-controllo per comprendere l'eziologia del cancro dell'esofago, 870 casi e 902 controlli sono stati indagati per quanto concerne il consumo abituale di superalcolici. È generalmente indicato tra i vantaggi degli studi caso-controllo:**

A Il relativo basso costo e la breve durata

B La possibilità di calcolare la prevalenza periodale della malattia considerata

C La possibilità di calcolare l'incidenza periodale della malattia considerata

D La possibilità di calcolare la prevalenza puntuale della malattia considerata

E La possibilità di calcolare l'incidenza della malattia considerata

54 **Scenario clinico XD5A. Una ragazza di 15 anni si presenta in Pronto Soccorso perché da un'ora ha difficoltà respiratoria, frequenza respiratoria 35 atti/min e all'auscultazione apprezzate fischi e sibili. In considerazione del quadro clinico, si chiede che vengano eseguiti prioritariamente:**

A Ecocardiogramma e RX torace

B Emogasanalisi arteriosa e TC torace

C TC torace e spirometria

D Prick test e spirometria

E Emogasanalisi arteriosa e RX torace

55 **Scenario clinico FV25A. In una fonderia viene diagnosticato un caso di Legionellosi in un operaio. Si segnala che: le vasche di raffreddamento dei metalli hanno una temperatura controllata pari a 60 °C; gli operai utilizzano la mensa comune per il pasto; utilizzano bagni e docce all'interno dell'azienda; nelle vicinanze della fabbrica non ci sono scavi o lavori edilizi. In base ai dati a disposizione, qual è considerata la sorgente più probabile di infezione?**

A Trasmissione aerea da parte di un altro operaio portatore sano di Legionella Pneumophila

B L'inalazione delle acque di raffreddamento dei metalli

C Trasmissione da contatto da parte di un altro operaio portatore sano di Legionella Pneumophila

D L'utilizzo dei bagni/docce

E Il consumo di alimenti contaminati

56 **Scenario clinico PR26S. Un uomo di 63 anni, noto per cirrosi epatica alcolica, si presenta in Pronto Soccorso per distensione addominale e febbre. La temperatura corporea è 38.2 °C. L'addome è trattabile ma diffusamente dolorabile alla palpazione superficiale. Viene posto il sospetto di peritonite batterica spontanea. Quale dei seguenti batteri è più frequentemente responsabile di tale complicanza?**

A Escherichia coli

B Pseudomonas aeruginosa

C Enterococcus faecalis

D Klebsiella pneumoniae

[E] Staphylococcus Aureus

57 **Scenario clinico KI27A. Un uomo di 57 anni si presenta in Pronto Soccorso lamentando dolore epigastrico, irradiato a cintura alla schiena, insorto improvvisamente, intenso e continuo. All'esame obiettivo egli si presenta sofferente; non si rilevano segni di peritonite né di perforazione intestinale. Agli esami ematochimici si osserva incremento dell'amilasemia (1.400 UI/L, valori normali: 20-100 UI/L). Nel contesto di un approccio diagnostico, quale delle seguenti affermazioni è corretta in riferimento al quadro clinico?**

[A] Non si può porre diagnosi di pancreatite acuta se non dopo aver eseguito anche una ecografia dell'addome

[B] Sulla base dei dati disponibili è possibile formulare diagnosi di pancreatite acuta

[C] Non è possibile formulare diagnosi di pancreatite acuta se non eseguendo anche una RM addome con gadolinio

[D] Non si può porre diagnosi di pancreatite acuta se non dopo aver eseguito anche una TC addome con mezzo di contrasto

[E] Per poter porre diagnosi di pancreatite acuta è necessario eseguire una ecoendoscopia

58 **Scenario clinico KI28S. Un uomo di 63 anni affetto da cirrosi epatica alcolica con ascite, viene sottoposto a valutazione della prognosi della malattia con punteggio di Child-Pugh. Oltre alla presenza e al grado di ascite, tutti i seguenti sono parametri da considerare nel calcolo dello score di Child-Pugh, TRANNE uno; quale?**

[A] Presenza e grado di varici esofagee

[B] Presenza e grado di encefalopatia

[C] Valore di bilirubina

[D] Valore di albumina

[E] Valore dell'INR

59 **Scenario clinico DW29O. Un ragazzo di 26 anni giunge in Pronto Soccorso lamentando dispnea insorta a breve distanza da un improvviso dolore all'emitorace di sinistra. EO: PA 110/60 mmHg, FC 96/min ritmico, SpO_2 88% in aria ambiente; MV assente in campo superiore sinistro; temperatura corporea 36.7 °C. Quale dei seguenti è l'evento che più probabilmente si è verificato in questo paziente?**

[A] Chilotorace

[B] Infarto polmonare

[C] Infarto miocardico

[D] Pneumotorace spontaneo

[E] Emotorace

60 **Scenario clinico DW29O. Un ragazzo di 26 anni giunge in Pronto Soccorso lamentando dispnea insorta a breve distanza da un improvviso dolore all'emitorace di sinistra. EO: PA 110/60 mmHg, FC 96/min ritmico, SpO_2 88% in aria ambiente; MV assente in campo superiore sinistro; temperatura corporea 36.7 °C. Quale esame diagnostico è opportuno scegliere come primo approccio?**

[A] Ecocardiogramma transtoracico

[B] TC del torace con mezzo di contrasto

[C] Spirometria

[D] RX torace

[E] Dosaggio troponina

61 **Scenario clinico AT29K. Un ragazzo di 26 anni giunge in Pronto Soccorso lamentando dispnea insorta a breve distanza da un improvviso dolore all'emitorace di sinistra. EO: PA 110/60 mmHg, FC 96/min ritmico, SpO2 88% in aria ambiente; MV assente in campo**

superiore sinistro; temperatura corporea 36.7°C. Quale dei seguenti è un noto fattore di rischio per lo sviluppo dell'evento che più probabilmente si è verificato in questo paziente?

[A] Obesità

[B] Consumo di alcool

[C] Consumo di eroina endovena

[D] Fumo di sigaretta

[E] Sedentarietà

62 **Qual è la più comune causa di tachicardia parossistica sopra-ventricolare (TPSV)?**

[A] Flutter atriale atipico

[B] Flutter atriale tipico

[C] Sindrome di Wolff-Parkinson-White

[D] Tachicardia da rientro nodale

[E] Tachicardia da rientro atrio-ventricolare

63 **Scenario clinico AA30X. Uomo, 48 anni, fumatore, iperteso in terapia con ACE inibitore. Lamenta dolore epigastrico da circa 6h. Vengono rilevati i seguenti parametri: P.A. di 90/50 mmHg, F.C. di 57/min, satO_2 99% e viene eseguito un elettrocardiogramma come mostrato in figura. Le alterazioni presenti sono compatibili con:**

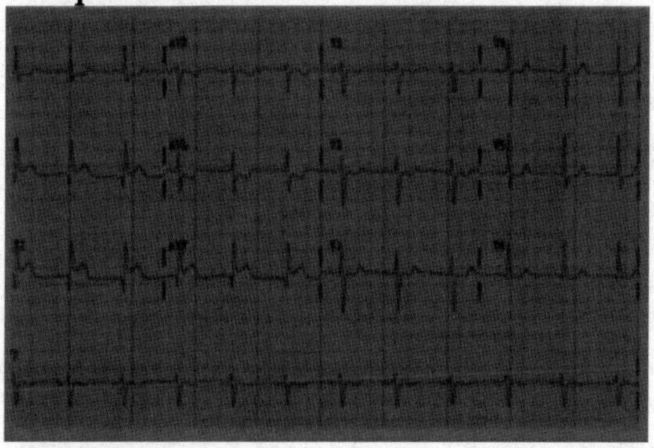

[A] STEMI inferiore

[B] STEMI antero-laterale

[C] STEMI anteriore

[D] Probabile infarto anteriore pregresso

[E] Pericardite

64 **Scenario clinico AA30X. Uomo, 48 anni, fumatore, iperteso in terapia con ACE inibitore. Lamenta dolore epigastrico da circa 6h. Vengono rilevati i seguenti parametri: P.A. 90/50 mmHg, F.C. 57/min, satO_2 99% e viene eseguito un ECG come mostrato in figura. Mentre si allerta la sala di emodinamica è opportuno iniziare la somministrazione di:**

[A] Enalapril

[B] Ticagrelor

[C] Nitroprussiato di sodio

[D] Warfarin

[E] Diltiazem

65 **Scenario clinico AA30X. Uomo, 48 anni, fumatore, iperteso in terapia con ACE inibitore. Lamenta dolore epigastrico da circa 6h. Vengono rilevati i seguenti parametri P.A. 90/50 mmHg, F.C. 57/min, satO_2 99% e viene eseguito un ECG come mostrato in figura. Verosimilmente il paziente avrà una lesione a carico di:**

[A] Ramo del margine ottuso

[B] Tronco comune

[C] Coronaria sinistra

[D] Coronaria destra

[E] Discendente anteriore

66 **Scenario clinico DC31I. All'auscultazione cardiaca, una paziente di 37 anni presenta un soffio meso-telesistolico 3/6 meglio udibile in meso-cardio e in corrispondenza dell'apice cardiaco. Il resto dell'esame obiettivo, i parametri vitali e gli esami ematochimici sono nei limiti. Tale reperto è**

maggiormente indicativo di quale dei seguenti difetti anatomici?

A Difetto interventricolare

B Dotto di Botallo pervio

C Stenosi mitralica

D Insufficienza aortica

E Insufficienza mitralica

67 **Scenario clinico DC31I. All'auscultazione cardiaca, una paziente di 37 anni presenta un soffio meso-telesistolico 3/6 meglio udibile in meso-cardio e in corrispondenza dell'apice cardiaco. Il resto dell'esame obiettivo, i parametri vitali e gli esami ematochimici sono nei limiti. La paziente riferisce anche palpitazioni aritmiche. Qual è, con maggiore probabilità, la patologia aritmica responsabile di tali palpitazioni?**

A Extrasistolia ventricolare complessa

B Tachicardia da rientro atrio-ventricolare

C Fibrillazione ventricolare

D Fibrillazione atriale

E Tachicardia da rientro nodale

68 **Scenario clinico QF32G. Una donna di 67 anni viene portata in Pronto Soccorso con un quadro di febbre (TC 38.8 °C), alterato stato di coscienza, ipotensione (PA 80/40 mmHg), tachicardia (FC 100 bpm), tachipnea (FR 25 atti/min), saturazione dell'ossigeno 82% in aria ambiente. Agli esami emato-biochimici si riscontrano leucocitosi neutrofila (GB 22000/mm; neutrofili 84%); creatininemia e parametri di funzione epatica nei limiti, iper-lattacidemia. Viene sospettato uno shock settico. Quali tra i seguenti parametri per lo screening rapido dello shock settico costituiscono il Quick SOFA (Quick Sequential Organ Failure Assessment) score?**

A Pressione arteriosa, frequenza cardiaca, frequenza respiratoria, globuli bianchi, temperatura corporea

B Pressione arteriosa, frequenza cardiaca, frequenza respiratoria, stato di coscienza, lattati ematici

C Pressione arteriosa, stato di coscienza, temperatura corporea

D Frequenza respiratoria, stato di coscienza, pressione arteriosa

E Pressione arteriosa, frequenza cardiaca, frequenza respiratoria, saturazione dell'ossigeno

69 **Scenario clinico QF32G. Una donna di 67 anni viene portata in Pronto Soccorso con un quadro di febbre (TC 38.8 °C), alterato stato di coscienza, ipotensione (PA 80/40 mmHg), tachicardia (FC 100 bpm), tachipnea (FR 25 atti/min), saturazione dell'ossigeno 82% in aria ambiente. Agli esami emato-biochimici si riscontrano leucocitosi neutrofila (GB 22000/mm; neutrofili 84%); creatininemia e parametri di funzione epatica nei limiti, iper-lattacidemia. Viene sospettato uno shock settico:**

A La terapia antibiotica va iniziata entro due ore dalla diagnosi, dopo aver prelevato il campione per le emocolture, deve essere ad ampio spettro ed essere sempre associata a terapia antifungina empirica

B La terapia antibiotica va iniziata entro due ore dalla diagnosi, indifferentemente prima o dopo aver eseguito le emocolture, e deve essere ad ampio spettro

C La terapia antibiotica va iniziata entro due ore dalla diagnosi, dopo aver prelevato il campione per le emocolture, deve essere mirata alla possibile causa dell'infezione, e non ad ampio spettro, al fine di evitare lo sviluppo di antibiotico-resistenze

D La terapia antibiotica empirica

parenterale va iniziata il prima possibile, preferibilmente entro la prima ora dalla diagnosi di shock settico, previo prelievo di campione per emocolture (almeno due set), con antibiotici ad ampio spettro

E La terapia antibiotica va iniziata immediatamente, le emocolture possono non essere eseguite in quanto non è fondamentale conoscere l'eziologia della sepsi; la terapia deve essere quindi ad ampio spettro con l'associazione di almeno due farmaci

70 Scenario clinico HE33I. Un uomo di 30 anni giunge in Pronto Soccorso con febbre (TC 39,5 °C), confusione mentale, mialgie. Agli esami di laboratorio si rilevano leucopenia e piastrinopenia oltre che anemia. Da un paio di settimane è tornato dal Ruanda. Non ha effettuato profilassi antimalarica. All'esame dello striscio di sangue e in goccia spessa si pone la diagnosi di malaria da Plasmodium falciparum. Qual è la specie di zanzara più verosimilmente implicata nella trasmissione della malaria?

A Anopheles maculipennis

B Anopheles superpictus

C Anopheles atroparvus

D Anopheles gambiae

E Anopheles labranchiae

71 Scenario clinico HE34Y. Un paziente noto per TVP recidivanti lamenta improvvisa difficoltà respiratoria. In considerazione dell'anamnesi remota e della sintomatologia suggestiva per embolia polmonare, quale delle seguenti condizioni aumenta maggiormente la probabilità di tale diagnosi?

A Allettamento per almeno tre giorni

B Presenza di emottisi

C FC 100/min

D Fibrillazione atriale

E TVP in atto

72 Scenario clinico HR34Y. Un paziente noto per TVP recidivanti lamenta improvvisa difficoltà respiratoria. Qual è il quadro ecocardiografico maggiormente indicativo di embolia polmonare severa?

A Trombo nel ventricolo destro

B Ventricolo destro dilatato ipocinetico

C Dilatazione del ventricolo sinistro

D Insufficienza mitralica

E Ventricolo destro ipercinetico

73 Scenario clinico HE34Y. Un paziente noto per TVP recidivanti lamenta improvvisa difficoltà respiratoria. Quale indagine è dirimente per la diagnosi di embolia polmonare?

A Angio-TC toracica

B RM toracica

C RX torace

D Ecocardiografia

E Dosaggio D-dimero

74 Scenario clinico OO35A. Un operaio edile utilizza quotidianamente e per diverse ore trapano e martello pneumatico. Il paziente potrebbe manifestare e ottenere automaticamente il riconoscimento di tutte le seguenti malattie professionali, TRANNE una; quale?

A Osteoartropatie del gomito e della spalla

B Neuropatie periferiche del nervo mediano

C Osteoartropatie del polso

D Malattia di Dupuytren (ispessimento e retrazione sclerotica dell'aponeurosi palmare)

E Neuropatie periferiche del nervo ulnare

75 Scenario clinico OO35A. Un operaio edile utilizza quotidianamente e per diverse ore trapano e martello pneumatico. L'uomo, inoltre, manifesta una lesione radiologica caratteristica della patologia da vibrazioni e nota come "Malattia di Kienböck", ovvero:

A Pseudoartrosi dello stiloide radiale

B Deviazione cubitale delle articolazioni metacarpo-falangee

C Pseudoartrosi dello stiloide ulnare

D La necrosi del semilunare

E La necrosi della testa omerale

76 Scenario clinico II36I. Un fruttivendolo di 45 anni ha avvertito un dolore acutissimo in regione lombare e alla superficie posteriore della coscia e del polpaccio sinistro mentre sollevava un cassetta pesante piena di frutta. Dopo aver raccolto l'anamnesi, il medico visita il paziente ed effettua il segno di Lasègue, che risulta positivo. In che cosa consiste questo test?

A Nel dolore evocato alla pressione sulla linea paravertebrale

B Nella difficoltà a mantenersi "in punta di piedi"

C Nell'evocazione di dolore lungo il decorso del nervo sciatico alla flessione passiva dell'anca, mantenendo estesa l'articolazione del ginocchio

D Nell'ipovalidità alla flessione dorsale dell'alluce contro resistenza

E Nel dolore che si evoca alla pressione esercitata sulla testa del perone

77 Scenario clinico II37I. Si presenta alla visita un uomo di 30 anni con gonalgia diffusa, comparsa da alcuni giorni dopo trauma distorsivo del ginocchio mentre giocava a calcetto. Coesistono sensazione di instabilità e cedimento articolare. Sospettando una lesione legamentosa, quale reperto clinico ci si aspetta di riscontrare?

A Blocco completo dell'articolazione

B Presenza costante di cisti poplitea di Baker

C Cassetto anteriore

D Perdita del riflesso rotuleo

E Dolore nel movimento di lateralizzazione della rotula

78 Quale delle seguenti malattie si associa al deficit di alfa-1 anti-tripsina?

A Cirrosi epatica

B Cardiomiopatia ipertrofica

C Cataratta

D Vasculopatia cerebrale

E Sordità neuro-sensoriale

79 Quale delle seguenti condizioni NON si riscontra comunemente nella sclerosi sistemica?

A Cataratta

B Fenomeno di Raynaud

C Teleangectasie

D Sclerodattilia

E Ipomotilità esofagea

80 Quale dei seguenti reperti NON è tipicamente presente in caso di insufficienza renale cronica?

A Ipotrigliceridemia

B Edemi

C Anemia

D Incremento del paratormone

E Ipocalcemia

81 **Scenario clinico IN38U. Un uomo di 53 anni si sottopone a una TC del torace con mezzo di contrasto in seguito all'insorgenza di dispnea progressiva, accompagnata da tosse e raucedine. Si evidenzia la presenza di un aneurisma dell'aorta discendente del diametro di circa 7,5 cm. Quale delle seguenti malattie sistemiche NON è associata a un rischio incrementato di sviluppare aneurismi dell'aorta toracica?**

A Arterite gigantocellulare

B Sindrome di Ehlers-Danlos tipo IV

C Fibrosi cistica

D Sifilide

E Sindrome di Marfan

82 **Scenario clinico VV39S. Una donna di 28 anni in buone condizioni di salute vuole iniziare una terapia anticoncezionale con un estroprogestinico. Su consiglio del medico curante si sottopone a una dettagliata valutazione dei fattori di rischio protrombotici, in virtù del fatto che la madre, qualche anno prima, aveva avuto una tromboembolia polmonare. Gli esami risultano nei limiti di norma, fatta eccezione per la presenza di resistenza alla proteina C attivata. In quale delle seguenti proteine della coagulazione si verifica una mutazione tipicamente associata a tale dato di laboratorio?**

A Fibrinogeno

B Antitrombina

C Fattore II

D Proteina S

E Fattore V

83 **Scenario clinico FC40Z. Una donna di 32 anni si presenta con tosse e dispnea da due settimane. L'RX del torace rivela linfoadenopatie ilari e plurimi noduli bilaterali confluenti. Esegue approfondimenti di imaging, bronco-lavaggio e biopsia. All'esame citologico si dimostrano CD4/CD8>2 e all'esame istologico la presenza di granulomi epitelioidi senza necrosi caseosa. Si decide di dosare l'ACE nel siero, che risulta elevato. Qual è l'ipotesi diagnostica?**

A Polmonite

B Sarcoidosi

C Tubercolosi

D Pneumoconiosi

E Adenocarcinoma polmonare

84 **Quale tra i seguenti farmaci NON ha indicazione per il trattamento dell'osteoporosi?**

A Alendronato

B Corticosteroidi

C Denosumab

D Ibandronato

E Teriparatide

85 **Scenario clinico NT41E. A un paziente di 47 anni viene riscontrata una retinopatia ipertensiva durante esecuzione di un fundus oculi. La misurazione della pressione arteriosa risulta 160/105 mmHg. Tale valore viene confermato da altre due misurazioni durante la settimana. Nel sospetto di una ipertensione arteriosa secondaria di natura nefro-vascolare, quale sintomo/segno è opportuno ricercare?**

A Soffio addominale periombelicale

B Poliuria

C Calo ponderale

D Sudorazione

E Ematuria

86 **Scenario clinico NT41E. A un paziente di 47 anni viene riscontrata una retinopatia ipertensiva durante esecuzione di un fundus oculi. La misurazione della pressione arteriosa risulta 160/105 mmHg. Tale valore viene confermato da altre due misurazioni durante la settimana. Nel caso l'ipertensione fosse secondaria a una stenosi dell'arteria renale, quale tra le seguenti opzioni terapeutiche risulterebbe la più appropriata?**

A Dieta iposodica

B Ace inibitori associati a diuretici

C Ace inibitori in monoterapia

D Correzione endovascolare della stenosi

E Sartani associati a beta-bloccanti

87 **Scenario clinico PA42R. Un paziente si presenta in Pronto Soccorso con febbre, tosse e difficoltà respiratorie. Vengono eseguiti un prelievo e RX torace che documenta una polmonite lobare sinistra. In un uomo adulto senza comorbilità quale trattamento antibiotico NON è appropriato in una terapia empirica?**

A Ceftriaxone

B Levofloxacina

C Ampicillina

D Metronidazolo

E Amoxicillina

88 **Scenario clinico RA43P. Una signora di 67 anni viene trovata morta dal figlio nel proprio appartamento a Roma. Quando arrivano i Carabinieri la trovano sdraiata supina sul letto con le braccia flesse sotto al capo. Le finestre della casa sono chiuse e la temperatura ambientale è di 20 °C. Il medico legale, durante il sopralluogo, esegue la misurazione della temperatura corporea del cadavere per via rettale che risulta pari a 36 °C all'inizio del sopralluogo e di 35,5 °C alla rilevazione finale (circa un'ora dopo). Non è presente rigidità cadaverica, ma sono presenti sfumate macchie ipostatiche ai glutei e alle spalle. Esternamente sono presenti delle lesioni "sospette" sul collo e sul torace della paziente che rendono necessaria l'esecuzione dell'esame autoptico. I dati identificati dal medico legale hanno permesso di determinare l'epoca della morte della signora, stimando che il decesso sia avvenuto verosimilmente:**

A Una settimana prima del sopralluogo

B Tra le 24 e le 48 ore antecedenti il sopralluogo

C Circa tre giorni prima del sopralluogo

D Entro le tre ore antecedenti il sopralluogo

E Tra le 12 e le 24 ore antecedenti il sopralluogo

89 **Scenario clinico RA43P. Una signora di 67 anni viene trovata morta dal figlio nel proprio appartamento a Roma. Quando arrivano i Carabinieri la trovano sdraiata supina sul letto con le braccia flesse sotto al capo. Le finestre della casa sono chiuse e la temperatura ambientale è di 20 °C. Il medico legale, durante il sopralluogo, esegue la misurazione della temperatura corporea del cadavere per via rettale che risulta pari a 36 °C all'inizio del sopralluogo e di 35,5 °C alla rilevazione finale (circa un'ora dopo). Non è presente rigidità cadaverica, ma sono presenti sfumate macchie ipostatiche ai glutei e alle spalle. Esternamente sono presenti delle lesioni "sospette" sul collo e sul torace della paziente che rendono necessaria l'esecuzione dell'esame autoptico. Il cadavere viene pertanto trasferito presso l'Istituto di Medicina Legale per essere sottoposto ad autopsia giudiziaria. L'obiettività esterna rilevata**

mostra: la presenza di lesioni ecchimotiche di tipo figurato, localizzate alle superfici antero-laterali del collo; alcune lesioni a forma di semiluna, attribuibili a unghiature. L'esame interno rivela: infiltrazioni emorragiche dei fasci muscolari e vascolo-nervosi del collo; lesioni dell'osso ioide e rottura delle cartilagini tiroidea e cricoidea della laringe. Alla luce di tali reperti, a quale diagnosi è attribuibile il decesso della donna?

A Asfissia da confinamento

B Asfissia da soffocamento

C Annegamento

D Impiccamento

E Asfissia da strozzamento-strangolamento manuale

90 **Quale colorazione viene utilizzata in microbiologia per visualizzare i micobatteri nell'espettorato?**

A Colorazione tricromica

B Ziehl-Neelsen

C Ematossilina-eosina

D Colorazione di Gram

E Ziehl-Neelsen modificata

91 **Scenario clinico PO44C. A un caso di sospetta meningite, viene effettuata puntura lombare; all'esame microscopico del liquido cefalorachidiano, dopo colorazione di Gram, si osservano diplococchi Gram negativi a chicco di caffè. Qual è l'agente microbico identificato in base all'esame Gram?**

A Escherichia coli

B Streptococcus pneumoniae

C Listeria monocytogenes

D Staphylococcus Aureus

E Neisseria meningitidis

92 **Scenario clinico CR45S. Una donna di 63 anni a un controllo di esami di routine presenta: creatinina sierica 1.4 mg/dL, calcemia 11.2 mg/dL, fosforemia 2.4 mg/dL, PTH intatto 220 pg/mL, fosfatasi alcalina 280 UI/L; esame urine: PS 1.016, pH 7.0, proteinuria assente, GR 4-5/campo, leucociti 25/campo. Tredici anni fa è stata sottoposta a quadrantectomia per carcinoma mammario, con successivo follow-up negativo; da circa 8 anni riferisce valori moderatamente elevati di pressione arteriosa, per cui assume in modo irregolare un diuretico tiazidico; da circa 5 anni soffre di nefrolitiasi, inizialmente espulsiva, ultimamente complicatasi con nefrolitiasi a stampo infetta. L'esame obiettivo generale è sostanzialmente nei limiti di norma, con un modico grado di ipertensione sistolica (148/82). Qual è la diagnosi più probabile in questa paziente?**

A Iperparatiroidismo primitivo

B Iperparatiroidismo secondario a insufficienza renale cronica

C Ipercalcemia da diuretico tiazidico

D Sarcoidosi

E Ipercalcemia secondaria a metastasi ossee da ripresa del carcinoma mammario

93 **Scenario clinico CR45S. Una donna di 63 anni a un controllo di esami di routine presenta: creatinina sierica 1.4 mg/dL, calcemia 11.2 mg/dL, fosforemia 2.4 mg/dL, PTH intatto 220 pg/mL, fosfatasi alcalina 280 UI/L; esame urine: PS 1.016, pH 7.0, proteinuria assente, GR 4-5/campo, leucociti 25/campo. Tredici anni fa è stata sottoposta a quadrantectomia per carcinoma mammario, con successivo follow-up negativo; da circa 8 anni riferisce valori moderatamente elevati di pressione arteriosa, per cui assume in modo**

irregolare un diuretico tiazidico; da circa 5 anni soffre di nefrolitiasi, inizialmente espulsiva, ultimamente complicatasi con nefrolitiasi a stampo infetta. L'esame obiettivo generale è sostanzialmente nei limiti di norma, con un modico grado di ipertensione sistolica (148/82). Formulata la diagnosi, quale delle seguenti indicazioni terapeutiche è la più appropriata?

A Supplementazione con fosfato, per correggere l'ipofosforemia

B Esecuzione di paratiroidectomia o adenonectomia

C Somministrazione di pamidronato 90 mg

D Supplementazione con vitamina D, per tentare di sopprimere il PTH

E Avvio di terapia steroidea sistemica

94 Un ragazzo di 23 anni è vittima di un incidente automobilistico (moto contro auto). All'arrivo dei soccorsi viene riferito il seguente esame obiettivo neurologico: il paziente giace a occhi chiusi, non li apre né allo stimolo verbale né allo stimolo doloroso, eloquio assente, alla stimolazione algica il paziente tende ad allontanare gli arti dalla fonte dello stimolo. Presenta anisocoria per destra > sinistra. Qual è il valore della Glasgow Coma Scale di questo paziente?

A 3

B 12

C 15

D 6

E 9

95 Scenario clinico AU46R. Un ragazzo di 23 anni è vittima di un incidente automobilistico (moto contro auto). All'arrivo dei soccorsi viene riferito il seguente esame obiettivo neurologico: il paziente giace a occhi chiusi, non li apre né allo stimolo verbale né allo stimolo doloroso, eloquio assente, alla stimolazione algica il paziente tende ad allontanare gli arti dalla fonte dello stimolo. Presenta anisocoria per destra > sinistra. Il paziente viene trasferito presso il Pronto Soccorso dove viene sottoposto a una TC cerebrale (riportata in figura). Quale reperto è verosimilmente apprezzabile alla TC?

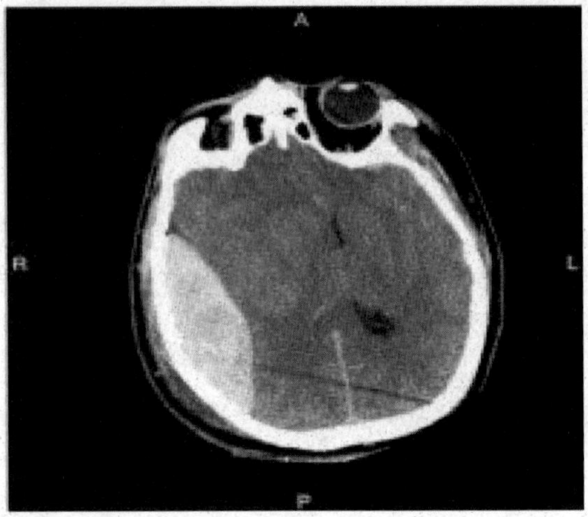

A Ematoma intraparenchimale

B Ematoma subgaleale

C Ematoma sottodurale cronico

D Ematoma epidurale

E Ematoma sottodurale acuto

96 Scenario clinico TF47N. Un paziente destrimane presenta un'afasia espressiva caratterizzata da linguaggio spontaneo non fluente, difficoltà articolatorie e aprassia bucco-facciale. La lesione causa della sintomatologia si trova più probabilmente in sede:

A Occipitale sinistra

B Temporale sinistra

C Frontale destra

D Frontale sinistra

E Temporale destra

97 **Scenario clinico DO48J. Un paziente di 67 anni giunge all'attenzione del neurologo per decadimento cognitivo rapidamente progressivo associato a insonnia e irritabilità. Viene posto il sospetto di malattia di Creutzfeldt-Jakob (CJD). Oltre alla rachicentesi, quale pattern di accertamento diagnostico è indicato?**

A TC encefalo ed EEG

B RM encefalo ed EEG

C PET encefalo ed EEG

D Potenziali evocati ed EEG

E RM encefalo e valutazione neuropsicologica

98 **Scenario clinico DO48J. Un paziente di 67 anni giunge all'attenzione del neurologo per decadimento cognitivo rapidamente progressivo associato a insonnia e irritabilità. Viene posto il sospetto di malattia di Creutzfeldt-Jakob (CJD). La diagnosi è confermata quando nell'esame liquorale si osserva:**

A L'assenza della proteina 14-3-3 liquorale

B L'incremento della proteina tau liquorale

C La diminuzione della proteina tau liquorale

D L'assenza della proteina 14-3-3 liquorale e la diminuzione della proteina tau liquorale

E La presenza della proteina 14-3-3 liquorale

99 **Scenario clinico IN49D. "Un ragazzo di 15 anni giunge in Pronto Soccorso accompagnato da un compagno di classe. Quest'ultimo è fortemente preoccupato perché l'amico ha espresso il desiderio di morire buttandosi nel Tevere. Da alcuni mesi è divenuto cupo e solitario, ha smesso di frequentare gli amici e sembra pensare sempre alle stesse cose: colpe passate, morte e vissuti di indegnità. Nelle ultime settimane ha dapprima sviluppato idee di morte e quindi un preciso piano suicidario. Il neuropsichiatra, dopo una accurata valutazione, ritiene necessario il ricovero per un verosimile disturbo depressivo maggiore con elevato rischio suicidario. Il paziente, tuttavia, rifiuta il ricovero affermando che non ha bisogno di cure e che si recherà in riva al Tevere per riflettere un pò." Sulla base dei dati clinici in possesso, il neuropsichiatra infantile dovrebbe:**

A Assecondare il volere del paziente e lasciarlo andare, affidandolo al compagno di classe

B Contattare i genitori, e, se questi sono contrari al ricovero, contattare il giudice tutelare per essere autorizzato al ricovero

C Chiedere al Responsabile del Servizio di Neuropsichiatria Infantile il permesso di effettuare un TSO

D Affidare il ragazzo ai genitori se contattabili telefonicamente, altrimenti all'amico

E Contattare il tribunale dei minori per essere autorizzato a effettuare un TSO senza coinvolgere i genitori

100 **Scenario clinico MB50E. Un uomo di 46 anni, in buona salute generale, da 2 giorni riferisce insistenti miodesopsie nell'occhio destro e alcuni fosfeni. Nelle ultime ore racconta di avere la sensazione che il campo visivo di quell'occhio si sia ristretto, come se ci fosse un'ombra nera periferica. Quale tra le seguenti diagnosi è la più probabile in base ai sintomi che riferisce?**

A Glaucoma acuto

B Degenerazione a bava di lumaca

C Distacco di retina

D Neuropatia ottica ischemia anteriore

E Neuropatia ottica retro-bulbare

101 **Scenario clinico XS51P. Una paziente di 72 anni, operata di cataratta 2 giorni prima. È molto preoccupata perché riferisce di avere notevole dolore, l'occhio molto rosso e di non vedere quasi più nulla nell'occhio operato. Quale tra queste diagnosi va prontamente identificata, anche in considerazione della sua gravità?**

A Distacco di retina

B Endoftalmite acuta

C Lussazione del cristallino

D Congiuntivite acuta

E Neurite ottica

102 **Scenario clinico KI52L. Un giovane paziente di 36 anni, affetto dall'età di 6 anni da diabete mellito di tipo 1, porta in visione la fluorangiografia che ha appena eseguito. Il referto parla di aree ischemiche periferiche e di neovasi epi-papillari. Quale tra i seguenti quadri clinici rispecchia la situazione descritta?**

A Emovitreo

B Retinopatia diabetica proliferante

C Edema maculare

D Retinopatia diabetica non proliferante severa

E Trombosi venosa retinica

103 **Qual è l'organo più frequentemente interessato dalle metastasi di carcinoma gastrico per via ematogena?**

A Fegato

B Ovaio

C Polmone

D Encefalo

E Ossa

104 **Scenario clinico SE53Q. A una donna viene diagnosticato un carcinoma renale a cellule chiare con metastasi polmonari. La paziente inizia il trattamento biologico di prima linea con un inibitore delle chinasi (multi-targeted receptor tyrosine kinase, RTK). Tra i farmaci biologici elencati, qual è l'agente terapeutico che la paziente sta assumendo per la patologia in anamnesi?**

A Cetuximab

B Ipilimumab

C Sunitinib

D Trastuzumab

E Bevacizumab

105 **Scenario clinico TF54Q. Un uomo di 69 anni, portatore di microcitoma polmonare con secondarismi epatici, lamenta da circa 7 giorni cefalea, episodi di vertigini e diplopia. Considerati l'anamnesi e i sintomi presentati, quale potrebbe essere l'esame diagnostico di scelta in questa condizione?**

A Scan osseo con 99mTc-MDP

B PET con colina

C TC con mezzo di contrasto

D PET con FDG (fluoro-desossi-glucosio)

E RX delle ossa del cranio

106 **Scenario clinico SS55S. Una signora di 66 anni viene sottoposta a colonscopia per la positività del sangue occulto fecale in tre campioni, eseguiti nell'ambito dello screening per la prevenzione del carcinoma del colon-retto. A livello del colon discendente viene individuato un polipo di due centimetri. Quale tra i seguenti tipi istologici di polipo si associa più frequentemente alla trasformazione neoplastica?**

A Amartoma (polipo giovanile)

B Polipo adenomatoso villoso

C Polipo infiammatorio

D Polipo adenomatoso tubulare

E Polipo iperplastico (mucosa iperplastica proliferante)

107 In cosa consiste l'intervento di stabilizzazione di spalla secondo Latarjet?

A Intervento di artrodesi dell'articolazione gleno-omerale

B Sutura della cuffia dei rotatori in artroscopia

C Intervento di artrodesi dell'articolazione acromion-claveare

D Intervento di trasposizione dell'apofisi coracoide sul bordo anteriore della cavità glenoidea

E Sutura del cercine glenoideo in artroscopia

108 Scenario clinico VR56A. Un calciatore professionista di 26 anni durante una partita subisce un trauma indiretto al ginocchio sinistro. Durante un gesto tecnico il piede rimane bloccato al suolo con conseguente atteggiamento in valgo ed extra-rotazione del ginocchio. All'esame obiettivo viene evidenziata notevole tumefazione del ginocchio e limitazione funzionale. Quale tra questi legamenti è con più probabilità coinvolto in questa dinamica traumatica?

A Legamento posteriore obliquo

B Legamento crociato posteriore

C Legamento crociato anteriore

D Legamento collaterale laterale

E Legamento arcuato

109 Scenario clinico VR56A. Un calciatore professionista di 26 anni durante una partita subisce un trauma indiretto al ginocchio sinistro. Durante un gesto tecnico il piede rimane bloccato al suolo con conseguente atteggiamento in valgo ed extra-rotazione del ginocchio. All'esame obiettivo viene evidenziata notevole tumefazione del ginocchio e limitazione funzionale. Quale tra i seguenti test clinici è il più idoneo nella valutazione della lesione del legamento coinvolto?

A Test di Muller

B Lachman test

C Test del cassetto posteriore

D Test di Apley

E Test di Godfrey

110 Scenario clinico VR56A. Un calciatore professionista di 26 anni durante una partita subisce un trauma indiretto al ginocchio sinistro. Durante un gesto tecnico il piede rimane bloccato al suolo con conseguente atteggiamento in valgo ed extra-rotazione del ginocchio. All'esame obiettivo viene evidenziata notevole tumefazione del ginocchio e limitazione funzionale. In seguito a un trauma distorsivo del ginocchio di alto grado spesso si ha il coinvolgimento di più strutture articolari. Questa tipologia di lesione prende il nome di triade di ÒDonoghue. Quali strutture risultano coinvolte?

A Legamento crociato anteriore, legamento collaterale laterale e menisco laterale

B Legamento collaterale mediale, legamento collaterale laterale e menisco mediale

C Legamento crociato anteriore, legamento crociato posteriore e legamento collaterale laterale

D Legamento crociato anteriore, legamento collaterale mediale e menisco mediale

E Legamento collaterale mediale,

legamento crociato posteriore e menisco laterale

111 **Scenario clinico IG57H. Un uomo di 37 anni si presenta al Pronto Soccorso per intensa sintomatologia algica al livello della spalla destra. Il paziente riferisce caduta accidentale sul palmo della mano con la spalla atteggiata in modica abduzione ed estensione. Dopo la valutazione dell'esame radiografico, quale diagnosi si sospetta?**

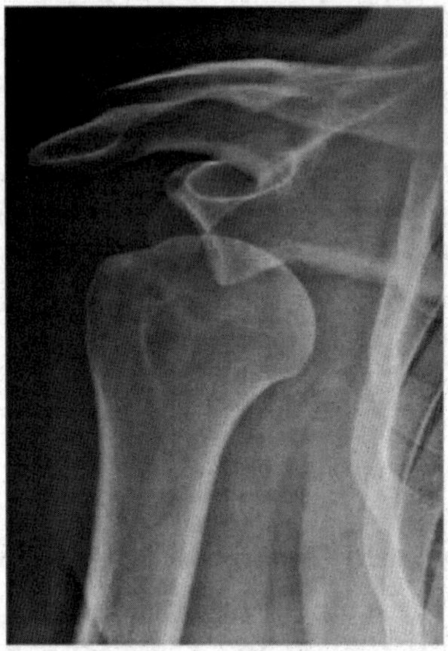

A Frattura del trochite

B Lussazione posteriore dell'articolazione gleno-omerale

C Lussazione dell'articolazione acromion-claveare

D Lussazione anteriore dell'articolazione gleno-omerale

E Frattura della cavità glenoide

112 **Scenario clinico TY58A. Ragazzo di 17 anni giunge per ostruzione respiratoria nasale bilaterale insorta nella stagione primaverile, rinorrea sierosa, iperemia congiuntivale e iposmia. Riferisce analoga sintomatologia un anno prima, risoltasi poi spontaneamente durante il periodo estivo. Quale diagnosi è più probabile?**

A Poliposi naso-sinusale

B Rinite vasomotoria

C Coriza

D Rinite allergica

E Rino-sinusite acuta purulenta

113 **Scenario clinico TY58A. Ragazzo di 17 anni giunge per ostruzione respiratoria nasale bilaterale insorta nella stagione primaverile, rinorrea sierosa, iperemia congiuntivale e iposmia. Riferisce analoga sintomatologia un anno prima, risoltasi poi spontaneamente durante il periodo estivo. Quale/i esame/i va/vanno consigliato/i in prima istanza?**

A Valutazione pneumologica, valutazione allergologica e TC massiccio facciale

B RM massiccio facciale con mezzo di contrasto

C Valutazione allergologica ed endoscopia nasale

D TC massiccio facciale senza mezzo di contrasto

E Valutazione allergologica e TC massiccio facciale

114 **Scenario clinico TY58A. Ragazzo di 17 anni giunge per ostruzione respiratoria nasale bilaterale insorta nella stagione primaverile, rinorrea sierosa, iperemia congiuntivale e iposmia. Riferisce analoga sintomatologia un anno prima, risoltasi poi spontaneamente durante il periodo estivo. Quale trattamento è opportuno consigliare?**

A Lavaggi nasali con soluzione fisiologica, FANS per os al bisogno

B Lavaggi nasali con soluzione fisiologica e terapia antibiotica per os

C Lavaggi nasali con soluzione fisiologica, terapia antistaminica per os, spray cortisonico nasale

D Terapia antibiotica e steroidea per os

E Aerosolterapia con beclometasone dipropionato e soluzione ipertonica al 3%

115 **Scenario clinico PR59L. Una ragazza di 25 anni viene condotta in Pronto Soccorso per cefalea intermittente, crampi addominali, diarrea, arrossamento cutaneo al volto e cardiopalmo. La sintomatologia è insorta improvvisamente, poco dopo un pasto abbondante a base di pesce a un banchetto di strada vicino al porto. Viene posta diagnosi di sindrome sgombroide. Qual è l'eziologia di tale patologia?**

A Una reazione all'istamina, prodotta in grande quantità dalla decomposizione del pesce mal conservato.

B Un'infezione intestinale da Morganella morganii, contratta dal pesce infetto

C Un'intossicazione acuta da idrocarburi alifatici, avvenuta per contaminazione del cibo con le acque inquinate del porto

D Anisakis

E Un avvelenamento acuto con il veleno cutaneo del polpo Hapalochlaena lunulata, pescato assieme al pesce commestibile

116 **Scenario clinico PR59L. Una ragazza di 25 anni viene condotta in Pronto Soccorso per cefalea intermittente, crampi addominali, diarrea, arrossamento cutaneo al volto e cardiopalmo. La sintomatologia è insorta improvvisamente, poco dopo un pasto abbondante a base di pesce a un banchetto di strada vicino al porto. Viene posta diagnosi di sindrome sgombroide. Su quale classe di farmaci si basa la terapia?**

A Antistaminici

B FANS

C Antibiotici

D Oppioidi

E Antivirali

117 **Quale delle seguenti affermazioni, per quanto riguarda la bassa statura familiare, è ERRATA?**

A Lo sviluppo puberale è regolare

B L'età ossea è sovrapponibile a quella cronologica

C La statura definitiva è in linea con il percentile del bersaglio genetico

D I valori antropometrici alla nascita sono adeguati all'età gestazionale

E La velocità di crescita è ridotta

118 **Scenario clinico TA60X. Viene in visita una bambina di 5 anni, che ha iniziato a manifestare faringodinia, febbre, cefalea, vomito, dolore addominale con micro-petecchie al palato molle, con tonsille iperemiche coperte da essudato biancastro e linfoadenite laterocervicale. La lingua ha aspetto a "fragola bianca". In riferimento al caso clinico descritto, qual è la diagnosi più probabile?**

A Malattia di Kawasaki

B Eritema polimorfo

C Scarlattina

D Mononucleosi

E Megaloeritema infettivo

119 **Scenario clinico TA60X. Viene in visita una bambina di 5 anni, che ha iniziato a manifestare faringodinia, febbre, cefalea, vomito, dolore addominale con micro-petecchie al palato molle, con tonsille iperemiche coperte da essudato biancastro e linfoadenite laterocervicale. La lingua ha aspetto a "fragola bianca". Qual è la terapia di prima scelta?**

- [A] Amikacina
- [B] Amoxicillina
- [C] Metronidazolo
- [D] Clindamicina
- [E] Ciprofloxacina

120 Scenario clinico IU61C. Bambino di 6 anni, caucasico, nato a termine dopo gravidanza decorsa regolarmente. Peso e lunghezza alla nascita adeguati all'età gestazionale. Periodo neonatale normo-decorso. Allattamento materno per sette mesi, divezzamento regolare. Buona salute generale. Al controllo periodico peso e altezza risultano al terzo percentile. Prepubere. Target genetico 3° percentile. Sviluppo somatico armonico. Sviluppo neurologico adeguato all'età. Quali sono gli accertamenti di primo livello da fare in un bambino di sei anni di bassa statura?

- [A] Test di stimolo per secrezione di GH e radiografia del polso
- [B] Radiografia comparata degli arti superiori e del polso
- [C] Esami ematici (emocromo, sierologia per celiachia, TSH, fT4, creatininemia e IGF 1) e radiografia del polso
- [D] Ecografia addome e radiografia del polso
- [E] RM encefalo e radiografia del polso

121 Scenario clinico KO62U. Bambina di 18 mesi giunge in Pronto Soccorso per caduta accidentale dal divano di casa, in seguito alla quale ha riportato trauma temporale sinistro, senza perdita di coscienza. All'arrivo in PS la bambina si presenta in buone condizioni generali, vispa, reattiva e neurologicamente indenne. All'esame clinico si evidenzia solo un ematoma sotto-galeale in sede di trauma. Quale dei seguenti segni/sintomi NON è compatibile con un trauma cranico minore?

- [A] Dolenzia in sede di trauma
- [B] Normale stato di coscienza
- [C] Assenza di segni neurologici focali
- [D] Assenza di deficit della motilità oculare estrinseca
- [E] Alterazione dello stato di coscienza

122 Scenario clinico KO62U. Bambina di 18 mesi giunge in PS per caduta accidentale dal divano di casa, in seguito alla quale ha riportato trauma temporale sinistro, senza perdita di coscienza. All'arrivo in PS la bambina si presenta in buone condizioni generali, vispa, reattiva e neurologicamente indenne. All'esame clinico si evidenzia solo un ematoma sotto-galeale in sede di trauma. In caso di comparsa di sintomi neurologici, quale dei seguenti esami è il più indicato?

- [A] Esami ematici
- [B] Elettroencefalogramma
- [C] RM encefalo
- [D] RX cranio
- [E] TC encefalo

123 Scenario clinico IN63P. Bambino di cinque mesi, unicogenito nato a termine, dopo gravidanza normo-decorsa. Crescita regolare. Allattamento materno. Assenza di problemi perinatali. Da qualche giorno presenta febbre (39 °C), inappetenza e qualche episodio di vomito. Il pediatra prescrive un'urinocoltura. Quale delle seguenti affermazioni NON è corretta?

- [A] Un'infezione delle vie urinarie può essere segno di una malformazione del tratto genito-urinario
- [B] Gli esami ematici per la valutazione degli indici di flogosi sono indicati in caso di sospetto stato settico

C La metodica più affidabile per eseguire l'urinocoltura è il cateterismo vescicale

D L'urinocoltura da sacchetto è la metodica più affidabile per l'esame colturale delle urine

E Nel lattante febbrile con sospetta infezione delle vie urinarie è necessario fare l'emocoltura su puntata febbrile

124 **Scenario clinico IN63P. Bambino di cinque mesi, unicogenito nato a termine, dopo gravidanza normo-decorsa. Crescita regolare. Allattamento materno. Non presenta problemi perinatali. Da qualche giorno presenta febbre (39 °C), inappetenza e qualche episodio di vomito. Il pediatra prescrive un'urinocoltura. In caso di urinocoltura positiva, la terapia antibiotica deve essere somministrata per via parenterale:**

A Non appena ottenuto l'esito dell'antibiogramma

B Sempre

C Solo nelle infezioni da Escherichia coli

D Solo nelle forme complicate, con stato settico del paziente

E Solo nei maschi di età inferiore ai due anni

125 **Scenario clinico SE64X. Uomo di 35 anni, seguito dai servizi territoriali da 10 anni, giunge in Pronto Soccorso accompagnato dai genitori per riacutizzazione da circa una settimana del quadro clinico con comparsa di ritiro sociale, anoressia, delirio di tipo persecutorio incentrato sui colleghi, dispercezioni uditive di tipo imperativo. La mimica appare fatua, dissintona, eloquio da stimolare, tono dell'umore appiattito. Il sonno viene descritto come regolare. Qual è la diagnosi più plausibile?**

A Episodio depressivo maggiore

B Episodio maniacale

C Disturbo di personalità schizoide

D Anoressia nervosa

E Schizofrenia

126 **Scenario clinico SE64X. Uomo di 35 anni, seguito dai servizi territoriali da 10 anni, giunge in Pronto Soccorso accompagnato dai genitori per riacutizzazione da circa una settimana del quadro clinico con comparsa di ritiro sociale, anoressia, delirio di tipo persecutorio incentrato sui colleghi, dispercezioni uditive di tipo imperativo. La mimica appare fatua, dissintona, eloquio da stimolare, tono dell'umore appiattito. Il sonno viene descritto come regolare. Quale trattamento risulta indicato?**

A Antidepressivi Triciclici

B Antipsicotico

C Stabilizzante del tono dell'umore

D Benzodiazepine

E Inibitori selettivi della ricaptazione della serotonina

127 **Scenario clinico SE64X. Uomo di 35 anni, seguito dai servizi territoriali da 10 anni, giunge in Pronto Soccorso accompagnato dai genitori per riacutizzazione da circa una settimana del quadro clinico con comparsa di ritiro sociale, anoressia, delirio di tipo persecutorio incentrato sui colleghi, dispercezioni uditive di tipo imperativo. La mimica appare fatua, dissintona, eloquio da stimolare, tono dell'umore appiattito. Il sonno viene descritto come regolare. Nel caso di scarsa aderenza ai trattamenti farmacologici orali, quale strategia terapeutica è più opportuna per la prevenzione delle ricadute?**

A Terapia con farmaci antipsicotici long-acting

B Terapia occupazionale
C Riabilitazione cognitiva
D Eye Movement Desensitization and Reprocessing (EMDR)
E Counseling psicologico

128 Qual è l'aspetto radiologico caratteristico dell'ileo meccanico?

A Presenza di livelli idro-aerei disposti a diversa altezza
B Distensione della cornice colica
C Assenza di livelli idroaerei
D Liquido in ampolla rettale
E Aria in ampolla rettale

129 Scenario clinico DI65P. Un uomo di 60 anni accede in Pronto Soccorso in seguito all'insorgenza di dispnea e tachipnea. Tra gli esami ematochimici il dato saliente è un valore di D-dimero plasmatico intorno agli 800 ng/mL. Quale tra i seguenti reperti TC è il più suggestivo di una tromboembolia polmonare?

A Difetto di opacizzazione di una parte o di tutto un vaso arterioso polmonare
B La presenza di plurimi noduli calcifici polmonari
C La mancata opacizzazione di porzioni di aorta ascendente e discendente
D La presenza di una soluzione di continuo nella parete dell'arco aortico
E Una incrementata opacizzazione dei vasi arteriosi polmonari da parte del mezzo di contrasto

130 Scenario clinici II66E. Paziente di 45 anni esegue RM della colonna lombare per lombalgia da 2 mesi non responsiva ai farmaci antinfiammatori. L'immagine mostra una RM del rachide lombare su quale dei tre piani anatomici?

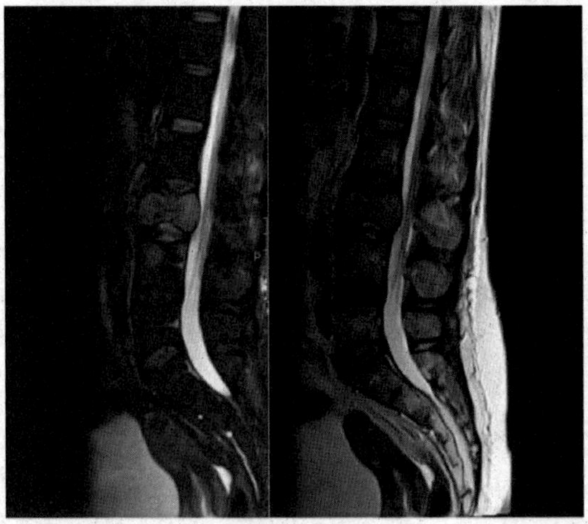

A Piano sagittale obliquo per lo studio dei peduncoli
B Piano coronale puro
C Piano assiale puro
D Piano sagittale obliquo per lo studio dei forami di coniugazione
E Piano sagittale puro

131 Scenario clinico II66E. Paziente di 45 anni esegue RM della colonna lombare per lombalgia da 2 mesi non responsiva ai farmaci antinfiammatori. Nella RM si rileva una probabile metastasi ossea. Quale indagine è la più appropriata per identificare la presenza di metastasi ossee?

A TC del rachide in toto
B Esame ecografico selettivo delle regioni scheletriche sospette
C TC dello scheletro in toto con mezzo di contrasto
D TC con protocollo a bassa dose di tutto lo scheletro
E Scintigrafia ossea

132 Scenario clinico YH67O. Paziente di 45 anni sottoposta a quadrantectomia per carcinoma duttale della mammella sinistra, pT1cpN0 con recettori ormonali positivi. Le viene prescritta terapia ormonale e viene avviata a radioterapia.

Quale, tra i seguenti, è lo scopo del trattamento radioterapico in questa paziente?

A Citoriduttivo

B Palliativo

C Radicale

D Adiuvante

E Neo-adiuvante

133 **Quale delle seguenti alterazioni endocrinologiche è più frequentemente associata all'artropatia da deposizione di cristalli di pirofosfato di calcio?**

A Sindrome di Cushing

B Diabete mellito tipo I

C Ipotiroidismo

D Iperprolattinemia

E Iperparatiroidismo primario

134 **Scenario clinico KY68P. Un uomo di 56 anni giunge all'attenzione medica riferendo comparsa nella notte di intenso dolore a livello del ginocchio destro. Ha assunto paracetamolo 1 grammo, con scarso beneficio. Si sospetta artropatia da cristalli. Quale dei seguenti approcci consente una diagnosi di certezza di artropatia da cristalli?**

A Artrocentesi

B Ecografia articolare

C Dosaggio uricemia

D Terapia ex iuvantibus con indometacina

E Radiogramma standard

135 **Scenario clinico KY68P. Un uomo di 56 anni giunge all'attenzione medica riferendo comparsa nella notte di intenso dolore a livello del ginocchio destro. Ha assunto paracetamolo 1 grammo, con scarso beneficio. Si sospetta artropatia da cristalli. Si pone diagnosi di artrite gottosa e viene avviata un'appropriata terapia. Dopo 3 giorni di terapia il paziente riferisce comparsa di importante diarrea. Quale dei seguenti farmaci comunemente utilizzati nella terapia dell'artrite gottosa si associa più comunemente a tale effetto collaterale?**

A Colchicina

B Naprossene

C Allopurinolo

D Inibitore dell'interleuchina 1

E Prednisone

136 **Scenario clinico PO69S. Una donna di 19 anni presenta addominalgia e diarrea postprandiali ed esegue una esofagogastroduodenoscopia nel sospetto di un malassorbimento. Che cosa si può dedurre dall'immagine?**

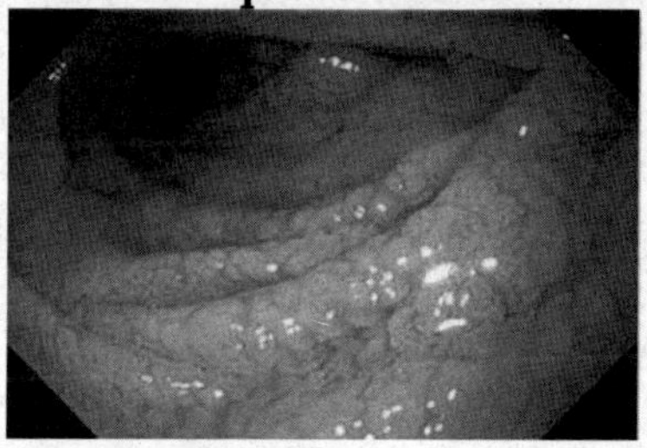

A Sono presenti fistole e ascessi

B È presente una atrofia della mucosa

C È presente sanguinamento della mucosa

D È presente un'ulcera della mucosa

E È presente una neoformazione

137 **Scenario clinico IK70U. Il ministero della Sanità sta cercando di organizzare un test di screening per la diagnosi precoce di una patologia neoplastica. Uno dei test di screening ha una sensibilità del 90%. Quale delle seguenti affermazioni è corretta?**

A È atteso un 90% di veri negativi

B È atteso un 10% di falsi negativi

C È atteso un 90% di falsi positivi

D È atteso un 10% di veri negativi

E È atteso un 10% di falsi positivi

138 **Scenario clinico HO71U. Una donna di 36 anni si reca in Pronto Soccorso lamentando un forte dolore al fianco sinistro, irradiato all'inguine. In sala di attesa comincia ad avere brividi e febbre. Qual è l'iter diagnostico più appropriato?**

A Valutazione anestesiologica urgente

B Esami ematochimici e TC addome

C Ecografia trans-vaginale, esami ematochimici e TC addome

D Antibioticoterapia e ricovero in osservazione

E Esami ematochimici ed ecografia addome

139 **Scenario clinico HO71U. Una donna di 36 anni si reca in Pronto Soccorso lamentando un forte dolore al fianco sinistro, irradiato all'inguine. In sala di attesa comincia ad avere brividi e febbre. Quale tipo di calcoli NON è visibile a un RX addome?**

A Cistina

B Ossalato di calcio

C Xantina

D Acido urico

E Idrossiapatite

140 **Scenario clinico HO71U. Una donna di 36 anni si reca in Pronto Soccorso lamentando un forte dolore al fianco sinistro, irradiato all'inguine. In sala di attesa comincia ad avere brividi e febbre. Quale farmaco può essere utile nell'espulsione di litiasi prevescicale?**

A Cortisone

B Anti-muscarinico

C Inibitore delle 5-alfariduttasi (5-ARI)

D Inibitore delle fosfodiesterasi di tipo 5 (PDE-5)

E Alpha-litico

Risposte commentate

1 La risposta corretta è la B.

Dal punto di vista terapeutico per la paziente del caso clinico, asintomatica ma positiva agli anticorpi antinucleo con titolo 1:160 e IgM anti-cardiolipina (con LLAC e anti-beta2 glicoproteina I negativi), non vi è indicazione ad effettuare alcuna profilassi antitrombotica, in quanto il rischio di primo evento trombotico è < 1% pazienti/anno.

2 La risposta corretta è la C.

Il termine coristoma definisce la presenza di cellule o tessuti microscopicamente normali, ma situati in sede anomala (ad esempio, la cisti dermoide). Al contrario, il cordoma è un raro tumore maligno dell'osso che origina da residui embrionali della notocorda primitiva e si localizza lungo la linea mediana dalla base del cranio, all'osso sacro o raramente a livello vertebrale (risposta A errata). Invece, il tiloma (dal greco "indurimento") è un ipercheratosi dello strato corneo dell'epidermide con localizzazione in un area d'appoggio plantare o di sfregamento dorsale (risposta B errata). Infine, l'amartoma è un tumore benigno molto frequente, costituito dalla coesistenza di tessuti di origine embrionale diversa al suo interno (risposta D errata).

3 La risposta corretta è la E.

Il sarcoma di Ewing, un tumore maligno dell'osso costituito da cellule piccole e rotonde, si associa tipicamente ad una traslocazione T (11;22) nel 90% *dei casi. Il prodotto derivante da tale traslocazione è chiamato EWS/FLI e codifica una proteina di fusione alterata implicata nella regolazione genica, che assume un ruolo preponderante nella cancerogenesi.*

4 La risposta corretta è la D.

L'infezione correlata alla patologia neoplastica della cervice uterina è l'infezione da HPV, un virus a DNA a doppio filamento, a trasmissione sessuale, di cui si riconoscono più di 200 tipi. In relazione al rischio di determinare il cancro della cervice, si distinguono infezioni:

- *a basso rischio: sierotipi 6, 11 (responsabili della maggior parte dei condilomi genitali, papillomatosi respiratoria ricorrente e verruche cutanee), 40, 42 e 43;*
- *ad alto rischio: sierotipi 16, 18 (comunemente isolati nel tumore della cervice), 31, 33 e 35.*

5 La risposta corretta è la B.

Attualmente la lettura del PAP-test viene standardizzata con il sistema di Bethesda, *un sistema di classificazione aggiornato più volte. Tale classificazione, tenendo conto degli aspetti citologici delle cellule in esame, divide le anomalie citologiche in:*

- *L-SIL, SIL di basso grado;*
- *H-SIL, SIL di grado elevato, caratterizzate da alterazioni di tipo pre-maligno;*
- *ASCUS, atipie dal grado incerto;*
- *AGC, atipie ghiandolari dal significato incerto.*

Al contrario, i criteri di Glasgow vengono utilizzati per stabilire la gravità della pancreatite acuta (risposta A errata). Invece, i livelli di Berg classificano i linfonodi ascellari nel tumore della mammella, che a seconda della loro posizione si definiscono di I, II o III livello (risposta C errata). Infine, le linee guida di Tokio, un pratico ausilio nel trattamento della colecistite acuta litiasica, definiscono l'approccio terapeutico in tale patologia (risposta E errata).

6 La risposta corretta è la B.

L'immagine mostra un ECG corrispondente a un infarto miocardico della parete anteriore, dovuto a un'occlusione dell'arteria coronaria discendente anteriore sinistra. Tale patologia si caratterizza per sopra-slivellamento del tratto ST nelle derivazioni anteriori da V1 a V4.

7 La risposta corretta è la A.

Solitamente, i pazienti che presentano un infarto della parete anteriore del miocardio presentano un'occlusione dell'arteria discendente anteriore

8 La risposta corretta è la B.

Quando si programma un intervento chirurgico elettivo, bisogna programmare la sospensione degli anticoagulanti orali per ridurre al minimo il rischio di sanguinamento, considerando attentamente il rischio di sanguinamento del paziente e della procedura chirurgica stessa. Sulla base del rischio di sanguinamenti maggiori, gli interventi chirurgici sono classificati in:

- *a basso rischio;*
- *a rischio intermedio;*
- *ad alto rischio, come quelli di resezione intestinale.*

Secondo le attuali linee guida europee, in vista dell'intervento di resezione intestinale bisognerà sospendere l'anticoagulante cinque giorni prima dell'intervento, dato che tale intervento rappresenta un intervento ad alto rischio.

9 La risposta corretta è la B.

La frazione di eiezione, il parametro più impiegato in cardiologia per la valutazione della funzione sistolica del ventricolo sinistro, viene definita come la differenza fra il volume telediastolico e quello telesistolico (VTD-VTS) divisa per il VTD ed è espressa attraverso un valore in percentuale. In base alle raccomandazioni della Società Europea e Americana di Ecocardiografia il valore normale della FE è ≥ 50%, mentre si parla di riduzione moderata per valori compresi tra 40-49% e di riduzione grave per FE < 40%.

10 La risposta corretta è la B.

Raccogliendo l'anamnesi, in base ai reperti clinico-anamnestici, l'informazione clinica che probabilmente emergerà è la presenza di asma allergico. Tale malattia cronica delle vie aeree è caratterizzata da ostruzione bronchiale più o meno accessionale, solitamente reversibile spontaneamente o in seguito alla terapia; si associa ad ampia variabilità nel tempo della funzione polmonare, di solito concordante con l'andamento dei sintomi; provoca iperreattività bronchiale e un accelerato declino della funzionalità respiratoria, che può evolvere, in alcuni casi, in una ostruzione irreversibile delle vie aeree. Dal punto di vista clinico, l'asma bronchiale si caratterizza per dispnea, sensazione di costrizione toracica e tosse stizzosa, cui si aggiungono, nella fase accessionale, fischi e sibili, rilevabili all'obiettività toracica. La clinica, insieme alle prove di funzionalità respiratoria, spirometria e test di reversibilità, sono fondamentali per la corretta diagnosi.

11 La risposta corretta è la E.

La terapia dell'attacco di asma acuto prevede l'utilizzo di O_2 (per la correzione dell'ipossiemia), $beta_2$ agonisti (ad esempio, il salbutamolo somministrato per via inalatoria per la risoluzione del broncospasmo), anticolinergici (come l'ipratropio bromuro, nelle forme gravi), corticosteroidi e.v. (come il beclometasone dipropionato, per ottimizzare l'azione dei beta2) e magnesio solfato. Quindi, la terapia per tale patologia non prevede l'utilizzo di protossido d'azoto, dato che aggraverebbe il quadro respiratorio della paziente.

12 La risposta corretta è la B.

Il paziente del caso presenta sepsi, una sindrome clinica potenzialmente letale. Il trattamento si basa sull'infusione intensiva di liquidi, la somministrazione precoce di antibiotici, la rimozione chirurgica del tessuto infetto o necrotico, il drenaggio del pus e le terapie di supporto; se somministrando cristalloidi non si raggiungere una PAM ≥ 65 mmHg, è opportuno avviare l'infusione di ammine: la noradrenalina viene considerata il farmaco di prima scelta, dato che aumenta la gittata cardiaca e induce vasocostrizione senza causare significativi incrementi della frequenza cardiaca; farmaci come adrenalina, vasopressina o dobutamina si possono usare come seconda scelta (risposta C errata).

13 La risposta corretta è la E.

Nel contesto dello shock, caratterizzato da inadeguato flusso ematico periferico e sofferenza ipossica degli organi vitali, le ammine migliorano la perfusione d'organo e sono utili per il supporto emodinamico del paziente.

14 La risposta corretta è la C.

Gli interventi sulla valvola mitralica si dividono fondamentalmente in due gruppi:

- *di "plastica" o "riparazione", in cui viene mantenuta la valvola nativa;*
- *di "sostituzione", in cui la valvola viene sostituita con una protesi biologica o meccanica.*

Secondo le ultime Linee Guida della Società Italiana di Cardiologia sulle valvulopatie pubblicate nel 2017, dopo un intervento di plastica della mitrale si esegue una terapia anticoagulante orale per 3 o 6 mesi, seguita da terapia antiaggregante, di solito con cardio-aspirina. Nel caso di sostituzione valvolare con valvole meccaniche, invece, la terapia anticoagulante va mantenuta tutta la vita, mentre, se si utilizzano valvole biologiche, la terapia anticoagulante viene effettuata per 3-6 mesi, seguita da terapia antiaggregante in base al rischio trombotico specifico del paziente.

15 La risposta corretta è la D.

L'ischemia mesenterica acuta, condizione improvvisa di ipo-perfusione intestinale, è dovuta alla riduzione o alla cessazione dell'afflusso arterioso a causa di un'ostruzione embolica, più comunemente dall'arteria mesenterica superiore, o di un'ostruzione trombotica acuta, spesso nel contesto di un vaso mesenterico già affetto da processi aterosclerotici. Il trattamento d'elezione in tale condizione è rappresentato dall'embolectomia laparotomica in urgenza, che è in grado di liberare rapidamente il vaso dall'ostruzione e consentire una valutazione diretta della vitalità dell'organo.

16 La risposta corretta è la B.

Lo pneumotorace, una condizione patologica che si caratterizza per la presenza di gas all'interno del cavo pleurico, dal punto di vista sintomatologico si presenta con sintomi tipici quali dispnea improvvisa, dolore toracico di tipo pleurico improvviso e trafittivo, in assenza di emottisi o espettorato purulento. Dunque, in questo caso clinico deve essere ricercata la dispnea, come sintomo associato alla condizione di base.

17 La risposta corretta è la B.

Per il paziente del caso può essere avanzata la diagnosi di pneumotorace, una condizione patologica che si caratterizza per la presenza di gas all'interno del cavo pleurico. Dal punto di vista sintomatologico si presenta solitamente con dispnea improvvisa, dolore toracico di tipo pleurico improvviso e trafittivo, in assenza di emottisi o espettorato purulento. Invece, la polmonite lobare, solitamente si caratterizza per dolore toracico non violento, accompagnato da altri sintomi come febbre e tosse produttiva (risposta A errata). Invece, l'infarto miocardico e il reflusso gastroesofageo mostrano solitamente un dolore urente retrosternale associato a sintomi vagali, nausea e sudorazione nel caso dell'infarto, a pirosi e rigurgito acido nel caso della malattia da reflusso (risposte C e D errate). Infine, l'infarto polmonare, una complicanza dell'embolia polmonare, si caratterizza per necrosi del tessuto polmonare e clinicamente si presenta con dolore accompagnato da tosse, emottisi, dispnea, tachipnea, cianosi, febbre e versamento pleurico (risposta E errata).

18 La risposta corretta è la C.

Per la diagnosi dello pneumotorace si considerano l'anamnesi, i fattori di rischio, l'esame obiettivo caratteristico con silenzio respiratorio nell'emitorace interessato. Soprattutto, l'indagine di prima linea è la RX del torace, che permette di osservare la presenza d'aria nel cavo pleurico e il conseguente collasso polmonare. Al contrario, la TC torace può essere utilizzata nel caso in cui l'RX non sia chiaro, ponga il sospetto di patologie cardiache, e per individuare patologie sottostanti e misconosciute, che potrebbero causare lo pneumotorace (risposta A errata). La spirometria, indicata per valutare la funzionalità respiratoria del paziente nella diagnosi di broncopneumopatie ostruttive e/o restrittive, non è utile per la diagnosi dello pneumotorace (risposta B errata). Ancora, la RX dell'emi-costato sinistro si preferisce nel caso di traumi e fratture delle coste (risposta E errata).

19 La risposta corretta è la C.
Nel sospetto di neoplasia polmonare, l'esame diagnostico più appropriato per la stadiazione della malattia è rappresentato dalla PET-TC totale body.

20 La risposta corretta è la A.
Si definisce lesione polmonare periferica un nodulo polmonare (solido o sub-solido, benigno o maligno) tipicamente <3 cm, che si trova nella periferia del polmone e che può essere difficile da analizzare istologicamente mediante broncoscopia flessibile convenzionale. Per la diagnosi istologica di noduli che non sono accessibili tramite i normali esami endoscopici delle vie aeree, l'esame di scelta è rappresentato dall'ago-biopsia polmonare TC guidata.

21 La risposta corretta è la E.
I farmaci che devono essere sospesi o sostituti prima delle procedure diagnostiche invasive sono gli anticoagulanti orali (TAO) e gli antiaggreganti in quanto aumentano il rischio di emorragie intra-operatorie. La decisione, tuttavia, non deve prescindere dalla valutazione di diversi fattori, tra cui il rischio emorragico specifico dell'intervento e il rischio tromboembolico del paziente. Sono esclusi dalla sospensione i NAO (rivaroxaban, apixaban e dabigatran) e l'acido acetilsalicilico, se usato con un dosaggio tra 80-100 mg.

22 La risposta corretta è la D.
Sulla base dei dati anamnestici, la diagnosi più probabile per il paziente del caso clinico è la ragade anale, un'ulcerazione benigna lineare dell'ano (talvolta unica e solitaria, situata prevalentemente lungo la linea mediana posteriore), che causa dolore e sanguinamento anale. Il muscolo sfintere interno, esposto all'interno del letto della spaccatura, frequentemente presenta spasmi, che contribuiscono al dolore severo e ritardano la guarigione limitando il flusso sanguigno alla ragade. Clinicamente i pazienti presentano dolore anale, spesso a riposo ed esacerbato dalla defecazione (in particolare, il dolore perdura diverse ore dopo la defecazione). Un sintomo altrettanto importate è il sanguinamento anale di modesta entità (risposta A, B, C ed E errate).

23 La risposta corretta è la D.
Nel sospetto di ragade anale, gli esami a cui deve essere sottoposto il paziente del caso clinico sono l'esame obiettivo del retto e l'anoscopia; tuttavia, quando si esaminano per la prima volta dei pazienti con sospetta patologia anale, bisognerebbe evitare manovre invasive che potrebbero esacerbare il dolore del soggetto.

24 La risposta corretta è la E.
In prima istanza, per escludere la presenza di altre patologie, è opportuno sottoporre il paziente ad una retto-colonscopia, un esame che permette di osservare la mucosa della parte inferiore del tubo digerente costituita da retto, sigma, colon, ileo terminale. Tale metodica rappresenta il gold standard per lo screening dei tumori del colon, soprattutto nei soggetti a rischio, nei pazienti con età superiore a 50 anni, che hanno familiarità per tale patologia o che presentano sintomi di allarme come la proctorragia. Al contrario, l'ecografia addominale e l'RX addome non permettono la visualizzazione della mucosa del colon e non consentono di definire l'esatta causa della proctorragia (risposte A e C errate). Ancora, la rettoscopia non è indicata come esame di prima istanza, dato che non permette di visualizzare il colon, il cui studio risulta fondamentale per la diagnosi di proctorragia (risposta B errata).

25 La risposta corretta è la E.
La terapia chirurgica del microcitoma, un tumore molto aggressivo, è indicata allo stadio T1, N0, M0. In tutti gli altri stadi, trattandosi di un tumore particolarmente chemio-sensibile, è preferita la chemioterapia, come per il paziente del caso clinico.

26 La risposta corretta è la E.
La malattia di Hirschsprung (HD, o megacolon congenito), un disturbo motorio dell'intestino, è causato da un difetto nella migrazione dei precursori delle cellule gangliari enteriche durante lo sviluppo

intestinale del feto. Determina la formazione di un segmento colico aganglionico con conseguente ostruzione intestinale funzionale. Nella maggior parte dei pazienti viene diagnosticata nel periodo neonatale per la presenza di sintomi di ostruzione intestinale distale: emesi biliare, distensione addominale, mancato o ritardato passaggio di meconio o feci (>48h). Nel sospetto di malattia di Hirschsprung l'approccio iniziale consiste nell'esecuzione di un clisma opaco con m.d.c. idrosolubile, che mostrerà le tipiche alterazioni di tale patologia. La diagnosi di certezza, invece, è formulata attraverso la biopsia del segmento interessato. Al contrario, l'ecografia non riesce a valutare il tratto di intestino affetto da tale patologia, in quanto potrebbe eventualmente mostrare solamente le anse dilatate a monte, condizione però aspecifica. Infine, non è auspicabile l'esecuzione di una TC in un neonato a causa delle radiazioni ionizzanti (risposte B e C errate).

27 La risposta corretta è la B.

Per ustione si intende una lesione dei tessuti tegumentari, causata dall'esposizione a sorgenti di energia termica, a sostanze chimiche, a sorgenti elettriche o a radiazioni. In particolare, in ordine cronologico le diverse fasi nell'evoluzione di un'ustione sono la fase di shock, la fase tossinfettiva e la fase distrofico-cicatriziale

28 La risposta corretta è la A.

*Il paziente del caso potrebbe presentare il mesotelioma pleurico, tumore maligno a prognosi infausta, che origina dal mesotelio ed è frequentemente provocato dall'esposizione all'amianto. Dal punto di vista diagnostico, la RX torace mostra solitamente un ispessimento pleurico diffuso mono o bilaterale, che generalmente arriva ad obliterare i seni costo-frenici. Inoltre, utile è l'esame citologico del liquido pleurico. Tuttavia, l*a diagnosi *di certezza è istologica e si basa sulla biopsia pleurica toracoscopica o a cielo aperto.*

29 La risposta corretta è la A.

Il paziente del caso clinico, in base ai reperti clinico-anamnestici, rientra nello stadio III della classificazione di Leriche-Fontaine, utilizzata per la stadiazione dell'arteriopatia obliterante cronica degli arti inferiori. Infatti, presenta "dolore a riposo a livello degli arti inferiori da circa tre settimane scarsamente responsivo agli antidolorifici".

Fonte: Classificazione di Leriche-Fontaine

Stadio	Sintomi
I	(assenza) sintomi/segni premonitori
II	Dolore da sforzo: Claudicatio intermittens
IIa	Autonomia > 200 m
IIb	Autonomia < 200 m
III	Dolore a riposo e notturno
IV	Turbe trofiche: necrosi, gangrena

30 La risposta corretta è la C.

Per il paziente del caso clinico la diagnosi più probabile è il pemfigoide bolloso, un disordine cutaneo autoimmune cronico, caratterizzato dalla presenza di lesioni bollose generalizzate, che compare principalmente in pazienti adulti con età > 60 anni (tuttavia, può insorgere anche nei bambini). Lesione classica è una bolla tesa su base eritematosa, orticarioide o non infiammatoria, con contenuto sieroso o siero-ematico che difficilmente va incontro a rottura, ma quando tende alla rottura, lascia erosioni umide e croste, che poi si risolvono senza lasciare cicatrici. La diagnosi di certezza è istologica e viene effettuata mediante biopsia cutanea con immunofluorescenza diretta e ricerca degli anticorpi IgG anti-membrana basale nel siero. Al contrario, la dermatite da contatto, un'infiammazione cutanea acuta, è causata da irritanti o allergeni, il cui sintomo primario è il prurito. Si caratterizza per alterazioni cutanee che vanno dall'eritema, alle vescicole fino alle ulcerazioni (risposta A errata). Invece, il pemfigo volgare, una malattia dermatologica rara su base autoimmune, potenzialmente fatale, è caratterizzato da vescicole intraepidermiche ed estese lesioni che coinvolgono sia cute che mucose. Entra in diagnosi differenziale con il pemfigo bolloso, dal quale si differenzia per il coinvolgimento delle mucose, l'assenza di prurito, l'insorgenza su cute apparentemente sana con lesioni che vanno più spesso incontro a rottura lasciando erosioni dolorose. Infine, nel pemfigoide volgare il segno di Nikolsky è positivo, mentre nel pemfigoide bolloso è negativo (risposta D errata). Ancora, l'Herpes zoster, una patologia determinata dalla riattivazione del virus della varicella-zoster (VZV), si manifesta inizialmente con dolore lungo il dermatomero interessato, seguito dopo qualche giorno da un'eruzione vescicolare localizzata, che è in genere diagnostica (risposta E errata).

31 La risposta corretta è la A.
La diagnosi di certezza del pemfigoide bolloso è istologica, effettuata mediante biopsia cutanea con immunofluorescenza diretta e ricerca degli anticorpi IgG anti-membrana basale.

32 La risposta corretta è la D.
Alla luce del quadro patologico del paziente, caratterizzato dalla presenza di una componente monoclonale alla elettroforesi sieroproteica, si può escludere la diagnosi di immunodeficienza comune variabile. Infatti, tale patologia ad insorgenza in età adulta si caratterizza per ridotti livelli di immunoglobuline: i linfociti B sono fenotipicamente normali, ma non si trasformano in cellule secernenti Ig. Dal punto di vista laboratoristico, si ha una forte riduzione dei livelli di IgG associata ad un'alterazione dei linfociti T (ad esempio, potrebbe esserci un'inversione CD4/CD8) e l'assenza di una componente monoclonale. Al contrario, la macroglobulinemia di Waldenstrom è caratterizzata dalla proliferazione di cellule B alterate, che producono grandi quantità di proteine IgM monoclonali (risposta A errata). All'opposto, il plasmocitoma (o tumore solitario dell'osso, quando cresce all'interno dello scheletro), un tumore maligno delle plasmacellule, può determinare un picco monoclonale delle immunoglobuline (risposta C errata). Infine, la MGUS si caratterizza per l'accumulo della para-proteina, proteina mono-clonale o proteina M nel midollo osseo e nel sangue (risposta E errata).

33 La risposta corretta è la A.
Dal punto di vista clinico, il mieloma multiplo (MM), una proliferazione neoplastica di plasmacellule che infiltrano il midollo osseo e producono una proteina monoclonale (componente M o para-proteina), si caratterizza per sintomi, che si possono raggruppare sotto l'acronimo CRAB: ipercalcemia, insufficienza renale da iper-viscosità del sangue, anemia normo-cromica normocitica e lesioni ossee. In tale patologia è aumentata la probabilità di sviluppare infezioni batteriche (causa principale della morte dei pazienti), come conseguenza dell'alterazione dell'immunità umorale. I criteri diagnostici di tale neoplasia sono:

- *sintomi CRAB;*
- *picco monoclonale del siero sommato a quello delle urine >3g/dl;*
- *infiltrazione di plasmacellule nel midollo >10%.*

Invece, nel mieloma multiplo asintomatico sono assenti i sintomi CRAB. Dunque, fra le situazioni proposte l'unica che rientra nella definizione di mieloma multiplo asintomatico è la seguente: "12% di plasmacellule monoclonali alla biopsia osteomidollare e assenza di CRAB (ipercalcemia, insufficienza renale, anemia e lesioni osteolitiche)"

34 La risposta corretta è la D.
Secondo la "stadiazione di Durie e Salmon" il mieloma multiplo può presentare tre stadi di gravità:

STADIO	DURIE E SALMON	ISS
I	Tutti i seguenti: Hb>10g/dl Calcemia normale o <12mg/dl Assenza di lesioni ossee all'Rxstandard o plasmocitoma solitario CM IgG <5g/dl IgA <3 g/dl BJ <4 g 24 h	B_2microglobulina ≤ 3,5 mg/l Albumina ≥ 3,5 g/dl
II	Caratteristiche diverse da stadio I e III	B_2microglobulina < 3,5 mg/l e Albumina < 3,5 g/dl B_2microglobulina 3,5- 5,5 mg/l
III	Uno o più dei seguenti: Hb< 8.5g/dl Calcemia >12mg/dl Multiple Lesioni litiche all'Rx standard CM IgG >7g/dl IgA <5 g/dl BJ >10 g 24 h	B_2microglobulina ≥ 5,5 mg/L
A: creatinina<2mg/dl B: creatinina>2 mg/dl		

Inoltre, la presenza di alterazioni cromosomiche alla citogenetica standard e alla FISH permette di identificare altre classi di rischio:

	Altro rischio	Rischio standard
Citogenetica	Delezione cr 13 Ipodiploidia	Iperdiploidia
FISH	Del 17p t(4;14) t(14;16)	t(11;14) t(6;14)

Dunque, l'elevata concentrazione di β2-microglobulina sierica direttamente proporzionale alla massa tumorale e la presenza della traslocazione cromosomica T (4; 14) sono dei fattori prognostici negativi che si associano ad una ridotta sopravvivenza nei pazienti con mieloma.

Fonte: AIOM (Associazione Italiana di Oncologia Medica – Linee Guida Mieloma - 2013)

35 La risposta corretta è la B.

Il paziente del caso presenta chetoacidosi diabetica, una complicanza acuta del diabete, caratterizzata da iperglicemia, iperchetonemia e acidosi metabolica; si manifesta principalmente nel diabete mellito di tipo 1. Si sviluppa quando i livelli di insulina non sono sufficienti a soddisfare le richieste metaboliche dell'organismo. Il primo passo nel trattamento della chetoacidosi diabetica è l'infusione di soluzione salina isotonica (per espandere il volume extracellulare e stabilizzare l'assetto cardiovascolare), la somministrazione di insulina rapida per via endovenosa e l'eventuale correzione del deficit di potassio sierico (siccome i livelli sierici di potassio tendono a diminuire soprattutto durante il trattamento insulinico, in quanto l'insulina lo veicola nuovamente all'interno delle cellule, se il potassio sierico è inferiore a 3,3 mEq/l, la terapia con insulina deve essere ritardata fino a quando i suoi livelli non siano sufficientemente alti).

36 La risposta corretta è la C.

In un quadro clinico di coma chetoacidosico (come nel caso clinico) generalmente non si associa la diarrea.

37 La risposta corretta è la E.

La calcemia è la somma della quota di calcio legata all'albumina più la quota di calcio ionizzato (la forma attiva). Le formule più comunemente adottate sono:

- *calcemia corretta = calcio sierico (mg/dL) + 0,8 x (albumina normale – albumina attuale);*
- *calcemia corretta = calcio sierico (mmol/L) + 0,02 x (albumina normale – albumina attuale).*

Dunque, il parametro da conoscere per interpretare correttamente il valore di calcemia è rappresentato dall'albuminemia. In presenza di condizioni che favoriscono la perdita di albumina, ad esempio la sindrome nefrosica o un'enteropatia proteino-disperdente, la calcemia totale può essere normale anche se in realtà è presente un aumento del calcio ionizzato (ipercalcemia mascherata); al contrario, un incremento di albumina, ad esempio nei pazienti con grave disidratazione può risultare un ipercalcemia factitia.

38 La risposta corretta è la B.

L'ulcera peptica, un'erosione della mucosa gastrointestinale, si verifica quando i normali meccanismi di difesa della mucosa gastrica vengono alterati da processi infettivi (ad esempio, l'infezione da HP) o a seguito della gastro-lesività dei farmaci antinfiammatori non steroidei (FANS), come ketoprofene, ibuprofene, acido acetilsalicilico, diclofenac. Al contrario, codeina e tramadolo, farmaci appartenenti alla classe degli oppioidi, determinano a livello gastrointestinale nausea, vomito, costipazione, con assenza di effetti lesivi sulla mucosa (risposte A e D errate). All'opposto, il paracetamolo (non appartenente alla classe dei FANS), una molecola con attività antidolorifica e antipiretica, non è gastrolesivo e i suoi effetti tossici si esplicano, in caso di ingestione massiccia, a livello epatico (l'organo che metabolizza il farmaco) e renale (risposta C errata). Infine, il sucralfato, composto formato da saccarosio e idrossido di alluminio, legandosi alla mucosa gastrica, crea una barriera fisica che previene il contatto con l'acido cloridrico, svolgendo, quindi, un'azione protettiva nei confronti delle ulcere peptiche e delle gastropatie da FANS (risposta E errata).

39 La risposta corretta è la B.

Il propanololo, un beta-bloccante non selettivo, agisce bloccando l'azione dell'adrenalina sui recettori $\beta 1$ *e* $\beta 2$ *adrenergici.*

40 La risposta corretta è la A.

Il propanololo non dovrebbe essere mai essere associato nella terapia dell'ipertensione arteriosa al Verapamil, in quanto sia il Propanololo che il Verapamil, agendo sulla conduzione cardiaca, potrebbero determinare lo sviluppo di gravi bradicardie fino a blocchi della conduzione.

41 La risposta corretta è la D.

La diagnosi più probabile per la paziente è la sindrome di Turner, una anomalia cromosomica causata dalla perdita di una parte o di tutto il cromosoma X. Dal punto di vista clinico, le pazienti mostrano caratteristicamente bassa statura, torace "a scudo" (con capezzoli ampiamente distanziati), collo corto e tozzo, deformità dell'avambraccio e del polso, difetti nello sviluppo della faccia e del sistema cardiovascolare, ipogonadismo primario (una delle più frequenti cause di insufficienza ovarica prematura: le pazienti presentano amenorrea primaria, alterato sviluppo delle mammelle e "gonadi a striscia").

42 La risposta corretta è la E.

La metformina, un farmaco ipoglicemizzante orale, facente parte della famiglia delle biguanidi, è utilizzato nella terapia iniziale del diabete di tipo II. Tale farmaco è eliminato per via renale; di conseguenza, se il paziente presenta una compromissione renale potrebbe accumularsi e determinare acidosi lattica. Essenziale è dunque controllare la clearance della creatinina e il valore dell'eGFR durante il trattamento con metformina. In virtù di ciò, riscontrando un eGFR < 30ml/min è necessario sospendere il farmaco; invece, è utile ridurne la dose per eGFR tra 30ml/min e 60ml/min. Gli effetti collaterali sono solitamente dose-dipendente; tra i più comuni, nausea, vomito, anoressia, diarrea, dolore addominale.

43 La risposta corretta è la A.

Lo Pseudomonas Aeruginosa, batterio ubiquitario, considerato un patogeno opportunista per l'uomo, non è abitualmente coinvolto nelle CAP; è in grado di causare infezioni in qualsiasi distretto corporeo, ma in pazienti defedati, con dispositivi di ventilazione meccanica o con particolari comorbilità (ad esempio, pazienti con fibrosi cistica, traumatizzati, ustionati, dializzati, diabetici o tossicodipendenti). A livello polmonare può determinare da quadri lievi assimilabili a tracheobronchiti benigne fino a polmoniti bilaterali con micro-ascessi e necrosi del tessuto polmonare. In dettaglio, la polmonite acquisita in comunità (CAP), una d21elle principali cause di morbilità e mortalità in tutto il mondo, si può presentare con sintomi molto variabili che vanno da una forma lieve (con febbre e tosse produttiva) a una forma grave (con difficoltà respiratoria fino alla sepsi). I microrganismi che più comunemente possono causarla sono distinti in:

- batteri tipici: S. pneumoniae (causa batterica più comune), Haemophilus Influenzae, Moraxella catarrhalis, Staphylococcus Aureus, Batteri gram-negativi aerobici;
- batteri atipici: Legionella spp, Mycoplasma pneumoniae, Chlamydia pneumoniae, Chlamydia psittaci, Coxiella burnetii;
- virus respiratori: virus dell'influenza A e B, Rhinovirus, virus parainfluenzali, adenovirus, virus respiratorio sinciziale.

44 La risposta corretta è la E.

La condizione pre-maligna del cancro dell'esocervice viene definita CIN: neoplasia intraepiteliale cervicale. In particolare, distinguiamo CIN 1 (displasia di basso grado), CIN 2 (displasia di grado moderato), CIN 3 (displasia di grado severo). Quindi, con CIN2 si identifica una displasia di grado moderato.

45 La risposta corretta è la E.

Si definisce infertilità la condizione (potenzialmente reversibile) in cui una coppia, per cause relative all'uomo o alla donna, non riesce ad avere una gravidanza dopo un anno di rapporti costanti e non protetti. Invece, si definisce sterilità una condizione in cui non è possibile il concepimento a causa di una patologia permanente, che coinvolge uno od entrambi i coniugi.

46 La risposta corretta è la E.

La coppia può avere più fattori che contribuiscono all'infertilità, pertanto, inizialmente deve essere eseguita una valutazione completa comprendente un'accurata anamnesi ed esame obiettivo. Il primo livello diagnostico dovrebbe prevedere indagini diagnostiche per lo studio di una eziologia endocrino-metabolica e anatomica della donna e spermiogramma del partner.

47 La risposta corretta è la E.
Tra le complicanze della ipertensione gestazionale di grado moderato rientrano il distacco intempestivo di placenta, la prematurità, la sofferenza fetale cronica e l'aggravamento della patologia con comparsa di proteinuria (pre-eclampsia ed eclampsia). Non rientra tra le possibili complicanze il polidramnios, un volume eccessivo di liquido amniotico associato ad un aumentato rischio di vari esiti avversi della gravidanza, tra cui nascita pretermine, distacco della placenta e anomalie fetali.

48 La risposta corretta è la B.
La paziente del caso potrebbe presentare la pre-eclampsia, cioè l'insorgenza di ipertensione (pressione arteriosa > 140/90 mmHg), accompagnata da proteinuria (>300 mg nelle 24 ore), dopo 20 settimane di gestazione. Se non trattata adeguatamente, può degenerare rapidamente e improvvisamente verso l'eclampsia; di conseguenza, bisogna indirizzare la paziente al PS ostetrico nel sospetto di tale patologia.

49 La risposta corretta è la D.
La paziente del caso clinico viene inviata a rivolgersi al più vicino PS poiché, in considerazione della patologia di base, tale sintomo potrebbe porre in diagnosi differenziale la pre-eclampsia, l'eclampsia e la sindrome di HELLP. In particolare, "HELLP" è un acronimo che indica le tre componenti principali della sindrome:

- *Hemolysis;*
- *Elevated Liver enzymes;*
- *Low Platelet count.*

50 La risposta corretta è la A.
La paziente del caso clinico mostra polidramnios, un volume eccessivo di liquido amniotico, associato ad un aumentato rischio di numerose complicanze, tra cui parto pretermine, distacco di placenta e anomalie fetali. Quindi, la paziente viene informata che tale condizione non è molto comune e che è necessario eseguire un'ecografia di secondo livello presso un centro di diagnosi prenatale.

51 La risposta corretta è la C.
Il vaccino antimorbillo è costituito da un ceppo vivo attenuato di virus del morbillo, utilizzato per indurre immunità. Secondo l'OMS, affinché un vaccino consenta l'eliminazione del virus è necessaria una copertura vaccinale > 90% (risposta B errata). Inoltre, il vaccino contro il morbillo viene somministrato in formulazione bivalente (con il vaccino della parotite), oppure, in formulazione trivalente (MPR) (risposta A errata).

52 La risposta corretta è la B.
Lo studio caso-controllo è uno studio retrospettivo, in quanto raccoglie dati a seguito dell'insorgenza della malattia. In dettaglio, per gli studi caso-controllo o trasversali, fondamentale è l'Odds ratio (OR), che si calcola come rapporto tra la probabilità che un individuo con una condizione specifica sia stato esposto a un fattore di rischio e la probabilità che un controllo sano sia stato esposto allo stesso fattore di rischio. In particolare, l'associazione tra la malattia e il fattore di rischio del caso clinico può essere quantificata calcolando:

- *OR: (656 x 386) / (516 x 214).*

In dettaglio:

- *se il valore dell'OR è uguale a 1, significa che il fattore di rischio non influenza la comparsa della malattia;*
- *se OR> 1, il fattore di rischio può essere implicato nella comparsa della malattia;*
- *se OR< 1, il fattore è un fattore protettivo nei confronti della malattia in esame.*

53 La risposta corretta è la A.
Gli studi caso-controllo, studi retrospettivi con il pregio di essere rapidi, poco costosi e particolarmente adatti a studiare patologie rare ad eziologia sconosciuta, consentono di confrontare pazienti malati

(casi) con pazienti sani (controlli), tutti esposti ad uno stesso fattore di rischio.

54 La risposta corretta è la E.

Considerato il quadro clinico della paziente del caso clinico, devono essere eseguiti prioritariamente l'emogasanalisi arteriosa e RX torace. Successivamente, potranno essere effettuati test di secondo livello per definire la diagnosi di sospetta asma (risposte A, B, C e D errate).

55 La risposta corretta è la D.

La Legionella Pneumophila è stata per la prima volta riconosciuta nel 1976 dopo un'epidemia in un convegno dell'American Legion a Philadelphia, Pennsylvania, da cui il nome di malattia dei legionari. I batterio della legionella è tipicamente trasmesso agli esseri umani attraverso l'inalazione di aerosol derivato da acqua o suolo contaminato. Il batterio aerobio, gram-negativo, intracellulare, risiede principalmente in corpi idrici, come laghi, corsi d'acqua e riserve artificiali d'acqua. Di conseguenza per quanto riguarda il caso clinico, in base ai dati a disposizione, la sorgente più probabile di infezione è rappresentata dall'utilizzo da parte degli operai dei bagni e docce aziendali.

56 La risposta corretta è la A.

La peritonite batterica spontanea (SBP), un'infezione del fluido ascitico senza un'evidente fonte infetta intra-addominale, si verifica principalmente in pazienti con cirrosi avanzata e può provocare gravi sequele o il decesso. I batteri che causano comunemente peritonite batterica spontanea sono Escherichia Coli, Klebsiella Pneumoniae e Streptococcus pneumoniae.

57 La risposta corretta è la B.

Per il paziente del caso clinico sulla base dei dati disponibili è possibile formulare diagnosi di pancreatite acuta, un processo infiammatorio acuto del pancreas. La diagnosi di tale patologia deve essere sospettata in pazienti con esordio acuto di dolore persistente, grave, epigastrico e richiede la presenza di due dei seguenti tre criteri:

- *esordio acuto di dolore persistente, grave, epigastrico che spesso si irradia verso la parte posteriore;*
- *elevazione della lipasi sierica o amilasi a tre volte o più del limite superiore della norma;*
- *reperti caratteristici all'imaging (TC, RMN o ecografia transaddominale).*

Bisogna comunque considerare che nei pazienti con un caratteristico dolore addominale e aumento della lipasi o dell'amilasi sierica fino a tre volte o più del limite superiore della norma non è richiesta alcuna immagine per stabilire la diagnosi. Invece, nei pazienti con dolore addominale non caratteristico per pancreatite acuta o senza un aumento significativo dei livelli sierici di amilasi o lipasi, l'esecuzione della TC con m.d.c. permette di escludere altre cause di addome acuto; infine, nei pazienti in cui è controindicata la TC, si può eseguire la RM.

58 La risposta corretta è la A.

La classificazione Child-Pugh è un sistema di classificazione che consente di valutare la gravità della cirrosi epatica, che considera 5 parametri a cui assegna un punteggio da 1 a 3. Nel calcolo dello score di Child-Pugh non rientra la presenza e il grado delle varici esofagee. In base al punteggio si possono identificare tre stadi:

- Child-Pugh A;
- Child-Pugh B;
- Child-Pugh C.

I tassi di sopravvivenza ad un anno per i pazienti con cirrosi di classe A, B e C sono circa 100, 80 e 45%, rispettivamente; sulla base del Child-Pugh si può valutare anche la probabilità di sviluppare le tipiche complicanze della cirrosi.

Fonte. La classificazione di Child-Pugh.

Parameters	Points		
	1	2	3
Serum Bilirubin(mg/dl)	2.0	2-3	>3.0
Serum Albumin(g/dl)	>3.515	2.8-3.5	<2.8
Prothrombin Time (Prolongation (s))	1-4	5-6	>6
Hepatic encephalopathy	None	Minimal	Advanced
Ascites	None	Slight	Moderate
One and two year survival based on CTP Score			
Class	1 yr	2 yr	
A (5-6 points)	100 %	85 %	
B (7-9 points)	80%	60%	
C (10-15 points)	45%	35%	

Data from Child CG, Turcotte JG.Surgery and portal hypertension. In: Child CG. The liver and portal hypertension. Philadelphia: Saunders; 1964.p.50-64

59 **La risposta corretta è la D.**
La causa più probabile del dolore per il paziente del caso clinico è rappresentata dallo pneumotorace spontaneo (PNX), che colpisce soprattutto i giovani maschi adulti, spesso alti e magri. Le caratteristiche cliniche includono:

- esordio improvviso di dolore toracico;
- dispnea (potrebbe non essere una caratteristica dominante);
- tosse secca;
- un suono di clic sincrono con il battito cardiaco, che occasionalmente può essere udibile dal paziente se il PNX interessa il lato sinistro del torace;
- diminuzione dell'escursione toracica sul lato interessato quando è presente un grande pneumotorace, riduzione dei suoni respiratori, percussione iper-fonetica;
- enfisema sottocutaneo, a volte presente.

60 **La risposta corretta è la D.**
La diagnosi di pneumotorace spontaneo primario viene stabilita tramite l'RX torace, considerato l'esame di prima istanza, che permette di osservare un'area radiotrasparente (per la presenza di aria), la deviazione tracheale e lo spostamento del mediastino (nel caso di pneumotorace di grosse dimensioni). Al contrario, la TC non viene utilizzata come primo approccio per i costi elevati, nonostante fornisca una valutazione eccellente dello pneumotorace (risposta B errata). Infine, l'ecocardiografia transtoracica è la modalità primaria di imaging non invasiva per la valutazione quantitativa e qualitativa dell'anatomia e della funzionalità cardiaca, mentre, il dosaggio delle troponine viene effettuato di routine nell'iter diagnostico di infarto del miocardio (risposte A ed E errate).

61 **La risposta corretta è la D.**
I fattori di rischio per lo sviluppo dello pneumotorace includono il fumo, la storia familiare, la sindrome di Marfan, l'omocistinuria e l'endometriosi toracica. In particolare, il fumo di sigaretta è il più importante fattore di rischio per pneumotorace spontaneo primario, in quanto probabilmente determina una risposta infiammatoria con attivazione di neutrofili, distruzione dei setti alveolari, conseguente sviluppo di un enfisema centro-acinare e formazione di blebs sub-pleuriche.

62 **La risposta corretta è la D.**
La tachicardia parossistica sopra-ventricolare, un'aritmia caratterizzata da una frequenza cardiaca superiore ai 200 bpm, si manifesta con palpitazioni, dispnea, vertigini, dolore toracico, malessere generale. Dal punto di vista patogenetico la causa più frequente è una tachicardia da rientro nodale, una tachicardia sopra-ventricolare regolare, risultante dalla formazione di un circuito di rientro limitato al nodo AV e al tessuto atriale perinodale. A causa della sua insorgenza e cessazione improvvisa viene classificata come un'aritmia parossistica. Il complesso QRS è solitamente stretto ≤120 msec, il che riflette la normale attivazione ventricolare attraverso il sistema di Purkinje.

63 **La risposta corretta è la A.**
Le alterazioni dell'ECG del paziente del caso clinico sono compatibili con STEMI inferiore: infatti, si può osservare un innalzamento del tratto ST nella derivazione DIII e DII, aVF combinato con la depressione ST nelle derivazioni speculari DI e aVL. Al contrario, l'infarto della parete anteriore si caratterizza per un sopra-slivellamento del tratto ST nelle derivazioni anteriori da V1 a V4 (risposta C errata). Invece, l'infarto antero-laterale, derivante dall'occlusione del tronco comune dell'arteria coronaria sinistra, si presenta con un sopra-slivellamento ST esteso, che si osserva sia nelle derivazioni anteriori (da V1 a V4) che in quelle laterali (V5-V6, D1 e aVL) (risposta B errata). Infine, l'infarto pregresso è una condizione in cui l'ECG presenta onde Q patologiche, precedentemente non presenti, in cui i markers sono negativi e non sono presenti sintomi (risposta D errata).
Fonte. Location of MI by ECG Leads.

64 La risposta corretta è la B.
Per i pazienti trattati o che devono essere trattati con intervento coronarico percutaneo primario (PCI) si raccomanda una terapia antiaggregante (ad esempio, Ticagrelor o Prasugrel).

65 La risposta corretta è la D.
Il paziente del caso clinico presenta un infarto della parete inferiore, verosimilmente causato da una lesione a carico dell'arteria coronarica destra. I pazienti con un infarto della parete miocardica inferiore presentano un ECG caratterizzato da alterazioni ST nelle derivazioni inferiori.

66 La risposta corretta è la E.
Il paziente del caso clinico presenta insufficienza mitralica (IM). Per la diagnosi è imprescindibile l'esame obiettivo; l'auscultazione cardiaca permette di repertare:

- *T_1 assente, poco udibile o coperto dal soffio olosistolico dell'IM cronica;*
- *nei pazienti con IM severa la valvola aortica può chiudersi prematuramente dando uno sdoppiamento allargato del T_2;*
- *T_3 a bassa frequenza;*
- *T_4 spesso udibile nei pazienti con IM acuta severa in ritmo sinusale;*
- *soffio sistolico di intensità di grado almeno pari a III/VI, in genere olosistolico.*

67 La risposta corretta è la D.
La patologia aritmica responsabile di tali palpitazioni nel paziente del caso è la fibrillazione atriale (FA). Le cause più frequenti di fibrillazione atriale sono: ipertensione, arteriopatia coronarica, cardiomiopatia, valvulopatia mitralica (in particolare, il paziente del caso clinico presenta tale patologia), valvulopatia tricuspidale, ipertiroidismo e abuso d'assunzione di alcol.

68 La risposta corretta è la D.
Il Quick SOFA score identifica i pazienti ad alto rischio per mortalità intraospedaliera con sospetta infezione al di fuori dell'Unità di Terapia Intensiva (UTI) e viene utilizzato per predire la mortalità, non per diagnosticare la sepsi. Per calcolarlo si valutano tre parametri, ad ognuno dei quali si assegna un punto:

- *frequenza respiratoria $\geq 22/m$;*
- *Glasgow Coma Scale (GCS) < 15;*
- *pressione sistolica ≤ 100 mmHg.*

69 La risposta corretta è la D.
Per quanto riguarda lo shock settico, la terapia antibiotica empirica dev'essere somministrata a dosi ottimali per via endovenosa, preferibilmente entro un'ora dalla presentazione dello shock, ma solo dopo le emocolture, in numero di due e preferibilmente una da una vena centrale ed una da una vena periferica quando si verifica il picco febbrile.

70 La risposta corretta è la D.
La malaria, un infezione da Plasmodium, viene trasmessa all'uomo attraverso la puntura della zanzara femmina Anopheles gambiae. Le specie di Plasmodium, responsabili di infezione umana, sono:

- p. ovale;
- p. falciparum, responsabile della malaria maligna;
- p. vivax, responsabile della terzana benigna;
- p. malarie, responsabile della malaria quartana.

71 La risposta corretta è la E.
L'embolia polmonare (EP) è dovuta solitamente alla presenza di trombi nel sistema venoso profondo; per tale ragione, la presenza di dispnea improvvisa, associata a TVP, supporta fortemente il sospetto clinico di tale patologia.

72 La risposta corretta è la B.
Il quadro ecocardiografico maggiormente indicativo di embolia polmonare severa è rappresentato dal riscontro di un ventricolo destro dilatato e ipocinetico. Dal punto di vista patogenetico, in corso di embolia polmonare, l'aumento della resistenza determina un aumento improvviso

del regime pressorio per il ventricolo destro, con conseguente dilatazione e ipocinesia.

73 **La risposta corretta è la A.**
Il gold standard per la diagnosi di embolia polmonare (EP) è rappresentato dall'angio-TC con m.d.c., che consente di evidenziare emboli polmonari e segni di sovraccarico del ventricolo destro. Controindicazioni per l'utilizzo di questa metodica sono l'impossibilità di utilizzare il m.d.c. a causa di insufficienza renale (IR) o l'allergia al m.d.c. stesso.

74 **La risposta corretta è la D.**
Le malattie "tabellate" sono patologie per cui vige una presunzione legale sulla loro origine professionale. In questi casi il lavoratore dovrà solo dimostrare l'esistenza della malattia e lo svolgimento di mansioni che lo espongono alla stessa. Quando si ricade nelle malattie non tabellate, il dipendente, invece, deve dimostrare: l'esistenza della patologia, lo svolgimento di mansioni che espongono a una o più patologie e il rapporto di causa– effetto tra la malattia e il lavoro svolto. L'elenco delle malattie tabellate è allegato al DPR n. 1124/1965, aggiornato con decreto del Ministro del lavoro e delle politiche sociali del 10 giugno 2014. Il paziente può ottenere automaticamente il riconoscimento di malattie professionali se presenta osteo-artropatie del gomito e della spalla, neuropatie periferiche del nervo mediano, osteo-artropatie del polso, neuropatie periferiche del nervo ulnare. Fa eccezione la malattia di Dupuytren, un disturbo caratterizzato da fibrosi progressiva della fascia palmare, ricadente invece nella lista 3, comprendente malattie professionali INAIL, la cui origine lavorativa è possibile e il cui riconoscimento non è automatico.

75 **La risposta corretta è la D.**
Il morbo di Kienböck è una necrosi avascolare dell'osso semilunare, che insorge più comunemente nella mano dominante degli uomini tra i 20 e 45 anni, che svolgono solitamente lavori manuali ripetitivi. Clinicamente si caratterizza per la comparsa di un intenso dolore sulla regione dorsale del polso, a livello dell'osso semilunare, senza che i pazienti ricordino di aver subito un trauma. La diagnosi si basa sulla storia clinica, la TC e la RM del polso.

76 **La risposta corretta è la C.**
Per valutare il coinvolgimento della radice S5-L1 in un paziente che presenta dolore alla schiena irradiato agli arti inferiori e al piede, viene effettuato il test di Lasègue, che consiste nell'evocazione del dolore lungo il decorso del nervo sciatico alla flessione passiva dell'anca, mantenendo estesa l'articolazione del ginocchio. Il paziente viene posto in posizione supina, con l'arto interessato steso e, passivamente, si esegue la flessione della gamba sul bacino; in questo modo si provoca uno stiramento delle fibre del nervo ischiatico e se ciò evoca un profondo dolore già ad una flessione di circa 40°, il test è ritenuto positivo.

77 **La risposta corretta è la C.**
Sospettando una lesione del legamento crociato anteriore (LCA), si effettua il test del cassetto anteriore: viene eseguito con il paziente supino e il ginocchio flesso a 90°; la tibia prossimale viene afferrata con entrambe le mani e tirata anteriormente, controllandone la traslazione anteriore. Il test è positivo se c'è una traslazione anteriore maggiore rispetto a quella del ginocchio controlaterale. La certezza diagnostica, tuttavia, può essere fornita solo dalla RM.

78 **La risposta corretta è la A.**
Il deficit di a1-antitripsina (AATD), una malattia ereditaria, si associa a enfisema polmonare, cirrosi epatica e, raramente, pannicolite. È caratterizzata da bassi livelli di a1-antitripsina nel siero, il principale inibitore delle proteasi sieriche umane, prodotto dal fegato. È causata da una mutazione del gene SERPINA1 (14q32.1), che codifica per l'a1-antitripsina, che si trasmette con modalità autosomica recessiva. La diagnosi può essere stabilita in base ai bassi livelli di a1-antitripsina nel siero. Gli alleli malattia più comuni in Nord Europa sono PI Z e PI S, e la maggior parte degli individui con la forma grave di deficit di a1-antitripsina sono PI ZZ. Tra i pazienti le manifestazioni cliniche possono variare ampiamente, dalle forme asintomatiche a quelle con

malattie fulminanti del fegato o del polmone. I fattori ambientali (come il fumo di sigaretta e l'esposizione alla polvere) sono fattori di rischio aggiuntivi, associati alla progressione accelerata del deficit. Il genotipo ZZ di AATD può portare anche allo sviluppo di malattie epatiche acute o croniche durante l'infanzia o nella vita adulta: segni clinici caratteristici sono l'ittero prolungato dopo la nascita con iperbilirubinemia coniugata e i valori alterati degli enzimi epatici.

79 La risposta corretta è la A.

La cataratta non si riscontra comunemente nella sclerosi sistemica, una malattia cronica autoimmune, caratterizzata da fibrosi diffusa.

80 La risposta corretta è la A.

L'insufficienza renale cronica (IRC) è una riduzione progressiva e definitiva della funzione renale per la perdita della massa nefronica. Secondo la National Kidney Foundation viene classificata in cinque stadi clinici (riportati in tabella).

Stadi della nefropatia cronica		
Stadio	Descrizione	Tasso di filtrazione glomerulare(GFR)*
1	Lesione renale (es., proteine nelle urine) con GFR normale	90 o superiore
2	Lesione renale con leggera diminuzione del GFR	60 a 89
3	Moderata diminuzione del GFR	30 a 59
4	Forte diminuzione del GFR	15 a 29
5	Insufficienza renale	Inferiore a 15

*Il valore del GFR è indicativo della funzionalità renale. Con l'aggravarsi della nefropatia il valore del GFR diminuisce.

In un rene malato progressivamente si riscontra una diminuzione della velocita di filtrazione glomerulare (VFG). Inizialmente, si manifesta poliuria, a causa della perdita del potere di concentrazione e diluizione delle urine; nelle fasi finali di malattia, può comparire anuria con aumento del rischio di sviluppo di edemi fino all'edema polmonare (risposta B errata). La riduzione progressiva del VFG compromette l'escrezione di metaboliti tossici con aumento conseguente della creatininemia e dell'azotemia, che può progredire fino all'uremia. Si riscontra anche una compromissione della regolazione dell'equilibrio acido-base con acidosi metabolica e anemia, a causa della carenza di eritropoietina (EPO) prodotta dal rene (risposta C errata). In aggiunta, la carenza di 1-25 di-idrossi-colecalciferolo determina ipocalcemia (risposta E errata). Infine, in tale patologia si sviluppa una caratteristica dislipidemia definita da bassi livelli di HDL ed aumentati livelli di LDL e trigliceridi. Quindi, l'ipo-trigliceridemia non è un reperto tipicamente presente.

81 La risposta corretta è la C.

Secondo gli studi epidemiologici, la fibrosi cistica non è associata ad un rischio maggiore di sviluppo di aneurismi dell'aorta toracica. In particolare, si definisce aneurisma la dilatazione patologica di un segmento vascolare. La causa più comune dell'aneurisma dell'aorta toracica ascendente è la necrosi cistica della media, mentre l'aneurisma dell'arco aortico e dell'aorta toracica discendente sono solitamente associati ad aterosclerosi. Al contrario, gli aneurismi toracici sono associati alle seguenti patologie: sindrome di Marfan, sindrome di Loeys-Dietz o Ehlers-Danlos, arterite a cellule giganti, arterite di Takayasu, artrite reumatoide, spondilite anchilosante, granulomatosi di Wegener, artrite reattiva e sindrome di Behçet. È stata osservata un'associazione anche con la sifilide (risposte A, B, D ed E errate).

82 La risposta corretta è la E.

La mutazione del fattore V di Leiden rende il fattore V della coagulazione insensibile all'azione della proteina C attivata; di conseguenza, gli individui che ereditano questa mutazione hanno un aumentato rischio di tromboembolia venosa, come la paziente del caso clinico. In particolare, il fattore V, un fattore pro-coagulante che amplifica la produzione di trombina viene sintetizzato come un fattore inattivo (fattore V), che circola nel plasma e viene attivato da una piccola quantità di trombina in fattore Va; funge quindi da cofattore nel complesso pro-trombinasi, che scinde la protrombina per generare più trombina, in un ciclo di feedback positivo.

83 La risposta corretta è la B.

Per la paziente del caso clinico si può avanzare l'ipotesi diagnostica di sarcoidosi, un disordine granulomatoso con eziologia sconosciuta, caratterizzato dalla presenza di granulomi non caseosi negli organi coinvolti. La sarcoidosi può interessare qualsiasi organo. In oltre il 90% dei pazienti adulti, colpisce i polmoni, potendo provocare un progressivo deficit respiratorio, tosse, dispnea, dolore al petto, affaticamento, febbre e perdita di peso. L'infiammazione sistemica può causare debolezza muscolare e intolleranza all'esercizio fisico. In circa la metà dei casi, la malattia viene individuata incidentalmente durante esami di imaging. Dal punto di vista radiologico, distinguiamo tre stadi:

- 1° stadio, caratterizzato da adenopatie bilaterali ilari senza lesioni parenchimali;
- 2° stadio, caratterizzato da adenopatie ilari con nodulia disseminata a distribuzione bronco-centrica;
- 3° stadio, caratterizzato da diffusa nodulia e strie fibrotiche a trazione mediastinica.

La diagnosi è certa quando ad un quadro clinico suggestivo si associa il riscontro istologico dei tipici granulomi non caseosi. Per i pazienti con interessamento polmonare può essere effettuata una biopsia della lesione bronchiale o una biopsia trans-bronchiale di un linfonodo. In alternativa alla biopsia, un aumento patologico dei linfociti (>15%) all'esame del bronco-lavaggio con rapporto CD4/CD8 maggiore di 3,5 è fortemente diagnostico. Dal punto di vista laboratoristico, in corso di sarcoidosi riscontriamo l'aumento della beta$_2$-microglobulina (prodotta dai linfociti) e dell'ACE (enzima convertitore dell'angiotensina, prodotto dalle cellule del granuloma sarcoide).

84 La risposta corretta è la B.

L'osteoporosi è una patologia progressiva del metabolismo osseo, che provoca riduzione della densità ossea con deterioramento della struttura e fratture patologiche. L'osteoporosi può essere primaria o secondaria. In particolare, i corticosteroidi non sono indicati per il suo trattamento, in quanto possono determinare l'osteoporosi indotta da glucocorticoidi, aggravandone il quadro clinico. Infatti, agiscono sugli osteoblasti inibendone la funzione, riducendo di conseguenza la formazione di nuovo osso. Invece, i farmaci anti-riassorbitivi (ad esempio, i bisfosfonati, la terapia ormonale sostitutiva, i modulatori selettivi del recettore degli estrogeni) sono utilizzati per il trattamento di questa patologia (risposte A, C e D ed E errate).

85 La risposta corretta è la A.

La paziente presenta ipertensione nefro-vascolare, una patologia causata dalla stenosi di una o di entrambe le arterie renali; solitamente, l'occlusione è su base ateromasica, tuttavia, soprattutto nei soggetti più giovani la causa della stenosi è da ricercarsi in un'arterite: a seguito della flogosi, si osserva un'iperplasia fibro-muscolare della tonaca media che determina l'aspetto tipico dell'arteria renale a "corona di rosario". La stenosi, comunque, qualunque sia la causa, attiva il sistema renina-angiotensina-aldosterone con vasocostrizione, ritenzione di sodio ed espansione del volume circolante. Nel sospetto di malattia nefrovascolare, dopo un'accurata anamnesi del paziente, sarà ricercare la presenza di un soffio addominale a livello periombelicale.

86 La risposta corretta è la D.

Dal punto di vista terapeutico, l'opzione di scelta per la stenosi dell'arteria renale è costituita dalla correzione endovascolare della stenosi con o senza impianto di stent, soprattutto nel caso di displasia fibromuscolare.

87 La risposta corretta è la D.

In un uomo adulto senza comorbilità affetto da polmonite comunitaria il trattamento antibiotico non appropriato per la terapia empirica è rappresentato dalla somministrazione di metronidazolo, un antibiotico appartenente alla classe dei composti nitro-imidazoli, che invece è particolarmente efficace sui batteri anaerobi e sui protozoi. Dunque, tale farmaco non è indicato.

88 La risposta corretta è la D.

Per il medico legale in caso di rinvenimento di un cadavere, è importante misurare la temperatura del cadavere attraverso un termometro rettale e la temperatura ambientale. Per valutare il decremento termico, consideriamo la temperatura interna al momento della morte al valore di 37°C (anche se, il decesso può avvenire in condizioni di ipotermia o di ipertermia, ad esempio congelamento o stati febbrili). In condizioni medie di temperatura, senza particolari condizioni aggiuntive ed eccezionali, il raffreddamento segue delle fasi ben precise:

- *fase di discesa lenta, nelle prime 4 ore in cui si ha un decremento di circa 1/2°C l'ora;*
- *fase di discesa rapida, nelle successive 4-6 ore con decremento di 1°C l'ora;*
- *fase di seconda discesa lenta, dopo circa 24 ore dalla morte con decremento di 1/2°C l'ora, poi di*
- *1/4°C;*
- *fase dell'equilibrio termico dopo 24 ore.*

Di conseguenza, i dati identificati dal medico legale (temperatura del cadavere di 36°C) permettono di determinare l'epoca della morte della signora del caso clinico, stimando che il decesso sia avvenuto verosimilmente entro le tre ore antecedenti al sopralluogo.

89 La risposta corretta è la E.

Alla luce dei reperti del caso clinico la paziente è morta per asfissia da strozzamento-strangolamento manuale. Per strozzamento manuale si intende la compressione violenta del collo effettuata con le mani. In medicina legale questo tipo di morte si associa a segni specifici: segni generici dell'asfissia (quali cianosi del volto, ecchimosi puntiformi sottocongiuntivali, congestione polmonare) insieme a lesioni caratteristiche dello strozzamento (quali ecchimosi digitali provocate dalla pressione del polpastrello sul collo, unghiature sottoforma di escoriazioni arcuate e graffiature). Inoltre, internamente, si riscontreranno ecchimosi del sottocutaneo, emorragie e lacerazioni muscolari, infiltrazioni emorragiche della tiroide e del connettivo latero-cervicale con caratteristiche fratture delle cartilagini laringee, tracheali e dell'osso ioide.

90 La risposta corretta è la B.

La colorazione utilizzata in microbiologia per visualizzare i micobatteri nell'espettorato è la colorazione di Ziehl-Neelsen, che permette di individuare i micobatteri grazie alla loro caratteristica alcool-acido resistenza. Inizialmente, il campione viene trattato con fucsina basica, successivamente sottoposto a decolorazione e trattamento con blu di metilene: i micobatteri, in virtù della loro capacità di trattenere il colorante, appariranno colorati di fucsia su uno sfondo blu.

91 La risposta corretta è la E.

L'agente microbico identificato in base all'esame Gram è la Neisseria meningitidis (o meningococco), batterio Gram negativo, agente eziologico della meningite batterica e di alcune gravi setticemie. È un batterio di forma rotonda che tende ad associarsi ad altri batteri della stessa specie, formando dei diplococchi dalla caratteristica forma a chicco di caffè. Cresce in terreni come agar sangue ed agar cioccolato.

92 La risposta corretta è la A.

La paziente del caso clinico è affetta da iperparatiroidismo primitivo, una patologia sistemica causata da un'eccessiva secrezione di paratormone da parte di una o più ghiandole paratiroidi. L'incidenza aumenta con l'età ed è più elevata nelle donne in menopausa. L'iperparatiroidismo primitivo si associa a iperplasia, adenoma, carcinoma o a sindromi familiari (come le neoplasie endocrine multiple). Il paratormone aumenta il calcio sierico tramite l'aumento dell'assorbimento renale e intestinale del calcio, la mobilizzazione rapida di calcio e fosfato dall'osso (riassorbimento osseo), il miglioramento del riassorbimento del calcio tubulare distale e lo stimolo della conversione di vitamina D nella sua forma più attiva, il calcitriolo. La presentazione clinica più comune di iperparatiroidismo primario è l'ipercalcemia asintomatica rilevata dallo screening biochimico di routine: i pazienti sono solitamente asintomatici, presentano un'ipercalcemia lieve o solo intermittente e un livello di PTH aumentato.

93 La risposta corretta è la B.
L'unico trattamento curativo per l'iperparatiroidismo primitivo è l'intervento chirurgico di paratiroidectomia. La tecnica chirurgica varia in base al coinvolgimento ghiandolare: in dettaglio, nel caso di adenoma si asporta la ghiandola patologica dopo aver analizzato le altre, mentre nel caso di iperplasia ghiandolare si pratica una paratiroidectomia subtotale o totale.

94 La risposta corretta è la D.
Il paziente del caso clinico, in base ai reperti clinico-anamnestici, presenta un Glasgow Coma Scale di 6. Tale score classifica la gravità del coma secondo tre categorie di risposta: apertura degli occhi, risposta verbale e risposta motoria. In base alle risposte evocate si attribuisce un punteggio, la cui somma costituisce l'indice del GCS.

95 La risposta corretta è la D.
Il paziente del caso clinico presenta un ematoma epidurale, una raccolta ematica tra dura madre e teca cranica interna, solitamente provocato dal sanguinamento dell'arteria meningea media, che si apprezza come una "lente biconvessa" alla TC. Dal punto di vista clinico, tale patologia può manifestarsi con ipertensione endocranica, erniazione cerebrale, diminuzione del livello di coscienza, segni neurologici focali (per esempio, emiparesi), cefalea unilaterale (30-50% dei casi).

96 La risposta corretta è la D.
La lesione che causa la sintomatologia del paziente del caso clinico si trova verosimilmente in sede frontale sinistra. L'afasia, il sintomo più evidente in anamnesi, un disturbo del linguaggio in presenza di strutture neuromuscolari deputate al linguaggio stesso integre, è espressione infatti di una lesione corticale nelle regioni pre-silviane nell'emisfero dominante, generalmente il sinistro per i destrimani. Le afasie sono distinte in afasie fluenti e non fluenti. Nelle prime l'eloquio è mantenuto (i soggetti sembrano non rendersi conto del problema) e sono conseguenza di una lesione a livello dei lobi parietali e temporali dell'emisfero sinistro.

97 La risposta corretta è la B.
Per il paziente del caso clinico viene posto il sospetto clinico di malattia di Creutzfeldt-Jakob (CJD), la forma più frequente di encefalopatia spongiforme umana trasmissibile, di conseguenza, oltre alla rachicentesi, è opportuno effettuare come pattern di accertamento diagnostico la RM encefalo e l'EEG. Tale patologia si caratterizza per periodi di incubazione lunghi, totalmente silenti ed è sempre fatale. Causa degenerazione del SNC, senza provocare una reazione immune o infiammatoria e si associa all'accumulo di una isoforma anomala della proteina dei prioni (PrP). La CJD sporadica è fatale nell'arco di circa sei mesi. È caratterizzata da demenza e segni neurologici (mioclonie, segni cerebellari, visivi, piramidali ed extra-piramidali, mutismo acinetico). Dal punto di vista diagnostico, l'EEG può evidenziare specifiche modificazioni periodiche e la RM rivela nel 50% dei casi un segnale di intensità aumentata del nucleo caudato e del putamen o nella corteccia cerebrale o cerebellare. La presenza della proteina 14-3-3 nel liquido cerebrospinale ha un buon valore diagnostico. Le tipiche lesioni neuropatologiche nel cervello (spongiosi, perdita neuronale, gliosi) o la presenza della proteina prionica consentono di formulare la diagnosi definitiva.

98 La risposta corretta è la E.
La diagnosi è confermata quando all'esame liquorale si riscontra la presenza della proteina 14-3-3, che ha un elevato valore diagnostico.

99 La risposta corretta è la B.
I trattamenti sanitari obbligatori (TSO) sono regolati dall'articolo 32 della Costituzione. In particolare, si dispone un TSO in caso di assoluta necessità, dettata da esigenze di tutela della salute della collettività o

dell'incolumità del paziente stesso, con l'obbligo di rispettare la dignità del paziente. In particolare, il medico che effettua la proposta di trattamento sanitario obbligatorio lo comunica al sindaco; successivamente, un secondo medico della ASL, dopo aver visitato il paziente, se lo ritiene necessario, certifica la necessità di TSO che viene predisposto dal sindaco. Il ricovero presso strutture adeguate deve avvenire entro 48 ore e deve avere una durata massima di 7 giorni. Quando il paziente non è capace di intendere e di volere, viene disposto l'intervento del giudice tutelare, mentre, quando si tratta di un minorenne, se questo rifiuta il ricovero, bisognerà contattare i genitori o chi esercita la patria potestà; se i genitori non dovessero accettare il trattamento sanitario obbligato, anche in questo caso viene disposto l'intervento del giudice tutelare.

100 La risposta corretta è la C.

La più probabile diagnosi in base ai sintomi del paziente è rappresentata dal distacco di retina, che consiste nella separazione della retina neurosensoriale dal sottostante epitelio pigmentato retinico, la cui causa più frequente è una rottura retinica. Dal punto di vista clinico, i sintomi consistono in un deficit della funzione visiva centrale o periferica, spesso descritto come una tenda o una nube scura che attraversa il campo visivo. Il distacco di retina è indolore. I distacchi retinici trazionali e sierosi (che non riguardano le rotture retiniche) causano la perdita della funzione visiva o centrale o periferica.

101 La risposta corretta è la B.

La paziente del caso clinico presenta endoftalmite acuta, un'infiammazione dell'occhio, dovuta ad un processo infiammatorio causato da batteri, funghi o, in rare occasioni, parassiti che penetrano nell'occhio durante la fase peri-operatoria. L'intervento maggiormente gravato da questa complicanza è l'intervento della cataratta. Altre forme di endoftalmite possono essere dovute a cause endogene o a lesioni perforanti (provocate da oggetti o materiale organico). Tale patologia viene considerata un'emergenza oculistica, in quanto la prognosi per la vista è direttamente correlata al tempo che trascorre dall'insorgenza al trattamento. Clinicamente si caratterizza per la presenza di dolore, forte riduzione della vista, edema palpebrale, intensa iperemia congiuntivale, infiammazione intraoculare della camera anteriore e perdita del riflesso rosso. Per la diagnosi è fondamentale l'anamnesi (che valuta i fattori di rischio, ad esempio recenti interventi chirurgici intraoculari), la clinica, l'esame con la lampada a fessura e i test microbiologici (per esempio, la colorazione di Gram, l'esame colturale degli aspirati dalla camera anteriore e dal vitreo). I pazienti con sospetta endoftalmite endogena devono anche essere sottoposti a esami colturali del sangue e delle urine.

102 La risposta corretta è la B.

Il paziente, affetto da diabete mellito di tipo 1, presenta retinopatia diabetica proliferante. Il grado di retinopatia è fortemente correlato con la durata del diabete, la glicemia e i livelli di pressione arteriosa. La retinopatia diabetica può essere proliferativa e non proliferativa. La retinopatia non proliferativa (detta anche retinopatia background) si sviluppa in uno stadio precoce e determina micro-aneurismi, emorragie, essudati, ischemia maculare e edema maculare. Invece, la proliferativa si sviluppa dopo la retinopatia non proliferante ed è caratterizzata dalla presenza di neovasi anomali, che predispongono ad emorragie, fibrosi con successivo distacco della retina da trazione ed emovitreo. La perdita della funzione visiva da retinopatia proliferante può essere grave.

103 La risposta corretta è la A.

Il tumore gastrico è associato a diversi fattori di rischio: dieta ricca di carne, insaccati, cibi affumicati, fumo di sigaretta, abuso di alcolici, esposizione ad egenti tossici, gastriti croniche da Helicobacter Pylori e dieta povera di vegetali, vitamine e minerali. Dal punto di vista clinico si manifesta con perdita di peso, dolore addominale epigastrico persistente, disfagia, nausea, sazietà precoce, sanguinamento gastrointestinale occulto con o senza anemia. L'organo più frequentemente interessato dalle metastasi di carcinoma gastrico per via ematogeno è il fegato; le cellule metastatiche raggiungono tale organo tramite la vena porta e la vena gastrica.

104 **La risposta corretta è la C.**

L'agente terapeutico che la paziente sta assumendo per la patologia in anamnesi è il Sunitinib, un inibitore della crescita tumorale, che agisce contro i tumori in modo più selettivo rispetto alla chemioterapia tradizionale, riconoscendo specifiche proteine tirosin-chinasi sulla parete o all'interno delle cellule tumorali. In particolare, tra le tirosin-chinasi su cui agisce ci sono i recettori per il fattore di crescita derivato dalle piastrine (PDGF-R) e i recettori del fattore di crescita dell'endotelio vascolare (VEGFR). Il Sunitinib trova indicazione principalmente per tumori gastrointestinali stromali, tumori pancreatici non resecabili e carcinomi renali a cellule chiare.

105 **La risposta corretta è la C.**

Il cancro del polmone è classificato in due categorie principali:

- *carcinoma polmonare a piccole cellule (o microcitoma, che interessa circa il 15% dei casi);*
- *carcinoma polmonare non a piccole cellule (circa l'85% dei casi).*

Il carcinoma polmonare a piccole cellule è estremamente aggressivo e quasi sempre si verifica nei fumatori. Ha una crescita molto rapida e aggressiva, e circa l'80% dei pazienti presenta una malattia in fase metastatica al momento della diagnosi. Clinicamente i sintomi possono derivare da effetti locali del tumore, dalle metastasi o dallo sviluppo di sindromi paraneoplastiche, anche se la maggior parte dei pazienti con tale carcinoma inizialmente appare asintomatico o presenta sintomi solo in presenza di una malattia avanzata. Considerata l'anamnesi e i sintomi del paziente del caso clinico, a cui è stato già diagnosticato un microcitoma polmonare con secondarismi epatici, l'esame diagnostico di scelta per la stadiazione della patologia è rappresentato dalla TC con mezzo di contrasto.

106 **La risposta corretta è la B.**

I polipi villosi sono quelli maggiormente associati allo sviluppo di cancro del colon retto, in quanto, associati a displasia. In dettaglio, il carcinoma colorettale è una patologia estremamente comune, che nella maggior parte dei casi si sviluppa dalla trasformazione di un polipo adenomatoso. Nell'80% circa dei casi è sporadico e nel 20% ha una componente ereditaria. I fattori predisponenti comprendono la colite ulcerosa e la malattia di Crohn. In particolare, tra le formazioni polipoidi ritroviamo:

- polipi infiammatori (o pseudo-polipi), che originano nel contesto di malattie infiammatorie croniche, ischemia, amebiasi, schistosomiasi e hanno generalmente un significato benigno (risposta C errata);
- polipi iperplastici, frequenti negli anziani e localizzati soprattutto a livello del retto e del sigma, che non mostrano progressione verso patologie maligne, se non raramente (risposta E errata);
- amartomi (polipi giovanili), che non sono associati a progressione maligna (risposta A errata);
- polipi adenomatosi, che si distinguono in tubulari, villosi e misti.

107 **La risposta corretta è la D.**

L'intervento di stabilizzazione di spalla secondo Latarjet consiste nella trasposizione dell'apofisi coracoide sul bordo anteriore della cavità glenoidea. Viene utilizzato in caso di instabilità gleno-omerale, quando la testa dell'omero non aderisce completamente alla galena. Tale intervento viene effettuato in anestesia loco-regionale, a cui può essere associata una blanda sedazione del paziente.

108 **La risposta corretta è la C.**

Considerata la dinamica traumatica, il legamento verosimilmente coinvolto è il legamento crociato anteriore, un legamento stabilizzatore dell'articolazione del ginocchio, la cui funzione primaria è quella di controllare la traslazione anteriore della tibia. Il meccanismo più comune di lesione riguarda traumi a basso impatto energetico, senza contatto, durante l'attività fisica: l'esempio tipico è un atleta che corre e improvvisamente decelera, cambia direzione o cade, atterrando in un modo che implica la rotazione o la flessione laterale del ginocchio, cioè uno sforzo in valgo. I pazienti che subiscono una lesione del legamento senza contatto si lamentano spesso di "sentire un pop" a livello del ginocchio al momento della lesione, a cui fa seguito un gonfiore acuto e la sensazione di instabilità. La lesione del legamento crociato anteriore è associata solitamente ad emartro. Invece, il legamento posteriore obliquo, fascio muscolare del semimembranoso che si porta verso l'alto e lateralmente fino ad inserirsi sul condilo femorale laterale, non viene lesionato da traumi distorsivi in valgo del ginocchio a causa della sua posizione anatomica (risposta A errata). Così, il legamento crociato posteriore, un robusto legamento che si porta dal condilo femorale mediale alla porzione posteriore della tibia, passando per i due emipiatti tibiali, si compone di un fascio laterale ed un fascio mediale. Le sue lesioni, più rare di quelle del legamento crociato anteriore, possono essere causate da incidenti automobilistici o traumi sportivi in cui si verifica un trauma diretto e ad alto impatto energetico sul ginocchio stesso. Si manifesta con dolore e limitazione funzionale (risposta B errata). Ancora, il legamento collaterale laterale (o legamento fibulare), un legamento non molto robusto con una struttura solida e compatta, che si porta dall'epicondilo laterale del femore fino alla testa della tibia, può essere lesionato per traumi in varo, quando il ginocchio viene sollecitato da un trauma in cui l'energia viene sprigionata dall'interno verso l'esterno (risposta D errata). Infine, il legamento arcuato viene lesionato principalmente con distorsioni in varo dell'articolazione del ginocchio (risposta E errata).

109 La risposta corretta è la B.

Il test clinico più idoneo nella valutazione della lesione del legamento crociato anteriore è il test Lachman. Tale test si esegue flettendo il ginocchio di circa 30° e, stabilizzato il femore distale con una mano, si tira la tibia prossimale anteriormente con l'altra mano, tentando di produrre la dislocazione anteriore della tibia: un legamento intatto limita la traslocazione, mentre una traslazione aumentata rispetto al ginocchio sano suggerisce una lesione legamentosa. Invece, il test di Muller, utilizzato per valutare le lesioni del legamento crociato posteriore, viene eseguito flettendo il ginocchio di 90° e bloccando il piede omolaterale sul lettino. A questo punto, il medico proverà a sollevare la gamba: qualora si osservi la dislocazione posteriore della tibia, il test sarà considerato positivo (risposta A errata). Ancora, il test di Apley, eseguito in caso di sospetta lesione o sofferenza del menisco, viene eseguito con il paziente in posizione prona e ginocchio flesso a 90°: si blocca la coscia del paziente e mentre il ginocchio viene ruotato internamente od esternamente, la tibia viene compressa perpendicolarmente al lettino; se la manovra risulta dolorosa è probabile che sia presente una lesione meniscale (risposta D errata). Infine, il test di Godfrey viene eseguito per la valutazione delle lesioni del legamento crociato posteriore (risposta E errata).

110 La risposta corretta è la D.

Per "triade di ÒDonoghue" si intende una lesione simultanea del legamento crociato anteriore, del menisco mediale e del legamento collaterale mediale a seguito di traumi del ginocchio in valgismo e in rotazione esterna. Si tratta di una condizione piuttosto grave caratterizzata da forte instabilità dell'articolazione. Dal punto di vista diagnostico la RM è fondamentale.

111 La risposta corretta è la D.

Nel paziente del caso clinico, dopo la valutazione dell'esame radiologico, si sospetta una lussazione anteriore dell'articolazione gleno-omerale. La lussazione gleno-omerale può essere anteriore, posteriore o inferiore. La forma più frequente è quella anteriore, in cui si riscontra solitamente l'arto lesionato in abduzione, in rotazione esterna e il "segno della spallina". La diagnosi di certezza prevede l'uso dell'RX della spalla, che evidenzia generalmente la testa omerale posta al di fuori della fossa glenoidea.

112 La risposta corretta è la D.
La paziente del caso clinico presenta rinite allergica, una patologia caratterizzata da prurito stagionale o perenne, starnuti, rinorrea, congestione nasale e congiuntivite. Può manifestarsi stagionalmente o per tutto l'anno (rinite perenne). La diagnosi si basa sull'anamnesi e occasionalmente su test cutanei. Al contrario, la poliposi nasale, una degenerazione edematosa ed iperplastica della mucosa naso-sinusale, spesso asintomatica, si caratterizza per la presenta di starnuti, congestione nasale, ostruzione, gocciolamento retronasale, dolore facciale, secrezioni nasali, iposmia, anosmia, prurito perioculare e/o infezioni croniche (risposta A errata). Ancora, per coriza si intende il comune raffreddore, caratterizzato da infiammazione della mucosa delle cavità nasali con congestione nasale ed anosmia, non compatibile per il paziente del caso clinico (risposta C errata).

113 La risposta corretta è la C.
Gli accertamenti diagnostici di prima istanza per la rinite allergica prevedono una valutazione allergologica ed endoscopia. L'esecuzione della TC o della RM non trova un razionale nella diagnosi di tale patologia, a meno che non si sospetti una concomitante rinosinusite cronica, segni di anomalie anatomiche, neoformazioni evidenziate all'endoscopia o una storia di trauma facciale.

114 La risposta corretta è la C.
La gestione della rinite allergica è influenzata dalla frequenza, dalla gravità dei sintomi, dall'età e dalla presenza di condizioni concomitanti nel paziente. Dal punto di vista terapeutico, è opportuno: evitare l'allergene, lavaggi nasali con soluzione fisiologica, terapia antistaminica per os e spray cortisonico nasale.

115 La risposta corretta è la A.
La sindrome sgombroide è un'intossicazione che si sviluppa a seguito dell'ingestione di pesce, in particolare sgombro mal conservato. L'istidina è presente in natura in molti tipi di pesce, ma a temperature superiori ai 16 °C, a contatto con l'aria, viene convertita nell'istamina da parte dell'enzima istidina de-carbossilasi, prodotto dal batterio Morganella morganii (per questo motivo il pesce deve essere immagazzinato a basse temperature). Tale molecola determina una sintomatologia simil-allergica caratterizzata da cefalea pulsante, bruciore orale, iperemia, crampi addominali, nausea, vomito, diarrea, palpitazioni, senso di malessere, tachicardia e dispnea fino a vere e proprie crisi d'asma con broncospasmo.

116 La risposta corretta è la A.
La terapia d'elezione della sindrome sgombroide si basa sulla somministrazione di antistaminici ed un adeguato supporto delle funzioni vitali in caso di ipotensione o dispnea.

117 La risposta corretta è la E.
La velocita di crescita non è ridotta nella patologia della bassa statura familiare. In dettaglio, la bassa statura familiare, la forma più frequente di bassa statura, si caratterizza per la presenza di bassa statura anche in altri componenti del nucleo familiare. I bambini con bassa statura familiare presentano solitamente un aspetto armonico, un normale stato di nutrizione, assenza di segni dismorfici e un normale sviluppo puberale. In tale patologia i valori antropometrici alla nascita sono adeguati all'età gestazionale e lo sviluppo puberale è regolare (risposte A e D errate). L'età ossea è generalmente corrispondente a quella cronologica del paziente, anche se la curva di crescita decorre al di sotto del 3° percentile (risposta B errata). Inoltre, la previsione della statura da adulto rientra sempre nell'ambito

della statura bersaglio (risposta C errata).

118 La risposta corretta è la C.
La diagnosi più probabile per il paziente del caso clinico è rappresentata dalla scarlattina, una malattia esantematica contagiosa dovuta allo Streptococco beta-emolitico di gruppo A, produttore della tossina responsabile delle manifestazioni della malattia. Tale patologia, trasmessa per via aerogena, è più frequente nel periodo invernale. Si caratterizza per un periodo di incubazione variabile tra i 2 e i 5 giorni e presenta un periodo prodromico, durante il quale si assiste all'insorgenza improvvisa e violenta di febbre alta, brividi, tachicardia, cefalea, nausea, vomito e faringodinia. La faringe risulta iperemico e si possono osservare petecchie sull'ugola e sul palato molle a forma di punteggiature rosse. La lingua presenta papille sopraelevate e nelle cripte tonsillari possono comparire essudati biancastri. Successivamente sarà possibile osservare una desquamazione a livello della lingua, che apparirà di colore rosso fragola (lingua a "fragola bianca") con papille tumefatte; dopo 12-48 ore dall'esordio della malattia, si riscontrerà un esantema eritemato-papulare di un colorito rosso acceso. L'eruzione inizia dalla radice degli arti per poi estendersi al tronco e alle estremità e, infine, al volto dove risparmia il naso, la regione periorale e il mento: ciò conferisce un tipico aspetto noto come maschera scarlattinosa di Filatow. L'esantema dura 3-4 giorni ed è seguito dalla fase desquamativa.

119 La risposta corretta è la B.
La terapia della scarlattina prevede un'unica somministrazione i.m. di benzil-penicillina benzatina o amoxicillina per os per dieci giorni. Nel caso di allergia alla penicillina si possono utilizzare i macrolidi.

120 La risposta corretta è la C.
Gli accertamenti diagnostici di primo livello in un bambino con bassa statura sono rappresentati da esami ematici (emocromo, sierologia per celiachia, TSH, fT4, creatininemia e IGF-1) e radiografia del polso.

121 La risposta corretta è la E.
Un trauma cranico si definisce minore, quando il punteggio del GCS a 30 minuti dall'infortunio è compreso tra 13 e 15. Generalmente, il trauma cranico minore si verifica a causa di lievi traumi. In dettaglio, l'alterazione dello stato di conoscenza non è compatibile con un trauma cranico minore. Al contrario, il dolore in sede del trauma, il normale stato di coscienza, l'assenza di segni neurologici focali, l'assenza di deficit della motilità oculare sono compatibili con trauma cranico minore (risposte A, B, C e D errate).

122 La risposta corretta è la E.
Per la diagnosi di trauma cranico minore si possono utilizzare scale standardizzate per l'accertamento della condizione neurologica del paziente e l'imaging. In genere, la TC encefalo senza contrasto è raccomandata per un sottogruppo di pazienti con trauma cranico lieve con segni di allarme (ad esempio, come la comparsa acuta di sintomi neurologici) con lo scopo di identificare lesioni che richiedono un intervento neurochirurgico immediato o una valutazione neurologica per impostare un'adeguata terapia medica. Tali lesioni non sono altrimenti visibili con l'RX, l'EEG o gli esami ematici (risposte A, B, D errate).

123 La risposta corretta è la D.
L'urinocoltura da sacchetto non è la metodica più affidabile per l'esame colturale delle urine, in quanto, la metodica più affidabile è la puntura sovra-pubica. In dettaglio, le infezioni delle vie urinarie batteriche (IVU) possono interessare l'uretra, la prostata, la vescica o i reni. I sintomi sono assenti o comprendono urgenza, disuria, dolori al basso ventre e dolore al fianco. Il batterio più frequentemente riscontrato è l'Escherichia Coli, che tramite le sue fimbrie riesce a aderire all'urotelio. Il rene e le vie urinarie sono sterili e i batteri giungono generalmente per via retrograda. Tuttavia, molto spesso le malformazioni anatomiche delle vie urinarie

possono predisporre alle IVU: in questi casi batteri come Pseudomonas Aeruginosa, Klebsiella ed Enterobacter giungono al parenchima renale, veicolati dal flusso retrogrado di urina e non per le loro proprietà adesive nei confronti dell'urotelio (risposta A errata). Nel sospetto di un'infezione delle vie urinarie è necessario eseguire un esame delle urine con urinocoltura ed antibiogramma. Tuttavia, in età pediatrica può essere difficoltoso raccogliere delle urine sterili per l'urinocoltura, soprattutto nei neonati e nei bambini che non hanno ancora raggiunto il controllo degli sfinteri; in tali casi è possibile utilizzare principalmente quattro metodiche per la raccolta:

- la puntura sovra-pubica, considerata il gold standard;
- il cateterismo vescicale;
- il mitto intermedio;
- il sacchetto sterile perianale.

Le due prime tecniche sono invasive, ma sono gravate da un minor rischio di contaminazione rispetto alle ultime due.

124 La risposta corretta è la D.

Il trattamento primario per le infezioni delle vie urinarie è costituito dalla terapia antibiotica. Subito dopo aver raccolto il campione delle urine, in attesa dell'antibiogramma, dovrebbe essere iniziata una terapia antibiotica empirica. Nel primo mese di vita è necessaria una terapia aggressiva per l'elevato rischio di sepsi, che prevede la combinazione di due farmaci somministrati per via endovenosa, solitamente un beta-lattamico e un amminoglicoside, fino alla risoluzione dei sintomi sistemici quando vengono opportunamente sostituiti da antibioticoterapia orale. Invece, dopo il primo mese di vita, la terapia antibiotica per via endovenosa viene riservata ai bambini con infezione complicata (urosepsi), che presentano scadimento delle condizioni generali, vomito persistente, scarsa compliance alla terapia e disidratazione grave. Tale terapia viene attuata per i primi tre giorni e successivamente sostituita con la terapia orale.

125 La risposta corretta è la E.

La diagnosi più plausibile per il paziente del caso clinico è la schizofrenia, un disturbo psicotico cronico. Per la diagnosi di schizofrenia è necessario riscontrare per più di sei mesi uno stato caratterizzato da disfunzione sociale e lavorativa e due o più sintomi caratteristici, presenti per almeno un mese, tra sintomi positivi, negativi e di tipo disorganizzato. La diagnosi è prettamente clinica, in quanto non esiste alcun esame specifico. Dal punto di vista clinico, i sintomi della schizofrenia si possono distinguere in quattro classi:

- sintomi positivi, determinati da un'abnorme e patologica produzione rispetto al normale funzionamento mentale, come deliri ed allucinazioni;
- sintomi negativi, indicativi di un impoverimento ideo-affettivo e motorio, che comprendono alogia, appiattimento effettivo, apatia, anedonia e ritiro sociale;
- sintomi di tipo disorganizzato, che esprimono direttamente sia la perdita dei confini del sé, che il disordine dei processi di pensiero e la perdita di un rapporto adeguato tra le funzioni mentali, come disturbi formali del pensiero (come ad esempio, deragliamento, tangenzialità, incoerenza, illogicità e assonanza), comportamenti bizzarri (come ad esempio, bizzarrie, stereotipie, manierismi, incongruità affettiva);
- sintomi catatonici di tipo psicomotorio molto gravi che appartengono sia al corredo sintomatologico negativo che a quello disorganizzato; sono manifestazioni in cui emerge un grave disturbo della volizione e comprendono lo stupor catatonico, la catalessia, la catatonia, il negativismo, l'ecolalia, l'ecoprassia ed ecomimia.

126 La risposta corretta è la B.

Il trattamento della schizofrenia comprende farmaci antipsicotici, la riabilitazione attraverso i servizi di sostegno sociale e la psicoterapia. Soprattutto, il trattamento farmacologico indicato per i pazienti affetti si basa sull'utilizzo degli antipsicotici, che si suddividono in antipsicotici convenzionali e di seconda generazione.

127 La risposta corretta è la A.
In caso di scarsa aderenza ai trattamenti farmacologici orali, la strategia terapeutica più opportuna per la prevenzione delle ricadute è l'utilizzo di farmaci antipsicotici long-acting, tra cui risperidone e aloperidolo a cadenza mensile o settimanale con dosaggi utili a rimpiazzare i normali fabbisogni raggiunti con terapia orale.

128 La risposta corretta è la A.
Per confermare rapidamente una diagnosi di ostruzione intestinale meccanica viene solitamente utilizzato l'RX addome, come esame di prima istanza. In particolare, l'aspetto radiologico caratteristico dell'ileo meccanico è rappresentato dalla presenza di livelli idro-aerei disposti a diversa altezza.

129 La risposta corretta è la A.
Il segno più suggestivo di una tromboembolia polmonare è rappresentato da un difetto di opacizzazione di una parte o di tutto un vaso arterioso polmonare. In particolare, l'embolia polmonare è l'occlusione di una o più arterie polmonari da parte di emboli, che hanno origine altrove, generalmente nei tronchi venosi delle gambe o della pelvi. In particolare, l'angio-TC con m.d.c. consente di evidenziare direttamente emboli nell'albero polmonare e i segni di sovraccarico del ventricolo destro. L'unica limitazione all'utilizzo di questa metodica è l'impossibilità di utilizzare il m.d.c. nei pazienti con I.R. o allergia al m.d.c.

130 La risposta corretta è la E.
Nello studio del rachide attraverso la RM si individuano tre proiezioni: sagittale, coronale ed assiale. In particolare, per quanto riguarda il caso clinico il piano anatomico mostrato è il piano sagittale puro, che consente un'osservazione completa contemporaneamente del midollo, dei corpi vertebrali, del canale spinale e il complesso osteo-disco-legamentoso.

131 La risposta corretta è la E.
Le metastasi sono una disseminazione di un processo evolutivo dalla sua sede di origine ad altri organi. La ricerca di eventuali metastasi ossee, evento abbastanza frequente, avviene di norma mediante l'utilizzo della scintigrafia ossea, che evidenzia le lesioni con marcata iper-captazione focale del tracciante.

132 La risposta corretta è la D.
Per la paziente del caso clinico, lo scopo del trattamento radioterapico, effettuato dopo intervento chirurgico, è adiuvante perché ha lo scopo di ridurre il rischio di ricaduta di malattia a livello locale e sistemico.

133 La risposta corretta è la E.
L'artrite da pirofosfato di calcio (o pseudo-gotta) causa il deposito di cristalli di pirofosfato calcico diidrato in sede intra- e/o extra-articolare. Le manifestazioni sono proteiformi, variando da lievi attacchi a crisi intermittenti di artrite acuta, fino ad un'artropatia degenerativa grave. Tale patologia è frequentemente associata ad iperparatiroidismo, traumi (compresi interventi chirurgici), ipo-magnesiemia, gotta o emocromatosi.

134 La risposta corretta è la A.
Nel sospetto di artrite da pirofosfato di calcio (o pseudo-gotta), la diagnosi di certezza richiede l'analisi del liquido sinoviale mediante artrocentesi. La diagnosi di tale artrite è posta identificando cristalli romboidali o a forma di bastoncello nel liquido sinoviale, che non sono birifrangenti o sono debolmente birifrangenti al microscopio a luce polarizzata.

135 La risposta corretta è la A.
La gotta è una patologia cronica determinata dalla precipitazione e dal deposito di cristalli di urato monosodico nelle articolazioni e in altri tessuti. Negli attacchi acuti di gotta, la terapia è sintomatica e si basa sui FANS e/o sugli steroidi e sulla colchicina,

mentre la terapia di base si effettua con farmaci ipo-uricemizzanti in grado di abbassare il livello di uricemia. In particolare, in caso di attacco acuto di gotta, il trattamento con farmaci ipouricemizzanti non deve essere iniziato immediatamente e comunque non prima dell'uso della colchicina. Tuttavia, la colchicina può determinare effetti collaterali, specialmente di tipo gastrointestinale (nausea, diarrea, vomito e dolori addominali) e, se somministrata cronicamente, potrebbe causare alterazioni midollari, neuriti, alopecia e miopatia.

136 La risposta corretta è la B.

Analizzando l'immagine del caso clinico possiamo riscontrare una atrofia della mucosa. Al contrario, non è possibile riscontrare la presenza di fistole, ascessi, sanguinamento della mucosa, ulcera della mucosa o la presenza di una neoformazione (risposte A, C, D ed E errate).

137 La risposta corretta è la B.

Sensibilità e specificità sono parametri utilizzati per valutare la validità di un esame diagnostico. La sensibilità indica la capacità di un test diagnostico di individuare i soggetti malati, rappresenta cioè il numero dei soggetti malati che sono risultati positivi al test. Invece, la specificità è la capacità di un test diagnostico di individuare i soggetti sani, indicando cioè la probabilità che un soggetto sano sia risultato negativo nel test. In particolare, se un test di screening per la diagnosi precoce di una patologia neoplastica ha sensibilità del 90%, è atteso il 10% di falsi negativi.

138 La risposta corretta è la E.

L'iter diagnostico più appropriato per la paziente del caso clinico è rappresentato inizialmente dall'esecuzione di esami ematochimici ed ecografia addominale. Infatti, nella paziente del caso clinico si sospetta la presenza di calcoli urinari. Possono causare dolore, nausea, vomito, ematuria e, talvolta, brividi e febbre dovuti a infezione secondaria.

139 La risposta corretta è la D.

Attraverso la RX addome è possibile osservare calcoli di calcio, struvite e cistina, che appaiono radiopachi, mentre, calcoli di dimensioni molto piccole (<5mm) o costituiti da acido urico appaiono radiotrasparenti e non sono visualizzabili.

140 La risposta corretta è la E.

Nell'espulsione di litiasi prevescicale *gli alfa-litici sono i farmaci più utilizzati perché riducono l'attività della muscolatura ureterale, interagendo con i recettori alfa-adrenergici, con il risultato di aumentare il flusso urinario. Il farmaco di elezione è la tamsulosina.*

SIMULAZIONE 08

La simulazione 008 corrisponde alla prova del concorso MMG 2020. *N.B. Il ministero per la stesura dei quesiti del concorso SSM frequentemente utilizza o prende spunto da domande dei precedenti concorsi MMG. Di conseguenza, è essenziale svolgere anche le prove MMG dei precedenti concorsi per la preparazione del concorso SSM.*

1 Nell'ipertrofia prostatica benigna, in presenza di Lower Urinary Tract Symptoms, con urinocoltura sterile, quale delle seguenti associazioni di farmaci è la più indicata in assenza di controindicazioni?

A Alfa-litico e inibitore della 5-alfa-reduttasi
B Beta-bloccante e ACE inibitore
C Calcio antagonista e ARB (inibitore del recettore per I' angiotensina II)
D Beta-lattamico e anticolinergico
E Tetraciclina e steroide

2 In un paziente che si presenta con lombalgia non irradiata agli arti inferiori e senza "red-flags" (segni di allarme), dopo quanto tempo è appropriato eseguire una RX del rachide lombare?

A Circa 4 settimane
B Non è mai indicata
C La RX deve essere eseguita dopo l'effettuazione di elettromiografia
D Dieci giorni
E 48 ore

3 Un paziente di 65 anni riferisce da alcune settimane difficoltà nella deglutizione associata a fastidio epigastrico, astenia e calo ponderale di 8 kg negli ultimi 2 mesi senza fare dieta ipocalorica. Agli esami del sangue si rileva solo Hb ai limiti inferiori del range di normalità e la ferritina è 5 ug/dl (VN 18-150). Quale tra i seguenti è l'accertamento appropriato da effettuare in tempi brevi?

A Esofagogastroduodenoscopia
B Ecografia addome
C TC torace-addome senza contrasto
D Breath test per ricerca Helicobacter pylori
E Sangue occulto nelle feci in almeno due campioni

4 In un paziente con fibrillazione atriale non valvolare la prescrizione di un farmaco DOAC (Direct Oral Anti-Coagulants) rispetto agli inibitori della Vitamina K (es. Warfarin) consente sicuramente di:

A Evitare il controllo periodico del PT (tempo di protrombina)
B Ridurre il rischio di comparsa di nausea e vomito
C Utilizzare una somministrazione mensile
D Utilizzare una somministrazione settimanale
E Utilizzare una somministrazione per via transcutanea

5 Se trattati entrambi con anticoagulanti orali il rischio ictus in una donna con fibrillazione atriale è rispetto al rischio ictus dell'uomo con fibrillazione atriale:

A Minore
B Uguale
C Maggiore
D Legato alla familiarità
E Legato allo stato nutrizionale

6 Cosa fa sospettare un soffio diastolico di Austin Flint in un paziente geriatrico, astenico, con dispnea da sforzo?

A Fibrillazione atriale
B Insufficienza mitralica
C Insufficienza aortica
D Stenosi mitralica
E Stenosi aortica

7 **Quale tra le seguenti condizioni è controindicazione assoluta al trattamento con Anticoagulanti Orali Diretti (DOAC)?**

A Insufficienza renale di stadio 3
B Pancreatite cronica
C Gravidanza
D Insufficienza renale di stadio 2
E Insufficienza renale di stadio 1

8 **Una TC del torace senza mezzo di contrasto equivale, come dose di radiazione assorbita, a circa:**

A 10 radiografie standard del torace
B 100 radiografie standard del torace
C 200 radiografie standard del torace
D 400 radiografie standard del torace
E 700 radiografie standard del torace

9 **Quale delle seguenti sindromi è caratterizzata da: perdita renale di Na, K e Cl, ipokaliemia, iperaldosteronismo, iper-reninemia?**

A Sindrome di Turcot
B Sindrome di West
C Sindrome di Laron
D Sindrome di Bartter
E Sindrome di Kawasaki

10 **Qual è attualmente il gold-standard per la diagnosi laboratoristica di infezione da Sars-CoV-2?**

A Tampone molecolare (metodo PCR) per la ricerca di geni virali tipici
B Rapporto linfocitemia / Proteina C reattiva
C Sierologia su prelievo di sangue venoso per ricerca IgA e lgG
D Tampone antigenico rapido per ricerca dell'antigene virale
E Rapporto ferritinemia/LDH

11 **Qual è l'indagine di primo livello da effettuare in un paziente con un quadro di addome acuto (alvo chiuso a feci e gas da 3 giorni) e con segno di Blumberg positivo in fossa iliaca sinistra?**

A RX diretta addome
B RM addome con contrasto
C TC addome con contrasto
D TC addome senza contrasto
E Colonscopia d'urgenza

12 **Qual è la dose massima raccomandata di somministrazione per via orale del Paracetamolo da non superare nelle 24h in un paziente adulto?**

A 3000 mg frazionati in 3 dosi da 1000 mg ogni 8 ore
B 6000 mg frazionati in 6 dosi da 1000 mg ogni 4 ore
C 1500 mg in un'unica somministrazione giornaliera
D 2000 mg frazionati in 2 dosi dal 000 mg ogni 12 ore
E 500 mg in un'unica somministrazione giornaliera

13 **Quale di questi farmaci è in grado di determinare effetti avversi sulla funzione tiroidea?**

A Amiodarone
B Digitale
C Cloruro di potassio
D Salbutamolo
E Omeprazolo

14 **Secondo Maastricht V qual è la durata della terapia eradicativa dell'Helicobacter pylori, con la triplice terapia?**

A 5 giorni
B 7 giorni
C 10 giorni
D 14 giorni

E 20 giorni

15 Quale comorbilità suggerisce un immediato trattamento della sideropenia anche in assenza di anemia?

A Insufficienza Renale Cronica

B Patologia oncologica

C Ipertiroidismo

D Scompenso cardiaco

E Diabete mellito

16 Il Sotalolo è indicato:

A Nelle tachi-aritmie ventricolari

B Nella prevenzione primaria della fibrillazione atriale

C Nella terapia della trombosi mesenterica

D Nel blocco atrio-ventricolare di primo grado

E Nel blocco atrio-ventricolare di secondo grado

17 Quale tra le seguenti è la causa più frequente di dolore toracico?

A Pneumotorace

B Pancreatite acuta

C Angina pectoris

D Ipertensione polmonare

E Rettocolite ulcerosa

18 Quale di queste affermazioni è esatta?

A Li tasso di prevalenza della fibrillazione atriale è maggiore nelle donne rispetto agli uomini

B Le donne con fibrillazione atriale hanno all'EHRA score una sintomatologia meno grave rispetto agli uomini

C Le tecniche di ablazione (catetere/chirurgia) della fibrillazione atriale hanno efficacia analoga negli uomini e nelle donne

D Il trattamento del ritmo è la terapia di scelta nella donna con fibrillazione atriale permanente

E Il trattamento della frequenza è la terapia di scelta nella donna con fibrillazione atriale parossistica

19 Lo score HAS-BLED valuta il rischio emorragico nei pazienti con fibrillazione atriale utilizzando i seguenti parametri tranne uno. Quale?

A Ipertensione

B Disfunzione renale/epatica

C Uso di alcool o droghe

D Sanguinamenti

E Tempo di tromboplastina parziale attivata (aPTT)

20 Il test di reversibilità eseguito per la diagnosi di asma nell'adulto è positivo quando l'aumento del FEV1 e/o FVC rispetto al basale è:

A Maggiore/uguale del 10% e 150 ml

B Maggiore/uguale del 12% e 200 ml

C Maggiore/uguale del 15% e 240 ml

D Maggiore/uguale del 18% e 260 ml

E Maggiore/uguale del 20% e 300 ml

21 L'Ossigenoterapia long term (LTOT) è indicata per pazienti affetti da BPCO che presentano all'emogasanalisi arterioso:

A PaO2 maggiore di 60 mmHg ma solo se presente ipercapnia

B PaO2 maggiore di 56 e minore di 60 mmHg

C PaO2 maggiore di 60 e minore di 65 mmHg

D PCO2 maggiore di 55 mmHg

E SaO2 maggiore di 90%

22 L'indice caviglia-braccio (ABI) compreso tra 1.0 e 1.2 è:

A Al di sotto della norma

B Normale

C Al di sopra della norma

D Evidenzia una moderata arteriopatia

E Evidenzia una severa arteriopatia

23 In caso di sarcoidosi la terapia di scelta è:

A Imatinib

B Rofumilast

C Azitromicina

D Colchicina

E Prednisone

24 Qual è la causa della ossiuriasi?

A Necator americanus

B Taenia solium

C Trichinella spiralis

D Echinococcus granulosus

E Enterobius vermicularis

25 Quale delle seguenti condizioni non rientra nella Men1?

A Tumori ipofisari

B Tumori pancreatici

C Prolattinoma

D Ganglio-neuroma

E Iperparatiroidismo

26 In un paziente affetto da diabete mellito di tipo 2 con una terapia stabile da anni e che non lamenta disturbi di alcun tipo, il controllo dell'emoglobina glicata ogni quanto tempo è raccomandato?

A 6 mesi

B 3 mesi

C Tra le 4 e le 6 settimane

D 12 mesi

E 24 mesi

27 Un paziente di 45 anni fumatore da oltre 20 anni e con familiarità per infarto cardiaco e diabete riferisce di avere riscontrato valori pressori nell'ultima settimana maggiore di 155/95 mmHg. Non assume alcuna terapia. L'Holter conferma i valori pressori non ottimali. La funzionalità epato-renale è nella norma. Quale comportamento risulta non appropriato?

A Prescrivere atorvastatina 80 mg ogni 12 ore

B Prescrivere un'ecografia addominale per la valutazione dei grossi vasi addominali

C Invitare il paziente a smettere di fumare

D Invitare il paziente a ridurre il consumo di sale

E Prescrivere ramipril 2,5 mg ogni 12 ore

28 In un paziente che assume statine ad alto dosaggio, quale tra i seguenti antibiotici è controindicato per il rischio aumentato di miopatia e rabdomiolisi?

A Claritromicina

B Imipenem

C Ampicillina

D Amoxicillina

E Amoxicillina più Acido-clavulanico

29 Quale è la patologia che negli anziani si associa più frequentemente ad una disfunzione tiroidea?

A Infarto del miocardio

B Osteoporosi

C Ipo-cortico-surrenalismo

D Asma

E Artrite reumatoide

30 Qual è l'intervallo di sorveglianza endoscopica, per l' esofago di Barrett, senza displasia ?

A 6 mesi

B 1 anno

C 2 anni

D Dai 3 ai 5 anni

E 10 anni

31 Lo shock secondario ad emorragia acuta si definisce:

A Cardiogeno

B Settico

C Ipovolemico

D Neurogeno

E Ipo-adrenergico

32 La toxoplasmosi è causata da:

A Un batterio Gram positivo

B Un batterio Gram negativo

C Un virus

D Un micete

E Un protozoo

33 In quali circostanze la terapia con warfarin è da preferire agli Anticoagulanti Orali Diretti (DOAC)?

A Nel paziente con fibrillazione atriale e valvola biologica

B Nel paziente portatore di valvola meccanica

C Nel paziente con fibrillazione atriale non valvolare e clearance della creatinina tra 30-50 ml/min

D Nel paziente con fibrillazione atriale e cardiopatia ipertrofica

E Nel paziente affetto da insufficienza renale lieve

34 L'immunoterapia specifica (desensibilizzante) nell'asma:

A È indicata nell'asma lieve

B È una alternativa al trattamento farmacologico

C Deve essere somministrata a pazienti instabili, con asma severo, non adeguatamente controllata dalla terapia

D È esclusivamente somministrata per via sottocutanea

E Deve essere somministrata solo da medici esperti in grado di prevenire e trattare le reazioni sistemiche anche gravi

35 Quale delle seguenti condizioni non è tipica della sindrome nefrosica?

A Edema

B Proteinuria

C Anemia

D Dislipidemia

E Atrofia muscolare

36 L'osteoporosi è meno frequente nel paziente:

A In trattamento cronico con eparina a basso peso molecolare

B In trattamento cronico con warfarin

C In trattamento cronico con inibitori di pompa

D Con magrezza eccessiva

E Che esercita attività fisica moderata

37 Non inibisce la sintesi della parete cellulare il seguente antibiotico:

A Ampicillina

B Vancomicina

C Imipenem

D Ceftriaxone

E Claritromicina

38 A partire da quale gradiente pressorio si formano le varici esofagee in pazienti con ipertensione portale?

A Da 4 a 6 mmHg

B Da 7 a 9 mmHg

C Da 10 a 14 mmHg

D Da 15 a 18 mmHg

E Da 19 a 22 mmHg

39 Il CHA2DS2-VASc è uno score validato dall'ESC (Società Europea di Cardiologia) per valutare il rischio trombo embolico nei pazienti con fibrillazione atriale. Cosa indicano i valori numerici presenti nell'acronimo?

A Un punteggio doppio per il relativo item: età superiore a 75 anni, pregresso evento cardiovascolare maggiore

B Un punteggio doppio per il relativo item: età superiore a 85 anni, diabete

C La familiarità di 2° grado nella valutazione delle patologie a cui si riferisce la lettera

D La duplice recidiva di una condizione medica relativa all' item della lettera

E Il mese di febbraio per la valutazione annuale dello score

40 In caso di sospetta lussazione scapolo-omerale, prima di procedere ad una eventuale manovra di riduzione, quale accertamento è raccomandato?

A RX spalla ed omero

B Emocromo con formula

C Prick-test per eventuali allergie ad analgesici

D TC encefalo senza mezzo di contrasto

E TC torace senza mezzo di contrasto

41 Nel trattamento farmacologico della "tempesta tiroidea" sono indicati:

A Metamizolo e beta-bloccanti

B Propiltiouracile e propanololo

C Beta-bloccanti e corticosteroidi

D Antipertensivi e corticosteroidi

E Digossina e beta-bloccanti

42 Quale valore di eGFR (velocità filtrazione glomerulare stimata) determina la stadiazione di un paziente in classe 2 dell'insufficienza renale cronica?

A Minore di 15 ml/min/1,73 mq sup. corp.

B Minore di 90 ml/min/1,73 mq sup. corp.

C 45-59 ml/min/1,73 mq sup. corp.

D 60-89 ml/min/1, 73 mq sup. corp.

E 15-29 ml/min/1,73 mq sup. corp.

43 La neoplasia più frequente nel sesso femminile è:

A Carcinoma dell'utero

B Carcinoma delle ovaie

C Carcinoma della mammella

D Leucemia linfatica acuta

E Carcinoma delle vie biliari

44 La sarcoidosi è:

A Una malattia infiammatoria sistemica

B Una malattia infettiva

C Una malattia allergica

D Una malattia che colpisce solo i fumatori

E Una malattia neoplastica

45 Il tumore al polmone è più frequente tra i soggetti:

A Di classe sociale più elevata

B Di sesso femminile

C Di età compresa tra i 35-45 anni

D Di classe sociale più bassa

E Con scompenso cardiaco cronico

46 Quale tra queste condizioni incrementa il rischio di iperglicemia in pazienti con terapia steroidea?

A Scompenso cardiaco

B Malnutrizione

C Precedente diabete gestazionale

D BPCO

E Neoplasia

47 La idatidosi è causata da:

A Taenia solium

B Hymenolepis nana

C Leptospira

D Giardia lamblia

E Echinococcus

48 Quale tra i seguenti batteri è più spesso responsabile di infezioni non complicate delle vie urinarie?

A Escherichia Coli

B Enterococcus faecalis

C Klebsiella Pneumoniae

D Proteus mirabilis

E Serratia marcescens

49 Quale delle seguenti affermazioni sulla malattia di Osgood-Schlatter è corretta?

A Il decorso è favorevole nella maggior parte dei casi

B Il dolore al ginocchio è tipicamente accompagnato dal dolore alla caviglia

C La RM del ginocchio è fondamentale per la diagnosi

D La malattia colpisce prevalentemente le persone di oltre 35 anni

E Un trattamento chirurgico entro 10 anni dalla diagnosi è effettuato nel 80% dei casi

50 Una signora anziana diabetica si presenta in ospedale perché è stata morsa dal proprio gatto. La ferita non è sanguinante. La signora non lamenta alcun dolore e si è già medicata. Qual è la prima domanda da porre alla signora?

A Quando ha eseguito l'ultimo richiamo per il tetano

B Se è soggetta a febbri ricorrenti

C Di che razza è il suo gatto e se è affetto da malattie acute

D Se assume insulina basale o anti diabetici orali

E Se assume antiaggreganti o anticoagulanti

51 Quale accertamento è necessario per porre diagnosi di certezza di celiachia?

A Eseguire una biopsia duodenale

B Dosare gli anticorpi Anti-Transglutaminasi tissutale (tTG), IgA

C Dosare gli anticorpi Anti-reticulina (ARA), IgA

D Dosare gli anticorpi antigliadina (AGA), lgA e IgG

E Dosare gli anticorpi anti-Endomisio (EMA), IgA

52 Quale di questi antistaminici è di seconda generazione?

A Clemastina

B Chetotifene

C Cetirizina

D Idrossizina

E Prometazina

53 Causa principale di diabete insipido è:

A Carcinoma del pancreas

B Insufficienza cardiaca acuta

C Cirrosi epatica

D Tumore ipotalamico

E Fistola artero-venosa intestinale

54 La malattia di Wilson è:

A Una malattia infettiva

B Una malattia autosomica recessiva

C Una malattia del midollo spinale

D Una malattia muscolare

E Una malattia ematologica

55 Le seguenti sono tutte controindicazioni alla esecuzione delle prove di funzionalità respiratoria tranne una. Quale?

A Gravidanza al terzo trimestre

B Grave gibbo cifo-scoliotico

C Emottisi

D Addome acuto

[E] Nausea e vomito

56 Quante sono le vene surrenaliche?

[A] Una a dx e due a sn
[B] Una a dx e una a sn
[C] Due a dx e una a sn
[D] Tre a dx e due a sn
[E] Due a dx e due a sn

57 Qual è il valore di BMI oltre il quale si pone diagnosi di obesità negli adulti?

[A] Maggiore uguale di 18,5
[B] Maggiore uguale di 25,0
[C] Maggiore uguale di 27,5
[D] Maggiore uguale di 30,0
[E] Maggiore uguale di 20

58 Nella valutazione del rischio cardiovascolare quali sono i parametri da considerare?

[A] Pressione arteriosa sistolica, pressione arteriosa diastolica, età, colesterolemia
[B] Pressione arteriosa sistolica, età, diabete mellito, trigliceridemia
[C] Pressione arteriosa sistolica, età, colesterolemia, diabete mellito, tabagismo
[D] Colesterolemia, tabagismo, diabete insipido, pressione arteriosa sistolica
[E] Colesterolo totale, LDL, HDL e trigliceridemia

59 Il follow-up domiciliare dei pazienti con insufficienza cardiaca può prevedere tutte le seguenti strategie, tranne una. Quale?

[A] Rotazione settimanale del tipo di diuretico
[B] Controllo sistematico del peso corporeo
[C] Controllo della diuresi nelle 24h
[D] Controllo del pro-BNP
[E] Limitazione dell'introito di liquidi

60 Nel trattamento dell'ipertensione arteriosa, quale associazione di classi di farmaci non è raccomandata?

[A] Sartano più ACE inibitore più beta-bloccante
[B] Beta-bloccante più sartano più calcio antagonista
[C] ACE inibitore più tiazidico più beta-bloccante
[D] ACE inibitore più beta-bloccante più diuretico dell'ansa
[E] Sartano più calcio antagonista più beta-bloccante

61 Nelle persone affette da diabete mellito, sia di tipo 1 che 2, quale di queste indicazioni non è raccomandata?

[A] Il calo ponderale è raccomandato per tutti i soggetti adulti in sovrappeso o obesi
[B] L'approccio principale per ottenere e mantenere il calo ponderale è la modifica dello stile di vita, che include una riduzione dell' apporto calorico ed un aumento dell'attività fisica
[C] Il trattamento chirurgico dell'obesità deve essere preso in considerazione come prima scelta nel caso di BMI maggiore di 40 kg/m^2
[D] Al momento non esistono evidenze per suggerire l'uso di diete a basso contenuto di carboidrati nelle persone con diabete
[E] È sempre raccomandata l'esecuzione del test da sforzo cardiovascolare anche nei soggetti asintomatici a basso rischio di coronaropatia intenzionati ad intraprendere un programma di attività fisica

62 Nel caso di comorbidità diabete mellito e scompenso cardiaco cronico, quale è la terapia orale antidiabetica da preferire?

[A] Metformina
[B] Inibitori del DPP4
[C] Pioglitazone

D Sulfaniluree
E Glifozine

63 Il blocco atrio-ventricolare di secondo grado è un'aritmia:
A Sopra-ventricolare
B Ventricolare
C Ipercinetica
D Sincronizzata
E Ipocinetica

64 Con il termine antico di "paludismo" si intende:
A La brucellosi
B La toxoplasmosi
C La malattia di Lyme
D La sifilide
E La malaria

65 Un soggetto asmatico con FEV1 o PEF normale, che presenta sintomi diurni meno di due volte a settimana, nessun risveglio notturno e utilizza farmaci broncodilatatori per via inalatoria al bisogno due volte a settimana con nessuna limitazione nelle attività di vita quotidiana (ADL) presenta un quadro clinico:
A Controllato
B Parzialmente controllato
C Non controllato
D In fase di riacutizzazione
E In via di risoluzione

66 Quale terapia è la più efficace nel trattamento del diabete indotto da terapia steroidea?
A Repaglinide
B Metformina
C Insulina
D Tiazolidinedioni
E SGLT2I (inibitori del co-trasporto sodio-glucosio)

67 Una paziente di 40 anni presenta disuria, non ha perdite vaginali, è apiretica, nega dolore lombare. Assume regolarmente L-tiroxina. Qual è la diagnosi più probabile?
A Infezione delle vie urinarie non complicata
B Pielonefrite acuta
C Tiroidite
D Vaginite
E Salpingite bilaterale

68 Qual è l'associazione di farmaci inalatori più comunemente usata nell'asma bronchiale di grado moderato?
A Corticosteroide (ICS)/Beta 2 agonista (LABA)
B Ambroxolo/Antimuscarinico
C Antimuscarinico/N-acetilcisteina
D Corticosteroide (ICS)/Antimuscarinico
E Beta 2 agonista (SABA)/Antimuscarinico

69 In quali delle seguenti situazioni non è indicata una valutazione sierologica per la ricerca della celiachia?
A Disturbi intestinali cronici (dolore addominale, stipsi, diarrea, meteorismo)
B Disturbi della fertilità (abortività spontanea, menarca tardivo, menopausa precoce, infertilità)
C Orticaria ricorrente
D Sideropenia (con o senza anemia)
E Ipertensione resistente alla terapia

70 Nell'Oftalmopatia Basedowiana medio grave quale di questi trattamenti non è efficace per l'esoftalmo?
A Glucocorticoidi
B La chirurgia oculare
C L'abbinamento tra chirurgia e

glucocorticoidi

D La radioterapia orbitaria

E Beta-bloccanti

71 Quale dei seguenti è uno degli effetti collaterali più attesi quando si somministrano antipsicotici?

A Extrapiramidali

B Serotoninergici

C Noradrenergici

D Vagali

E Sulla produzione di incretine

72 Quale tra le seguenti è causa più frequente di emorragia digestiva?

A Neoplasia gastrica

B Ulcera peptica

C Tubercolosi

D Amebiasi

E Ischemia mesenterica

73 La trombosi venosa profonda in un paziente con ictus si verifica prevalentemente:

A Entro i primi 10 giorni

B Entro il primo mese

C Entro i primi 45 giorni

D Entro il terzo mese

E Entro i 6 mesi

74 La diagnosi di riacutizzazione di BPCO è principalmente:

A Strumentale (RX torace)

B Strumentale (TC Torace)

C Strumentale (Spirometria)

D Clinica

E Strumentale (ECG)

75 Nella peritonite batterica spontanea:

A La diagnosi si formula se nel liquido ascitico sono presenti più di 250 neutrofili/mmc

B La terapia antibiotica deve essere condotta solo sulla base dell'antibiogramma eseguito sul liquido ascitico

C È prevalentemente rilevata, all'antibiogramma, flora batterica mista

D La flora batterica è costituita prevalentemente da germi gram-positivi

E Il rischio di recidiva è basso

76 L'ECG a 12 derivazioni presenta nei maschi rispetto alle femmine:

A Onda P più bassa e stretta

B Punto J e tratto ST più alto

C QRS di durata e di ampiezza minore

D Intervallo QTc più lungo

E Nessuna differenza

77 La carenza di quale vitamina può causare la pellagra?

A B6

B B3

C B2

D B12

E B1

78 Donna di 28 anni con tiroidite di Hashimoto asintomatica assume da tempo 75 ug di L-tiroxina ogni mattina. Il recente valore di TSH è di 3.5 ug/ml. Non lamenta alcun disturbo anzi si sente bene. Desidera avere un figlio e domanda come si deve comportare per la sua patologia tiroidea. Quale delle seguenti affermazioni è la più corretta?

A È indicato un aumento di L-tiroxina e il controllo del TSH dopo circa 4 settimane dall'incremento della terapia

B È necessaria un'ecografia tiroidea urgente e degli esami del sangue per confermare il valore di TSH e rassicurare la paziente

C È indicato sospendere il trattamento con L-tiroxina e iniziare il trattamento con Metamizolo

D Sono necessari altri esami ematochimici, nel frattempo appare sensato dimezzare la dose di L-tiroxina

E È sufficiente prescrivere acido folico 5 ug/die

79 Quale tra le seguenti affermazioni riguardo alla definizione di malattia renale cronica è corretta'?

A La condizione in cui sia presente almeno da tre mesi una riduzione della Velocità di Filtrazione Glomerulare (VFG o GFR-Glomerular Filtration Rate) al di sotto di 60 ml/min/1.73 m^2 oppure la presenza di un marcatore di danno renale

B La condizione in cui sia presente almeno da tre mesi unicamente un incremento della concentrazione ematica della creatininemia uguale o superiore a 1,2 mg/dl

C La condizione in cui sia presente una isolata riduzione della Velocità di Filtrazione Glomerulare (VFG o GFR-Glomerular Filtration Rate) al di sotto di 90 ml/min/l.73 m^2

D La condizione in cui sia presente almeno da tre mesi unicamente una franca ematuria

E La condizione in cui sia presente almeno da sei mesi una alterazione funzionale o morfologica a carico del rene

80 Nel paziente con età superiore a 70 anni in terapia ormonale per ipotiroidismo i livelli di TSH devono essere mantenuti:

A Tra 4 e 6 mU/L

B Tra 2 e 3 mU/L

C Tra 6 e 8 mU/L

D Tra O e 2 mU/L

E Tra 8 e IO mU/L

81 La malattia di Moschowitz è:

A Una forma di cirrosi epatica

B Una piastrinopenia

C Una nefropatia cronica

D Una malattia neoplastica

E Una malattia allergica

82 Quale dei seguenti fattori non viene preso in esame nella valutazione del rischio coronarico mediante carta di rischio? (progetto cuore ISS)

A Colesterolemia

B Familiarità

C Età

D Diabete

E Fumo di tabacco

83 Non sono complicanze della ipertensione portale:

A Varici gastroesofagee

B Varici emorroidarie

C Emorragia digestiva

D Litiasi coledocica

E Ascite

84 La manovra che si effettua nel neonato per individuare la displasia congenita dell'anca è quella di:

A Murphy

B Phalen

C Lachman

D Mingazzini

E Ortolani

85 La strategia raccomandata dall'OMS a livello mondiale per l'eradicazione dei disordini da carenza iodica è:

A Controllo della iodiuria nelle donne in gravidanza

B Controllo della iodiuria nel neonato

C Assumere integratori contenenti iodio

D Aumentare il consumo alimentare di prodotti ittici

E Utilizzare sale alimentare iodato

86 Quale affermazione non è corretta nel caso di un paziente che assume Dabigatran?

A È necessario il controllo del PT (INR) prima di procedere all' estrazione di un dente

B In caso di intervento chirurgico maggiore si rende necessaria la sospensione per un tempo inferiore rispetto a quanto avviene per gli antagonisti della vitamina K (AVK)

C L'utilizzo del Dabigatran, rispetto agli AVK, è associato ad una lieve minor incidenza di emorragia intracranica

D Può essere utilizzato anche nella prevenzione della TVP in caso di chirurgia ortopedica per la protesi d'anca

E L'utilizzo del Dabigatran, rispetto agli AVK, è associato ad una lieve maggior incidenza di sanguinamento gastro-intestinale

87 In un paziente diabetico con scompenso cardiaco acuto quando è possibile somministrare la Metformina?

A Sempre

B Mai, per il rischio di grave acidosi metabolica

C Dipende dalla funzione renale

D Dipende dal tipo di beta-bloccante

E Dipende dal dosaggio degli anti-aldosteronici

88 Gli agenti infettivi più frequentemente responsabili di endocardite sono:

A Enterococchi

B Pneumococchi

C Stafilococchi

D Miceti

E Neisseria

89 Il reperto di laboratorio più tipico nelle infezioni delle vie urinarie è:

A L' anemia

B L' ipercaliemia

C L' ipersodiemia

D L' aumento di LDH

E La batteriuria

90 Non sono fattori di rischio per NASH (nonalcoholic steatohepatitis):

A Obesità

B Insulino-resistenza

C Calcolosi colecistica

D Livelli elevati di colesterolo e trigliceridi

E Sindrome metabolica

91 La malattia da graffio di gatto è causata da:

A Stafilococco aureo

B Streptococco

C Toxoplasma gondii

D Shigella

E Bartonella Henselae

92 Quale tra i seguenti tipi di calcolo renale risulta radiotrasparente alla radiografia diretta dell'addome?

A Calcolo di carbonato di calcio

B Calcolo di ossalato di calcio

C Calcolo di acido urico

D Calcolosi mista

E Calcolo di fosfato di calcio

93 La causa più comune di poliuria è:

A Diabete mellito

B Pielonefrite cronica

C Terapia con sali di litio

D Ipertiroidismo

E Obesità

94 Nella popolazione maschile quale di queste patologie è la più frequente?

A La miocardite acuta
B Il Feocromocitoma
C Il carcinoma del rene
D Il tamponamento cardiaco
E L'insufficienza cardiaca cronica

95 La alfa-glucosidasi ha azione:

A Antiaggregante
B Diuretica
C Antidolorifica
D Sul metabolismo dei carboidrati
E Sedativa

96 Con iper-natremia si intende una sodiemia superiore a:

A 110 mEq/L
B 145 mEq/L
C 130 mEq/L
D 135 mEq/L
E 125 mEq/L

97 Quale delle seguenti è la principale via di trasmissione crociata di germi potenzialmente patogeni tra pazienti in una struttura sanitaria?

A Le mani degli operatori sanitari quando non sono pulite
B Il sistema di aerazione della struttura
C L'esposizione dei pazienti a superfici contaminate (letto, sedia, tavolo, pavimento)
D Condivisione di presidi non invasivi (steto-fonendoscopio, manicotto dello sfigmomanometro, ecc.) tra pazienti
E La presenza di visitatori

98 Quale delle seguenti affermazioni sul sistema di conduzione del cuore è vera?

A All'ECG di superficie l'onda P segue l'onda R
B La branca sn si divide in fascicolo anteriore e fascicolo posteriore
C La branca sn è unica e non si divide
D La branca dx si divide in fascicolo anteriore e fascicolo posteriore
E L' impulso origina sempre a livello del nodo atrioventricolare

99 La carta italiana del rischio cardiovascolare (progetto cuore ISS) valuta:

A La probabilità di morte a 5 anni
B La probabilità di un primo evento cardiovascolare maggiore a 10 anni
C Il rischio cardiovascolare residuo
D La probabilità di morte a 10 anni
E La probabilità di un primo evento cardiovascolare maggiore a 5 anni

100 L'agente patogeno della brucellosi è:

A Un batterio Gram negativo
B Un batterio Gram positivo
C Un virus
D Un micete
E Un protozoo

SIMULAZIONE 008 CON COMMENTO ONLINE

Per accedere alla simulazione:

- Dal suo telefono, effettui la scansiona del QRCODE, oppure, apra il seguente link:
    - https://app.testammissione.com/qr=simssm008

- Dal Desktop, effettui il download della APP Desktop dal seguente link:
    - https://testammissione.com/download

Risposte commentate online

Il commento della simulazione è disponibile online, vengono qui riportate le risposte corrette. Per il modulo risposte cartaceo: https://testammissione.com/modulo-risposte

1 **La risposta corretta è la A.**

2 **La risposta corretta è la A.**

3 **La risposta corretta è la A.**

4 **La risposta corretta è la A.**

5 **La risposta corretta è la C.**

6 **La risposta corretta è la C.**

7 **La risposta corretta è la C.**

8 **La risposta corretta è la D.**

9 **La risposta corretta è la D.**

10 **La risposta corretta è la A.**

11 **La risposta corretta è la A.**

12 **La risposta corretta è la A.**

13 **La risposta corretta è la A.**

14 **La risposta corretta è la D.**

15 **La risposta corretta è la D.**

16 **La risposta corretta è la A.**

17 **La risposta corretta è la C.**

18 **La risposta corretta è la C.**

19 **La risposta corretta è la E.**

20 **La risposta corretta è la B.**

21 **La risposta corretta è la B.**

22 **La risposta corretta è la B.**

23 **La risposta corretta è la E.**

24 **La risposta corretta è la E.**

25 **La risposta corretta è la D.**

26 **La risposta corretta è la A.**

27 **La risposta corretta è la A.**

28 **La risposta corretta è la A.**

29 **La risposta corretta è la B.**

30 **La risposta corretta è la D.**

31 **La risposta corretta è la C.**

32 **La risposta corretta è la E.**

33 **La risposta corretta è la B.**

34 **La risposta corretta è la E.**

35 **La risposta corretta è la C.**

36 **La risposta corretta è la E.**

37 **La risposta corretta è la E.**

38 **La risposta corretta è la C.**

39 **La risposta corretta è la A.**

40 **La risposta corretta è la A.**

41 **La risposta corretta è la B.**

42 **La risposta corretta è la D.**

43 **La risposta corretta è la C.**

44 **La risposta corretta è la A.**

45 La risposta corretta è la D.

46 La risposta corretta è la C.

47 La risposta corretta è la E.

48 La risposta corretta è la A.

49 La risposta corretta è la A.

50 La risposta corretta è la A.

51 La risposta corretta è la A.

52 La risposta corretta è la C.

53 La risposta corretta è la D.

54 La risposta corretta è la B.

55 La risposta corretta è la B.

56 La risposta corretta è la B.

57 La risposta corretta è la D.

58 La risposta corretta è la C.

59 La risposta corretta è la A.

60 La risposta corretta è la A.

61 La risposta corretta è la A.

62 La risposta corretta è la C.

63 La risposta corretta è la A.

64 La risposta corretta è la E.

65 La risposta corretta è la E.

66 La risposta corretta è la A.

67 La risposta corretta è la A.

68 La risposta corretta è la A.

69 La risposta corretta è la E.

70 La risposta corretta è la D.

71 La risposta corretta è la A.

72 La risposta corretta è la B.

73 La risposta corretta è la A.

74 La risposta corretta è la D.

75 La risposta corretta è la A.

76 La risposta corretta è la B.

77 La risposta corretta è la B.

78 La risposta corretta è la A.

79 La risposta corretta è la A.

80 La risposta corretta è la A.

81 La risposta corretta è la B.

82 La risposta corretta è la B.

83 La risposta corretta è la D.

84 La risposta corretta è la E.

85 La risposta corretta è la E.

86 La risposta corretta è la A.

87 La risposta corretta è la B.

88 La risposta corretta è la C.

89 La risposta corretta è la E.

90 La risposta corretta è la C.

91 La risposta corretta è la E.

92 La risposta corretta è la C.

93 La risposta corretta è la A.

94 La risposta corretta è la E.

95 La risposta corretta è la D.

96 La risposta corretta è la B.

97 La risposta corretta è la A.

98 La risposta corretta è la B.

99 La risposta corretta è la B.

100 La risposta corretta è la A.

La simulazione 009 corrisponde alla prova del concorso MMG 2019.

1 Le infezioni delle vie urinarie sono per la maggior parte causate da:

A Ureaplasma

B Stafilococco

C E. Coli

D Streptococco

E Clamidia

2 A quale genere appartiene l'agente eziologico della tubercolosi?

A Mycobacterium

B Corynebacterium

C Borrelia

D Bretella

E Bacillus

3 Quale indagine permette, meglio di tutte le altre, la visualizzazione dei dotti pancreatici?

A TAC addome

B ERCP (colangio-pancreatografia endoscopica retrograda)

C Eco-endoscopia pancreatica

D Ecografia addome

E RMN addome

4 A quale gruppo sierologico appartengono gli Streptococchi responsabili di meningiti neonatali?

A Gruppo D

B Gruppo E

C Gruppo A

D Gruppo B

E Gruppo C

5 Al fenomeno "LE" (cellule specifiche riscontrate nel lupus eritematoso sistemico) partecipano:

A Le piastrine

B I basofili

C I neutrofili

D I linfociti T

E I linfociti B

6 Che tipo d'inclusioni si formano nelle cellule infettate con il virus dell'herpes simplex?

A Corpi del Negri

B Corpi di Guarnieri

C Corpi di Lipschutz

D Granuli di Much

E Granuli di Babes Emst

7 Quale tra le seguenti condizioni non è tra le cause di alcalosi metabolica?

A Uso di diuretici dell'ansa o di diuretici tiazidici

B Insufficienza renale acuta in fase oligurica

C Terapia protratta con antiacidi

D Vomito persistente

E Ipersecrezione di mineral-corticodi

8 La deposizione di rame nel SNC nel Morbo di Wilson interessa:

A Il chiasma ottico

B Il talamo

C L'amigdala

D I nuclei della base

E La capsula interna

9 Cosa rappresenta la capacità polmonare totale (TLC)?

A Il volume di gas contenuto nei polmoni misurato a riposo

B Il volume di gas contenuto nei polmoni

dopo un'inspirazione massimale

C Il volume di gas contenuto nei polmoni in un paziente con enfisema dopo espirazione

D Il volume di gas contenuto nei polmoni dopo un'espirazione massimale

E Il volume di gas contenuto nei polmoni, misurato dopo sforzo fisico

10 Feci ad acqua di riso sono caratteristiche di:

A Appendicite acuta

B Colera

C Morbo di Crohn

D Sprue

E Colite ulcerosa

11 Giovane studente lamenta da alcune ore iperpiressia, cefalea ingravescente, vomito, confusione e presenta aspetto notevolmente sofferente. Il giorno precedente ha accusato intensa otalgia e febbre trattata con paracetamolo e terapia locale (antibiotico più cortisone) senza beneficio. Il possibile sospetto diagnostico :

A Ascesso dentario

B Otomicosi

C Pansinusite

D Meningite

E Sindrome influenzale

12 Gli immunocomplessi antigene-anticorpo si depositano più facilmente:

A Nella milza

B Nella vescica

C Nella mucosa gastrica

D Nei linfonodi

E Nel glomerulo renale

13 Quale dei seguenti non rappresenta un fattore di rischio per lo sviluppo di diabete mellito di tipo 2?

A Sindrome metabolica

B Obesità

C Sedentarietà

D Ipertensione arteriosa

E Malattia autoimmunitaria

14 I sulfamidici sono:

A Composti estratti dal terreno

B Composti di origine vegetale

C Composti di origine animale

D Antibiotici

E Chemioterapici

15 Il CA 15.3 è un marker tumorale utilizzato per:

A Il monitoraggio post operatorio del cancro della tiroide

B Lo screening del cancro della prostata

C Il monitoraggio post operatorio del cancro della mammella

D Lo screening del cancro della mammella

E Lo screening del cancro del colon

16 Quale tra i seguenti antibiotici è il più indicato per la profilassi della peritonite batterica spontanea nel paziente con cirrosi ed ascite?

A Co-trimossazolo

B Vancomicina

C Paromomicina

D Norfloxacina

E Neomicina

17 Quale tra le seguenti caratteristiche non è propria del dolore da ischemia miocardica?

A Si irradia spesso ad altre parti del corpo

B Pu rispondere alla nitroglicerina

C Cambia con la respirazione o la posizione

D In genere graduale all'inizio

E Generalmente provocato dall'esercizio fisico

18 Il sovra-slivellamento del tratto ST-T nelle derivazioni D2, D3, a VF consente di porre diagnosi di infarto miocardico in sede:

A Anteriore

B Settale

C Antero-laterale

D Inferiore

E Laterale

19 Tutte le seguenti sono causa di ginecomastia tranne una. Quale?

A Sindrome di Turner

B Tumore delle cellule di Leydig del testicolo

C Uso di anti-aldosteronici

D Cirrosi epatica

E Carcinoma testicolare

20 Con il termine nefropatia da analgesici si identifica:

A Una nefropatia caratterizzata da necrosi papillare e/o nefrite cronica interstiziale

B Una calcolosi renale bilaterale

C Una glomerulonefrite cronica membrano-proliferativa

D Una sindrome nefrosica

E Una glomerulonefrite cronica membranosa

21 In quale delle sotto indicate condizioni si rileva il polso celere?

A Infarto del miocardio

B Shock

C Tireotossicosi

D Ipovolemia

E Pericardite costrittiva

22 In quale di queste condizioni si ha il segno di Romberg positivo ad occhi sia chiusi sia aperti?

A Atassia tabetica

B Atassia cerebellare

C Adiadococinesia

D Polineurite

E Strabismo

23 In relazione ai farmaci antidiabetici orali SGLT2-inibitors (Sodio-Glucosio-CO-Transporter 2 inibitori), qual è l'affermazione non corretta?

A Possono essere utilizzati in associazione con metformina ma non con insulina

B Agiscono riducendo il riassorbimento di glucosio a livello del tubulo contorto prossimale

C Inducono calo ponderale

D I maggiori effetti collaterali sono rappresentati dalle infezioni urogenitali

E La riduzione della glicemia indipendente dalla secrezione d'insulina

24 Tutte le sotto indicate condizioni possono complicarsi con un diabete di tipo 2 ad esclusione di una. Quale?

A Emocromatosi

B Morbo di Cushing

C Morbo di Simmonds

D Feocromocitoma cronico

E Acromegalia

25 In un paziente che lamenta dolore all'ipocondrio destro, nausea e febbre fino a 38°C e che presenta in anamnesi calcolosi della colecisti, quale tra i

seguenti esami è più opportuno eseguire in prima istanza?

A Ecografia addome
B RMN addome
C TAC addome
D Rx diretta addome
E Esofagogastroduodenoscopia

26 La diagnosi di blocco atrio-ventricolare di primo grado si pone quando l'intervallo PR è maggiore o uguale a:

A 180 msec
B 240 msec
C 200sec
D 160 msec
E 220 msec

27 Non è causa di ostruzione delle vie aeree in soggetti asmatici:

A L'esercizio fisico
B Il solfato di magnesio
C La virosi respiratoria
D L'esposizione all'aria fredda
E La pollinosi

28 Qual è il più importante stimolatore della secrezione acida gastrica?

A Somatostatina
B Colecistochinina
C Gastrina
D Istamina
E Acetilcolina

29 L'amiloidosi renale è una complicanza frequente nei pazienti che effettuano sedute dialitiche da molti anni. Quale forma di amiloidosi caratteristica in questi pazienti?

A ATTR
B AA
C Amed
D AL
E B2 microglobulina

30 Quale tra le seguenti caratteristiche non compete al quadro di Acute Kidney Ingiury (AKI) pre-renale?

A Non caratterizzato, almeno inizialmente, da alterazioni strutturali a carico del parenchima renale
B Potenzialmente reversibile
C Può comparire nell'arco di poche ore
D Può essere causato da sostanze tossiche esogene (per es. antibiotici aminoglicosidi) o endogene (per es. mioglobina)
E Sul piano fisiopatologico caratterizzato da una ridotta perfusione renale

31 La ragade anale può essere la prima manifestazione di quale delle seguenti patologie?

A Colite ischemica
B Morbo di Crohn
C Linfoma intestinale
D Morbo celiaco
E Cancro gastrico

32 L'assunzione importante e prolungata di liquirizia può essere causa di:

A Ipopotassiemia
B Ittero
C Ipercolesterolemia
D Ematuria
E Epilessia

33 La sindrome da carcinoide presenta:

A Diminuita escrezione di tutti e tre i metaboliti suindicati
B Aumentata escrezione di acido fenilpiruvico

[C] Aumentata escrezione di tutti e tre i metaboliti suindicati

[D] Aumentata escrezione di acido vanil-mandelico

[E] Aumentata escrezione di acido 5-idrossiindolacetico

34 L'esposizione a vernici e coloranti associata con maggiore frequenza a:

[A] Cancro della vescica

[B] Cancro della laringe

[C] Cancro del polmone

[D] Cancro del fegato

[E] Cancro della pelle

35 L'insufficienza renale acuta da necrosi della papilla renale si verifica con maggiore frequenza:

[A] Nell'ipertiroidismo

[B] Nella tubercolosi renale

[C] Nel diabete mellito

[D] Nella malattia di Cushing

[E] Nel morbo di Addison

36 Nel follow-up del paziente diabetico quale dei seguenti esami strumentali non trova indicazione ai fini della prevenzione delle complicanze?

[A] Test ergometrico

[B] ECG

[C] Monitoraggio pressorio delle 24h

[D] EEG

[E] Eco-cardiogramma

37 Quale dei seguenti vaccini contiene virus vivi e attenuati?

[A] Anti-influenza

[B] Anti-epatite B

[C] Anti-rabbia

[D] Anti-morbillo

[E] Anti-tetano

38 La cianosi è frequente in tutte le seguenti condizioni tranne una. Quale?

[A] Poliglobulia

[B] Meta-emoglobinemia

[C] Embolia polmonare estesa

[D] Esposizione prolungata ad alta quota

[E] Anemia grave

39 La colorazione gialla della cute, in assenza di colorazione gialla delle sclere, è dovuta a eccesso di:

[A] Carotene

[B] Melanina

[C] Sulfemoglobina

[D] Bilirubina

[E] Emoglobina ossidata

40 I carcinomi dell'apice polmonare possono determinare la sindrome di Bernard Horner per:

[A] Compressione del nervo vago

[B] Ipertrofia del timo

[C] Parziale ostruzione della carotide omolaterale

[D] Impegno della catena del simpatico

[E] Iperostosi

41 La Dengue è:

[A] Una malattia virale acuta trasmessa da alcuni tipi di mosca in zone endemiche

[B] Una malattia virale gastrointestinale trasmessa per via oro-fecale in zone endemiche

[C] Una malattia virale acuta trasmessa da alcuni tipi di zanzara in zone endemiche

[D] Una malattia protozoaria trasmessa dalle zecche in zone endemiche

[E] Una malattia virale acuta trasmessa dalle

zecche in zone endemiche

42 Cosa caratterizza la malattia di von Willebrand?

- A Deficit funzionale delle piastrine
- B Iper-fibrinogenemia
- C Aumento del fattore VIII della coagulazione
- D Tempo di emorragia accorciato
- E Cianosi

43 In un paziente con decadimento cognitivo, alla comparsa di allucinazioni uditive e visive, quale categoria di farmaci risulta indicata in prima istanza?

- A Antipsicotici d vecchia generazione
- B Antipsicotici di nuova generazione
- C SSRI-SRNI
- D Benzodiazepine
- E SSRI

44 La malattia policistica renale autosomica dominante (ADPKD) è causata, in gran parte dei casi, da mutazioni che interessano il gene:

- A PKD2
- B VHL
- C PKD1
- D TSC1
- E NPHP1

45 La natriemia è di solito normale nella:

- A Disidratazione ipotonica
- B Iper-idratazione ipotonica
- C Disidratazione isotonica
- D Iper-idratazione ipertonica
- E Disidratazione ipertonica

46 La pancreatite acuta tende ad insorgere con maggior frequenza in soggetti:

- A Al di sotto dei 30 anni
- B Affetti da morbo di Crohn
- C Con colelitiasi
- D Con intolleranza al lattosio
- E Al di sotto dei 45 anni

47 Nella malattia di Graves-Basedow sono generalmente presenti le seguenti alterazioni degli esami di laboratorio, tranne una. Quale?

- A VES aumentata
- B FT4 e FT3 aumentati
- C Anticorpi anti recettore TSH presenti
- D TSH diminuito
- E Anticorpi anti-TPO presenti

48 L'anemia sideropenica ha le seguenti caratteristiche:

- A Microcitica, ipocromica, saturazione transferrinica ridotta e ferritinemia ridotta
- B Microcitica, ipocromica, saturazione transferrinica ridotta e ferritinemia aumentata
- C Microcitica, ipercromica, saturazione transferrinica ridotta e ferritinemia ridotta
- D Microcitica, ipocromica, saturazione transferrinica aumentata e ferritinemia ridotta
- E Macrocitica, ipercromica, saturazione transferrinica ridotta e ferritinemia ridotta

49 L'iperparatiroidismo può favorire l'insorgenza di:

- A Ipertiroidismo
- B Pielonefrite
- C Ipocalcemia
- D Cirrosi epatica
- E Calcolosi renale

50 Quale tra le seguenti è la manifestazione più frequente della neoplasia

dell'apparato urinario?

[A] Macro-ematuria

[B] Proteinuria

[C] Pollachiuria

[D] Disuria

[E] Stranguria

51 A quale fra questi gruppi di virus appartiene quello di Epstein- Barr?

[A] Picornavirus

[B] Adenovirus

[C] Parvovirus

[D] Herpes virus

[E] Papovavirus

52 Una donna di 77 anni, che presenta in anamnesi ipertensione arteriosa e dislipidemia, che punteggio avrà nel calcolo del CHA2DS2-VASc?

[A] 5

[B] 1

[C] 2

[D] 4

[E] 3

53 Quale tra le seguenti variabili cliniche e laboratoristiche non fa parte del Child Turcotte-Pugh score (CTP score) per la valutazione prognostica del paziente con cirrosi?

[A] Presenza e quantità di ascite

[B] Albuminemia

[C] Attività protrombinica o INR

[D] Sodiemia

[E] Presenza e grado di encefalopatia

54 Nei pazienti affetti da insufficienza renale cronica l'utilizzo di quali farmaci può ridurre la progressione della malattia e ha un effetto anti-proteinurico?

[A] Cortisonici a basse dosi

[B] B-bloccanti

[C] Antibiotici

[D] Diuretici risparmiatori di potassio

[E] ACE-inibitori/sartani

55 Nel digiuno protratto si rileva:

[A] Ipervolemia

[B] Chetonemia

[C] Tendenza all'alcalosi

[D] Iperbicarbonatemia

[E] Iper-protidemia

56 In quale tra le seguenti patologie non è indicato l'eco doppler dei vasi epiaortici?

[A] Diabete mellito di tipo 2

[B] Ipotiroidismo in tiroidite di Hashimoto

[C] Pregressa trombo-endo-arteriectomia carotidea (TEA)

[D] Severa dislipidemia

[E] Claudicatio intermittens

57 Nel trattamento del tromboembolismo venoso, dei quattro anticoagulanti orali diretti due possono essere utilizzati senza un pretrattamento con eparina a basso peso molecolare (EBPM). Quali?

[A] Dabigatran ed apixaban

[B] Dabigatran e rivaroxaban

[C] Rivaroxaban ed edoxaban

[D] Rivaroxaban ed apixaban

[E] Edoxaban e dabigatran

58 Nell'epatite fulminante possono essere presenti le seguenti manifestazioni cliniche tranne una. Quale?

[A] Ipoglicemia

[B] Ittero ingravescente

[C] Diminuita sintesi del fattore V

D Insufficienza renale
E Edema polmonare

59 Nell'iter diagnostico della sindrome di Cushing centrale, la somministrazione di desametasone ad alto dosaggio determina:
A Aumento dei valori di cortisolemia
B Aumento d ACTH e diminuzione della cortisolemia
C Aumento di ACTH e cortisolemia
D Diminuzione dei livelli di cortisolemia
E Aumento dei valori di ACTH

60 Quale tra le seguenti condizioni non è tra le cause di iper-potassiemia?
A Acidosi metabolica
B Uso di B-bloccanti
C Uso di diuretici dell'ansa o di diuretici tiazidici
D Scompenso diabetico con iperglicemia e iper-osmolarità
E Insufficienza renale acuta in fase oligurica

61 Nella cirrosi epatica non colestatica non si osserva di solito:
A Eritema palmare
B Ginecomastia
C Ipo-protrombinemia
D Ipercolesterolemia
E Spider naevi

62 In corso di crisi tireotossica può essere presente:
A Bradicardia
B Ipertermia
C Anidrosi
D Stipsi
E Intolleranza al freddo

63 Quale bloccante si utilizza abitualmente nel controllo dell'iperattivazione simpatica in corso d'ipertiroidismo?
A Bisoprololo
B Carvedilolo
C Propranololo
D Atenololo
E Metoprololo

64 Le manifestazioni cliniche di un iper-cortisolismo possono comprendere:
A Alopecia, ipereosinofilia, ipomagnesemia
B Iperpotassiemia, ipoglicemie, ipertensione arteriosa
C Ipertensione arteriosa, insuline-resistenza, osteoporosi
D Linfocitosi, piastrinopenia, atrofia cutanea
E Anemia, ipotensione arteriosa, ipercheratosi

65 In un paziente con ipo-potassiemia, quale alterazione elettrocardiografica è possibile riscontrare?
A Onda Delta
B Onda U prominente
C Onda T a tenda
D Tratto ST sopra-slivellato
E Onda T appuntita

66 La più frequente neoplasia gastrica causata da Helicobacter pylori:
A Tumore gastrointestinale stromale
B MALToma
C Adenocarcinoma
D Linfoma a cellule T
E Carcinoide

67 Qual è la sindrome caratterizzata da difettosa coniugazione della bilirubina?

A Dubin-Johnson
B Mallory-Weiss
C Gilbert
D Israel
E Peutz-Jeghers

68 Quale affermazione è vera sulla copertura vaccinale?

A Nessuna delle risposte
B La quota di soggetti vaccinati sul totale della popolazione e ha una soglia di sicurezza del 95%
C La quota d soggetti vaccinati sul totale dei soggetti candidati alla vaccinazione e ha una soglia di sicurezza del 95%
D La quota di soggetti vaccinati sul totale dei soggetti candidati alla vaccinazione e ha una soglia di sicurezza del 90%
E La quota di soggetti vaccinati sul totale dei soggetti candidati alla vaccinazione e ha una soglia di sicurezza dell'85%

69 Quale dei seguenti antipertensivi può provocare iper-potassiemia?

A Calcio antagonisti
B Diuretici tiazidici
C A-metildopa
D ACE-inibitori
E A-bloccanti

70 A quale gruppo di sostanze chimiche appartiene la penicillina?

A Glicoproteine
B B-Lattamici
C Lipoproteine
D Polisaccaridi
E Glicidi

71 Il Linezolid è indicato soprattutto per il trattamento di:

A Infezioni da germi Gram positivi, incluso Stafilococco aureo meticillino-resistente
B Infezioni da germi Gram negativi, incluso Pseudomonas aeruginosa
C Infezioni da germi Gram positivi, escluso Stafilococco aureo meticillino-resistente
D Infezioni da miceti
E Infezioni da germi Gram negativi, escluso Pseudomonas aeruginosa

72 L'ipotiroidismo primitivo riconosce tra le cause più frequenti:

A Neoplasie della tiroide
B Sindrome della sella vuota
C Danno vascolare ipofisario post-partum
D Tiroidite di Hashimoto
E Pregressi interventi sull'ipofisi

73 Quale delle seguenti positività anticorpali è la meno rilevante per la diagnosi di epatite autoimmune?

A Positività degli anticorpi anti-LKM
B Positività degli anticorpi anti-actina
C Positività degli anticorpi anti-SLA
D Positività di ANA e di SMA
E Positività di ANA

74 Quale di queste affermazioni relative alla Mielofibrosi è errata?

A La complicanza più frequente del linfoma non Hodgkin
B Una malattia rara
C Può essere l'evoluzione della policitemia vera
D È un disordine mieloproliferativo
E Frequentemente presente la mutazione Jak2

75 Quale il valore soglia di HbAlc per porre diagnosi di diabete mellito?

A >6.0%

B >8.5%

C >8.0%

D >7.0%

E >6.5%

76 Quale dei seguenti farmaci induce con maggiore frequenza un danno miocardico?

A Vincristina

B Metotrexate

C 5-Fluorouracile

D Adriamicina

E Tamoxifene

77 Quale malattia non si accompagna solitamente ad inappetenza?

A Carcinoma del pancreas

B Adenoma dell'apparato insulare del pancreas

C Insufficienza renale cronica avanzata

D Tubercolosi

E Morbo di Addison

78 Nella scelta di una terapia ipnoinducente, in particolare in un paziente attivo, sono da preferire le benzodiazepine ad emivita breve/intermedia. Quale molecola non rientra in questo gruppo?

A Alprazolam

B Lorazepam

C Lormetazepam

D Diazepam

E Triazolam

79 La composizione più frequente dei calcoli delle vie urinarie è rappresentata da:

A Bilirubinato di calcio

B Acido urico

C Fosfato di calcio

D Ossalato di calcio

E Fosfato ammonio magnesiaco

80 Quale tra i seguenti diuretici non useresti nel trattamento dell'ascite in corso di cirrosi?

A Torasemide

B Canrenone

C Spironolattone

D Metolazone

E Furosemide

81 Quale tra le seguenti affermazioni relative alla colica biliare non è esatta?

A Il dolore non è generalmente ben controllabile con gli analgesici

B Il dolore dura almeno 15-30 minuti

C Il dolore è riferito all'ipocondrio destro o all'epigastrio

D Il dolore insorge spesso un'ora dopo un pasto abbondante o ricco di grassi

E Il dolore si può irradiare posteriormente o alla spalla

82 Quale tra le seguenti affermazioni relative alla sclerosi multipla non è esatta?

A Esordisce spesso con disturbi del visus

B Esordisce generalmente in giovane età

C Una malattia autoimmune cronica demielinizzante del sistema nervoso centrale e del midollo

D Porta sempre alla disabilità fisica e intellettiva

E Il sesso femminile più colpito del sesso maschile

83 Quale tra le seguenti affermazioni sul tremore essenziale è errata?

A Si aggrava in condizioni di stress

B Fattori predisponenti possono essere genetici e/o ambientali

C Si manifesta prevalentemente agli arti superiori

D Non ha eziologia nota

E Non si associa mai a decadimento cognitivo e/o parkinsonismo

84 L'anemia da carenza di acido folico presenta le seguenti caratteristiche:

A Normocitica, normo-cromica

B Microcitica, ipercromica

C Microcitica, ipocromica

D Macrocitica, ipercromica

E Macrocitica, ipocromica

85 Il quadro laboratoristico di un iperparatiroidismo primitivo si caratterizza per:

A Ipercalcemia, Ipofosforemia, PTH aumentato

B Ipocalcemia, Ipofosforemia, PTH aumentato

C Ipocalcemia, Iperfosforemia, PTH normale

D Ipocalcemia, Ipofosforemia, PTH diminuito

E Ipercalcemia, Iperfosforemia, PTH aumentato

86 In quale delle seguenti condizioni è meno probabile l'insorgenza della fibrillazione atriale?

A Età avanzata

B Ipotiroidismo

C Ipertensione arteriosa

D Valvulopatie e/o cardiomiopatie

E Cardiopatia ischemica

87 Nella celiachia una di queste affermazioni è falsa. Quale?

A La biopsia duodenale permette di confermare la diagnosi

B Un'intolleranza alimentare frequente

C La presenza di anticorpi anti transglutaminasi può fare ipotizzare la diagnosi

D Una sindrome da malassorbimento con varie espressioni fenotipiche

E Non si associa a malattie auto-immuni

88 La sindrome da demielinizzazione osmotica è una condizione grave e spesso irreversibile, che può insorgere a seguito di:

A Condizione rapida o eccessiva dell'ipokaliemia

B Correzione non adeguata dell'iperkaliemia

C Correzione lenta e non adeguata dell'acidosi metabolica

D Correzione rapida o eccessiva dell'ipernatriemia

E Correzione rapida o eccessiva dell'iponatriemia

89 Quale tra le seguenti indagini eviteresti in un paziente con un quadro di epatite acuta?

A Anticorpi anti-HAV IgM

B HBsAg

C Anticorpi anti-transglutaminasi

D Anticorpi anti-nucleo

E HEV-RNA

90 Quale tra le seguenti indagini non è utile per l'inquadramento diagnostico nel sospetto di una pancreatite acuta?

A Calcemia

B Ecografia dell' addome superiore

C Trigliceridemia

D Colesterolemia

E Amilasemia pancreatica e lipasemia

91 Quale tra le seguenti manifestazioni clinico/laboratoristiche non compete al quadro della sindrome uremica?

A Iper-transaminasemia
B Emorragie digestive
C Anemia
D Alterazioni dello stato di coscienza fino al coma
E Pericardite/versamento pericardico

92 Quale tra le seguenti neoplasie pancreatiche ha la prognosi peggiore?

A Adenocarcinoma duttale
B Cisto-adenocarcinoma mucinoso
C Cisto-adenoma mucinoso
D Tumore neuroendocrino maligno non secernente
E Insulinoma maligno

93 Le seguenti condizioni possono determinare un aumento del NT-pro BNP, ad eccezione di una. Quale?

A Età avanzata
B Cirrosi epatica
C Obesità
D Embolia polmonare
E Scompenso cardiaco

94 Quale tra le sotto indicate neoplasie presenta maggiore incidenza in età giovanile?

A Carcinoma dello stomaco
B Leucemia linfatica cronica
C Plasmocitoma
D Sarcoma di Ewing
E Carcinoma della prostata

95 Quale tra questi farmaci può essere impiegato nel trattamento dell'iperuricemia?

A Ramipril
B Febuxostat
C Vildagliptin
D Liraglutide
E Clopidogrel

96 Tutte le seguenti patologie possono determinare osteoporosi nella donna, tranne una. Quale?

A Amenorrea secondaria
B Distiroidismi
C Menopausa precoce spontanea
D Menopausa chirurgica con annessiectomia
E Policistosi ovarica

97 L'acidosi respiratoria è caratterizzata da:

A Riduzione della pC02 e riduzione del pH
B Aumento della pC02 e riduzione del pH
C Aumento della pC02 e aumento del pH
D Aumento dell'acido lattico e riduzione dei bicarbonati
E Aumento della pC02 e riduzione dei bicarbonati

98 L'effetto collaterale più grave dei tiouracili, utilizzati nell'ipertiroidismo è:

A Incremento degli enzimi muscolari
B Agranulocitosi
C Policitemia
D Piastrinopenia
E Incremento degli enzimi epatici

99 Tutti i seguenti farmaci sono inibitori selettivi del re-uptake della serotonina (SSRI) tranne uno. Quale?

A Amitriptilina
B Paroxetina
C Escitalopram

D Fluoxetina

E Sertralina

100 **Nella sindrome del tunnel carpale, il paziente lamenta, in genere, dolore associato a parestesie:**

A Delle ultime due dita della mano

B Delle ultime tre dita della mano

C Delle ultime quattro dita della mano

D Delle prime quattro dita della mano

E Del palmo della mano ma non delle dita

Risposte commentate

1 La risposta corretta è la C.

Le infezioni delle vie urinarie sono per la maggior parte causate da ceppi di Escherichia coli. Tali infezioni sono suddivise in infezioni del tratto superiore (pielonefriti) e infezioni del tratto inferiore (cistiti, uretriti e prostatiti). I più comuni patogeni sono batteri e meno frequentemente funghi, micobatteri, virus e parassiti. Altri Gram-negativi sono generalmente gli enterobatteri, tipicamente Klebsiella o Proteus mirabilis, e occasionalmente Pseudomonas aeruginosa e l'Ureaplasma (risposta A errata). Invece, tra i batteri Gram-positivi, si riscontrano lo Staphylococcus saprophyticus (risposta B errata), l'Enterococcus faecalis, lo Streptococcus agalactiae (risposta D errata). Infine, occasionalmente viene isolata la Clamidia, inclassificabile secondo Gram.

2 La risposta corretta è la A.

L'agente eziologico della tubercolosi è il Mycobacterium tuberculosis. I micobatteri sono bacilli aerobi, a crescita lenta e caratterizzati da una parete cellulare complessa, ricca di lipidi, responsabili della acido-resistenza. Altre patologie causate dai micobatteri sono la lebbra, le infezioni da Mycobacterium avium e la malattia polmonare da micobatteri non tubercolari (NTM-LD).

3 La risposta corretta è la B.

L'indagine che permette, meglio di tutte le altre (TC addome, eco-endoscopia pancreatica, ecografia addominale, RMN addome) la visualizzazione dei dotti pancreatici è la ERCP colangio-pancreatografia endoscopica retrograda, una procedura che utilizza l'endoscopia e la radiologia per studiare le vie biliari (dotti) intra ed extra epatiche ed il pancreas e per trattare alcune delle loro malattie. Al contrario, TC addome, ecografia addominale e RMN consentono di visualizzare i dotti con una minore risoluzione e accuratezza rispetto la ERCP (risposte A, C, D ed E errate).

4 La risposta corretta è la D.

Gli Streptococchi responsabili delle meningiti neonatali appartengono al gruppo sierologico B (Streptococcus agalactiae) e sono associati anche a sepsi post-partum o neonatale, infezioni cutanee, endocardite, artrite settica ed infezioni delle vie urinarie. Gli Streptococchi sono microrganismi aerobi Gram-positivi responsabili di faringiti, polmoniti, infezioni cutanee, endocarditi e sepsi. La prima classificazione si basa sul loro aspetto in coltura su agar-sangue di pecora:

- gli alfa-emolitici (streptococchi viridans) determinano un'emolisi incompleta;
- i beta-emolitici producono zone di chiara emolisi;
- i gamma-emolitici che non prevedono emolisi.

Una seconda classificazione è basata sulla presenza di carboidrati nella parete cellulare e distingue gli streptococchi nei gruppi di Lancefield da A ad H e da K a T.

5 La risposta corretta è la C.

Le cellule specifiche riscontrate nel LES che partecipano al fenomeno "LE" sono costituite da granulociti neutrofili che hanno inglobato materiale nucleare complessato con anticorpi anti-nucleo. In particolare, nonostante il ruolo diagnostico del fenomeno LE sia stato ridimensionato dalla titolazione degli ANA (anticorpi anti-nucleo), resta un buon indice patognomonico di LES: è infatti positivo nel 90% circa dei casi.

6 La risposta corretta è la C.

Le inclusioni che si formano nelle cellule infettate con il virus dell'herpes simplex sono i corpi intranucleari di Lipschütz, caratteristici dell'encefalite erpetica. All'opposto, i corpi intra-citoplasmatici di Negri sono lesioni patognomoniche della Rabbia (risposta A errata). Invece, i granuli di Much sono granulazioni Gram-positive, presenti negli essudati infiammatori tubercolari (risposta D errata). Ancora, i granuli di Babes-Ernst sono granuli a disposizione bipolare che si colorano metacromaticamente (ad esempio, in rosso con il bleu di toluidina) presenti all'interno del Corynebacterium diphteriae (risposta E errata). Infine, i corpi del Guarnieri sono formazioni che compaiono nelle cellule epiteliali della cornea di conigli infettati con virus del vaiolo: hanno forma rotondeggiante, con una parte centrale basofila costituita da accumuli del virus e una parte periferica eosinofila(risposta B errata).

7 La risposta corretta è la B.

L'insufficienza renale acuta in fase oligurica non rappresenta una causa di alcalosi metabolica. Per alcalosi metabolica s'intende un incremento del bicarbonato (HCO_3^-) che può essere accompagnato o meno da un aumento compensatorio della pressione parziale dell'anidride carbonica (PCO_2). Tra le cause ricordiamo:

- il vomito persistente, con perdita di HCl, che determina alcalosi (risposta D errata);
- la terapia protratta con antiacidi (risposta C errata);
- l'ipersecrezione di mineralcorticoidi, in quanto l'aldosterone stimola il riassorbimento di Na^+ e la perdita di K^+ e H^+ (risposta E errata);
- l'uso di diuretici dell'ansa o diuretici tiazidici, che determinano iperaldosteronismo secondario da deplezione di volume, perdita di Cl o alcalosi (risposta A errata).

8 La risposta corretta è la D.

La deposizione di rame nel SNC nel Morbo di Wilson interessa i nuclei della base. Tale malattia è una rara malattia autosomica recessiva che determina un alterato legame del rame alla ceruloplasmina con diminuzione della sua concentrazione ematica. Viene compromesso inoltre il trasporto del rame nella bile con accumulo nel fegato e conseguente fibrosi epatica e successivamente anche nel SNC (nei nuclei della base), reni e organi riproduttivi causando anche anemia emolitica. A livello della cornea e dell'iride i depositi di rame assumono forma circolare, formando l'anello di Kayser-Fleischer.

9 La risposta corretta è la B.

La capacità polmonare totale (TLC) rappresenta il volume di gas contenuto nei polmoni dopo un'inspirazione massimale. Al contrario, il volume di gas contenuto nei polmoni misurato a riposo corrisponde alla capacità funzionale residua o CFR (risposta A errata). Invece, il volume di gas contenuto nei polmoni dopo un'espirazione massimale costituisce il volume residuo o VR (risposta D). Infine, il volume di gas contenuto nei polmoni in un paziente con enfisema dopo espirazione rappresenta la capacità funzionale residua (risposta C errata).

10 La risposta corretta è la B.

Diarrea con emissione di feci ad acqua di riso è caratteristica del colera, infezione acuta del piccolo intestino causata dal Vibrio cholerae, Gram negativo, che spesso si trasmette per mezzo di acqua o frutti di mare contaminati. In particolare, la perdita di acqua può superare anche 1 L/h determinando disidratazione con oliguria, aumento della sete, crampi muscolari, astenia, acidosi metabolica con riduzione di K^+ e normali livelli di Na^+. Al contrario, la diarrea nella colite ulcerosa e nel morbo di Crohn è infiammatoria (risposte C ed E errate), invece nella sprue è frequente la steatorrea (risposta D errata). Infine, nell'appendicite acuta di solito troviamo un alvo chiuso a feci e gas (risposta A errata).

11 La risposta corretta è la D.

Il possibile sospetto diagnostico che scaturisce da questo quadro clinico è quello di una meningite acuta da disseminazione batterica al SNC a partire da una otite dell'orecchio medio. In particolare, la via d'ingresso più comune è per diffusione ematogena, ma è possibile anche una disseminazione da processi infettivi contigui (seni paranasali, processi mastoidei) o attraverso una lesione traumatica o dopo un'operazione di neurochirurgia o tramite anomalie strutturali congenite di cranio e rachide.

12 La risposta corretta è la E.
Gli immunocomplessi antigene-anticorpo si depositano più facilmente nel glomerulo renale. In particolare, il deposito di immunocomplessi a livello renale è favorito da:

- fattori emodinamici locali, turbolenza di flusso, pressione di filtrazione aumentata, maggiore permeabilità locale;
- fattori "immunitari" come il grado di affinità anticorpo-antigene, la capacità di interazione con proteine della fase acuta e il deficit del complemento che è fondamentale per il loro smaltimento.

Esso, infatti, rompe gli immunocomplessi troppo grossi, facilitandone così il trasporto, dopo legame ai globuli rossi, alla milza e al fegato dove possono essere eliminati (risposta A errata)

13 La risposta corretta è la E.
Tra le condizioni sopracitate non rappresenta un fattore di rischio per lo sviluppo di diabete mellito di tipo 2 la malattia autoimmunitaria. Al contrario, rappresentano fattori di rischio:

- la familiarità (soprattutto parenti di primo grado affetti da diabete);
- la sindrome metabolica e i suoi singoli componenti (risposta A errata);
- indice di Massa Corporea o BMI > 25 Kg/m^2 nel soggetto sovrappeso o BMI > 30 Kg/m^2 nella condizione di obesità (risposta B errata);
- l'ipertensione arteriosa (risposta D errata);
- la dislipidemia, con valori eccessivamente alti di colesterolemia e di trigliceridi nel sangue;
- una vita sedentaria (risposta C errata);
- un precedente diabete insorto in gravidanza (diabete gravidico) o un parto di neonato con peso corporeo maggiore di 4 Kg.

14 La risposta corretta è la E.
I sulfamidici, solfoammidi che derivano dalla sulfanilamide, sono chemioterapici ad azione batteriostatica, che agiscono inibendo la sintesi dell'acido folico necessario per la sintesi di basi azotate e amminoacidi. In particolare, tali molecole hanno una struttura simile all'acido para-amino-benzoico, che è il substrato dell'enzima di-idro-pteroato-sintetasi, di conseguenza si legano ad esso e bloccano la via metabolica. Di solito i sulfamidici vengono somministrati in associazione a Trimetoprim, antibiotico che inibisce la di-idro-folato reduttasi, un enzima coinvolto nella sintesi dell'acido tetra-idro-folico. Hanno un ampio spettro d'azione soprattutto contro i Gram negativi, ma non sono efficaci contro gli enterococchi e lo pseudomonas.

15 La risposta corretta è la C.
Il CA 15.3 è un marker tumorale utilizzato per il monitoraggio post-operatorio del cancro della mammella ma non per lo screening (risposta D errata). Al contrario, il monitoraggio post-operatorio del cancro della tiroide utilizza, in base al tipo di cellule da cui origina la neoplasia, il dosaggio della tireoglobulina, della calcitonina e/o del C.E.A. (risposta A errata). All'opposto, nello screening del cancro della prostata sono utilizzati il PSA e il PCA3 (risposta C errata). Infine, per lo screening del cancro del colon sono utilizzati il CEA ed il CA19.9 (risposta E errata).

16 La risposta corretta è la D.
L'antibiotico più indicato per la profilassi della peritonite batterica spontanea nel paziente con cirrosi ed ascite è la Norfloxacina. In particolare, la PBS è l'infezione del liquido ascitico causata da un singolo batterio (Escherichia Coli, Klebsiella Pneumoniae o Streptococcus Pneumoniae). Livelli di polimorfonucleati > 250 cellule/μL rilevati alla paracentesi sono diagnostici. Poiché il tasso di recidiva è molto elevato, raggiungendo fino al 70% dei pazienti, è

fortemente indicata una terapia profilattica con chinolonici.

17 **La risposta corretta è la C.**

Non è propria del dolore da ischemia miocardica la variazione durante l'atto respiratorio o con il cambiamento di posizione. Infatti, il dolore da miocardio ischemico è viscerale, costrittivo o oppressivo, e normalmente si localizza a livello retrosternale, ma spesso si irradia al dorso, alla mandibola, al braccio sinistro, al braccio destro o alle spalle (risposta A errata). Frequentemente si associa a nausea, vomito, sudorazione, dispnea. Di solito insorge gradualmente con sintomi prodromici come angina, affanno e affaticabilità nei giorni precedenti (risposta D errata) e la sua insorgenza è favorita da lauti pasti, basse temperature, stress fisici ed emozionali (risposta E errata). Infine, può rispondere in parte alla nitroglicerina per un breve lasso di tempo (risposta B errata) .

18 **La risposta corretta è la D.**

Il sopra-slivellamento del tratto ST nelle derivazioni D2, D3, aVF consente di porre diagnosi di infarto miocardico in sede inferiore. Al contrario, nell'infarto del miocardio laterale è presente un sovra-slivellamento del segmento ST in I, aVL, V4 e V6 (risposta E errata). Invece, nell'infarto in sede antero-laterale è presente un'elevazione del tratto ST in V1-V6 (risposta C errata). Infine, nell'infarto anteriore o antero-settale è presente un sovra-slivellamento in V1-V4 (risposte A e B errate).

19 **La risposta corretta è la A.**

La sindrome di Turner non causa ginecomastia, che nell'uomo avviene in presenza di una ridotta produzione di testosterone, aumentata produzione di estrogeni o entrambi. In particolare, può esser causata da: variazioni ormonali fisiologiche durante lo sviluppo puberale, ipogonadismo, tumori testicolari, come quello delle cellule di Leydig, che produrranno testosterone in eccesso poi trasformato in ormoni femminili (risposta B ed E errate), ipertiroidismo, insufficienza renale ed epatica (risposta D errata), l'uso di farmaci come gli steroidi anabolizzanti, anti-androgeni, antiretrovirali, antidepressivi, antibiotici, chemioterapici ed anche anti-aldosteronici (risposta C errata).

20 **La risposta corretta è la A.**

Con il termine nefropatia da analgesici si identifica una nefropatia caratterizzata da necrosi papillare e/o nefrite cronica interstiziale associata ad un uso prolungato di notevoli quantità di alcuni analgesici come paracetamolo, aspirina ed altri FANS. In particolare, il primo danneggia le cellule mediante fenomeni di ossidazione, i FANS, invece, inducono ischemia mediante l'inibizione delle prostaglandine vasodilatatrici. I pazienti mostrano di solito una proteinuria selettiva, con raro sedimento urinario e piuria sterile. La diagnosi si basa sull'anamnesi di utilizzo di analgesici e sulla TC. Tale nefropatia può condurre ad insufficienza renale se non si procede il prima possibile all'interruzione della somministrazione di analgesici, che è l'unica forma di trattamento.

21 **La risposta corretta è la C.**

Nella tireotossicosi riscontriamo un circolo ipercinetico con polso ampio, celere e scoccante, anche a riposo, che indica un'aumentata pressione arteriosa differenziale, presente anche in altre condizioni come aterosclerosi, ipertensione, ansia, febbre, blocco cardiaco completo, ipertiroidismo, anemia. All'opposto, nelle condizioni di circolo ipocinetico, come nell'infarto miocardico, shock, ipovolemia, pericardite costrittiva, avremo un polso debole o "parvus" che indica una diminuita pressione arteriosa differenziale determinata da una diminuita gittata cardiaca e da un aumento delle resistenze periferiche (risposte A, B, D, E errate).

22 **La risposta corretta è la B.**

Il segno di Romberg, utilizzato in neurologia e otorinolaringoiatria nei disordini dell'equilibrio, risulta positivo, sia ad occhi chiusi che ad occhi aperti, in caso di atassia cerebellare. In particolare, si chiede al paziente di stare in piedi a talloni uniti e braccia distese in avanti, a 90° col resto del corpo, per alcuni secondi a occhi aperti. Se il paziente mantiene l'equilibrio con gli occhi aperti possiamo escludere l'atassia cerebellare. Invece, se ad occhi chiusi il paziente barcolla o cade ci si indirizza verso un atassia sensitiva (a partenza dalle fibre propriocettive periferiche come nella polineurite o tabe dorsale, risposte A e D errate) o labirintica come nello strabismo (risposta E errata)

23 La risposta corretta è la A.

In relazione agli antidiabetici orali SGLT2- inibitors non è corretto affermare che possono essere utilizzati in associazione con metformina ma non con insulina. In particolare, tali farmaci agiscono riducendo il riassorbimento di glucosio a livello del tubulo contorto prossimale (risposta B errata) ed inducono calo ponderale (risposta C errata), riducendo la glicemia indipendentemente dalla secrezione di insulina (risposta E errata). L'aumento della concentrazione urinaria di glucosio favorisce l'insorgenza di infezioni urogenitali che ne rappresentano il più importante effetto collaterale (risposta D errata)

24 La risposta corretta è la C.

Il Morbo di Simmonds (o cachessia ipofisaria), dovuta ad un'insufficienza globale del lobo anteriore dell'ipofisi, non può complicarsi con un diabete di tipo 2. Al contrario, nell'emocromatosi l'accumulo di ferro nel fegato e nel pancreas può condurre al diabete (risposta A errata). Infine, le alterazioni del metabolismo glucidico con iperglicemia a digiuno e aumentata insulino-resistenza sono alla base dell'associazione con l'insorgenza di diabete di tipo 2 in altre patologie quali: morbo di Cushing, feocromocitoma e acromegalia (risposte B, C ed E errate).

25 La risposta corretta è la A.

In un paziente che lamenta dolore all'ipocondrio destro, nausea e febbre fino a 38°C e che presenta in anamnesi calcolosi della colecisti, l'esame che è più opportuno eseguire in prima istanza è l'ecografia dell'addome, con sensibilità e specificità del 95%, essendo capace di rilevare anche il fango biliare. Invece, l' RX, la TC e la RMN sono esami alternativi utili in caso di situazioni incerte (risposte B, C, D errate).

26 La risposta corretta è la E.

La diagnosi di blocco atrio-ventricolare di primo grado si pone quando l'intervallo PR risulta maggiore o uguale a 220 ms. In questa condizione la conduzione è rallentata, senza battiti mancanti (ad ogni onda P segue un complesso QRS), ma l'intervallo PR è allungato (> 200 millisecondi). È possibile rilevarlo fisiologicamente in atleti e giovani con ipertono vagale, ma normalmente è silente e non necessita di terapia, richiedendo ulteriori accertamenti solo nel caso sia correlato ad un trattamento con un determinato farmaco o associato ad una cardiomiopatia strutturale.

27 La risposta corretta è la B.

Il solfato di magnesio non è causa di ostruzione delle vie aeree, in quanto viene utilizzato generalmente come farmaco di seconda linea nel trattamento dell'attacco acuto grave di asma, che non abbia avuto una risposta soddisfacente ai bronco-dilatatori inalatori e ai corticosteroidi o in caso di attacchi potenzialmente fatali. Al contrario, fattori che possono esacerbare l'asma sono allergeni come il polline (risposta E errata), infezioni come le virosi respiratorie (risposta C errata), l'esercizio fisico (risposta A errata), l'esposizione all'aria fredda (risposta D errata), l'inalazione di irritanti, stress emozionali, assunzione di aspirina e la malattia da reflusso gastro-esofageo (MRGE).

28 La risposta corretta è la C.

Il più importante stimolatore della secrezione acida gastrica è la gastrina, ormone prodotto dalle cellule G dello stomaco, stimolate dai neuroni intrinseci della parete e dalla presenza di oligo-peptidi. La gastrina agisce sulle cellule parietali aumentando la secrezione acida, ma stimola anche le cellule enterocromaffini a produrre istamina, mediatore paracrino delle cellule parietali, legandosi ai recettori H2 (risposta D errata). Anche l'acetilcolina stimola le cellule parietali e le cellule enterocromaffini, ma viene rilasciata in risposta alla distensione delle pareti gastriche e a stimoli sensitivi (visivi, olfattivi, gustativi), condotti attraverso le fibre parasimpatiche del vago (risposta E errata). Ancora, la somatostatina viene prodotta dalle cellule δ per inibire la secrezione di gastrina quando il Ph diventa troppo basso, come anche la secretina, colecistochinina e GIP (risposte A e B errate).

29 La risposta corretta è la E.

L'amiloidosi renale è una complicanza frequente nei pazienti che effettuano sedute dialitiche da molti anni. La forma di amiloidosi caratteristica in tali pazienti è costituita a partire dalla beta-2 microglobulina, componente del complesso maggiore di isto-compatibilità, la cui clearance diminuisce nei pazienti con insufficienza renale, accumulandosi nelle ossa, strutture periarticolari e visceri. La sua prevalenza è diminuita da quando sono state introdotte membrane biocompatibili ad alto flusso che forniscono una miglior clearance della beta-2-microglobulina e inducono meno frequentemente una flogosi reattiva.

30 La risposta corretta è la D.

Un quadro di Acute Kidney Ingiury (AKI) pre-renale non può essere causato da sostanze tossiche esogene o endogene, che invece possono portare ad un quadro di AKI renale, inducendo nefropatia tubulo-interstiziale con meccanismo immuno-allergico (ad esempio, a causa di antibiotici), per alterazioni acute dell'emodinamica renale (ad esempio, a causa di FANS) con vasocostrizione renale, con formazione di cilindri intra-tubulari e per tossicità diretta sulle cellule tubulari (ad esempio, a causa della mioglobina). Al contrario, un quadro di AKI pre-renale non è caratterizzato, almeno inizialmente, da alterazioni strutturali a carico del parenchima renale (risposta A errata), è potenzialmente reversibile (risposta B errata), può comparire nell'arco di poche ore (risposta C errata) e sul piano fisiopatologico è caratterizzato da una ridotta perfusione renale (risposta E errata).

31 La risposta corretta è la B.

La ragade anale può essere la prima manifestazione del Morbo di Crohn, malattia infiammatoria cronica intestinale. In particolare, in base al quadro anatomopatologico in fase di progressione della patologia, è possibile distinguere tre forme: quella a prevalenza infiammatoria, che spesso dopo molti anni può evolvere nella forma a prevalenza stenosante-ostruttiva (con diminuzione del lume intestinale che può portare ad una occlusione intestinale), o nella forma a prevalenza penetrante-fistolizzante. Circa un terzo dei pazienti ha una malattia perianale (in particolare ragadi e fistole) che spesso costituiscono il problema principale potendo comparire anche in fase d'esordio.

32 La risposta corretta è la A.

L'assunzione importante e prolungata di liquirizia può essere causa di ipopotassiemia, dato che tale sostanza contiene glicirrizina, che inibisce la 11β-idrosteroido-deidrogenasi, enzima che converte il cortisolo in cortisone. Ciò porta all'accumulo di cortisolo che a causa della sua affinità di legame per i recettori dei mineralcorticoidi, si comporterà come un debole agonista, determinando aumento del riassorbimento di acqua e sodio e perdita di potassio.

33 La risposta corretta è la E.

La sindrome da carcinoide presenta un'aumentata escrezione di acido 5-idrossiindoloacetico che insieme alla clinica costituiscono gli elementi più importanti su cui si basa la diagnosi. Tale sindrome si associa di solito ad un carcinoide metastatico intestinale, che produce sostanze vasoattive (serotonina soprattutto ma anche bradichinina, istamina, prostaglandine ed altri ormoni), determinando flushing di testa e collo, crampi addominali e diarrea. Invece, l'aumentata escrezione di acido fenilpiruvico caratterizza la fenilchetonuria, malattia metabolica ereditaria autosomica recessiva con alterazione del processo di conversione di fenilalanina in tirosina ed elevati livelli urinari anche dei suoi derivati (risposta B errata). Infine, un'aumentata escrezione urinaria di acido vanil-mandelico (metabolita terminale del metabolismo delle catecolamine) indica una ipersecrezione noradrenergica da parte di neoplasie del tessuto cromaffine, come ad esempio, il feocromocitoma, il paraganglioma e il neuroblastoma (risposta D errata).

34 La risposta corretta è la A.
L'esposizione a vernici e coloranti è associata con maggiore frequenza a cancro della vescica. In particolare, tali composti contengono ammine aromatiche (benzidina, beta-naftilamina, 4-aminodifenile e loro sali), che vengono attivate dal fegato in N-idrossi-derivati capaci di legarsi al DNA cellulare. Grazie alla coniugazione con acido glucuronico, diventano solubili e, tramite il circolo ematico, giungono in vescica dove, se è presente il polimorfismo dell'enzima NAT -1-detossificante, possono aumentare il rischio di carcinoma uroteliale della vescica.

35 La risposta corretta è la C.
L'insufficienza renale acuta da necrosi della papilla renale si verifica con maggiore frequenza nel diabete mellito. In particolare, le iniziali di tutte le cause di necrosi della papilla renale costituiscono un acronimo inglese "POSTCARDS": pyelonephritis, obstruction of the urogenital tract, sickle cell disease, tuberculosis, chronic liver disease, analgesia/alcohol abuse, renal transplant rejection, diabetes mellitus, systemic vasculitis (pielonefrite, ostruzione del tratto urogenitale, anemia falciforme, tubercolosi, epatopatia cronica, abuso di analgesici o di alcol, rigetto di trapianto renale, diabete mellito e vasculite sistemica). Spesso diverse cause concomitanti contribuiscono all'insorgenza della condizione e la più frequente è sicuramente l'uso prolungato di analgesici.

36 La risposta corretta è la D.
Nel follow-up del paziente diabetico non trova indicazione ai fini della prevenzione delle complicanze l'EEG. In particolare, l'iperglicemia insieme alle altre alterazioni metaboliche associate al diabete come la dislipidemia e l'ipertensione arteriosa determinano una micro-angiopatia (responsabile di retinopatia, neuropatia, nefropatia) ed una macro-angiopatia (responsabile di coronaropatia, malattia cerebrovascolare e arteriopatia periferica). Proprio al fine di prevenire le complicanze cardiovascolari risultano fondamentali il monitoraggio pressorio delle 24h (con target $<140/80$ mmHg e $<130/80$ nei giovani e nei nefropatici) e le indagini strumentali come ECG, ecocardiogramma e test ergometrico che possono svelare un incipiente miocardiopatia ischemica.

37 La risposta corretta è la D.
Il vaccino che contiene virus vivo ed attenuato è l'anti-morbillo, solitamente somministrato come MPRV insieme a quelli anti parotite, rosolia e varicella. Altri vaccini con virus vivi ed attenuati sono quelli per la febbre gialla, tifo, rotavirus, tubercolosi. Al contrario, l'anti-rabbia, l'antinfluenzale split, l'anti-poliomielite, l' anti-epatite A sono vaccini che contengono virus inattivati (risposte A e C errate). Invece, l'anti-tetano così come l'anti-difterite sono costituiti da anatossine (risposta E errata). Infine, l'anti-epatite B e l'anti-meningococco B sono prodotti tramite tecniche di ricombinazione del DNA (risposta B errata)

38 La risposta corretta è la E.
La cianosi, cioè il colorito bluastro della cute e delle mucose di solito provocato da un aumento dell'Hb ridotta > 5g/100 ml di Hb nel sangue capillare, non è presente nell'anemia grave. Per la sua diagnosi si

considera solo la quantità assoluta di Hb ridotta: di conseguenza, i soggetti anemici solitamente non sono cianotici, anche se presentano un elevata ipossiemia, mentre i policitemici presentano cianosi anche per una moderata ipossiemia (risposta A errata). È una caratteristica frequente nelle condizioni in cui si rilevano elevati livelli ematici di derivati anomali dell'Hb come la metaemoglobina e solfo-emoglobina (risposta B errata). Infine, la cianosi è distinta in:

- centrale (con estremità del paziente calde), causata da una ipossiemia arteriosa come nel caso dell'embolia polmonare estesa o dell'esposizione prolungata ad alta quota (risposte C e D errate);
- periferica (con estremità del paziente fredde), associata ad un aumento periferico dell'Hb ridotta, per diminuito apporto e/o aumentata cessione di O2 ai tessuti.

39 La risposta corretta è la A.
La colorazione gialla della cute, in assenza di colorazione giallastra delle sclere, è dovuta all'eccesso di carotene. In particolare, si definisce xantocromia carotenica, un colorito giallo limone della cute, che s'intensifica al palmo delle mani ed alla pianta dei piedi, causato o da un eccessivo introito di vitamina A (carote, arance), o da un'alterazione nel metabolismo della stessa (diabete o mixedema). Al contrario, l'accumulo di bilirubina determina il colorito giallastro definito ittero con tipica colorazione gialla delle sclere (risposta D errata). Invece, l'aumento di melanina delinea quadri di iper-pigmentazione definiti iper-melanosi, come in caso di prolungata esposizione a raggi solari, calore, irritazione meccanica e chimica, gravidanza, morbo di Addison (risposta B errata). Infine, un aumento di sulfoemoglobina dona un clorito bluastro a cute e mucose tipico della cianosi (risposta C errata).

40 La risposta corretta è la D.
I carcinomi dell'apice polmonare possono determinare la sindrome di Bernard Horner per impegno della catena del simpatico, con ptosi, miosi, anidrosi e iperemia del lato affetto. In particolare, tale sindrome si presenta quando c'è una lesione delle vie simpatiche cervicali, che partono dall'ipotalamo ed arrivano all'occhio. È possibile distinguere le lesioni che la causano in primarie, secondarie, centrali (ischemia del tronco encefalico, siringomielia, neoplasie cerebrali) e periferiche (tumore di Pancoast, adenopatia, traumi, dissezione e aneurisma dell'aorta e della carotide).

41 La risposta corretta è la C.
La dengue è una malattia virale acuta causata da un flavivirus e trasmessa tramite puntura delle zanzare Aedes in zone endemiche, cioè quelle a clima tropicale, soprattutto nel Sud-Est asiatico, America centrale ed Oceania. È caratterizzata dalla rapida insorgenza di febbre alta, cefalea, artromialgie e linfadenopatie diffuse. Successivamente, mostra un periodo di apiressia seguito dalla comparsa di un rash cutaneo associato ad un secondo picco febbrile. Possono essere presenti anche sintomi respiratori, diatesi emorragica e shock. La diagnosi è fatta mediante sierologia e PCR, mentre il trattamento è sintomatico.

42 La risposta corretta è la A.
La malattia di Von Willebrand è una piastrinopatia caratterizzata da un deficit funzionale delle piastrine. In particolare, il deficit ereditario coinvolge il fattore di Von Willebrand che determina di solito una lieve diatesi emorragica. La conta piastrinica è normale e può esser presente un lieve prolungamento del PTT. Il trattamento è con concentrati di fattore VIII o desmopressina.

43 La risposta corretta è la B.
In prima istanza, in un paziente con decadimento cognitivo alla comparsa di allucinazioni uditive e visive (sintomi positivi che prevedono un eccesso o distorsione delle normali funzioni), la categoria di

farmaci indicata è rappresentata dagli antipsicotici di nuova generazione. Infatti, vengono preferiti agli antipsicotici di vecchia generazione perché , richiedendo una percentuale minore di recettori D2 bloccati per manifestare il loro effetto clinico, non danno sintomi extrapiramidali ma l'antagonismo sui recettori serotoninergici determina effetti metabolici. Al contrario, gli SSRI-SRNI sono i più indicati in caso di depressione (risposta C ed E errate). Invece le benzodiazepine sono farmaci di prima linea nel trattamento in acuto del disturbo d'ansia generalizzato e negli attacchi di panico (risposta D errata).

44 **La risposta corretta è la C.**
La malattia policistica renale autosomica dominante (ADPKD) è causata, in gran parte dei casi, da mutazioni che interessano il gene PKD1 sul cromosoma 16, che codifica per la proteina policistina 1. Al contrario, le mutazioni del gene PKD2 sul cromosoma 4, che codifica per policistina 2, sono responsabili di una minoranza di casi di tale patologia (risposta A errata). All'opposto, mutazioni a carico del gene VHL portano alla sindrome di Von Hippel-Lindau, rara malattia a carattere ereditario che predispone all'insorgenza di neoplasie benigne e maligne in vari organi (risposta B errata). Invece, il gene TSC1 (che codifica per l'amartina) è associato alla sclerosi tuberosa, sindrome neuro-cutanea con comparsa di amartomi in vari organi. Infine, il NPHP1 è associato alla malattia cistica autosomica recessiva della midollare renale (o nefronoftisi) che evolve verso l'insufficienza renale terminale (risposta E errata).

45 **La risposta corretta è la C.**
La natriemia è di solito normale nella disidratazione isotonica che generalmente consegue al vomito o alla diarrea. Al contrario, la disidratazione ipotonica con iponatriemia e riduzione dell'osmolarità è tipicamente causata da abuso di diuretici o di reidratazione con acque che contengono poco sodio (risposta A errata). Ancora, la disidratazione ipertonica, caratterizzata da ipernatriemia e iperosmolarità, è la conseguenza di sudorazione abbondante in quanto il sudore è ipotonico (risposta E errata). Invece, l'iper-idratazione ipertonica o intossicazione da acqua salata o da naufragio vede una ipernatriemia con aumento dell'osmolalità e quindi richiamo di acqua extracellulare, a cui corrisponde una disidratazione cellulare (risposta D errata). Infine, l'iper-idratazione ipotonica con iponatriemia è associata ad un aumento dell'ormone antidiuretico o ad un'ingestione forzata di acqua (risposta B errata)

46 **La risposta corretta è la C.**
La pancreatite acuta tende ad insorgere con maggior frequenza in soggetti con colelitiasi, che rappresentano circa il 40% dei casi. In particolare, l'ostruzione del lume del dotto pancreatico causata dal calcolo determina un' ipertensione che fa attivare gli enzimi che provengono dalle cellule acinose.

47 **La risposta corretta è la A.**
La sindrome di Basedow-Graves, anche chiamata malattia di Graves o morbo di Basedow, è una forma di ipertiroidismo (eccessiva produzione di ormoni tiroidei). È dovuta alla anomala produzione, da parte del sistema di difesa dell'organismo di autoanticorpi (anticorpi diretti contro molecole dell'organismo stesso) diretti verso il recettore dell'ormone tireotropo (TSH, dall'inglese Thyroid-stimulating hormone) presente sulle cellule della tiroide. Questi autoanticorpi stimolano la produzione incontrollata di ormoni tiroidei e liberazione di FT4 e FT3 con aumento dei loro livelli nel sangue. In tale malattia non è presente una VES aumentata. Inoltre, è presente un feedback negativo sull'ipofisi con riduzione dei livelli di TSH ematico (risposta D errata). Al contrario, rilevati anticorpi anti-TPO che caratterizzano invece la malattia di Hashimoto che porta ad un quadro di ipotiroidismo (risposta E errata).

48 La risposta corretta è la A.

L'anemia sideropenica è un'anemia microcitica , ipocromica, con saturazione transferrinica e ferritinemia ridotte. In particolare, la carenza di ferro può essere causata da una perdita ematica di solito cronica (gastrointestinale o mestruale), da una maggiore richiesta metabolica (neonati, adolescenti, gravidanza ed allattamento) o un ridotto assorbimento (malassorbimento, gastrectomia, acloridria).

49 La risposta corretta è la E.

L'iperparatiroidismo può favorire l'insorgenza di calcolosi renale. Infatti, l'iperparatiroidismo determina ipercalcemia che quando lieve può essere asintomatica, altrimenti può dare anoressia, stipsi, nausea e vomito, dolore addominale e ileo, alterazioni della coscienza fino al coma, alterazioni della funzione renale con poliuria, nicturia, polidipsia e nefrolitiasi per l'ipercalciuria.

50 La risposta corretta è la A.

La manifestazione più frequente della neoplasia dell'apparato urinario è la macro-ematuria. In particolare, un primo segnale d'allarme può essere rappresentato dall'anemia giustificata successivamente dal rilevamento dell'ematuria. Inoltre, possono manifestarsi all'esordio, ma con minor frequenza rispetto all'ematuria, sintomi irritativi come disuria, stranguria, pollachiuria (risposte C, D, E errate). Il dolore pelvico può presentarsi negli stadi avanzati della neoplasia, quand'essa diventa palpabile.

51 La risposta corretta è la D.

L'Epstein-Barr virus appartiene al gruppo degli Herpes virus (EBV o HVV4, herpes virus umano di tipo 4). In particolare, la manifestazione clinica più frequentemente associata è la mononucleosi infettiva acuta, ma l'EBV predispone anche alla comparsa di linfoma di Hodgkin, linfoma di Burkitt, carcinoma nasofaringeo e linfomi del sistema nervoso centrale, associati ad infezioni da HIV. Inoltre, vari studi affermano che l'EBV sarebbe coinvolto nella genesi della sclerosi multipla. Al contrario, al gruppo dei Picornavirus appartengono gli Enterovirus e HAV (risposta A errata). All'opposto, al gruppo dei Papovirus appartengono l'HPV e lo JC virus (risposta E errata). Invece, al gruppo degli Adenovirus appartengono virus che spesso danno infezioni respiratorie lievi e cherato-congiuntiviti (risposta B errata). Infine, fa parte del gruppo dei Parvovirus il Parvovirus B19 responsabile della quinta malattia o eritema infettivo (risposta C errata).

52 La risposta corretta è la D.

Una donna di 77 anni, che presenta in anamnesi ipertensione arteriosa e dislipidemia, avrà un CHA2DS2-VASc score pari a 4. In particolare, questo score viene utilizzato per stratificare il rischio tromboembolico in soggetti con fibrillazione atriale (FA) e valutare la necessità di una terapia con anticoagulanti orali (TAO). Le più recenti linee guida europee ed americane sulla FA raccomandano la terapia con TAO non solo nei pazienti ad alto rischio (CHA2DS2-VASc >2) , ma anche in quelli a rischio intermedio (CHA2DS2-VASc≥1).

53 La risposta corretta è la D.

Non fa parte del Child-Turcotte-Pugh score (CTP score), punteggio utilizzato per valutare la gravità delle epatopatie croniche, la sodiemia. In particolare, questo score inizialmente era nato come indice prognostico per valutare la mortalità da intervento chirurgico, poi è stato usato per valutare la necessità di trapianto. Attualmente è stato sostituito dal MELD score, che prende in considerazione come variabili la concentrazione plasmatica di bilirubina, di creatinina e il tempo di protrombina normalizzato (INR).

54 La risposta corretta è la E.

Nei pazienti affetti da insufficienza renale cronica l'utilizzo di ACE-inibitori/sartani può ridurre la progressione della malattia. In particolare, nel paziente iperteso con insufficienza renale cronica è necessario controllare il volume di sangue circolante tramite la restrizione di Na e l'impiego di diuretici. Allo stesso tempo risulta di fondamentale importanza contrastare la proteinuria tramite la somministrazione di ACE-inibitori e sartani, la cui assunzione combinata è sconsigliata.

55 La risposta corretta è la B.
Nel digiuno protratto si rileva un'aumentata lipolisi, una ridotta ossidazione degli acidi grassi e conseguente chetogenesi per cui si rileverà chetonemia, cioè l'aumento dei livelli ematici di corpi chetonici, presenti normalmente nel sangue ma solo in tracce. Inoltre, la quantità di questi composti (acido acetacetico, acido beta-idrossibutirrico e acetone) aumenta anche nel corso di altre condizioni come diabete mellito scompensato, patologie infettive acute, vomito acetonemico dell'infanzia, e in caso di dieta eccessivamente ricca di grassi e povera di carboidrati.

56 La risposta corretta è la B.
Nell'ipotiroidismo in tiroidite di Hashimoto non è indicato l'eco doppler dei vasi epiaortici o tronchi sovraortici (TSA, cioè due coppie di arterie: le carotidi e le vertebrali). Con questo esame è possibile realizzare sia uno studio morfologico (che valuta il diametro, lo spessore della parete interna del vaso (IMT) e la presenza di placche ateromasiche nel lume), sia uno studio funzionale che valuta la velocità e la direzione del flusso ematico all'interno del vaso. Un restringimento del lume determina una riduzione del flusso di sangue con deficit a livello cerebrale. Nella maggior parte dei casi la responsabile è l'aterosclerosi, strettamente correlata al diabete, dislipidemia, claudicatio intermittens e ad una pregressa trombo-endo-arteriectomia carotidea (risposte A,C,D,E errate).

57 La risposta corretta è la D.
Nel trattamento del tromboembolismo venoso (TEV), tra gli anticoagulanti orali diretti, il rivaroxaban e l'apixaban possono essere utilizzati senza un pretrattamento con eparina a basso peso molecolare (EBPM). In particolare, il trattamento prevede 2 possibili terapie iniziali:

- eparina non frazionata o eparina a basso peso molecolare con successiva introduzione di antagonisti della vitamina K;
- due nuovi anticoagulanti orali (NOACs), rivaroxaban e apixaban.

Altri NOACs come dabigatran e edoxaban vengono anche impiegati per la terapia iniziale della TEV, ma necessitano prima di almeno 5 giorni di anticoagulazione parenterale con eparina (risposte A, B, C, E errate).

58 La risposta corretta è la E.
Nell'epatite fulminante non è presente l'edema polmonare. Al contrario, poiché il fegato è il responsabile dei livelli di glicemia postprandiale in caso di un suo rapido declino funzionale sarà presente ipoglicemia (risposta A errata). Ancora, nel 40% dei pazienti con insufficienza epatica che presentano ipertensione portale e ascite si svilupperà la sindrome epato-renale con conseguente insufficienza renale (risposta D errata). Infine, verrà meno anche la funzione biliare con accumulo di bilirubina nel sangue che si manifesterà con l' ittero (risposta B errata) e la funzione emostatica con diminuzione dei fattori della coagulazione sintetizzati dal fegato (risposta C errata).

59 La risposta corretta è la D.
Nell'iter diagnostico della sindrome di Cushing centrale, la somministrazione di desametasone ad alto dosaggio determina una diminuzione della cortisolemia. In particolare, il test con desametasone 8 mg overnight prevede il dosaggio dei livelli di cortisolo nel sangue alle ore 8 della mattina successiva all'assunzione di desametasone la sera prima. Una significativa diminuzione della cortisolemia suggerirà che alla base dell'iper-cortico-surrenalismo sia presente un adenoma ipofisario.

60 **La risposta corretta è la C.**

L'uso di diuretici dell'ansa o di diuretici tiazidici non è tra le cause di iper-potassiemia. In particolare, i tiazidici inibiscono il riassorbimento degli ioni Na^+ e Cl^- dal tubulo contorto distale, i diuretici dell'ansa inibiscono il co-trasportatore Na-K-Cl nel tratto ascendente dell'ansa di Henle e quindi inibiscono il riassorbimento del sodio e del cloro. Il sodio che si accumula nel tubulo contorto distale sarà in parte riassorbito a livello del dotto collettore mediante un trasportatore in antiporto tra sodio e potassio, determinando ipopotassiemia.

61 **La risposta corretta è la D.**

Nella cirrosi epatica non colestatica non si osserva di solito ipercolesterolemia, la quale è invece una complicanza della colestasi, potendosi manifestare anche con xantomi e xantelasmi. Al contrario, l'aumento degli ormoni femminili per la ridotta eliminazione da parte del fegato danneggiato, determinerà la comparsa di eritema palmare, cioè rossore sul palmo delle mani (risposta A errata), ginecomastia (risposta B errata) e spider naevi, soprattutto al torace e alle braccia, costituiti da arteriole con piccole diramazioni che delineano una forma a "ragno" (risposta E errata). Infine, la ridotta funzionalità epatica porterà anche ad una diminuita produzione di protrombina con ipo-protrombinemia (risposta C errata).

62 **La risposta corretta è la B.**

In corso di crisi tireotossica può essere presente ipertermia. In particolare, si osservano : iper-sudorazione per l'aumentata termogenesi ed intolleranza al caldo (risposta C ed E errate); aumento della frequenza cardiaca con tachicardia (risposta A errata); aumento della motilità con possibile diarrea e malassorbimento (risposta D errata).

63 **La risposta corretta è la C.**

Il beta-bloccante che si utilizza abitualmente nel controllo dell'iperattivazione simpatica in corso di d'ipertiroidismo è il propranololo che , riducendo la conversione periferica da T4 a T3, riesce a controllare le manifestazioni periferiche dell'ipertiroidismo scatenate dalle catecolamine come tachicardia, aritmie, tremore, sudorazione, agitazione, fino a quando i farmaci tireostatici inizieranno a fare effetto. Viene raccomandato anche nella preparazione all'intervento chirurgico e nella crisi tireotossica.

64 **La risposta corretta è la C.**

Le manifestazioni cliniche di un iper-cortisolismo comprendono ipertensione arteriosa, insulino-resistenza e osteoporosi. Al contrario, non è presente ipoglicemia (si ha un aumento dei livelli di glucosio nel sangue, risposta B errata); non è presente ipercheratosi (la cute si presenta assottigliata, risposta E errata); non è presente iper-potassiemia ma si verifica una diminuzione dei livelli di k nel sangue (risposta B errata); non è presente piastrinopenia ma si ha un aumento dei trombociti (risposta D errata) e degli eritrociti con diminuzione invece degli eosinofili (risposta A errata).

65 **La risposta corretta è la B.**

In un paziente con ipopotassiemia possiamo riscontrare un'onda U prominente. In particolare, in caso di ipopotassiemia è necessario effettuare un ECG in cui si può rilevare un sotto-slivellamento del segmento ST, una depressione dell'onda T e un'elevazione dell'onda U. L'ipokaliemia può causare contrazioni premature ventricolari e atriali, tachiaritmie ventricolari e atriali e blocco atrioventricolare di 2° o 3° grado. Nei casi gravi di ipopotassiemia può subentrare una fibrillazione ventricolare. In caso di cardiopatie preesistenti o di terapia con digossina possono insorgere alterazioni dell'attività elettrica del cuore anche con una lieve diminuzione della potassiemia.

66 **La risposta corretta è la C.**

La più frequente neoplasia gastrica causata da Helicobacter pylori è l'adenocarcinoma. In particolare, l'infezione aumenta da 3 a 6 volte la probabilità di sviluppare una neoplasia gastrica, che può essere un adenocarcinoma di tipo intestinale del corpo e dell'antro gastrico, ma anche un linfoma gastrico o un linfoma del tessuto linfoide associato alle mucose o un tumore monoclonale a cellule B.

67 La risposta corretta è la C.
La sindrome caratterizzata da difettosa coniugazione della bilirubina è la sindrome di Gilbert. Tale sindrome ereditaria è caratterizzata da deficit nella captazione della bilirubina e da una ridotta attività della glucuronil-transferasi (come la sindrome di Crigler-Najjar), che determinano livelli aumentati di bilirubinemia indiretta, fluttuante tra i 2 e i 5 mg/dl, che aumenta in caso di stress e digiuno. Al contrario, la sindrome di Dubin-Johnson (come la sindrome di Rotor) è una malattia ereditaria in cui vi è un'anomala escrezione attraverso la membrana canalicolare dell'epatocita della bilirubina coniugata che si accumula in circolo, potendo comparire anche nelle urine (risposta A errata).

68 La risposta corretta è la C.
Per copertura vaccinale s'intende la quota di soggetti vaccinati sul totale dei soggetti candidati alla vaccinazione e ha una soglia di sicurezza del 95%. In particolare, tale parametro valuta il livello di protezione della popolazione contro alcune patologie trasmissibili e l'efficacia dei relativi programmi d'immunizzazione.

69 La risposta corretta è la D.
Gli inibitori dell'enzima di conversione dell'angiotensina (ACE-I) ed i bloccanti dei recettori dell'angiotensina (ARB) possono provocare iper-potassiemia che ne limita l'utilizzo soprattutto nei pazienti che presentano insufficienza renale. Le contro-misure per scongiurare l'insorgenza di iper-potassiemia in corso di trattamenti con farmaci che bloccano il sistema renina angiotensina aldosterone (SRAA) prevedono una dieta povera di K, diuretici e altri farmaci che favoriscono l'eliminazione fecale del K.

70 La risposta corretta è la B.
La penicillina appartiene al gruppo di sostanze chimiche dei B-lattamici, classe di antibiotici che bloccano la sintesi della parete cellulare dei batteri, andando ad inibire la trans-peptidasi. In particolare, questo è l'enzima che forma i legami crociati che rafforzano la struttura del peptidoglicano, componente prevalente nelle pareti soprattutto dei Gram positivi, meno presente invece in quelle dei Gram negativi.

71 La risposta corretta è la A.
Il Linezolid, antibiotico appartenente alla classe degli oxazolidinoni, è indicato soprattutto per il trattamento di infezioni da Gram positivi, compresi i cocchi resistenti a penicillina, cefalosporine, oxacillina, vancomicina, incluso lo stafilococco aureo meticillino-resistente. .

72 La risposta corretta è la D.
L'ipotiroidismo primitivo, determinato da una patologia tiroidea con TSH aumentato, riconosce come causa più frequente la tiroidite di Hashimoto, che può associarsi ad un gozzo duro e nelle fasi avanzate ad una tiroide ridotta di volume e fibrotica. Inoltre, altre cause di ipotiroidismo primitivo sono l''ipotiroidismo post-terapia, come quello conseguente ad un trattamento con iodio radioattivo o ad una operazione chirurgica per ipertiroidismo o gozzo. Una causa temporanea di ipotiroidismo è quella legata a terapia medica sovradosata con propiltiouracile, metimazolo e ioduro, che generalmente regredisce dopo l'interruzione della terapia.

73 La risposta corretta è la B.
La positività anticorpale meno rilevante per la diagnosi di epatite autoimmune è la positività degli anticorpi anti-actina. In particolare, i criteri diagnostici per l'epatite autoimmune sono: sesso; rapporto fosfatasi alcalina/ aminotransferasi; rapporto fra globulina sierica, gammaglobulina o IgG e valore normale corrispondente; positività degli autoanticorpi ANA, LKM, SMA, SLA, ASGP-R, LSP, LC1, LP, HHPM o solfatide,

AMA; positività dei markers virali; anamnesi di esposizione a farmaco epatotossico recente o esposizione parenterale a prodotti ematici; consumo di alcolici; fattori genetici; esame istologico; risposta alla terapia.

74 La risposta corretta è la A.

La Mielofibrosi può associarsi al linfoma non Hodgkin ma non è la sua complicanza più frequente. In particolare, la mielofibrosi primaria è una malattia rara (cioè colpisce non più di 5 persone ogni 10.000 abitanti) definita come disordine mieloproliferativo causato dalla trasformazione neoplastica di una cellula staminale del midollo osseo, che stimola i fibroblasti a secernere collagene in eccesso. Frequentemente è presente la mutazione del gene Janus-kinase 2 (*JAK2*) coinvolto nella trasduzione del segnale per l' eritropoietina, la trombopoietina e il G-CSF. Altre mutazioni associate sono quelle a carico del thrombopoietin receptor gene (*MPL*) o del gene della calreticulina (*CALR*) (risposte B, D ed E errate). Infine, costituisce l'evoluzione di circa un quinto dei casi di policitemia vera (risposta C errata).

75 La risposta corretta è la E.

Per far diagnosi di diabete mellito è necessario:

- *una rilevazione di glicemia random ≥ 200 mg/dl più sintomi classici del DM /complicanza acuta;*
- *almeno due rilevazioni di:*
  - *glicemia a digiuno ≥ 126 mg/dl;*
  - *glicemia a 2 ore di tolleranza glucidica orale ≥ 200 mg/dl;*
  - *HbA1c ≥ 48 mmol/mol o 6,5%.*

76 La risposta corretta è la D.

I farmaci antitumorali più frequentemente associati a danno miocardico sono le antracicline, che determinano necrosi e apoptosi dei miocardiociti con fibrosi miocardica. In tale classe farmacologica rientrano, ad esempio, la doxorubicina (DOX), la daunorubicina (DNR) e l'adriamicina. In particolare, viene definita cardio-tossicità indotta da farmaco la presenza di:

- riduzione della FEVS (frazione d'eiezione del ventricolo sinistro) di almeno il 5% ad un valore inferiore al 55% in presenza di segni o sintomi di scompenso cardiaco;
- riduzione della FEVS del 10% ad un valore inferiore al 55% in soggetti asintomatici.

77 La risposta corretta è la B.

Non si accompagna ad inappetenza l'adenoma dell'apparato insulare del pancreas, che al contrario risulta associato ad un incremento del senso di fame. Invece, la presenza di malattie croniche aumenta i livelli circolanti di alcune citochine pro-infiammatorie che determinano a livello ipotalamico un aumento dell'attività anoressizzante di leptina e serotonina.

78 La risposta corretta è la D.

Nella scelta di una terapia ipnoinducente, in particolare in un paziente attivo, sono da preferire le benzodiazepine ad emivita breve/intermedia come il diazepam.

79 La risposta corretta è la D.

La composizione più frequente dei calcoli delle vie urinarie è rappresentata dall'ossalato di calcio.

80 La risposta corretta è la D.

Nel trattamento dell'ascite in corso di cirrosi non è indicato il Metolazone. Infatti, le linee guida raccomandano la restrizione dietetica del sodio (2000 mg/die) come primo trattamento. In caso di mancata efficacia dopo pochi giorni si introduce un antagonista specifico dell'aldosterone (spironolattone, canrenone), spesso in associazione con un diuretico dell'ansa (furosemide, torasemide), che garantisce una diuresi ottimale con un minor rischio di squilibri del potassio (risposte A, B, C ed E errate). La paracentesi terapeutica è un'altra opzione sicura con rimozione di 4 L/die ed è spesso associata ad infusione di albumina e.v. per contrastare la deplezione della volemia.

81 La risposta corretta è la A.
Il dolore relativo alla colica biliare, dovuto alla presenza di calcoli che ostruiscono il lume delle vie biliari, è generalmente ben controllabile con gli analgesici. In particolare, insorge spesso un'ora dopo un pasto abbondante o ricco di grassi (risposta D errata) ed è solitamente riferito all'ipocondrio destro o all'epigastrio, potendosi irradiare posteriormente ed anche alla spalla (risposte C ed E errate), ma nei diabetici e negli anziani è spesso mal localizzato. Il dolore dura almeno 15-30 minuti (risposta B errata) e può essere accompagnato da nausea e vomito, mentre soltanto in caso di colecistite saranno presenti febbre e brivido. Segni di interessamento peritoneale saranno assenti.

82 La risposta corretta è la D.
La sclerosi multipla non porta sempre alla disabilità fisica ed intellettiva. In particolare, tale malattia autoimmune cronica demielinizzante del sistema nervoso centrale e del midollo determina tipiche lesioni definite placche con danno sia alla mielina che assonale, accompagnate da infiammazione perivascolare (risposta C errata). Esordisce generalmente in donne di giovane età tra i 20 e i 40 anni (risposte B ed E errate) con disturbi del visus come perdita parziale della vista, dolore a un occhio causato da una neurite ottica retro-bulbare, diplopia per l'oftalmoplegia internucleare o scotomi (risposta A errata). Altri sintomi d'esordio sono parestesie e paresi ad uno o più arti.

83 La risposta corretta è la E.
Il tremore essenziale, ad eziologia ignota, è caratterizzato da movimenti non volontari, ritmici, oscillatori di muscoli antagonisti reciproci e può associarsi a decadimento cognitivo e/o parkinsonismo. In particolare, fattori predisponenti possono essere genetici e/o ambientali, infatti, circa il 50% dei pazienti hanno genitori o fratelli affetti (risposta B errata). Il tremore essenziale si aggrava in condizioni di stress e si differenzia dal tremore della malattia di Parkinson in quanto aumenta con l'attività muscolare, soprattutto nello svolgimento dei movimenti fini (risposta A errata). Si manifesta principalmente agli arti superiori ma talvolta può coinvolgere anche la testa, labbra, voce, mento (risposta C errata).

84 La risposta corretta è la D.
L'anemia da carenza di acido folico, frequentemente associata a celiachia e alcolismo, è tipicamente macrocitica e ipercromica, indistinguibile da quella da deficit di vitamina B12. Tale patologia determina un rallentamento nella sintesi del DNA mentre il resto della cellula cresce in maniera sproporzionata. Il risultato è la comparsa di megaloblasti che in parte saranno immessi in circolo ed in parte andranno incontro a morte intra-midollare, rendendo l'eritropoiesi inefficace con reticolocitopenia. Il volume corpuscolare medio > 100 fl/cellula e lo striscio periferico rivela macro-ovalocitosi, anisocitosi e poichilocitosi. La variazione dell'ampiezza della distribuzione degli eritrociti è aumentata e si possono osservare i corpi di Howell-Jolly (residui di nucleo).

85 La risposta corretta è la A.
Il quadro laboratoristico di un iperparatiroidismo primitivo si caratterizza per ipercalcemia, ipofosforemia, PTH aumentato. In particolare, aumenta:

- il riassorbimento osseo di calcio e fosforo;
- aumenta l'escrezione renale del fosfato e il riassorbimento del calcio a livello del tubulo contorto distale;
- aumenta il riassorbimento di calcio introdotto con gli alimenti stimolando la 25-idrossi-vitamina-D-1 alfa idrossilasi a livello renale con attivazione della vitamina D che agisce a livello intestinale stimolando l'attività di una proteina legante il calcio.

86 La risposta corretta è la B.
La fibrillazione atriale, ritmo atriale veloce ed irregolarmente irregolare, non insorge di solito nell'ipotiroidismo. In particolare, nella fibrillazione atriale gli atri non si contraggono e il sistema di conduzione atrioventricolare è tempestato da numerosi stimoli elettrici che vengono trasmessi ai ventricoli con una frequenza irregolarmente irregolare e tachicardica. Le cause più frequenti di fibrillazione atriale sono l'età avanzata, l'ipertensione arteriosa, valvulopatie e/o cardiomiopatie, cardiopatia ischemica, abuso d'assunzione d'alcol e ipertiroidismo.

87 La risposta corretta è la E.
La celiachia è una malattia immuno-mediata causata da un'intolleranza alimentare al glutine che delinea una sindrome da malassorbimento con varie espressioni fenotipiche, che si associa spesso ad altre malattie autoimmuni come la tiroidite di Hashimoto e il diabete mellito di tipo 1. In particolare, il sospetto diagnostico si basa sul criterio clinico, sulla familiarità e su anomalie di laboratorio suggestive di malassorbimento. Importante è il ruolo dei marker sierologici come gli Ac anti-transglutaminasi tissutale e anti-endomisio (risposta C errata). Se gli Ac risultano positivi, il paziente deve essere sottoposto a prelievo bioptico del tenue, nella seconda porzione duodenale, per la conferma diagnostica con rilevamento di atrofia dei villi, aumento dei linfociti intraepiteliali e iperplasia delle cripte (risposta A errata).

88 La risposta corretta è la E.
La sindrome da demielinizzazione osmotica è una condizione grave e spesso irreversibile, che può insorgere a seguito di correzione rapida o eccessiva dell'iponatriemia. In particolare, l'aumento della concentrazione di Na nel sangue deve essere massimo di 8 mEq/L nelle prime 24 ore. Inoltre, eccetto che per le prime ore di trattamento di un'iponatriemia grave, l'incremento di Na deve essere effettuato con una velocità non superiore ai 0,5 mEq/L/h.

89 La risposta corretta è la C.
In un paziente con un quadro di epatite acuta non è raccomandato il test sierologico di ricerca degli anticorpi anti-transglutaminasi. Al contrario, gli anticorpi anti-HAV IgM sono utilizzati per far diagnosi di epatite A (risposta A errata). Ancora, l'HBsAg, antigene di superficie dell'epatite B, è fondamentale per la diagnosi di epatite B ed appare già dal periodo di incubazione, compreso tra 1-6 settimane, scomparendo durante la convalescenza (risposta B errata). Invece, gli anticorpi anti-nucleo (ANA) vengono ricercati per far diagnosi di epatite autoimmune insieme agli LKM, SMA, SLA, ASGP-R, LSP, LC1, LP, HHPM o solfatide, AMA (risposta D errata). Infine, il dosaggio di HEV-RNA viene utilizzato in caso di epatite A (risposta E errata).

90 La risposta corretta è la D.
Nel sospetto di una pancreatite acuta non è utile per l'inquadramento diagnostico la colesterolemia. Al contrario, la calcemia viene dosata in quanto una delle cause della pancreatite acuta è l'ipercalcemia, come nell'iperparatiroidismo, anche se in corso di pancreatite acuta si può verificare ipocalcemia (risposta A errata). Invece, l'amilasemia e la lipasemia sono richieste ogni volta si ponga il sospetto di pancreatite acuta (risposta E errata). I loro livelli ematici s'impennano il primo giorno e rientrano di solito in 3-7 gg, ma non sono specifici in quanto possono essere elevati anche in corso di insufficienza renale, ulcera perforata, occlusione vascolare mesenterica, occlusione intestinale, macro-amilasemia e in caso di tumori che secernono amilasi. Infine, l'ecografia addominale è utile in caso di sospetta pancreatite biliare, potendo rilevare calcoli biliari o segni di dilatazione del dotto biliare comune che indica ostruzione delle vie biliari (risposta B errata).

91 La risposta corretta è la A.
L'iper-transaminasemia non compete al quadro della sindrome uremica, che è caratterizzata da elevati

livelli di urea nel sangue a causa dell'insufficienza renale. Al contrario, le emorragie digestive possono verificarsi come conseguenza della formazione di ulcere gastrointestinali in un contesto di emostasi deficitaria (risposta B errata). Ancora, l'anemia è determinata dalla mancata produzione di eritropoietina per l'insufficienza renale (risposta C errata). Invece, le alterazioni dello stato di coscienza, stupor fino al coma possono comparire se non si interviene con un trattamento dialitico o con trapianto renale (risposta D errata). Infine, può comparire anche una pericardite fibrinosa con versamento pericardico, con cellule infiammatorie che non penetrano nel miocardio e quindi non avremo il tipico sovra-slivellamento diffuso di ST all'ECG della pericardite (risposta E errata)

92 La risposta corretta è la A.
La neoplasia pancreatica che ha la prognosi peggiore è l'adenocarcinoma duttale perché viene spesso diagnosticato in fase avanzata, quando l'asportazione chirurgica con intento radicale non è più un' opzione percorribile. Al contrario, l'intervento chirurgico per il cisto-adenoma mucinoso è curativo ed anche i pazienti con cisto-adenocarcinoma mucinoso hanno una buona prognosi (risposte B e C errate). Ancora, le neoplasie neuroendocrine hanno nel complesso una prognosi migliore rispetto all'adenocarcinoma duttale, perché, nonostante la natura aggressiva hanno un decorso indolente e i trattamenti chirurgici e non chirurgici, possono essere ripetuti nel tempo. Tra queste l'insulinoma ha la prognosi migliore, mentre le altre neoplasie funzionanti e le neoplasie non funzionanti hanno curve di sopravvivenza molto simili (risposte D ed E errate).

93 La risposta corretta è la C.
L'obesità non è una condizione associata ad un aumento del NT-pro BNP, prodotto dal clivaggio del proBNP in BNP e NT-proBNP. Al contrario, il suo rilascio, da parte delle cellule ventricolari, è aumentato nello scompenso cardiaco, in risposta all'aumentata pressione di riempimento ventricolare (risposta E errata). Altre condizioni associate ad un suo aumento sono l'insufficienza renale, l'età avanzata (risposta A errata), il sesso femminile, stati di alta gittata come sepsi e cirrosi (risposta B errata), patologie polmonari come l'embolia polmonare (risposta D errata), l'emorragia subaracnoidea, patologie endocrinologiche come l'ipertiroidismo e il Cushing e infine, le sindromi paraneoplastiche.

94 La risposta corretta è la D.
Il sarcoma di Ewing presenta maggiore incidenza in età giovanile, soprattutto nei bambini e nei giovani adolescenti. Al contrario, l'età media di comparsa del carcinoma della prostata è 70 anni (risposta E errata) così come la leucemia linfatica cronica (risposta B errata). All'opposto, la maggior parte dei casi di carcinoma dello stomaco ha una età superiore ai 50 anni. Invece, il plasmocitoma tende a colpire maggiormente i cinquantenni e persone con età compresa tra 60 e 65 anni (risposta C errata).

95 La risposta corretta è la B.
Il farmaco che può essere impiegato nel trattamento dell'iperuricemia è il Febuxostat, ***inibitore*** *della xantina ossidasi, l'enzima che catalizza il metabolismo delle purine ad acido urico.* In particolare, viene raccomandato come terapia dell'iperuricemia cronica con deposito di urato, compresa un'anamnesi positiva, o la presenza, di tofi e/o di artrite gottosa. Al contrario, il ramipril è un ACE inibitore utilizzato nelle terapie anti-ipertensive. All'opposto, il Liraglutide e il Vildagliptin, rispettivamente analogo del GLP-1 e inibitore del DPP-4, sono antidiabetici che usano il sistema delle incretine per aumentare la secrezione di insulina correlata ai pasti (risposte C e D errate). Infine, il clopidogrel è un antiaggregante piastrinico utile nella terapia dell'aterosclerosi (risposta E errata)

96 **La risposta corretta è la E.**

La policistosi ovarica rappresenta una condizione che non può determinare osteoporosi nella donna, anzi l'aumento dei livelli di androgeni nel sangue, l'iper-insulinemia e la tendenza ad aumentare il BMI (body mass index), presenti in questa condizione , costituiscono fattori ritenuti protettivi contro disordini di fragilità ossea come l'osteoporosi e quindi contro eventuali fratture. Al contrario, nell'amenorrea secondaria, nella menopausa precoce spontanea e nella menopausa chirurgica con annessiectomia la riduzione dei livelli di estrogeni circolanti determinano un aumento del rischio di osteoporosi (risposte A, C e D errate). Invece, nell'ipertiroidismo si ha una stimolazione del turnover osseo e non c'è più equilibrio tra osso distrutto ed osso appena formato, per cui si ha riduzione della massa ossea e maggiore rischio di fratture (risposta B errata).

97 **La risposta corretta è la B.**

L'acidosi respiratoria è caratterizzata da un aumento della pressione parziale di anidride carbonica (pC02), accompagnato o meno da un compensatorio aumento del bicarbonato (HCO3-), e riduzione del pH. Solitamente si ha a causa di patologie del SNC, dei polmoni o iatrogene che determinino ipoventilazione con riduzione della frequenza respiratoria e/o del volume respiratorio.

98 **La risposta corretta è la B.**

L'effetto collaterale più grave dei tiouracili, utilizzati nell'ipertiroidismo è l'agranulocitosi, condizione acuta caratterizzata da una conta dei granulociti circolanti inferire a 100 cellule/mm3, i cui sintomi comprendono infezioni dell'orofaringe (come la candidosi), del tratto gastrointestinale e della cute accompagnati da febbre e malessere generale. Altri farmaci che possono dare agranulocitosi sono i chemioterapici, antipsicotici (clozapina), FANS (fenilbutazone) e i sulfamidici.

99 **La risposta corretta è la A.**

L'amitriptilina non è un inibitore selettivo del re-uptake della serotonina (SSRI) in quanto appartiene alla categoria degli antidepressivi triciclici e nello specifico degli inibitori non selettivi della monoamino-ricaptazione. Oltre che nella depressione è indicata nella profilassi dell' emicrania e delle cefalee croniche o ricorrenti.

100 **La risposta corretta è la D.**

Nella sindrome del tunnel carpale, causata dalla compressione del nervo mediano all'interno del tunnel carpale, il paziente lamenta, in genere, dolore associato a parestesie delle prime quattro dita della mano (lato palmare del pollice, indice, dito medio e metà radiale del dito anulare), che si estende spesso all'avambraccio, braccio e raramente alla spalla. La sintomatologia si intensifica di notte ed è più accentuata in un lato. Il quadro evolve verso atrofia tenare e ipostenia di abduzione e opposizione del pollice.

La simulazione 10 corrisponde alla prova del concorso MMG 2018.

1 Secondo le recenti linee guida quale è il farmaco di prima linea per il controllo delle crisi convulsive generalizzate a lungo termine?

A Levetiracetam

B Midazolam

C Valproato sodico

D Topiramato

E Levosulpiride

2 Qual è il trattamento farmacologico di prima linea nello scompenso cardiaco cronico con ridotta frazione di eiezione?

A Inibitore della neprilisina

B ACE inibitore e Beta bloccante

C ACE inibitore e spironolattone

D Beta bloccante e digossina

E Ivabradina

3 La sincope, perdita di coscienza transitoria, riconosce diverse cause. In quale delle seguenti è opportuno il ricovero ospedaliero?

A Sincope da sindrome del seno carotideo

B Sincope situazionale

C Sincope vaso-vagale

D Sincope da blocco atrio ventricolare (BAV) di secondo grado tipo Mobitz II

E Sincope da ipotensione ortostatica

4 Nel corso degli ultimi 3 mesi in un uomo di 80 anni si è verificato un rapido peggioramento della demenza, associato a segni extrapiramidali e a scosse mioclonice. La diagnosi più probabile è:

A Malattia di Huntington

B Idrocefalo normoteso

C Demenza vascolare

D Mordo di Parkinson

E Malattia di Alzheimer

5 Individua tra i seguenti l' elemento clinico-diagnostico che non orienta verso la diagnosi di endocardite infettiva:

A Emocolture ripetutamente negative

B Fenomeni vascolari trombo-embolitici ed emorragici

C Patologie cardiache predisponenti e tossicodipendenza

D Ecocardiografia positiva per vegetazioni endocardiache

E Febbre elevata

6 Una ragazza di 20 anni obesa e per il resto asintomatica presenta valori pressori sistolici di 140 mmHg e valori diastolici che oscillano tra 85 e 90 mmHg. Qual è l'approccio iniziale più appropriato per questa paziente ?

A Misura delle catecolamine urinarie

B Terapia con ACE inibitori

C Eco-Doppler renale

D Terapia con idro-clorotiazide

E Attività fisica controllata e perdita di peso

7 Quale tra i seguenti parametri NON è importante per il giudizio di gravità ai fini del ricovero ospedaliero di un paziente con polmonite acquisita in comunità ?

A Ipotensione (pressione sistolica < 90 mmHg)

B Tosse stizzosa

C Tachicardia > 125/bpm

D Tachipnea > 30 atti/min

E Temperatura > 40° C

8 Quale tra i seguenti è considerato attualmente il principale fattore di rischio di infezione da HCV in pazienti HIV positivi ?

A Le emotrasfusioni

B L' emodialisi

C Le cure odontoiatriche

D L' abuso alcolico

E L'uso promiscuo di sex-toys

9 Nell' asma bronchiale acuto severo quale dei seguenti rappresentano i farmaci di prima scelta?

A Nedocromile sodico

B Metilxantine

C Solfato di magnesio

D Furosemide

E Beta2 – agonisti

10 Quali tra le seguenti affermazioni relative all' ulcera da piede diabetico è corretta:

A L' ulcera neuropatica è sempre associata a fenomeni di necrosi

B Non risente della sospensione del fumo

C Il paziente presenta sempre claudicatio intermittens

D Richiede sempre un intervento di rivascolarizzazione

E Può essere vascolare e/o neuropatica

11 Riguardo all' encefalopatia epatica quale delle seguenti affermazioni è falsa ?

A Sono fattori patogenetici: la grave disfunzione epatocellulare, gli shunt intraepatici ed extraepatici porto-sistemici con diverse sostanze tossiche assorbite dall' intestino

B Sono presenti disturbi della coscienza, del comportamento e cambiamenti della personalità

C Sono fattori precipitanti: l'emorragia gastrointestinale, gli squilibri elettrolitici e l'utilizzo di farmaci

D Non ha nessuna importanza patogenetica l'assunzione di dieta ad alto contenuto proteico

E È presente "Flapping Tremor"

12 Quale tra le seguenti affermazioni sul Morbo di Crohn e Rettocolite Ulcerosa è vera?

A Il Morbo di Crohn può interessare qualunque tratto dell'intestino dal cavo orale all'ano, la Rettocolite Ulcerosa si estende solo al colon e al retto

B Sono entrambe colonpatie funzionali

C Il Morbo di Crohn è una malattia reumatica, la Rettocolite Ulcerosa una malattia intestinale

D Sono malattie che interessano solo la popolazione anziana

E Sono modi diversi per indicare la stessa malattia infiammatoria cronica dell'intestino

13 Nella diagnosi di embolia polmonare quale dei seguenti esami ha la più alta sensibilità e specificità?

A Elettrocardiogramma

B Rx torace

C Emogasanalisi arteriosa

D Scintigrafia polmonare ventilo-perfusoria

E Angio-TC del torace

14 **Quale tra le seguenti affermazioni NON è corretta relativamente al dosaggio del PSA come test di screening per il cancro della prostata ?**

A Il test di screening con PSA non presenta rischi di sovra-diagnosi e sovra-trattamento

B Tra i 40 e 50 anni in pazienti con fattori di rischio l'opportunità di un monitoraggio deve essere discussa caso per caso

C Sconsigliato in uomini asintomatici sotto i 50 anni

D Il dosaggio del PSA deve essere consigliato a uomini con attesa di vita di almeno 10 anni

E Si dovrebbe evitare di avviare programmi di screening con PSA in individui al di sopra di 75 anni

15 **In caso di donna con infezione da HIV in gravidanza con viremia HIVRNA non rilevabile e CD4 > 200 cell/mm3 da almeno 4 settimane:**

A Deve essere anticipato il parto

B Va sempre eseguito il parto cesareo

C Non ci sono controindicazioni al parto vaginale

D Non possono essere dati farmaci antiretrovirali per il rischio di danno al feto

E È consigliato l'aborto

16 **Un giovane presenta cefalea persistente e pressione arteriosa pari a 170/105 mmHg. Gli esami ematochimici evidenziano lieve ipokaliemia e valori aumentati di renina, e aldosterone in ortostatismo, con normali indici di funzionalità renale. Quale può essere la diagnosi più probabile?**

A Ipertensione arteriosa associata a insufficienza renale cronica in stadio avanzato

B Ipertensione arteriosa resistente

C Ipertensione arteriosa secondaria a stenosi dell'arteria renale

D Sindrome di Cushing

E Iperaldosteronismo primario

17 **Un ragazzo di 14 anni presenta cefalea, malessere generale, mialgie, otalgia e faringodinia, tosse stizzosa e bruciore retrosternale, temperatura di 37° C. Una radiografia del torace dimostra la presenza di infiltrati flogistici bilaterali. Qual è la diagnosi più probabile?**

A Polmonite da Haemophilus Influenzae

B Polmonite da Pneumocystis jirovecii

C Polmonite da Mycoplasma pneumoniae

D Polmonite pneumococcica

E Polmonite da Bordetella pertussis

18 **In un operatore sanitario che ha avuto un incidente sul lavoro con fonte siero positiva la profilassi post-esposizione per HIV:**

A Non va somministrata se l'operatore sanitario ha una infezione da virus C

B Va somministrata per tutta la vita

C Non serve se l'operatore è vaccinato contro l'epatite B

D Non va eseguita

E Va somministrata quanto prima, nell' arco di poche ore, per un mese

19 **In caso di sospette metastasi ossee indicare l' esame più sensibile fra quelli di primo impiego:**

A TC

B Biopsia ossea

C RM

D Scintigrafia ossea

E Rx diretta

20 **Indicare quale affermazione è falsa tra le seguenti riguardanti l'uso dell'esame eco-Doppler dei tronchi sovraortici:**

A Si utilizza nei controlli di pazienti con stenosi carotidea

B Indicato nei pazienti che presentano amaurosi fugace

C Raccomandato nei pazienti che presentano soffio carotideo

D Sempre consigliato alle persone asintomatiche con età superiore ai 65 anni

E Raccomandato per pazienti con sintomi transitori per probabile TIA

21 **Una donna di 34 anni presenta episodi ripetuti di dolore all' ipocondrio destro associato a vomito. All' esame obiettivo presenta dolore alla palpazione dell' ipocondrio destro. Qual è il primo accertamento di diagnostica per immagini da prescrivere ?**

A TC addome con mezzo di contrasto

B Ecografia addome superiore

C Rx diretta dell' addome

D Studio radiologico del digerente con contrasto

E Risonanza Magnetica dell' addome

22 **Secondo la normativa vigente in materia di farmacovigilanza, quali delle seguenti sospette reazioni avverse da medicinali sono oggetto di obbligo di segnalazione tempestiva da parte dei medici ?**

A Solo quelle osservate, gravi, attese ed inattese, da tutti i vaccini e dai medicinali posti sotto monitoraggio addizionale (AIFA)

B Solo in caso di reazione nociva e non voluta conseguente all'uso autorizzato di un medicinale alle normali condizioni di impiego

C Tutte, indipendentemente dal tipo di uso del medicinale, anche se derivate da errore terapeutico, uso off-label, uso improprio o abuso del medicinale

D Solo quelle da medicinali di origine biologica

E Solo quelle gravi o inattese

23 **Quale è l'accertamento necessario alla diagnosi di BPCO?**

A TC torace

B Spirometria

C Ecografia

D Rx torace

E PH-metria arteriosa

24 **L'effetto analgesico dei FANS nel dolore lieve/moderato aumenta con l'aumentare della dose ?**

A Si

B No

C Solo con l'associazione fra FANS

D Solo per Diclofenac e Ketorolac

E Solo nel dolore periferico

25 **Quale tra le seguenti condizioni non è presente nella chetoacidosi diabetica?**

A Diminuito utilizzo periferico del glucosio

B Diuresi osmotica

C Acidosi metabolica

D Diminuita lipolisi

E Incremento del catabolismo proteico

26 **Il paracetamolo nel dolore lieve/moderato è considerato il farmaco di primo impiego:**

A Solo nel bambino

B Solo nell'anziano

C Solo in associazione con la codeina

D Mai

E Sempre

27 Quale tra le seguenti condizioni NON è tra le possibili complicanze della policitemia vera?

A Splenomegalia

B Trombosi

C Nessuna delle precedenti

D Emorragie

E Infezioni gravi e spontanee

28 Quale è l'esame maggiormente indicato per la diagnosi di scabbia ?

A Ultrasonografia addominale

B Biopsia cutanea

C Ricerca microscopica dopo scrub delle lesioni e/o Dermatoscopia

D Emocromo con conteggio eosinofili

E Patch test

29 Un uomo di 56 anni, ex forte fumatore, presenta una importante riacutizzazione della BPCO. Qual è il sintomo la cui comparsa NON indica la riacutizzazione della BPCO?

A Espettorato con variazione del colore

B Febbre

C Riduzione della quantità dell'espettorato

D Dispnea

E Accentuazione della tosse

30 Quando compare il segno clinico "disartria" nei pazienti affetti da sclerosi laterale amiotrofica (SLA) ad esordio bulbare?

A Solo quando la capacità vitale forzata (FVC) è inferiore al 50%

B All' esordio di malattia, prima della comparsa dei problemi motori

C In qualsiasi momento del decorso, dipende da paziente a paziente

D Quando i problemi di motricità sono già gravi, a decorso avanzato di malattia

E Nelle ultime fasi del decorso, quando il paziente è allettato

31 Durante una visita ambulatoriale, una donna di 72 anni riferisce tranquillamente che i suoi vicini la spiano e cercano di avvelenarla. Le viene prescritta una terapia con aloperidolo 0.5 mg due volte/die per sintomi paranoici. Dopo due settimane, la paziente presenta rigidità e dismetria. La diagnosi più probabile è:

A Discinesia tardiva

B Disturbo maniacale

C Parkinsonismo

D Sindrome da stress post traumatico

E Encefalite

32 Quale tra i seguenti è il principale fattore di aumento del rischio di contrarre una infezione correlata all'assistenza?

A L' uso di anti-infiammatori

B Le lunghe liste d'attesa

C L'esposizione del paziente a frequenti radiografie del torace

D L'esposizione a procedure invasive diagnostiche o terapeutiche

E L'uso di antidiabetici orali

33 Un paziente, in quarta giornata post-operatoria allettato dopo un intervento ortopedico, presenta T.C. 37,4°C, frequenza respiratoria 30 atti/min, FC 135 bpm ritmica, PA 90/65 mmHg, arto inferiore destro tumefatto e dolorabile

alla palpazione. Qual è la probabilità che vi sia una tromboembolia polmonare (TEP)?

A La probabilità di tromboembolia polmonare (TEP) è bassissima

B Non c'è sicuramente una tromboembolia polmonare (TEP)

C Non ci sono criteri clinici sufficienti per sospettare una tromboembolia polmonare (TEP)

D La probabilità di tromboembolia polmonare (TEP) è bassa

E La probabilità di tromboembolia polmonare (TEP) è alta

34 Qual è il rapporto sessuale più a rischio di trasmissione dell'infezione da HIV?

A Bacio profondo

B Anale recettivo

C Vaginale insertivo

D Petting

E Orale insertivo

35 Nei pazienti a rischio di sviluppare epatocarcinoma, qual è l'intervento di tempo utile in cui eseguire l' esame ecografico ?

A Ogni sei mesi

B Ogni anno

C Non è indicato l'esame ecografico, serve la Risonanza Magnetica

D Ogni due anni

E Ogni mese

36 L'elettrocardiogramma mostra sotto-slivellamento del tratto ST nelle derivazioni da V3 a V6. Con quale delle seguenti ipotesi diagnostiche è compatibile?

A Pericardite acuta

B NSTEMI (Non ST-Elevated Myocardial Infarction)

C Endocardite

D Ischemia miocardica della parete inferiore

E STEMI (ST-Elevated Myocardial Infarction)

37 La vaccinazione meningococcica tetravalente secondo il Piano Nazionale Prevenzione Vaccinale 2017-2019 del ministero della Salute:

A È fortemente raccomandata negli adolescenti

B Dal 2008 è obbligatoria per i bambini

C Ha presentato un numero di complicanze che ne ha comportato la sospensione dai programmi vaccinali

D È obbligatoria alla nascita

E Non è raccomandata in Italia

38 La colangite biliare primitiva ha le seguenti caratteristiche, tranne una:

A Interessa prevalentemente le donne tra i 40 e 60 anni

B Non è mai associata ad altre malattie considerate di tipo autoimmunitario

C Colpisce i dotti biliari interlobulari

D La diagnosi si basa sulla combinazione della presenza di anticorpi anti-mitocondrio (AMA), della persistenza di valori elevati della fosfatasi alcalina e della GT e/o eventuale biopsia epatica positiva

E Ha verosimile patogenesi autoimmune

39 Quale fra le seguenti caratteristiche riguardanti il Mini Mental State Examination NON è vera?

A Possibilità di valutare la terapia

B Brevità di somministrazione

C Obiettività non influenzata

dall'esaminatore

D Possibilità di seguire nel tempo il deterioramento motorio

E Buona sensibilità e specificità

40 Un uomo di 25 anni è portato al pronto soccorso dopo essere stato trovato incosciente a casa. All' arrivo è soporoso, pressione arteriosa 105/80 mmHg, frequenza cardiaca 100 bpm e frequenza respiratoria 8 atti/min., cute pallida fredda e umida, pupille miotiche e scarsamente reagenti alla luce. Quale tra queste è la possibile causa?

A Abuso di alcool

B Assunzione di barbiturici

C Ictus cerebri

D Overdose di cocaina

E Overdose di eroina

41 Indicare in quale delle malattie della lista seguente la demenza NON è frequente :

A Malattia di Pick

B Malattia di Huntington

C Malattia cerebrale multi-infartuale

D Malattia di Parkinson

E Ipertiroidismo

42 La più frequente causa di pancreatite acuta è:

A Abuso alcolico

B Trauma addominale

C Autoimmunità

D Litiasi biliare

E Primitiva

43 Quale tra le seguenti affermazioni sulla pancreatite acuta è falsa?

A Fattori prognostici negativi sono l'insufficienza multiorgano, l' età superiore a 70 anni, l'obesità e la PCR elevata

B La pancreatite acuta è correlata all'assunzione di alcolici e di alcuni farmaci, a fattori metabolici e alla colelitiasi

C La diagnosi viene generalmente sospettata per l'innalzamento delle amilasi sieriche

D La TC è utilizzata nello stabilire la gravità e la severità della pancreatite acuta

E Non è relazionata all'iper-trigliceridemia

44 Quale tra le seguenti affermazioni relative alla malattia di Parkinson NON è corretta?

A In alcuni casi, la patologia è attribuibile a fattori generici noti

B Le aree cerebrali più colpite sono il locus coeruleus e i lobi posteriori degli emisferi cerebellari

C È spesso evidenziabile bradicinesia

D Il tremore è sintomo più comune, anche se non sempre è presente fin dall'esordio

E Disturbi del linguaggio ,del sonno e dell'umore possono essere presenti

45 La valutazione multidimensionale di un paziente con bisogni assistenziali complessi:

A È lo strumento multidisciplinare che descrive i bisogni assistenziali, alla base della definizione del piano assistenziale integrato

B È operata soltanto dai servizi sociali del comune di residenza del paziente

C È un' attività assistenziale condotta dal caregiver

D È un' attività esclusiva del medico di medicina generale

E Descrive la diagnosi e le comorbidità del

paziente

46 **Quale dei seguenti farmaci NON è raccomandato nelle urgenze ipertensive?**

A Labetalolo per os

B Nifedipina sublinguale

C Losartan per os

D Clonidina per os

E Captopril per os

47 **Quale tra i nuovi marcatori è più utile nella diagnosi precoce del carcinoma prostatico in alternativa alla percentuale di PSA libero/totale per valori di PSA tra 4 e 10 ng/ml ?**

A P53A plasmatico

B Transmembrane protease

C Serine 2-TMPRSS2-ERG fusion

D PCA3 urinario

E CEA

48 **Quale tra le seguenti condizioni NON è sufficiente per porre la diagnosi di diabete mellito?**

A In assenza di sintomi, il riscontro in almeno due occasioni di glicemia a digiuno > 126 mg/dL

B In assenza di sintomi, il riscontro di una glicemia > 200mg/dL dopo carico orale di glucosio

C La presenza di emoglobina glicata > 48 mmol/mol (6,5%)

D In presenza di sintomi, il riscontro casuale, anche in una sola occasione, di glicemia > 200 mg/dL

E Il riscontro di una glicemia postprandiale con valore da 160 a 180 mg/dL

49 **Quale di questi farmaci è più indicato nel trattamento del "dolore episodico intenso" in pazienti con dolore di base relativamente ben controllato ?**

A Fentanyl trans-mucosale

B Tramadolo intramuscolare

C Ibuprofene orale

D Paracetamolo più codeina orale

E Ossicodone transdermico

50 **In presenza di dolore toracico quali tra le seguenti rappresenta una minaccia immediata per la vita?**

A Pneumotorace semplice monolaterale

B Pericardite acuta in assenza di versamento pericardico

C Polmonite

D Rottura dell'esofago

E Pleurite

51 **Paziente di 65 anni con storia nota di cuore polmonare cronico da 10 anni. In particolare, il cuore polmonare cronico presenta le seguenti caratteristiche tranne una:**

A L'elettrocardiogramma mostra i segni dell'ipertrofia ventricolare sinistra con blocco di branca sinistra

B Aumenta la frequenza di infezioni polmonari

C Nei pazienti affetti da patologia respiratoria lo sviluppo del cuore polmonare cronico indica una prognosi sfavorevole

D Può essere causato da patologie polmonari di tipo ostruttivo e restrittivo

E L'elettrocardiogramma mostra i segni dell'ipertrofia ventricolare destra con deviazione assiale destra ed ingrandimento dell'atrio destro con onde P alte in DII

52 **Le cure palliative domiciliari a livello territoriale devono essere erogate:**

A A tutti i pazienti con patologie oncologiche e neurodegenerative

B Solo ai pazienti adulti con patologie oncologiche e neurodegenerative in stadio terminale

C Ai pazienti con patologie cronico-evolutive compresi gli oncologici, per le quali non esistono terapie efficaci per prolungare significativamente la durata della vita

D Solo ai pazienti pediatrici con patologie oncologiche e neurodegenerative in stadio terminale

E Solo ai pazienti con patologie oncologiche in stadio terminale

53 **Individua la patologia NON compresa tra le possibili complicanze della Mononucleosi infettiva:**

A Cistite

B Rottura di milza

C Sindrome di Guillain-Barrè

D Epatite

E Pancitopenia

54 **Se si presenta in ambulatorio MMG o di continuità assistenziale una paziente alla 24esima settimana di gravidanza con primo riscontro di pressione elevata (pressione sistolica > 160 mmHg e pressione diastolica > 100 mmHg) e cefalea. Quale comportamento va tenuto?**

A Prescrivere Nifedipina 20 gocce per os e rimandare la paziente a domicilio

B Tranquillizzare la paziente

C Inviare in ambiente ospedaliero la paziente per ulteriori accertamenti

D Inviare la paziente dal ginecologo ambulatoriale

E Impostare una terapia antipertensiva per os

55 **Nella prevenzione primaria dell' ICTUS secondo le linee guida italiane SPREAD, quale delle seguenti affermazioni è falsa?**

A È raccomandato il consumo regolare di frutta secca a guscio (20-30 g/die)

B È raccomandato seguire una dieta a ridotto carico glicemico

C L'olio extravergine d'oliva è raccomandato come principale condimento per l'effetto protettivo legato soprattutto al contenuto in polifenoli

D È raccomandato mantenere l'indice di massa corporea superiore a 30, prestando una specifica attenzione all'accumulo di grasso viscerale

E Nei pazienti anziani con ipertensione sistolica isolata è raccomandato l'impiego dei farmaci anti-ipertensivi

56 **Un paziente al quale è asportata la milza, per qualsiasi causa, deve attenersi a tutte le sottostanti avvertenze, tranne una :**

A In caso di morsi di animali o di insetti iniziare subito un trattamento antibiotico

B Segnalare sempre al medico la condizione di asplenia

C Farsi visitare da un medico il più presto possibile per ogni episodio febbrile, in particolare se accompagnato da brivido e compromissione dello stato generale

D Vaccinarsi contro tutti i germi capsulati

E Evitare qualsiasi attività fisica

57 **Tutte le seguenti affermazioni possono determinare disuria tranne:**

A Prostatite

B Pielonefrite

C Infezione da Chlamydia Trachomatis

D Infezione da Neisseria Gonorrhoeae

E Infezione da Treponema pallidum

58 Quale è il range di valori di emoglobina glicata da mantenere in un soggetto con diabete mellito tipo II compensato per prevenire l'incidenza e la progressione delle complicanze micro-vascolari?

A 48-53 mmol/mol (6,5-7%)

B Superiore a 60 mmol/mol (7,6%)

C Fino a 45 mmol/mol (6,3%)

D Inferiore a 30 mmol/mol (4,9%)

E Non è correlato ad incidenza di complicanze

59 È impossibile definire una PaO2 (pressione arteriosa di ossigeno) come "normale" se non si tiene conto di alcune informazioni essenziali. Quale delle seguenti NON influisce sulla PaO2?

A Età del paziente

B Altitudine

C FiO2 (frazione inspirata di ossigeno)

D Posizione del paziente (seduta o supina) al momento del prelievo arterioso

E Il valore della emoglobina

60 Ai fini dell'impostazione empirica della terapia antibiotica di una faringo-tonsillite, quale deve essere considerato l'agente eziologico più frequente?

A Klebsiella pneumoniae

B Staphylococcus aureus

C Streptococcus pyogenes

D Haemophilus Influenzae

E Moraxella catarrhalis

61 L'anafilassi è una reazione allergica grave con esordio rapido. Quale dei seguenti farmaci rappresenta la prima scelta nel trattamento ?

A Prednisone

B Adrenalina

C Idrocortisone

D Ranitidina

E Clorfenamina

62 Che significa: utilizzo di un farmaco in maniera "off-label"?

A Può essere prescritto senza il consenso informato del paziente

B L'impiego nella pratica clinica di farmaci al di fuori delle condizioni autorizzate

C Può essere utilizzato solo nel corso di sperimentazioni cliniche

D Può essere erogato solo da farmacie ospedaliere

E Può essere prescritto solo da specialisti

63 Quali sono, in successione temporale, gli studi della polmonite pneumococcica?

A Congestione, epatizzazione rossa, epatizzazione grigia , risoluzione

B Epatizzazione rossa, congestione, epatizzazione grigia, risoluzione

C Epatizzazione grigia, epatizzazione rossa, congestione, risoluzione

D Non esistono stadi evidenziabili nel decorso della malattia

E Congestione, epatizzazione grigia, epatizzazione rossa, risoluzione

64 Un paziente di 58 anni con storia nota di dissecazione aortica viene visitato presso l'ambulatorio di cardiologia. In particolare, nella dissezione aortica, quale tra le seguenti affermazioni è falsa?

A È una complicanza della sindrome di Marfan e della sindrome di Ehlers-Danlos

B Il picco di incidenza si verifica nella sesta e settima decade di vita

C I fattori di rischio comprendono l'ipertensione arteriosa e la necrosi della tunica media

D L' incidenza aumenta nei pazienti con aortite infiammatoria (esempio: arterite di Takayasu e arterite a cellule giganti)

E Raramente si presenta con dolore toracico

65 La metformina è il trattamento farmacologico di prima scelta nei pazienti diabetici. Quale sintomo o comorbilità è indicazione assoluta alla sua sospensione?

A Stato anasarcatico in epatite C

B Vertigini

C Diarrea

D Filtrato glomerulare < 30 ml/min/1,73m2 o in pazienti a rischio di insufficienza renale acuta

E Scompenso cardiaco

66 Un paziente presenta febbre e ginocchio sinistro dolente , caldo, arrossato, tumefatto e con impotenza funzionale. Una prima valutazione rileva la presenza di versamento. Come è opportuno procedere ?

A Colture ematiche

B Artrocentesi del ginocchio

C Coltura delle urine

D Risonanza magnetica del ginocchio

E Ecodoppler vascolare arti inferiori

67 Qual è la percentuale di sopravvivenza secondo le curve di Kaplan Meier per il tumore del colon di stadio II a 5 anni?

A Quasi il 100%

B 90-75%

C 60-40%

D Minore del 40%

E 80-60%

68 Qual è il parametro che NON devi valutare per porre diagnosi di sindrome metabolica?

A Glicemia

B Assetto lipidico

C Creatinina sierica

D Pressione arteriosa

E Circonferenza addominale

69 I principali segni e sintomi della Rettocolite ulcerosa sono:

A Nausea, vomito e diarrea acquosa

B Dolore addominale e diarrea con feci miste a sangue

C Febbre, diarrea con feci verdastre

D Esantema petecchiale

E Stipsi

70 Donna di 34 anni con febbre (38,3°C), cefalea da 1 settimana, petecchie cutanee. Esami di laboratorio: ematocrito 32% con eritrociti frammentati e nucleati, Hb 11gr/dL, globuli bianchi 12500/mm3, piastrine 20000/mm3, normali fattori di coagulazione e di catabolismo del fibrinogeno, creatininemia 3.0 mg/dL, bilirubina totale 3.0 mg/dL e diretta 0,5mg/dL, LDH 1000 U/L, colture ematiche e urinarie negative. Qual è la diagnosi più probabile?

A Brucellosi

B Lupus eritematoso sistemico

C Porpora trombotica trombocitopenica

D Ittero ostruttivo

E Coagulazione intravascolare disseminata

71 **In presenza di infarto del miocardio STEMI nell' adulto a sede inferiore quali sono le derivazioni elettrocardiografiche interessate?**

- A V5,V6 e AVL
- B I e AVL
- C I, II e AVL
- D II, III e AVF
- E V1, V2 e AVF

72 **Quale dei seguenti NON è un possibile fattore scatenante dello scompenso cardiaco acuto?**

- A Ipercolesterolemia
- B Embolia polmonare
- C Fibrillazione Atriale
- D Sepsi
- E Somministrazione di metadoxina

73 **Il DAE (defibrillatore automatico esterno) è un dispositivo utilizzabile:**

- A Soltanto da personale infermieristico
- B Soltanto in ambiente ospedaliero
- C Soltanto da personale medico
- D Soltanto dal personale delle reti di emergenza- urgenza
- E Da chiunque sia abilitato

74 **In caso di dubbio clinico, quale dei seguenti esami può essere utile nel sospetto di appendicite acuta?**

- A Rx diretta addome
- B Rx colon a doppio contrasto
- C Colonscopia
- D Ecografie
- E RM addome

75 **Quale tra le seguenti affermazioni sulla sindrome di Gilbert è corretta ?**

- A È una grave epatopatia
- B Favorisce lo sviluppo di ittero neonatale
- C Favorisce lo sviluppo di tumori cutanei
- D È associata ad aumentato rischio di mortalità
- E Si tratta con MAO inibitori

76 **Quale tra le seguenti condizioni NON è presente nell' ostruzione bronchiale da asma?**

- A Broncospasmo
- B Presenza di tappi mucosi
- C Infezioni via aeree
- D Laringospasmo
- E Edema delle vie aeree

77 **Quale è la variabile che NON viene considerata nella classificazione dell'insufficienza epatica secondo Child-Pugh?**

- A Bilirubinemia
- B Encefalopatia
- C INR
- D Transaminasi
- E Ascite

78 **In presenza di attacco ischemico transitorio (TIA) quale delle seguenti affermazioni è falsa?**

- A È opportuno che le indagini strumentali di base (ECG, ecocardiogramma, ecocolordoppler dei tronchi sovra-aortici, routine ematochimica) vengano effettuate durante l'osservazione in pronto soccorso, nel corso delle prime 24 ore
- B È raccomandato il rapido invio al Pronto Soccorso di un ospedale possibilmente dotato di unità neuro-vascolare per valutazione diagnostica ed eventuale ricovero

C La terapia antiaggregante è sempre di prima scelta nel TIA associato a fibrillazione atriale

D È sempre raccomandata l'acquisizione di una TC o di una RM dell' encefalo per una corretta diagnosi differenziale

E In pazienti con TIA a rischio moderato-alto di ictus e/o fibrillazione atriale è opportuno il ricovero urgente ospedaliero

79 Quale tra i seguenti segni/sintomi NON è presente nella gestosi ?

A Ipertensione arteriosa > 160/110 mmHg

B Trombocitopenia

C Convulsioni

D Transaminasi elevate

E Disturbi visivi

80 Quale dei seguenti NON è un test di routine nello studio dell'ipertensione arteriosa di nuovo riscontro?

A Dosaggio della emoglobina glicata (HbA1c)

B Dosaggio della creatinina sierica

C Dosaggio dell'emoglobina

D Dosaggio della kaliemia e natriemia

E ECG a 12 derivazioni

81 Quali sono i parametri necessari per calcolare il GFR (frazione di filtrazione glomerulare) con la formula di Cockcroft-Gault?

A Sesso, età, peso, Creatinina sierica

B Creatinina sierica, peso, età

C Creatinina sierica, peso, altezza

D Creatinina sierica, altezza, peso, età

E Cistatina C, età, peso

82 Indicare qual è l'affermazione erronea relativamente al percorso diagnostico terapeutico assistenziale (PDTA):

A È preferibile venga condiviso con la comunità dei portatori di interesse

B Viene valutato con indicatori specifici che indagano sulla reale presa in carico in termini di efficienza, efficacia ed equità del processo

C È riferito ad una condizione clinica globale del paziente

D Presenta una specifica sequenza spazio-temporale di attività e comportamenti che i professionisti sono chiamati a svolgere nei diversi contesti aziendali

E Per la elevata presenza di comorbidità non viene applicato alle patologie croniche

83 Nella malattia dei legionari con polmonite atipica vi sono elementi clinico-diagnostici caratteristici, tranne uno:

A Utilità della ricerca dell'antigene nelle urine

B Ottima risposta alla terapia con antibiotici beta-lattamici o aminoglicosidi

C Diarrea

D Iponatriemia

E Febbre elevata

84 Quale delle seguenti epatopatie deve essere sottoposta ad una stretta sorveglianza per epatocarcinoma?

A Cirrosi epatica solo se su base virale

B Cirrosi alcolica

C Epatite cronica

D Steatosi epatica

E Cirrosi epatica di qualunque etiologia

85 **In che range di età è prevista l'esenzione dal costo per lo screening mammografico a livello nazionale ?**

- A Oltre i 60 anni, ogni 2 anni
- B Dai 50 ai 69 anni, ogni anno
- C Dai 50 ai 75 anni, ogni 5 anni
- D Dai 50 anni per tutta la vita, ogni 2 anni
- E Dai 45 ai 69 anni , ogni 2 anni

86 **Nel dolore moderato/grave in pazienti con cancro in fase avanzata l'uso degli oppiacei/oppioidi come primo trattamento è:**

- A Di prima scelta
- B Raccomandato soltanto nei pazienti giovani
- C Da intraprendere solo dopo l'uso di farmaci del II gradino della scala OMS
- D Sconsigliato
- E Consigliabile dopo aver attentamente valutato il rischio di dipendenza

87 **Nella lombosciatalgia acuta senza segni neurologici, in caso di mancata risoluzione con cure mediche, quando è consigliato il ricorso alla diagnostica per immagini?**

- A Dopo 2 settimane
- B Non è mai appropriato
- C Dopo 6 mesi
- D Dopo 3 mesi
- E Dopo pochi giorni

88 **Una donna di 42 anni presenta astenia ed insonnia. Ha due figli che vivono fuori casa ed un marito molto assente. L'esame obiettivo non dimostra segni di rilievo. Gli esami ematochimici dimostrano: emoglobina 15 g/mL, volume corpuscolare medio 98 fl; AST 92U/L; ALT 22U/L GT 180U/L. Qual è la spiegazione più probabile sulla base degli esami di laboratorio, dell'anamnesi e della sintomatologia?**

- A Abuso di alcool
- B Abuso di ibuprofene
- C Depressione
- D Abuso di paracetamolo
- E Assunzione di estrogeni

89 **Uomo di 30 anni, ricoverato presso il reparto di pneumologia, viene sottoposto a EGA. Con pH 7.53, PCO2 46 mmHg, PO2 85 mmHg, HCO3 37 mEq/L, qual è la diagnosi all'emogasanalisi arteriosa?**

- A Acidosi mista
- B Acidosi respiratoria
- C Alcalosi metabolica con compenso respiratorio
- D Alcalosi respiratoria
- E Alcalosi respiratoria con compenso metabolico

90 **Qual è il patogeno più frequente implicato nelle infezione delle vie urinarie non complicate?**

- A Proteus mirabilis
- B Escherichia coli
- C Klebsiella
- D Staphylococcus saprophyticus
- E Enterococcus faecalis

91 **Nell'impostazione della terapia di una infezione polmonare bisogna tener conto che alcuni antibiotici comunemente usati hanno anche un'azione antitubercolare. Quale tra i seguenti?**

- A Cotrimossazolo
- B Fosfomicina
- C Metronidazolo
- D Levofloxacina

E Nessuno dei precedenti

92 **Tutti i seguenti sintomi e segni, tranne uno, sono frequenti effetti collaterali del trattamento con levodopa:**

A Discinesie

B Ipotensione ortostatica

C Nausea, vomito

D Sintomi psichiatrici

E Segno di Babinski positivo

93 **Cosa si intende per CURB-65?**

A Una Flow-Chart di valutazione del rischio cardiovascolare

B Una scala di valutazione di gravità della diarrea

C Uno score di severità utile per valutare un paziente con polmonite comunitaria

D Un programma informatico di statistica sanitaria

E Una metodica di laboratorio utile per valutare lo stato infiammatorio

94 **In relazione alla celiachia quale di queste affermazioni NON è corretta?**

A Possono essere presenti iper-transaminasemia e stomatite aftosa ricorrente

B La presentazione clinica è estremamente variabile

C Un test specifico che permette di porre diagnosi è il dosaggio degli anticorpi antigliadina nativa (AGA)

D Gruppi a rischio di malattia sono: familiari di portatore di celiachia, pazienti affetti da altre patologie autoimmuni, sindrome di Down e di Turner

E Gli anticorpi utilizzati nel percorso diagnostico della malattia vanno testati quando il paziente è a dieta libera

95 **Quante volte all'anno è opportuno il controllo dell'emoglobina glicata in un paziente diabetico compensato ?**

A Mai

B Almeno 4

C Almeno 1

D Almeno 2

E Almeno 3

96 **La terapia anti-retrovirale di combinazione (cART) in un paziente con una nuova diagnosi di infezione da HIV:**

A Deve essere intrapresa sempre e subito

B Va iniziata solo nei pazienti che hanno HIVRNA oltre le 100.000 copie/ml

C Non è indicata nelle persone anziane

D Il suo inizio è procrastinato nei pazienti con epatite C

E Deve essere iniziata solo nei pazienti con grave deficit immunitario

97 **Nel corso della RCP (Rianimazione Cardio Polmonare) quanto è consigliato il cambio di posizione tra i due soccorritori?**

A Ogni 5 minuti

B Quando il soccorritore che sta effettuando il massaggio cardiaco inizia ad essere "stanco"

C Ogni 10 cicli di 30:2

D Ad ogni fase di analisi del defibrillatore automatico esterno (DAE) o comunque ogni 2 minuti

E Ad ogni ciclo di 30:2

98 **Quale delle seguenti NON è una possibile causa di ipertensione arteriosa secondaria?**

A Attività fisica intensa

B Iperaldosteronismo primario

[C] Sindrome delle apnee ostruttive nel sonno

[D] Stenosi delle arterie renali

[E] Utilizzo di cocaina

99 **Un tracciato elettrocardiografico presenta: un sotto-slivellamento del tratto ST, un appiattimento dell'onda T e un' onda U prominente. Quale disturbo elettrolitico può determinare tale quadro ?**

[A] Ipocalcemia

[B] Iper-potassemia

[C] Ipo-potassemia

[D] Iponatriemia

[E] Ipomagnesemia

100 **In presenza di trauma cranico quale valore di Glasgow Coma Scale (GCS) assegnereste ad un paziente adulto che apre gli occhi allo stimolo verbale, risponde alle domande in modo confuso (disorientato) ed esegue gli ordini semplici?**

[A] G.C.S. = 10

[B] G.C.S. = 11

[C] G.C.S. = 13

[D] G.C.S. = 8

[E] G.C.S. = 5

Risposte commentate

1 La risposta corretta è la C.
Secondo le recenti linee guida, il farmaco di prima linea per il controllo delle crisi convulsive generalizzate è il valproato sodico. L'acido valproico o valproato sodico è anche utile nelle crisi tonico-cloniche generalizzate, nelle crisi parziali, nelle crisi di assenza e nelle crisi miocloniche. L'effetto è dovuto al blocco del firing neuronale ad alta frequenza e all'aumento dei livelli di GABA nel cervello, dopo la somministrazione del farmaco.

2 La risposta corretta è la B.
Lo scompenso cardiaco cronico con ridotta frazione di eiezione (< 40%) e sintomatico viene trattato in prima linea con ACE inibitori e beta bloccanti. Gli ACE inibitori vengono utilizzati dato che riducono i livelli di angiotensina II, la vasocostrizione e la secrezione di aldosterone. I beta bloccanti, invece, trovano il loro razionale nel miglioramento della funzionalità ventricolare. Entrambi diminuiscono l'ospedalizzazione e la mortalità.

3 La risposta corretta è la D.
La sincope da blocco atrio-ventricolare (BAV) di secondo grado tipo Mobitz II è l'unica che impone il ricovero ospedaliero poiché è indicato l'impianto di pacemaker. All'ECG si caratterizza per la comparsa periodica o intermittente di P bloccate, non seguite da QRS, senza allungamento progressivo dell'intervallo P-R. L'intervallo P-R rimane costante in quanto il processo patologico alla base di tale blocco è posto al di sotto del nodo AV. Il rapporto di conduzione può variare (1:1, 2:1, 3:1 o maggiori). In presenza di pause significative, i sintomi sono generalmente la pre-sincope e la sincope. Al contrario, la sincope da sindrome del seno carotideo, situazionale e vaso-vagale necessitano di terapia, ma non di ricovero (risposte A, B e C errate). Invece, per la sincope da ipotensione ortostatica deve essere riconosciuta la causa ed evitata o risolta (risposta E errata).

4 La risposta corretta è la D.
Per il paziente del caso si può avanzare una diagnosi di morbo di Parkinson, la seconda più comune forma di patologia neurodegenerativa, dopo la malattia di Alzheimer. Dal punto di vista neuropatologico, alterazioni tipiche della malattia sono: la degenerazione neuronale della pars compacta della substantia nigra e la presenza di depositi proteici nel citoplasma dei neuroni (corpi di Lewy). Fisiopatologicamente, la perdita progressiva delle proiezioni neuronali dopaminergiche della substantia nigra determina una riduzione del contenuto di dopamina; ne conseguono un incremento dell'attività eccitatoria glutammatergica nel nucleo subtalamico, una eccessiva inibizione del talamo da parte dei gangli della base ed infine una riduzione dell'attività eccitatoria a livello delle regioni corticali. È clinicamente caratterizzata da tremore a riposo, bradicinesia, rigidità, e, nelle fasi più avanzate, instabilità posturale e blocchi motori (freezing del passo). Come sintomi meno frequenti possono essere presenti: demenza (che può svilupparsi in circa un terzo dei pazienti e generalmente nelle fasi avanzate), disturbi del sonno e sintomi neurologici non correlati al parkinsonismo, come l'anosmia, la dismotilità esofagea, intestinale ed esitazione e/o urgenza minzionale.

5 La risposta corretta è la A.
Le emocolture ripetutamente negative non orientano verso la diagnosi di endocardite infettiva. Tale patologia è di solito batterica (soprattutto dovuta a Stafilococchi e Streptococchi) o talora fungina. Dal punto di vista clinico, si possono riscontrare numerosi segni e sintomi: noduli di Osler, lesioni di Janeway, febbre, artralgie, soffi cardiaci, fenomeni embolici, anemia, vegetazioni endocardiche, macchie di Roth, rottura di corda tendinea, danneggiamento del sistema di conduzione, etc. Una diagnosi clinica di endocardite certa richiede che siano soddisfatti:

- 2 criteri maggiori, oppure,
- 1 criterio maggiore più 3 criteri minori, oppure,
- 5 criteri minori.

I criteri diagnostici maggiori consistono in:

- emocoltura positiva per microorganismi tipici dell'endocardite infettiva (S. Viridians, S. Bovis, HACEK, S. Aureus, enterococco) da 2 diverse colture ematiche o 2 colture positive da campioni prelevati a distanza di >12 ore, o 3 o al massimo 4 colture ematiche separate (primo e ultimo campione prelevati a distanza di un'ora);
- ecocardiografia che rileva tessuto oscillante sulla valvola o sulle strutture di supporto, nel percorso del flusso rigurgitante o su materiale impiantato, in assenza di spiegazione anatomica alternativa, o ascesso, o neo-deiescenza parziale di valvola protesica o nuovo rigurgito valvolare;
- emocoltura singola positiva per Coxiella burnetii o titolo anticorpale IgG antifase 1 >1:800.

I criteri diagnostici minori consistono in:

- condizione cardiaca predisponente o uso di farmaci endovenosi;
- temperatura corporea>38°C;
- fenomeni vascolari: emboli arteriosi, infarti polmonari, aneurismi micotici, emorragia endocranica, emorragie congiuntivali, lesioni di Janeway;
- fenomeni immunologici: glomerulonefrite, noduli di Osler, macchie di Roth, fattore reumatoide;
- evidenza microbiologica: coltura ematica positiva ma non soddisfa un criterio principale come descritto sopra o evidenza sierologica di infezione attiva da un organismo possibile causa di endocardite (escluso stafilococco coagulasi negativo e altri contaminanti comuni).

6 **La risposta corretta è la E.**
Un'ipertensione sistolica isolata in una paziente di 20 anni obesa ma asintomatica può avere come origine principalmente un comportamento scorretto dal punto di vista alimentare e comportamentale. Perciò, in questo caso la terapia principale consta nell'eliminazione dei fattori di rischio con la perdita di peso. L'inizio di una terapia farmacologica con ACE-inibitore o con diuretici non è da prendere in considerazione (risposte B e D errate). È ormai noto il collegamento tra l'obesità e le patologie cardiovascolari, in particolare l'ipertensione. La misurazione delle catecolamine urinarie (effettuata per il sospetto di feocromocitoma) e l'esecuzione di un Eco-Doppler renale (effettuato per sospetto di stenosi dell'arteria renale) non trovano un razionale in questo caso clinico (risposte A e C errate).

7 **La risposta corretta è la B.**
La tosse stizzosa non è importante per il giudizio di gravità ai fini del ricovero ospedaliero di un paziente con polmonite acquisita in comunità. In dettaglio, vengono usate delle scale per prevedere o meno l'ospedalizzazione di un paziente che vengono, però, sempre integrate con i valori clinici. La scala che viene utilizzata più spesso è il CURB-65, uno score che stratifica la mortalità dei pazienti con polmoniti di comunità e aiuta a decidere sulla eventuale dimissione del paziente. Lo score prevede 5 criteri:

- C indica confusione di nuova insorgenza;
- U indica urea > 7 mmol/l o B.U.N. > 19 mg/dl;
- R indica frequenza respiratoria > 30 atti/minuto;
- B indica pressione arteriosa sistolica < 90 mmHg o pressione arteriosa diastolica < 60 mmHg;
- 65 indica età > 65 anni;

Ad ogni criterio viene assegnato un punto. Tale punteggio permette una stratificazione del rischio e di assegnare una predizione di mortalità:

- 0 PUNTI -> 0.7%;
- 1 PUNTO -> 3.2%;
- 2 PUNTI -> 13%;
- 3 PUNTI -> 17%;
- 4 PUNTI -> 41%;
- 5 PUNTI -> 51%;

Per quanto riguarda la gestione del paziente:

- se il CURB-65 è 0 può essere dimesso con terapia e fatto tornare ambulatorialmente per un controllo;
- se il CURB-65 è 1 può essere gestito con osservazione breve;
- se CURB-65 è maggiore di 1 deve essere trattato in regime di ricovero ospedaliero.

8 La risposta corretta è la E.
L'uso promiscuo di sex toys, ma in generale la promiscuità e il sesso con giocattoli sessuali aumenta di molto la possibilità di contrarre qualunque patologia sessualmente trasmissibile, come il virus dell'HCV. Recenti studi hanno anche mostrato che il virus HIV è in grado di aumentare la fibrogenesi a livello epatico. Al contrario, l'abuso alcolico non rappresenta il principale fattore di rischio di infezione da HCV (risposta D errata). Infine, l'emodialisi, le emotrasfusioni e le cure odontoiatriche avvengono solitamente in ambiente sterile e con l'ausilio di componenti analizzati e privi di elementi virali (risposte A, B e C errate).

9 La risposta corretta è la E.
Il Salbutamolo, un beta-2-agonista, rappresenta il farmaco di prima scelta nell'asma bronchiale acuto. In particolare, i beta-2-agonisti agiscono sui recettori beta-2-adrenergici della muscolatura liscia bronchiale, determinando bronco-dilatazione.

10 La risposta corretta è la E.
Una complicanza comune nei pazienti diabetici è il piede diabetico, dovuto ad alterazioni nervose (neuropatia diabetica) e vascolari (arteriopatia diabetica), tanto da portare alla formazione di vere e proprie ulcere senza alcuna sintomatologia relata per alterazioni del sistema nervoso periferico: tale condizione si associa, infatti, ad una vera e propria polineuropatia sensitivo-motoria cronica, che riguarda solitamente entrambi gli arti inferiori, caratterizzata da simmetrica perdita sensoriale distale, sensazione intermittente di bruciore, riduzione dei riflessi achillei e/o rotulei e debolezza muscolare. Con il persistere di tale condizione, associata ad una glicemia mal controllata e alla persistenza di ulcere e nuove lesioni che si vengono a determinare in maniera del tutto silente (anche in virtù della polineuropatia sensitiva cronica che non fa percepire dolore al paziente), si va incontro alla gangrena. Le ulcere del piede diabetico, se trattate in modo inadeguato, possono provocare gangrena umida e infezioni necrotizzanti. La presenza di secrezioni brunastre, gonfiore del piede e della gamba con crepitio alla palpazione, febbre e leucocitosi sono i segni distintivi di un'infezione necrotizzante in un piede diabetico.

11 La risposta corretta è la D.
L'encefalopatia epatica descrive uno spettro di anomalie neuropsichiatriche potenzialmente reversibili, osservate in pazienti con disfunzione epatica e/o shunt portosistemico. L'encefalopatia epatica manifesta si manifesta nel 30-45% dei pazienti con cirrosi e nel 10-50% dei pazienti con shunt. In tali pazienti bisogna garantire un intake di 35-40 kcal/kg al giorno e un intake proteico di 1.2-1.5 g/kg al giorno. Riguardo tale patologia risulta falso affermare che non ha importanza patogenetica l'assunzione di dieta ad alto contenuto proteico: infatti, nei pazienti in cui i sintomi peggiorano con l'assunzione di proteine, la sostituzione di proteine di pesci, latte o carne con proteine vegetali può migliorare l'equilibrio dell'azoto e lo stato mentale.

12 La risposta corretta è la A.
Il morbo di Crohn, una malattia infiammatoria cronica transmurale, con lesioni a salto, può coinvolgere tutte le sezioni del tubo digerente, dalla cavità orale all'ano, anche se ha come localizzazione principale il tratto dell'ileo terminale. Invece, la rettocolite ulcerosa (RCU) è una patologia

idiopatica del colon che coinvolge sempre il retto. Le lesioni possono diffondersi prossimalmente in maniera continua fino a coinvolgere l'intero colon (risposte B, C, D ed E errate).

13 La risposta corretta è la E.
L'embolia polmonare è una condizione patologica caratterizzata da un'occlusione di una o più arterie polmonari da parte di trombi, che si dipartono da altri siti corporei, solitamente dai grandi tronchi venosi delle gambe o del distretto pelvico. La presentazione di questa malattia è di solito caratterizzata da dispnea acuta e dolore toracico. L'esecuzione di un RX del torace, soprattutto nelle fasi iniziali, è poco specifica e sensibile, tanto che soprattutto inizialmente può essere negativa, mentre nelle fasi successive può mostrare dei segni radiologici caratteristici (Gobba di Hampton, segno di Westermark, segno Fleischner, Palla Sign o segno di Palla, atelettasia lamellare del parenchima polmonare e sopraelevazione del diaframma). La diagnosi pertanto viene solitamente fatta con l'angio-TC, che è l'esame a più alta sensibilità e specificità, in quanto evidenzia un difetto di opacizzazione, più o meno esteso di una o entrambe le arterie polmonari e/o delle sue diramazioni vasali.

14 La risposta corretta è la A.
I valori del PSA possono essere alterati da molte condizioni, fra le quali: un'esplorazione rettale, una biopsia prostatica, dopo un rapporto sessuale, l'utilizzo della bicicletta. Pertanto, il test di screening con PSA presenta rischi di sovra-diagnosi e sovra-trattamento di cancro prostatico, il tumore più comune negli uomini e seconda causa di mortalità neoplastica nel sesso maschile. Dal punto di vista istologico è solitamente un adenocarcinoma. I fattori di rischio includono l'età, la razza afroamericana e una storia familiare positiva. Fortunatamente, nonostante l'alta incidenza, ha una bassa letalità. Nelle fasi iniziali, tale patologia non presenta sintomi specifici e netti, quindi può rimanere misconosciuta per anni. Quando si trova in una fase più avanzata, il quadro clinico si può caratterizzare per ematuria, sintomi di ostruzione urinaria, alterazione della funzionalità sessuale e metastasi ossee. Una volta diagnosticata, è importante a scopo terapeutico determinare la sua stadiazione e classificazione, attraverso abitualmente il Gleason score. La diagnosi di cancro alla prostata si fa con: esplorazione rettale, ecografia prostatica trans-rettale, dosaggio PSA, biopsia prostatica. Il valore ematico di PSA e l'esplorazione rettale sono il primo approccio nel sospetto diagnostico di cancro prostatico: generalmente valori compresi tra 2 e 4 ng/ml vengono considerati nei limiti della norma, anche se non vi è un valore assoluto di normalità.

15 La risposta corretta è la C.
La paziente del caso clinico con infezione HIV in gravidanza con viremia HIV-RNA non rilevabile e CD4 > 200 cell/mm^3 da almeno 4 settimane, non presenta controindicazioni al parto vaginale.
Fonte: Linee Guida Italiane sull'utilizzo della Terapia Antiretrovirale e la gestione diagnostico-clinica delle persone con infezione da HIV; http://www.salute.gov.it/imgs/C_17_pubblicazioni_2696_allegato.pdf

16 La risposta corretta è la C.
Dati i valori pressori, l'ipokaliemia, l'aumento di renina, iper-aldosteronismo e la giovane età la diagnosi più probabile è l'ipertensione arteriosa secondaria a stenosi dell'arteria renale. Nei casi di stenosi dell'arteria renale, infatti, si assiste a una diminuzione del flusso attraverso la arteria renale, che viene registrata dall'apparato iuxtaglomerulare che produce più renina. L'aumento di produzione di renina provoca l'attivazione del sistema renina-angiotensina-aldosterone con la susseguente ipertensione e ipokaliemia.

17 La risposta corretta è la C.
In base ai dati anamnestici e strumentali del caso clinico, la diagnosi più probabile è la polmonite da Micoplasma pneumoniae, l'agente eziologico più frequente della polmonite atipica primaria e fra i maggiori responsabili delle polmoniti interstiziali acquisite in comunità. Microrganismo immobile, si moltiplica sulla superficie delle cellule a cui

aderisce ma non è capace di penetrarvi all'interno. L'andamento della malattia, considerato il prototipo delle polmoniti atipiche, colpisce soprattutto i bambini e i giovani. Si manifesta con brividi, febbre, faringodinia, violenti accessi di tosse stizzosa, escreato biancastro, dolore toracico, otalgia, malessere generale, mialgia, nausea e vomito. L'RX del torace dei pazienti con Mycoplasma solitamente mostra la presenza di infiltrati flogistici bilaterali, più spesso ai lobi inferiori e con distribuzione dall'ilo alla periferia, senza determinare una cavitazione polmonare.

18 **La risposta corretta è la E.**
Nel caso di contatto con liquidi biologici di un paziente che risulta siero-positivo alle analisi o che ammette di esserlo, è necessario denunciare il fatto alla Direzione Sanitaria e al Servizio Sanitario per il personale e instaurare quanto prima una terapia profilattica. In assenza di controindicazioni particolari, la terapia consigliata per una profilassi post esposizione (PPE) è costituita da inibitori della trascrittasi inversa e della proteasi, in particolare zidovudina più lamivudina più lopinavir o ritonavir, oppure, tenofovir più emtricitabina più lopinavir o ritonavir o saquinavir.

19 **La risposta corretta è la D.**
La scintigrafia è la tecnica più sensibile fra quelle di primo livello per l'identificazione di metastasi ossee secondarie a neoplasie primitive di altri organi. Attualmente, i radiofarmaci più utilizzati per lo studio scintigrafico dell'osso sono i bisfosfonati per la loro capacità di legarsi ai cristalli di idrossiapatite idratata, presenti nelle lesioni ossee metabolicamente attive o nei centri di crescita. A causa di questa maggiore attività osteoblastica, come nel caso delle metastasi da carcinoma prostatico, le lesioni interessanti lo scheletro saranno ipercaptanti.

20 **La risposta corretta è la D.**
L'ecocolordoppler dei tronchi sovra-aortici (TSA), esame diagnostico ecografico finalizzato allo studio dei vasi sanguigni del collo, valuta la morfologia (pervietà e calibro), l'eventuale presenza di lesioni aterosclerotiche, il grado di stenosi e non è sempre consigliato a persone asintomatiche con età superiore a 65 anni. Invece, è indicato in pazienti con stenosi carotidea (risposta A errata), amaurosi fugace (risposta B errata), soffio carotideo (risposta C errata), TIA o stroke recente a fini prognostici e terapeutici, nei pazienti candidati ad un intervento cardio-vascolare maggiore (raccomandazione di grado B), nei pazienti asintomatici con arteriopatia periferica, con coronaropatia e nei pazienti più vecchi di 65 anni con multipli fattori di rischio (raccomandazione di grado C).

21 **La risposta corretta è la B.**
La paziente del caso clinico, in base ai reperti clinico-anamnestici, presenta la colecistite e il primo accertamento di diagnostica da prescrivere è l'ecografia dell'addome superiore. Tale patologia solitamente determina lieve ittero, febbre e segno di Murphy positivo, indice della probabile presenza di colecistite o calcolosi. Tale segno positivo suggerisce la diagnosi, ma non è da solo sufficiente per una diagnosi certa: quest'ultima va infatti confermata proseguendo con esami diagnostici di laboratorio (esami ematochimici) e di diagnostica per immagini, tra cui il primo accertamento diagnostico da eseguire è un'ecografia dell'addome superiore per studiare la colecisti ed il suo contenuto. Nella maggior parte dei casi, la colecistite è associata a litiasi biliare, cioè alla presenza di calcoli nella colecisti e/o nelle vie biliari. Una colecistite tende a manifestarsi di norma con un dolore intermittente in corrispondenza dell'ipocondrio destro di solito dopo l'assunzione di pasti grassi e con irradiazione alla scapola destra (risposte A, C, D ed E errate).

22 **La risposta corretta è la C.**
La farmacovigilanza è l'insieme delle attività finalizzate all'identificazione, valutazione, comprensione e prevenzione degli effetti avversi o di

qualsiasi altro problema correlato all'uso dei medicinali, al fine di assicurare un rapporto beneficio/rischio favorevole per la popolazione. Secondo la normativa vigente in materia di farmacovigilanza, tutte le sospette reazioni avverse da medicinali sono oggetto di obbligo di segnalazione tempestiva da parte dei medici, indipendentemente dal tipo di uso del medicinale, anche se derivate da errore terapeutico, uso off-label, uso improprio o abuso del medicinale.

23 La risposta corretta è la B.
L'esame spirometrico è l'accertamento necessario alla diagnosi di BPCO, una malattia caratterizzata da limitazione dei flussi aerei non pienamente reversibile. La patologia è solitamente progressiva e associata ad alterate risposte infiammatorie del polmone nei confronti di particelle o gas nocivi. L'ostruzione bronchiale viene definita in base al rapporto VEMS/CVF inferiore a 0,7 (detto anche coefficiente di Tiffeneau): di tutta l'aria mobilizzabile in una manovra espiratoria completa, meno del 70% viene mobilizzata nel primo secondo.

24 La risposta corretta è la B.
Per il dolore lieve/moderato l'effetto analgesico dei FANS non aumenta con l'aumentare della dose, in quanto l'efficacia dei FANS è limitata dall'effetto soglia o tetto: dopo un certo dosaggio possono solo aumentare gli effetti collaterali. Gli effetti collaterali più temibili sono a livello gastrointestinale (motivo per cui viene limitato il dosaggio in pazienti con ulcere) e a livello renale (perciò si limita l'utilizzo in pazienti con insufficienza renale).

25 La risposta corretta è la D.
La chetoacidosi diabetica, complicanza acuta del diabete (più frequente tra i pazienti con diabete mellito di tipo 1), si caratterizza per iperglicemia, iper-chetonemia e acidosi metabolica. Inoltre, la carenza di insulina determina l'aumento della lipolisi (dunque, non una diminuzione di tale processo), del metabolismo dei trigliceridi e degli aminoacidi e la produzione di glicerolo, di acidi grassi liberi e di alanina per il catabolismo muscolare. Glicerolo e alanina forniscono i substrati per la gluconeogenesi epatica, stimolata dall'eccesso di glucagone, che aumenta per la carenza insulinica (risposte A ed E errate). La patologia può progredire fino all'edema cerebrale, al coma e al decesso. La presenza di iperglicemia determina diuresi osmotica con significativa perdita di liquidi (poliuria e polidipsia) ed elettroliti (risposta B errata). In più, si manifestano nausea, vomito, dolore addominale, respiro di Kussmaul, disidratazione, ipotensione, cefalea, astenia, stato confusionale. I principali chetoacidi prodotti (l'acido aceto-acetico e l'acido β-idrossibutirrico) sono acidi organici che provocano acidosi metabolica. L'acetone, derivato dal metabolismo dell'acido aceto-acetico, si accumula nel siero e viene lentamente eliminato con la respirazione, determinando il tipico odore fruttato dell'alito (risposta C errata).

26 La risposta corretta è la E.
Il paracetamolo è il metabolita attivo della fenacetina responsabile dei sui effetti antidolorifici. È un debole inibitore della COX-1 e della COX-2 nei tessuti periferici e non ha significativi effetti antinfiammatori. Per il trattamento del dolore lieve/moderato il paracetamolo è sempre considerato il farmaco di primo impiego: in prima scelta nel dolore lieve senza associazione e nel dolore moderato con associazione a codeina.

27 La risposta corretta è la E.
Le infezioni gravi e spontanee non rientrano tra le possibili complicanze della Policitemia Vera (PV), una malattia mieloproliferativa acquisita, caratterizzata da un aumento dei globuli rossi morfologicamente normali (il suo segno distintivo), spesso associato alla produzione incontrollata anche di globuli bianchi e piastrine. Il livello di eritropoietina è basso e la fosfatasi alcalina leucocitaria può essere aumentata. La policitemia vera è più frequentemente diagnosticata tra i 60 e i 75 anni di età. I pazienti lamentano solitamente prurito, soprattutto dopo un bagno caldo,

pletora facciale e splenomegalia. Pertanto, la policitemia primaria deve essere sospettata nei seguenti casi:

- con sintomi, quali: rossore e prurito (soprattutto dopo una doccia calda), pletora facciale, stanchezza, vertigini;
- con segni, quali: splenomegalia, aumento dell'ematocrito e dell'emoglobina, trombocitosi, diminuzione dell'eritropoietina sierica ed aumento della fosfatasi alcalina leucocitaria (risposta A errata);
- con livelli di EPO bassi (nella policitemia secondaria sono alti).

Tra le complicanze associate, troviamo: trombosi ed emorragie (risposte B e D errate).

28 La risposta corretta è la C.

La scabbia è l'infestazione cutanea da parte dell'acaro Sarcoptes scabiei, che provoca delle lesioni intensamente pruriginose con papule eritematose e cunicoli negli spazi interdigitali, ai polsi, alla vita e ai genitali. Il responsabile è la femmina dell'acaro che scava dei cunicoli e rilascia delle sostanze antigeniche. Gli esami diagnostici indicati sono la ricerca microscopica dopo scrub delle lesioni e/o dermatoscopia di un cunicolo scarificato, con il riscontro di acari, ovuli, o pellet fecali all'esame microscopico. In dettaglio, l'infezione avviene attraverso il contatto con una persona infetta, di solito un membro della famiglia o persone che condividono uno stesso ambiente. Nei bambini più piccoli, le piante dei piedi, il palmo delle mani ed il cuoio capelluto sono le localizzazioni più frequenti. Le papule sono molto pruriginose e, pertanto, in seguito a grattamento vengono escoriate; inoltre, possono diffondersi a qualsiasi area del corpo, comprese le mammelle e il pene. I cunicoli sono patognomonici della malattia, comparendo in forma di linee ondulate, sottili e lievemente squamose, lunghe da pochi mm a 1 cm. Il trattamento consiste nell'uso di scabicidi topici o, raramente, di ivermectina orale.

29 La risposta corretta è la C.

La riacutizzazione di BPCO, un evento acuto caratterizzato da un peggioramento dei sintomi respiratori (dovuto a varie cause, fra cui una infezione batterica), si manifesta generalmente con la comparsa di febbre, con un espettorato di colore variabile spesso purulento, dispnea e tosse produttiva di entità aumentata rispetto alla norma e non con una riduzione della quantità di espettorato.

30 La risposta corretta è la B.

La sclerosi laterale amiotrofica (SLA) è una malattia neurodegenerativa caratterizzata da paralisi muscolare progressiva, che riflette la degenerazione dei neuroni motori nella corteccia motoria primitiva, nei tratti corticospinali, nel tronco cerebrale e nel midollo spinale. Peculiare della SLA ad esordio bulbare è la presenza di disartria e disfagia per cibi solidi e/o liquidi come sintomatologia iniziale. Successivamente, nel primo o secondo anno di malattia, si sviluppano sintomi ritenuti "più caratteristici" quali debolezza muscolare, spasticità e indebolimento fino all'atrofia muscolare. La paralisi è progressiva e causa il decesso per insufficienza respiratoria in media dopo 2-3 anni, nei casi a esordio bulbare, e dopo 3-5 anni, nei casi di SLA tipica a esordio a partire dagli arti.

31 La risposta corretta è la C.

In base ai reperti clinico anamnestici e laboratoristici, la diagnosi più probabile del caso clinico è un parkinsonismo secondario. Il termine parkinsonismo secondario indica un gruppo di disturbi che presentano caratteristiche simili a quelle del morbo di Parkinson, ma che hanno una eziologia diversa. Dal punto di vista eziologico in tale patologia il meccanismo patogenetico è il blocco o l'interferenza con l'azione della dopamina nei gangli della base. Le cause più frequenti sono rappresentate dall'uso di farmaci che riducono l'attività dopaminergica, fra questi ricordiamo: gli antipsicotici (per esempio, l'aloperidolo, il butirrofenone), gli antiemetici e i farmaci che diminuiscono i livelli di dopamina (per esempio, reserpina, tetrabenazina). Al contrario del morbo di Parkinson, il parkinsonismo secondario, eliminata la causa scatenante, può regredire.

32 **La risposta corretta è la D.**
Fra le opzioni elencate, il principale fattore di aumento del rischio di contrarre una infezione correlata all'assistenza sanitaria è rappresentato dall'esposizione a procedure invasive diagnostiche o terapeutiche. In questi casi, infatti, i pazienti possono venire a contatto con agenti esterni non sterilizzati in modo corretto o comunque portatori di batteri resistenti a molti antibiotici.

33 **La risposta corretta è la E.**
In questo caso clinico, la probabilità che vi sia una tromboembolia polmonare (TEP) è alta, in quanto il paziente in questione presenta sia due delle condizioni principali per lo sviluppo di trombosi venosa profonda, cioè l'intervento chirurgico ortopedico e il periodo di allettamento prolungato nel post-operatorio, sia la sintomatologia della TEP. Una tromboembolia polmonare si sospetta quando sono presenti tachipnea (o dispnea), dolore toracico, tosse, oppressione precordiale, storia di trombosi venosa profonda e intervento chirurgico-pregresso (in questo caso ortopedico). Inoltre, un paziente positivo per TEP presenta nella maggior parte dei casi un innalzamento dei D-Dimeri. La diagnosi di certezza si ha con un'angio-TC e una ecografia del trombo primitivo.

34 **La risposta corretta è la B.**
La modalità di trasmissione più rischiosa per l'HIV è rappresentata dal contatto con sangue, seme, liquido vaginale, liquido prostatico pre-eiaculatorio o muco-anale. Durante un rapporto sessuale non protetto, la possibilità di contrarre l'infezione da HIV è più alta quando la carica virale è altrettanto alta nella persona infetta e quanto più basso il numero di linfociti nel soggetto infettato. Il rapporto anale ricettivo e vaginale insertivo non protetti sono i più a rischio, ma quello anale recettivo di più in quanto la mucosa anale è più delicata e sanguina con molta più facilità; inoltre, proprio in questa mucosa si ha una concentrazione più alta di cellule di derivazione macrofagica.

35 **La risposta corretta è la A.**
Nei pazienti a rischio di sviluppare epatocarcinoma, l'intervallo di tempo utile in cui eseguire l'esame ecografico è *ogni sei mesi.* Infatti, la possibilità che all'interno di un quadro cirrotico possano insorgere masse è molto alta e per questo motivo si preferisce monitorare la situazione in modo costante.

36 **La risposta corretta è la B.**
In base all'ECG del caso clinico, è presente un sotto-slivellamento del tratto ST nelle derivazioni da V3 a V6, rendendo compatibile il quadro clinico con la diagnosi di NSTEMI antero-laterale. In particolare, l'infarto miocardico si caratterizza per la presenza di necrosi cellulare, dovuta ad un'ischemia acuta. Possiamo distinguere due tipi di infarto:

- l'infarto miocardico senza sopra-slivellamento del tratto ST (NSTEMI);
- l'infarto miocardio con sopra-slivellamento del tratto ST (STEMI).

37 **La risposta corretta è la A.**
Secondo il Piano Nazionale di Prevenzione Vaccinale 2017-2019, la vaccinazione meningococcica tetravalente non è obbligatoria ma è fortemente consigliata per una parte della popolazione: i bambini al di sotto dei 5 anni di età, i neonati, gli adolescenti e le persone a rischio contagio (quali persone a contatto con bambini, immunodeficienti o malati cronici). In particolare, gli adolescenti sono una popolazione a cui viene fortemente consigliata la vaccinazione, anche se sono già stati vaccinati alla nascita contro il meningococco di tipo C.

38 **La risposta corretta è la B.**
La colangite biliare sclerosante (PSC) è una malattia epatica rara a progressione lenta, caratterizzata dall'infiammazione e dalla distruzione dei dotti biliari intra- e/o extra-epatici che causano colestasi, fibrosi e cirrosi epatica, esitando nell'insufficienza epatica. Dal punto di vista eziologico, è una patologia epatica autoimmune che colpisce principalmente le

donne tra i 35 e i 70 anni; spesso è associata ad altre patologie autoimmunitarie, quindi, non è vero che non è mai associata ad altre malattie considerate di tipo autoimmune.

39 La risposta corretta è la D.

Il Mini-Mental State Examination (MMSE) è un test di valutazione di tipo neuro-psicologico per testare l'eventuale presenza di deficit di efficienza intellettiva e di deterioramento cognitivo. Test dotato di buona sensibilità e specificità con obiettività non influenzata dall'esaminatore, permette di valutare gli effetti di una eventuale terapia intrapresa dal paziente nel tempo, ma non consente di seguire il suo deterioramento motorio. Il test è sostanzialmente molto rapido e si compone di 30 punti-domande, che fanno riferimento a 7 aree cognitive diverse: orientamento nel tempo, orientamento nello spazio, registrazione di parole, attenzione e calcolo, rievocazione, linguaggio, prassia costruttiva. Il punteggio totale è compreso tra 0 e 30 punti:

- punteggio <= a 18 indica un severo deficit delle abilità cognitive;
- punteggio >18 e <24 è indice di un deficit da moderato a lieve;
- punteggio = 25 è considerato borderline, da 26 a 30 è indice di normalità cognitiva.

È bene precisare che tali informazioni sono comunque orientative, in quanto ci possono essere delle influenze determinate dall'età e dalla scolarità del soggetto.

40 La risposta corretta è la E.

La causa del quadro clinico del paziente del caso, in base ai reperti clinico-anamnestici, è verosimilmente un overdose da eroina: è soporoso, ipoteso, tachicardico, bradipnoico, pallido, freddo e sudato e, caratteristica fondamentale, ha pupille miotiche. Se l'ipofunzione polmonare progredisce, può andare in arresto respiratorio e quindi la cute può essere cianotica e non più pallida. In questo caso, il paziente deve essere sottoposto a respirazione artificiale, bisogna esplorare il cavo orale in modo da evitare soffocamento, metterlo in posizione di sicurezza laterale e somministrare Naloxone, farmaco salvavita, che non ha effetti collaterali da sovradosaggio e può essere somministrato per varie vie (nasale, intramuscolare ed endovenosa).

41 La risposta corretta è la E.

La demenza non rappresenta un complicanza dell'ipertiroidismo, una condizione causata da alti livelli ematici di ormoni tiroidei. Infatti, l'incidenza di disturbi psichiatrici, incluso l'ipertiroidismo apatico e la demenza ipertiroidea, ha una bassa incidenza. La forma primaria dipende da patologie a carico della tiroide, mentre la forma secondaria è dovuta ad una sovra-stimolazione della ghiandola tiroidea da parte di livelli eccessivi di TSH, spesso da adenoma ipofisario. Indipendentemente dalla causa, l'ipertiroidismo è caratterizzato da un corredo sintomatologico che comprende segni cardiovascolari quali ipertensione e tachicardia, fino allo sviluppo di tachiaritmie, iperattività, irrequietezza, dimagrimento, debolezza muscolare, tremori, caduta dei capelli, insonnia, ipermotilità intestinale, scarsa tolleranza al caldo e aumento della sudorazione. Inoltre, se la tiroide si ipertrofizza, si possono avere anche sintomi da compressione esofagea, come la disfagia, e meno frequentemente quelli da dislocazione o compressione tracheale.

42 La risposta corretta è la D.

La pancreatite acuta è un quadro patologico causato da una flogosi del pancreas. Le cause sono tante, ma sicuramente la più comune è la litiasi biliare; altre cause meno frequenti sono: farmaci/tossine (paracetamolo, alcol, sulfamidici, tetraciclina, corticosteroidi e altri), infezioni (ascariasis, Coxsackie-b, EBV, epatite B, influenza A e B), ostruzione (anomalie congenite, tumori, postoperatorio), trauma, malattie sistemiche (autoimmune, collagene vascolare, diabete, Kawasaki, altri), e cause genetiche (gene della fibrosi cistica e altri più rari) (risposte A, B, C ed E errate).

43 La risposta corretta è la E.

L'iper-trigliceridemia è una rara causa di pancreatite acuta, responsabile dell'1-4% dei casi. I livelli di trigliceridi che espongono a rischio di pancreatite acuta sono in genere superiori a 1000 mg/dl e valori superiori a 2000 mg/dl devono essere considerati e trattati come un'urgenza medica. Le cause di iper-trigliceridemia si distinguono in primitive e secondarie. Il meccanismo mediante cui una severa iper-trigliceridemia precipita in pancreatite acuta non è conosciuto. In base ai modelli animali si ipotizza che la lipasi pancreatica idrolizzi l'eccesso di trigliceridi con accumulo di acidi grassi nel pancreas e conseguente danno ossidativo diretto alle cellule acidari e ai capillari pancreatici; l'ischemia che ne deriva determinerebbe un ambiente acido in grado di amplificare la tossicità degli acidi grassi. In alternativa l'iperviscosità secondaria all'eccesso di chilomicroni nei capillari pancreatici indurrebbe direttamente ischemia e danno infiammatorio alla ghiandola.

44 **La risposta corretta è la B.**

Il morbo di Parkinson rappresenta la seconda patologia neurodegenerativa, dopo la malattia di Alzheimer. Dal punto di vista neuropatologico, alterazioni tipiche della malattia sono: la degenerazione neuronale della pars compacta della substantia nigra e la presenza di depositi proteici nel citoplasma dei neuroni (corpi di Lewy). Quindi, le aree cerebrali colpite non sono il locus coeruleus e i lobi posteriori degli emisferi cerebellari. Fisiopatologicamente, la perdita progressiva delle proiezioni neuronali dopaminergiche della substantia nigra determina una riduzione del contenuto di dopamina; ne conseguono un incremento dell'attività eccitatoria glutammatergica nel nucleo subtalamico, una eccessiva inibizione del talamo da parte dei gangli della base ed infine una riduzione dell'attività eccitatoria a livello delle regioni corticali. Clinicamente è caratterizzata da tremore a riposo (anche se non sempre è presente fin dall'esordio), bradicinesia, rigidità, disturbi del sonno e dell'umore e, nelle fasi più avanzate, instabilità posturale e blocchi motori (freezing del passo).

45 **La risposta corretta è la A.**

La valutazione multidimensionale di un paziente con bisogni assistenziali complessi è lo strumento multidisciplinare che descrive i bisogni assistenziali, alla base della definizione del piano assistenziale integrato. Si basa sullo studio del paziente attraverso diverse dimensioni: biologica e clinica, sociale, funzionale e psicologica. Questa valutazione complessiva può essere una base per una assistenza multidisciplinare e multiprofessionale, che giovi alle condizioni del paziente complesso e garantisca l'integrazione dei servizi territoriali.

46 **La risposta corretta è la B.**

L'urgenza ipertensiva consiste in un aumento pressorio critico (>230/130 mmHg) senza segni acuti di danno d'organo. È essenziale monitorare la pressione arteriosa dopo 30 minuti di riposo totale e monitorarla nell'arco delle 24 ore. Tale patologia deve essere trattata con antipertensivi orali, motivo per cui il farmaco che non si raccomanda è la Nifedipina sublinguale.

47 **La risposta corretta è la D.**

Trai nuovi marcatori il più utile nella diagnosi precoce del carcinoma prostatico è il PCA3, un gene iper-espresso in una larga parte delle neoplasie prostatiche, testato mediante tecniche di amplificazione genica per la determinazione dell'mRNA presente nelle urine dopo massaggio prostatico. Tale dosaggio si rende utile nei casi in cui vi sia un alto sospetto di un cancro prostatico, nonostante una pregressa biopsia negativa e/o in alternativa alla percentuale di PSA libero/totale per valori di PSA tra 4 e 10 ng/ml.

48 **La risposta corretta è la E.**

Il riscontro di una glicemia postprandiale con valore da 160 a 180 mg/dl non permette di porre diagnosi di diabete mellito. Infatti, secondo le linee guida AMD, è possibile effettuare la diagnosi "In presenza di sintomi tipici della malattia (poliuria, polidipsia, calo ponderale), la diagnosi di diabete è posta con il riscontro, anche in una sola occasione casuale di glicemia >=200 mg/dl (indipendentemente dall'assunzione di cibo). In assenza dei sintomi tipici della malattia la diagnosi di diabete deve essere posta con il riscontro, confermato in almeno due diverse occasioni di:

- Glicemia a digiuno >= 126 mg/dl (per il digiuno si intende almeno 8 ore di astinenza dal cibo) (risposta A errata)
  oppure
- Glicemia >= 200 mg/dl 2 ore dopo carico orale di glucosio (eseguito con 75 g)
  oppure
- HbA1c >= 48 mmol/mol (6.5%), a condizione che il dosaggio dell'HbA1c sia standardizzato, allineato IFCC e che si tenga conto dei fattori che possano interferire con il dosaggio".

49 **La risposta corretta è la A.**
Il dolore episodico intenso (DEI) è considerato un dolore che si esacerba su uno stato di dolore cronico sottostante, spesso già in terapia con oppiacei, riscontrabile frequentemente in pazienti oncologici. È tipicamente di rapida insorgenza, d'intensità elevata e generalmente auto-limitante di circa trenta minuti. Il farmaco che si è visto essere più attivo per il controllo di questa sintomatologia dolorosa è il Fentanyl, in particolare con la somministrazione trans-mucosale o intra-nasale per un rapido assorbimento. In letteratura sono riportati molti studi, ma la combinazione migliore risulta essere proprio la somministrazione di una "rescue dose" al bisogno proprio di Fentanyl e una terapia oraria continuativa con un oppioide.

50 **La risposta corretta è la D.**
Rappresenta una minaccia immediata per la vita la rottura transmurale dell'esofago. Si manifesta con: vomito, dolore nella parte bassa del torace ed enfisema sottocutaneo (il sintomo più dirimente, il meno frequente e quello con prognosi peggiore). A ciò si associa la presenza di vomito in mediastino, fortemente acido e infetto. La terapia in questi casi deve essere tempestiva e si basa su terapia antibiotica, riparazione chirurgica della lesione e somministrazione di liquidi per via endovenosa. Le complicanze peggiori sono: mediastinite, pneumotorace, sepsi e morte.

51 **La risposta corretta è la A.**
Il cuore polmonare cronico mostra generalmente all'ECG segni dell'ipertrofia ventricolare destra con deviazione assiale destra e ingrandimento dell'atrio destro con onde P alte in DII: di conseguenza, l'ECG non mostra verosimilmente segni dell'ipertrofia ventricolare sinistra con blocco di branca sinistra. Può essere causato da patologie polmonari di tipo ostruttivo e restrittivo; in particolare, nei paziente affetti da patologia respiratoria lo sviluppo del cuore polmonare cronico indica una prognosi sfavorevole. Aumenta la frequenza di infezioni polmonari. La diagnosi è clinica ed ecocardiografica (risposte B, C, D ed E errate).

52 **La risposta corretta è la C.**
Le cure palliative domiciliari a livello territoriale sono l'insieme di cura, assistenza e supporto che vengono riservate a pazienti con patologie inguaribili in fase evolutiva che abbiano una aspettativa di vita, di norma, inferiore ai sei mesi. Esse possono essere svolte da un qualunque ente e sono rivolte ai pazienti con patologie oncologiche e cronico-evolutive (per esempio: neurologiche, pneumologiche, fasi terminali dei pazienti con AIDS, epatopatie e cardiopatie). Sono cure che vengono effettuare per migliorare la fine della vita dei pazienti terminali.

53 **La risposta corretta è la A.**
Il virus di Epstein-Barr, responsabile della mononucleosi, non determina come complicanza la cistite. Dal punto di vista clinico, la mononucleosi infettiva classica si caratterizza per febbre, faringodinia e linfoadenopatia, linfocitosi, presenza nel siero di anticorpi eterofili. L'esantema maculo-papuloso non è solitamente presente (è presente solamente nel 5% dei casi). Inoltre, si potrebbe sviluppare un rash molto simile a quello del morbillo se i pazienti fossero trattati con

ampicillina (prescritta in maniera errata nel sospetto di una faringo-tonsillite acuta streptococcica). Nella maggior parte dei casi l'infezione da EBV è asintomatica o paucisintomatica, anche se talvolta può associarsi a diverse complicanze, fra le quali: epatite, pancitopenia, rottura splenica per associata splenomegalia anche a seguito di traumi lievi e sindrome di Guillain-Barrè (risposte B, C, D ed E errate).

54 **La risposta corretta è la C.**
In una paziente gravida è sempre consigliabile la misurazione della pressione arteriosa. La presenza di valori pressori elevati in una donna che normalmente non è ipertesa (valori sistolici che superano i 150 mmHg o diastolici che superano i 90 mmHg), associati a cefalea, devono imporre ulteriori accertamenti diagnostici: la paziente del caso potrebbe essere affetta da pre-eclampsia, di conseguenza, deve essere trasferita in ambiente ospedaliero.

55 **La risposta corretta è la D.**
Ovviamente, nella prevenzione primaria, è *falso che* è *raccomandato mantenere l'indice di massa corporea superiore a 30, prestando una specifica attenzione all'accumulo di grasso viscerale.* In particolare, secondo le linee guida SPREA, è raccomandato il consumo regolare di frutta secca a guscio (20-30 g/die), seguire una dieta a ridotto carico glicemico, l'uso dell'olio extravergine d'oliva come principale condimento per l'effetto protettivo legato soprattutto al contenuto di polifenoli e l'impiego dei farmaci anti-ipertensivi nei pazienti anziani con ipertensione sistolica isolata (risposte A, B, C ed E errate).

56 **La risposta corretta è la E.**
Nei pazienti asplenici non è controindicata qualsiasi attività fisica. In particolare, un soggetto splenectomizzato o con ipo-splenismo funzionale ha una maggiore suscettibilità ad infezione da parte di alcuni microrganismi quali: Streptococco pneumoniae, Haemophilus Influenzae o Neisseria Meningitis. Pertanto, è indispensabile, in caso di febbre e/o segni e sintomi che possano indirizzare verso uno stato infettivo, iniziare immediatamente la terapia antibiotica e richiedere la valutazione clinica (risposta C errata); inoltre, il medico dovrà essere informato della peculiare condizione del soggetto splenectomizzato/asplenico in modo tale da intervenire precocemente e monitorare l'evoluzione clinica del soggetto (risposta B errata). Inoltre, i morsi di animali e le punture di insetti devono essere trattati con particolare prontezza ed attenzione, in quanto possono costituire la porta d'ingresso di microrganismi patogeni (risposta A errata). Sulla base di queste premesse nel soggetto splenectomizzato o asplenico sono fortemente raccomandate la vaccinazione anti-pneumococcica, anti-Haemophilus, antimeningococcica ed antinfluenzale (risposta D errata).

57 **La risposta corretta è la E.**
La sifilide, infezione causata dal Treponema Pallidum, è caratterizzata da 3 fasi cliniche e sintomatiche, separate da periodi di infezione asintomatica latente. Quando viene contratta, dopo un periodo di incubazione di 3-4 settimane, si sviluppa il sifiloma, un'ulcera con margini ben definiti, rossastra, non pruriginosa e non dolente, che al suo interno ha tantissime spirochete ed è altamente infettivo. Nonostante la presenza del sifiloma, l'infezione da Treponema Pallidum non determina solitamente disuria. È importante curare la sifilide al primo step in quanto può restare latente come infezione e creare sequele. La penicillina è il farmaco di scelta.

58 **La risposta corretta è la A.**
Dalle linee guida si evince che l'unica opzione plausibile, fra quelle riportate nella domanda, è 48- 53 mmol/mol (6,5-7%).
Fonte: Standard Italiani per la cura del diabete mellito.

59 **La risposta corretta è la E.**
I parametri che influenzano principalmente la PaO_2 *(pressione arteriosa dell'ossigeno) sono l'età del paziente, la posizione seduta o supina al momento del*

prelievo arterioso, l'altitudine a cui viene effettuato il prelievo e la F_iO_2 (frazione inspirata di ossigeno). Tra questi parametri non rientra il valore di emoglobina. Basti pensare a un prelievo di sangue o a una emogasanalisi che viene effettuata a un paziente ad alte quote, dove l'aria è più rarefatta di ossigeno; oppure, in un paziente seduto (come un paziente più giovane) che avrà un'espansione polmonare molto migliore rispetto a un paziente supino (o un paziente più anziano). L'emoglobina, al contrario delle altre, non influenza direttamente la variazione della pressione parziale di ossigeno, in quanto un aumento o una diminuzione dei suoi valori non creerebbe variazioni nel legame con l'O2 (risposte A, B, C e D errate).

60 La risposta corretta è la C.
Ai fini dell'impostazione empirica della terapia antibiotica di una faringo-tonsillite, lo Streptococcus pyogenes deve essere considerato l'agente eziologico più frequente. Gli altri batteri possono causare una faringo-tonsillite batterica ma con meno frequenza. Per impostare una terapia empirica si può effettuare il punteggio di Centor, che valuta quattro criteri: febbre, essudati tonsillari, assenza di tosse e linfoadenopatia cervicale. Se un paziente ha 2 criteri positivi deve effettuare il test colturale, se ha 3/4 criteri positivi può iniziare la terapia empirica.

61 La risposta corretta è la B.
Nel trattamento dell'anafilassi il farmaco di prima scelta è rappresentato dall'adrenalina, che deve essere ripetuta, se necessario, ogni 5-10 minuti. I corticosteroidi non hanno un effetto immediato sui sintomi dell'anafilassi, ma possono aiutare a ridurre o prevenire una reazione bifasica di "fase avanzata" (risposte A e C errate).

62 La risposta corretta è la B.
Nella pratica clinica, si definisce "off-label" l'impiego di farmaci al di fuori delle condizioni autorizzate. L'uso off-label riguarda molecole conosciute e utilizzate da tempo, per le quali le evidenze scientifiche suggeriscono un loro utilizzo, anche in situazioni cliniche non approvate.

63 La risposta corretta è la A.
Il decorso della polmonite pneumococcica è caratterizzato da una fase iniziale "di congestione", in cui c'è produzione di siero, congestione vascolare e rapida proliferazione batterica e da una seconda fase "epatizzazione rossa", dove si evidenzia l'aspetto simil-epatico dei polmoni, dato dal riempimento degli alveoli di polimorfonucleati, con continuo della congestione vascolare che va a determinare una colorazione rossastra del polmone visibile all'esame. macroscopico. La terza fase "di epatizzazione grigia" è caratterizzata da un accumulo di fibrina per la formazione del coagulo di sangue e gli spazi alveolari appaiono riempiti dall'essudato. Infine, si ha la fase della "risoluzione", con il riassorbimento totale dell'essudato.

64 La risposta corretta è la E.
La dissezione dell'aorta è una malattia spesso fatale, in cui l'intima della parete aortica si lacera e si separa dalla media della parete stessa, creando un falso lume. Non raramente la principale sintomatologia è rappresentata da dolore toracico e dorsale. Può estendersi per tutto il decorso dell'aorta e nelle principali diramazioni. Il fattore di rischio principale è rappresentato dall'ipertensione arteriosa (risposta C errata); inoltre, altri fattori di rischio sono la sindrome di Marfan, la sindrome di Ehlers-Danlos e la necrosi della tunica media (risposte A e D errate). Clinicamente si ritrovano valori di pressione arteriosa alti, oppure, segni di insufficienza arteriosa e deficit arterioso dei vasi a partenza aortica. Il picco di incidenza si verifica nella sesta e settima decade di vita (risposta B errata).

65 La risposta corretta è la D.
La metformina, un farmaco ipoglicemizzante orale, facente parte della famiglia delle biguanidi, è utilizzato nella terapia iniziale del diabete mellito di tipo II. Deve essere sospeso per valori di filtrato glomerulare < 30 ml/min/1,73 m^2 o in pazienti a rischio di insufficienza renale acuta. I principali effetti collaterali sono gastrointestinali e non implicano una sospensione del trattamento, in quanto sono tollerabili. Invece, il

trattamento è controindicato nei pazienti con grave insufficienza cardiaca (NYHA III/IV) e/o respiratoria per il rischio di acidosi lattica. Inoltre, il trattamento dovrebbe essere interrotto prima delle procedure o esami che prevedono l'uso del mezzo di contrasto, durante i ricoveri per eventi acuti o interventi chirurgici, e in caso di peggioramento della funzione renale o epatica (risposte A, B, C ed E errate).

Fonte: Dalle Linee Guida "Standard Italiani per la cura del diabete mellito".

66 **La risposta corretta è la B.**

Un paziente che si presenta con la suddetta sintomatologia molto probabilmente ha in atto un processo infettivo a livello del ginocchio. Sia come processo diagnostico che come processo terapeutico l'artrocentesi evacuativa del ginocchio rappresenta l'unica scelta possibile. Il liquido, una volta raccolto, deve essere suddiviso per colture di batteri aerobi e anaerobi, poi si devono ricercare i globuli bianchi per campo e la positività dell'esterasi leucocitaria o dell'alfa defensina.

67 **La risposta corretta è la B.**

In oncologia, le curve di Kaplan Meier mettono in correlazione la percentuale di sopravvivenza con la durata della malattia al momento stesso della diagnosi. Un tumore del colon in stadio II significa che non sono presenti metastasi a distanza o metastasi linfonodali. Per questo motivo i pazienti, non avendo metastasi di alcun tipo, hanno un tasso di sopravvivenza abbastanza alto del 75-95%.

68 **La risposta corretta è la C.**

Per porre diagnosi di sindrome metabolica non bisogna valutare la creatinina sierica. Infatti, la sindrome metabolica si caratterizza per la presenza di 3 o più dei seguenti criteri:

- *obesità addominale (circonferenza vita: uomini >102 cm, donne >88 cm);*
- *iper-trigliceridemia (>150 mg/dl);*
- *basso colesterolo HDL (uomini <40 mg/dl, donne <50 mg/dl);*
- *ipertensione arteriosa (>130/85 mmHg);*
- *iperglicemia (a digiuno >110 mg/dl);*

Fonte: criteri diagnostici (NCEP-ATP III, JAMA 285:2486-2497, 2001).

69 **La risposta corretta è la B.**

La rettocolite ulcerosa viene classificata fra le malattie infiammatorie croniche intestinali. Le lesioni intestinali che coinvolgono esclusivamente la mucosa colica, sono di tipo ulcerativo, si sviluppano inizialmente a livello del retto e possono estendersi sino al cieco. Le ulcere si estendono in maniera continuativa, non "a salto", e la reazione infiammatoria riguarda principalmente la mucosa e la sottomucosa. I sintomi clinici dipendono dalla gravità e dall'estensione delle lesioni, sono rappresentati principalmente da dolore addominale, alterazione dell'alvo di tipo diarroico con muco e sangue, tenesmo ed encopresi. Inoltre, il paziente può presentare febbre, astenia, calo ponderale e altre manifestazioni sistemiche.

70 **La risposta corretta è la C.**

Per la paziente del caso clinico, in base ai reperti clinico-anamnestici e laboratoristici, la diagnosi più probabile è la porpora trombotica trombocitopenica (TTP), una condizione morbosa caratterizzata dalla formazione di trombi all'interno della microcircolazione con segni di sofferenza ischemica multiorgano. Le due forme principali di microangiopatia trombotica sono la porpora trombotica trombocitopenica (PTT) e la sindrome emolitico uremica (SEU). La diagnosi di PTT (o sindrome di Moschowitz), nella sua forma completa, si basa sulla pentade clinica: anemia emolitica micro-angiopatica, piastrinopenia, disturbi neurologici, insufficienza renale e febbre. Dal punto di vista epidemiologico ha una incidenza annuale di 4-11 casi per milione. Tale patologia può essere primaria (in questo caso è dovuta al difetto congenito di ADAMTS-13) o acquisita (in questo caso è dovuta alla presenza di autoanticorpi anti- ADAMTS-13). Dal punto di vista laboratoristico, la diagnosi è confermata dalla presenza di piastrinopenia, dall'anemia emolitica micro-angiopatica con test di Coombs negativo e dalla presenza di schistociti. Data la patogenesi, legata sostanzialmente all'interazione tra piastrine e vWF, l'aPTT e il fibrinogeno, il tempo di protrombina risultano sostanzialmente nei limiti o solo di poco alterati; i livelli di D-dimero possono essere aumentati; un quadro di CID franca è presente occasionalmente.

71 La risposta corretta è la D.
In presenza di infarto del miocardio STEMI a sede inferiore le derivazioni elettrocardiografiche interessate sono D2-D3-aVF. In dettaglio, è possibile distinguere due tipi di infarto miocardico:

- con sopra-slivellamento del tratto ST (NSTEMI);
- senza sopra-slivellamento del tratto ST (STEMI).

72 La risposta corretta è la E.
La somministrazione di metadoxina non è un possibile fattore scatenante dello scompenso cardiaco acuto. Infatti, la metadoxina è un farmaco indicato nell'etilismo acuto e cronico.

73 La risposta corretta è la E.
Il DAE (defibrillatore automatico esterno), un defibrillatore di ultima generazione che, durante le manovre di salvataggio, è in grado di guidare il soccorritore attraverso la rianimazione del paziente, può essere utilizzato da chiunque sia abilitato dopo il corso di BLS-D.

74 La risposta corretta è la D.
L'appendicite è un processo infiammatorio acuto dell'appendice. In caso di sospetto clinico, l'ecografia dell'addome, in virtù della sua scarsa invasività ed innocuità, dovrebbe essere il primo test diagnostico da praticare nel sospetto di tale patologia: è necessario effettuare un'adeguata compressione e qualora l'appendice non fosse visualizzabile non si potrebbe escludere con certezza una diagnosi di appendicite acuta. Qualora l'esame ecografico non si dimostrasse risolutivo per giungere con certezza alla diagnosi, si può effettuare una TC dell'addome, che grazie alla sua elevata sensibilità e specificità, consente di arrivare con più probabilità ad una diagnosi di certezza.

75 La risposta corretta è la B.
La sindrome di Gilbert è una patologia benigna del fegato, che si manifesta con iperbilirubinemia, che può favorire lo sviluppo di ittero neonatale. Non causa gravi epatopatie, non è correlata allo sviluppo di tumori cutanei e all'aumento del rischio di mortalità (risposte A, C, D ed E errate). L'iperbilirubinemia è causata da un deficit parziale dell'attività dell'enzima UDP-glucuronil-transferasi, in particolare, della isoforma UGT1A1, fondamentale per la coniugazione della bilirubina. La sindrome di Gilbert è riscontrata il più delle volte in giovani adulti, osservando un valore aumentato di bilirubina, che solitamente fluttua tra 2 e 5 mg/dL (34 e 86 µmol/L) e tende ad aumentare con il digiuno e il semi-digiuno, l'ingestione di alcol, lo stress, la febbre, le infezioni, l'aumento dell'attività fisica. Se la quantità di bilirubina è elevata (maggiore di 2.5 mg/dl), si può manifestare l'ittero.

76 La risposta corretta è la D.
L'asma è una patologia causata da iperreattività della mucosa bronchiale ad allergeni esterni. Il sintomo principale è l'ostruzione bronchiale, che viene causata da spasmi della muscolatura bronchiale, l'aumento delle secrezioni mucose e dall'edema dei tessuti delle vie aeree. Il laringospasmo non è una manifestazione tipica dell'asma, in quanto è più visibile in patologie di tipo allergico, infettivo o infiammatorio; causa la chiusura delle corde vocali, provocando soffocamento.

77 La risposta corretta è la D.
Le transaminasi non sono un valore preso in considerazione nella classificazione di Child-Pugh. Infatti, l'indice di Child-Pugh è un sistema a punteggio che si basa su determinati criteri per valutare lo stato della malattia epatica (di qualunque origine sia). Questi criteri sono:

- grado di encefalopatia (risposta B errata);
- ascite (risposta E errata);
- albumina;

- bilirubina (risposta A errata);
- tempo di attività protrombinica (risposta C errata).

In base alla gravità, a ognuno di questi criteri viene assegnato un punteggio da 1 a 3 (più è grave più è alto il punteggio), sommando i vari punteggi si avranno tre classi:

- A con punteggio 5-6 e con un rischio basso;
- B con punteggio 7-9 e con un rischio moderato;
- C con punteggio 10-15 e con un rischio alto.

78 La risposta corretta è la C.

La terapia anti-aggregante non è sempre di prima scelta nel TIA associato a fibrillazione atriale. Infatti, i pazienti con fibrillazione atriale (FA) e TIA (o Ictus), sono trattati con anticoagulanti orali e non antiaggreganti, rispettando il CHA2DS2-VASc, uno score ampiamente validato: infatti, il riscontro di una storia di TIA o stroke determina un CHA2DS2-VASc di 2. Inoltre, in presenza di attacco ischemico transitorio (TIA) è raccomandato il rapido invio al Pronto Soccorso di un ospedale possibilmente dotato di unità neuro-vascolare per valutazione diagnostica ed eventuale ricovero (risposta A errata). Inoltre, è opportuno che le indagini strumentali di base (ECG, ecocardiogramma, ecocolordoppler dei tronchi sovra-aortici, routine ematochimica) vengano effettuate durante l'osservazione in pronto soccorso, nel corso delle prime 24 ore (risposta B errata). Successivamente, per una corretta diagnosi differenziale è sempre raccomandata l'acquisizione di una TC o di una RM dell'encefalo (risposta D errata).

79 La risposta corretta è la C.

La pre-eclampsia è una malattia progressiva multi-sistemica caratterizzata dalla nuova insorgenza di ipertensione e proteinuria, o di ipertensione e significativa disfunzione terminale degli organi con o senza proteinuria, nell'ultima metà della gravidanza o dopo il parto. Le convulsioni non sono presenti nella pre-eclampsia. Invece, l'eclampsia è caratterizzata da inspiegabili crisi convulsive generalizzate (risposte A, B, D ed E errate).

80 La risposta corretta è la A.

Il dosaggio della emoglobina glicata (HbA1c) non rappresenta un test di routine nello studio dell'ipertensione arteriosa di nuovo riscontro. Infatti, per il trattamento della ipertensione si fa riferimento alle Linee Guida "SIIA – Società italiana dell'ipertensione arteriosa lega italiana contro l'ipertensione arteriosa". Nella versione italiana delle linee guida, sotto il paragrafo "indagini di laboratorio", si afferma testualmente: "Le indagini dovrebbero procedere dalla più semplice alla più complicata". Dunque, l'emoglobina glicata rientra fra i test aggiuntivi, da effettuarsi qualora la glicemia a digiuno sia superiore a 5,6 mmol/l. Quindi, generalmente viene intesa come ulteriore specificazione, avendo effettuato una glicemia a digiuno o postprandiale risultata patologica, o avendo una precedente diagnosi di diabete.

Fonte: Linee Guida SIIA.

Test laboratoristici di routine
Emoglobina e/o ematocrito
Glicemia a digiuno ed emoglobina glicata
Profilo lipidico: colesterolo totale, colesterolo LDL, colesterolo HDL
Trigliceridemia
Potassiemia e sodiemia
Uricemia
Creatininemia ed eGFR
Test di funzionalità epatica
Esame delle urine: esame microscopico; stick urine per proteinuria o, meglio, rapporto albumina/creatinina
ECG a 12 derivazioni

81 La risposta corretta è la A.

La formula di Cockcroft-Gault serve per calcolare la clearance della creatinina sulla base di: sesso, età, peso corporeo e creatinina sierica. Tale formula è [(140-età) x peso corporeo(in kg)] / [creatinina plasmatica (in mg / dl) x 72]. Nelle donne si moltiplica per 0,85 a causa della massa muscolare meno sviluppata.

82 La risposta corretta è la E.

Il percorso diagnostico terapeutico assistenziale comprende l'insieme degli interventi basati su evidenze scientifiche, riservati a determinati pazienti per permettere un loro migliore inquadramento diagnostico e terapeutico. I pazienti a cui è rivolto sono principalmente i soggetti con patologie croniche che necessitano di essere seguiti su più fronti e in modo egualitario. Questo percorso abbraccia sia gli interventi terapeutico-assistenziali che quelli a livello economico e sociale. L'approccio è di tipo multidisciplinare, per poter coprire tutte le esigenze del paziente stesso.

83 La risposta corretta è la B.

La terapia della polmonite atipica dei Legionari si basa solitamente sulla somministrazione di eritromicina endovena. Antibiotici di seconda scelta sono i chinolonici, mentre, i beta-lattamici e gli aminoglicosidi non vengono utilizzati, perché non determinando una risposta terapeutica. Inoltre, la malattia dei legionari con polmonite atipica è una patologia che può essere facilmente diagnosticata con la ricerca dell'antigene urinario (risposta A errata). I sintomi che accompagnano la malattia sono: polmonite con febbre elevata, cefalea, mialgie, tosse con associati sintomi gastrointestinali (vomito, nausea, dolore addominale e diarrea nel circa 50% dei casi, iponatriemia) (risposte C, D ed E errate).

84 La risposta corretta è la E.

La principale causa di epatocarcinoma è rappresentata dalla cirrosi epatica di qualunque etiologia. La cirrosi, infatti, determina la formazione di focolai di rigenerazione, che possono evolvere in noduli con displasia di basso grado (benigni) e, a seguire, noduli con displasia di alto grado, che poi a loro volta possono degenerare in epatocarcinoma.

85 La risposta corretta è la E.

Il SSN permette uno screening gratuito dei tumori alla mammella per tutte le donne dai 45 ai 69 anni ogni due anni. Questo non significa che le donne siano esulate da controlli prima dei 45 anni o dopo i 69 anni, semplicemente se non ci sono fattori di rischio o familiarità è possibile effettuare i controlli a partire dai 45 anni fino a 69 anni.

86 La risposta corretta è la A.

Nel dolore moderato/grave in pazienti con cancro in fase avanzata l'uso di oppiacei/oppioidi come primo trattamento è di prima scelta. A questo stadio, infatti, non è più possibile trattare il dolore con paracetamolo o FANS o associazioni dei due come succede nel dolore lieve/moderato.

Fonte: http://www.fvcalabria.unicz.it/Rilievo/dolore.pdf

87 La risposta corretta è la A.

Dal punto di vista terapeutico, in una lombosciatalgia acuta senza segni neurologici il primo step è rappresentato da una terapia empirica con antinfiammatori (cortisonici o FANS), accompagnati da miorilassanti e integratori alimentari a base di acido alfa-lipoico, ottimo neuro-protettore. In caso di mancata risoluzione con cure mediche, è consigliato il ricorso alla diagnostica per immagini dopo due settimane (prima una RX e successivamente un esame di secondo livello come una RM).

88 La risposta corretta è la A.

La spiegazione più probabile della sintomatologia sulla base degli esami di laboratorio, dell'anamnesi e della sintomatologia della paziente è rappresentata dall'abuso di alcool. Molto spesso quello che fa avvicinare gli alcolisti all'alcol è proprio una situazione iniziale simile a quella della paziente in questione: un lieve stato depressivo o una solitudine. Nell'anamnesi, oltre all'assenza di una qualunque positività all'esame obiettivo e l'assenza di particolari segni o sintomi, riscontriamo un'alterazione degli esami di laboratorio: in particolare, AST alta e gamma-GT sopra il valore minimo.

89 **La risposta corretta è la C.**
Il paziente del caso clinico presenta una alcalosi metabolica con compenso respiratorio. Infatti, presenta un pH di 7.53, una PCO_2 di 46 mmHg e un HCO_3^- di 37 mEq/L (risposte A e B errate).

90 **La risposta corretta è la B.**
Il patogeno che causa più frequentemente infezioni delle vie urinarie non complicate è E. Coli, a causa della vicinanza anatomica dell'ano con l'uretra. Il sesso più frequentemente colpito è il sesso femminile a causa dell'anatomia che porta l'uretra ad essere più breve e più vicina all'ano.

91 **La risposta corretta è la D.**
Nella impostazione della terapia di una infezione polmonare bisogna tenere presente la Levofloxacina, un antibiotico comunemente usato con azione antitubercolare. In particolare, la levofloxacina si trova nel gruppo 3 della "Classificazione OMS dei farmaci per la tubercolosi multi-resistente (Mdr-Tb) (World Health Organization – WHO, 2010)". Mentre, claritromicina e amoxicillina/acido clavulanico sono nel gruppo "altri" in classe 5, quindi con potenza tubercolare estremamente ridotta (risposta B ed E errate). Di seguito, si riporta la "Classificazione OMS dei farmaci per la tubercolosi multi-resistente la "Classificazione OMS dei farmaci per la tubercolosi multi-resistente (Mdr-Tb) (World Health Organization – WHO, 2010)":
Gruppo 1 – Farmaci orali di prima linea:
1) Pirazinamide
2) Etambutolo
3) Rifabutina
Gruppo 2 – Farmaci iniettabili:
1) Kanamicina
2) Amikacina
3) Capreomicina
4) Streptomicina
Gruppo 3 – Florochinoloni:
1) Levofloxacina
2) Moxifloxacina
3) Ofloxacina
Gruppo 4 – Batteriostatici orali di seconda linea:
1) Acido para-aminosalicilico
2) Cicloserina
3) Terizidone
4) Etionamide
5) Protionamide
Gruppo 5 – Altri:
1) Clofazamina
2) Linezolid
3) amoxicillina/Acido clavulanico
4) Tioacetazone
5) Imipenem/Cilastatina
6) Isoniazide ad alto dosaggio (per i micobatteri resistenti a basse dosi di isoniazide)
7) Claritromicina

92 **La risposta corretta è la E.**
Il segno di Babinski positivo non rappresenta solitamente un effetto collaterale associato al trattamento con levodopa. Tale molecola, trasportata nel sistema nervoso centrale (SNC) e convertita in dopamina (la dopamina non entra nel SNC), è in grado di migliorare tutti i sintomi della malattia di Parkinson, ma causa significativi effetti dopaminergici periferici. La levodopa di solito si associa alla carbidopa (o benserazide). Complicanze della levodopa sono: fluttuazioni motorie quali acinesie di fine dose o discinesie, nausea, vomito, sonnolenza, vertigini, ipotensione, distonie, ansia, depressione, mal di testa, confusione mentale, psicosi, deliri, positivizzazione del test di Coombs, colorazione brunastra della saliva e urine, alterazioni indici di funzionalità epatica, elevazione da lieve a moderata dei livelli di omocisteina sierica (risposte A, B, C e D errate).

93 **La risposta corretta è la C.**
Il CURB-65 è uno score di severità utile per valutare un paziente con polmonite comunitaria. Tale acronimo indica i valori che si controllano:

- C indica la Confusione;
- U indica l'urea (>7mmol/l);
- R indica la frequenza Respiratoria maggiore o uguale a 30 atti al minuto;
- B indica Blood pressure cioè

pressione arteriosa con sistolica minore di 90 mmHg e diastolica minore di 60 mmHg;

- 65 indica l'età maggiore o uguale a 65 anni.

Ognuno di questi valori vale un punto nello score: con punteggio di 1 non è indicata per il paziente l'ospedalizzazione; con 2 è da ricontrollare; con 3-4-5 da ospedalizzare.

94 **La risposta corretta è la C.**
La celiachia è una enteropatia cronica provocata dall'ingestione di alimenti contenenti glutine, che tende a svilupparsi in individui geneticamente predisposti (geni HLA DQ2 e DQ8). Gli anticorpi antigliadina nativa (AGA) non hanno nessun'indicazione nella diagnosi di celiachia, perché il loro dosaggio è stato sostituito con quello degli anticorpi anti-peptidi della gliadina deamidati di classe IgG. Il dosaggio degli anticorpi antigliadina (AGA) serve nel follow up dei pazienti celiaci in dieta gluten free con deficit assoluto di IgA e come test di screening.

95 **La risposta corretta è la D.**
La valutazione del controllo glicemico in un soggetto con diabete deve includere il periodico esame. dell'emoglobina glicata (HbA1c). La valutazione dell'HbA1c deve essere effettuata non meno di 2 volte all'anno in ogni paziente con diabete, invece 4 volte all'anno nei pazienti con compenso precario o instabile o nei quali sia stata modificata la terapia.
Fonte: Standard Italiani per la cura del diabete mellito.

96 **La risposta corretta è la A.**
Le ultime terapie anti retrovirali permettono alle persone HIV positive di condurre una vita pressoché normale. Nel momento in cui una terapia cART viene instaurata, ci aspettiamo un miglioramento in termini di numero di CD4⁺ attivi e una diminuzione della carica virale di HIV. In generale la terapia antiretrovirale (cART) più precocemente viene iniziata, in qualunque tipo di paziente, minori saranno i possibili effetti dell'immunodeficienza.

97 **La risposta corretta è la D.**
Nel corso della rianimazione cardio-polmonare (RCP) è consigliato il cambio di posizione tra i due soccorritori ad ogni fase di analisi del defibrillatore automatico esterno (DEA) o comunque ogni 2 minuti. Per mantenere il più costante possibile le compressioni toraciche durante la RCP, è consigliabile non cambiare mai il soccorritore durante il ciclo che intercorre da un'analisi del defibrillatore all'altra. Infatti, le compressioni sostituiscono solo il 20% della funzione cardiaca e quindi è meglio che durante il periodo che intercorre tra le due defibrillazioni ci sia più coerenza possibile.

98 **La risposta corretta è la A.**
L'attività fisica intensa non rappresenta una causa di ipertensione secondaria, ma al contrario riduce la pressione arteriosa. Invece, l'iperaldosteronismo provoca un aumento della ritenzione di Na^+ e un innalzamento dei valori pressori (risposta B errata). Così, la stenosi dell'arteria renale provoca un'iper-attivazione del sistema renina-angiotensina-aldosterone, con conseguente aumento dei valori pressori (risposta D errata). Infine, l'utilizzo di cocaina provoca vasocostrizione periferica e conseguente aumento della pressione arteriosa (risposta E errata).

99 **La risposta corretta è la C.**
Un sotto-slivellamento del tratto ST, un appiattimento dell'onda T e un'onda U prominente sono tutte alterazioni proprie dell'ipokaliemia. Essa è definita come una concentrazione sierica di potassio < 3,5 mEq/L. La causa più frequente è la perdita eccessiva di potassio dai reni o dal tratto gastrointestinale.

100 **La risposta corretta è la C.**
La scala Glasgow valuta la gravità del coma in base a tre categorie di reattività: migliore risposta motoria migliore risposta verbale e migliore apertura oculare. In questo scenario, il paziente ha apertura oculare a stimoli verbali quindi E = 3; risponde alle domande in maniera confusa quindi V = 4 ed esegue gli ordini semplici quindi M = 6. In totale, il GCS è calcolato come la somma dei tre, E + V + M = 3 + 4 + 6 = 13. Quindi il punteggio GCS del paziente è 13.

Apertura degli occhi	Spontanea	4
	Agli stimoli verbali	3
	Solo al dolore	2
	Nessuna risposta	1
Risposta verbale	Orientata, appropiata	5
	Confusa	4
	Con parole inappropiate	3
	Con parole incomprensibili	2
	Nessuna risposta	1
Risposta motoria	Obbedisce al comando	6
	Localizza gli stimoli dolorosi	5
	Si ritrae in risposta al dolore	4
	Flette gli arti superiori in risposta al dolore	3
	Estende gli arti superiori in risposta al dolore	2
	Nessuna risposta	1

Fonte: La Glasgow Coma Scale, dall'inglese Scala del coma di Glasgow o Scala di Glasgow o scala GCS è una scala di valutazione neurologica utilizzata da personale medico e infermieristico per tenere traccia dell'evoluzione clinica dello stato del paziente in coma.

La simulazione 11 corrisponde alla prova del concorso MMG 2017.

1 **La misura del rischio cardiovascolare attraverso la carta del rischio SCORE (systematic Coronary Risk Evaluation) stima la probabilità di avere un evento cardiovascolare fatale nei successivi 10 anni mediante l'analisi di alcuni fattori di rischio. Quale fra quelli indicati di seguito non viene considerato?**

A Colesterolemia
B Abitudine al fumo
C Sesso
D Pressione arteriosa
E Uricemia

2 **La malattia di Cushing è una patologia polimorfa. Quale delle seguenti manifestazioni non è tipicamente presente in un soggetto con la suddetta malattia?**

A Osteoporosi
B Ipotrofia muscolare
C Ipotensione arteriosa
D Strie rubre
E Facies lunare

3 **Qual è l'esame di primo livello per una corretta definizione di un nodulo tiroideo apprezzato clinicamente in un paziente con TSH normale o elevato?**

A TC del collo
B Ago-biopsia del nodulo
C RMN del collo
D Radiografia del collo
E Ecografia tiroidea

4 **Quale tra i seguenti tumori mostra una maggiore tendenza a metastatizzare a livello osseo?**

A Polmone
B Rene
C Colon
D Esofago
E Mammella

5 **Quale tra le seguenti non è una vitamina liposolubile?**

A Vitamina A
B Vitamina E
C Vitamina D
D Vitamina K
E Vitamina C

6 **Quale delle seguenti raccomandazioni non è corretta in un soggetto con iperuricemia?**

A Riduzione di cibi e bevande contenenti fruttosio
B Dieta a basso contenuto di purine
C Maggiore assunzione di liquidi
D Limitazione dell'assunzione di alcool
E Dieta iperproteica

7 **Quale dei seguenti approcci diagnostici non è indicato per evidenziare la colonizzazione gastrica da H. Pylori?**

A Ricerca dell'antigene nelle feci
B Test rapido all'ureasi
C Risposta al trattamento con inibitore di pompa protonica
D Biopsia durante esame endoscopico
E Urea breath test

8 **Il medico visita un paziente per la prima volta e lo trova francamente itterico.**

Quale tra le seguenti ipotesi diagnostiche è la meno probabile?

A Sindrome da reflusso gastro esofageo
B Neoplasia della testa del pancreas
C Epatite virale cronica
D Pancreatite cronica
E Neoplasia delle vie biliari

9 Tutte le seguenti condizioni possono determinare un aumento della troponina sierica con l'eccezione di:

A Embolia polmonare
B Infarto miocardio
C Scompenso cardiaco congestizio
D Miocardite
E Polmonite

10 Quale tra i seguenti farmaci è controindicato in gravidanza?

A Nifedipina
B Enalapril
C Idralazina
D Labetalolo
E A-metildopa

11 L'uso della metformina in corso di insufficienza renale cronica con VFG (Velocità di Filtrazione Glomerulare) inferiore a 20 ml/min/1,73 m2:

A È controindicato
B Richiede aumento della dose
C È indicato
D Richiede diminuzione della dose
E È consigliato solo se associato ad altro antidiabetico

12 Quale tra i seguenti è il principale fattore di rischio per carcinoma vescicale?

A Iperplasia prostatica benigna
B Fumo di sigaretta
C Reflusso vescico ureterale
D Terapia diuretica
E Indumenti costrittivi

13 Quale tra i seguenti trattamenti è indicato nell'encefalopatia epatica?

A Dieta iperproteica
B Antibiotici sistemici
C Lattulosio
D Dosi generosi di soluzione glucosata
E Supplementazione con zinco

14 Quale tra le seguenti molecole non stimola la secrezione gastrica acida?

A Acetilcolina
B Somatostatina
C Gastrina
D Istamina
E Caffeina

15 Una ragazza di 22 anni si presenta in pronto soccorso lamentando dispnea e dolore toracico; riferisce inoltre edema all'arto inferiore destro da una settimana ed assume estro-progestinici da circa un anno. Qual è la prima ipotesi diagnostica?

A Crisi asmatica
B Polmonite da germi atipici
C Embolia polmonare
D Riacutizzazione di bronchite cronica
E Infarto miocardico acuto

16 Quale dei seguenti farmaci è considerato di prima scelta nella terapia della sifilide?

A Penicillina
B Fluconazolo

C Fosfomicina

D Ciprofloxacina

E Levofloxacina

17 La vaccinazione antinfluenzale nell'adulto immunocompetente di norma prevede:

A Una dose all'anno

B Una dose ogni sei mesi

C Una dose ogni cinque anni

D Una dose ogni tre anni

E Una prima dose seguita da richiamo dopo un mese

18 Tutte le seguenti neoplasie mostrano una spiccata tendenza a metastatizzare a livello epatico tranne:

A Colon

B Stomaco

C Prostata

D Polmone

E Mammella

19 Quali sono le manifestazioni di esordio abituali dell'amiloidosi renale?

A Oliguria

B Dolore in loggia renale

C Proteinuria, ipoalbuminemia, edemi

D Necrosi papillare

E Micro-ematuria e microalbuminuria

20 Con quale frequenza va controllato l'INR in un paziente in terapia con anticoagulanti orali diretti (DOAC)?

A Dipende dal dosaggio del farmaco

B Settimanalmente

C Dipende dalle condizioni cliniche del paziente

D Mensilmente

E Non vi è indicazione al monitoraggio routinario dell'INR

21 La miastenia gravis è una patologia autoimmune che interessa la giunzione neuromuscolare, provocando un esaurimento della forza con l'esercizio fisico. Quali gruppi muscolari sono più frequentemente interessati all'esordio?

A Muscolatura respiratoria

B Muscolatura degli arti inferiori

C Muscolatura oculare

D Muscolatura degli arti superiori

E Muscolatura del cingolo scapolare

22 Tutti i sintomi di seguito elencati possono essere presenti nella malattia da reflusso gastroesofageo. Qual è quello più tipico?

A Dolore toracico

B Tosse cronica

C Pirosi

D Erosioni dentali

E Disfagia persistente

23 Quale delle seguenti manifestazioni extra-intestinali della malattia infiammatoria cronica dell'intestino tipicamente peggiora durante le riacutizzazioni di malattia?

A Spondilite anchilosante

B Uveite

C Artrite

D Colangite sclerosante primitiva

E Nefrolitiasi

24 Qual è la quota calorica di 1 grammo di alcool?

A Dipende dal tipo di bevanda alcolica

B 20 KCal

C 0 KCal

D 7KCal

E 15KCal

25 I pazienti oncologici che sviluppano un episodio di tromboembolismo venoso presentano:

A Minore sopravvivenza rispetto ai pazienti oncologici senza tromboembolismo venoso

B Minore sopravvivenza ma solo in caso di tumore primitivo della mammella

C Maggiore sopravvivenza rispetto ai pazienti oncologici senza tromboembolismo venoso

D Maggiore sopravvivenza ma solo in caso di tumore primitivo del polmone

E Identica sopravvivenza

26 Quale dei farmaci seguenti è classificato come antidepressivo?

A Fluoxetina

B Aripiprazolo

C Quetiapina

D Diazepam

E Clozapina

27 Qual è il sintomo di esordio più frequente dell'appendicite acuta?

A Stipsi

B Diarrea

C Dolore addominale

D Vomito

E Anoressia

28 Quale tra le seguenti condizioni non si associa ad un aumento della pressione arteriosa differenziale?

A Insufficienza aortica

B Stenosi aortica

C Fistola artero-venosa

D Ipertiroidismo

E Malattia di Paget dell'osso

29 Com'è definita una febbre che oscilla più di un grado centigrado senza mai tornare alla normalità?

A Continua

B Intermittente

C Ondulante

D Ricorrente

E Remittente

30 Quale segno elettrocardiografico indica la depolarizzazione ventricolare?

A Onde P

B Complesso QRS

C Tratto ST

D Intervallo PR

E Onde T

31 Quale tra le seguenti manifestazioni cliniche non è tipicamente riconducibile all'assunzione di cocaina?

A Extrasistolia

B Agitazione psicomotoria

C Euforia

D Ipertensione arteriosa

E Abulia

32 Quale tra queste condizioni non determina ipercalcemia?

A Eccessiva produzione di paratormone

B Eccessivo apporto di calcio

C Ipervitaminosi D

D Metastasi osteolitiche

E Paratiroidectomia totale

33 **Quale delle seguenti condizioni non è associata ad un rischio aumentato di colpo di calore nel soggetto anziano?**

A Allettamento

B Trattamenti antiparkinsoniani

C Terapia diuretica

D Terapia anticoagulante

E Elevate temperature ambientali

34 **Quale tra i seguenti non è un sintomo tipico della menopausa?**

A Modificazione del tono dell'umore

B Dimagrimento

C Atrofia vulvo-vaginale

D Vampate di calore

E Insonnia

35 **Quale di questi alimenti contiene glutine?**

A Mais

B *Orzo*

C Patate

D Grano saraceno

E Riso

36 **Quale far le seguenti non è una complicanza tipica della malattia diverticolare?**

A Sindrome da malassorbimento

B Fistole

C Perforazione

D Diverticolite

E Emorragia

37 **Quale dei seguenti muscoli fa parte della cuffia dei rotatori?**

A Tricipite brachiale

B Trapezio

C Sovraspinato

D Coraco-brachiale

E Deltoide

38 **Una ragazza di 19 anni, non fumatrice, sviluppa una embolia polmonare di moderata severità in corso di terapia con anticoncezionali orali. Quale tra le seguenti è la condizione predisponente più probabile?**

A Disfibrinogenemia

B Deficit di proteina S

C Deficit di proteina C

D Deficit di antitrombina

E Resistenza alla proteina C attivata

39 **L'angina addominale si può presentare tipicamente con i seguenti sintomi, eccetto uno. Quale?**

A Diarrea

B Calo ponderale

C Astenia

D Dolore addominale post-prandiale

E Ascite

40 **Nella semeiologia tradizionale dell'addome in che cosa consiste il segno di Murphy?**

A Dolore alla percussione in loggia renale

B Dolore alla palpazione in ipocondrio destro durante l'inspirazione profonda

C Dolore alla palpazione in fossa iliaca destra

D Dolore in fossa iliaca destra alla palpazione in fossa iliaca sinistra

E Dolore di rimbalzo che si accentua quando si allenta di colpo la pressione sull'addome

41 Qual è la forma più comune di cefalea tra quelle elencate?

A Emicrania

B Cefalea da sforzo

C Cefalea tensiva

D Cefalea a grappolo

E Cefalea idiopatica trafittiva

42 Quale tra i seguenti trattamenti antibiotici viene considerato di prima scelta per il trattamento di una infezione da Clostridium difficile?

A Moxifloxacina

B Vancomicina .

C Clindamicina

D Ceftriaxone

E Ciprofloxacina

43 Qual è il periodo di incubazione del colera?

A 21-25 giorni

B 1-5 giorni.

C 6-10 giorni

D 11-15 giorni

E Non ricordo

44 Cos'è un piastrone appendicolare?

A Una reazione omentale alla flogosi dell'appendice

B Un granuloma formatosi in seguito ad infezione da micoplasma

C Un tipo di linfoma appendicolare

D Una lesione anatomopatologica tipica dell'ileale terminale del morbo di Crohn

E Un calcolo incuneato in uretere destro che simula un'appendicopatia

45 Il sintomo più comune di presentazione della malattia di Paget dell'osso è il seguente:

A Tosse

B Paresi facciale

C Dolore

D Edentulia

E Perdita dell'udito

46 L'ipotiroidismo subclinico è caratterizzato da:

A Livelli di TSH aumentati e livelli di FT4 normali

B Livelli di TSH nei limiti della norma e livelli di FT4 diminuiti

C Livelli di TSH nei limiti della norma e livelli di FT4 aumentati

D Livelli di TSH aumentati e livelli di FT4 aumentati

E Livelli di TSH ridotti e livelli di FT4 normali

47 I criteri di Duke costituiscono uno schema diagnostico di comune utilizzo per la diagnosi clinica di endocardite infettiva. Una diagnosi clinica di endocardite certa richiede:

A Che siano soddisfatti 3 criteri minori o 1 criterio maggiore più 2 criteri minori

B Che sia soddisfatto 1 criterio maggiore e 1 criterio minore

C Che siano soddisfatti 2 criteri maggiori o 1 criterio maggiore più 3 minori o 5 criteri minori

D Che siano soddisfatti 4 criteri minori

E Che sia soddisfatto almeno 1 criterio maggiore

48 Qual è l'effetto indesiderato più grave in corso di terapia con metformina nel paziente diabetico?

A Il prurito

B Il dimagramento

C L'alterazione del gusto

D L'acidosi lattica

E L'obesità

49 Nel corso di una normale gravidanza il fabbisogno giornaliero di folati è aumentato. La supplementazione di acido folico in epoca pre-concezionale e in gravidanza trova indicazione per:

A Prevenire i difetti del tubo neuronale

B Ridurre l'astenia materna

C Prevenire le infezioni dei patogeni del gruppo TORCH

D Prevenire la malformazione del tubo digerente

E Prevenire la malattia emolitica del neonato

50 Quale delle seguenti associazioni farmacologiche non è raccomandata per ridurre la pressione arteriosa nel paziente iperteso?

A ACE-inibitori e calcio antagonisti

B Calcio antagonisti più diuretici tiazidici

C Antagonisti recettoriali dell'angiotensina II più calcio antagonisti

D Antagonisti recettoriali dell'angiotensina II più ACE inibitori

E ACE-inibitori e diuretici tiazidici

51 Qual è il sintomo di esordio più comune della sclerosi multipla?

A Ritenzione urinaria

B Mielite trasversa

C Atassia cerebellare

D Oftalmoplegia internucleare

E Neurite ottica

52 Quale tra le seguenti non è una componente della tetralogia di Fallot?

A Aorta a cavaliere sul difetto del setto interventricolare

B Trasposizione completa delle grandi arterie

C Difetto del setto interventricolare

D Ipertrofia del ventricolo destro

E Ostruzione all'efflusso del ventricolo destro

53 Quale delle seguenti affermazioni riguardo alla terapia della gotta è errata?

A L'uricemia deve essere mantenuta stabilmente sotto i 6 mg/dl

B In caso di attacco acuto di gotta, il trattamento con farmaci ipouricemizzanti deve essere iniziato immediatamente e comunque prima dell'uso della colchicina

C Per trattare l'attacco gottoso acuto si possono usare FANS o cortisonici

D Gli inibitori della xantino-ossidasi riducono l'uricemia anche nei pazienti ipoescretori

E La terapia farmacologica deve essere prescritta nei casi in cui l'iperuricemia non può essere corretta con semplici misure comportamentali

54 Quale fra le seguenti patologie non è una zoonosi?

A Tularemia

B Brucellosi

C Malattia di Chagas

D Mononucleosi

E Peste

55 Nell'esecuzione dell'esame obiettivo del ginocchio, il Lachman test serve ad evidenziare l'eventuale presenza di:

[A] Lesioni del legamento collaterale mediale

[B] Lesioni cartilaginee del ginocchio

[C] Lesioni del legamento crociato anteriore

[D] Lesione dei menischi

[E] Lesioni ossee

56 **Quale tra quelli elencati è l'accertamento di prima scelta per la valutazione basale ed il monitoraggio della cardiotossicità indotta da farmaci antineoplastici?**

[A] Elettrocardiogramma

[B] Ecocardiogramma

[C] Scintigrafia miocardica

[D] Biopsia miocardica

[E] RMN cuore

57 **Un ragazzino di 16 anni si presenta in ambulatorio lamentando un dolore acuto e severo allo scroto con gonfiore del testicolo sinistro. Nel sospetto di torsione del testicolo, quale dei seguenti provvedimenti è corretto?**

[A] Invio immediato in pronto soccorso

[B] Rivalutazione a distanza di 24 ore

[C] Richiesta di ecografia scrotale da effettuarsi con criterio prioritario (entro 8-10 giorni)

[D] Prescrizione la terapia antibiotica e antinfiammatoria

[E] Prescrizione di riposo e di borsa del ghiaccio ad intervalli sullo scroto

58 **Qual è la complicanza più frequente dell'herpes zoster?**

[A] Alterazione della motilità dell'apparato digerente o genito urinario

[B] Meningoencefalite

[C] Disseminazione virale ematogena

[D] Nevralgia posterpetica

[E] Mielite trasversa

59 **Nel corso dell'esecuzione del test di Romberg un paziente tende precocemente a barcollare e cadere con gli occhi sia aperti che chiusi. Questo risultato del test è suggestivo di una lesione:**

[A] Midollare

[B] Cerebellare

[C] Vestibolare

[D] Visiva

[E] Sensitiva profonda

60 **HAS-BLED Score stima il rischio di sanguinamento nei soggetti eleggibili o in terapia anticoagulante orale. Quale item non fa parte del suo calcolo?**

[A] Alterazione della funzione renale

[B] Ipertensione

[C] Alterazione della funzione epatica

[D] Pregresso ictus

[E] Sesso

61 **Quale fra gli antibiotici di seguito elencati non è consigliato nel trattamento della malattia di Lyme?**

[A] Doxiciclina

[B] Metronidazolo

[C] Ceftriaxone

[D] Cefuroxima

[E] Amoxicillina

62 **Quale dei seguenti farmaci è di comune utilizzo nel trattamento topico della scabbia per la sua azione acaricida?**

[A] Idrocortisone

[B] Gentamicina

[C] Permetrina

D Tioconazolo

E Tacalcitolo

63 Quale target di colesterolo LDL ritenete che sia necessario raggiungere in un paziente con storia di cardiopatia ischemica (infarto miocardico 3 anni prima)?

A Meno di 90 mg/dl

B Meno di 80 mg/dl

C Meno di 100 mg/dl

D Meno di 70 mg/dl

E Meno di 130 mg/dl

64 Un soggetto presenta un deficit del campo visivo tipo emianopsia eteronima bitemporale. Quale può essere la localizzazione anatomica della lesione?

A Muscolatura oculare

B Corteccia occipitale

C Chiasma ottico

D Nervo ottico

E Corpi genicolati

65 Quale delle seguenti affermazioni è vera?

A Il dolore neuropatico non può originare da un danno dei nervi periferici

B Il dolore neuropatico non può originare da un danno del midollo spinale

C Il dolore neuropatico non può originare da un danno di strutture corticali

D Il dolore neuropatico può originare da un danno di una qualsiasi delle strutture sopramenzionate (nervi periferici, radici nervose, midollo spinale, strutture corticali)

E Il dolore neuropatico non può originare da un danno delle radici nervose

66 Quale tra i seguenti parametri non viene considerato nel computo dello score di Wells per la stima della probabilità clinica di trombosi venosa profonda?

A Diagnosi alternativa più verosimile o più probabile

B Tensione dolorosa lungo la distribuzione del sistema venoso profondo

C Gonfiore a tutta la gamba

D Paralisi, paresi o recente immobilizzazione di un arto inferiore

E Arrossamento cutaneo localizzato

67 Quale dei seguenti farmaci è un antidoto nell'intossicazione delle benzodiazepine?

A Solfato di protamina

B Acetilcisteina

C Vitamina K

D Naloxone

E Flumazenil

68 Quali sono le cause più frequenti di insufficienza cardiaca nei paesi industrializzati?

A Obesità e fumo

B Amiloidosi e sarcoidosi

C Inquinamento atmosferico

D Malattia coronarica e ipertensione arteriosa

E Malattie valvolari cardiache

69 In quale dei seguenti pazienti può essere controindicata la risonanza magnetica?

A Pazienti con artrite reumatoide

B Pazienti diabetici

C Pazienti con corpi estranei magnetici

D Pazienti talassemici

E Pazienti con protesi valvolare biologica

70 **In quale dei seguenti casi il pregabalin non è indicato?**

A Nell'emicrania in età infantile

B Come terapia aggiuntiva negli adulti con attacchi epilettici parziali in presenza o in assenza di generalizzazione secondaria

C Nel disturbo d'ansia generalizzato dell'adulto

D Nel dolore neuropatico periferico dell'adulto

E Nel dolore neuropatico centrale dell'adulto

71 **Il CHA2DS2-VASc score è un modello di stratificazione del rischio di:**

A Effetti avversi da anticoagulanti orali

B Ictus embolico

C Ischemia cardiaca

D Effetti avversi da acido acetilsalicilico

E Sanguinamento

72 **Gli screening regionali consigliati per i tumori sono relativi a:**

A Carcinoma della cervice uterina, colon retto e mammella

B Carcinoma del cavo orale e del polmone

C Sarcoma, carcinoma della cervice uterina e del fegato

D Carcinoma del polmone e della mammella

E Carcinoma della mammella, colon retto e pancreas

73 **Quale dei seguenti diuretici è maggiormente efficace nel trattamento dell'edema polmonare acuto cardiogeno?**

A Potassio canrenoato

B Furosemide

C Acetazolamide

D Clortalidone

E Idroclortiazide

74 **Quale dei seguenti farmaci non è un antidiabetico orale?**

A Exenatide

B Acarbosio

C Repaglinide

D Metformina

E Pioglitazone

75 **Quale delle seguenti affermazioni non è corretta?**

A Il test Quantiferon può essere utilizzato per individuare un'infezione latente da Mycobacterium tubercolosis

B La tubercolosi può dare manifestazioni cliniche a livello polmonare, extrapolmonare o entrambe

C Il Mycobacterium tubercolosis, una volta colorato, non può essere decolorato dall'alcol e dall'acido

D Il Mycobacterium tubercolosis è un batterio anaerobio

E La terapia della tubercolosi richiede la somministrazione contemporanea di almeno due agenti nei confronti dei quali il batterio si dimostri sensibile

76 **Quale delle seguenti patologie renali è conseguenza del diabete mellito?**

A Sindrome di Fanconi

B Glomerulonefrite post-streptococcica

C Glomerulosclerosi di Kimmelstiel-Wilson

D Nefropatia da immunoglobuline A

E Glomerulonefrite rapidamente progressiva

77 **Quale fra quelli indicati non è un effetto indesiderato delle statine?**

A Epatotossicità
B Artrite
C Rabdomiolisi
D Incremento delle creatinchinasi (CPK)
E Dispepsia

78 **In quale dei seguenti casi non è controindicato l'uso della digossina?**

A Fibrillazione atriale
B Fibrillazione ventricolare
C Blocco atrioventricolare di II grado
D Tachicardia ventricolare
E Ipersensibilità al principio attivo

79 **Tra le seguenti malattie quale non viene trasmessa all'uomo tramite morso della zecca?**

A Influenza aviaria
B Febbre bottonosa da rickettsia conorii
C Anaplasmosi
D Encefalite virale
E Borreliosi di Lyme

80 **Quale tra i seguenti non è un sintomo/segno tipico della celiachia?**

A Irsutismo
B Mal di pancia e/o stitichezza
C Disturbi del ciclo mestruale
D Gonfiore addominale
E Diarrea

81 **Il FRAX è uno strumento matematico statistico che permette di calcolare il rischio di frattura in un soggetto osteoporotico e quindi iniziare una terapia mirata. Quale tra i seguenti non è un parametro preso in considerazione dal FRAX?**

A Età
B Altezza
C Sesso
D Fumo
E Circonferenza addominale

82 **Quale fra i seguenti farmaci non è indicato nella terapia della malattia di Paget dell'osso?**

A Zoledronato
B Calcitonina
C Alendronato
D Prednisone
E Risedronato

83 **Quali tra le seguenti soglie di valori pressori vengono considerate normali per l'autosomministrazione domiciliare della pressione arteriosa?**

A Meno di 140 mmHg per la pressione sistolica e meno di 90 per la pressione diastolica
B Meno di 135 mmHg per la pressione sistolica e meno di 90 per la pressione diastolica
C Meno di 130 mmHg per la pressione sistolica e meno di 80 per la pressione diastolica
D Meno di 140 mmHg per la pressione sistolica e meno di 85 per la pressione diastolica
E Meno di 135 mmHg per la pressione sistolica e meno di 85 per la pressione diastolica

84 **Qual è l'elemento patogenetico fondamentale dell'asma?**

A L'ipertono simpatico
B L'ipersecrezione bronchiale

C L'attivazione del complemento

D L'immunoflogosi

E La fibrosi interstiziale

85 **Il tipo di calcoli urinari di più frequente riscontro è il seguente:**

A Calcoli di acido urico

B Calcoli correlati a farmaci

C Calcoli di cistina

D Calcoli di struvite e carbonato

E Calcoli di ossalato e fosfato di calcio

86 **Quale dei seguenti parametri non viene preso in considerazione per la definizione del livello di rischio nelle carte italiane del Progetto Cuore?**

A Diabete mellito

B Pressione arteriosa

C Colesterolo LDL

D Fumo di tabacco

E Età

87 **Come si manifesta tipicamente la sindrome da sovra-crescita batterica intestinale?**

A Diarrea, steatorrea, anemia macrocitica

B Dolore addominale, alvo alterno

C Stipsi ostinata

D Sepsi

E Diarrea mucoemorragica, febbre, dolore addominale

88 **In Italia, qual è la prima causa oncologica di morte nella popolazione generale?**

A Tumore del pancreas

B Tumore della mammella

C Tumore della prostata

D Tumore del colon retto

E Tumore del polmone

89 **Quali tra le seguenti affermazioni sulla malattia di Crohn è corretta?**

A Corrisponde alla colite ulcerosa

B Non provoca mai stenosi intestinale

C Corrisponde all'enterocolite infettiva

D Può interessare qualsiasi tratto del tubo digerente, di solito l'ileo terminale

E Non interessa mai il colon

90 **Quale tra i seguenti segni è patognomonico del morbillo?**

A Fenomeno di Koebner

B Dermografismo

C Segno di Auspitz

D Linfoadenopatia Retro-auricolare

E Macchie di Koplik

91 **Quale tra i seguenti segni/sintomi non è tipico della chetoacidosi diabetica?**

A Dolore addominale

B Alito fruttato

C Respiro di Kussmaul

D Nausea/vomito

E Edemi declivi

92 **Da cosa è sostenuta la sindrome di Cushing?**

A Ridotta produzione di ormoni surrenalici

B Ridotta produzione di glucagone

C Eccessiva produzione di cortisolo

D Aumentata produzione di insulina

E Eccessiva produzione di catecolamine

93 **La determinazione dell'emoglobina glicata permette di valutare l'assetto**

glicemico:

A Nei 3-4 mesi precedenti l'esame

B Nei 12 mesi precedenti l'esame

C Nei 9-10 mesi precedenti l'esame

D Nei 6-7 mesi precedenti l'esame

E Nel mese precedente l'esame

94 Quale tra le seguenti è la causa più frequente di ascite?

A Metastasi epatiche massive

B Cirrosi epatica

C Sindrome nefrosica

D Sindrome di Budd-Chiari

E Carcinomatosi peritoneale

95 Le articolazioni più frequentemente interessate nell'osteoartrosi sono:

A Sinfisi pubica

B Gomito

C Colonna cervicale e lombosacrale, anca e ginocchio

D **Polso e caviglia**

E Temporo-mandibolari

96 Cosa si intende per pressione arteriosa normale alta?

A Pressione sistolica compresa tra 130 e 139 mmHg o pressione diastolica compresa tra 85 e 89 mmHg

B Pressione sistolica compresa tra 120 e 129 mmHg o pressione diastolica compresa tra 80 e 84 mmHg

C Pressione sistolica minore di 130 mmHg o pressione diastolica minore di 80 mmHg

D Pressione sistolica maggiore di 140 mmHg o pressione diastolica maggiore di 90 mmHg

E La Pressione sistolica compresa tra 140 e 159 mmHg o pressione diastolica compresa tra 90 e 99 mmHg

97 Cosa si intende per propriocezione?

A La corretta esecuzione di un'azione

B Una particolare forma di claudicatio

C Il corretto movimento della muscolatura

D La percezione della posizione del corpo nello spazio

E La corretta deambulazione

98 Nel mondo occidentale, qual è il fattore di rischio che maggiormente incide nella genesi della broncopneumopatia cronica ostruttiva?

A Il fumo di sigaretta

B L'esposizione professionale

C Le infezioni respiratorie

D Deficit ereditario di a1-antitripsina

E L'inquinamento ambientale

99 Quale fra i seguenti farmaci influisce sul metabolismo dello iodio e conseguentemente può modificare la funzione tiroidea?

A Amiodarone

B Captopril

C Nifedipina

D Propanololo

E Chinidina

100 Quale esame rappresenta il Gold standard nella diagnosi di broncopneumopatia cronica ostruttiva (BPCO)?

A RX torace

B Emogasanalisi

C Saturimetria

D TC del torace ad alta risoluzione

[E] Spirometria

Risposte commentate

1 **La risposta corretta è la E.**

Tra i parametri del sistema SCORE non rientra l'uricemia. In particolare, il sistema SCORE (Systematic Coronary Risk Evaluation), un sistema di valutazione del rischio di malattia cardiovascolare avviato dalla European Society of Cardiology, si basa sui dati raccolti in 12 studi di coorte in 11 paesi europei ed è uno strumento semplice per stimare la probabilità di andare incontro a un primo evento cardiovascolare maggiore (infarto del miocardio o ictus) nei 10 anni successivi, conoscendo il valore di otto fattori di rischio: sesso, età, diabete, abitudine al fumo, pressione arteriosa sistolica, colesterolemia totale, HDL-colesterolemia e trattamento anti-ipertensivo (risposte A, B, C e D errate).

2 **La risposta corretta è la C.**

La sindrome di Cushing è un insieme di segni e sintomi, dovuti a livelli di cortisolo o altri glucocorticoidi eccessivamente elevati nel sangue. Solitamente, i pazienti affetti non presentano ipotensione arteriosa, ma, al contrario, ipertensione arteriosa. Le cause si distinguono in due gruppi principali: le forme ACTH dipendenti, dove la causa dell'eccesso di cortisolo è un'aumentata produzione dell'ormone ipofisario adeno-corticotropo, e forme ACTH indipendenti. Nel primo gruppo rientrano il morbo di Cushing (adenoma ipofisario ACTH secernente, composto da cellule basofile), la secrezione ectopica di ACTH da tumori non ipofisari e la secrezione di CRH da tumori non ipofisari. Nel secondo gruppo rientrano la sindrome di Cushing iatrogena o fittizia, gli adenomi e i carcinomi adeno-corticali ormone secernenti, la malattia nodulare pigmentosa primaria della corteccia surrenale (PPNAD o iperplasia micro-nodulare surrenale bilaterale) e la iperplasia macro-nodulare surrenale bilaterale. Dal punto di vista clinico, la sindrome di Cushing si caratterizza per astenia, dolore lombare legato all'osteoporosi (risposta A errata), diminuzione o aumento dell'appetito, diminuzione della concentrazione, alterazione della memoria, insonnia, irritabilità, anomalie del ciclo, diminuzione della libido, facies a luna piena (risposta E errata), gobba di bufalo, obesità centrale, deposito sovra-claveare del grasso, cute sottile ed estremamente friabile, porpora, comparsa delle cosiddette strie rubre a livello addominale (risposta D errata), l'acne, l'irsutismo con l'alopecia, arretramento della linea di impianto dei capelli, ipertensione arteriosa, debolezza dei muscoli prossimali (risposta B errata), l'edema periferico, la difficile guarigione delle ferite.

3 **La risposta corretta è la E.**

Nella corretta definizione di un nodulo tiroideo apprezzabile clinicamente in un paziente con TSH normale o elevato, l'esame di primo livello è l'ecografia tiroidea, seguita da esami di secondo livello come la TC e la RM del collo o da un accertamento bioptico diretto con agoaspirato.

4 **La risposta corretta è la E.**

Fra i tumori indicati quello che tende maggiormente a metastatizzare alle ossa è il tumore della mammella, che è la causa più importante di morte nella popolazione femminile compresa fra i 35 e 55 anni. Infatti, il tumore della mammella presenta fra le sedi preferenziali di metastatizzazione le ossa: la presenza di un'anamnesi oncologica positiva per tumore mammario con un dolore scheletrico ingravescente e non rispondente alla terapia farmacologica deve far sorgere il sospetto di secondarismi ossei. Le metastasi ossee da carcinoma mammario sono tipicamente osteolitiche.

5 **La risposta corretta è la E.**

La vitamina C (o acido L- ascorbico) è una vitamina antiossidante idrosolubile e non idrosolubile. Nell'uomo, tale composto essenziale viene assunto con la dieta, soprattutto con alimenti di origine vegetale, e assorbito lungo il tratto digestivo, in particolar modo a livello dell'intestino tenue.

6 **La risposta corretta è la E.**

In un soggetto con iper-uricemia non è raccomandata la dieta iper-proteica. La saturazione dei liquidi extracellulari di acido urico e il superamento della concentrazione massima della sua solubilità nel plasma (7 mg/dl nell'uomo e 6 mg/dl nella donna) provocano la precipitazione e il deposito dell'acido urico sotto forma di cristalli di urato monosodico (UMS) a livello dei tessuti a-vascolari, come le cartilagini, o poco vascolarizzati come i tendini, i legamenti o le articolazioni, soprattutto quelle periferiche. Questa patologia è nota come gotta. La precipitazione dei cristalli è favorita dalla riduzione del pH o della temperatura corporea, dalle infezioni e dai traumi; a sua volta, l'iperuricemia è favorita anche dall'abuso di alcool, dall'assunzione di cibi ricchi di purine (cibi proteici) e dalla predisposizione genetica. Gli attacchi acuti sono caratterizzati dalla rapida comparsa di dolore e di tumefazione articolare; può essere anche presente eritema della cute sovrastante. Si tratta di episodi generalmente mono-articolari, che dopo anni possono cronicizzare e diventare poli-articolari. La terapia negli attacchi acuti di gotta è sintomatica e si basa sui FANS, sugli steroidi e sulla colchicina. Importante è la prevenzione, con una dieta ipoproteica, la limitazione dell'assunzione di alcool, una maggiore assunzione di liquidi e una basso apporto di purine nella dieta (risposte A, B, C e D errate).

7 La risposta corretta è la C.
Tra gli approcci diagnostici per evidenziare la colonizzazione gastrica da H. Pylori non è indicata la risposta al trattamento con inibitore di pompa protonica, che non evidenzia con certezza la colonizzazione gastrica da H. Pylori: infatti, tale tecnica al massimo può essere utilizzata per riscontrare una riduzione dei sintomi della malattia da reflusso gastroesofageo. Al contrario, sono indicati la ricerca dell'antigene nelle feci (risposta A errata), il test rapido all'ureasi (risposta B errata), la biopsia durante esame endoscopico (risposta D errata) e l'Urea Breath test (risposta E errata). Il trattamento di prima scelta nell'eradicazione dell'infezione da Helicobacter pylori rimane l'uso di IPP, associati a claritromicina e metronidazolo o amoxicillina. La maggior parte dei protocolli prevede una durata di 7 giorni.

8 La risposta corretta è la A.
Alla luce del caso clinico presentato, l'ipotesi diagnostica meno probabile risulta essere la malattia da reflusso gastroesofageo (GERD: gastro-esophageal reflux disease), una condizione cronica estremamente frequente, la cui eziopatogenesi è da ricondurre all'incontinenza anatomica o funzionale dello sfintere esofageo inferiore, il cardias deputato ad impedire la risalita del cibo e dei succhi gastrici contenuti nello stomaco.

9 La risposta corretta è la E.
La polmonite è l'unica delle malattie sopraelencate a non avere una eziopatogenesi di tipo cardiovascolare e, pertanto, non determina un rialzo della troponina: solo in caso di successiva pleurite e/o pleuro-pericardite si potrebbe riscontrare un aumento della troponina sierica.

10 La risposta corretta è la B.
L'Enalapril è un farmaco appartenente alla classe degli ACE-inibitori (inibitori dell'enzima di conversione dell'angiotensina), che viene impiegato principalmente nel trattamento dell'ipertensione arteriosa e di altre patologie cardiovascolari. Gli ACE-inibitori agiscono sull'ACE, inibendo la conversione dell'angiotensina I in II e causando una riduzione della pressione arteriosa, per riduzione delle resistenze arteriolari periferiche. Fra le principali controindicazioni relative alla somministrazione di questi farmaci vi è la gravidanza, poiché essi sono associati ad un aumentato rischio teratogeno sul feto e alla possibilità di disregolazione della funzione renale e della pressione arteriosa sia nel feto che nel neonato.

11 La risposta corretta è la A.
La metformina, un farmaco ipoglicemizzante orale

somministrato nel diabete di tipo II, può essere responsabile di acidosi lattica con Gap anionico aumentato: infatti, dato che l'escrezione di tale molecola avviene per via renale, la presenta di insufficienza renale (IR) può determinarne accumulo, con conseguente insorgenza di acidosi. Perciò, la somministrazione in corso di insufficienza renale cronica con VFG (Velocità di Filtrazione Glomerulare) inferiore a 20 ml/min/1,73 m² è controindicata. Oltre all'acidosi metabolica, i sintomi e i segni da tossicità da metformina comprendono alterazione dello stato mentale con sopore, fino al coma, irritazione gastrointestinale, oligo-anuria, depressione respiratoria e ipotensione (risposte B, C, D ed E errate).

12 La risposta corretta è la B.

Il cancro alla vescica rappresenta il 3-5% delle neoplasie; la fascia d'età più colpita è quella tra la sesta e la settima decade di vita, con una netta prevalenza nel sesso maschile rispetto al sesso femminile. Tra i fattori di rischio maggiormente associati vi è soprattutto il fumo di sigaretta; altri fattori di rischio sono l'esposizione cronica a tossici come le amine aromatiche e le nitrosamine (sostanze presenti nei coloranti, nelle industrie tessili, del cuoio), l'infezione da parte di alcuni parassiti come la Bilharzia e lo Schistosoma Haematobium e l'assunzione di particolari farmaci (risposte A; C, D ed E errate).

13 La risposta corretta è la C.

Il trattamento con lattulosio è il trattamento standard delle encefalopatie epatiche, in quanto, tale molecola è un coadiuvante della metabolizzazione dell'ammoniaca. Durante l'encefalopatia epatica, infatti, il fegato non è più in grado di eliminare tutti i cataboliti tossici per l'organismo, primo fra tutti l'ammoniaca (NH_3), che resta così in circolo. A livello intestinale, il lattulosio inibisce la proliferazione di batteri produttori di ammoniaca (come E. Coli), dato che acidifica il pH intestinale: in particolare, la riduzione del pH colico facilita la conversione dell'ammoniaca (NH_3) nel meno assorbibile ione ammonio (NH_4^+). Inoltre, esso favorisce la peristalsi intestinale, aumentando la eliminazione di tali agenti tossici dannosi.

14 La risposta corretta è la B.

La somatostatina, un ormone polipeptidico prodotto dall'ipotalamo, dal pancreas, dal tratto gastro-intestinale e da cellule del sistema APUD, non stimola la secrezione gastrica. In particolare, regola negativamente la produzione di gastrina da parte delle cellule parietali gastriche che per questo motivo non riescono più a stimolare la produzione acida dello stomaco. Invece, l'acetilcolina, la gastrina, l'istamina e la caffeina aumentano tutte, con modalità differenti, la produzione di HCl gastrico (risposte A, C, D ed E errate).

15 La risposta corretta è la C.

Vista la storia clinica di questa paziente con dispnea severa, dolore toracico ed un'anamnesi positiva per assunzione di estro-progestinici, il sospetto clinico che deve venire in mente è quello di una embolia polmonare, una condizione patologica caratterizzata da un'occlusione di una o più arterie polmonari da parte di trombi che si dipartono da altri siti corporei, solitamente dai grandi tronchi venosi delle gambe o del distretto pelvico. I segni e i sintomi sono spesso aspecifici con tosse, dispnea, dolore toracico, tachicardia, ipotensione, lipotimia. L'esecuzione di un RX del torace, soprattutto nelle fasi iniziali, è poco specifica e sensibile, tanto che soprattutto inizialmente può essere negativo, mentre nelle fasi successive può mostrare dei segni radiologici caratteristici (Gobba di Hampton, segno di Westermark, segno Fleischner, Palla Sign o segno di Palla, l'atelettasia lamellare del parenchima polmonare, piccola falda di versamento pleurico, cardiomegalia e sopraelevazione del diaframma). La diagnosi, pertanto, viene solitamente fatta con l'angio-TC, che evidenzia un difetto di opacizzazione più o meno esteso di una o entrambe le arterie polmonari e/o delle sue diramazioni vasali.

16 La risposta corretta è la A.
La sifilide, causata dalla spirocheta Treponema pallidum, è caratterizzata da 3 fasi cliniche e sintomatiche sequenziali e distinte. La terapia prevede come farmaco di prima scelta la penicillina.

17 La risposta corretta è la A.
La vaccinazione antinfluenzale nell'adulto immunocompetente di norma prevede una dose singola all'anno, perché ogni anno il virus influenzale si presenta con variazioni del suo genoma che rendono il vaccino precedente inutile. La popolazione a cui è fortemente suggerita la vaccinazione è rappresentata dalle persone oltre i 65 anni, dai bambini e adulti affetti da patologie croniche. Resta buona norma vaccinare il personale sanitario, il personale a contatto con bambini e i familiari di soggetti a rischio (risposte B, C, D ed E errate).

18 La risposta corretta è la C.
Le neoplasie del colon, dello stomaco, del polmone e della mammella hanno una spiccata tendenza a metastatizzare a livello epatico, ad eccezione del tumore della prostata. In dettaglio, tale tumore rappresenta circa il 20% di tutti i tumori nei soggetti di sesso maschile di età superiore ai 50 anni. La diffusione di questa neoplasia può avvenire per contiguità, per via ematica e per via linfatica. Generalmente, la diffusione ematica avviene successivamente rispetto a quella linfatica. Per via ematica, frequentemente riscontriamo metastatizzazione a livello dell'apparato scheletrico, soprattutto bacino, colonna vertebrale, coste, femore, omero. Altre localizzazioni molto più tardive sono i polmoni, il fegato, il surrene, il rene e, raramente, il testicolo (risposte A, B, D ed E errate).

19 La risposta corretta è la C.
L'amiloidosi renale è un accumulo di sostanza amiloide nella matrice extracellulare, che provoca danno. A livello renale, soprattutto al principio dello sviluppo della patologia, abbiamo una lieve proteinuria, con ipoalbuminemia susseguente e, perciò, edemi.

20 La risposta corretta è la E.
Gli anticoagulanti orali diretti, conosciuti anche come "nuovi anticoagulanti orali (NAO)", sono farmaci impiegati nella prevenzione del tromboembolismo arterioso e venoso. A differenza del Warfarin, che antagonizza i fattori II, VII, IX e X della coagulazione, vitamina K-dipendenti, i DOAC inibiscono in maniera diretta la trombina o il fattore Xa. In particolare, dabigatran inibisce la prima, mentre apixaban, rivaroxaban e edoxaban inibiscono il secondo. Rispetto al Warfarin, presentano un'attivazione più rapida nell'azione anticoagulante e una emivita più breve; inoltre, presentano poche interazioni con altri farmaci ed alimenti, hanno una farmacocinetica maggiormente prevedibile e un miglior rapporto rischio-beneficio sulle complicanze di sanguinamento. Il loro effetto si conclude in tempi brevi, successivamente alla sospensione del farmaco. Nello specifico, la terapia con NAO non richiede monitoraggio routinario dell'INR, dato che il loro effetto anticoagulante è in linea di massima concentrazione-dipendente e dato che le interferenze alimentari e farmacologiche sono ridotte.

21 La risposta corretta è la C.
La miastenia gravis generalizzata è una patologia autoimmune della giunzione neuromuscolare, dovuta ad auto-anticorpi del recettore dell'Ach (Anti-AchR) che danneggiano le terminazioni post-sinaptiche. In tale patologia la quantità di Ach è normale, ma la riduzione dei recettori disponibili causa una minor ampiezza dei potenziali di placca, che durante l'esercizio non supera la soglia per generare il potenziale d'azione muscolare. All'esordio dal punto di vista clinico, i gruppi muscolari più frequentemente interessati sono i muscoli oculari. In alcuni pazienti, possono essere presenti sintomi bulbari (per esempio, rinolalia, disfagia, difficoltà nella masticazione, soffocamento). I riflessi osteo-tendinei e la sensibilità rimangono in genere inalterati. Le manifestazioni cliniche fluttuano in intensità nel corso di minuti, delle ore e dei giorni: il

deficit fluttuante è un importante discriminante con le forme muscolari in cui il deficit è fisso. In alcuni casi, è possibile riscontrare anche una crisi miastenica, caratterizzata da tetraparesi generalizzata o insufficienza respiratoria (risposte A, B, D ed E errate).

22 La risposta corretta è la C.
Uno dei primi e più comuni sintomi della malattia da reflusso gastro-esofageo è la pirosi. Sintomi come disfagia persistente, tosse cronica, dolore toracico ed erosioni dentali sono tutti possibili sintomi della malattia da reflusso gastroesofageo, ma sono meno frequenti e più tipici della malattia avanzata (risposte A, B, D ed E errate).

23 La risposta corretta è la C.
Le malattie infiammatorie croniche intestinali (MICI) (in inglese infiammatori boe disease da cui la sigla IBD) sono un gruppo di entità nosologiche caratterizzate dalla presenza di flogosi cronica in assenza di eziologia infettiva. Le due più importanti del gruppo sono la malattia di Crohn e la rettocolite ulcerosa. Nel morbo di Crohn le lesioni possono coinvolgere qualsiasi tratto dell'apparato gastrointestinale, dalla bocca all'ano, con prevalente localizzazione intestinale e con infiammazione transmurale della parete intestinale stessa. Nella rettocolite ulcerosa le lesioni intestinali sono di tipo ulcerativo, coinvolgono esclusivamente la mucosa colica, si sviluppano inizialmente a livello del retto e possono estendersi sino al cieco. Le ulcere si estendono in maniera continuativa, non "a salto", e la reazione infiammatoria riguarda principalmente la mucosa e la sottomucosa. In entrambe le patologie, le manifestazioni gastrointestinali, si associano spesso a manifestazioni osteoarticolari (soprattutto fenomeni artritici), oculari, oro-cutanee, epatobiliari e urinarie (risposte A, B, D ed E errate).

24 La risposta corretta è la D.
A livello epatico l'ossidazione di 1 grammo di alcol determina la liberazione di un quantitativo energetico importante, equivalente a 7 kcal, contro le 4 Kcal di carboidrati e proteine e le 9 kcal dei grassi.

25 La risposta corretta è la A.
Essendo il tromboembolismo venoso una condizione potenzialmente letale, i pazienti oncologici affetti da tale patologia presentano minore sopravvivenza rispetto a quelli senza tromboembolismo venoso.

26 La risposta corretta è la A.
La Fluoxetina è un farmaco appartenente alla classe degli inibitori selettivi della ricaptazione della serotonina (SSRI), impiegato nella terapia di vari disturbi di tipo psichiatrico soprattutto nella depressione, nel disturbo ossessivo-compulsivo, nei disordini dell'alimentazione, negli sbalzi d'umore. La sua azione è dovuta all'inibizione del trasportatore della serotonina, con aumento delle sue concentrazioni a livello dello spazio inter-sinaptico e stimolazione più duratura dei recettori. La serotonina è un neurotrasmettitore mono-aminico del sistema nervoso centrale, importante nella regolazione del tono dell'umore e conosciuto come "ormone della felicità".

27 La risposta corretta è la C.
L'appendicite rappresenta un processo infiammatorio acuto dell'appendice. Il sintomo di esordio tipico più frequente dell'appendicite acuta è il dolore addominale.

28 La risposta corretta è la B.
La pressione arteriosa differenziale (o media) è un valore calcolato attraverso una formula, che esprime la differenza tra PAS e PAD. Tra tutte le opzioni indicate, l'unica che non determina un aumento della pressione arteriosa differenziale è la stenosi aortica, che è una condizione caratterizzata da un restringimento della valvola aortica che ostacola il passaggio del sangue dal ventricolo sinistro all'aorta ascendente durante la fase di sistole: poiché la resistenza all'efflusso di sangue è elevata, la pressione

ventricolare sinistra aumenta notevolmente con normale pressione sistolica nell'aorta. Dal punto di vista clinico, la stenosi aortica negli adulti spesso è asintomatica, ma se non trattata, si manifesta con la classica triade: sincope, angina e dispnea da sforzo; inoltre, nelle fasi avanzate può esitare in insufficienza cardiaca. La stenosi della valvola aortica si manifesta con un soffio meso-sistolico, aspro, con andamento crescente-decrescente, che risulta meglio apprezzabile a livello del margine sternale superiore destro.

29 **La risposta corretta è la E.**
La febbre che può assumere andamenti caratteristici e differenti in relazione alle cause scatenanti, quando presenta oscillazioni giornaliere di due-tre gradi, senza mai raggiungere la defervescenza, è definita febbre remittente o discontinua e può essere associata a setticemie, malattie virali o tubercolosi. Invece, si definisce continua una febbre in cui la temperatura corporea raggiunge i 40°C e si mantiene costante, poiché le oscillazioni giornaliere sono sempre < 1°C senza raggiungimento della defervescenza (risposta A errata). Al contrario, si definisce intermittente quella in cui si alternano periodi di ipertermia e di apiressia nello stesso giorno (risposta B errata). Nella febbre ricorrente questo avviene nell'arco di un periodo più lungo (ogni settimana, ogni tre settimane, ecc.) (risposta D errata). Infine, si definisce ondulante una febbre in cui il periodo febbrile oscilla da 10 a 15 giorni (risposta C errata).

30 **La risposta corretta è la B.**
***S**econdo le convenzioni internazionali nel tracciato elettrocardiografico il complesso QRS corrisponde alla depolarizzazione ventricolare.* Al contrario, l'onda P corrisponde alla depolarizzazione atriale (risposta A errata), l'intervallo PR (o PQ) corrisponde al passaggio del fronte d'onda di depolarizzazione nel nodo atrio-ventricolare (AV) (risposta D errata) e l'onda T consiste nella ripolarizzazione ventricolare (risposta E errata).

31 **La risposta corretta è la E.**
I tossicodipendenti che assumono cocaina sono soggetti a effetti collaterali, tra i quali, tuttavia, non rientra l'abulia. In particolare, il più importante e temibile è la dipendenza dalla sostanza. A livello cardiovascolare possiamo riscontrare aritmie, extrasistolia (risposta A errata), fibrillazione ventricolare, ipertensione arteriosa (risposta D errata), cardiopatia ischemica, infarto e aneurisma dissecante; a livello polmonare potremmo riscontrare fibrosi; neurologicamente potremmo osservare convulsioni, emorragia cerebrale o encefaliti; a livello psichiatrico si hanno i più importanti effetti: euforia (risposta C errata), ansia, attacchi di panico, agitazione psicomotoria (risposta B errata), psicosi.

32 **La risposta corretta è la E.**
La paratiroidectomia totale comporta l'assente produzione di paratormone (PTH), determinando disregolazione del metabolismo del calcio e una sua drastica riduzione a livello ematico: dunque, tale procedura determina ipocalcemia e non di ipercalcemia. In dettaglio, le paratiroidi, quattro piccole ghiandole endocrine localizzate sulla faccia posteriore dei lobi della tiroide, secernono il paratormone, un ormone polipeptidico che esercita il controllo sul metabolismo del calcio e, di conseguenza, sulla formazione di 1,25-$(OH)_2$ vitamina D. La secrezione di paratormone, che avviene normalmente in risposta all'ipocalcemia, determina un aumento dei livelli di calcio circolante per maggiore riassorbimento a livello intestinale, renale e per mobilizzazione del calcio osseo. Al contrario, l'eccessiva produzione di paratormone, l'eccessivo apporto di calcio, l'ipervitaminosi D e le metastasi osteolitiche determinano ipercalcemia (risposte A, B, C e D errate).

33 **La risposta corretta è la D.**
La somministrazione della terapia anticoagulante nei pazienti anziani non è associata ad un maggior

rischio di colpo di calore. Tale terapia è mirata alla prevenzione di eventi tromboembolici. Tra i principali farmaci anticoagulanti che vengono somministrati, vi sono il Warfarin ed i nuovi anticoagulanti orali (NAO).

34 La risposta corretta è la B.
La menopausa è l'interruzione fisiologica o iatrogena delle mestruazioni (amenorrea), dovuta a una ridotta funzione ovarica. Un sintomo non tipico della menopausa è rappresentato dal dimagrimento. Invece, sintomi più frequenti e tipici sono la presenza di vampate di calore (spesso associata a flushing del viso e sudorazioni notturne) (risposta D errata), atrofia vulvovaginale (risposta C errata), calo della libido e del desiderio sessuale. Dal punto di vista psichico la diversa secrezione ormonale determina insonnia (risposta E errata), ansia, irritabilità, calo del tono dell'umore (risposta A errata) e una maggiore facilità all'affaticamento, sintomi associati spesso alla cefalea.

35 La risposta corretta è la B.
Il glutine è contenuto nell'orzo, nel frumento, nella segale, nel farro, nella avena, nel kamut, nella triticale ed è una molecola verso la quale può svilupparsi la tipica reazione immunitaria della celiachia.

36 La risposta corretta è la A.
La sindrome da malassorbimento non rappresenta una complicanza tipica della malattia diverticolare. Per diverticolosi si intende la formazione di diverticoli in assenza di complicanze, mentre per diverticolite si intende un processo infiammatorio a livello dei diverticoli. La sede maggiormente predisposta alla formazione di diverticoli è il colon-retto.

37 La risposta corretta è la C.
I quattro muscoli che compongono la cuffia dei rotatori sono il muscolo sottoscapolare, sovra-spinato, infra-spinato e piccolo rotondo. La cuffia dei rotatori è il complesso muscolo-tendineo della spalla, costituito da quattro muscoli, i cui tendini proteggono l'intera articolazione scapolo-omerale e formano una vera e propria cuffia che avvolge la testa dell'omero. Questo complesso è un fondamentale mezzo di fissità dell'articolazione scapolo-omerale, poiché la cavità glenoidea della scapola non ha la dimensione adeguata per l'articolazione con la testa dell'omero.

38 La risposta corretta è la E.
Per la paziente del caso clinico la condizione predisponente più probabile per lo sviluppo della embolia polmonare è rappresenta dalla resistenza alla proteina C attivata. In dettaglio, Il fattore V è uno dei peptidi coinvolti nella cascata coagulativa plasmatica. Svolge la sua azione come cofattore del fattore X per attivare l'enzima protrombina (fattore II) a trombina, il quale, a sua volta, spezza la molecola di fibrinogeno a fibrina, che polimerizza in una grossa rete che compone la maggior parte di un coagulo. Il suo effetto pro-coagulante è normalmente inibito dalla Proteina C attivata (un anticoagulante naturale) che limita l'estensione del coagulo attraverso il taglio del fattore V attivato a livello di una unità di arginina rendendolo inattivo. Una variazione del gene (polimorfismo) comporta la sostituzione dell'arginina con un altro aminoacido, la glutammina, la quale impedisce il taglio da parte della Proteina C attivata. Il fattore mutato (detto di Leiden, dalla città in cui fu scoperto) diventa così resistente all'azione della proteina C attivata e ha una maggiore attività pro-coagulante che predispone alla trombosi. L'ipercoagulabilità determinata dal fattore di V di Leiden rientra negli elementi predisponenti la trombosi venosa profonda (TVP), riassunti nella "triade di Virchow": danno endoteliale, stasi venosa, stati di ipercoagulabilità.

39 La risposta corretta è la E.
L'angina addominale è una sindrome clinica dovuta ad un quadro di ischemia intestinale. Dal punto di vista clinico, i sintomi si rendono evidenti soprattutto dopo i pasti, dato che la digestione è la condizione in cui aumentano le richieste di sangue e ossigeno

all'intestino. I sintomi più frequenti consistono in dolore addominale crampiforme in sede epigastrica, diarrea, flatulenza e malassorbimento. Data la gravità della sintomatologia, spesso il paziente si astiene dall'alimentazione, con conseguente calo ponderale e astenia. L'angina addominale non si presenta con ascite.

40 La risposta corretta è la B

Un segno di Murphy positivo si caratterizza per l'evocazione di dolore alla pressione sul punto colecistico in ipocondrio destro, localizzato all'altezza dell'estremità anteriore della 10° costa a destra, durante l'inspirazione profonda.

41 La risposta corretta è la C.

La forma più frequente tra tutte le cefalee (2/3 dei casi ambulatoriali) è rappresentata dalla cefalea tensiva, che provoca un dolore lieve generalizzato, senza l'inabilità funzionale, la nausea o la fotofobia che sono associate all'emicrania. Dal punto di vista clinico, il dolore è generalmente lieve o moderato. Tale cefalea si presenta nella regione occipitale o frontale bilateralmente e si diffonde a tutto il capo. Non è accompagnata da nausea e vomito (a differenza dell'emicrania) e non è aggravata dall'attività fisica, dai suoni, dagli odori o dalla luce.

42 La risposta corretta è la B.

Il Clostridium Difficile è un batterio gram positivo anaerobio, responsabile della colite pseudomembranosa. Risulta virulento in quanto possiede due tossine:

- *tossina A, un'enterotossina, che si lega alle cellule della mucosa e causa un'ipersecrezione di liquido, determinando una diarrea acquosa;*
- *tossina B, una citotossina, che causa gravi danni alla mucosa.*

Tale batterio fa parte normalmente del microbiota umano; tuttavia, quando si utilizzano antibiotici per lungo tempo, questi possono distruggere anche quei batteri che lo tengono "sotto controllo". Quando il C. difficile diviene dominante, si possono avere crampi addominali e colite pseudomembranosa, diarrea (talora ematica), raramente la sepsi e l'addome acuto. I sintomi che esordiscono alcuni giorni dopo l'inizio della terapia antibiotica, includono diarrea acquosa o scariche di feci non formate, crampi addominali, raramente nausea e vomito. Per quanto riguarda il trattamento di questa patologia è sufficiente andare ad interrompere la terapia antibiotica; se la sintomatologia è grave, è possibile utilizzare vancomicina o metronidazolo.

43 La risposta corretta è la B.

Il colera, patologia causata dal Vibrio Cholerae, ha come sintomo principale la diarrea secretoria "ad acqua di riso". Il periodo d'incubazione della malattia varia generalmente tra le 24 e le 72 ore, ma può arrivare a 5 giorni, a seconda del numero di batteri ingeriti. Gli effetti sistemici sono legati alla forte disidratazione, provocata dalle scariche diarroiche profuse, con cui si giunge ad espellere fino a 1L/h di liquidi, alla deplezione di potassio e all'acidosi. Il quadro clinico include segni e sintomi quali: ipotensione, polso filiforme, affossamento oculare, sudorazione algida, crampi muscolari, vomito senza nausea, oligo-anuria che può evolvere in necrosi tubulare, shock ipovolemico. Il trattamento prevede la reintegrazione di fluidi e potassio per via parenterale e terapia antibiotica.

44 La risposta corretta è la A.

Per piastrone appendicolare si intende una lesione anatomopatologica caratteristica dell'appendicite flemmonosa suppurativa, costituita da un ammasso fibrino-purulento clinicamente apprezzabile come una tumefazione dolente alla palpazione, che coinvolge i visceri circostanti l'appendice, il peritoneo parietale e l'omento, nel tentativo di circoscrivere il processo di diffusione del focolaio flogistico.

45 La risposta corretta è la C.

Il Morbo di Paget (o osteite deformante) è una patologia cronica dello scheletro dell'adulto, in cui il turnover osseo è accelerato in alcune aree definite, con sovvertimento della normale architettura della matrice e la sua sostituzione con tessuto osseo non organizzato, molto più fragile e rarefatto. Il sintomo più comune di presentazione della malattia di Paget dell'osso è la graduale comparsa di dolore. I segmenti ossei interessati possono presentare deformità (spesso anche ingrandimento) ed eventuali fratture. Abbiamo delle forme mono-ostotiche e poli-ostotiche. I siti più interessati sono: pelvi (30-75%), femore (25-35%), rachide lombare (30-75%), cranio (25-65%), tibia (32%). Le estremità inferiori sono maggiormente colpite rispetto alle superiori.

46 La risposta corretta è la A.
L'ipotiroidismo subclinico è caratterizzato da elevati livelli sierici di TSH e normali livelli di ormoni tiroidei liberi (FT3 e FT4), in assenza di sintomi clinici, da cui il nome subclinico. La disfunzione tiroidea subclinica è relativamente diffusa, particolarmente in coloro che presentano una sottostante tiroidite di Hashimoto.

47 La risposta corretta è la C.
Secondo i criteri di Duke, una diagnosi clinica di endocardite certa richiede che siano soddisfatti solo 2 criteri maggiori, oppure 1 criterio maggiore più 3 criteri minori, o solo 5 criteri minori.

48 La risposta corretta è la D.
La metformina, un farmaco ipoglicemizzante orale che viene somministrato nel diabete di tipo II, può avere come effetto indesiderato l'acidosi lattica in corso di terapia nel paziente diabetico.

49 La risposta corretta è la A.
La vitamina B9 (o acido folico), vitamina idrosolubile, deve essere regolarmente assunta con l'alimentazione. Nel corso di una normale gravidanza il fabbisogno giornaliero di folati è aumentato. La supplementazione di acido folico in epoca pre-concezionale e in gravidanza trova indicazione per prevenire i difetti del tubo neuronale. Questa vitamina è essenziale per la sintesi del DNA e per i tessuti che vanno incontro a processi di proliferazione e differenziazione, come i tessuti embrionali.

50 La risposta corretta è la D.
Gli antagonisti del recettore dell'angiotensina II, o Sartani, rappresentano una classe di farmaci ad azione antipertensiva, la cui azione è mirata al blocco diretto e selettivo del recettore dell'angiotensina II, inibendone gli effetti biologici. Gli ACE-inibitori agiscono sull'ACE (enzima di conversione dell'angiotensina), inibendo la conversione dell'angiotensina I in II e causando una riduzione della pressione arteriosa, per riduzione delle resistenze arteriolari periferiche. L'associazione tra queste due classi di farmaci non è raccomandata per ridurre la pressione arteriosa nel paziente iperteso in quanto l'associazione può causare eccessiva riduzione della pressione arteriosa, insufficienza renale e maggior rischio di iperkaliemia.

51 La risposta corretta è la E.
La sclerosi multipla (SM) è una malattia infiammatoria cronica, demielinizzante dell'encefalo e del midollo spinale. Fra i sintomi più frequenti ritroviamo anomalie visive (neurite ottica, il sintomo di esordio più comune) ed oculomotorie, parestesie, debolezza, spasticità, disturbi urinari. Tale patologia si caratterizza solitamente per deficit neurologici multipli, con decorso caratterizzato da remissioni e riacutizzazioni. La diagnosi richiede evidenze cliniche o più di 2 lesioni neurologiche caratteristiche, separate nello spazio e nel tempo.

52 La risposta corretta è la B.
La tetralogia di Fallot è un'anomalia cardiaca congenita in cui non è presente la trasposizione completa delle grandi arterie. Invece, è caratterizzata da quattro elementi:

- difetto del setto-interventricolare (risposta C errata);
- aorta a cavaliere (risposta A errata);
- stenosi della valvola polmonare con ostruzione dell'efflusso del ventricolo destro (risposta E errata);
- ipertrofia del ventricolo destro (risposta D errata).

53 La risposta corretta è la B.

La gotta è una patologia cronica determinata dalla precipitazione e dal deposito di cristalli di urato monosodico (UMS) nelle articolazioni e in altri tessuti. Dal punto di vista clinico, le manifestazioni che derivano comprendono attacchi di artrite acuta, spesso mono-articolare, che può evolvere in artrite cronica in genere poli-articolare. La terapia negli attacchi acuti di gotta è sintomatica e si basa sui FANS e/o sugli steroidi e sulla colchicina, mentre la terapia di base si effettua con farmaci ipouricemizzanti in grado di abbassare e di mantenere il livello di uricemia. In particolare, in caso di attacco acuto di gotta, il trattamento con farmaci ipouricemizzanti non deve essere iniziato immediatamente e comunque non prima dell'uso della colchicina.

54 **La risposta corretta è la D.**

La mononucleosi, una malattia virale contagiosa, causata dal virus di Epstein-Barr non è una zoonosi. Dal punto di vista clinico, si caratterizza per una importante triade clinica:

- febbre, faringodinia e linfoadenopatia;
- linfocitosi;
- presenza nel siero di anticorpi eterofili.

L'esantema maculo-papuloso non è solitamente presente, riscontrandosi solo nel 5% dei casi. I pazienti che hanno la mononucleosi potrebbero sviluppare un rash molto simile a quello del morbillo, se trattati con ampicillina (prescritta in maniera errata nel sospetto di una faringo-tonsillite acuta streptococcica). Nella maggior parte dei casi l'infezione da EBV è comunque asintomatica o paucisintomatica.

55 **La risposta corretta è la C**

Il test di Lachman serve per diagnosticare la presenza di lesioni al legamento crociato anteriore e viene effettuato a paziente supino sul lettino, impugnando la gamba con una mano e con l'altra mano la coscia appena al di sopra della rotula. A paziente rilassato si effettua una trazione in avanti con la tibia, spingendo con la mano controlaterale il femore all'indietro. A questo punto si valuta la tenuta dell'articolazione. Se si sente uno scatto in avanti, quasi come uno scalino, allora significa che c'è stata una lesione del legamento crociato anteriore che non riesce a evitare questo movimento. In un paziente sano, tale test risulterebbe negativo (ossia, non si avvertirebbe nessuno scatto).

56 **La risposta corretta è la B.**

L'ecocardiogramma è la metodica più utilizzata nel monitoraggio della cardiotossicità da farmaci antineoplastici, data la sua versatilità tecnica (eseguibile in qualsiasi consulenza cardiologica), il suo basso costo e la sua bassa invasività. In caso di cardiotossicità, vi possono essere alterazioni della cinetica o delle dimensioni delle camere cardiache, della contrattilità del miocardio e della sua struttura, ecc. Tutte queste alterazioni possono essere facilmente studiate con l'ecocardiogramma, che pertanto è la metodica di elezione nella loro stadiazione e follow-up.

57 **La risposta corretta è la A.**

Nel sospetto di torsione testicolare il paziente deve essere immediatamente inviato in Pronto Soccorso per una valutazione clinica ed ecografica repentina. Con l'ecografia color-Doppler, infatti, potrà essere effettuata la diagnosi di torsione testicolare e di assenza di vascolarizzazione, pertanto, il paziente potrà essere immediatamente inviato in sala operatoria per la risoluzione chirurgica della torsione e il ripristino della vascolarizzazione testicolare. Se la valutazione medico-chirurgica non è istantanea, vi è un rischio molto elevato di necrosi testicolare con conseguente perdita di funzionalità d'organo.

58 **La risposta corretta è la D.**

L'infezione da herpes zoster è causata dalla riattivazione di un'infezione latente da parte del virus della varicella-zoster (VZV). Dopo l'infezione iniziale, il virus non viene eliminato dall'organismo, ma rimane latente nei corpi cellulari dei neuroni sensoriali del ganglio della radice dorsale. La sua riattivazione determina una condizione nota come "fuoco di Sant'Antonio", che si manifesta con una sintomatologia prodromica, caratterizzata da dolore (seguito da un'eruzione vescicolare su una base eritematosa a distribuzione dermatomerica) e disestesia, che segue una distribuzione dermatomerica. La complicanza più frequente dell'Herpes Zoster risulta essere la nevralgia post-erpetica, caratterizzata da un dolore cronico e persistente in corrispondenza della distribuzione dell'eruzione, che dura mesi dopo la risoluzione della manifestazione vescicolare cutanea.

59 **La risposta corretta è la B.**

Se nel corso dell'esecuzione del test di Romberg un paziente tende precocemente a barcollare e cadere con gli occhi sia aperti che chiusi allora tale riscontro è suggestivo di una lesione cerebellare.

60 **La risposta corretta è la E.**

Lo HAS-BLED Score è un sistema sviluppato per valutare il rischio a 1 anno di emorragie in pazienti che assumono anticoagulanti orali o sono eleggibili per assumerli. Il sesso non è compreso fra i parametri di riferimento. Lo score è compreso tra 0 e 9 e si basa su sette parametri, ad ognuno dei quali è attribuito un punteggio da 0 a 2. L'acronimo HAS-BLED rispecchia i parametri di riferimento:

- Ipertensione (Hypertension) (risposta B errata);
- Anomalie renali e della funzionalità epatica (Abnormal renal and liver function) (risposte A e C errate);
- Ictus (Stroke) (risposta D errata);
- Sanguinamento (Bleeding);
- INR labile (Labile INR);
- Età avanzata (Elderly);
- Droghe o alcol (Drugs or alcool).

61 **La risposta corretta è la B.**

La malattia di Lyme, una zoonosi, ha come agente eziologico la spirocheta Borrelia Burgdorferi, che si acquisisce a causa del morso di zecche della specie Ixodes e per tale malattia non è consigliato l'uso di Metronidazolo. I sintomi iniziali comprendono: malessere generalizzato, rash cutaneo di carattere eritematoso migrante, che può essere seguito dopo alcune settimane o mesi da alterazioni articolari, neurologiche o cardiache. Negli stadi precoci della malattia, la diagnosi è fondamentalmente clinica, ma i test sierologici possono essere di sostegno nella diagnosi delle eventuali complicanze reumatologiche, neurologiche e/o cardiache che si manifestano nelle fasi avanzate della malattia. La terapia generalmente prevede la somministrazione di antibiotici come Doxiciclina o Ceftriaxone (risposte A e C errate); l'Amoxicillina (risposta E errata), un antibiotico appartenente alla classe dei β-lattamici, è il trattamento di scelta nelle donne in gravidanza e in allattamento, nonché nei bambini di età inferiore a 8 anni.

62 **La risposta corretta è la C.**

Dal punto di vista terapeutico, il trattamento della scabbia si basa sulla somministrazione a livello topico di permetrina o per via sistemica di ivermectina. Inoltre, devono essere rispettate alcune norme igieniche: è doveroso il lavaggio degli indumenti potenzialmente infetti e il loro isolamento in sacchi di plastica per almeno 3 giorni (dato che gli acari sopravvivono al di fuori dell'ambiente cutaneo per circa 2-3 giorni).

63 **La risposta corretta è la D.**

Per un paziente che ha già avuto un infarto, quindi a rischio cardiovascolare molto alto, il target di LDL-C raccomandato è inferiore a 70 mg/dL. Infatti, le nuove linee guida suggeriscono i livelli target da raggiunge:

- *Per i pazienti a rischio CV molto alto:*
  - *LDL-C < 70 mg/dL o una riduzione dei valori di LDL-C basali* di almeno 50% dell'LDL-C se questi sono compresi tra 70 e 135 mg/dL.*
- *Per i pazienti a rischio CV alto:*
  - *LDL-C < 100 mg/dL o una riduzione dei valori di LDL-C basali* di almeno 50% se questi sono compresi tra 100 e 200*

mg/dL.

- *Per i pazienti a rischio CV moderato o basso:*
    - *LDL-C < 115 mg/dL*

**Per "LDL-C basali" si fa riferimento ai livelli di LDL-C in un soggetto che non assume alcun trattamento ipolipemizzante.*

Bibliography: European Heart Journal doi:10.1093/eurheartj/ehw272

64 **La risposta corretta è la C.**

La localizzazione anatomica della lesione del paziente del caso clinico, in base ai reperti clinico-anamnestici e strumentali, è verosimilmente a livello del chiasma ottico. I processi patologici a carico dell'ipofisi possono dare dei disturbi di tipo endocrinologico oppure di tipo espansivo. Le sindromi da compressione possono interessare tutte le strutture collocate in prossimità della sella turcica (il chiasma ottico, il II paio di nervi cranici e i tratti ottici; i nervi cranici VI, III, IV e V1; l'ipotalamo; i lobi frontali dell'encefalo). I disturbi visivi sono generalmente i primi sintomi compressivi a comparire. Il rischio di compressione non riguarda solamente il chiasma ottico (posto immediatamente avanti al peduncolo ipofisario), ma talvolta sono interessati anche i nervi ottici (che possono essere schiacciati nel punto in cui fuoriescono dal rispettivo canale ottico) oppure i tratti ottici (data la loro posizione ai lati al peduncolo ipofisario). Nel caso di compressione del chiasma ottico, avremo una emianopsia bitemporale poiché nel chiasma ottico decussano le fibre nervose provenienti dalle emi-retine nasali: così, i pazienti non vedranno ciò che si trova nei loro emi-campi visivi temporali (emianopsia bitemporale), mentre la visione degli emi-campi nasali è preservata.

65 **La risposta corretta è la D.**

Il dolore neuropatico può originare da un danno di una qualsiasi delle seguenti strutture: nervi periferici, radici nervose, midollo spinale, strutture corticali. Il dolore neuropatico non segue la via fisiologica di trasmissione del dolore, ma origina all'interno del sistema nervoso per un danno organico di una delle sue strutture, al contrario del dolore nocicettivo che origina da un insulto fisico o da un processo infiammatorio.

66 **La risposta corretta è la E.**

L'arrossamento cutaneo localizzato non viene considerato nel computo dello score di Wells per la stima della probabilità clinica di trombosi venosa profonda. Infatti, fra i componenti del Wells score rientrano solamente:

- Paralysis, paresis, or recent orthopedic casting of a lower extremity (1 point);
- Recently bedridden for longer than three days or major surgery within the past four weeks (1 point);
- Localized tenderness in the deep vein system (1 point);
- Swelling of an entire leg (1 point);
- Calf swelling 3 cm greater than the other leg, measured 10 cm below the tibial tuberosity (1 point);
- Pitting edema greater in the symptomatic leg (1 point);
- Collateral non varicose superficial veins (1 point);
- Active cancer or cancer treated within six months (1 point);
- Alternative diagnosis more likely than DVT (eg, Baker's cyst, cellulitis, muscle damage, post-phlebitic syndrome, inguinal lymphadenopathy, external venous compression) (minus 2 points).

Fonte: Wells PS, Anderson DR, Bormanis J, et al. Value of assessment of pretest probability of deep-vein thrombosis in clinical management. Lancet 1997; 350:1795

Wells PS, Anderson, DR, Rodger M, et al. Evaluation of D-dimer in the diagnosis of suspected deep-vein thrombosis. N Engl J Med 2003; 349:1227.

67 **La risposta corretta è la E.**

Il flumazenil, un antagonista ai siti di legame delle benzodiazepine sul recettore GABA-A, viene utilizzato per il trattamento dell'intossicazione da benzodiazepine. Se somministrato per via endovenosa, ha una rapida insorgenza d'azione ma ha anche una breve emivita, motivo per cui si deve somministrare il farmaco più volte per antagonizzare gli effetti delle benzodiazepine che hanno una emivita molto più lunga.

68 La risposta corretta è la D.
Nei paesi industrializzati, data l'elevata esposizione a fattori di rischio cardiovascolare, l'insufficienza cardiaca è principalmente causata dalla malattia coronarica e dall'ipertensione arteriosa. In più rare occasioni l'insufficienza cardiaca è causata da altre patologie, come le cardiomiopatie di tipo ipertrofico o dilatativo, aritmie, valvulopatie, miocardite, anomalie congenite o patologie da accumulo come amiloidosi o emocromatosi.

69 La risposta corretta è la C.
La RM può essere controindicata in pazienti che possiedono corpi estranei magnetici, come dispositivi e materiali suscettibili di movimento o di danneggiamento da parte di campi elettromagnetici: per esempio alcuni pacemakers cardiaci, alcuni impianti cocleari, alcuni dispositivi di biostimolazione, alcune valvole cardiache, alcune schegge metalliche (peri-orbitali), alcuni fissatori vertebrali, alcune clips aneurismatiche cerebrali, etc.

70 La risposta corretta è la A.
Il pregabalin (3-isobutil GABA) è un analogo strutturale del neurotrasmettitore GABA. Il suo meccanismo d'azione dipende dal legame con la proteina alfa2-delta, subunità dei canali del calcio voltaggio-dipendenti, che determina la riduzione del rilascio di noradrenalina Ca e K-dipendente e l'aumento del rilascio di glutammato K-dipendente nel tessuto corticale. Le indicazioni del pregabalin consistono nel trattamento del disturbo d'ansia generalizzato dell'adulto, nel dolore neuropatico centrale e periferico dell'adulto e nel trattamento degli attacchi epilettici parziali in presenza o in assenza di generalizzazione secondaria. Non è indicato nell'emicrania in età infantile.

71 La risposta corretta è la B.
Il CHA2DS2DS2-VASc score è un modello di stratificazione del rischio di ictus embolico nei pazienti con fibrillazione atriale. Lo score è utilizzato per determinare la necessità di terapia anticoagulante o antiaggregante, in quanto la fibrillazione atriale è una condizione predisponente alla stasi ematica nelle camere cardiache e al conseguente sviluppo di trombi murali che possono staccarsi e creare emboli arteriosi a valle. Il *CHA2DS2DS2-VASc* score è un acronimo che sta per:

- C indica Congestive heart failure;
- H indica Hypertension;
- A indica Age: se > 65 anni 1 punto, se > 75 anni 2 punti;
- D indica Diabetes;
- S indica Stroke;
- V indica Vascular disease;
- Sc indica Sex category (se femmina due punti).

72 La risposta corretta è la A.
Tramite le ASL, il SSN offre alcuni screening consigliati. Tra questi ricordiamo, gli screening per il tumore della cervice uterina, del colon retto e della mammella.

73 La risposta corretta è la B.
La furosemide, un diuretico dell'ansa, inibisce il trasportatore Na/K/2Cl nel tratto ascendente dell'ansa di Henle, determinando un aumento della escrezione di NaCl, una perdita di potassio, alcalosi metabolica ipo-kaliemica, aumento di calcio e magnesio nelle urine. Tra le applicazioni cliniche ricordiamo: l'edema polmonare acuto, l'edema periferico, il sovradosaggio di anioni, l'insufficienza renale acuta, l'ipertensione, l'ipercalcemia o iperkaliemia. In dettaglio, l'edema polmonare acuto cardiogeno, principale manifestazione dell'insufficienza cardiaca acuta, è caratterizzato dalla trasudazione di fluidi dai capillari polmonari verso gli spazi interstiziali e verso le cavità alveolari, per l'aumento della pressione capillare polmonare. L'accumulo massivo di liquido a livello interstizio-

alveolare non consente l'adeguata ventilazione alveolare, sebbene la perfusione sia mantenuta.

74 **La risposta corretta è la A**

L'exenatide, un analogo sintetico del GLP-1, è il primo farmaco incretinico ad essere stato reso disponibile per la terapia del diabete di tipo II. Determina la riduzione dei picchi postprandiali di glicemia, aumenta il rilascio di insulina mediato da glucosio, riduce i livelli di glucagone, rallenta lo svuotamento gastrico e riduce l'appetito. Tale farmaco può essere somministrato per via parenterale (sottocutanea), quindi, non è un antidiabetico orale.

75 **La risposta corretta è la D.**

Il Mycobacterium tuberculosis (o bacillo di Koch) è un bacillo Gram variabile, immobile, aerobio obbligato, della famiglia delle Mycobacteriaceae, responsabile della tubercolosi. È definito Gram variabile poiché la sua membrana esterna è simile a quella dei Gram-, ma la colorazione di Gram non riesce a identificare il microrganismo a causa della sua alcol-acido resistenza; si utilizza pertanto la colorazione di Ziehl-Neelsen. La tubercolosi ha in genere una localizzazione prevalentemente polmonare sia nella forma primaria che secondaria, mentre la TBC extra-polmonare può colpire linfonodi (25%), pleura (20%), tratto genito-urinario (15%), ossa (10%) e meningi (5%).

76 **La risposta corretta è la C.**

La sindrome di Kimmelstiel-Wilson, definitiva come una glomerulosclerosi nodulare, è patognomonica della nefropatia diabetica (la quale, invece, più frequentemente si manifesta sotto forma di glomerulosclerosi diffusa). La malattia di Kimmelstiel-Wilson . è caratterizzata da una sindrome nefrosica con proteinuria, ipertensione e progressivo deterioramento della funzione renale. Colpisce i piccoli vasi del glomerulo.

77 **La risposta corretta è la B.**

Le statine, strutturalmente analoghe all'HMG-CoA riduttasi, inibiscono la HMG-CoA riduttasi, che media la prima tappa obbligata nella biosintesi degli steroli. Determinano, inoltre, la riduzione della sintesi di colesterolo e la sovra-regolazione dei recettori per le LDL a livello degli epatociti e una modesta riduzione dei trigliceridi. Gli effetti collaterali più importanti sono: l'epatotossicità con aumento delle transaminasi, la miopatia con dolori muscolari e incremento degli indici plasmatici della CPK in quanto c'è il blocco dell'enzima idrossi-metil-glutaril-Coenzima A reduttasi che inibisce la formazione di proteine prenilate utili nella formazione di energia nel muscolo, la rabdomiolisi, in casi minori, con conseguente insufficienza renale e mioglobinuria, la dispepsia o comunque disturbi gastrointestinali. Infine, l'artrite non rientra solitamente tra gli effetti collaterali dell'utilizzo delle statine.

78 **La risposta corretta è la A.**

La digossina trova una delle indicazioni terapeutiche principali nello scompenso cardiaco con concomitante fibrillazione atriale con elevata frequenza ventricolare: in tali pazienti viene sfruttato il suo effetto inotropo positivo, in quanto la molecola di digossina inibisce la Na^+/K^+ *ATPasi dipendente, determinando accumulo di* Na^+ *all'interno della cellula cardiaca e provocando l'attivazione dello scambiatore* Na^+/Ca^{++} *con la susseguente contrazione del mio-cardiocita. La digossina resta però un farmaco poco gestibile, ha un indice terapeutico molto basso e effetti collaterali come discromatopsia, sintomi gastrointestinali, confusione e delirium.*

79 **La risposta corretta è la A.**

L'influenza aviaria è causata da ceppi virali di influenza di tipo A che normalmente infettano esclusivamente gli uccelli selvatici e il pollame domestico (e talvolta i maiali). Di conseguenza, l'influenza aviaria non viene trasmessa all'uomo tramite il morso della zecca. La capacità del virus di infettare i maiali è nota da tempo, e quindi la promiscuità di esseri umani, maiali e pollame è notoriamente considerata un fattore di rischio elevato.

80 **La risposta corretta è la A.**

La celiachia, una enteropatia cronica provocata dall'ingestione di alimenti contenenti glutine, non determina tipicamente irsutismo. Tale patologia tende a svilupparsi in individui predisposti geneticamente (geni HLA DQ2 e DQ8) ed è caratterizzata da lesioni mucosali dell'intestino tenue che, estendendosi distalmente a partire dal duodeno, riducono la superficie assorbente e provocano un quadro di malassorbimento (diarrea e/o steatorrea e/o dimagrimento) (risposta D errata). I classici segni di interessamento gastrointestinale sono: malassorbimento, calo ponderale, steatorrea, diarrea (risposta E errata), flatulenza e sintomi carenziali; inoltre, possono essere presenti anche manifestazioni extra-intestinali come: anemia da carenza di ferro, ipo-staturalismo, osteoporosi, astenia, amenorrea (risposta C errata), menopausa precoce, infertilità, poli-abortività, sintomi neurologici come epilessia, neuropatie periferiche, atassia, alterazioni della cute e degli annessi, stomatite aftosa e ipoplasia dello smalto dentario.

81 La risposta corretta è la E.

Il FRAX è uno strumento matematico statistico che stima la probabilità a 10 anni di andare incontro ad una frattura dell'anca e di soffrire di fratture osteoporotiche maggiori (fratture della colonna vertebrale, avambraccio, anca o spalla). La circonferenza addominale non è un parametro preso in considerazione in tale strumento. Tale strumento si basa su un algoritmo di calcolo che considera: la nazionalità, l'età, il sesso, il peso, l'altezza, una storia pregressa di frattura, la presenza di genitori con femore fratturato, se il paziente è in trattamento con glucocorticoidi, se il paziente è un fumatore, se il paziente è un consumatore di alcolici, la presenza di artrite reumatoide, la presenza di osteoporosi secondaria e il BMD al collo femorale (risposte A, B, C e D errate).

82 La risposta corretta è la D.

Il Morbo di Paget (o osteite deformante) è una patologia cronica dello scheletro dell'adulto, in cui il turnover osseo è accelerato in alcune aree definite, con sovvertimento della normale architettura della matrice che viene sostituta con tessuto osseo non organizzato, molto più fragile e rarefatto. Dal punto di vista terapeutico, il prednisone non è indicato nella terapia del morbo di Paget. Il sintomo più comune di presentazione della malattia di Paget dell'osso è la graduale comparsa di dolore. I segmenti ossei interessati possono presentare deformità (spesso anche ingrandimento) ed eventuali fratture. Abbiamo delle forme monostotiche e poliostotiche. I siti più interessati sono: pelvi (30-75%), femore (25-35%), rachide lombare (30-75%), cranio (25-65%), tibia (32%). Le estremità inferiori sono maggiormente interessate rispetto alle superiori. La terapia si basa su bisfosfonati (di prima linea) e calcitonina (un'alternativa ai bisfosfonati per pazienti che sono intolleranti o resistenti a questi), in quanto permettono di controllare il turnover osseo, sopprimendo l'iperattività delle cellule ossee (risposte A, B, C ed E errate).

83 La risposta corretta è la E.

"La pressione arteriosa (PA) misurata al domicilio tende ad essere inferiore alla PA misurata in ambiente clinico. Sulla base dei recenti risultati di studi epidemiologici e di studi osservazionali, i valori soglia per porre diagnosi di ipertensione arteriosa comunemente accettati per la PA domiciliare (corrispondenti ad una PA in ambiente clinico pari a 140/90 mmHg) sono di 135/85 mmHg, analoghi ai valori soglia per la PA media diurna ottenuti mediante monitoraggio dinamico della PA nelle 24 ore."

Fonte: Misurazione della pressione arteriosa al domicilio Gianfranco Parati, Paolo Palatini, Andrea Ferrucci. Fonte: siia.it

84 La risposta corretta è la D.

L'asma è una malattia infiammatoria cronica delle vie aeree che si manifesta con iperreattività bronchiale, un'ostruzione reversibile delle vie aeree indotta da un'iperreattività bronchiale a stimoli anche minimi, episodi ricorrenti di respiro sibilante e/o senso di costrizione toracica, dispnea intermittente, tosse non produttiva (o associata a espettorato bianco). Nella patogenesi dell'asma bronchiale allergica si riscontra una risposta immunologica alterata, con iperproduzione di IgE verso determinati allergeni, responsabile di tale l'infiammazione cronica delle vie respiratorie (detta, immuno-flogosi). Le IgE sono i principali mediatori biologici delle risposte allergiche sintetizzate dalle plasmacellule.

85 La risposta corretta è la E.
I calcoli renali sono aggregati di sali minerali: i più frequenti sono i calcoli di tipo calcifico che costituiscono il 70-80% del totale, tra cui quelli di ossalato di calcio costituiscono il 60% e quelli di fosfato di calcio il 40%. Calcoli renali di composizioni diverse risultano meno frequenti in ordine decrescente vi sono i calcoli a composizione mista (20%), di struvite (10-15%), di acido urico (5-15%), di cistina (1-2%) e quelli di origine rara (incidenza 1-2%) che possono essere causati dall'accumulo di xantina, ipoxantina, colesterolo, acidi grassi o 2,8-idrossiadenina.

86 La risposta corretta è la C.
Il Progetto Cuore, un progetto di ricerca partito nel 1998 ad opera di quattro gruppi di ricerca italiani, consente di calcolare un punteggio che rispecchia la probabilità di andare incontro ad un primo evento cardiovascolare maggiore nei successivi 10 anni. Non rientra fra i parametri presi in considerazione il colesterolo LDL. Invece, tale strumento prende in considerazione i seguenti parametri: età, sesso, diabete, fumo, pressione arteriosa e colesterolemia totale (risposte A, B, D ed E errate).

87 La risposta corretta è la A.
La sindrome da sovra-crescita batterica intestinale è un disturbo da malassorbimento. Tale condizione a livello del tenue può insorgere in seguito a modificazioni della fisiologica anatomia intestinale, della peristalsi gastrointestinale e/o per ridotta o assente secrezione acida gastrica. La maggior parte dei pazienti sono asintomatici e presentano solo perdita di peso, malassorbimento di grassi o carenze nutritive (in particolare vitaminiche), mentre, nei pazienti sintomatici, i sintomi che più frequentemente si manifestano sono: dolore addominale, diarrea, steatorrea, anemia macrocitica, meteorismo, eccessiva flatulenza e sintomi relati a carenze vitaminiche.

88 La risposta corretta è la E.
Il carcinoma polmonare è la seconda causa più comune di cancro negli uomini e nelle donne; tuttavia, è la causa più comune di decessi per cancro in tutto il mondo. Le due tabelle sottostanti riportano un confronto tra incidenza e tassi di mortalità dei tre tumori più comuni.

89 La risposta corretta è la D.
Il morbo di Crohn è una malattia infiammatoria cronica transmurale, con lesioni a salto, che può coinvolgere tutte le sezioni del tubo digerente, dalla cavità orale all'ano, ma che ha come localizzazione principale il tratto dell'ileo terminale. L'eziologia è multifattoriale ed il quadro clinico si caratterizza per diarrea, solitamente ematica e dolore addominale, anche se possono insorgere una serie di complicanze che vanno dagli ascessi, alle fistole fino a veri e propri quadri di stenosi intestinale con conseguenti episodi occlusivi.

90 La risposta corretta è la E.
Il morbillo è una malattia infettiva virale contagiosa, causata da un Paramyxovirus, trasmessa per via aerea. Dal punto di vista clinico si manifesta con enantema della mucosa orale con il patognomico segno delle macchie di Koplik, eruzioni cutanee che si estendono in senso rostro-caudale e tendono a confluire, ma non coinvolgono le aree palmari e plantari di mani e piedi.
Il quadro sintomatologico comprende anche tosse secca, ipertermia, congiuntivite. Generalmente si risolve entro 5 giorni e l'esantema tende alla desquamazione. Il trattamento è orientato alla prevenzione o alla cura delle sovra-infezioni batteriche che possono causare otite o polmonite.

91 La risposta corretta è la E.
La chetoacidosi diabetica è una complicanza acuta del diabete (in particolare più frequente tra i pazienti con diabete mellito di tipo 1), caratterizzata da iperglicemia, iperchetonemia e acidosi metabolica. La presenza di edemi declivi non è tipica della chetoacidosi diabetica. La presenza di iperglicemia determina una diuresi osmotica

con significativa perdita di liquidi (poliuria con polidipsia) ed elettroliti. Si manifestano anche nausea, vomito (risposta D errata), dolore addominale (risposta A errata), respiro di Kussmaul (risposta C errata), disidratazione, ipotensione, cefalea, astenia, stato confusionale. Caratteristico è l'odore fruttato dell'alito per l'eliminazione dell'acetone per via aerea (risposta B errata). La patologia può progredire fino all'edema cerebrale, al coma e al decesso.

92 **La risposta corretta è la C.**
La sindrome di Cushing è un insieme di segni e sintomi dovuti a livelli eccessivamente elevati nel sangue di cortisolo o altri glucocorticoidi. Le cause si distinguono in due gruppi principali: le forme ACTH dipendenti, dove la causa dell'eccesso di cortisolo è un'aumentata produzione dell'ormone ipofisario adrenocorticotropo, e forme ACTH indipendenti. Nel primo gruppo rientrano il morbo di Cushing (adenoma ipofisario ACTH secernente, composto da cellule basofile), la secrezione ectopica di ACTH da tumori non ipofisari e la secrezione di CRH da tumori non ipofisari. Nel secondo gruppo rientrano la sindrome di Cushing iatrogena o fittizia, gli adenomi e i carcinomi adrenocorticali ormone secernenti, la malattia nodulare pigmentosa primaria della corteccia surrenale (PPNAD) (o iperplasia micronodulare surrenale bilaterale) e la iperplasia macro-nodulare surrenale bilaterale.

93 **La risposta corretta è la A.**
L'emoglobina glicata si forma perché il glucosio col il suo gruppo aldeidico si lega al gruppo ammidico N-terminale della catena β dell'emoglobina: in un primo momento il legame è reversibile, dopodiché diventa irreversibile e si forma l'emoglobina A1C che è stabile. La determinazione della emoglobina glicata permette di valutare l'assetto glicemico nei 3-4 mesi precedenti l'esame. Infatti, una volta che il glucosio si unisce all'emoglobina, "glicando" la proteina originale, vi rimane legato per l'intera vita del globulo rosso, ovvero circa 120 giorni.

94 **La risposta corretta è la B.**
La causa più frequente di ascite è l'ipertensione portale derivante dalla cirrosi epatica. Fra le cause di ascite, riportiamo quanto presente in letteratura:

- Cirrhosis -> 81%;
- Cancer -> 10%;
- Heart failure -> 3%;
- Tuberculosis -> 2%;
- Dialysis -> 1%;
- Pancreatic disease -> 1%;
- Other -> 2%.

Fonte: data from: Runyon BA, Montano AA, Akriviadis EA, et al. Ann Intern Med 1992; 117:215

95 **La risposta corretta è la C.**
Le articolazioni più frequentemente interessate nell'osteoartrosi sono la colonna cervicale e lombosacrale, anca e ginocchio.

96 **La risposta corretta è la A.**
L'ipertensione arteriosa normale alta è quando la pressione sistolica è compresa tra 130 e 139 mmHg e/o pressione diastolica compresa tra 85 e 89 mmHg. Viene anche definita come pre-ipertensione.
Fonte: b: Isolated systolic hypertension is graded 1, 2, or 3 according to systolic BP values in the ranges indicated. The same classification is used for all ages from 16 years. Linee Guida ESC-ESH 2018 per il trattamento dell'Ipertensione Arteriosa.

Category	Systolic (mmHg)		Diastolic (mmHg)
Optimal	<120	and	<80
Normal	120–129	and/or	80–84
High normal	130–139	and/or	85–89
Grade 1 hypertension	140–159	and/or	90–99
Grade 2 hypertension	160–179	and/or	100–109
Grade 3 hypertension	≥180	and/or	≥110
Isolated systolic hypertension[b]	≥140	and	<90

97 **La risposta corretta è la D.**
Per propriocezione si intende la percezione della posizione del corpo nello spazio. Tale capacità è resa possibile grazie alla presenza di specifici recettori, detti propriocettori, sensibili alle variazioni delle posture del corpo e dei segmenti corporei, che inviano i propri segnali a particolari aree del cervello. I

propriocettori si distinguono in fusi neuromuscolari, apparati tendinei del Golgi, recettori capsulari e recettori cutanei. La propriocezione, pertanto, è quel meccanismo neurofisiologico che svolge un ruolo essenziale nel controllo della stazione eretta e del movimento.

98 **La risposta corretta è la A.**
Nel mondo occidentale, il fattore di rischio che maggiormente incide nella genesi della broncopneumopatia cronica ostruttiva è rappresentato dal fumo di sigaretta.

99 **La risposta corretta è la A.**
L'Amiodarone è un farmaco che interagisce con l'enzima 5'-desiodasi (5'-D) di tipo I e di tipo II (due enzimi coinvolti nel metabolismo tiroideo), riducendone 'attività. Le 5'-D di tipo I e di tipo II sono due enzimi responsabili della rimozione dell'atomo di iodio in posizione 5' nella molecola di tiroxina (T4), passaggio determinante per la conversione di T4 in T3, e rispettivamente agiscono nei tessuti periferici e nel fegato (tipo I) e nell'ipofisi (tipo II). In aggiunta all'inibizione enzimatica, l'Amiodarone impedisce l'ingresso di T4 nei tessuti periferici. Gli effetti descritti determinano un aumento della concentrazione plasmatica di T4 e una riduzione di quella di T3, cui consegue un mancato effetto degli ormoni tiroidei a valle e un aumento di TSH a monte per mancato effetto feedback negativo sulla sua sintesi. Infine, l'Amiodarone ha anche un effetto citotossico sulla tiroide che sembra essere causato dallo iodio contenuto nella molecola del farmaco, che può indurre l'apoptosi delle cellule tiroidee.

100 **La risposta corretta è la E.**
Il Gold standard nella diagnosi di broncopneumopatia cronica ostruttiva è rappresentato dalla spirometria. L'ostruzione bronchiale viene definita in base al rapporto VEMS/CVF inferiore a 0,7 (detto anche coefficiente di Tiffeneau): di tutta l'aria mobilizzabile in una manovra espiratoria completa, meno del 70% viene mobilizzata nel primo secondo. Caratteristica peculiare nella BPCO è che questa ostruzione, a differenza di quella presente nei pazienti con asma bronchiale, non è completamente reversibile dopo somministrazione di un broncodilatatore.

SEZIONE PRIMA

ARCHIVIO DELLE SIMULAZIONI DEI CONCORSI SSM E MMG

Le simulazioni dalla 012 alla 019 possono essere svolte online.

1.2 SIMULAZIONI ONLINE

- Simulazione commentata 012 – MMG 2016 — Simulatore Ministeriale online
- Simulazione commentata 013 – MMG 2015 — Simulatore Ministeriale online
- Simulazione commentata 014 – MMG 2014 — Simulatore Ministeriale online
- Simulazione commentata 015 – MMG 2013 — Simulatore Ministeriale online
- Simulazione commentata 016 – MMG 2012 — Simulatore Ministeriale online
- Simulazione commentata 017 – MMG 2011 — Simulatore Ministeriale online
- Simulazione commentata 018 – MMG 2010 — Simulatore Ministeriale online

Per accedere alla simulazione:

- Dal suo telefono, effettui la scansiona del QRCODE, oppure, apra il seguente link:
  - https://app.testammissione.com/qr=ssm012a90
- Dal Desktop, effettui il download della APP Desktop dal seguente link:
  - https://testammissione.com/download

SEZIONE SECONDA

SIMULAZIONI CON SCENARI CON ECG COMMENTATE

La seconda sezione presenta sette simulazioni contenenti ECG commentati per un totale di 1000 ECG. La prima simulazione è cartacea, le altre possono essere svolte online con il simulatore ministeriale.

1 **Bambino di 6 anni con diabete mellito tipo 1 in assenza di ulteriori patologie degne di nota. La madre riferisce negli ultimi giorni tosse persistente, scarso accrescimento e stanchezza continua. Si esegue pertanto visita con evidenza all'esame obiettivo toracico di gemiti espiratori e di soffio sistolico meso-cardio II/VI. Quale delle seguenti affermazioni è quella corretta?**

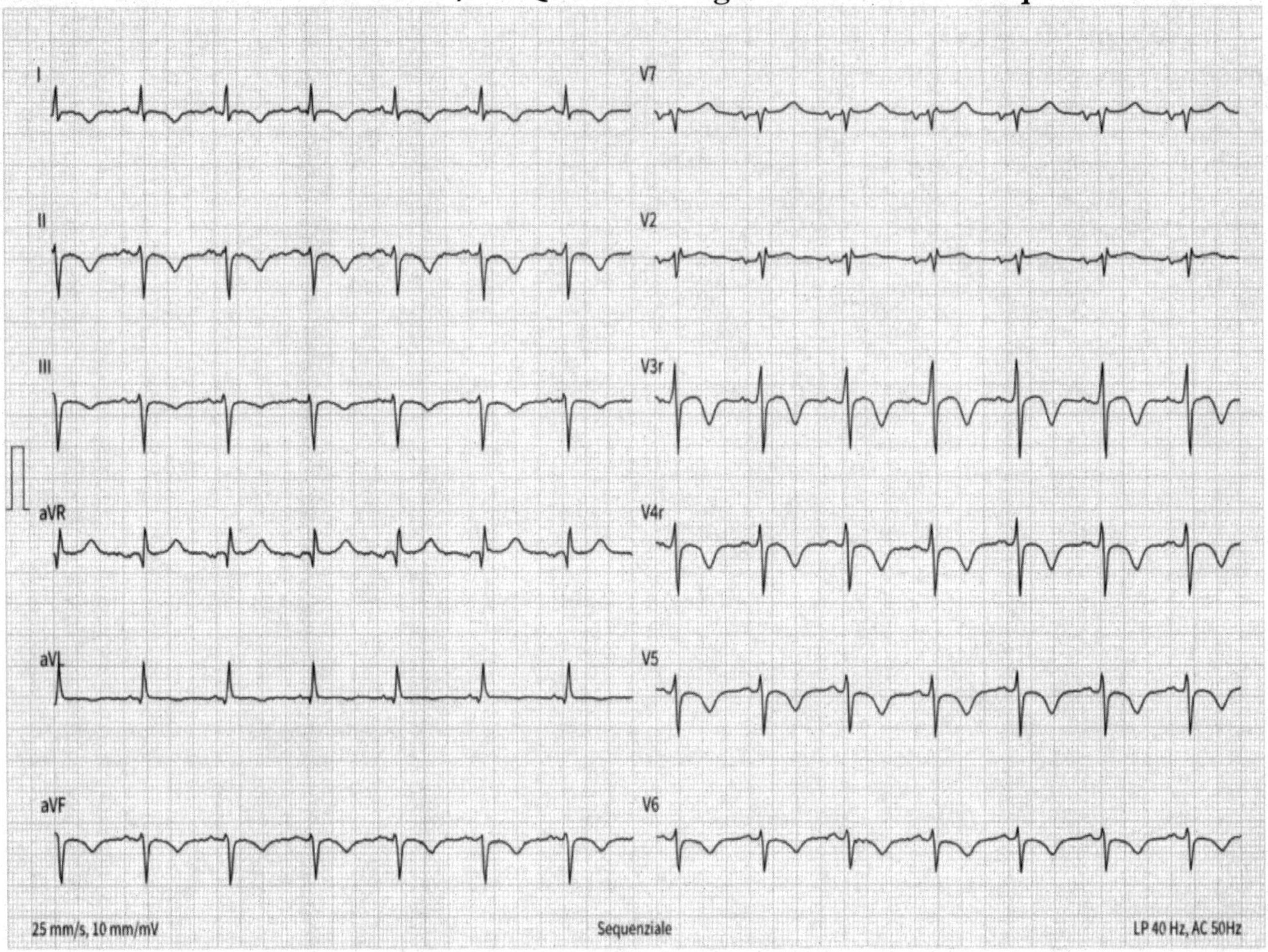

A Il piccolo presenta probabilmente stenosi valvolare polmonare e segni di ipertensione arteriosa polmonare

B Il piccolo non ha problematiche rilevanti, eccetto i segni di un asma. L'ECG è nella norma per età ed il soffio non necessariamente è indice di patologia cardiaca sottostante nel bambino (soffio funzionale)

C Il piccolo può presentare un quadro di ipertensione polmonare secondaria all'asma

D Il paziente ha un blocco di branca destra completo

E È da sospettare una patologia ischemica del ventricolo sinistro

2 **Uomo di 57 anni colpito da ictus emorragico (non è stato possibile reperire documentazione clinica). Prima di eseguire intervento neurochirurgico, si esegue ECG. Che cosa è evidente?**

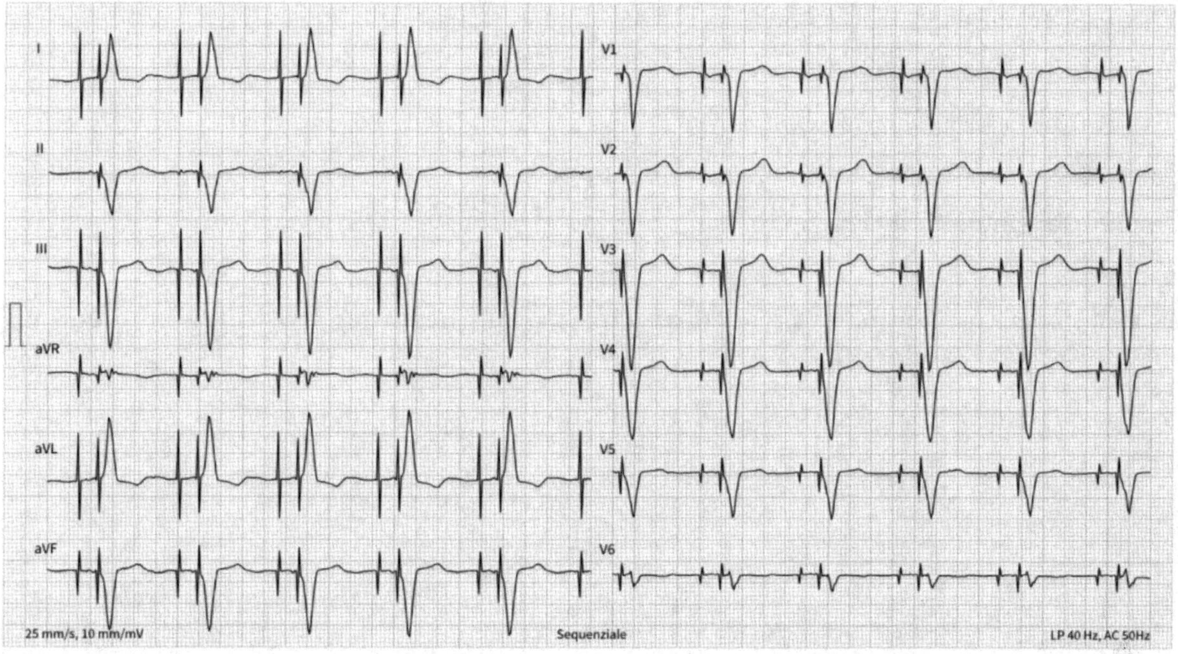

[A] Presenza di blocco di branca destra

[B] Segni di sovraccarico sinistro

[C] Presenza di un pacemaker con solo catetere ventricolare

[D] Presenza di un pacemaker con solo catetere atriale

[E] Presenza di un pacemaker bicamerale

3 **Paziente di 20 anni in stato ansioso. Si esegue ECG. Che cosa mostra l'esame?**

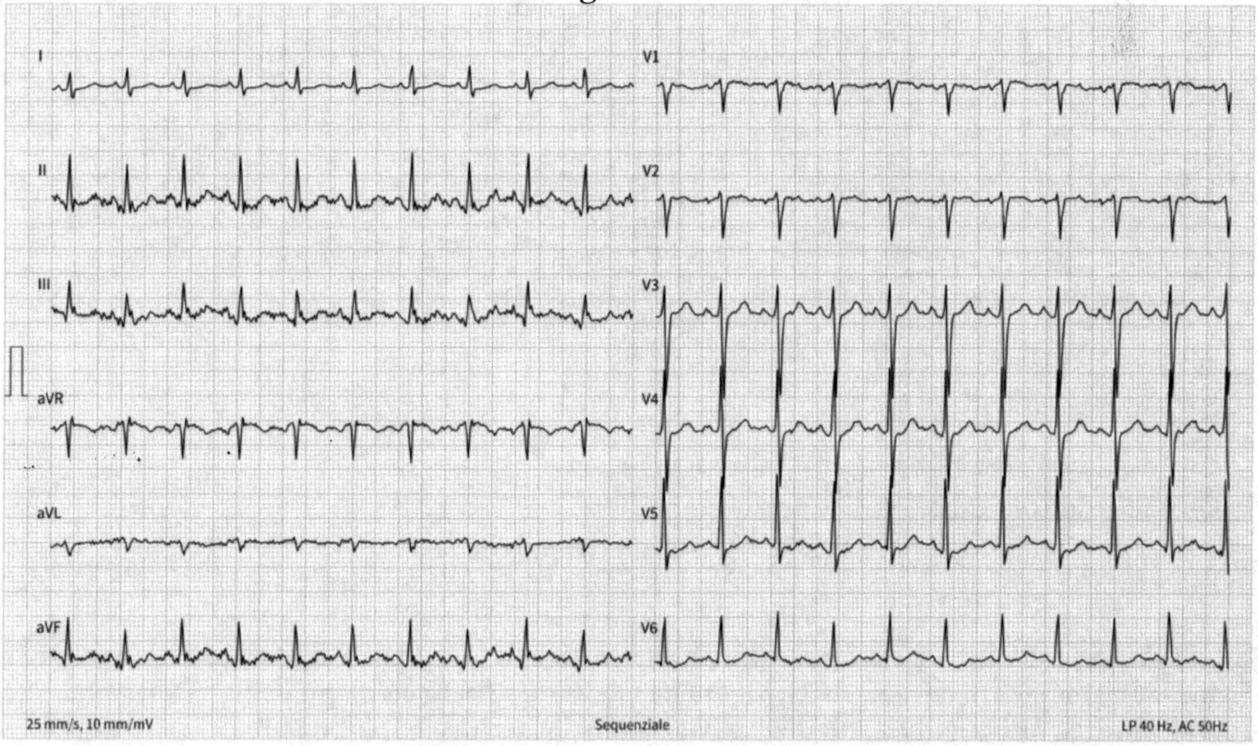

[A] Tachicardia sinusale a FC 135 bpm
[B] Tachicardia sinusale a FC 100 bpm
[C] Tachicardia nodale a FC 135 bpm
[D] Tachicardia automatica giunzionale a FC 150 bpm
[E] Bradicardia sinusale a FC 50 bpm

4 **Quali delle seguenti anomalie presenta il tracciato di questo ragazzo di 20 anni con affanno persistente a sforzi moderati?**

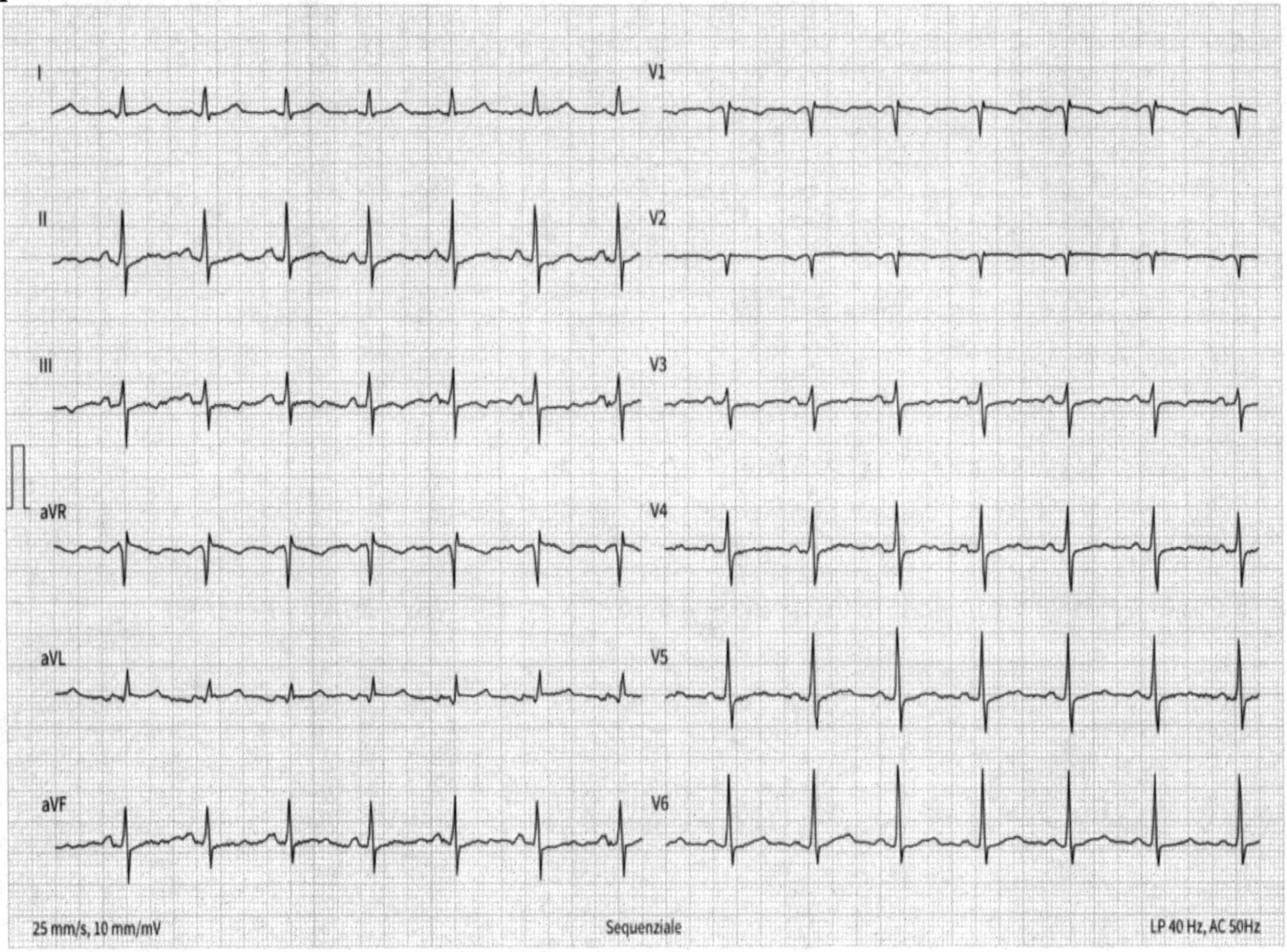

[A] Flutter atriale
[B] Fibrillazione atriale
[C] BAV II grado Mobitz 2
[D] Tachicardia da rientro atrioventricolare
[E] Non è presente nessuna anomalia significativa all'ECG

5 **Una donna di 65 anni si reca per palpitazioni al PS dell'Ospedale San Giovanni. Dopo una lunga attesa, viene effettuata una ECG, visto che la signora riferisce palpitazioni. Dopo una ulteriore lunga attesa, arrivare il referto dell'ECG, cosa ha scatenato le palpitazioni?**

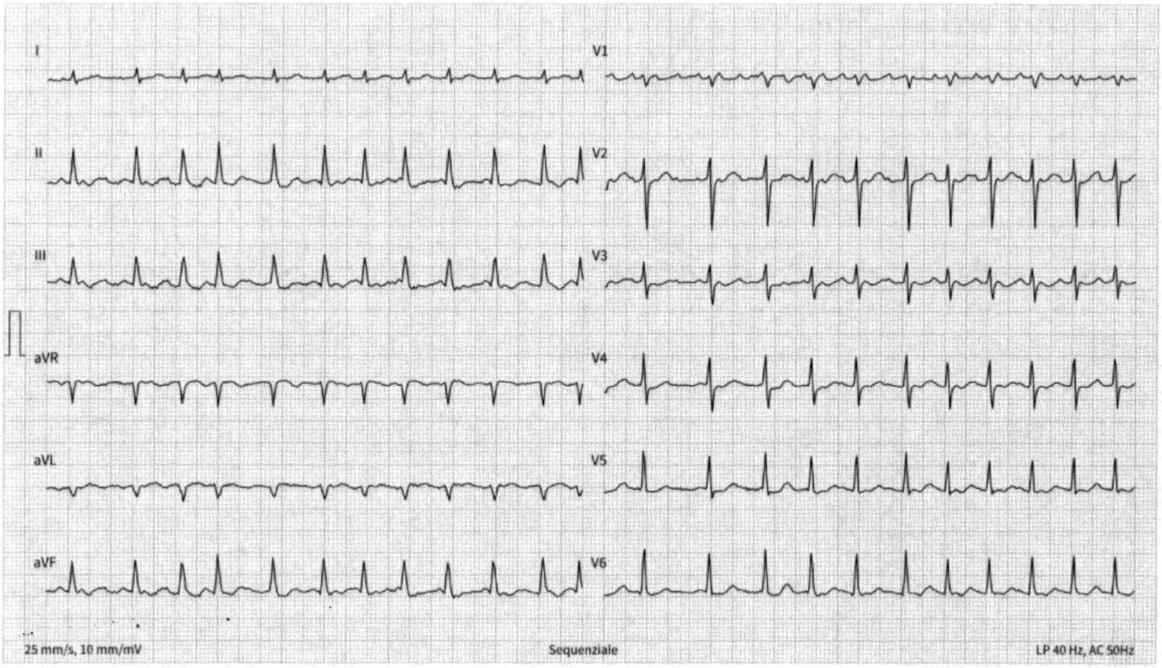

A Flutter atriale

B Fibrillazione atriale

C Tachicardia da rientro nodale

D Tachicardia da rientro atrioventricolare

E Non è presente nessuna anomalia significativa all'ECG

6 **Paziente di 50 anni, fumatore da 10 anni ed iperteso. Si reca dal proprio cardiologo per semplice screening. Che cosa si può evidenziare al tracciato?**

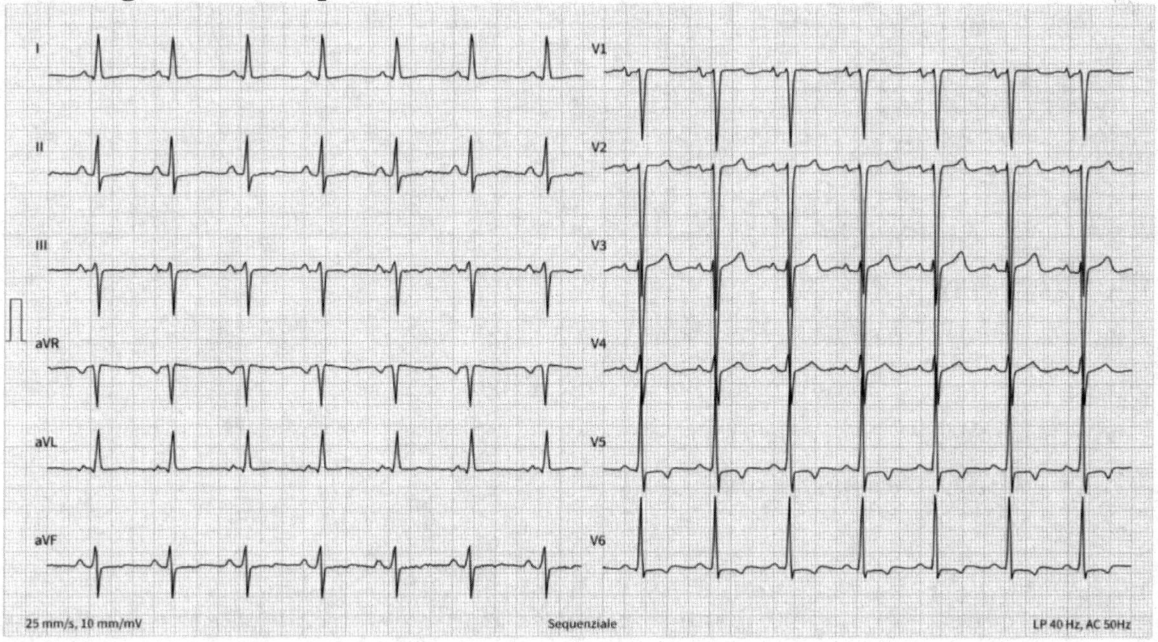

A Presenza di blocco di branca destro

B Segni di ipertrofia ventricolare sinistra

C Presenza di blocco di branca sinistra completo

D NSTEMI

E Segni di pregresso infarto del miocardio

7 Paziente di 60 anni, fumatore da 20 anni ed iperteso. Si reca dal proprio cardiologo per un semplice screening. Quale dei seguenti reperti patologici è presente nel seguente tracciato?

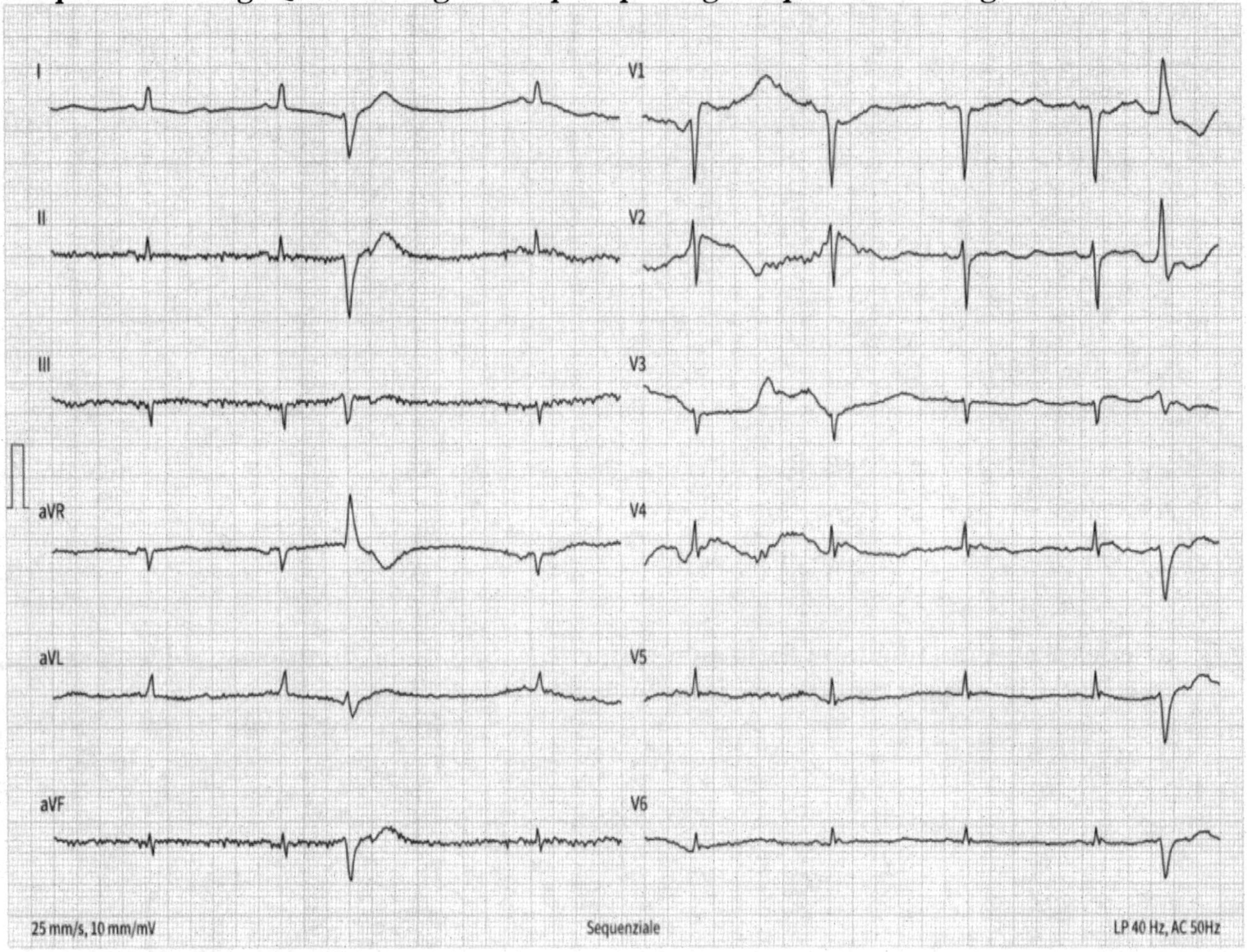

A QT lungo e bradicardia sinusale

B QT lungo e extrasistole sopra-ventricolare

C Bradicardia sinusale, extrasistole ventricolare e QT lungo

D Bradicardia sinusale e extrasistole sopra-ventricolare

E QT lungo e extrasistole sopra-ventricolare

8 Bimba di cinque anni esegue visita medico-sportiva. Anamnesi muta per morte improvvisa ed aritmie, asintomatica per angor, dispnea e palpitazioni. Quale alterazione è evidente nel tracciato?

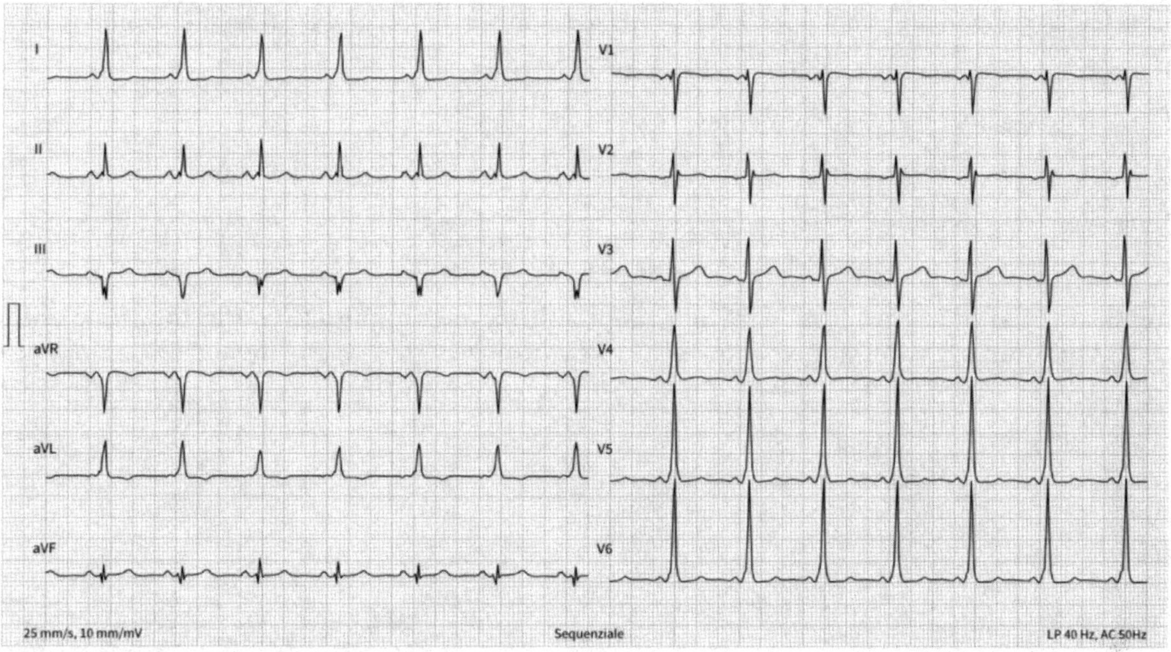

A Pattern Brugada tipo 3

B Segni di pre-eccitazione ventricolare

C Presenza di blocco di branca sinistro completo

D Tachicardia da rientro AV

E Segni di pregresso infarto del miocardio

9 **Quali delle seguenti affermazioni riguardo il tracciato di un uomo di 42 anni trovato senza sensi, è quella vera?**

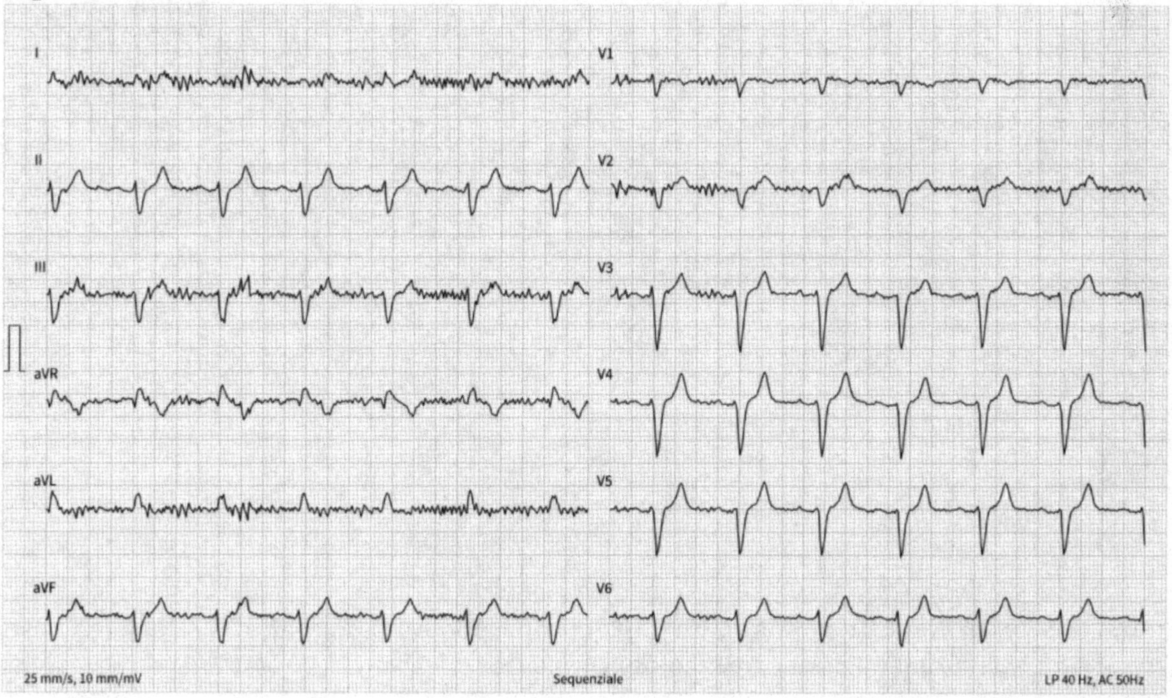

A Il paziente necessita di immediato esame coronarografico alla sala di emodinamica più vicina
B Il paziente deve eseguire coronarografia entro le 24 ore
C Il paziente dovrebbe eseguire un impianto di pacemaker
D Il paziente necessita di ulteriore valutazione clinico-anamnestico-laboratoristica
E Il paziente può essere dimesso

10 **Un uomo di 70 anni si presenta in PS per palpitazioni, accompagnato dalla moglie e dal figlio. Viene eseguita una RX del torace e un ECG di routine. Quale è la FC della fibrillazione atriale?**

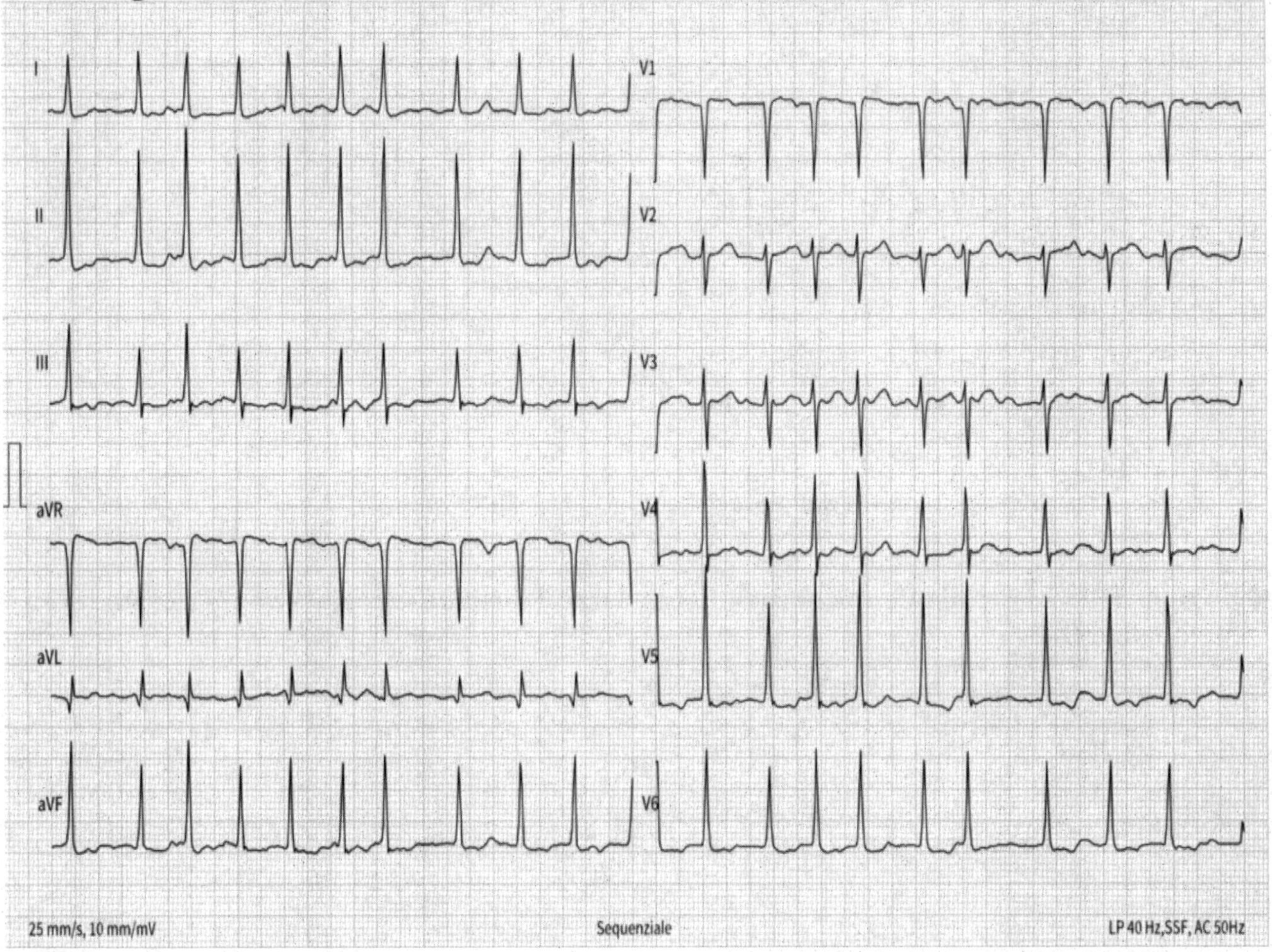

A 145 bpm
B 137 bpm
C 200 bpm
D 210 bpm
E 100 bpm

11 **Un uomo di 56 anni viene accompagnato dalla compagna in PS per palpitazioni. Viene eseguita una RX e un ECG. Qual è l'asse cardiaco del tracciato?**

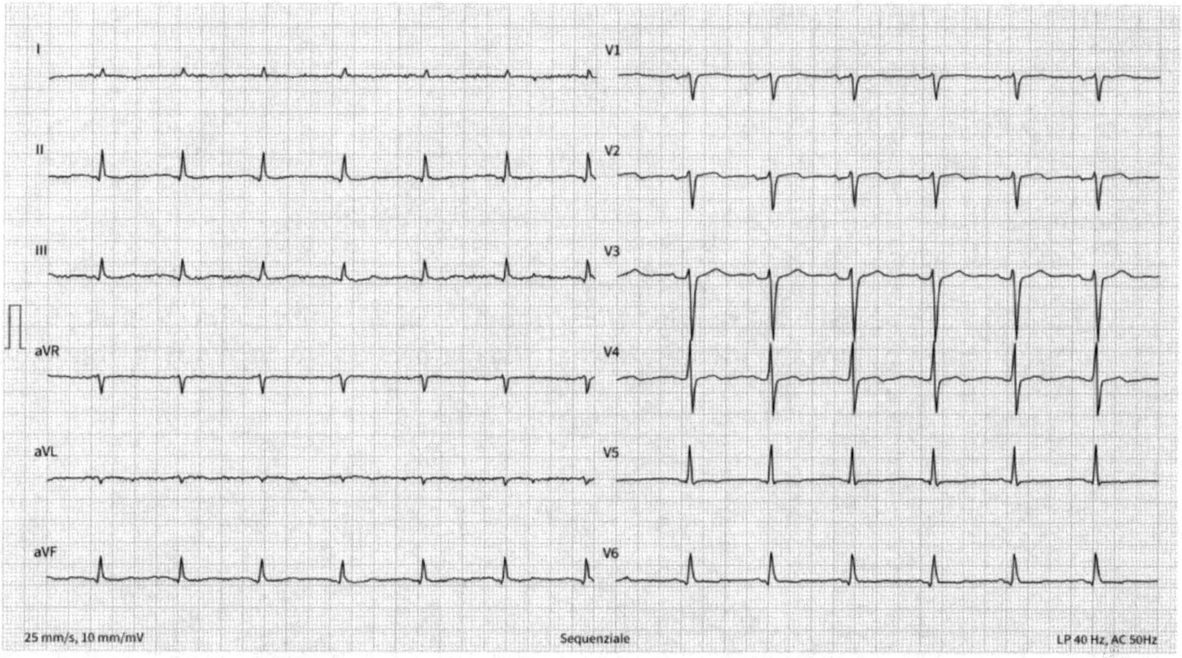

[A] AQRS tra 180 e -120 gradi

[B] AQRS tra -60 e -90 gradi

[C] AQRS tra -120 e -90 gradi

[D] AQRS tra 60 e 30 gradi

[E] AQRS tra 60 e 90 gradi

12 **Uomo di 45 anni, sportivo (ciclista), svenuto poco dopo un'intensa attività sportiva. Non ha storia degna di nota per alcuna patologia. Che cosa si evidenzia al tracciato?**

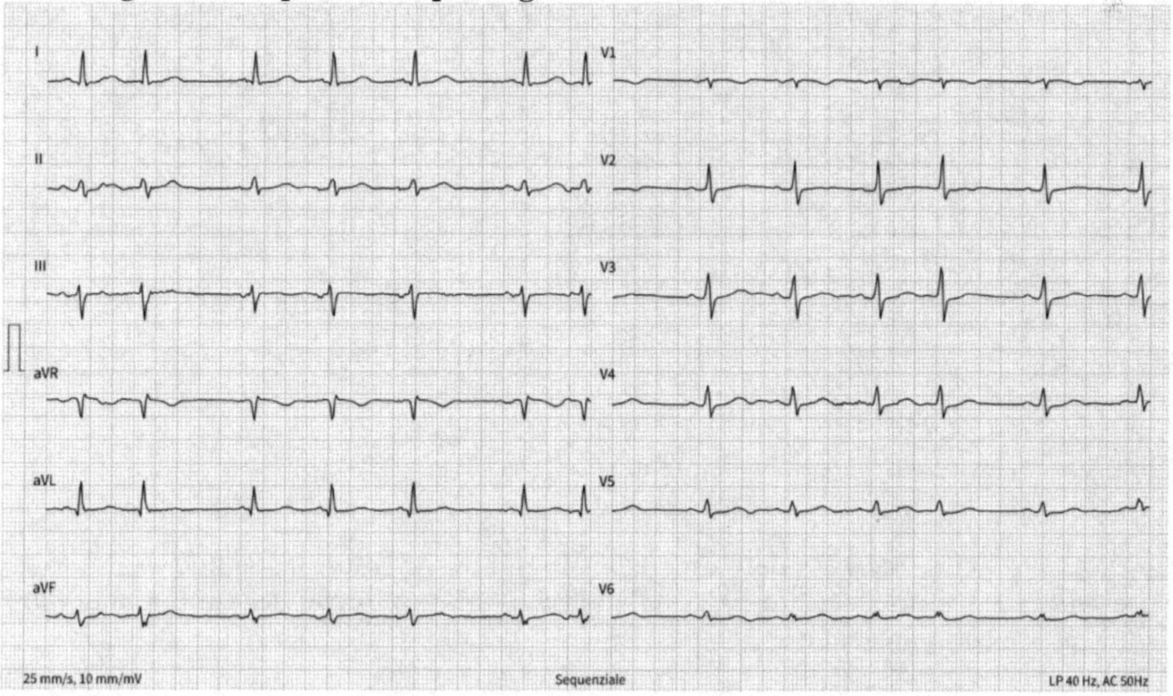

[A] Fibrillazione atriale

[B] Aritmia sinusale respiratoria

[C] Extrasistolia sopra-ventricolare

[D] Flutter atriale

[E] Tachicardia sinusale

13 **Uomo di 62 anni viene portato dalla moglie in PS; non ha mai eseguito visita cardiologica e non è molto collaborante. Che cosa evidenzia questo tracciato che non lo rende completamente valido?**

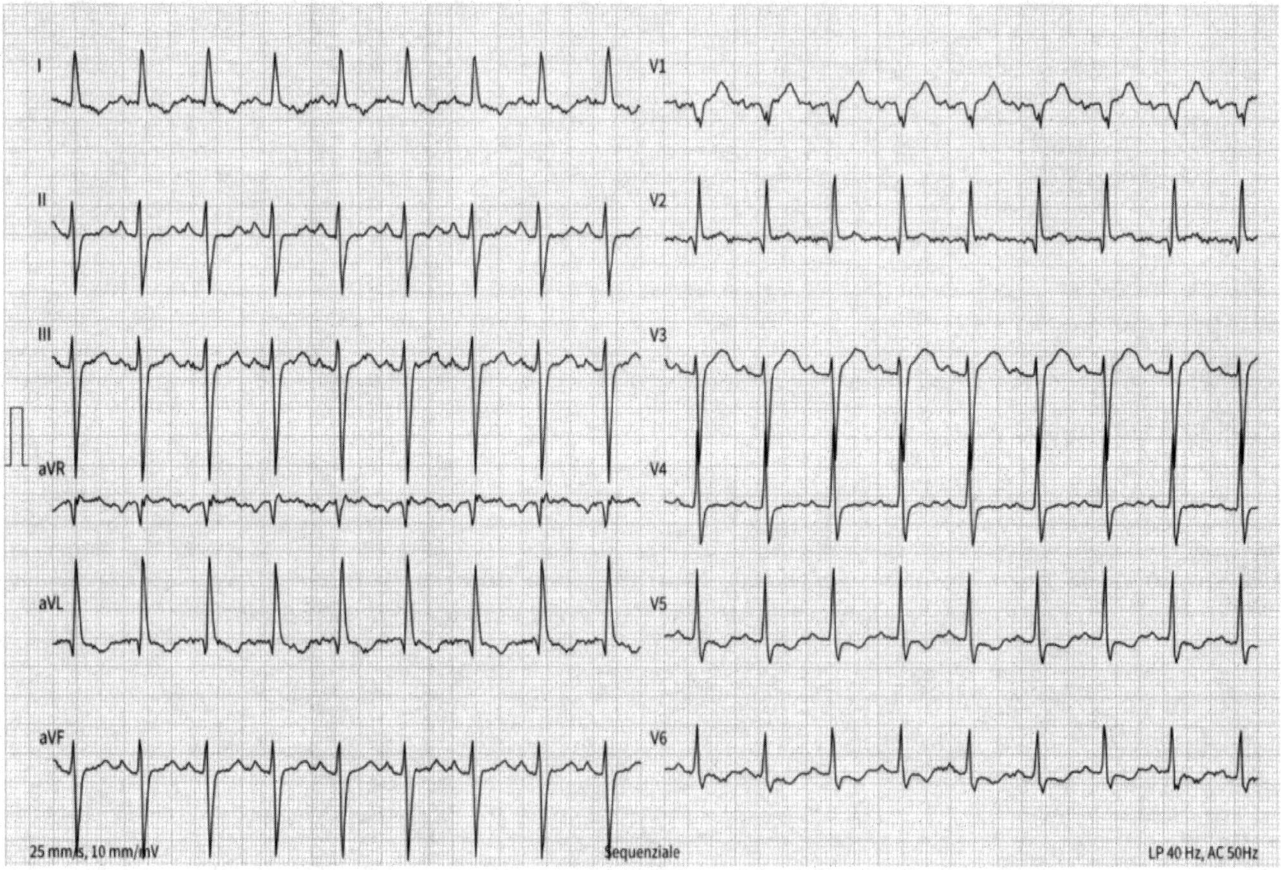

[A] Anomalie delle onde P che non dovrebbero esserci

[B] Onda T con morfologia irregolare

[C] V2 positiva

[D] QRS prevalentemente negativi in derivazioni inferiori

[E] Non ci sono errori nell'esecuzione di questo ECG

14 **Uomo di 45 anni si reca in PS dell'Ospedale Maggiore. Allertato il medico di guardia viene subito eseguita RX e un tracciato ECG. Quale patologia tra quelle descritte è maggiormente ascrivibile al tracciato presentato?**

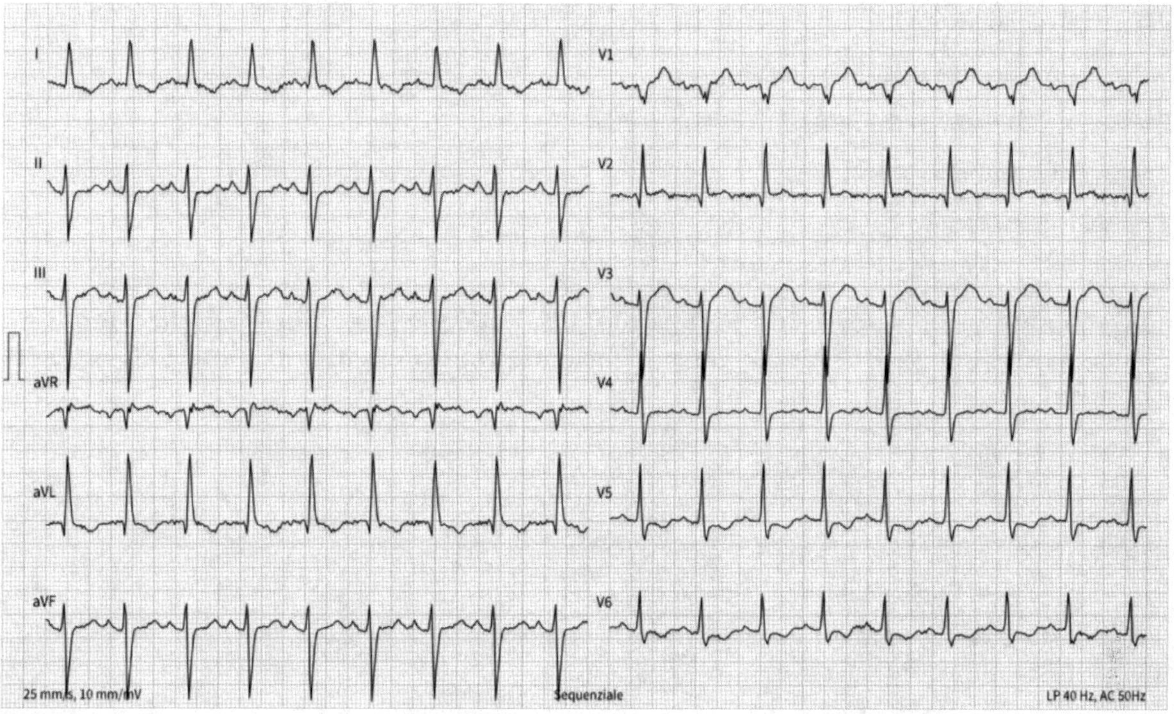

A BPCO

B QT lungo

C Cardiomiopatia ipertrofica

D Ipertensione arteriosa sistemica

E Pregresso evento ischemico

15 ▼▼▼ **Donna di 45 anni con palpitazioni in assenza di anamnesi per ulteriori sintomi o patologie. Quale alterazione è presente?**

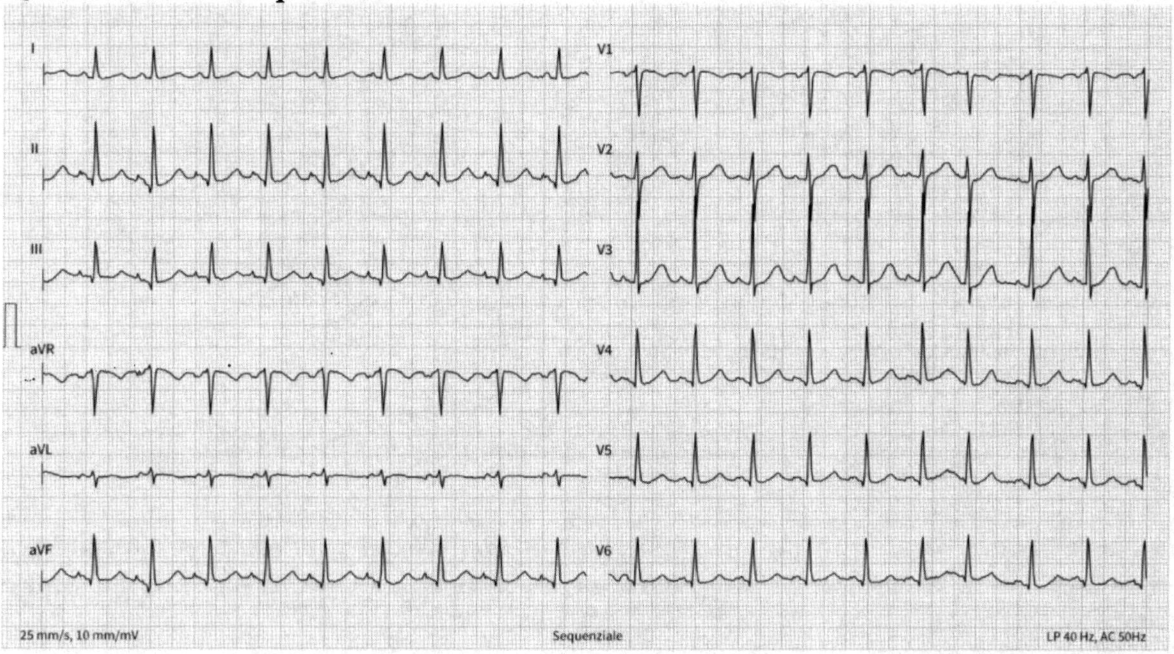

- [A] Pattern Brugada tipo 3
- [B] Segni di pre-eccitazione ventricolare
- [C] Presenza di blocco di branca sinistra completo
- [D] Tachicardia da rientro AV
- [E] Tachicardia sinusale

16 **Uomo di 64 anni viene portato in PS dalla moglie. Raccolta l'anamnesi ed effettuato un E.O., viene subito eseguita un ECG, una RX ed effettuati prelievi ematici di routine. Cosa evidenzia il tracciato?**

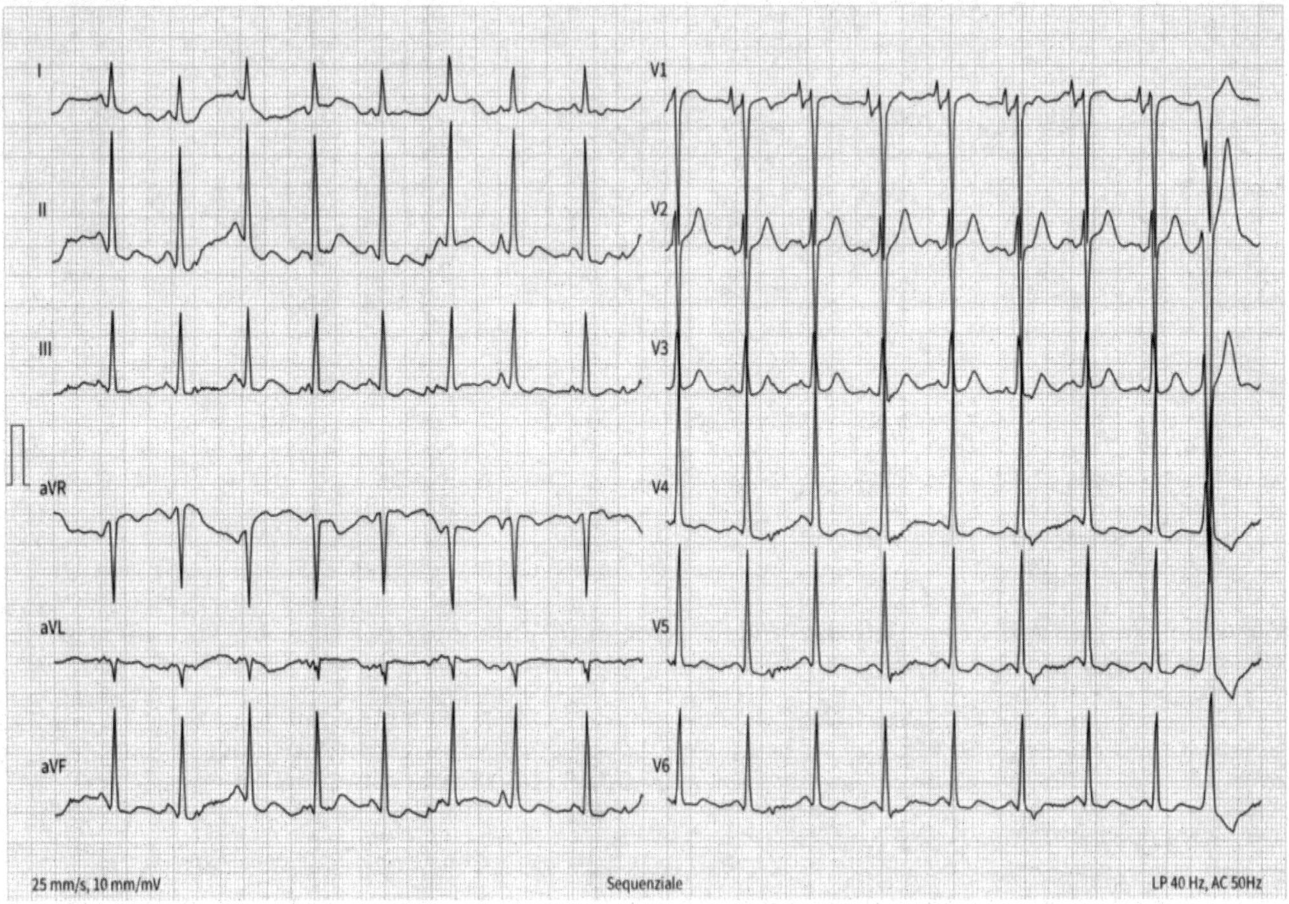

- [A] Fibrillazione atriale
- [B] Tachicardia sinusale, anomalie dell'atrio-gramma ed extrasistole ventricolare
- [C] Presenza di blocco di branca sinistro completo
- [D] Flutter atriale
- [E] Tachicardia sinusale, extrasistolia sopra-ventricolare condotta con aberranza

17 **Uomo di 65 anni con dolore toracico oppressivo irradiato al giugulo. PA 170/100. Esame obiettivo nei limiti. Si esegue ECG. Nella gestione del paziente, cosa sarebbe opportuno effettuare?**

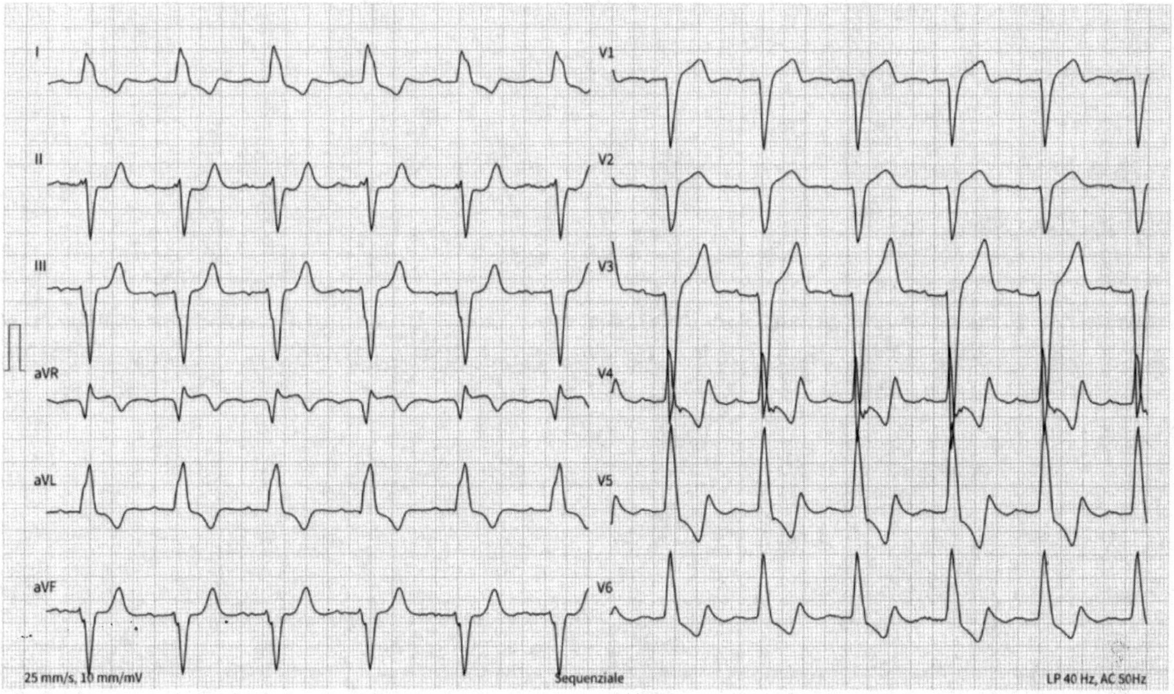

[A] Il paziente necessita di immediato esame coronarografico nella sala di emodinamica più vicina

[B] Il paziente deve eseguire coronarografia entro le 24 ore

[C] Il paziente dovrebbe eseguire un impianto di pacemaker

[D] Il paziente necessita di ulteriore valutazione clinico-anamnestico-laboratoristica

[E] Il paziente può essere dimesso

18 ▾▾▾ **Ragazzo di 16 anni. Anamnesi muta. Arriva in PS per perdita transitoria di coscienza a casa e successive fitte al torace. Si esegue ECG e si inizia massaggio del seno carotideo. Che cosa evidenzia il tracciato?**

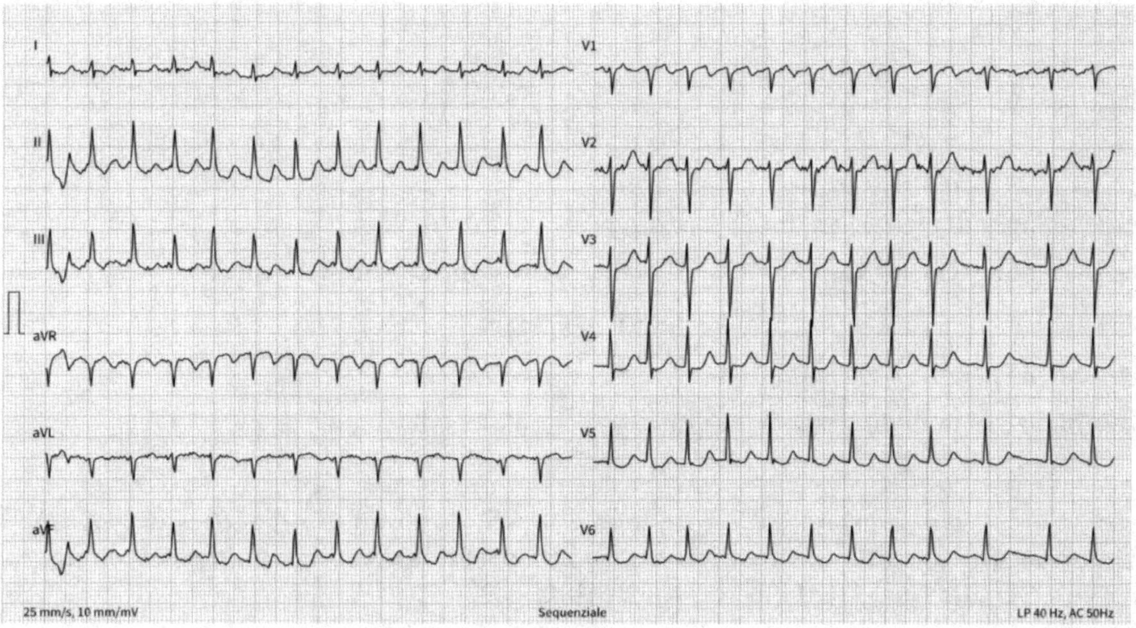

A Tracciato nei limiti per età

B Tachicardia da rientro nodale e successiva regressione

C Flutter atriale e successiva regressione

D Tachicardia da rientro AV

E Fibrillazione atriale

19 Un ragazzo di 17 anni viene portato in PS dal padre. Dopo una lunga attesa viene effettuato un RX del Torace ed un ECG di controllo. In anamnesi, il ragazzo ha familiarità per displasia aritmogena del ventricolo destro. Arrivato il referto dell'ECG, in base al tracciato si può affermare che?

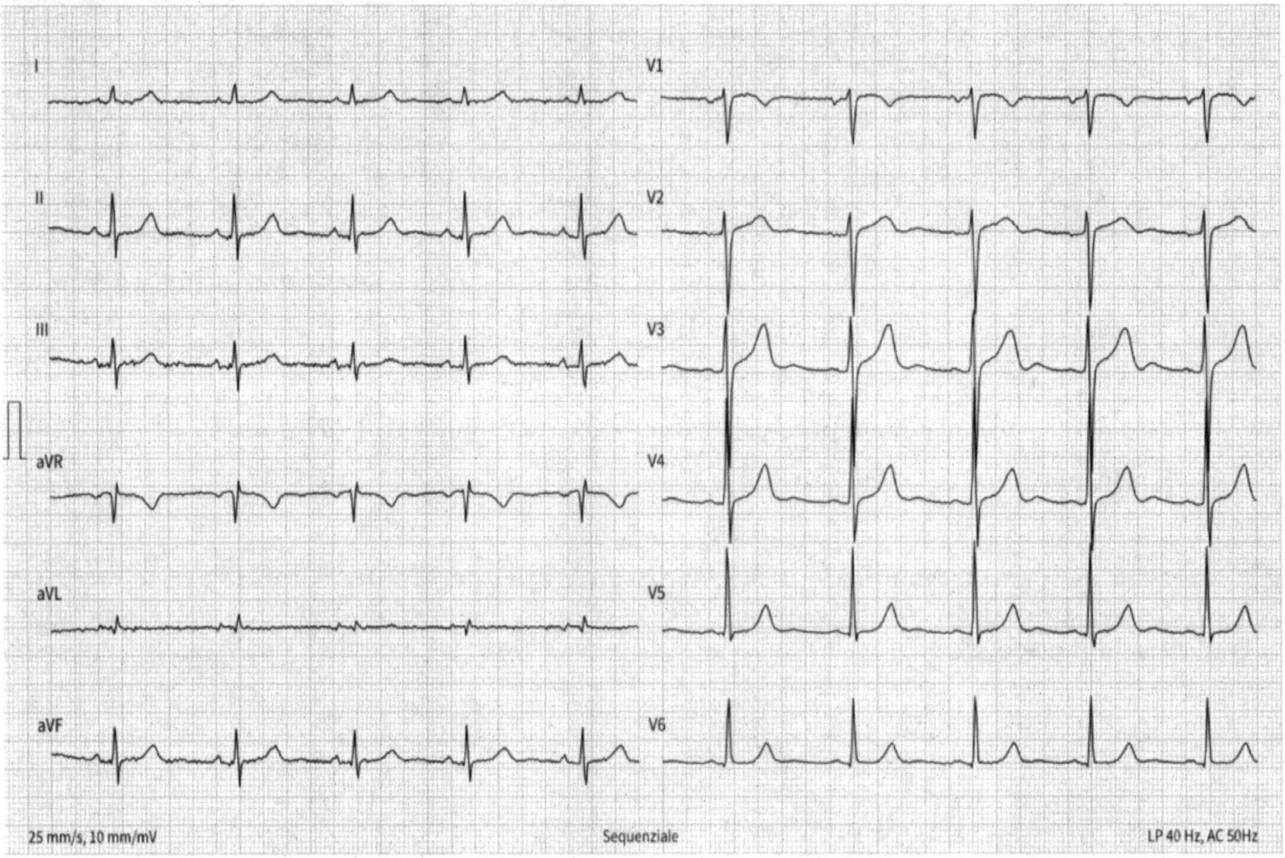

A Il paziente presenta segni caratteristici ECGgrafici di onda epsilon

B Il paziente non ha alcun segno ECGgrafico di displasia aritmogena del ventricolo destro o sinistro

C Il paziente ha segni di sovraccarico del ventricolo destro

D Il paziente ha pattern Brugada tipo 3

E Il paziente ha segni di displasia aritmogena del ventricolo sinistro all'ECG

20 Donna di 64 anni viene portata dal tutore legale in PS, dopo una lunga attesa viene effettuato un ECG ed una RX di routine. In anamnesi risulta affetta da disturbo depressivo maggiore ed è trattata con Venlafaxina. Qual è il suo valore di QTc?

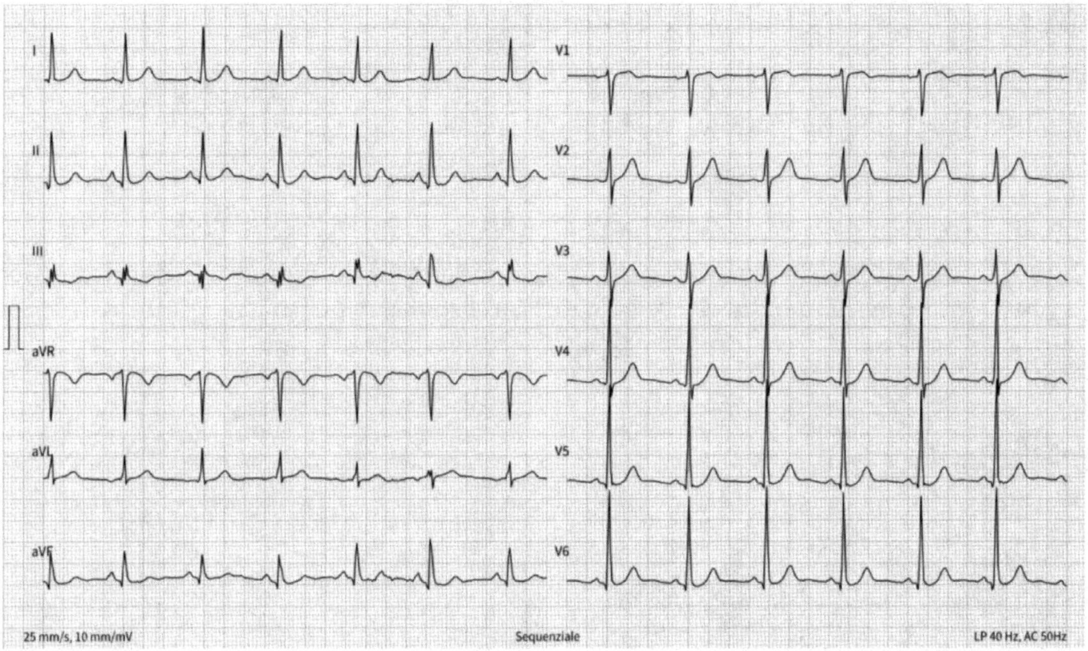

A 413 ms

B 578 ms

C 356 ms

D 600 ms

E 486 ms

21 **Uomo di 57 anni si reca dal suo MMG per la prescrizione dei farmaci dopo essere stato ricoverato per recente infarto del miocardio per cui ha eseguito coronarografia ed impianto di stent. Purtroppo, però ha perso la sua lettera di dimissione e ha solo questo ECG alla dimissione. Qual è stata probabilmente la coronaria interessata dall'infarto ed il relativo territorio colpito?**

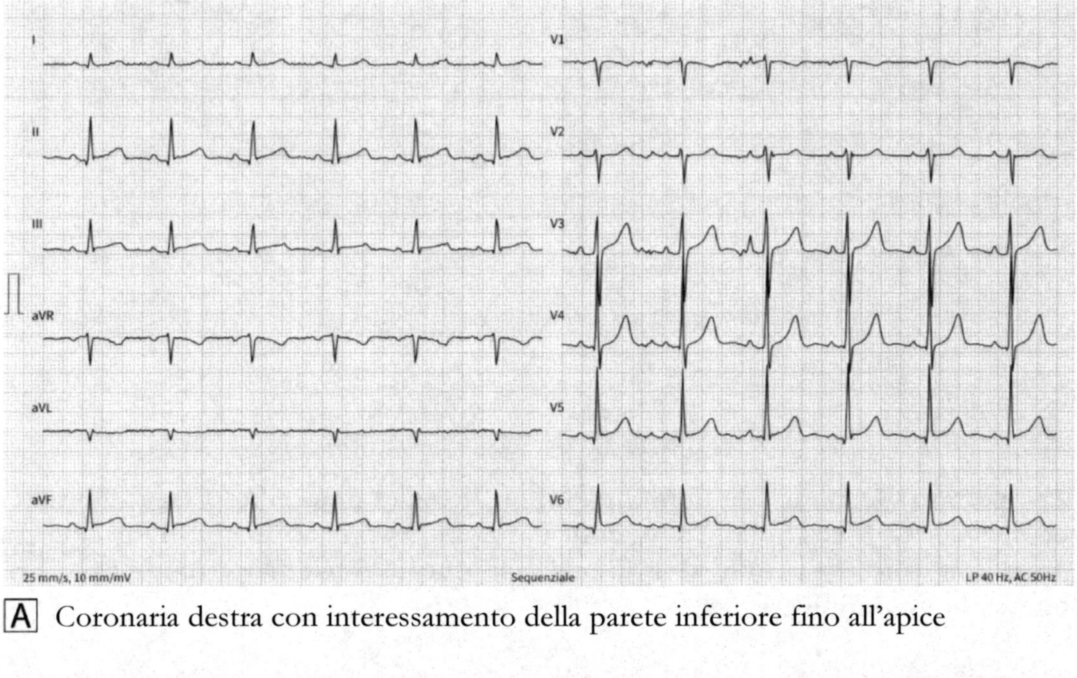

A Coronaria destra con interessamento della parete inferiore fino all'apice

B IVA distale con interessamento della parete inferiore

C IVA prima del settale e dopo il diagonale con interessamento della parete inferiore

D IVA dopo il settale e prima del diagonale con interessamento della parete laterale

E Circonflessa con interessamento della parete inferiore fino all'apice

22 Uomo di 72 anni con ipertensione arteriosa sistemica e dislipidemia da anni. Asintomatico per angor o dispnea, durante la visita medico-sportiva esegue questo tracciato. Che cosa si evidenzia?

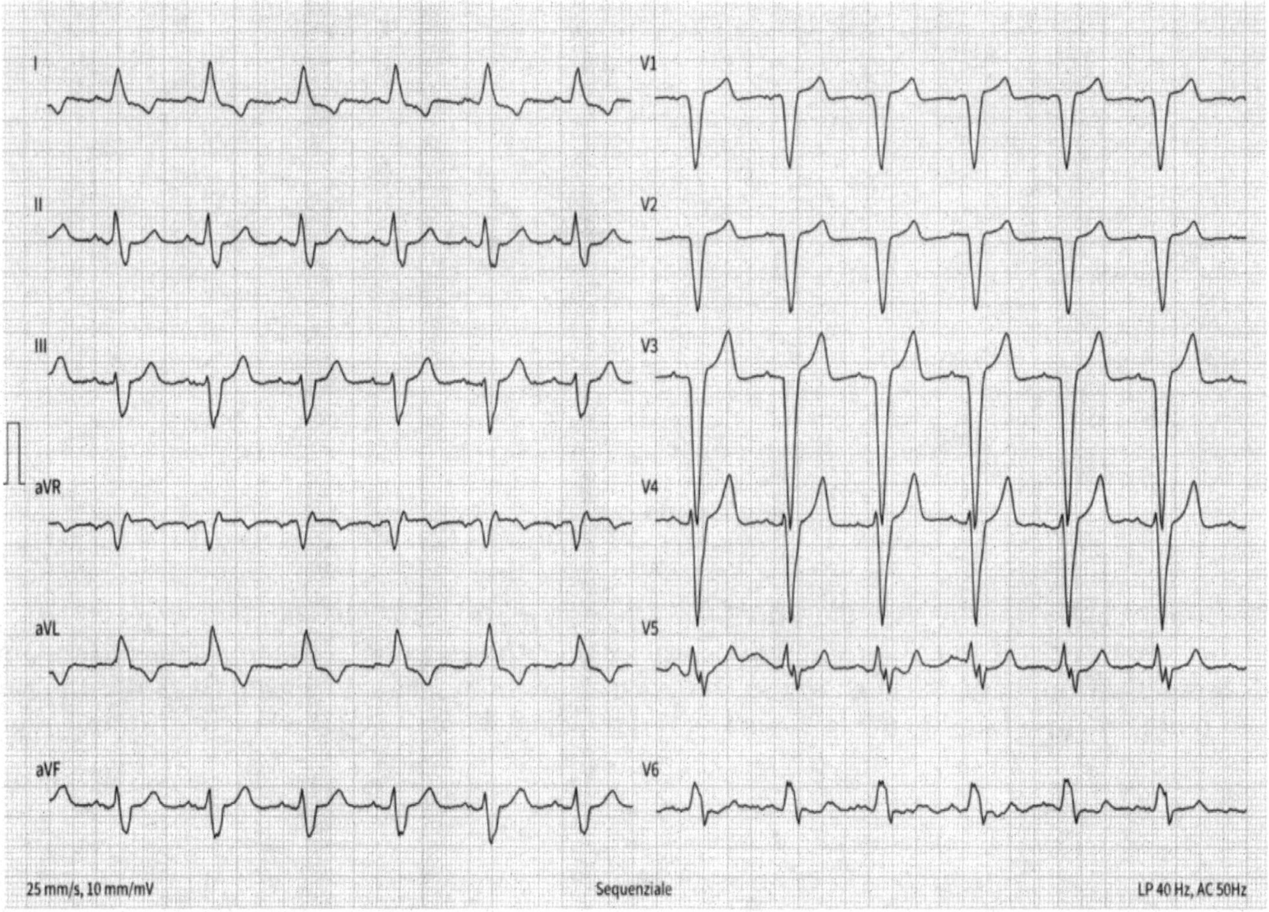

A Blocco di branca sinistra completo

B Blocco di branca destra completo

C STEMI

D NSTEMI

E Segni di pericardite

23 Un uomo viene portato dal 118 in PS, dopo una lunga attesa al domicilio. Viene effettuata una RX del torace e un ECG di controllo. In anamnesi, l'uomo presenta una storia di lipotimie in situazioni stressanti. Che cosa non si evidenzia al tracciato elettrocardiografico, arrivato refertato dopo una lunghissima attesa?

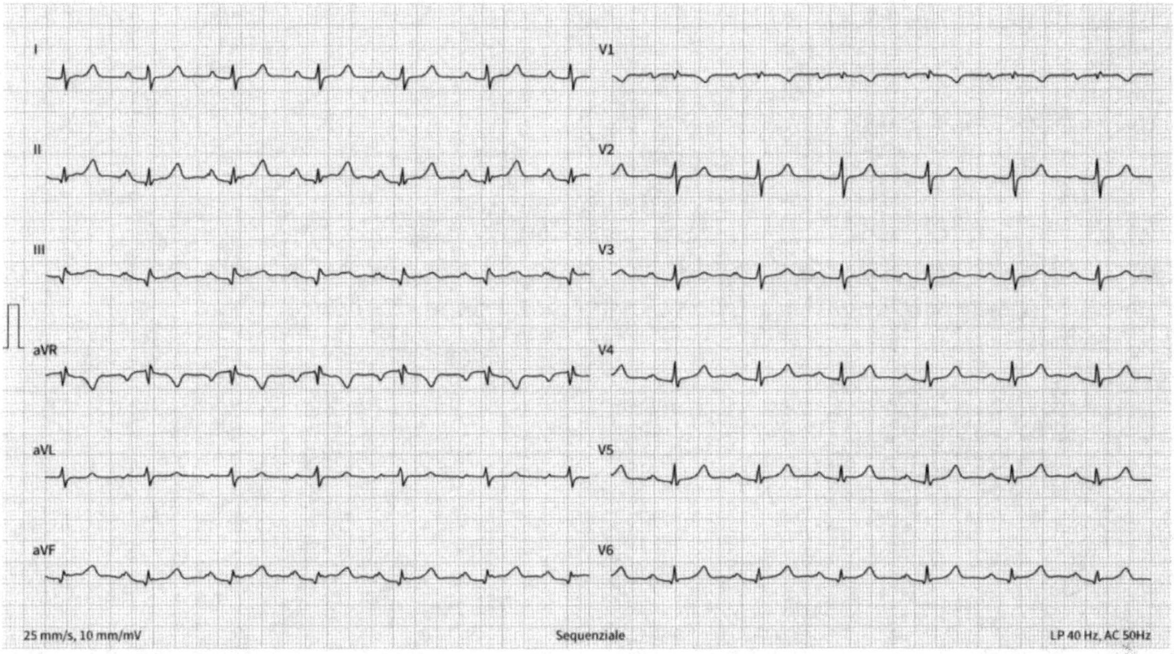

[A] Ritardo di conduzione destro

[B] BAV I grado

[C] STEMI inferiore

[D] Bassi voltaggi

[E] Anomalie del tratto ST-T

24 ▾▾▾ **Paziente di 42 anni che lamenta da settimane senso di cardiopalmo. Che cosa si evidenza all'ECG?**

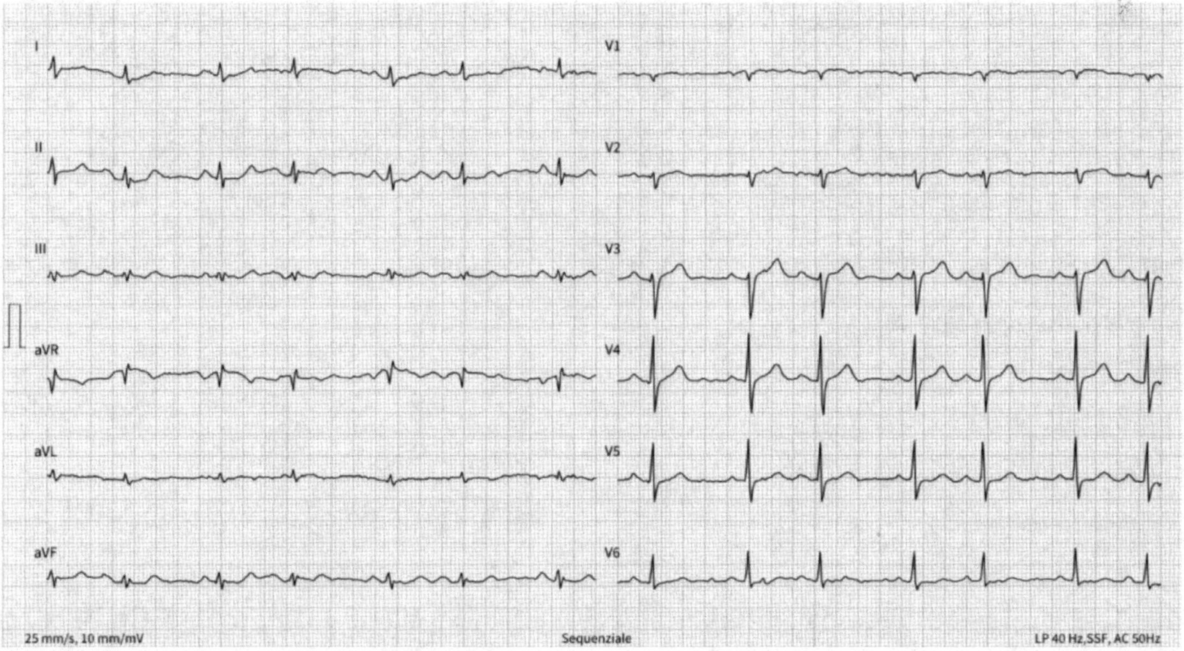

[A] Bigeminismo ventricolare

B Trigeminismo ventricolare

C Bigeminismo sopra-ventricolare

D Trigeminismo sopra-ventricolare

E Aritmia sinusale respiratoria

25 Donna di 40 anni con recente episodio di morte sine causa del fratello di 25 anni (morte improvvisa con autopsia negativa). Che cosa si evidenzia al tracciato?

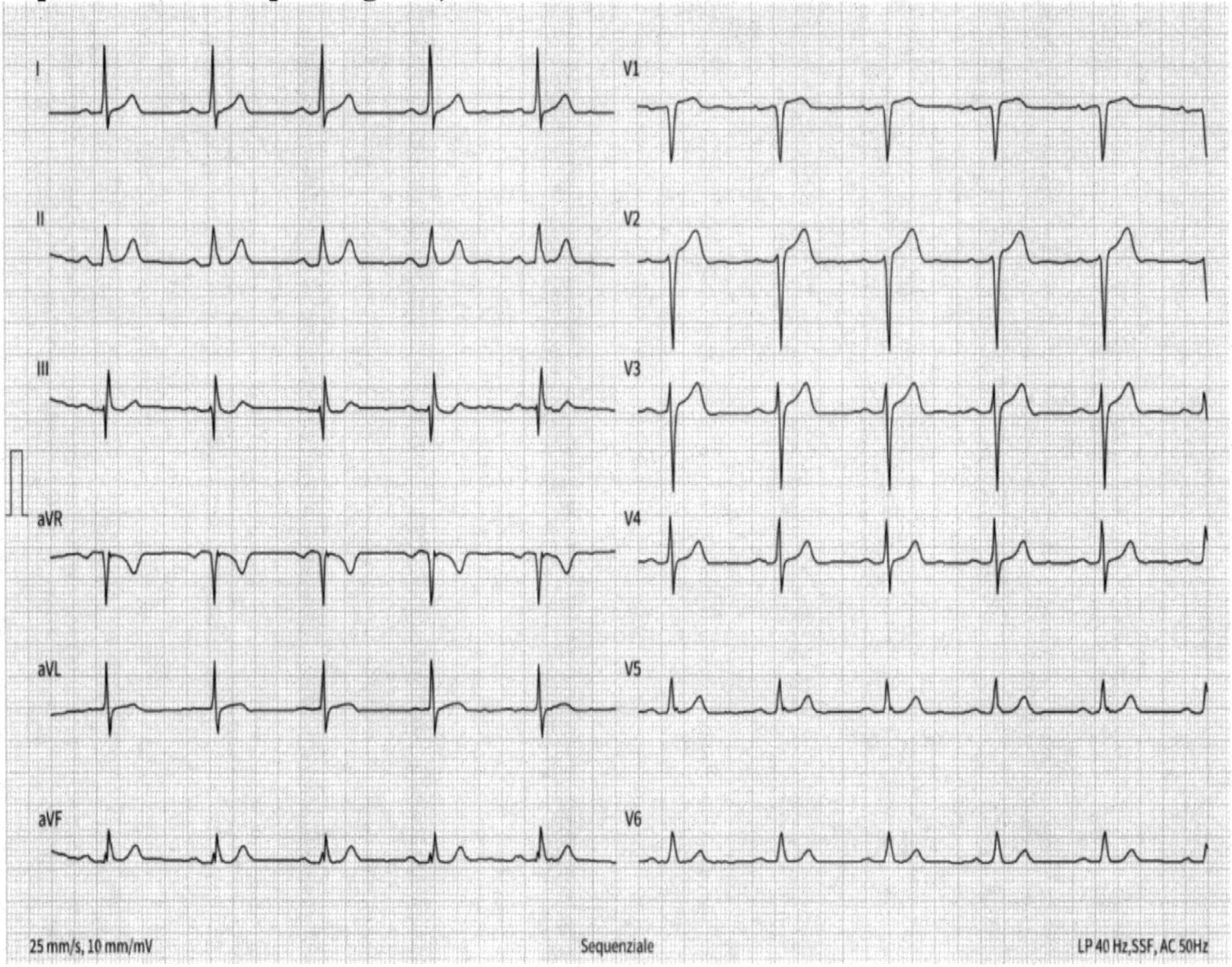

A Pattern Brugada tipo 3

B QT lungo

C Onde epsilon

D Segni di ripolarizzazione precoce

E Tracciato nei limiti

26 Uomo di 45 anni si reca presso l'ambulatorio di cardiologia. Viene eseguito un ECG di controllo. Qual è la modalità di stimolazione del pacemaker nel tracciato?

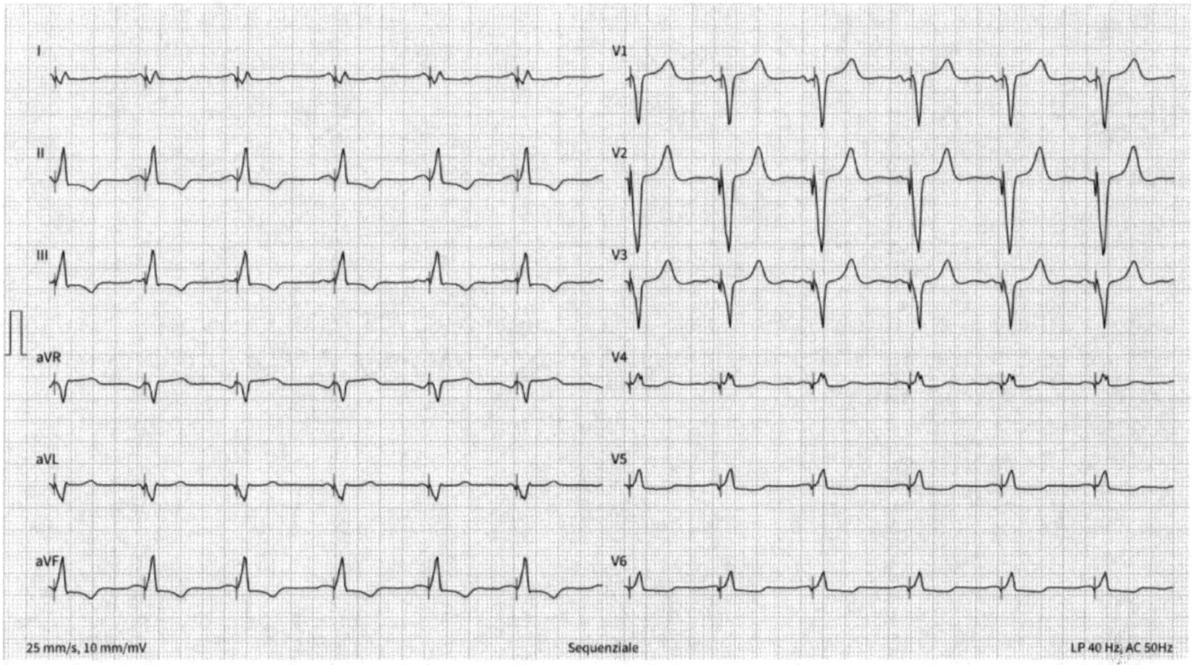

[A] DDD

[B] AAI

[C] A00

[D] VDD

[E] V00

27 ▼▼▼ **Ragazzo di 74 anni che riferisce palpitazioni. Esegue questo ECG. Qual è la FC in questo tracciato?**

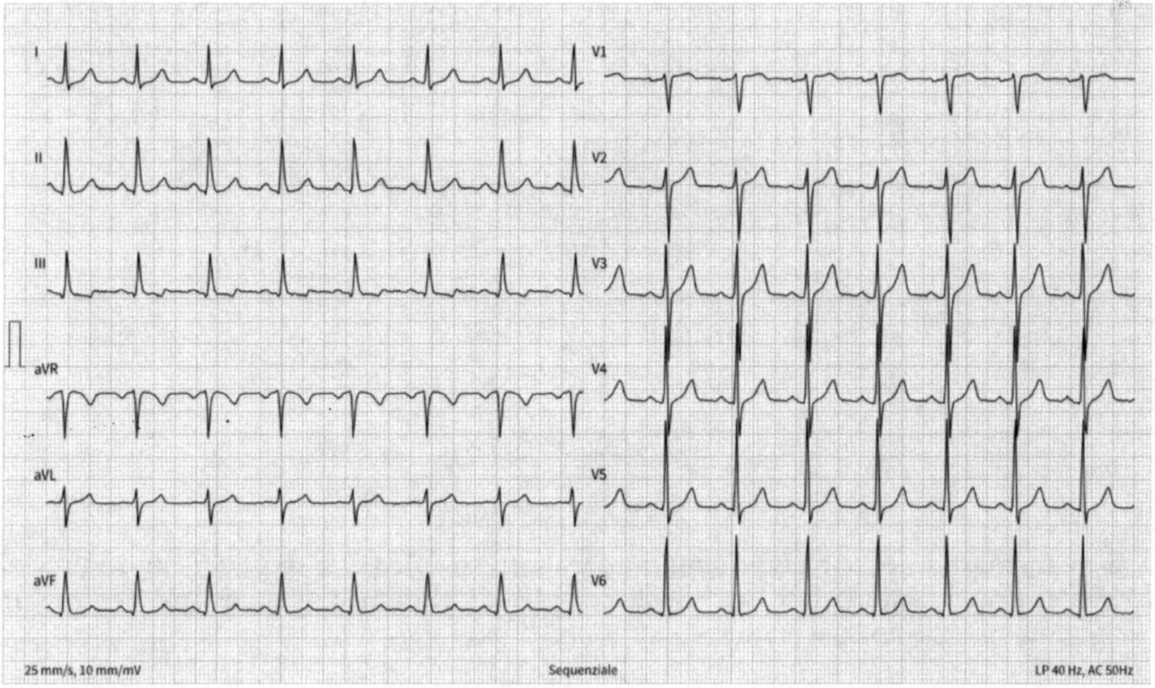

A 120 bpm
B 70 bpm
C 95 bpm
D 60 bpm
E 50 bpm

28 **Siete di guardia e vi contattano per l'ennesima consulenza dalla Psichiatria per valutazione del QT in paziente in terapia con antipsicotici. A quanto ammonta il QTc di questo uomo di 43 anni che assume risperidone?**

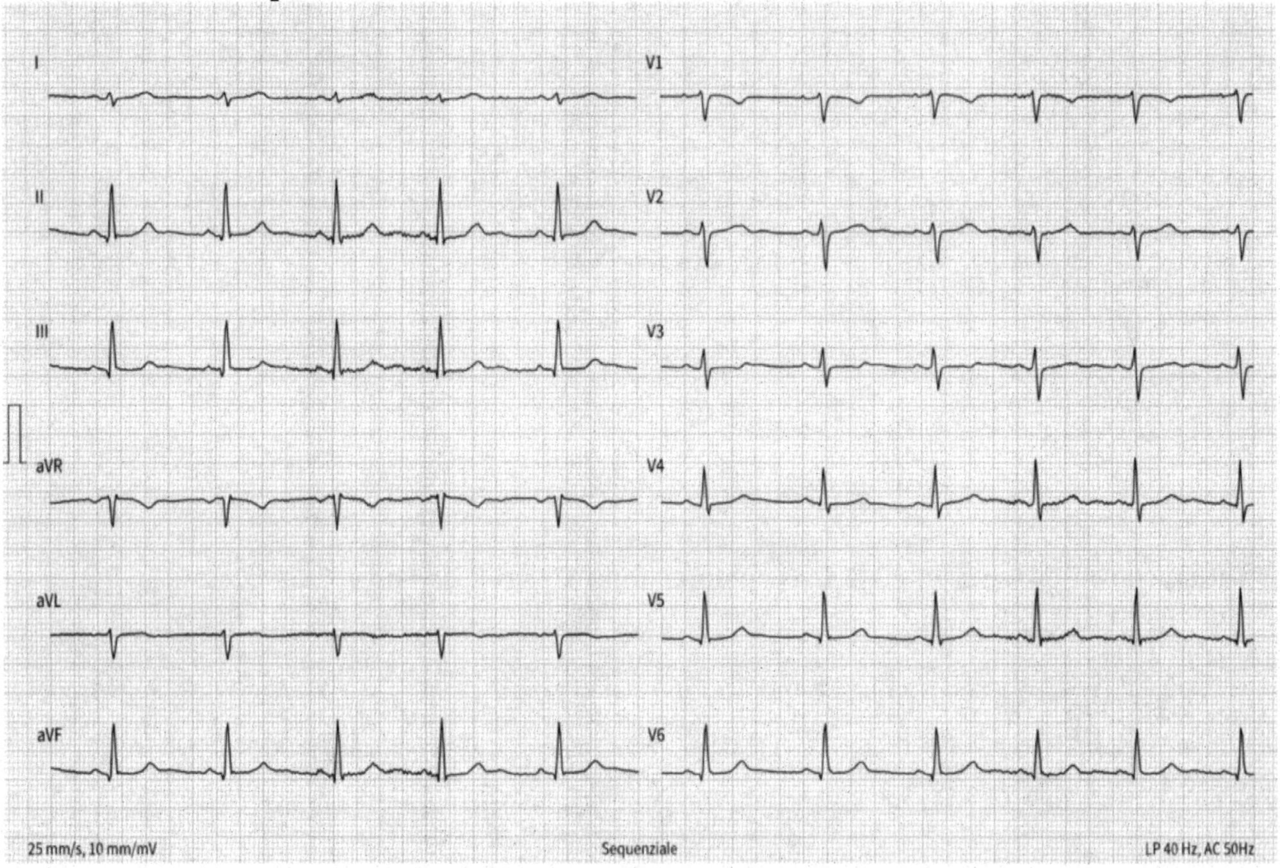

A 483 ms
B 568 ms
C 356 ms
D 640 ms
E 417 ms

29 **Uomo di 56 anni con recente STEMI anteriore trattato con PTCA e stent nei 6 mesi precedenti. Il paziente arriva in ambulatorio in buone condizioni cliniche e stazionarie per eseguire il regolare follow-up. Che cosa si evidenzia all'ECG?**

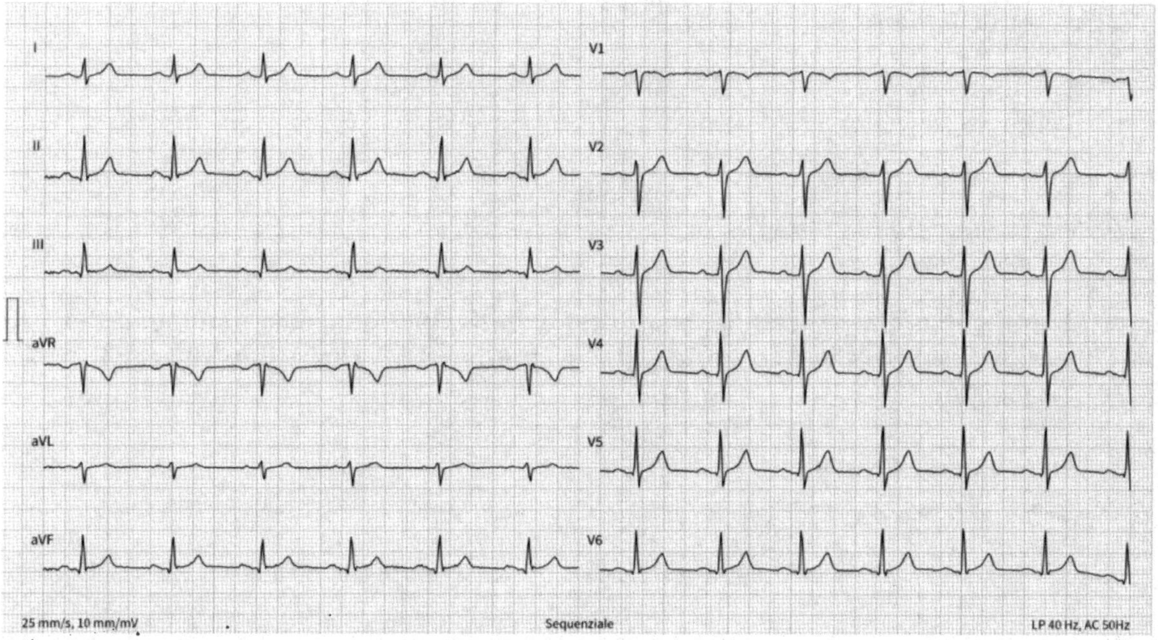

A Re-stenosi dello stent precedentemente impiantato

B Nuovo infarto del miocardio

C ECG assolutamente nella norma

D Blocco di branca destra

E Blocco di branca sinistra

30 **Qual è approssimativamente il punto di origine dell'extrasistole ventricolare presente in questo tracciato?**

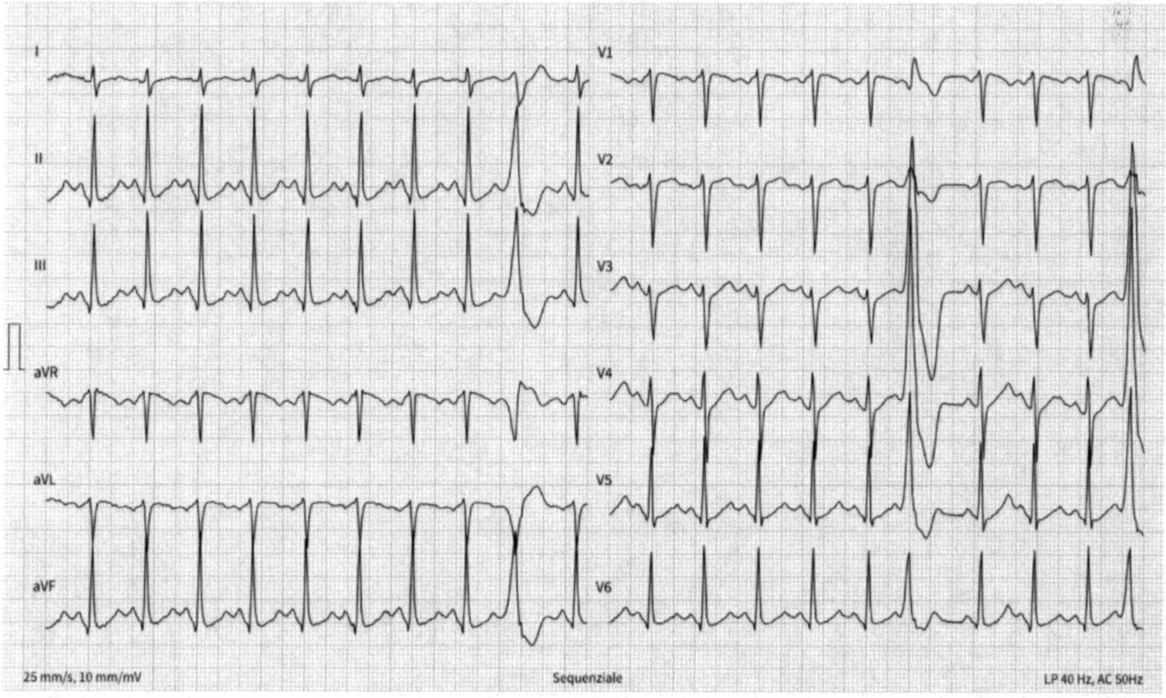

A Apice del ventricolo sinistro

B Tratto di efflusso del ventricolo sinistro

C Tratto di efflusso del ventricolo destro

D Parete inferiore del ventricolo sinistro

E Parete laterale del ventricolo destro

31 Donna di 72 anni che riferisce astenia. Anamnesi negativa per qualsiasi patologia. Peso 40 Kg. Altezza 170 cm. All'esame obiettivo soffio sistolico puntale II/VI irradiato all'ascella. Cosa si evidenzia al tracciato?

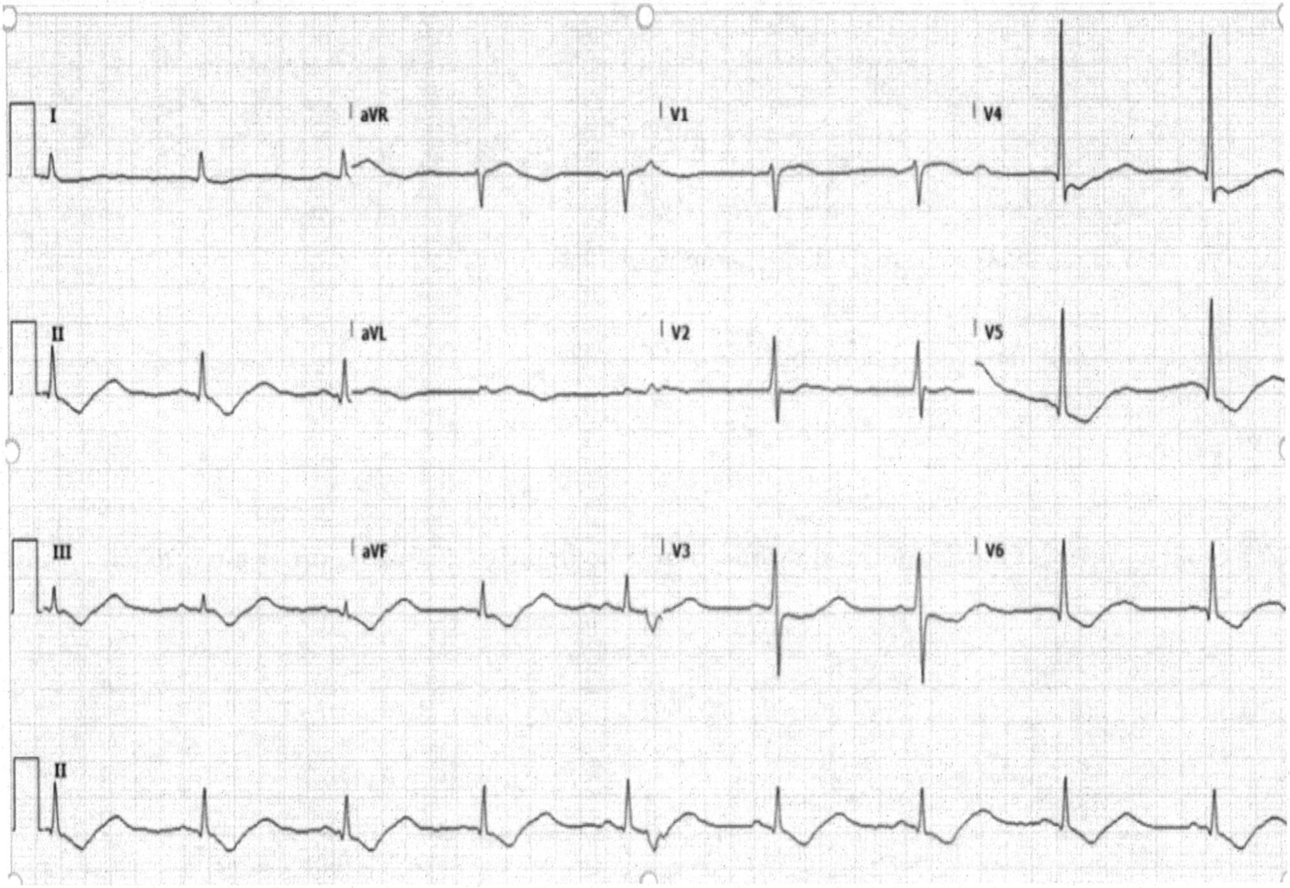

A BAV II grado Mobitz 2

B Ritmo giunzionale

C Iposodiemia

D Iperkaliemia

E Ipokaliemia

32 Paziente di 72 anni giunge in PS per sincope. In anamnesi, pregresso IMA con residua occlusione della Cx distale, ipertensione arteriosa sistemica e diabete mellito tipo 2. Qual è il segno che indica l'infarto pregresso?

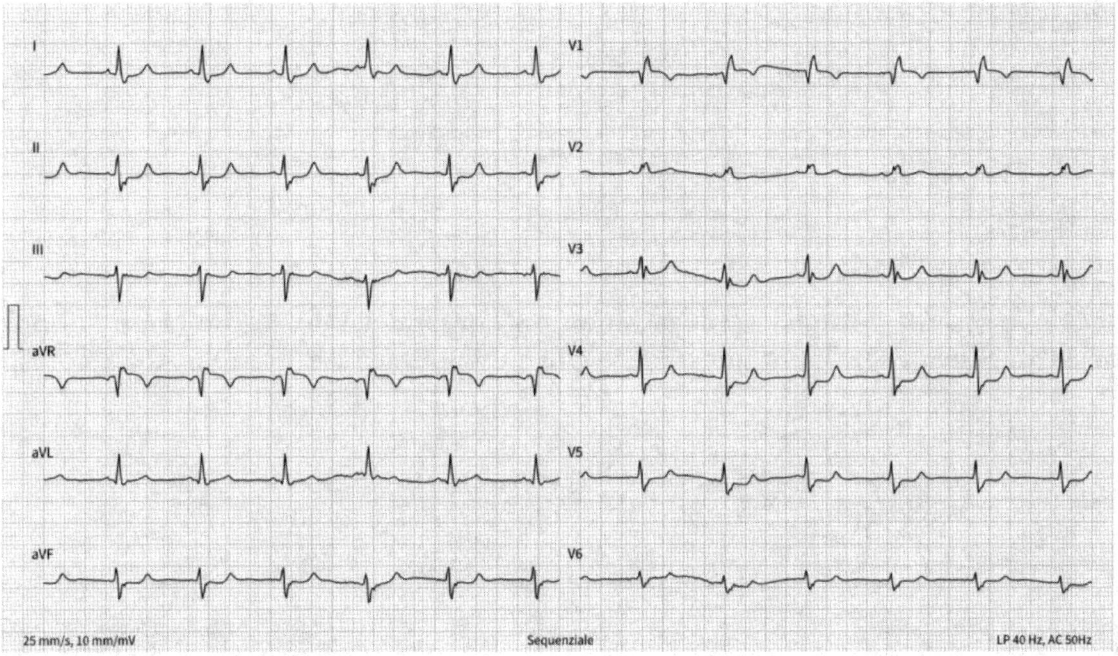

A Blocco di branca destro

B Emiblocco anteriore sinistro

C Scarsa progressione della R e sotto-slivellamento del tratto ST-T nelle laterali

D Bradicardia

E Non ci sono segni chiari di pregressa necrosi

33 **Donna di 65 anni. Anamnesi pregressa di ipertensione arteriosa sistemica e BPCO. Esegue ECG dopo aver avuto fitta toracica. Qual è la diagnosi?**

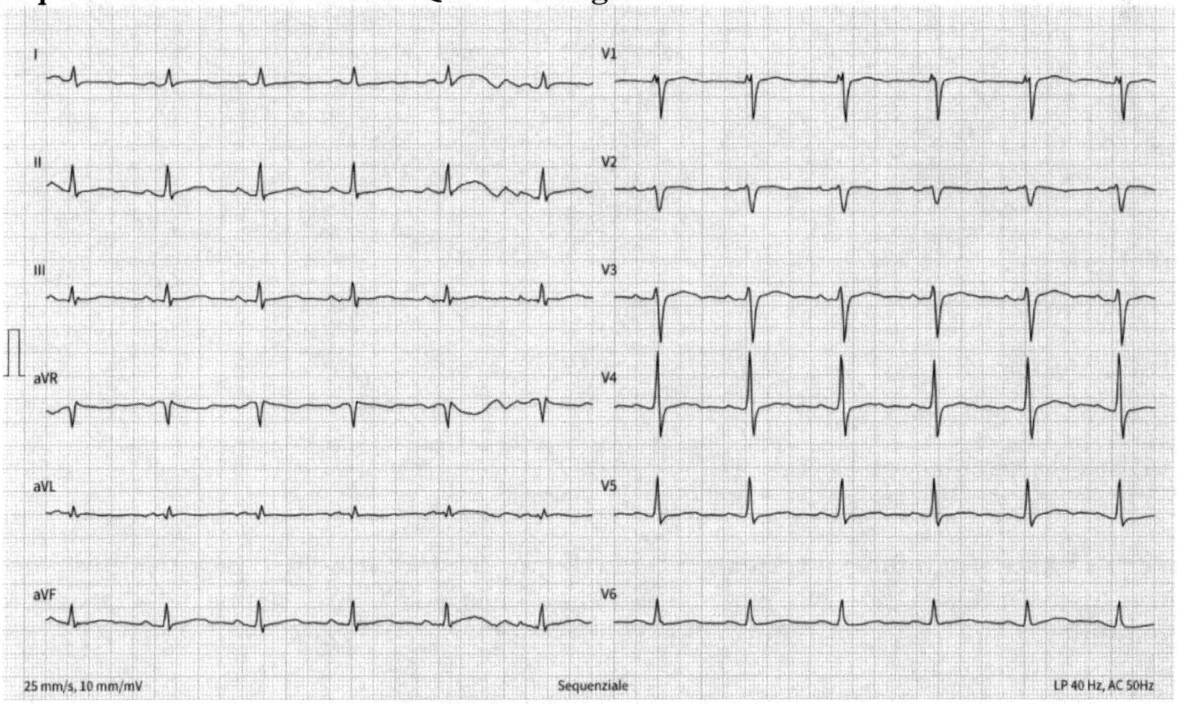

A STEMI inferiore

B Aneurisma della parete inferiore

C Flutter atriale

D Occlusione IVA distale

E Tracciato nei limiti

34 Donna di 40 con recente episodio di morte sine causa del fratello di 25 anni (morte improvvisa con autopsia negativa). Quali tra queste è la più probabile causa di tachicardia con questo tracciato?

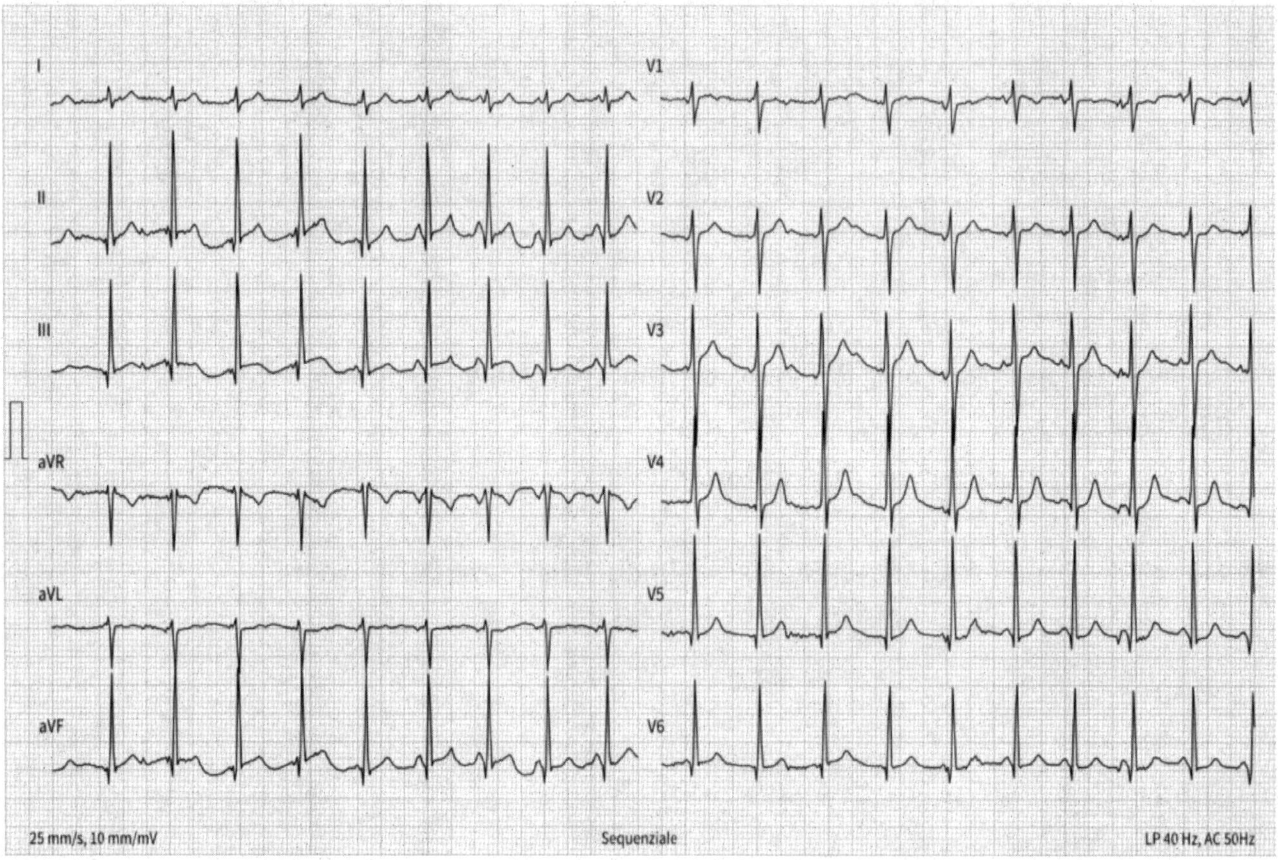

A Tachicardia sinusale

B Flutter atriale

C Tachicardia nodale

D Tachicardia atriale multifocale

E Tachicardia ventricolare

35 Uomo di 45 anni. Anamnesi positiva per precedente abuso di droghe e negativa per patologie cardiovascolari. Arriva in PS per cardiopalmo insorto 1 ora prima. È cosciente ed emodinamicamente stabile. All'ecocardiogramma non reperti degni di nota. Qual è l'approccio terapeutico più idoneo?

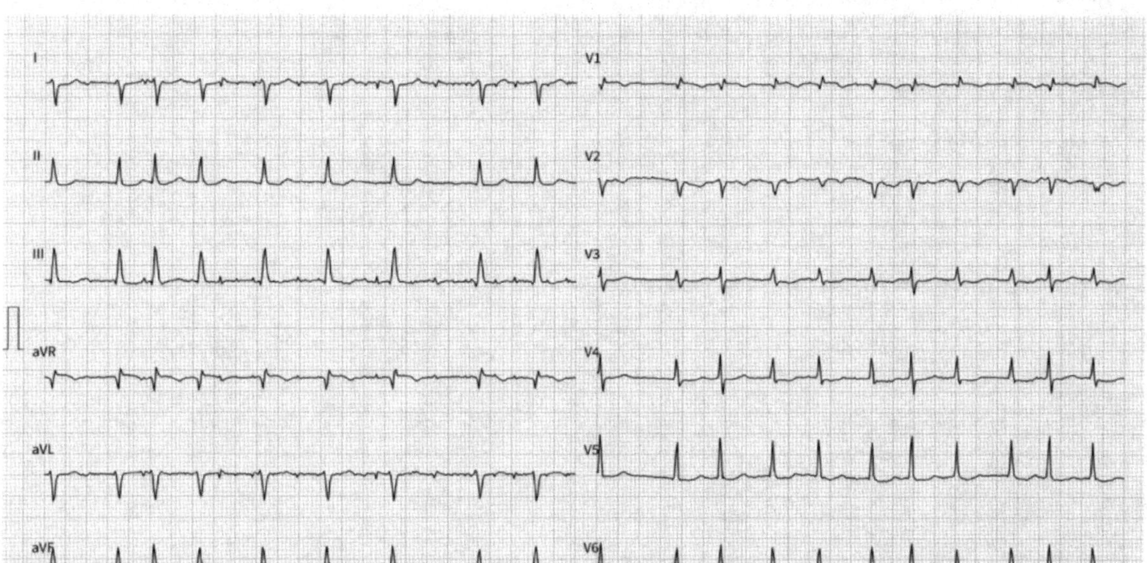

[A] Infusione di adenosina ev

[B] Cardioversione elettrica a 100 joule

[C] Infusione di Flecainide ev

[D] Cardioversione farmacologica con amiodarone

[E] Cardioversione elettrica a 300 joule

36 **Uomo di 61 anni. Anamnesi: ipertensione arteriosa sistemica, OSAS, cardiopatia ischemica cronica (pregresso IMA s/p PTCA più stent). Arriva alla vostra attenzione per accentuazione della dispnea. Qual è la causa più probabile in accordo col tracciato?**

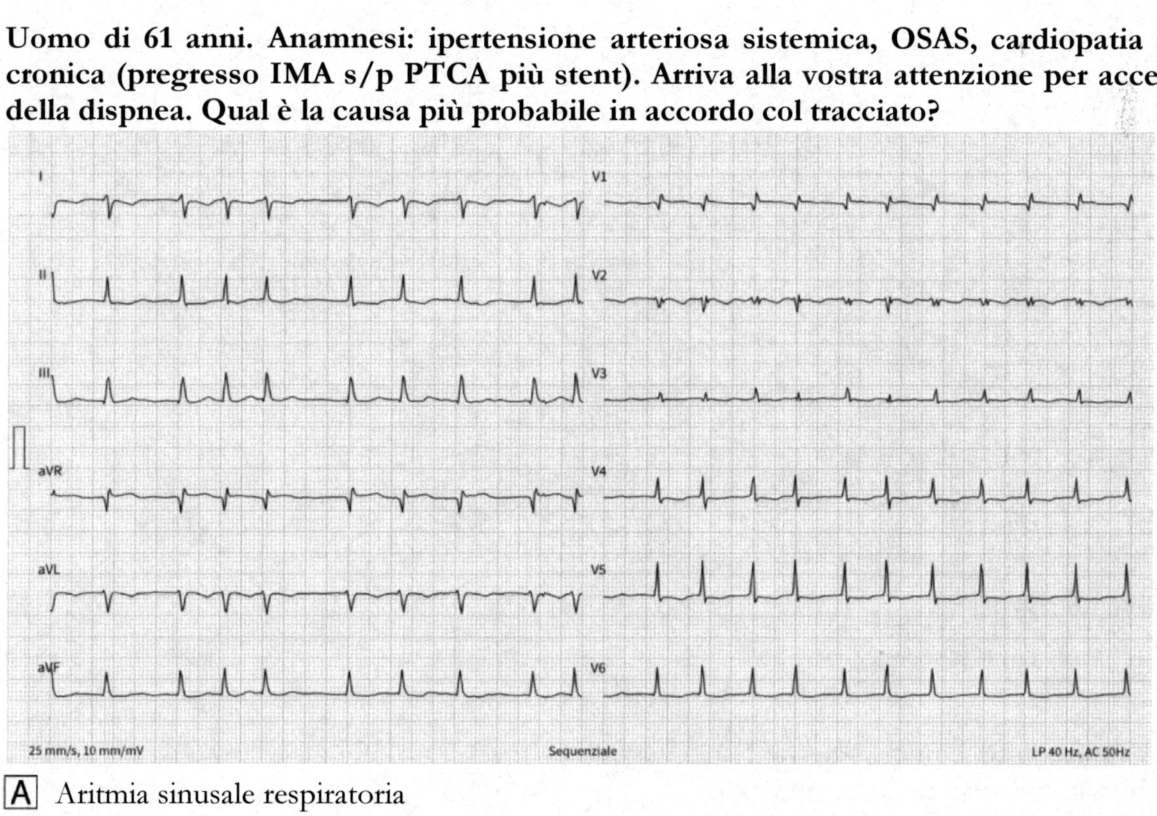

[A] Aritmia sinusale respiratoria

B Flutter atriale tipico

C Flutter atriale atipico

D Fibrillazione atriale

E Tachicardia ventricolare

37 **Che cosa mostra il tracciato di questo paziente?**

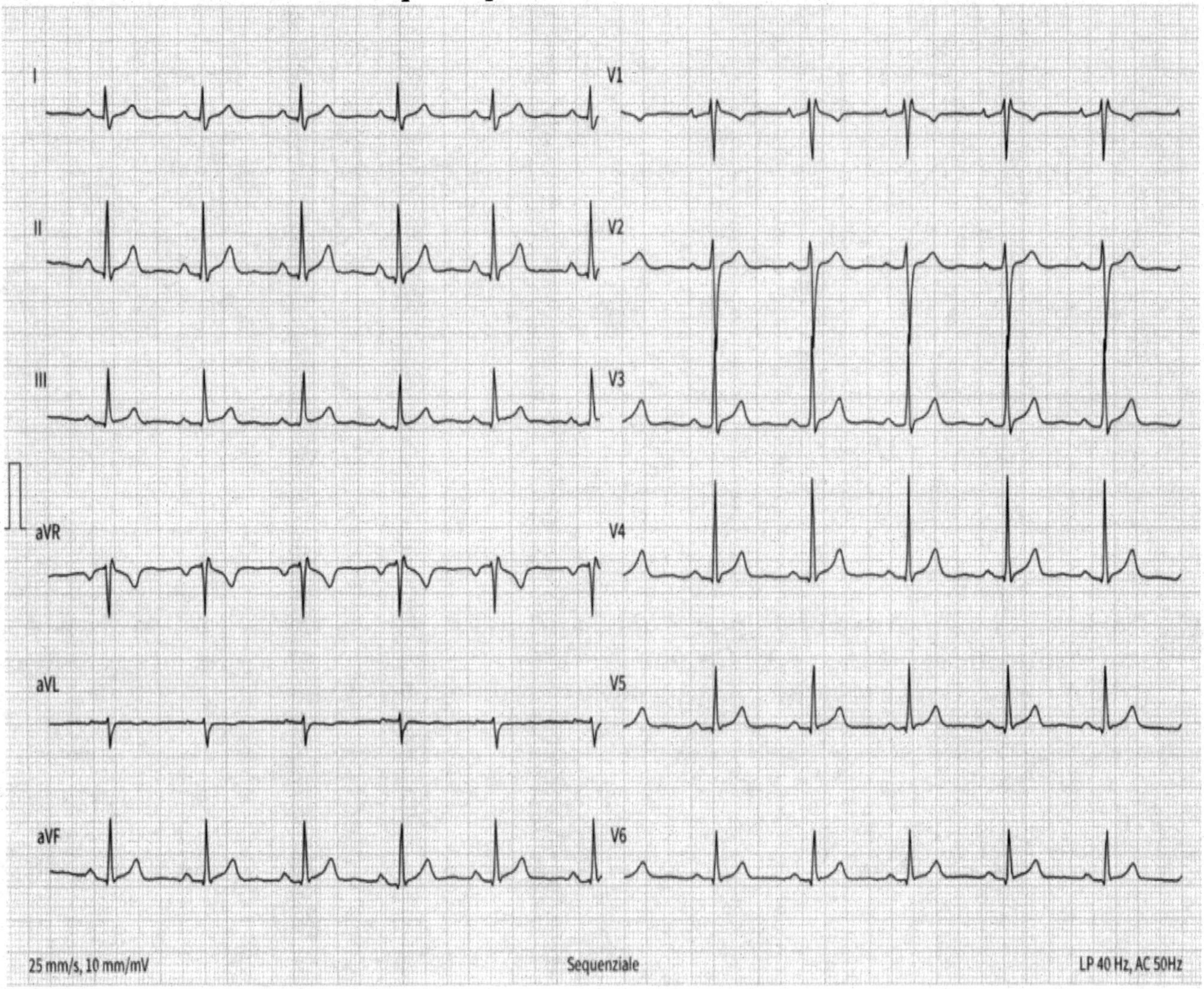

A Blocco completo di branca destra

B Blocco completo di branca sinistra

C Blocco incompleto di branca destra

D Lieve ritardo destro

E Emiblocco anteriore sinistro

38 **Uomo di 62 anni con pregresso IMA non rivascolarizzato. Qual è la sede coronarica più probabilmente causa di ischemia?**

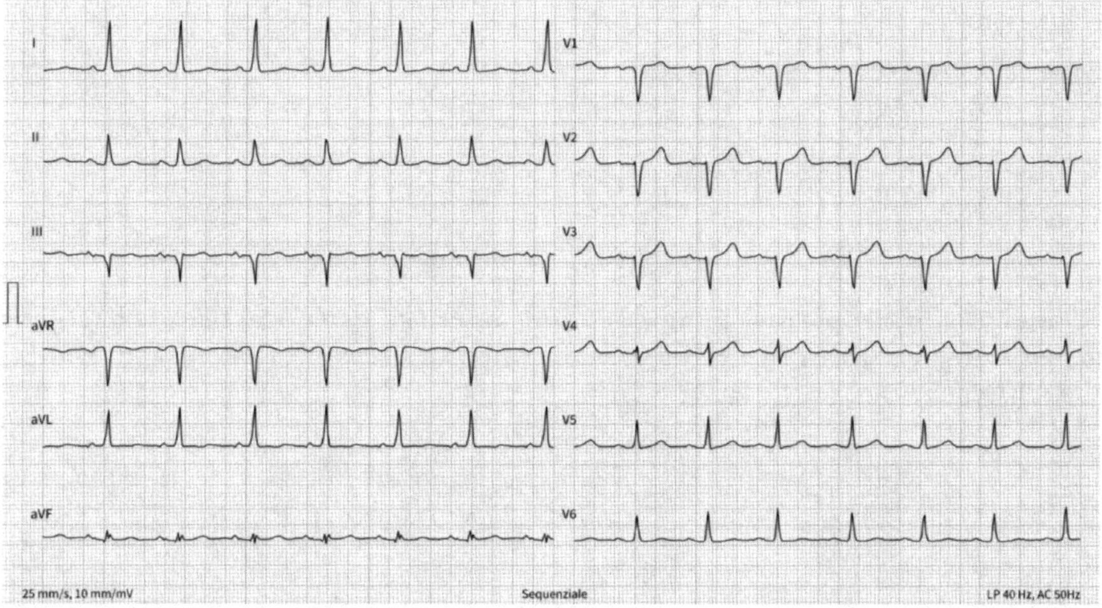

A Coronaria destra

B IVA distale

C IVA prima del settale e dopo il diagonale

D IVA dopo il settale e prima del diagonale

E Circonflessa

39 **Donna di 45 anni, rinvenuta senza sensi per strada e tutt'ora confusa. Si chiamano i soccorsi con rilevamento dei seguenti parametri vitali: P.A. 110/75 mmHg, F.R. 25 atti/minuti, F.C. 50 bpm, SpO2 97% in A.A. Inoltre, si esegue questo tracciato. Quale situazione può essere esclusa tra queste?**

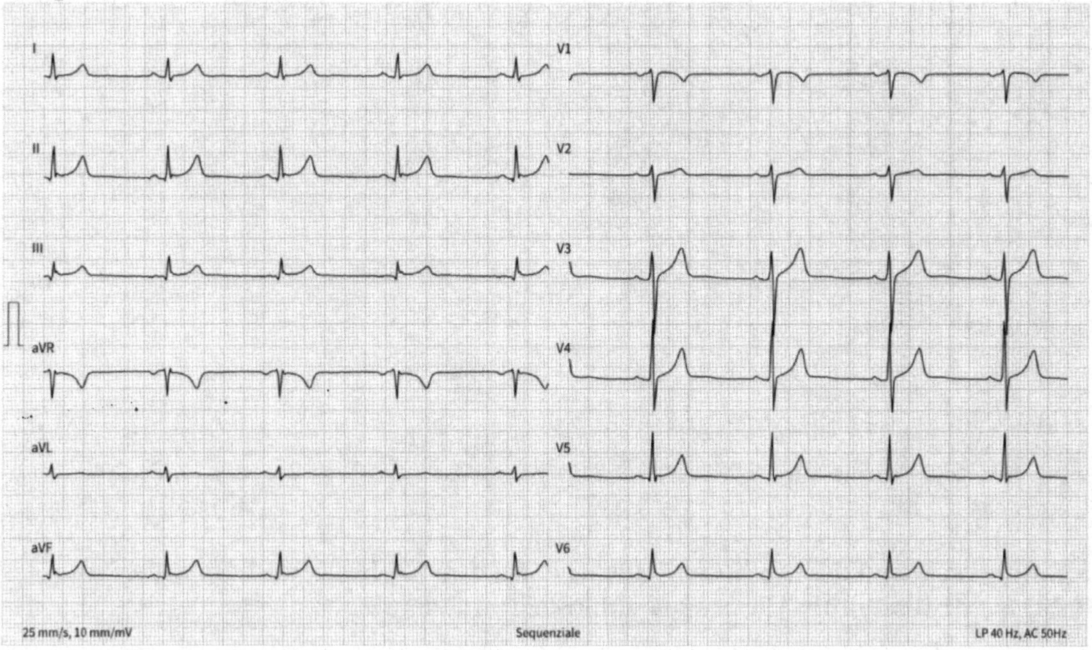

A STEMI inferiore

B Aneurisma della parete inferiore

C Occlusione dell'IVP distale

D Occlusione dell'IVA prima del diagonale e dopo il settale

E Occlusione IVA distale

40 Uomo di 53 anni. Anamnesi positiva per ipertensione arteriosa sistemica, obesità di II grado ed OSAS. Pregresso impianto di PM per bradicardie sinusali estreme. Che cosa si evidenzia al tracciato di controllo?

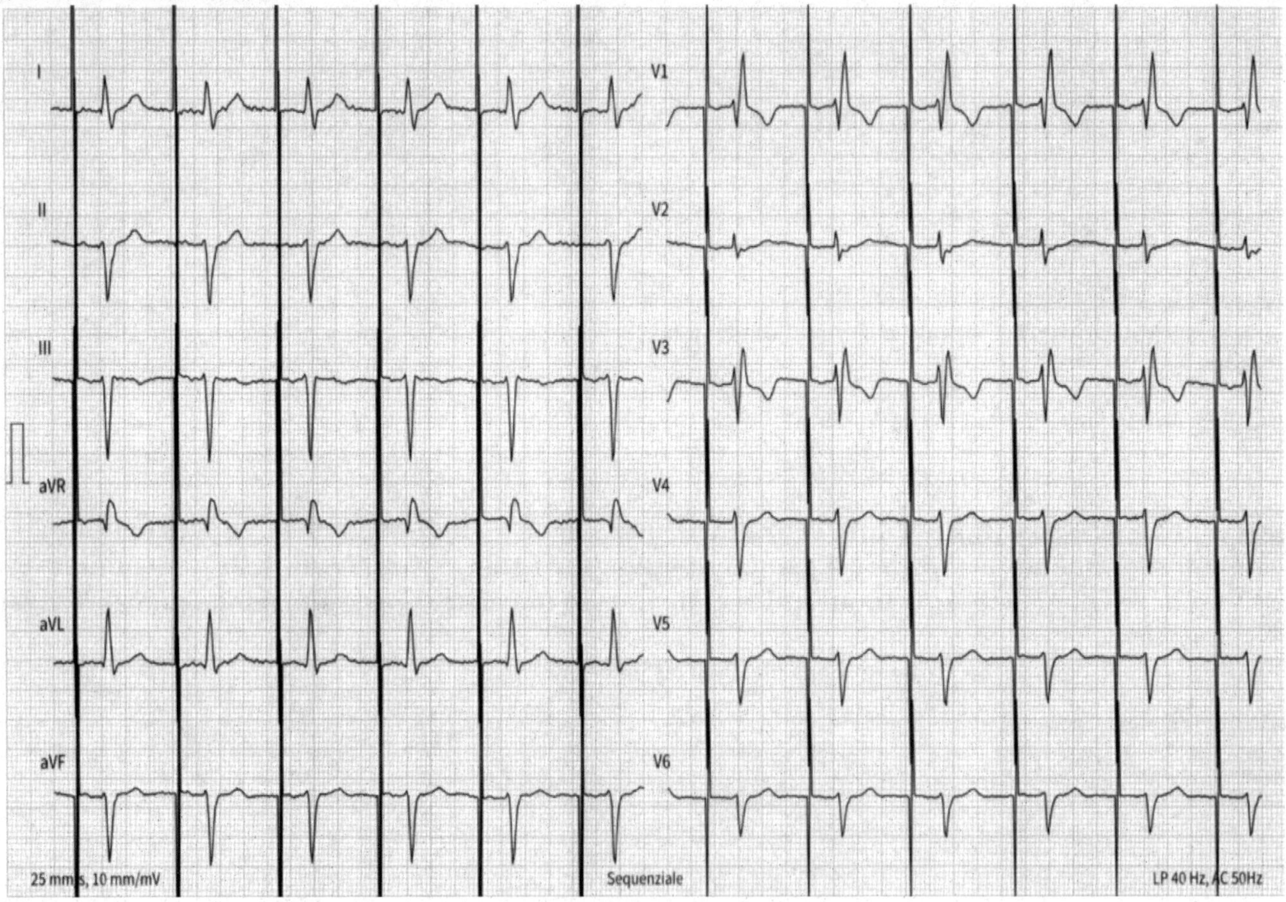

A Presenza di blocco completo di branca destra e ritmo sinusale

B Presenza di un pacemaker con solo catetere ventricolare

C Presenza di blocco completo di branca destra ed atrio stimolato da pacemaker

D Presenza di un pacemaker biventricolare

E Presenza di pacemaker in modalità VDD

41 Donna di 50 anni con senso di fastidio toracico agli atti del respiro dopo 1 ora di jogging. Esegue visita cardiologica di screening. Che cosa evidenzia il tracciato?

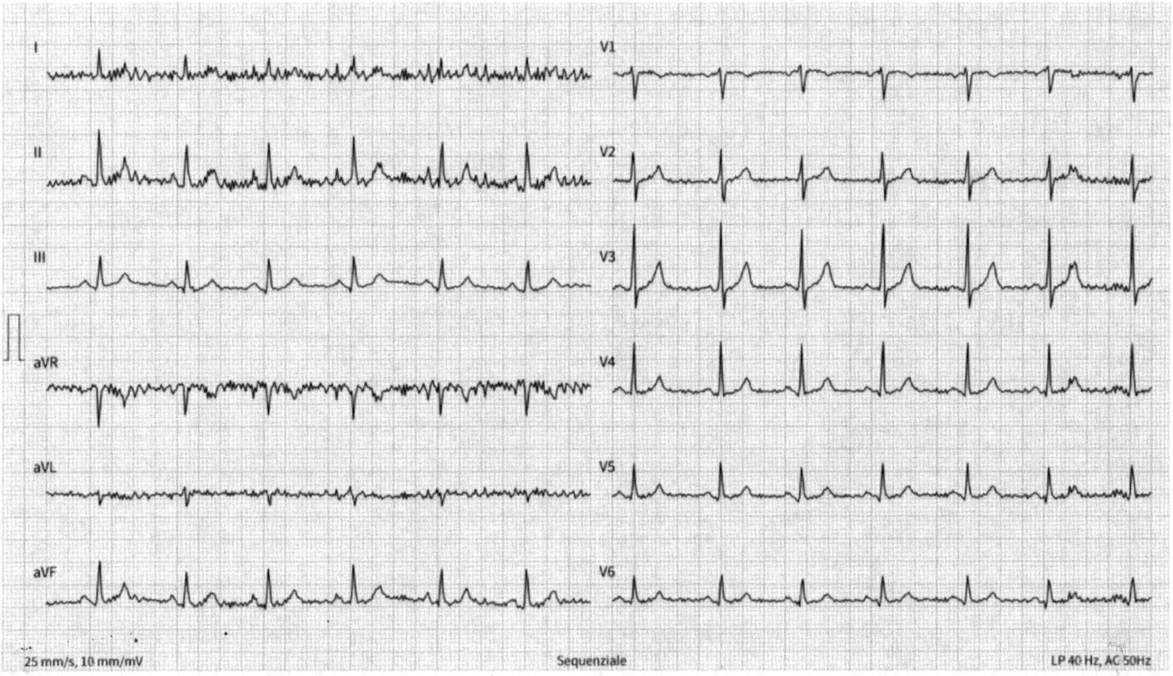

A Blocco di branca destra

B Emiblocco anteriore sinistro

C Scarsa progressione della R e sotto-slivellamento del tratto ST-T nelle laterali

D Bradicardia

E Tracciato nella norma

42 **Bambino di 4 anni, asintomatico, che esegue ECG per visita medico-sportiva. Che cosa si evidenzia al tracciato?**

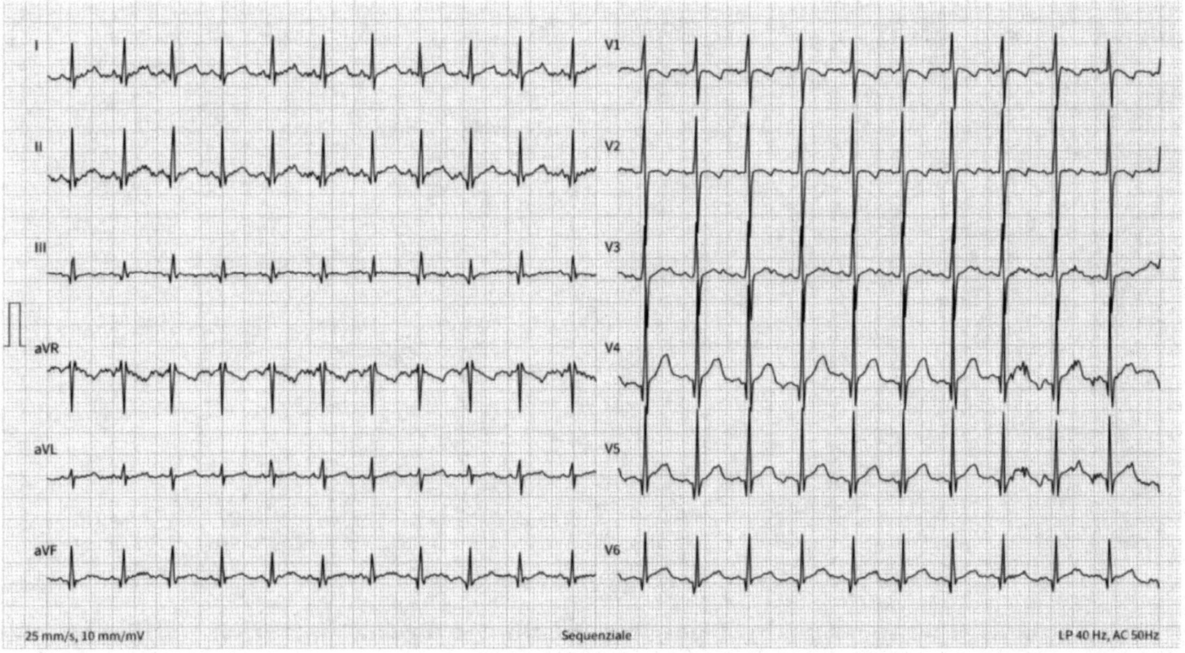

[A] Tracciato nei limiti per età
[B] Tachicardia da rientro nodale
[C] Flutter atriale
[D] Tachicardia da rientro AV
[E] Fibrillazione atriale

43 **Uomo di 45 anni. Anamnesi muta. Esegue ECG per visita medico sportiva. Qual è l'asse elettrico?**

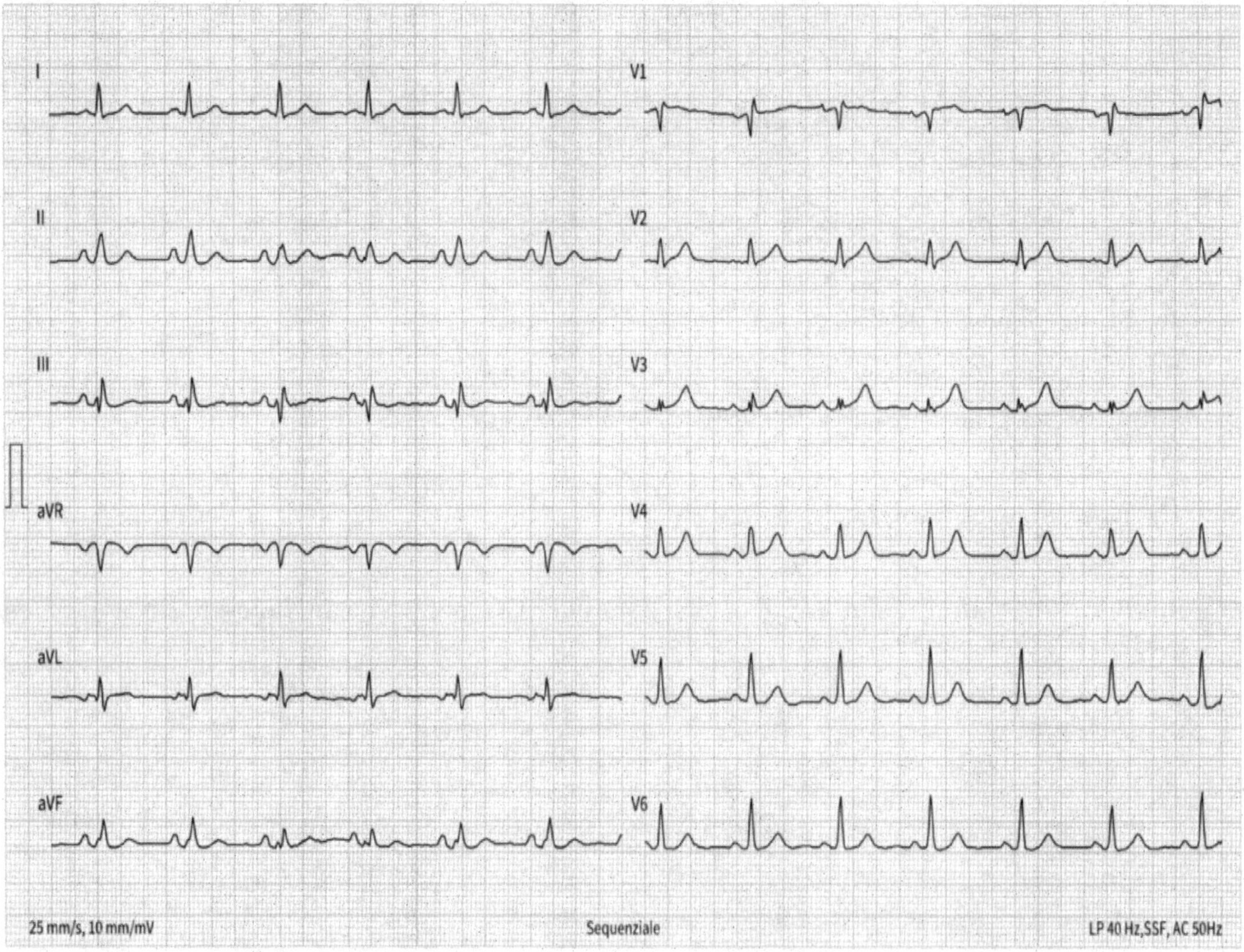

[A] AQRS tra 180 e -120 gradi
[B] AQRS tra -60 e -90 gradi
[C] AQRS tra -120 e -90 gradi
[D] AQRS tra 90 e 30 gradi
[E] AQRS tra 0 e 60 gradi

44 **Uomo di 83 anni. Anamnesi positiva per ipertensione arteriosa sistemica e BPCO. Quale tra queste alterazioni è evidente nel tracciato?**

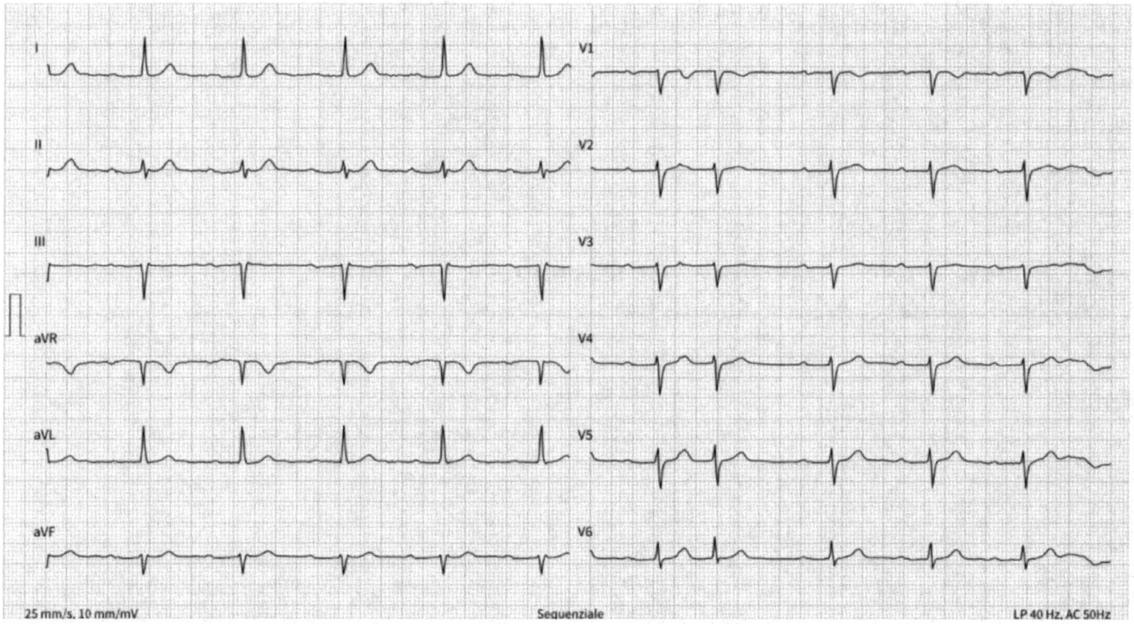

[A] BAV II grado Mobitz 1

[B] BAV II grado Mobitz 2

[C] BAV I grado e extrasistole sopra-ventricolare

[D] BAV III grado

[E] BAV I grado e extrasistole ventricolare

45 **Paziente di 72 anni con dispnea per sforzi lievi-moderati. Anamnesi positiva per ipertensione arteriosa sistemica. P.A. 120/70 mmHg. SpO_2 98% in AA. Quale aritmia è più probabile?**

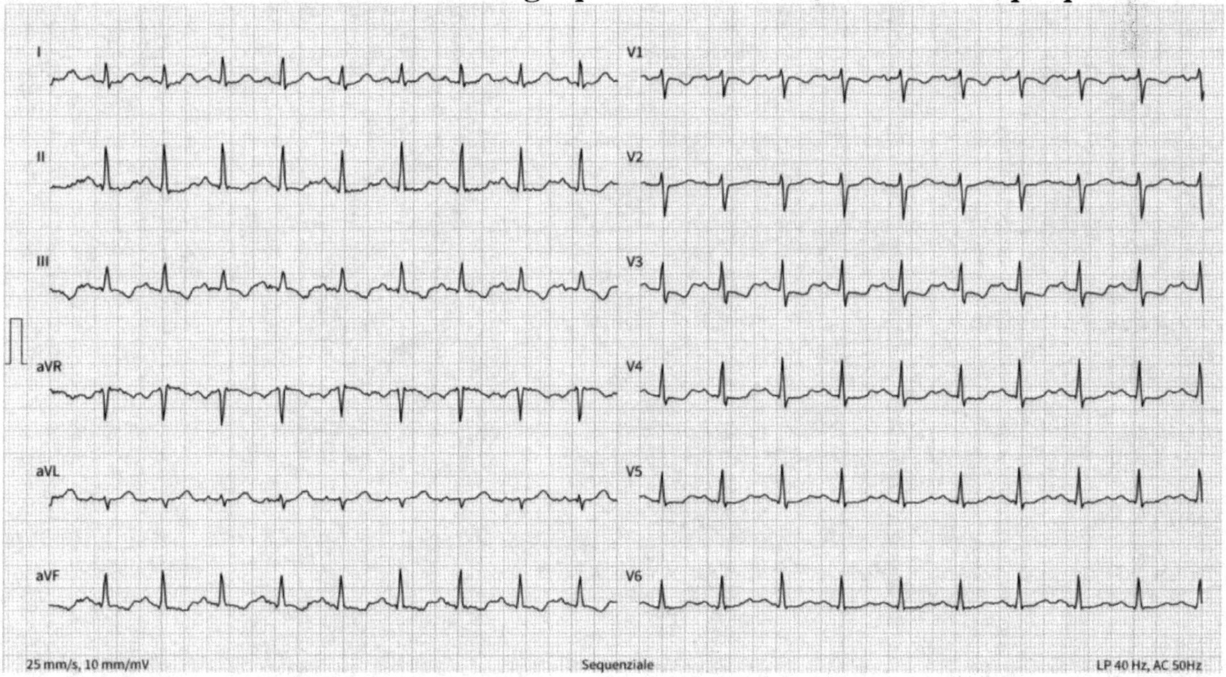

[A] Tachicardia sinusale

[B] Tachicardia da rientro nodale

[C] Flutter atriale

[D] Tachicardia da rientro AV

[E] Fibrillazione atriale

46 **Ragazzo di 25 anni. Anamnesi positiva per feocromocitoma trattato chirurgicamente qualche anno fa. PA 110/60 mmHg. EO nei limiti. Quale alterazione è presente?**

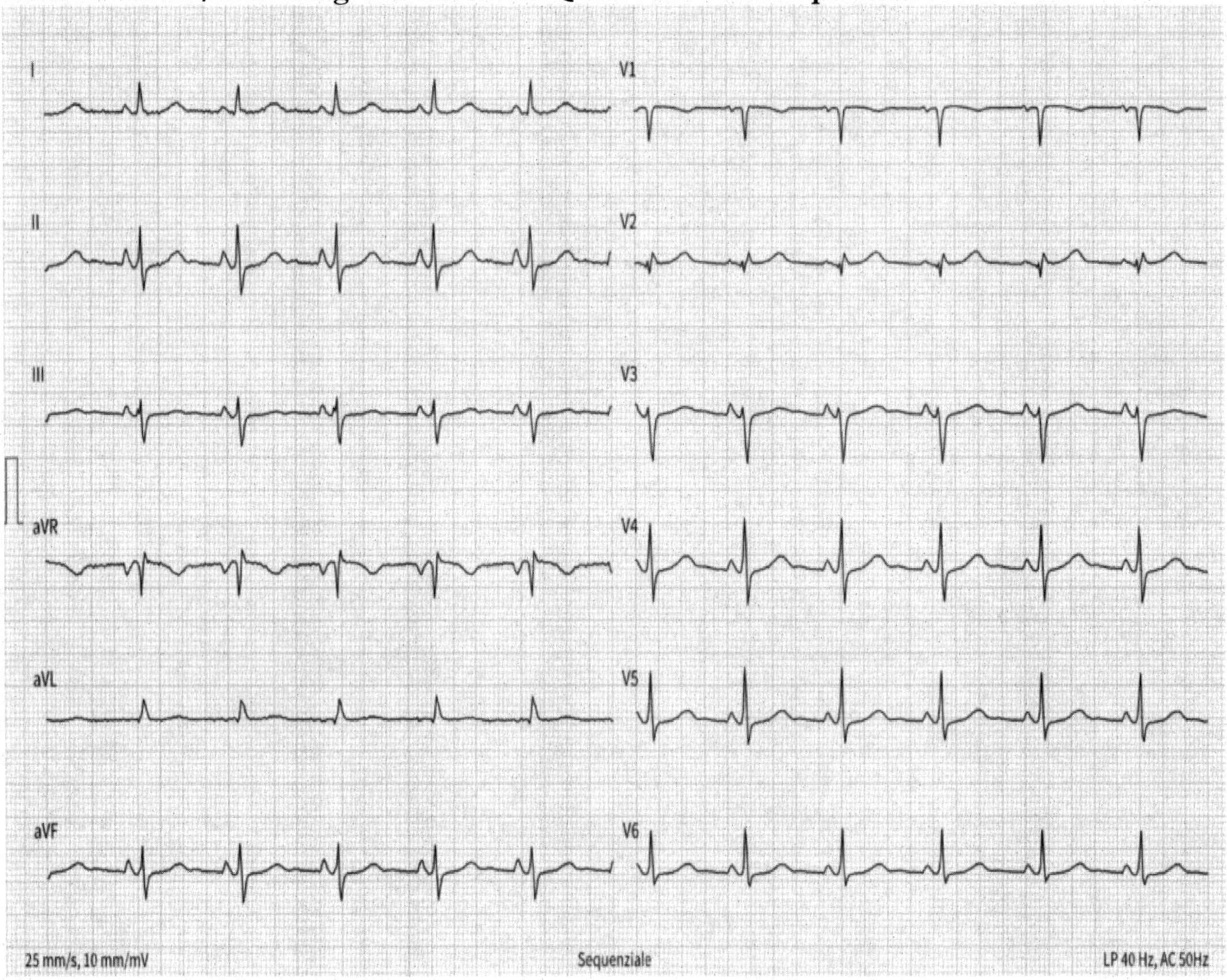

[A] Flutter atriale

[B] BAV I grado

[C] Emiblocco anteriore sinistro

[D] QT lungo

[E] Nessuna alterazione è presente

47 **Donna di 76 anni che assume Quetiapina per il suo disturbo psicotico. Qual è il QTc della paziente?**

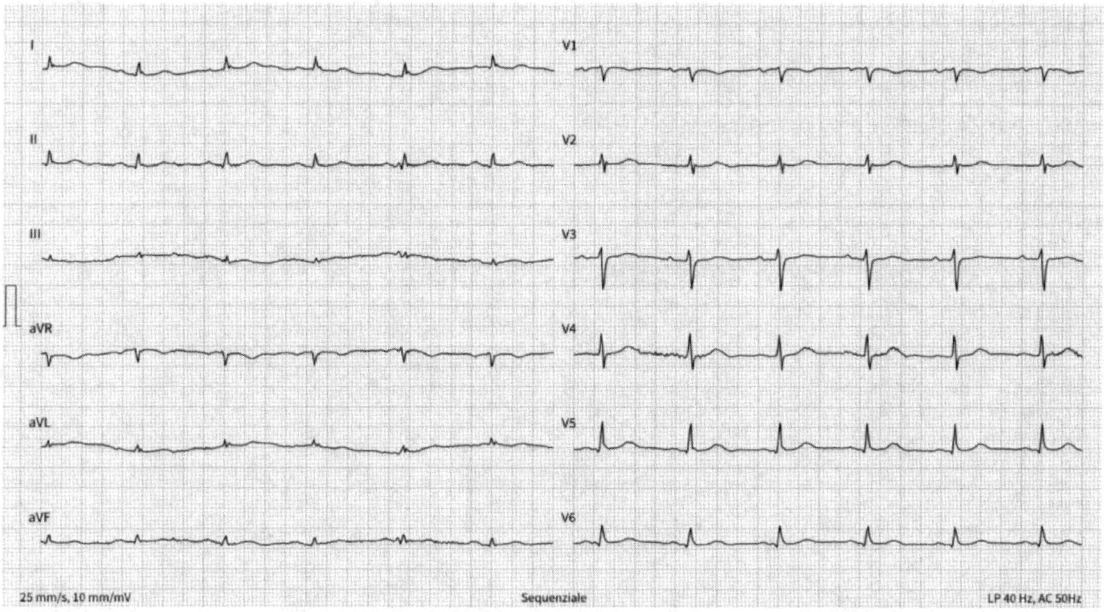

A 486 ms

B 578 ms

C 356 ms

D 600 ms

E 436 ms

48 **Uomo di 61 anni che lamenta affanno da 2 giorni. PA 150/100 mmHg. SpO_2 97% in AA. EOT: M.V. aspro con ronchi sparsi. EOC: toni ritmici e validi. Soffio I/VI puntale sistolico. Che cosa mostra il tracciato?**

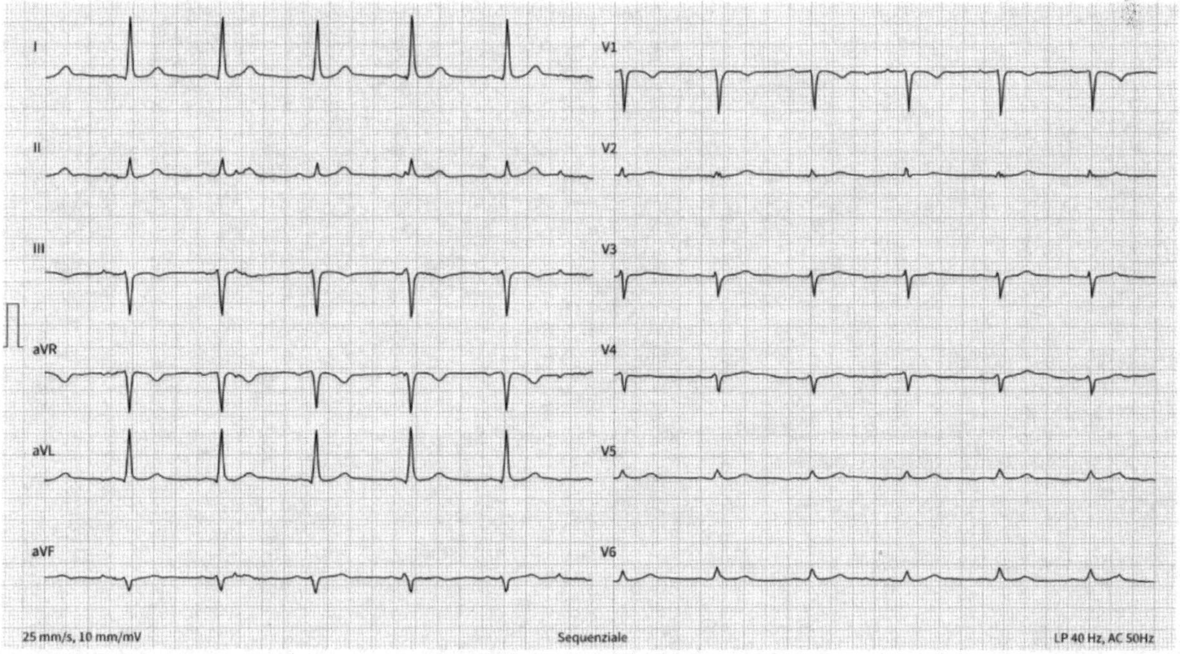

A Ritmo sinusale e deviazione assiale destra

B Ritmo sinusale e deviazione assiale sinistra

C Flutter atriale e deviazione assiale sinistra

D Flutter atriale e deviazione assiale destra

E NSTEMI

49 **Donna di 67 anni con anamnesi di dolore toracico ed affanno agli sforzi lievi. Per tale motivo esegue ECG, da cui si evince:**

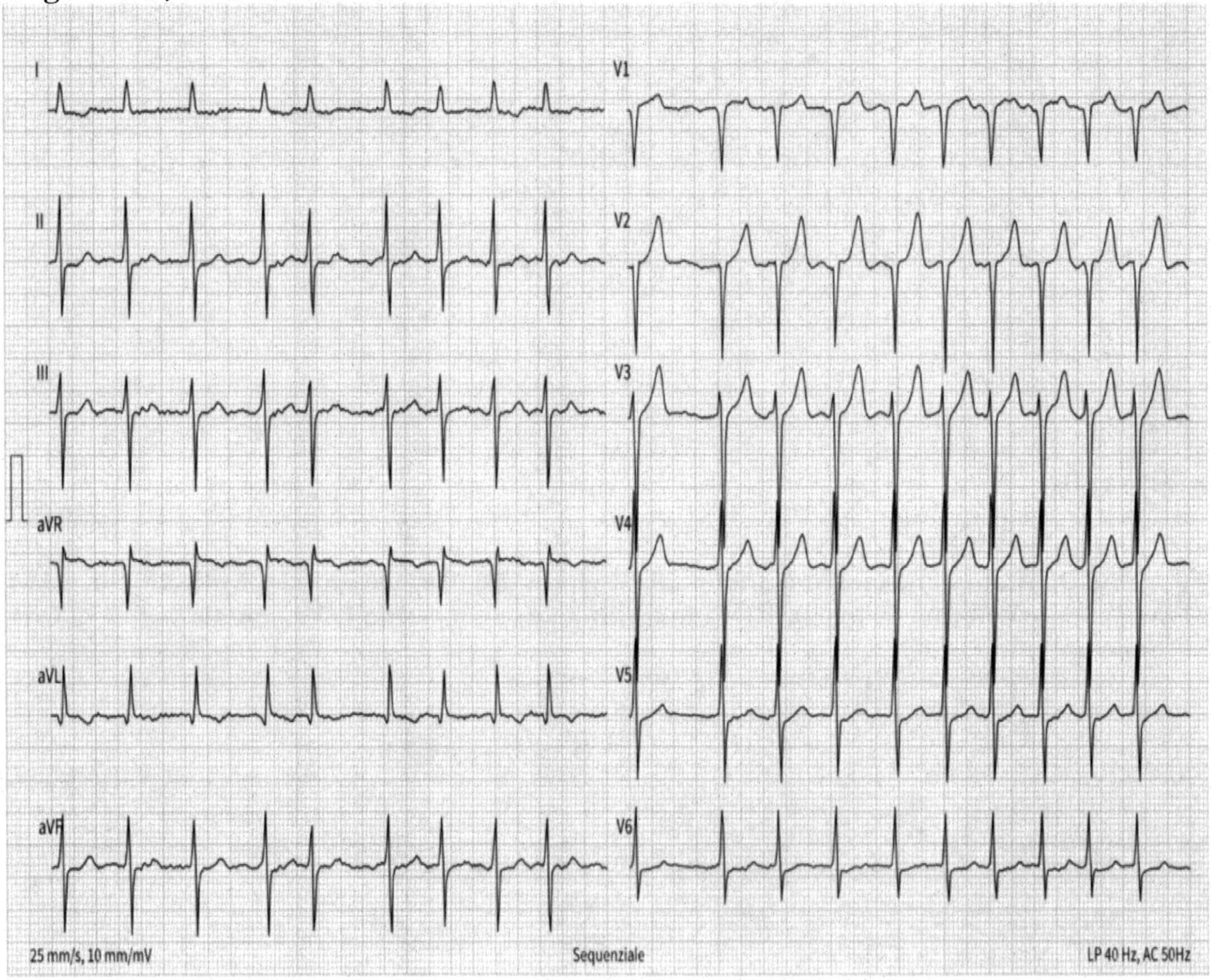

A Fibrillazione atriale

B Flutter atriale

C Tachicardia atriale ectopica

D Tachicardia sinusale

E Aritmia caotica atriale

50 **Un uomo di 65 anni si presenta in PS, dato che il medico di famiglia era in ferie. Viene eseguito un ECG. In Anamnesi, ex-maratoneta inattivo da 20 anni. Qual è la sua FC?**

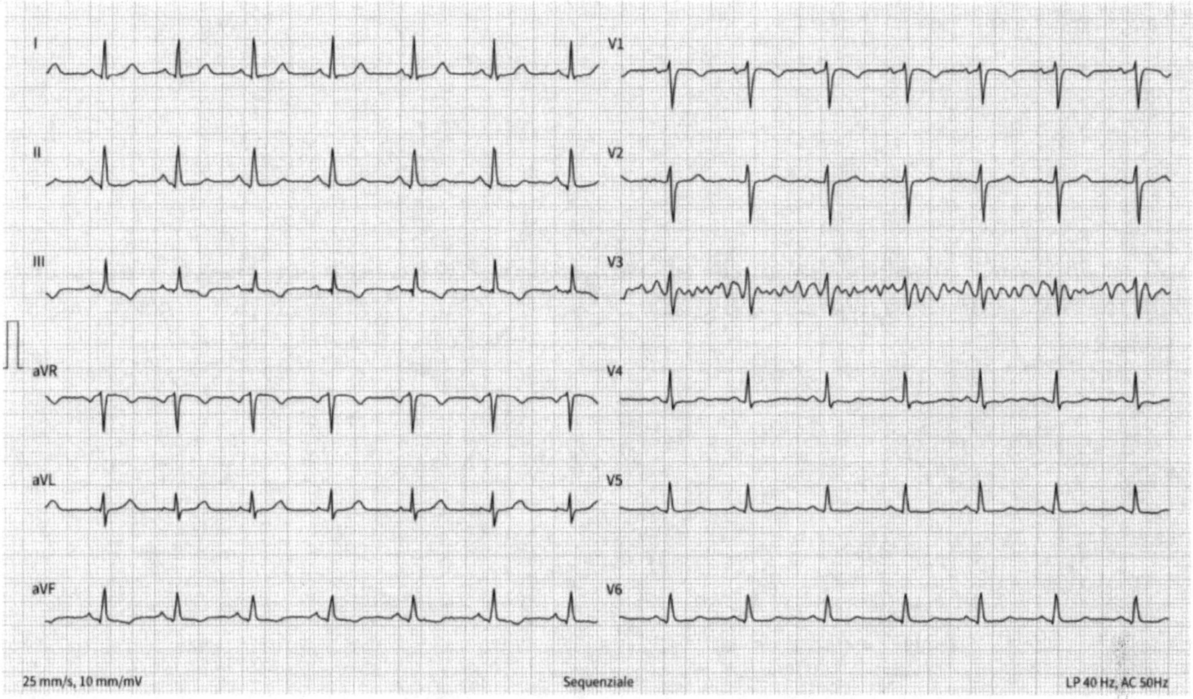

A 95 bpm

B 76 bpm

C 100 bpm

D 150 bpm

E 60 bpm

51 **Uomo di 75 anni privo di sensi viene portato in PS dal 118. Si esegue un elettrocardiogramma. Cosa mostra l'ECG?**

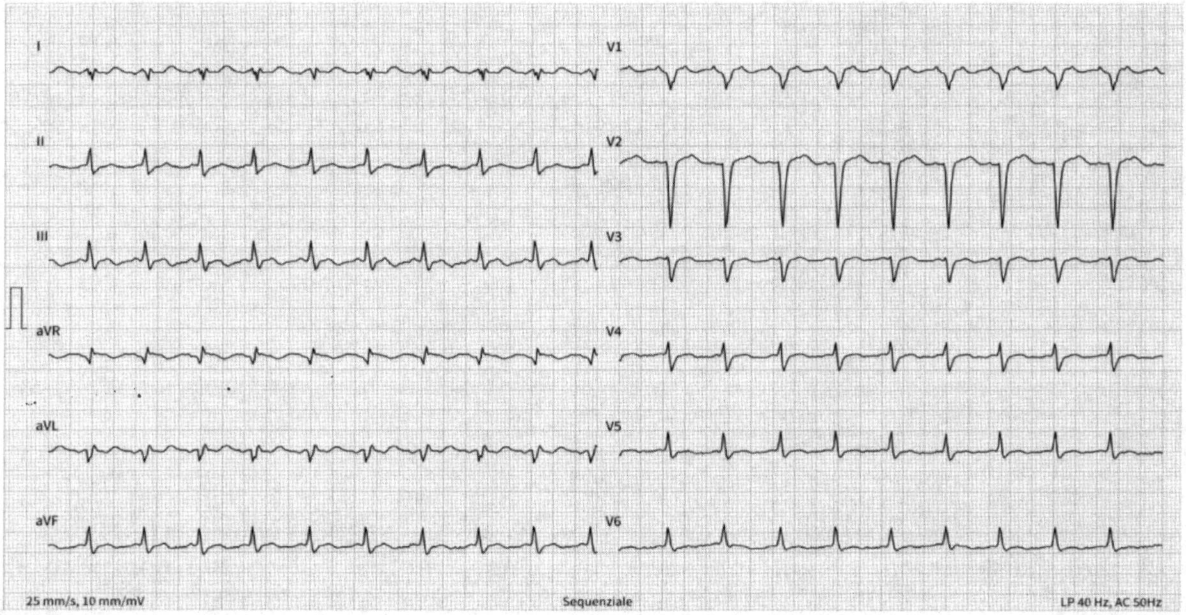

A Fibrillazione atriale

B Tachicardia sinusale

C Tachicardia da rientro AV

D Flutter atriale

E Tachicardia nodale

52 Uomo di 65 anni con pregressa storia di impianto di Pacemaker per blocco atrioventricolare completo. Ha perso il suo tesserino. A quale modalità di stimolazione si può risalire, osservando il tracciato?

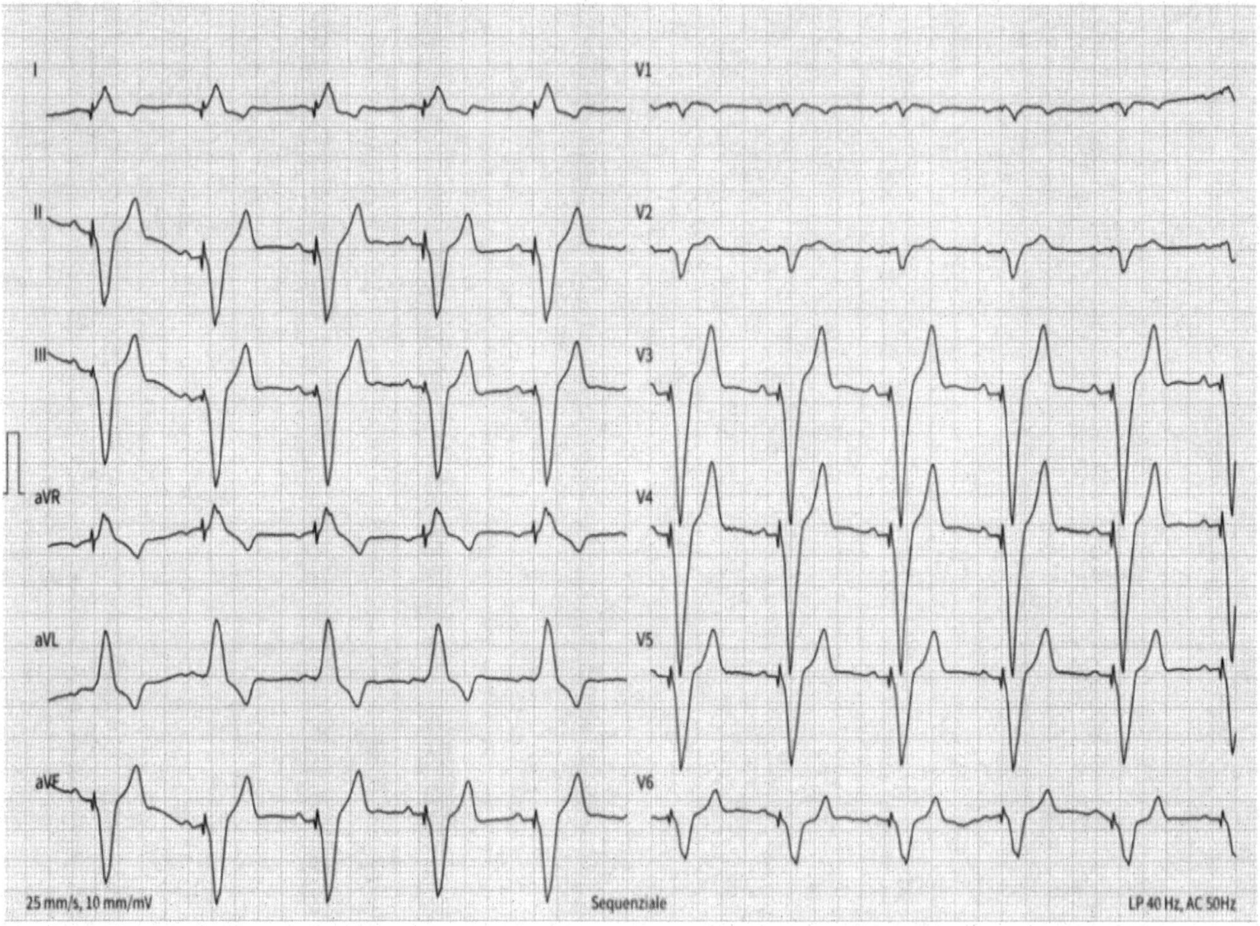

A VDD

B DDD

C V00

D AAI

E A00

53 Uomo di 51 anni con epigastralgia. Si reca in PS dove esegue visita cardiologica, ECG, rilevamento dei parametri vitali, oltre che esami ematochimici. Gli enzimi non sono ancora pronti e i parametri non rilevano particolari alterazioni, eccetto PA 155/90 mmHg e glicemia allo stick di 250 mg/dl. Che cosa si evidenzia al tracciato?

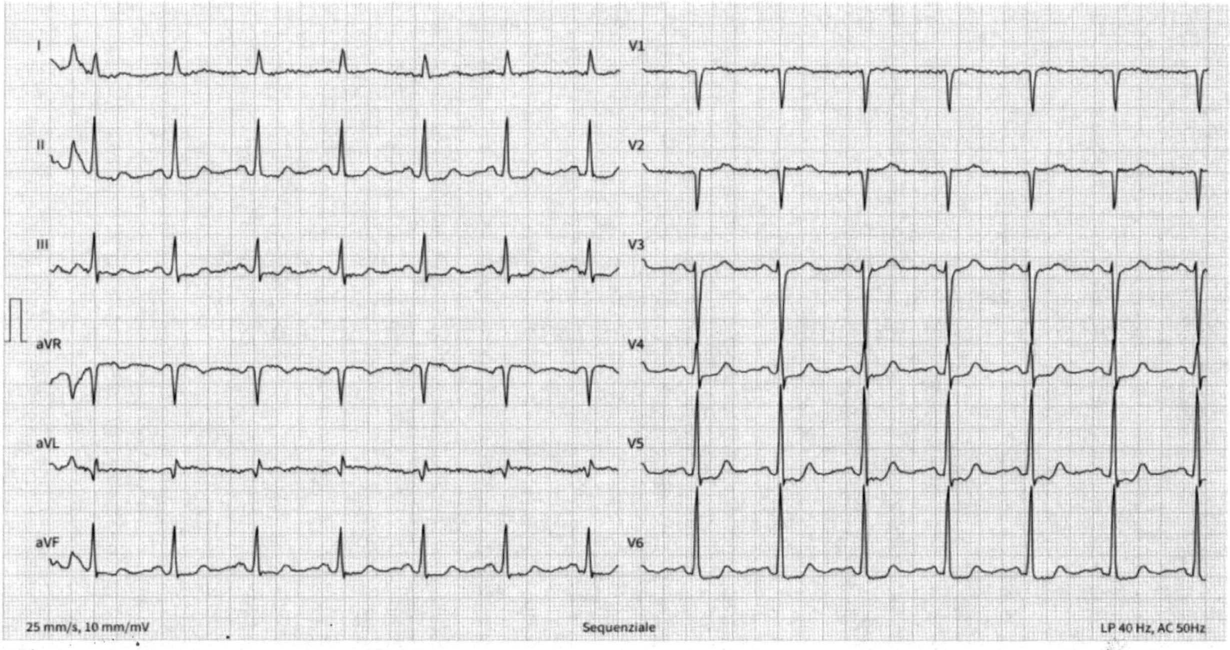

A Segni di deviazione assiale sinistra

B Segni di ischemia infero-setto-laterale

C Segni di ischemia anteriore

D STEMI laterale

E STEMI anteriore

54 **Quali di queste condizioni non può essere associata al seguente tracciato?**

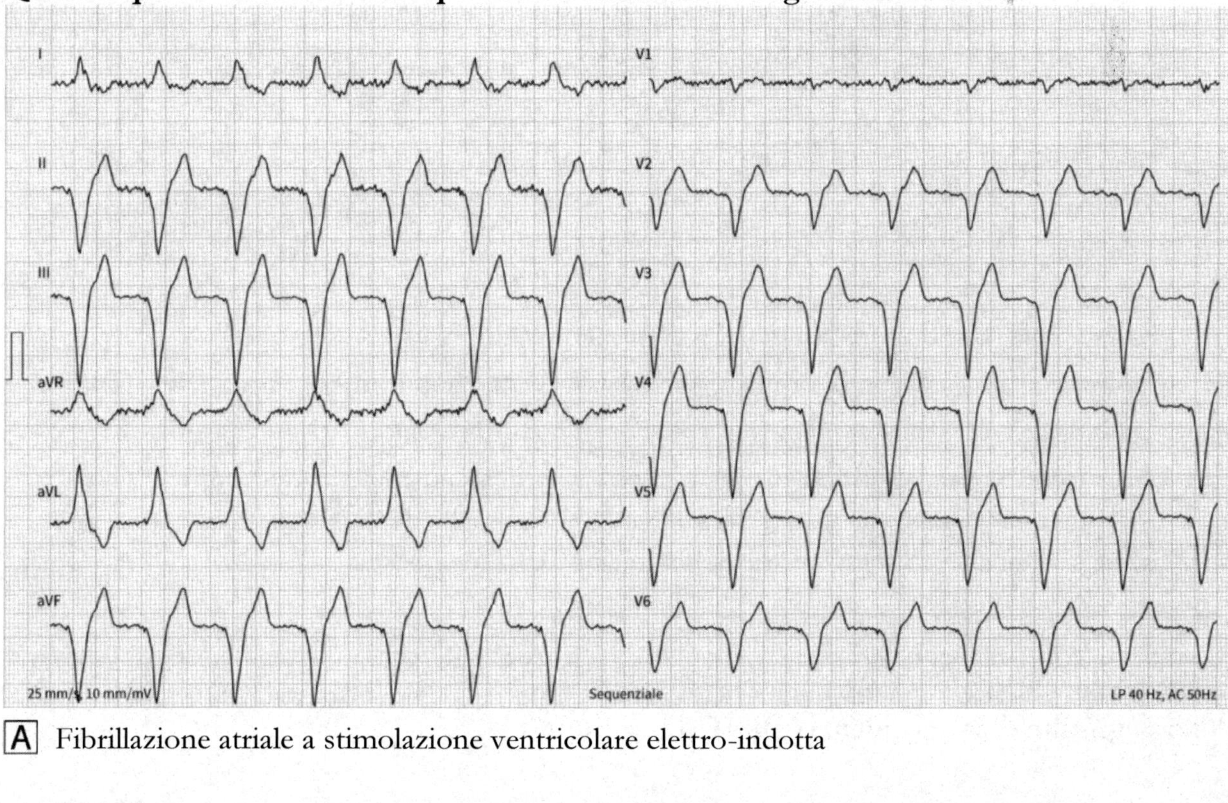

A Fibrillazione atriale a stimolazione ventricolare elettro-indotta

B Ritmo sinusale a stimolazione ventricolare elettro-indotta

C Blocco di branca sinistro completo

D NSTEMI

E Blocco completo di branca destra

55 **Uomo di 76 anni. Anamnesi positiva per ipertensione arteriosa sistemica e dislipidemia. Da giorni astenico, arriva in PS per dispnea da sforzi lievi. PA 85/50 mmHg, SpO2 96% in AA. Peso 60 kg. Che cosa si evidenzia all'ECG e qual è il trattamento più idoneo?**

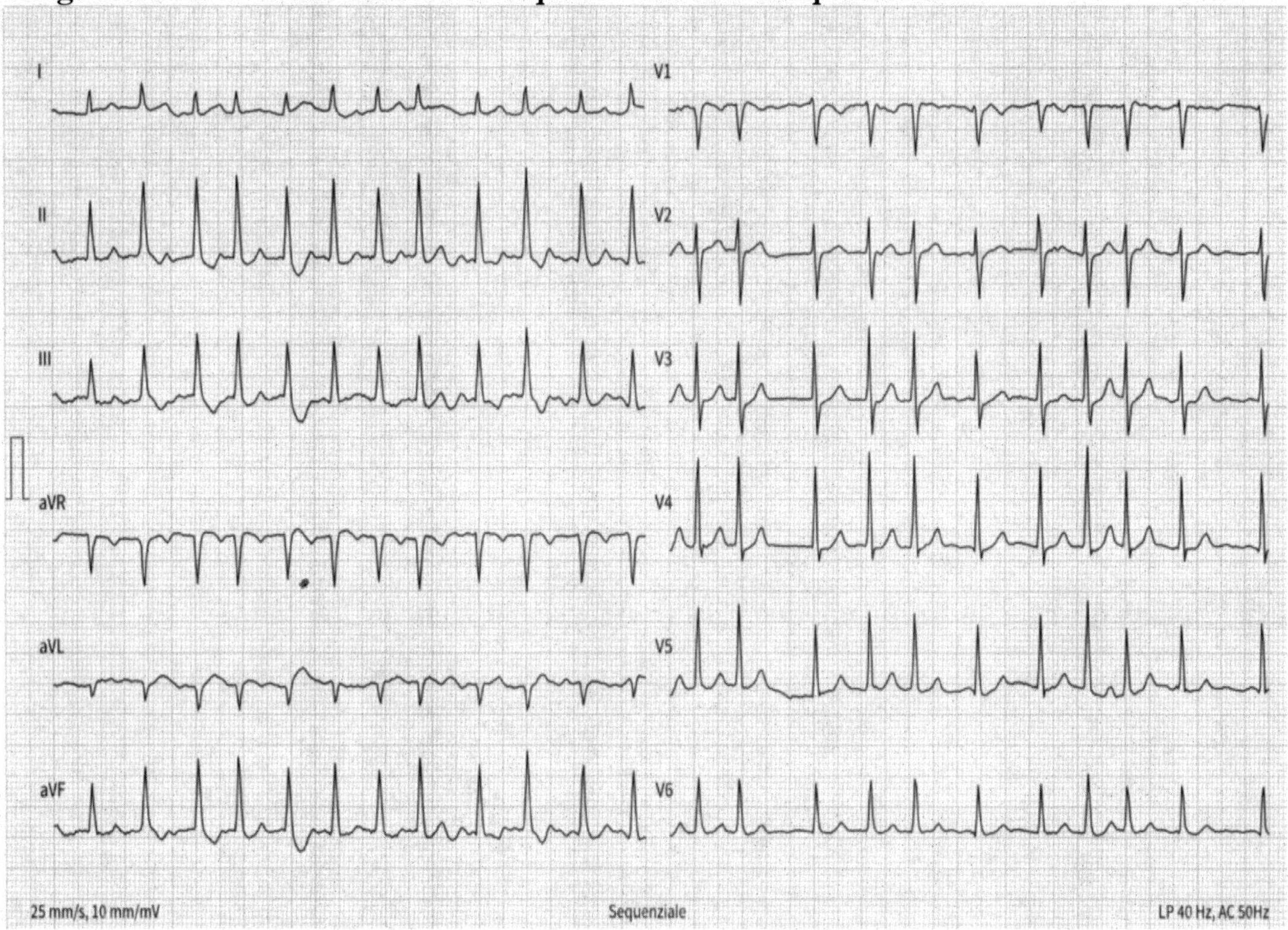

A Flutter atriale da sottoporre a cardioversione elettrica immediata a 100 joule

B Fibrillazione atriale da sottoporre a cardioversione elettrica immediata a 250 joule

C Fibrillazione atriale da sottoporre a cardioversione farmacologica con amiodarone

D Fibrillazione atriale da sottoporre a trans-esofageo prima di cardioversione, oppure, a controllo della frequenza ed anticoagulazione prima di programmare cardioversione

E Tachicardia nodale da sottoporre a cardioversione con adenosina

56 **Uomo di 57 anni con pregresso impianto di defibrillatore automatico endocavitario per cardiopatia dilatativa post-ischemica (STEMI anteriore) si reca nel vostro ambulatorio per follow-up. Che cosa si evidenzia all'ECG?**

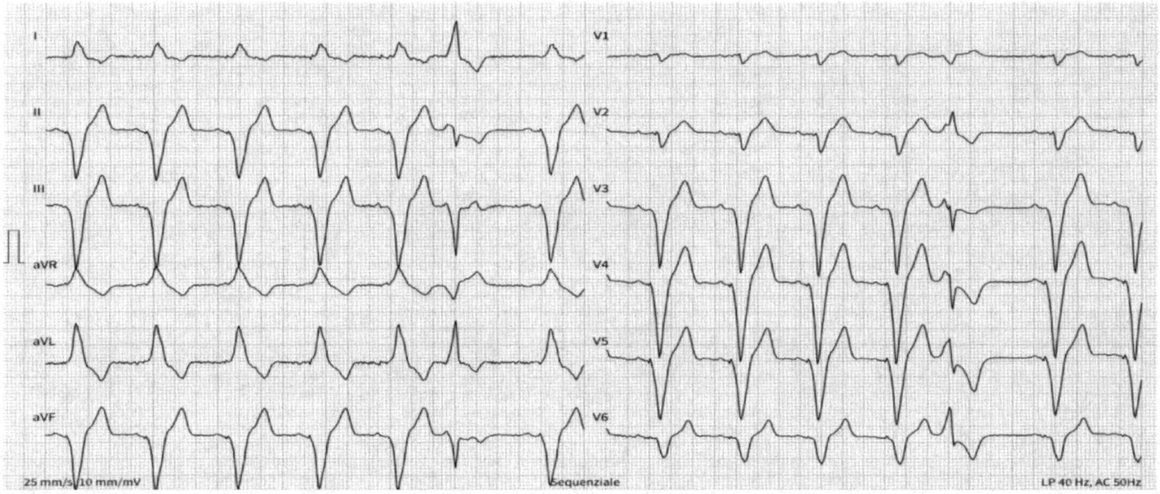

A. Attuale stimolazione in modalità VDD e extrasistole ventricolare
B. Attuale stimolazione in modalità DDD e extrasistole ventricolare
C. Attuale stimolazione in modalità VDD e extrasistole sopra-ventricolare
D. Attuale stimolazione in modalità DDD e battito spontaneo
E. Attuale stimolazione in modalità VDD e battito spontaneo

57 **Donna di 35 anni che ha avuto un mancamento senza prodromi nei giorni precedenti. Che cosa si evidenzia al tracciato?**

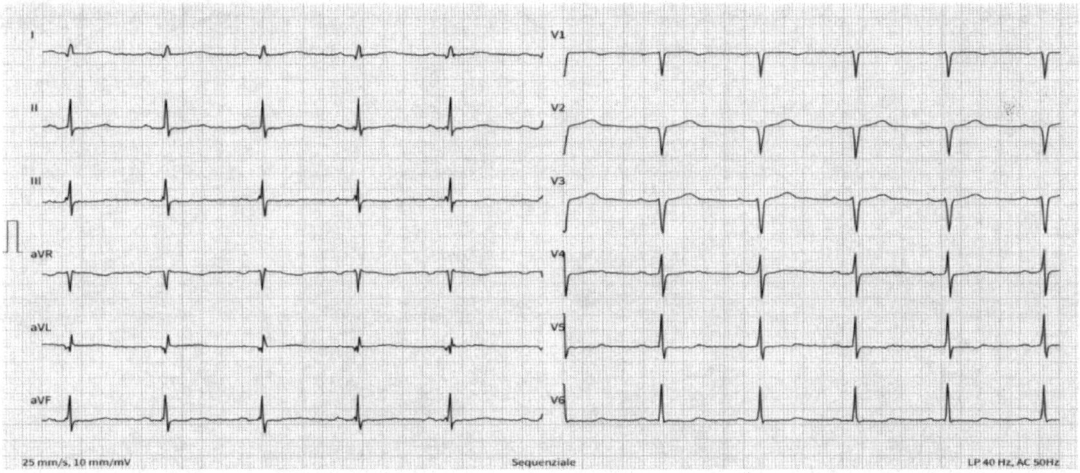

A. Ritmo sinusale a FC 120 bpm
B. Ritmo sinusale a FC 60 bpm
C. Ritmo giunzionale a FC 60 bpm
D. Fibrillazione atriale a FC 60 bpm
E. Fibrillazione atriale a FC 50 bpm

58 **Bambino di sette anni con anamnesi muta. Esegue ECG per visita medico-sportiva di screening. Che cosa si evidenzia?**

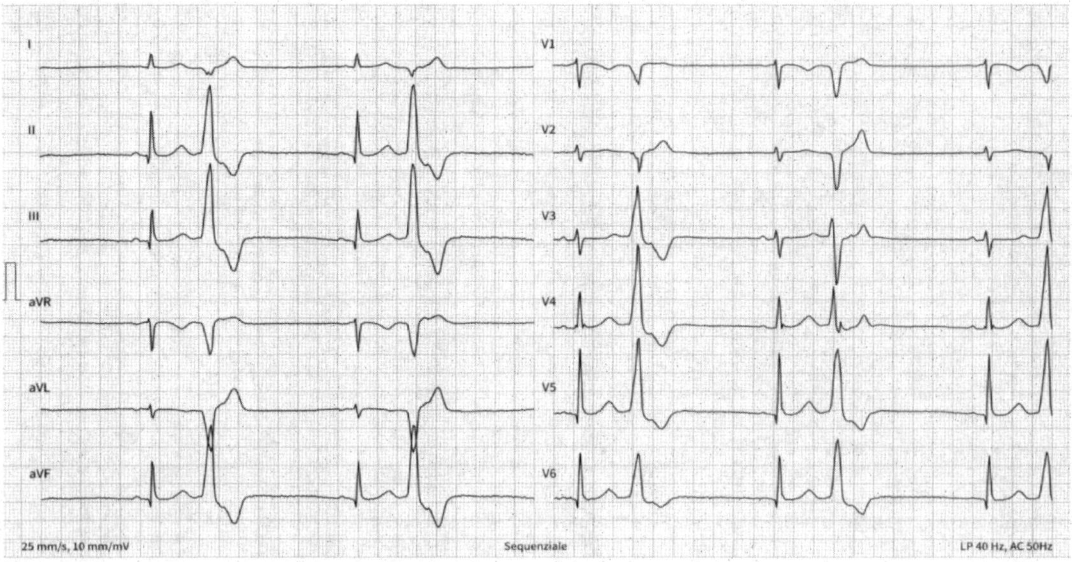

A Extrasistolia ventricolare organizzata in bigeminismo

B Extrasistolia ventricolare organizzata in trigeminismo

C Extrasistolia sopra-ventricolare organizzata in bigeminismo

D Extrasistolia sopra-ventricolare organizzata in trigeminismo

E Fibrillazione atriale a conduzione aberrante

59 Uomo di 48 anni. Anamnesi pregressa di palpitazioni in trattamento con Flecainide e ipertensione arteriosa sistemica. Nelle ultime ore accentuazione delle palpitazioni. Che cosa si evidenzia al tracciato?

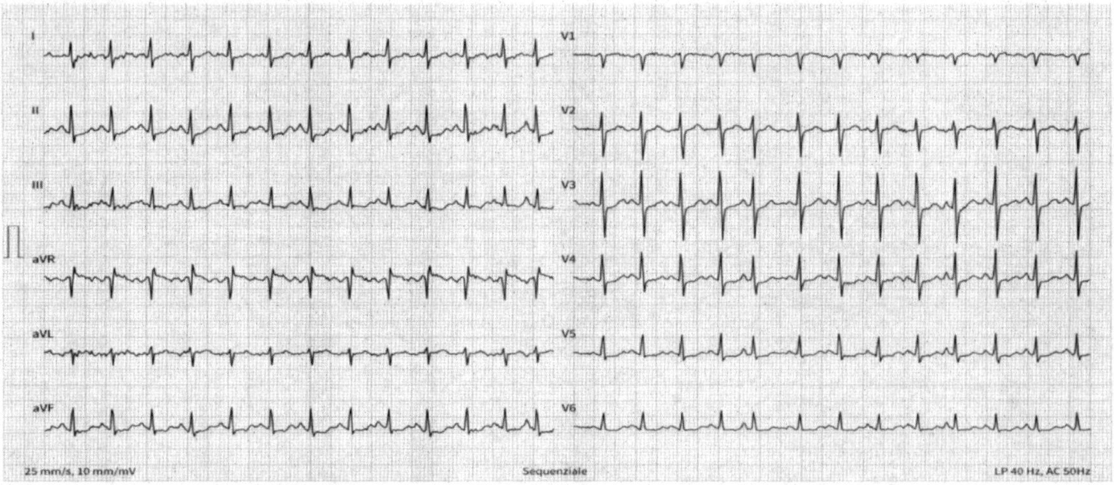

A Tachicardia da rientro nodale

B Flutter atriale

C Tachicardia da rientro AV

D Fibrillazione atriale

E Tachicardia sinusale

60 ▼▼▼ **Donna di 75 anni che arriva in PS per dispnea da giorni. Che cosa si evidenzia al tracciato?**

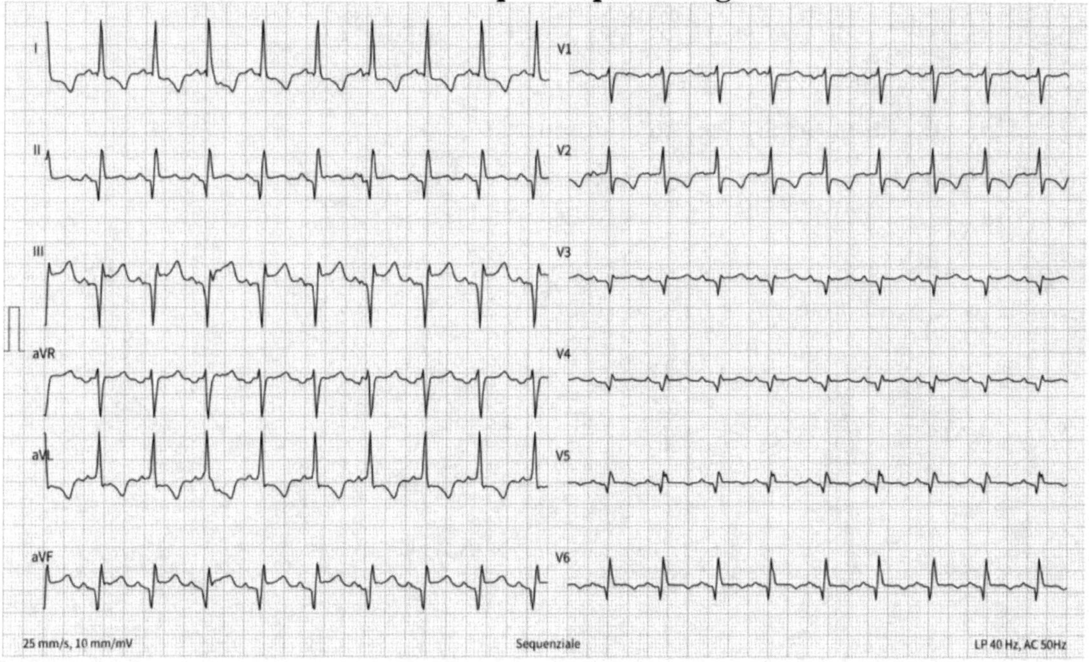

- [A] STEMI
- [B] NSTEMI
- [C] STEMI subacuto
- [D] Tachicardia nodale
- [E] Fibrillazione atriale

61 ▼▼▼ **Uomo di 60 anni con perdita transitoria di coscienza non testimoniata. Anamnesi positiva per abitudine tabagica, bronchiectasie e polmoniti ricorrenti. Si reca al PS. Che cosa si evidenzia all'ECG?**

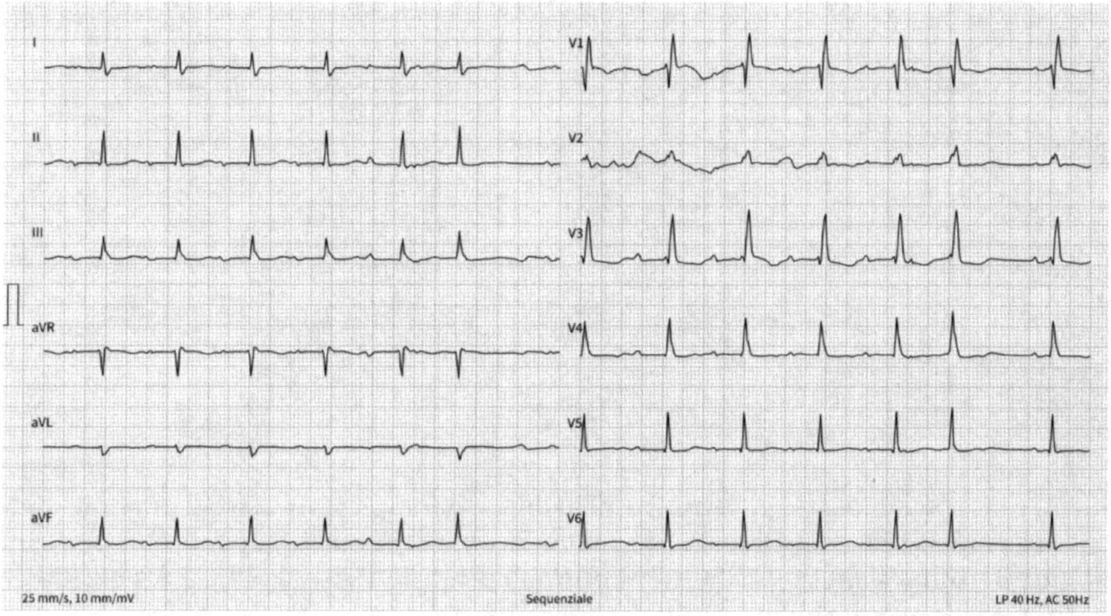

[A] Fibrillazione atriale e blocco di branca destro completo

[B] Ritmo sinusale, BAV I grado e blocco di branca destro completo

[C] Aritmia sinusale respiratoria, BAV I grado e blocco di branca destro completo

[D] Disfunzione sinusale con ritmo di scappamento giunzionale

[E] BAV II grado Mobitz 2 con ritmo di scappamento a blocco di branca destro

62 **Bambino di quattro anni che riferisce alla madre sporadico "batticuore". Anamnesi positiva per forame ovale pervio. Che cosa si evidenzia al tracciato?**

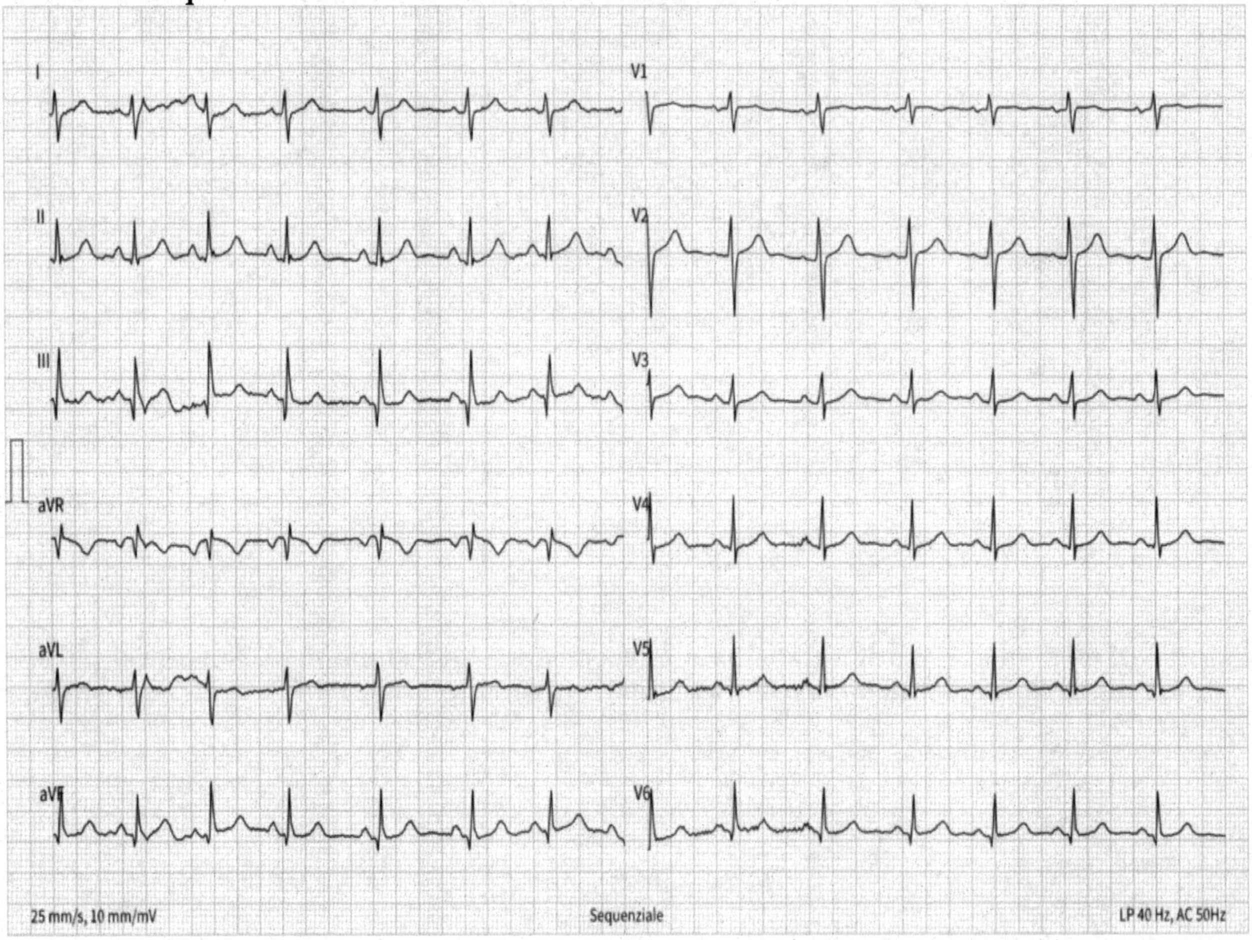

[A] Ritmo sinusale con extrasistolia sopra-ventricolare

[B] Fibrillazione atriale

[C] Flutter atriale

[D] Aritmia sinusale respiratoria

[E] Tachicardia caotica atriale

63 **Donna di 65 anni, rinvenuta senza sensi. Impossibile ottenere informazioni anamnestiche. La donna ha polso percepibile irregolare. Si esegue visita e reperimento dei parametri clinici: EOT: MV fisiologico normo-trasmesso, EOC: toni aritmici e validi. Pause libere. PA 170/100 mmHg SpO2 96% in A.A. Si esegue anche ECG. Che cosa si evidenzia?**

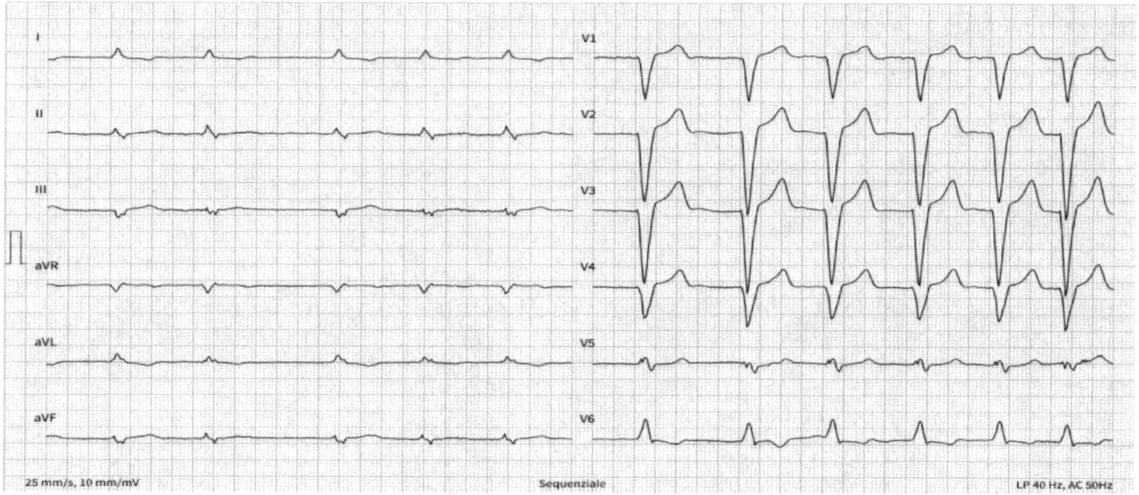

A Fibrillazione atriale trascinata da pacemaker

B Fibrillazione atriale con QRS spontaneo

C Ritmo da pacemaker in modalità VVI

D Ritmo da pacemaker in modalità VDD

E Flutter atriale con QRS spontaneo

64 **Uomo di 64 anni con anamnesi di aortica bicuspide con insufficienza di grado severa sottoposta a sostituzione chirurgica valvolare 10 anni prima. Altre patologie: ipertensione arteriosa sistemica ed OSAS. Arriva al vostro ambulatorio, asintomatico per angor, dispnea e palpitazioni, per rilevamento allo smartwatch di polso irregolare. Che cosa si evidenzia all'ECG?**

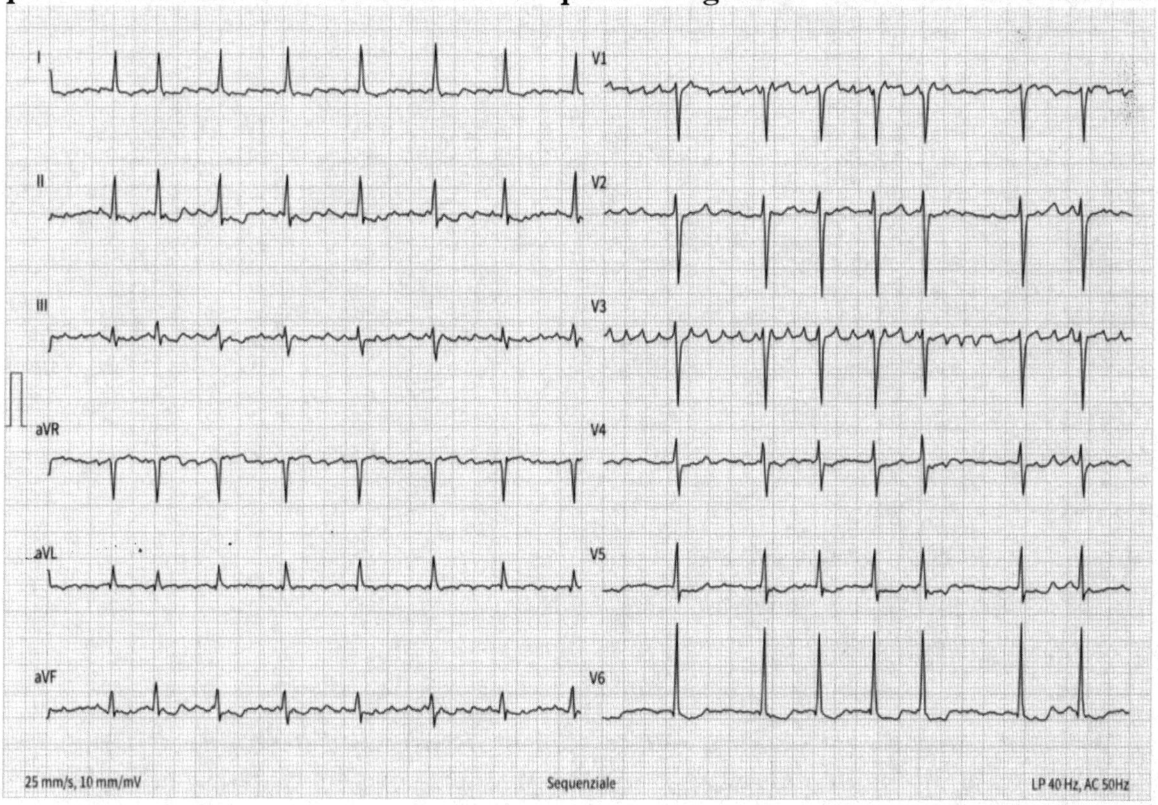

[A] Fibrillazione atriale
[B] Aritmia sinusale respiratoria
[C] Flutter atriale
[D] Tachicardia giunzionale
[E] Tachicardia da rientro AV

65 Qual è approssimativamente il punto di origine di questa extrasistolia ventricolare?

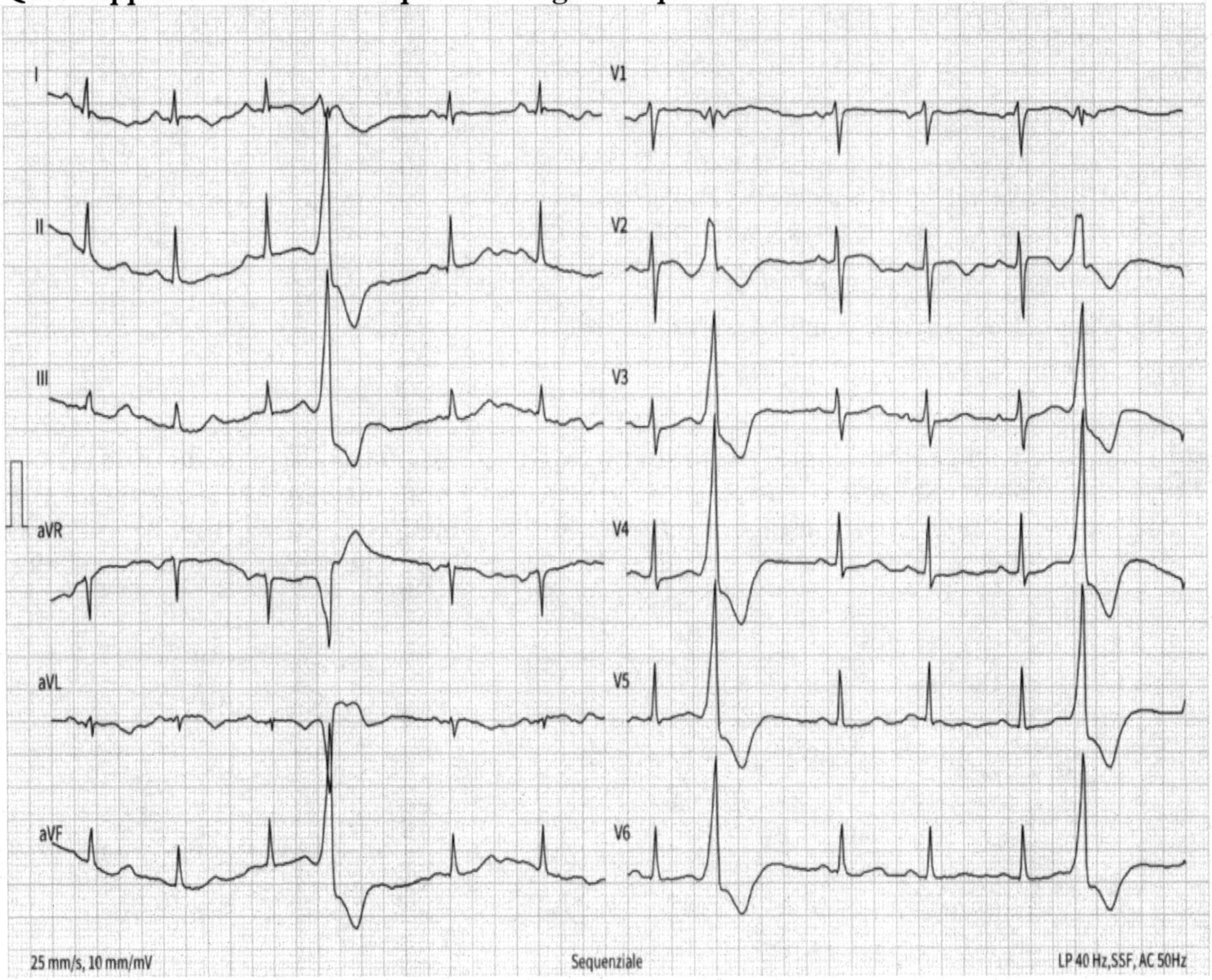

[A] Parete laterale del ventricolo destro
[B] Apice del ventricolo sinistro
[C] Tratto di efflusso del ventricolo sinistro
[D] Tratto di efflusso del ventricolo destro
[E] Parete inferiore del ventricolo sinistro

66 Donna di 80 anni. Anamnesi positiva per ipertensione arteriosa sistemica. Riferisce recenti episodi lipotimici al momento del risveglio al mattino. Che cosa si evidenzia all'ECG?

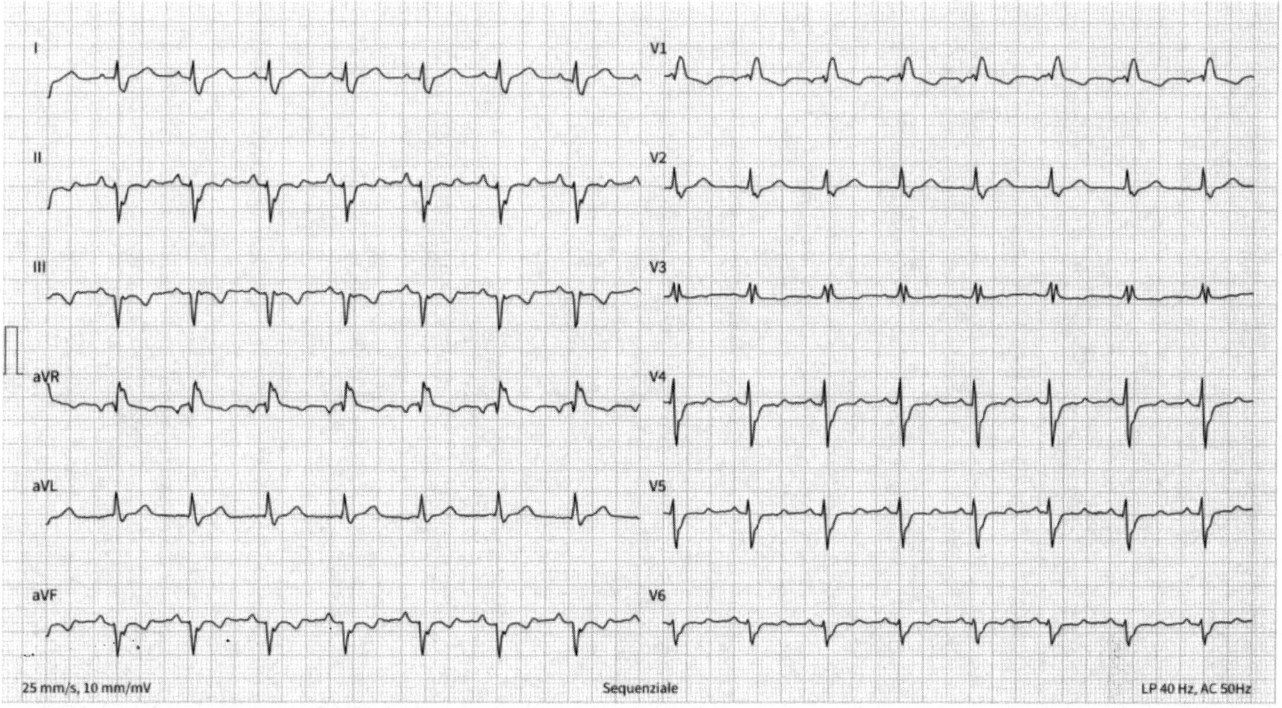

[A] Flutter atriale 2:1 con conduzione ventricolare a blocco di branca destra

[B] Blocco atrioventricolare con ritmo di scappamento giunzionale

[C] Blocco atrioventricolare con ritmo di scappamento idioventricolare

[D] Ritmo sinusale con blocco di branca destra ed emi-blocco anteriore sinistro

[E] Ritmo idioventricolare

67 ▼▼▼ **Uomo di 64 anni con enfisema centro-lobulare riferisce numerosi episodi di palpitazioni. Che cosa si evidenzia al tracciato?**

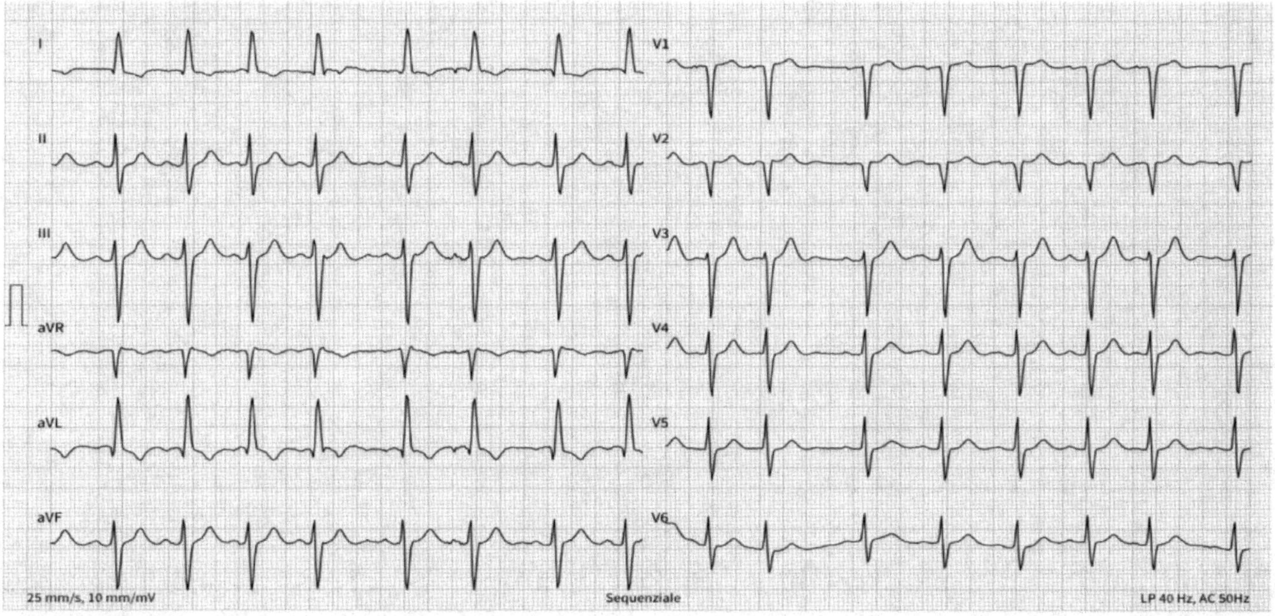

[A] Fibrillazione atriale

[B] Flutter atriale

[C] Tachicardia nodale

[D] Tachicardia atriale multifocale

[E] Tachicardia atriale focale

68 **Quali alterazioni si evidenziano all'ECG di questo paziente con emorragia intracranica?**

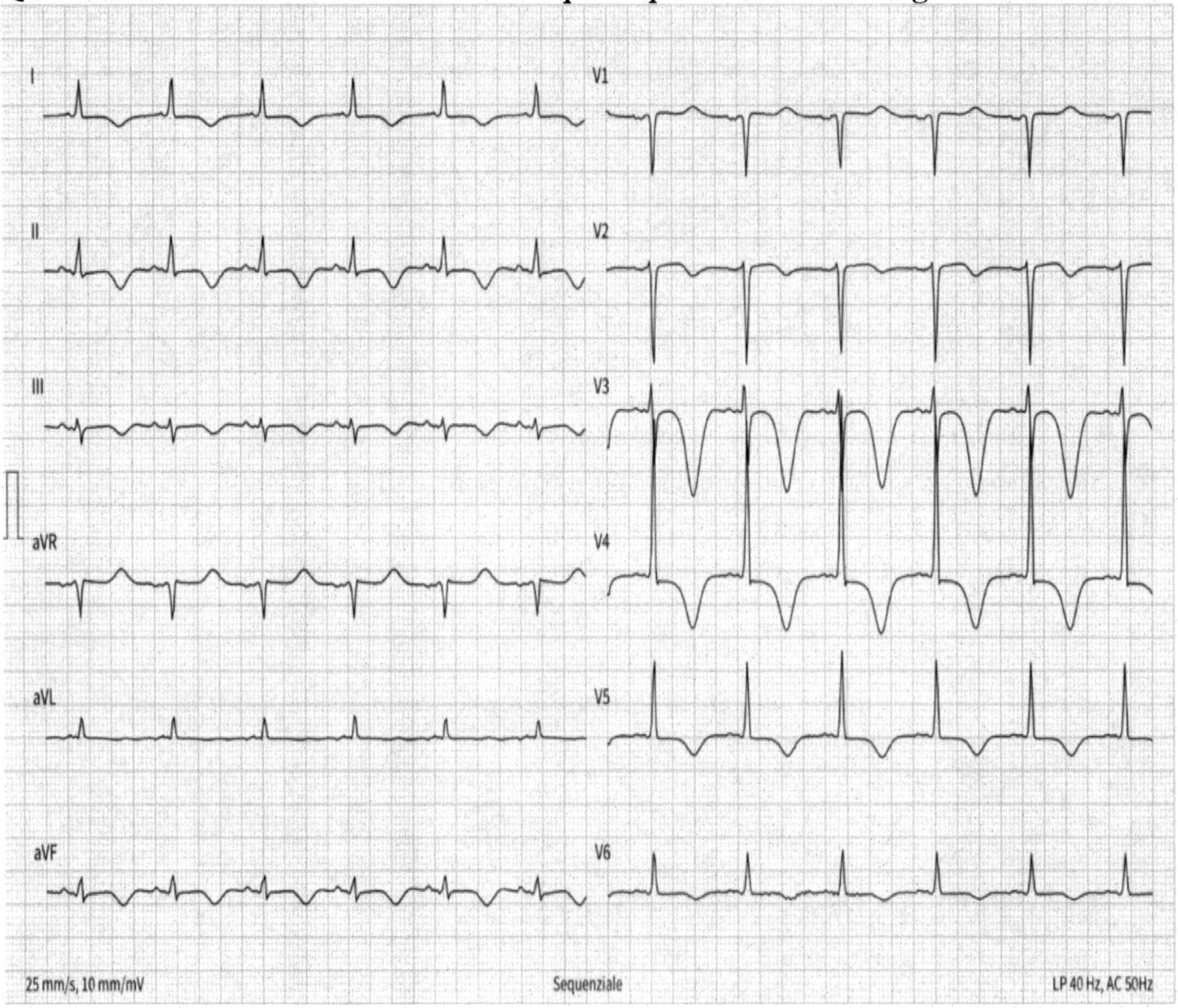

[A] Onde T giganti

[B] Allungamento del QT

[C] Sia onde T giganti che allungamento del QT

[D] Evidenza di STEMI

[E] Blocco di branca sinistro completo

69 **Uomo di 60 anni in buone condizioni cliniche. Fumatore. Assente storia per patologia degne di nota. Esegue visita cardiologica per screening. Che cosa si evidenzia al tracciato?**

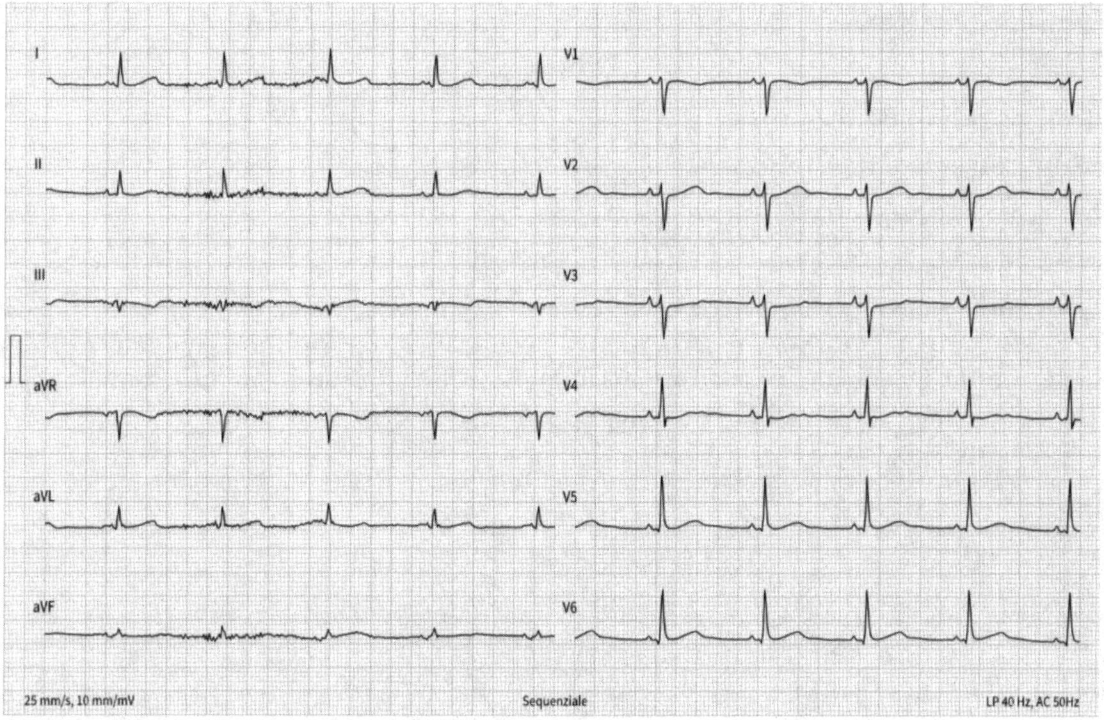

[A] QT lungo ed anomalie dell'atrio-gramma

[B] QT corto ed anomalie dell'atrio-gramma

[C] QT lungo ed anomalie del ventricologramma

[D] QT corto ed anomalie del ventricologramma

[E] Tracciato totalmente nei limiti

70 **Ragazzo di 16 anni, praticante ciclismo a livello agonistico, con palpitazioni. Anamnesi patologica precedente muta. Che cosa si evidenzia al tracciato?**

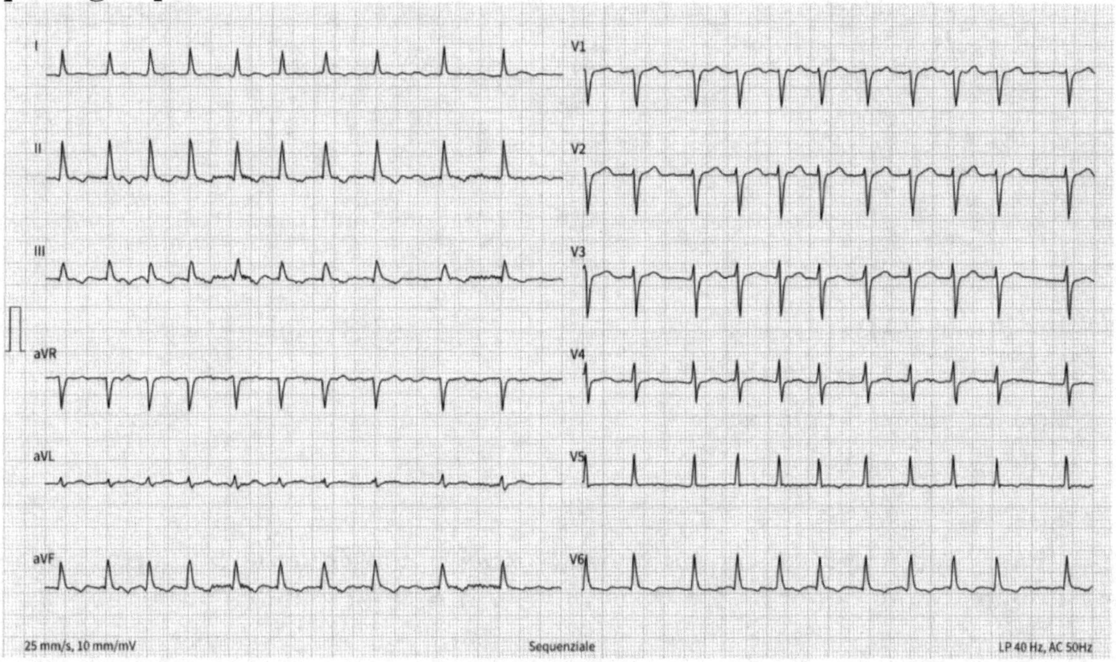

A Flutter atriale

B Fibrillazione atriale

C Tachicardia da rientro nodale

D Tachicardia da rientro atrioventricolare

E Non è presente nessuna anomalia significativa all'ECG

71 Uomo di 64 anni ricoverato in Medicina Interna per sanguinamento gastro-intestinale. Anamnesi positiva per morbo di Alzheimer ed enfisema polmonare centro-lobulare. All'improvviso perde i sensi, il polso non risulta rilevabile, pertanto si iniziano le manovre rianimatorie. In attesa del defibrillatore si esegue ECG. Che cosa si rileva?

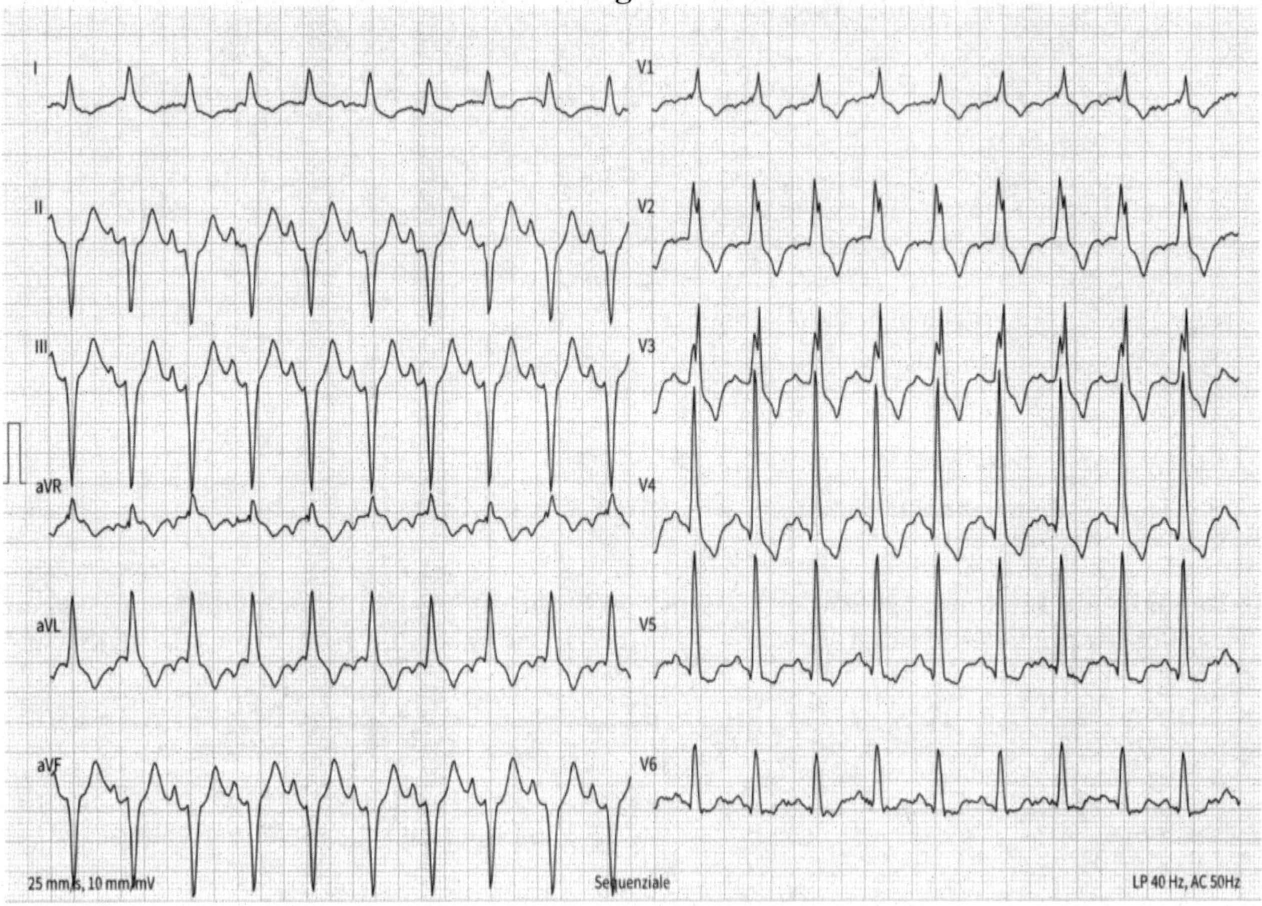

A Tachicardia ventricolare

B Fibrillazione ventricolare

C Fibrillazione atriale ad alta risposta ventricolare

D Ritmo idioventricolare di scappamento

E Tachicardia sopra-ventricolare (non FA)

72 Uomo di 93 anni con pregresso infarto del miocardio e conseguente cardiopatia dilatativa sottoposta ad impianto di defibrillatore trans-venoso. Il figlio dimentica di portare alla visita

ambulatoriale qualsiasi documentazione ed il tesserino del device. Quali informazioni si ricavano dall'ECG?

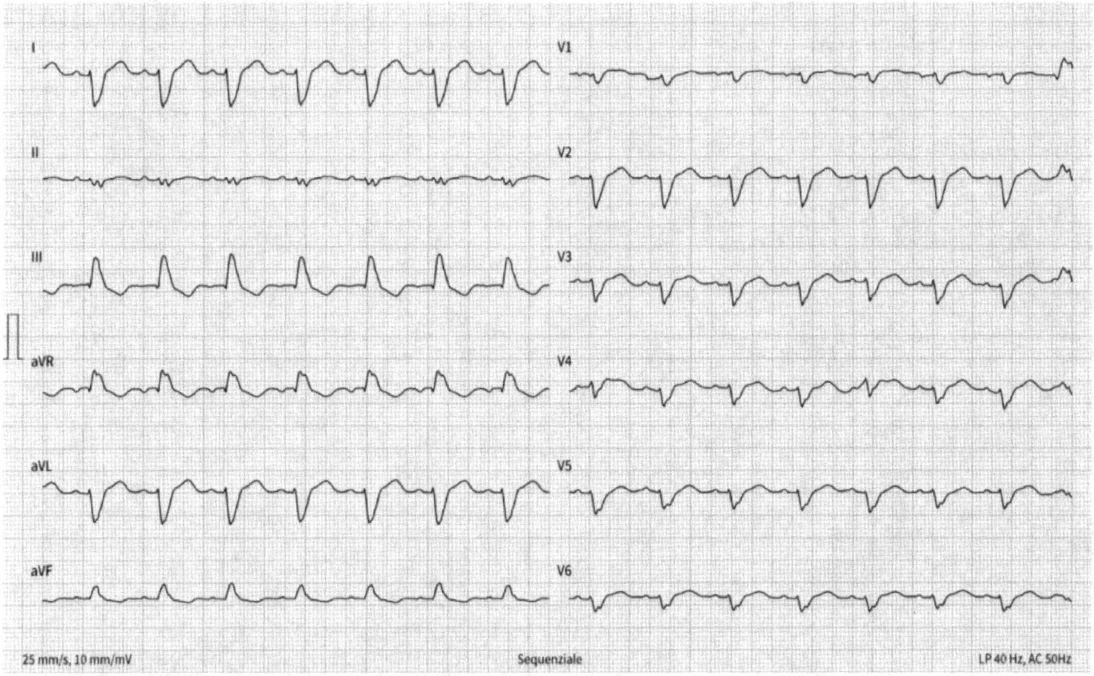

A Il paziente è in ritmo spontaneo

B Il paziente è stimolato da pacing destro

C Il paziente ha difetti di cattura ventricolare

D Il paziente ha blocco di branca destro completo

E Il paziente è stimolato anche da pacing sinistro

73 **Ragazzo di 15 anni esegue visita medica per idoneità sportiva non agonistica. Che cosa si evidenzia all'ECG?**

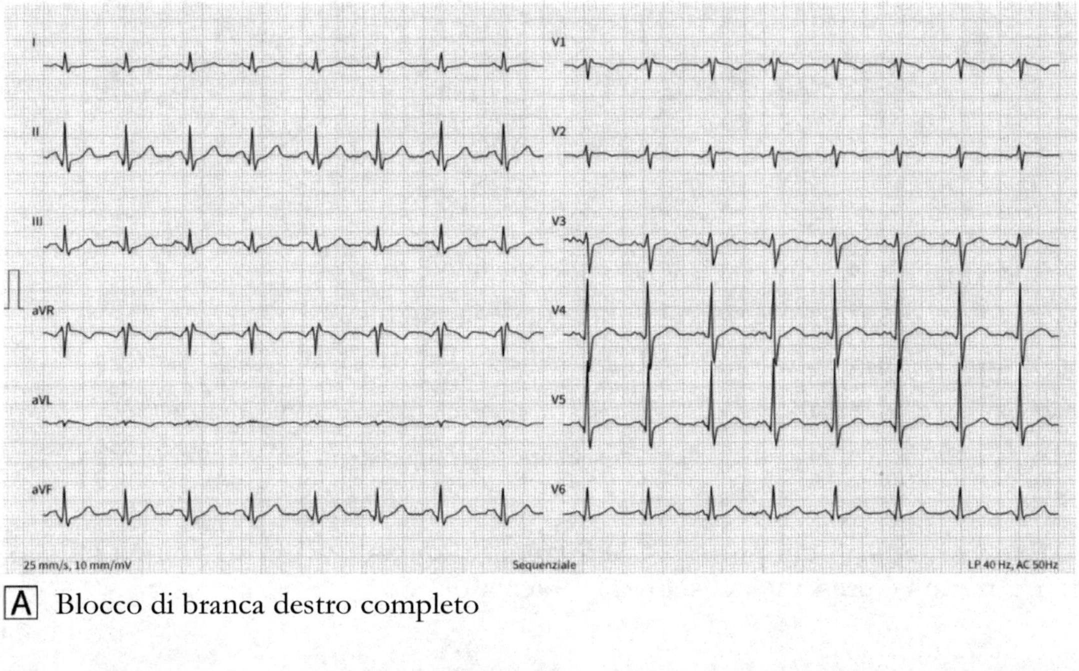

A Blocco di branca destro completo

B Blocco di branca sinistro completo
C Blocco di branca destro incompleto
D Emiblocco posteriore sinistro
E Emiblocco anteriore sinistro

74 Donna di 82 anni. Mai eseguita visita cardiologica. Arriva in PS per palpitazioni. PA 140/90 mmHg. SpO2 98% in AA. Si esegue ECG. Che cosa si evidenzia e qual è il primo approccio?

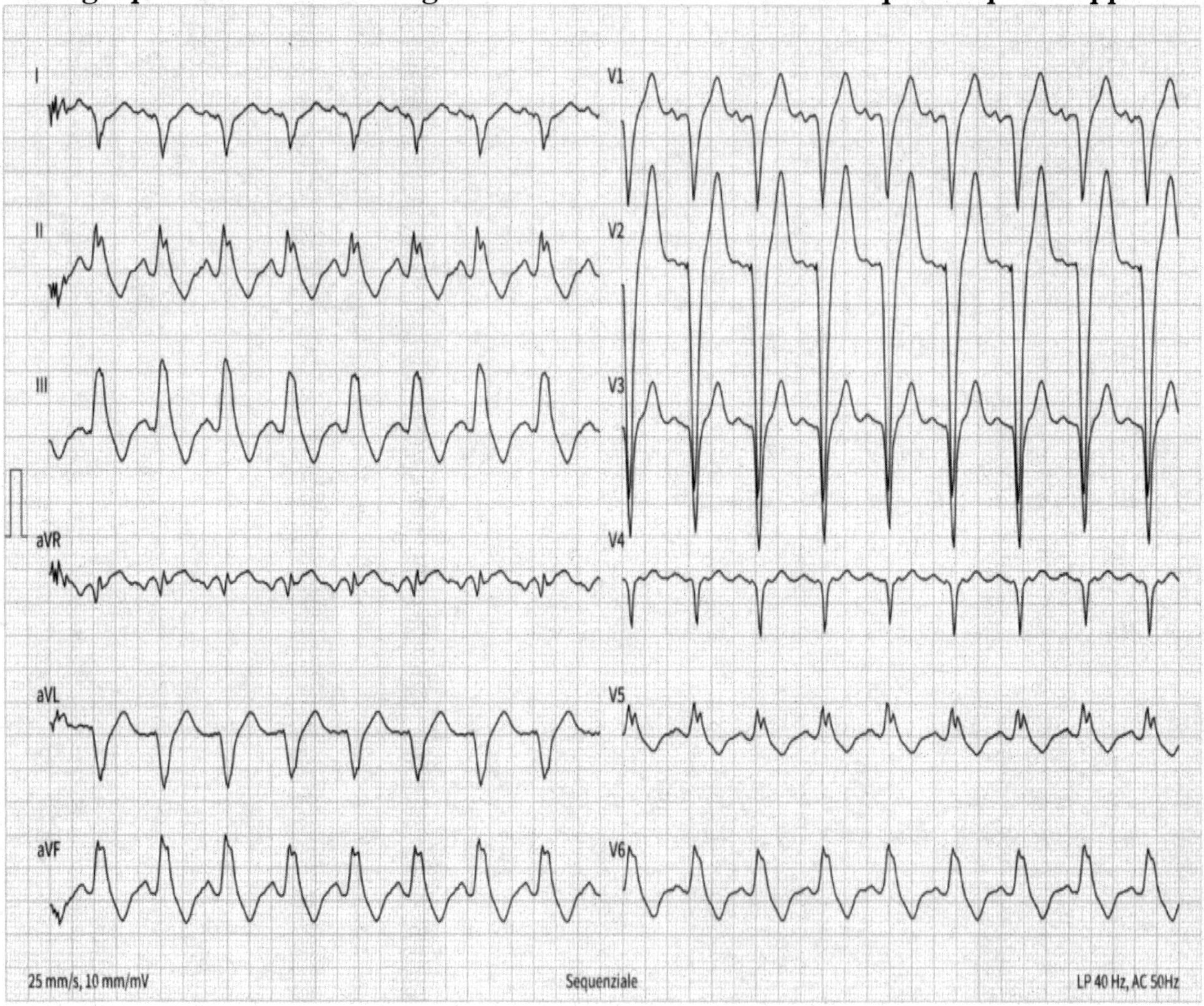

A Tachicardia ventricolare da sottoporre ad infusione di amiodarone
B Tachicardia ventricolare senza polso da sottoporre a defibrillazione
C Tachicardia ventricolare da sottoporre a cardioversione
D Tachicardia parossistica sopra-ventricolare da sottoporre a cardioversione elettrica
E Tachicardia parossistica sopra-ventricolare da sottoporre a massaggio del seno carotideo

75 Un paziente viene sottoposto dal proprio cardiologo di fiducia a ECO-Cardio ed ECG. Quali dei seguenti reperti non è presente nel seguente tracciato?

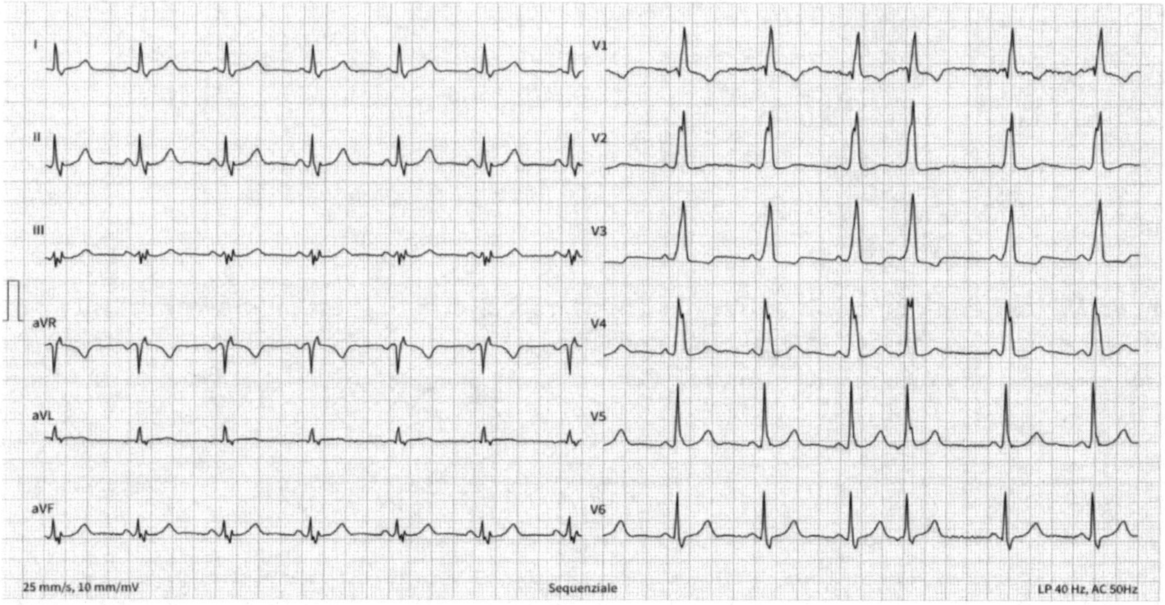

A Blocco di branca destra completo

B Presenza di extrasistole sopra-ventricolare

C Ritmo sinusale

D Asse normo-orientato

E Deviazione assiale destra

76 **Donna di 54 anni. In anamnesi storia di sincope situazionale (perdita di sensi durante defecazione) ed ipotensione arteriosa. Che cosa si evidenzia al suo tracciato dopo massaggio del seno carotideo?**

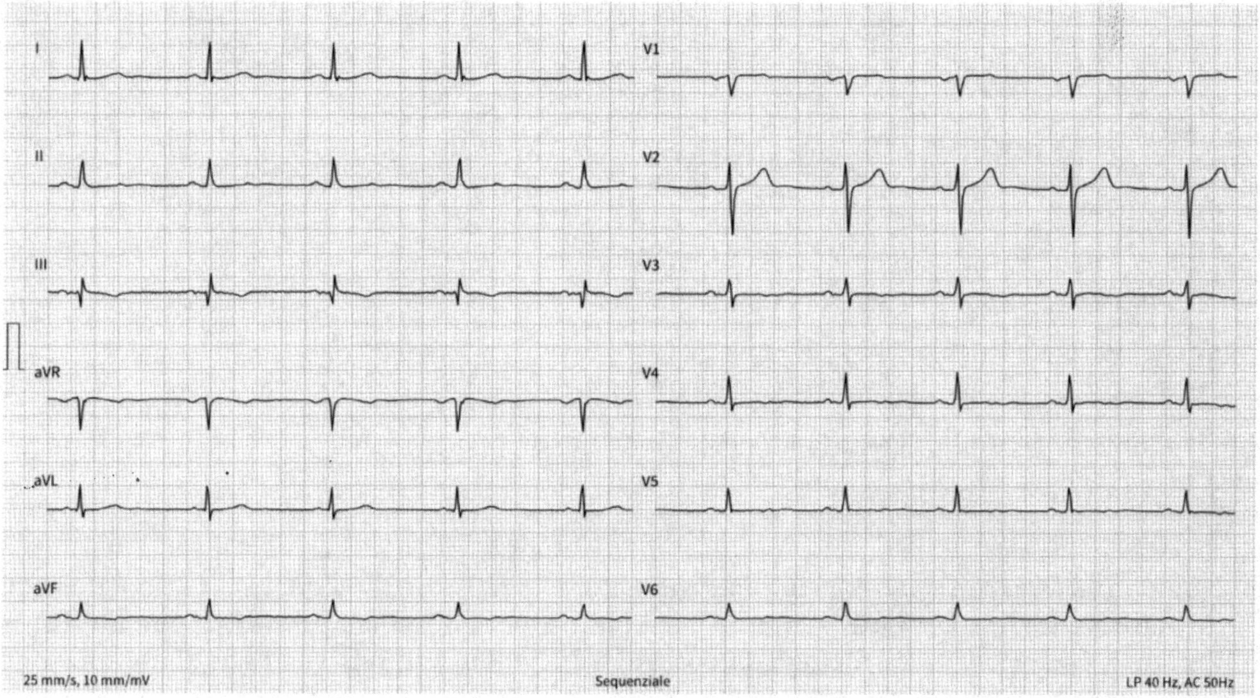

A Tachicardia sinusale a FC 110 bpm
B BAV II grado Mobitz 2
C Tachicardia nodale a FC 135 bpm
D Arresto sinusale con ritmo di scappamento giunzionale
E Bradicardia sinusale a FC 60 bpm

77 Donna di 75 anni con dispnea a sforzi lievi-moderati. Storia di ipertensione arteriosa sistemica in trattamento. Peso 90 Kg. Altezza 165 cm. Esegue visita cardiologica con evidenza di toni aritmici e soffio sistolico 2/6 puntale. Pertanto, si esegue un ECG. Qual è la diagnosi?

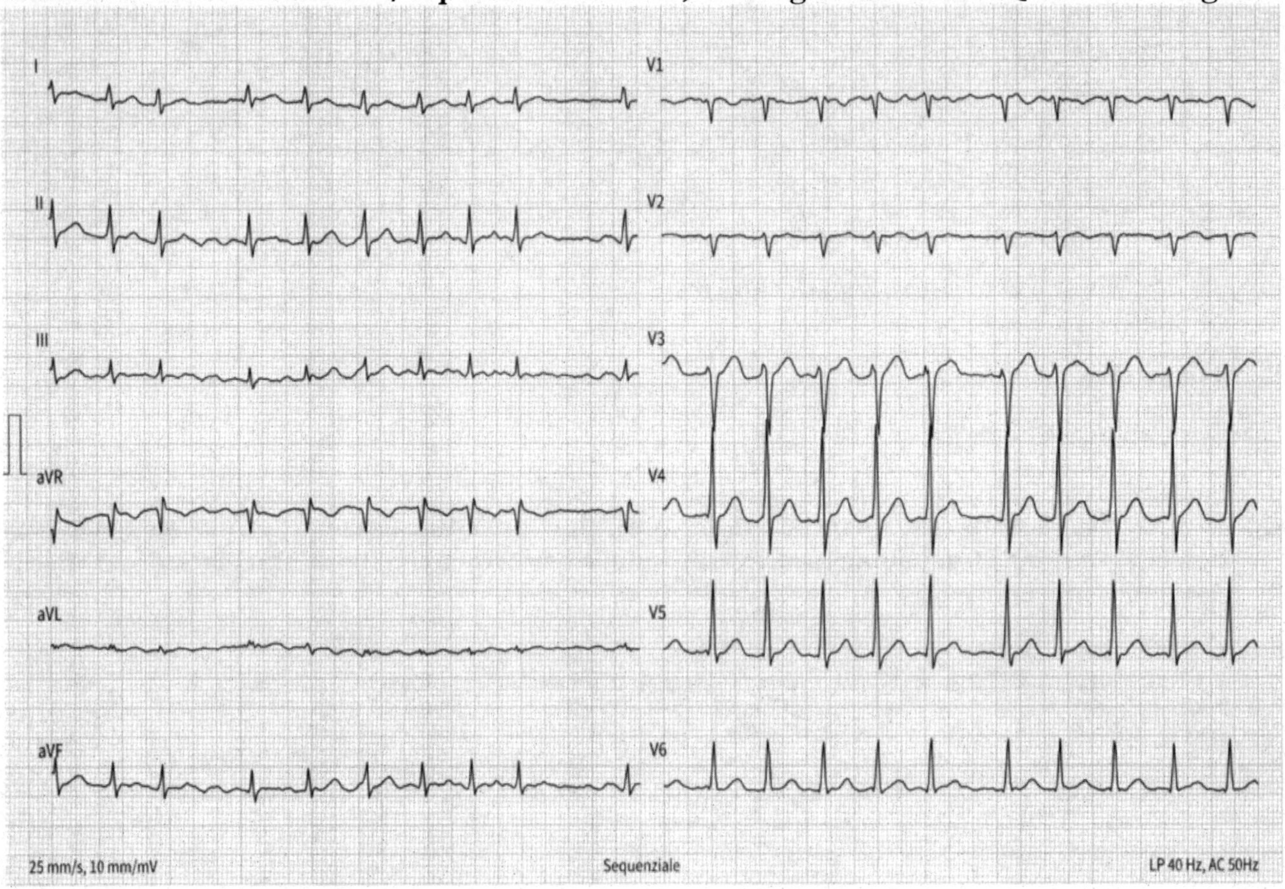

A Fibrillazione atriale a RVM 145 bpm
B Fibrillazione atriale a RVM 137 bpm
C Flutter atriale a FC 200 bpm
D Fibrillazione atriale a RVM 115 bpm
E Flutter atriale a 100 bpm

78 Uomo di 53 anni con pregresso impianto di CRT-D per cardiopatia dilatativa idiopatica e blocco di branca sinistro con QRS slargato. Nell'ultimo periodo si sente maggiormente dispnoico. Pertanto, esegue visita cardiologica in assenza di evidenza di reperti degni di nota. Che cosa si evidenzia all'ECG?

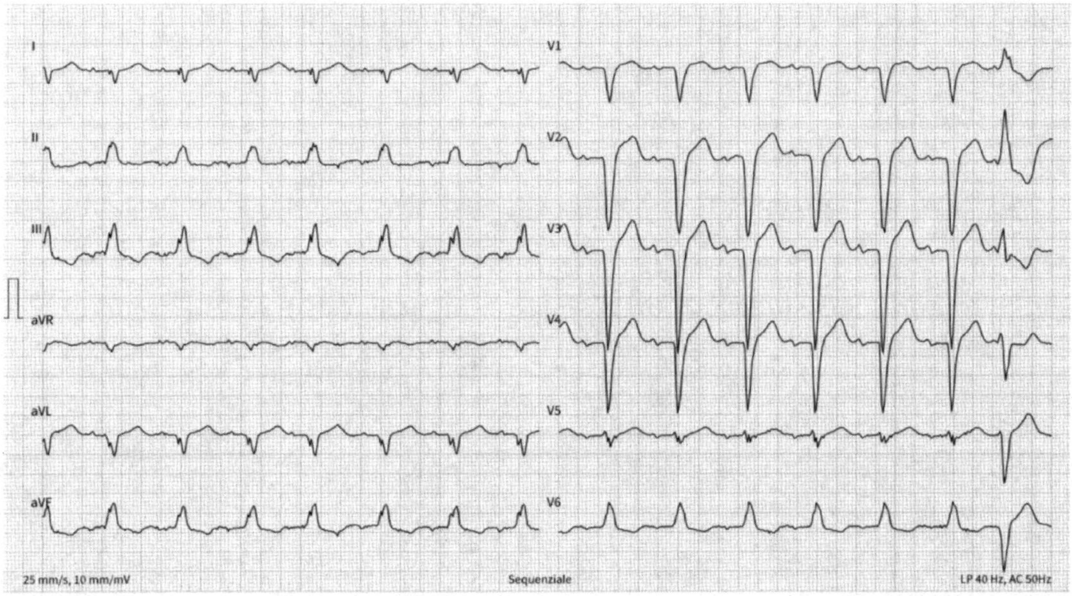

A Ritmo sinusale con blocco di branca sinistro completo ed extrasistole ventricolare

B Blocco di branca destro completo

C Ritmo sinusale con stimolazione biventricolare ed extrasistole ventricolare

D Blocco di branca sinistro e BAV I grado

E Fibrillazione atriale e blocco di branca sinistro completo

79 **Uomo di 21 anni. Anamnesi muta per patologie degne di nota, eccetto asma allergico occasionale. Da qualche mese riferisce palpitazioni. Pertanto, esegue visita cardiologica ed ECG. EOT: MV fisiologico normo-trasmesso. EOC: toni ritmici e validi. Soffio III/VI aspro al meso-cardio ed alle basi. PA 120/70 mmHg. Quale patologia si può desumere in base all'ECG?**

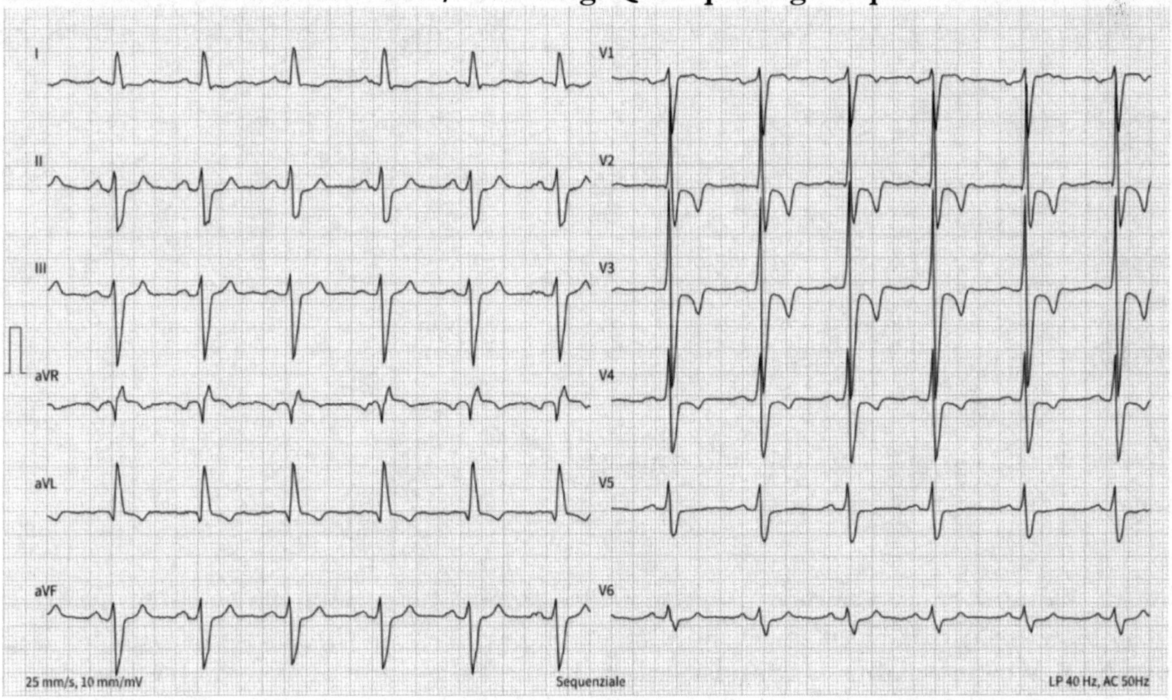

[A] Cardiomiopatia aritmogena del ventricolo sinistro

[B] Cardiomiopatia aritmogena del ventricolo destro

[C] Stenosi aortica severa

[D] Cardiomiopatia ipertrofica settale

[E] Cardiomiopatia ipertrofica apicale

80 **Bambino di cinque anni con sindrome di Noonan e stenosi valvolare polmonare di grado moderato. Quale tra le seguenti affermazioni riguardo il suo tracciato è vera?**

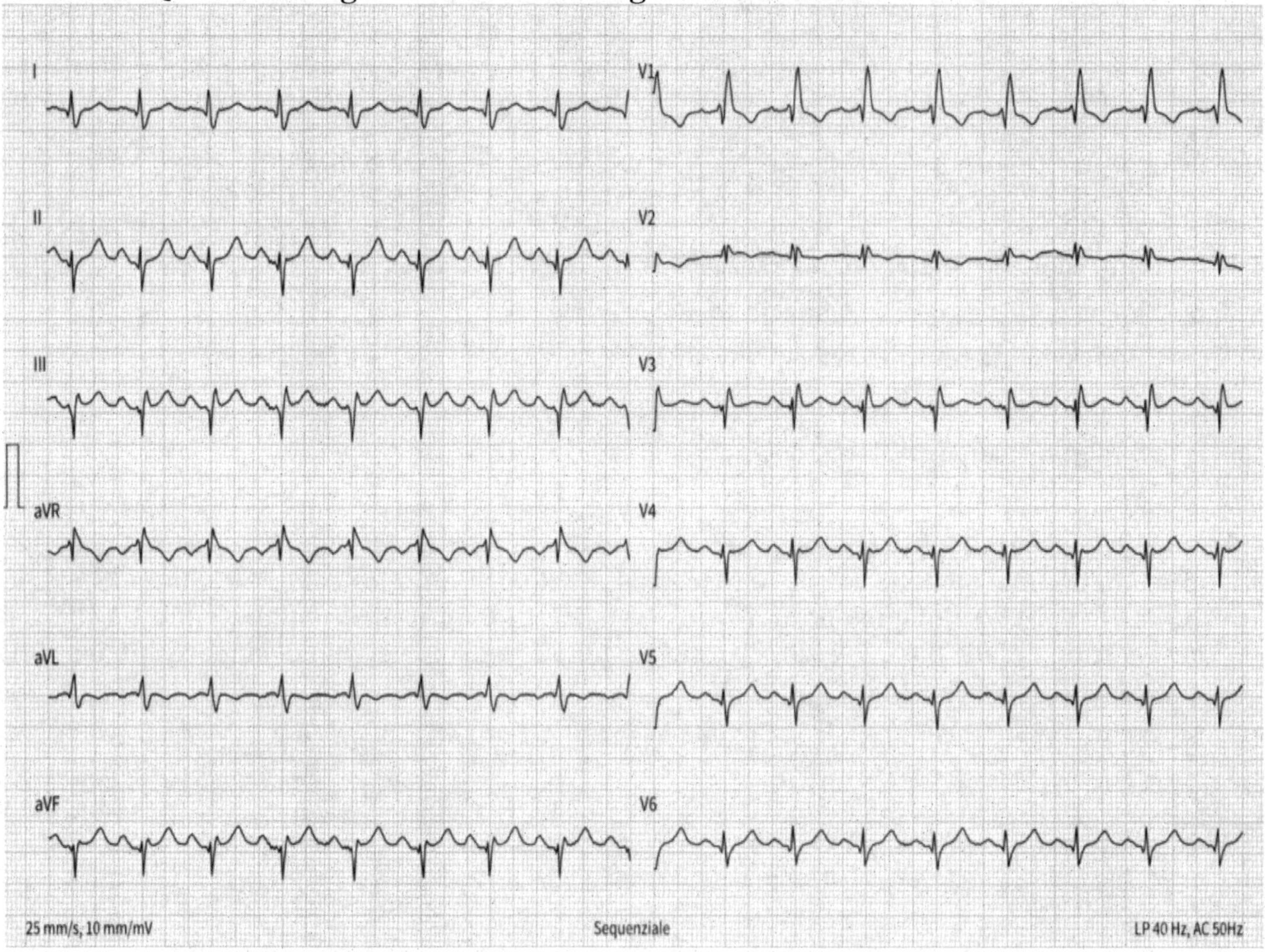

[A] Il paziente ha una tachicardia patologica

[B] Il paziente ha blocco bi-fascicolare

[C] Il paziente ha segni di ischemia

[D] Il paziente ha blocco di branca sinistro completo

[E] Il paziente presenta BAV I grado

81 **Donna di 73 anni con anamnesi pregressa di fibrillazione atriale parossistica, ipertensione arteriosa sistemica, BPCO ed impianto di pacemaker per fasi parossistiche di BAV II grado Mobitz 2. Qual è la modalità di stimolazione del pacemaker in base al seguente tracciato?**

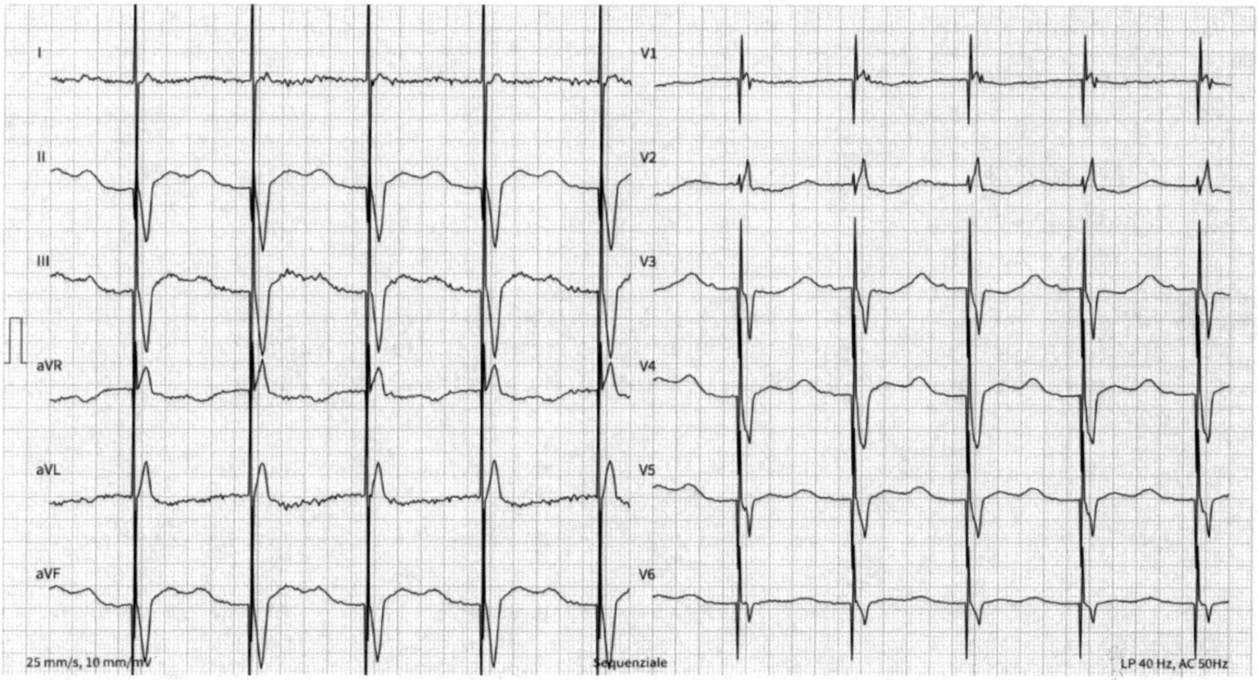

- A VDD
- B DDD
- C V00
- D A00
- E VVI

82 Uomo di 65 anni in assenza di patologie note che presenta dolore toracico, dispnea ed aumento dei biomarker di necrosi. In attesa di effettuare la coronarografia. Qual è il vaso più probabilmente coinvolto?

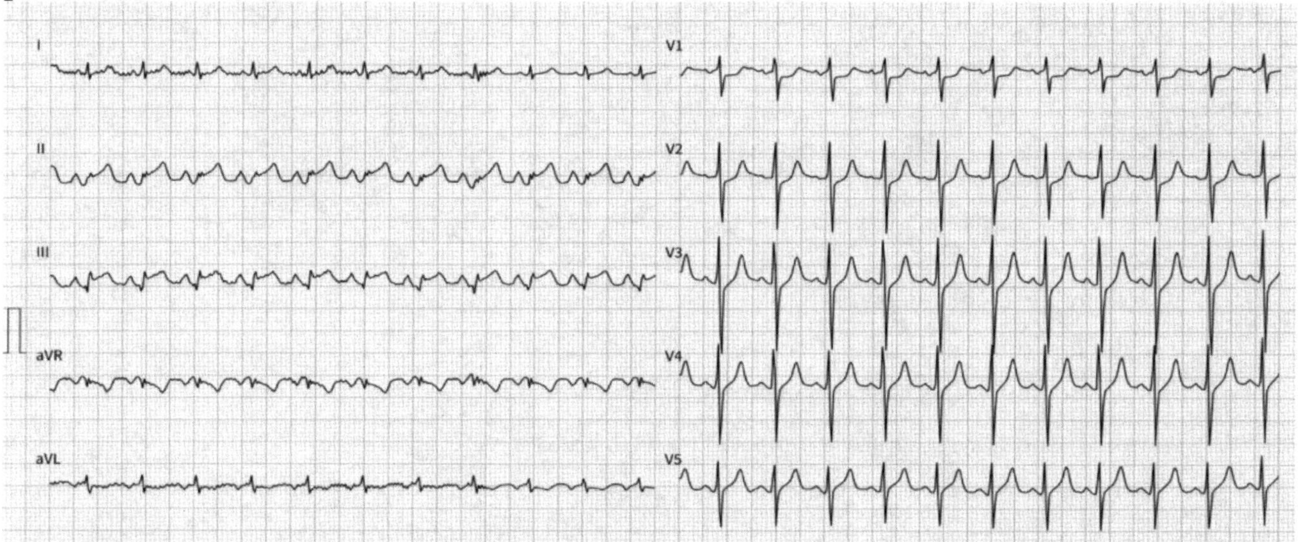

A Discendente anteriore

B Coronaria destra

C Circonflessa

D Marginale ottuso

E Seno coronarico

83 Donna di 64 anni. Anamnesi positiva per cardiopatia ischemica (pregresso infarto con FE residua 50%), ipertensione arteriosa sistemica e stenosi mitralica di grado moderato. Lamenta da 1 settimana affanno e palpitazioni, pertanto si reca in PS. Qual è l'approccio giusto tra quelli proposti?

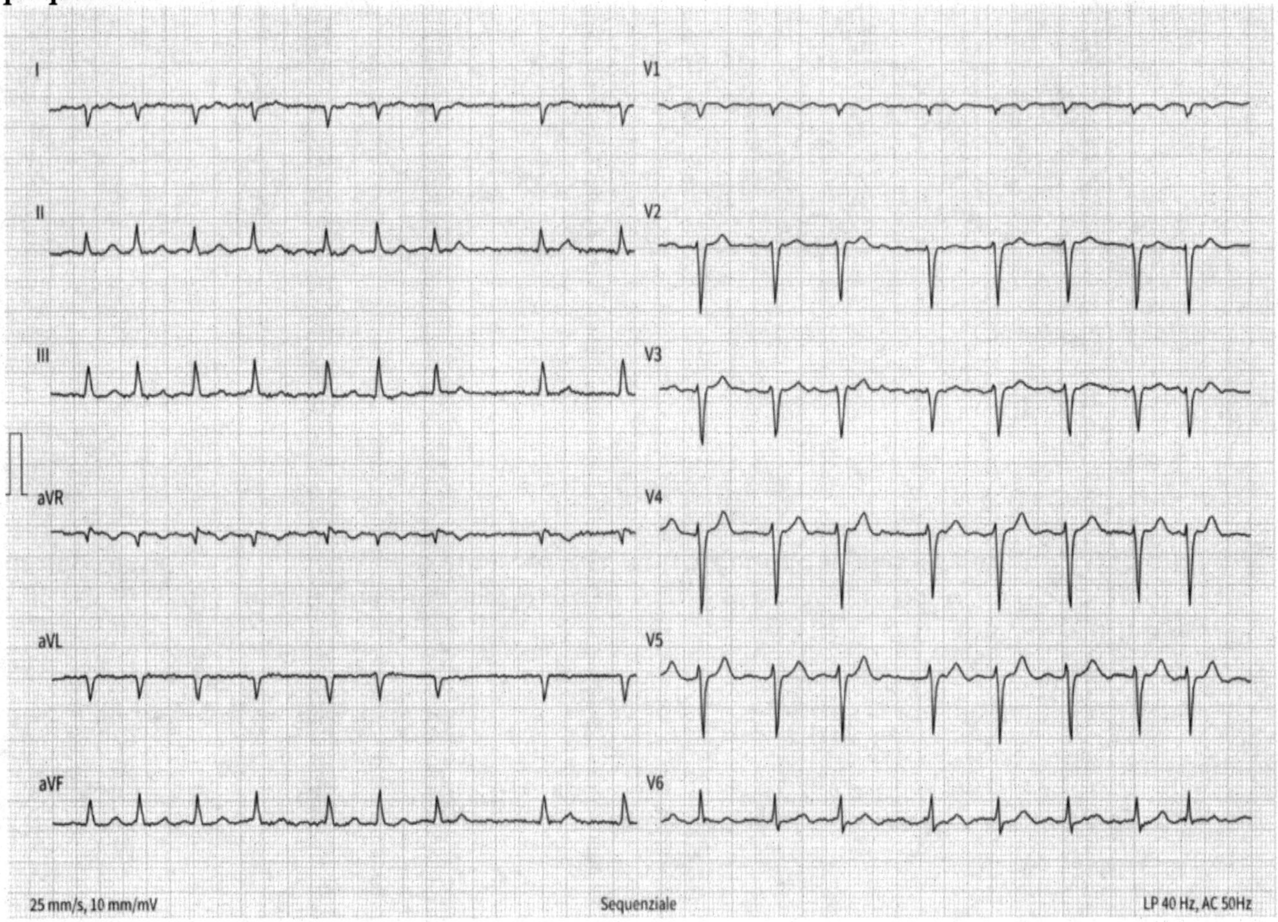

A Infusione di adenosina ev

B Cardioversione elettrica a 100 joule

C Infusione di Flecainide ev, previa esclusione di trombi

D Cardioversione farmacologica immediata con amiodarone

E Cardioversione farmacologica con amiodarone, previa esclusione di trombi

84 Uomo di 76 anni. Anamnesi pregressa di ipertensione arteriosa sistemica. Che cosa si evidenzia al tracciato?

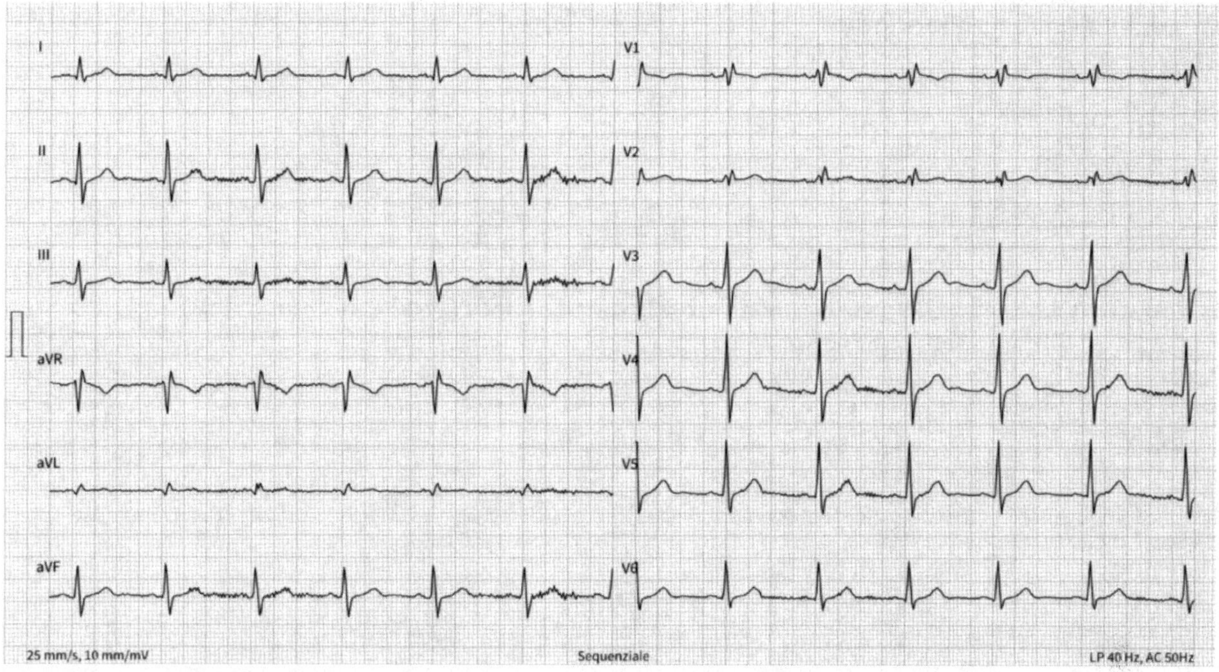

[A] Blocco di branca destro completo

[B] Emiblocco anteriore sinistro

[C] Scarsa progressione della R e sotto-slivellamento del tratto ST-T nelle laterali

[D] Blocco di branca destro incompleto

[E] Deviazione assiale sinistra

85 **Bambino di 6 anni che esegue visita cardiologica per anamnesi positiva alla nascita di piccolo difetto interatriale OS, chiusosi poi spontaneamente. Che cosa si evidenzia all'ECG?**

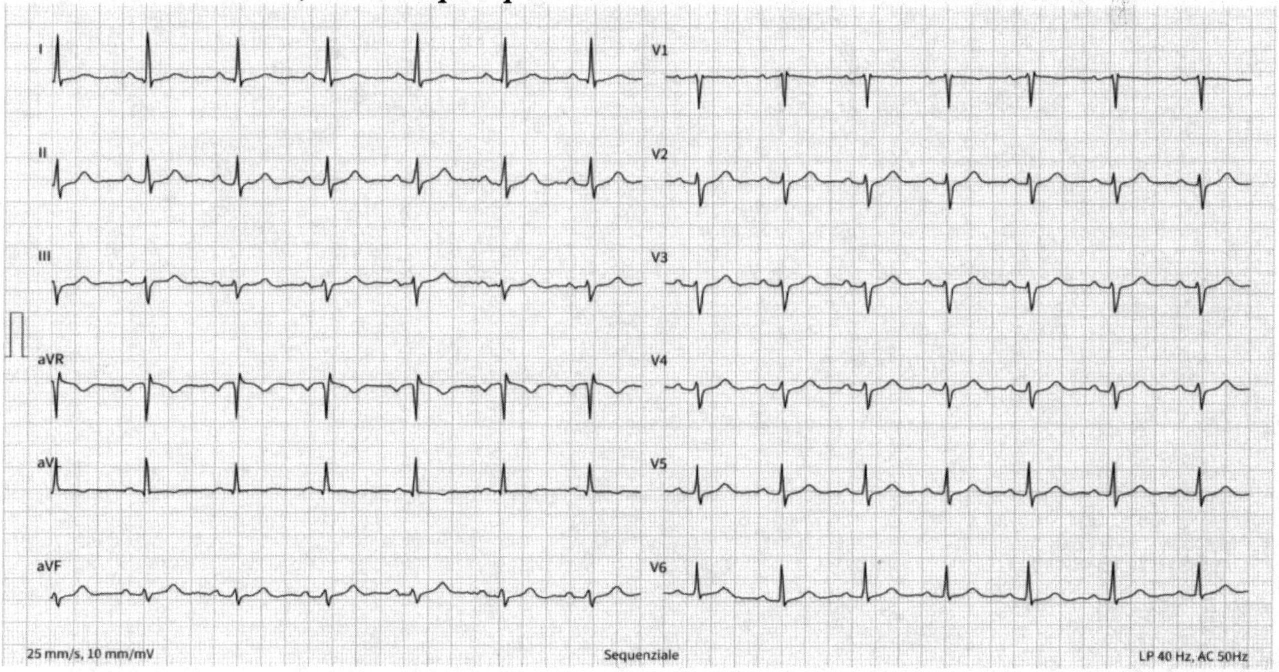

A Segni di ischemia miocardica
B Blocco di branca sinistro completo
C Blocco di branca destro incompleto
D Lieve ritardo destro
E Segni di embolia polmonare

86 **Uomo di 64 anni che assume idrossiclorochina per LES. Qual è il valore del suo QTc?**

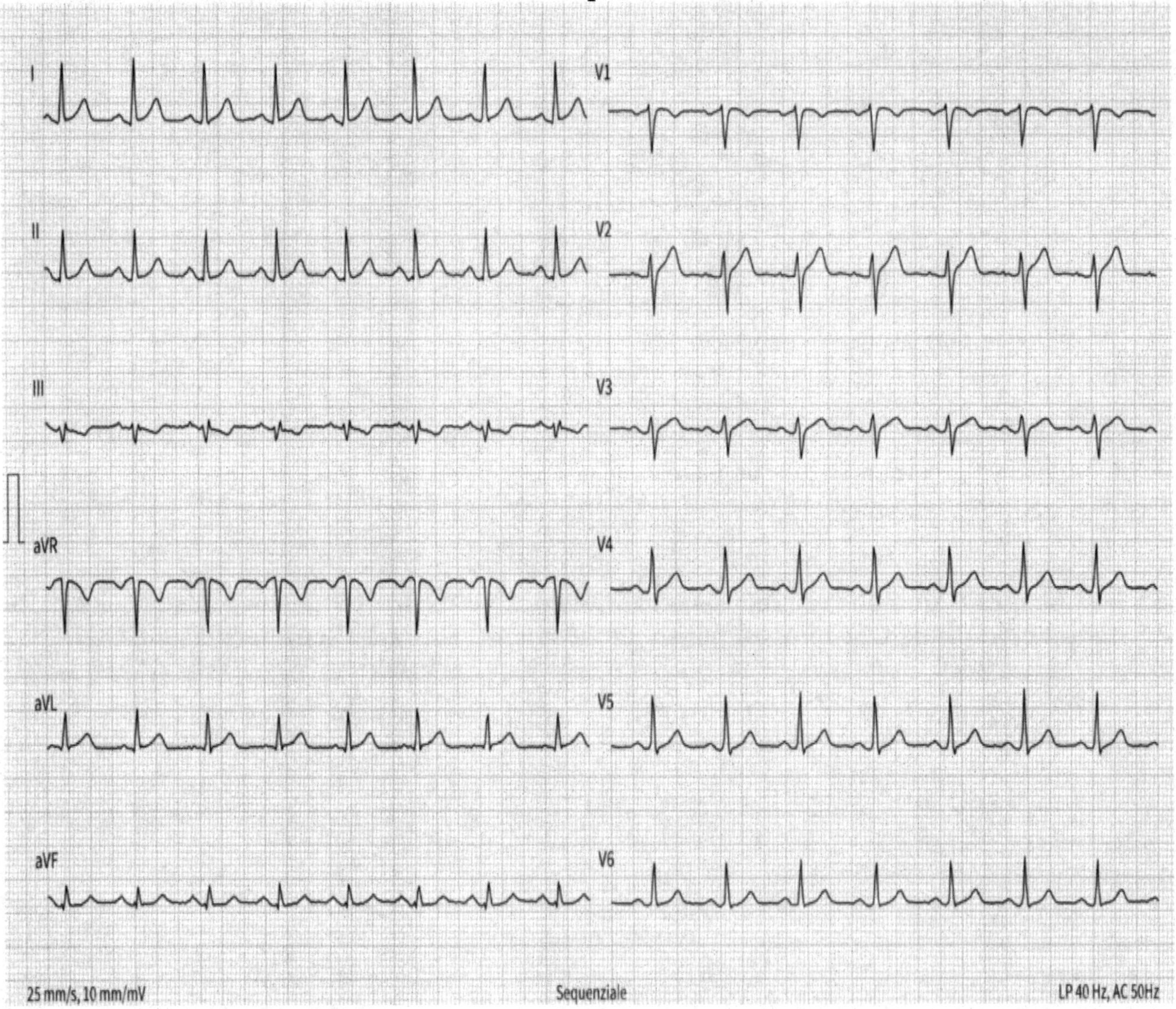

A 463 ms
B 548 ms
C 356 ms
D 600 ms
E 388 ms

87 **Donna di 75 anni con palpitazioni. Non patologie degne di nota. Che cosa si evidenzia all'ECG?**

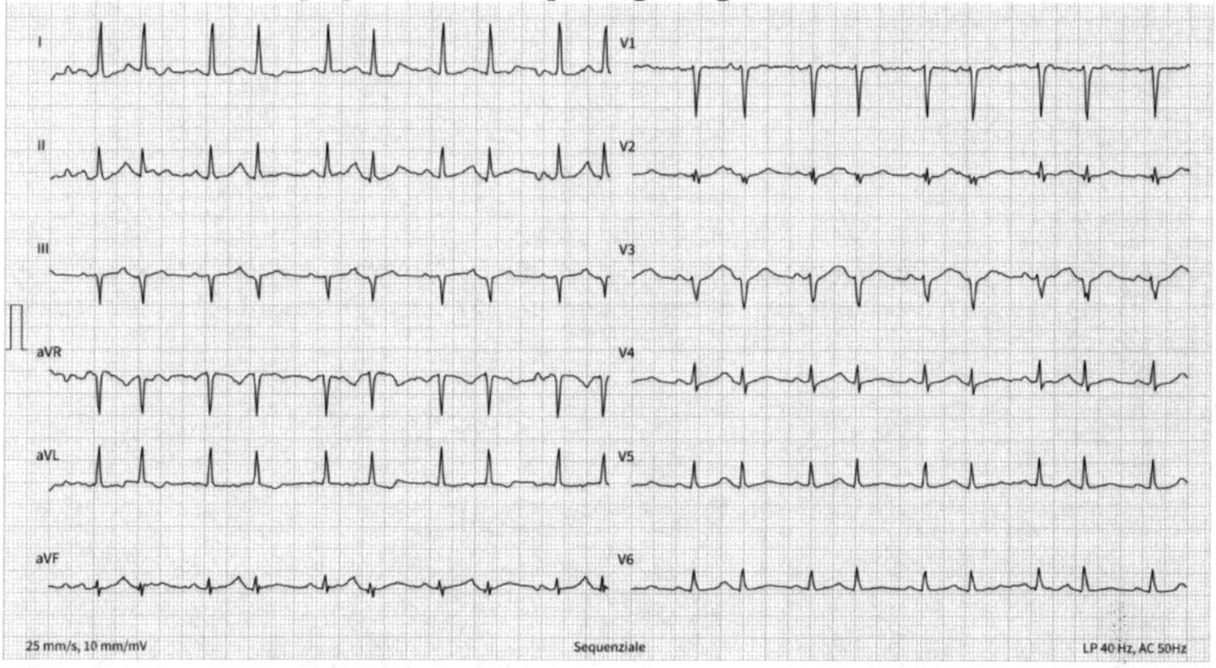

- [A] Bigeminismo ventricolare
- [B] Trigeminismo ventricolare
- [C] Bigeminismo sopra-ventricolare
- [D] Trigeminismo sopra-ventricolare
- [E] Aritmia sinusale respiratoria

88 **Paziente con recente sincope ed attuale dispnea a riposo. Si esegue ECG che rileva fibrillazione atriale. Qual è la risposta ventricolare media del paziente in questo tracciato?**

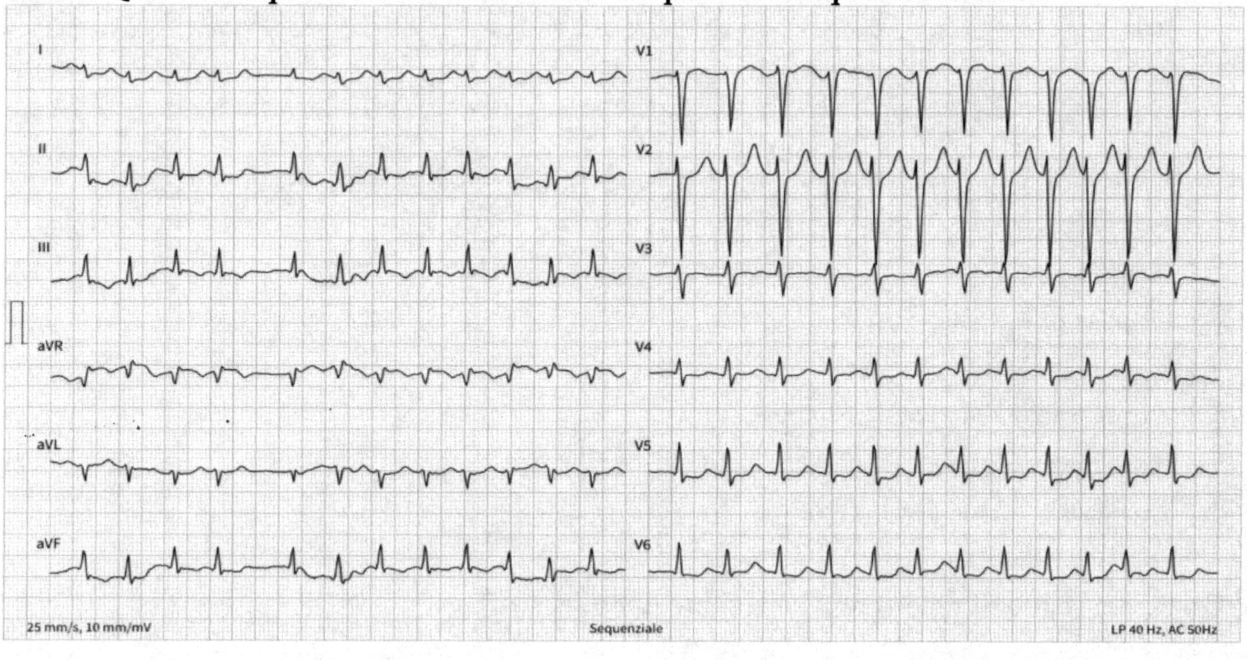

[A] 144 bpm
[B] 167 bpm
[C] 300 bpm
[D] 230 bpm
[E] 100 bpm

89 **Uomo di 56 anni. Fumatore (16 sigarette/die). Anamnesi positiva per BPCO e diabete mellito tipo 2. Esegue visita cardiologica di screening per sporadiche palpitazioni. Che cosa si evidenzia al tracciato?**

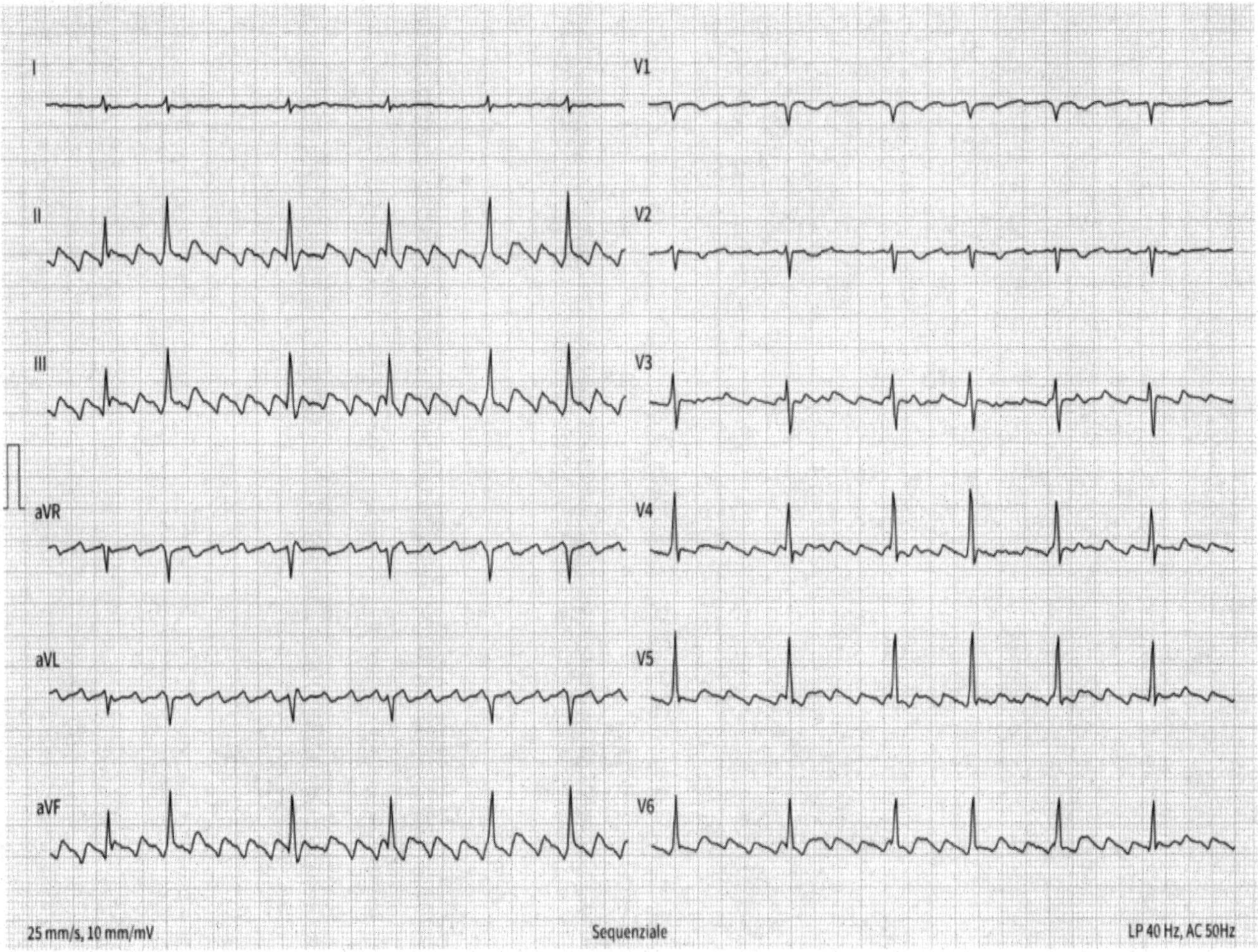

[A] Fibrillazione atriale
[B] Flutter atriale tipico comune
[C] Flutter atriale tipico non comune
[D] Flutter atriale atipico
[E] Tachicardia atriale focale ectopica

90 **Quale dei seguenti reperti non è presente nel tracciato?**

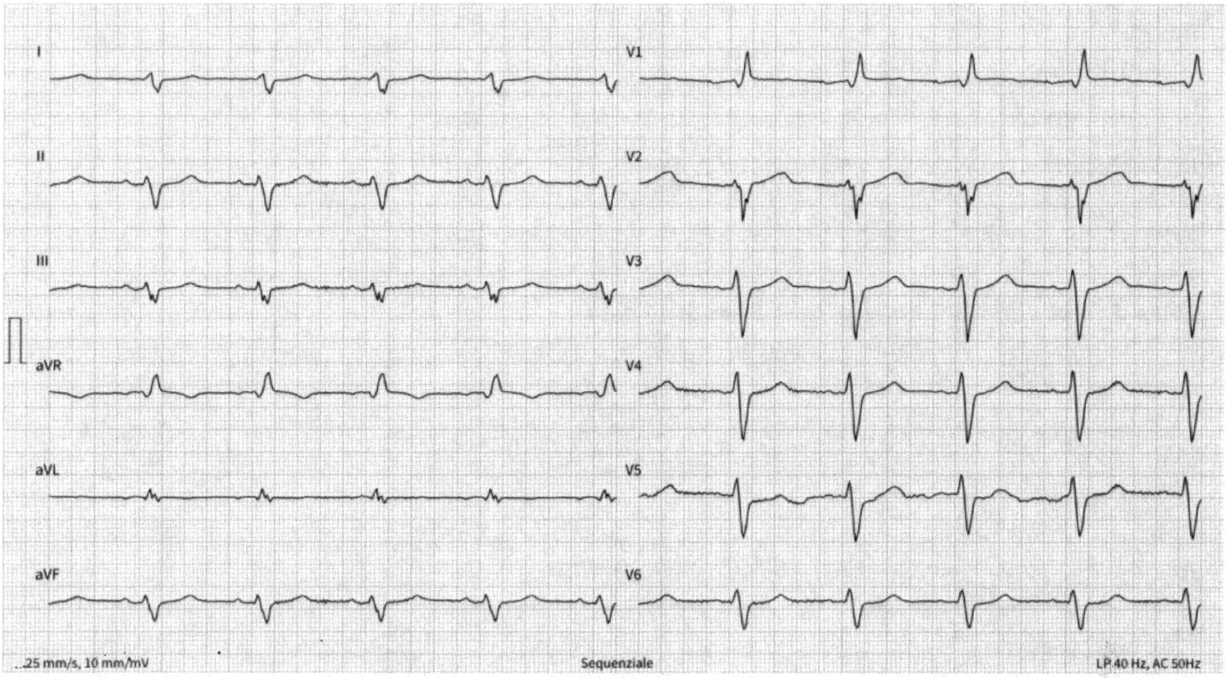

- [A] Blocco di branca destro completo
- [B] Emiblocco anteriore sinistro
- [C] Ritmo sinusale
- [D] Anomalie secondarie del recupero
- [E] FC 60 bpm

91 **Un uomo di 40 anni arriva al vostro ambulatorio per palpitazioni. All'anamnesi riferisce storia di tossicodipendenza ed abuso di alcool. Riferisce un precedente episodio di fibrillazione atriale trattato con Flecainide ev. Che cosa evidenzia attualmente il tracciato?**

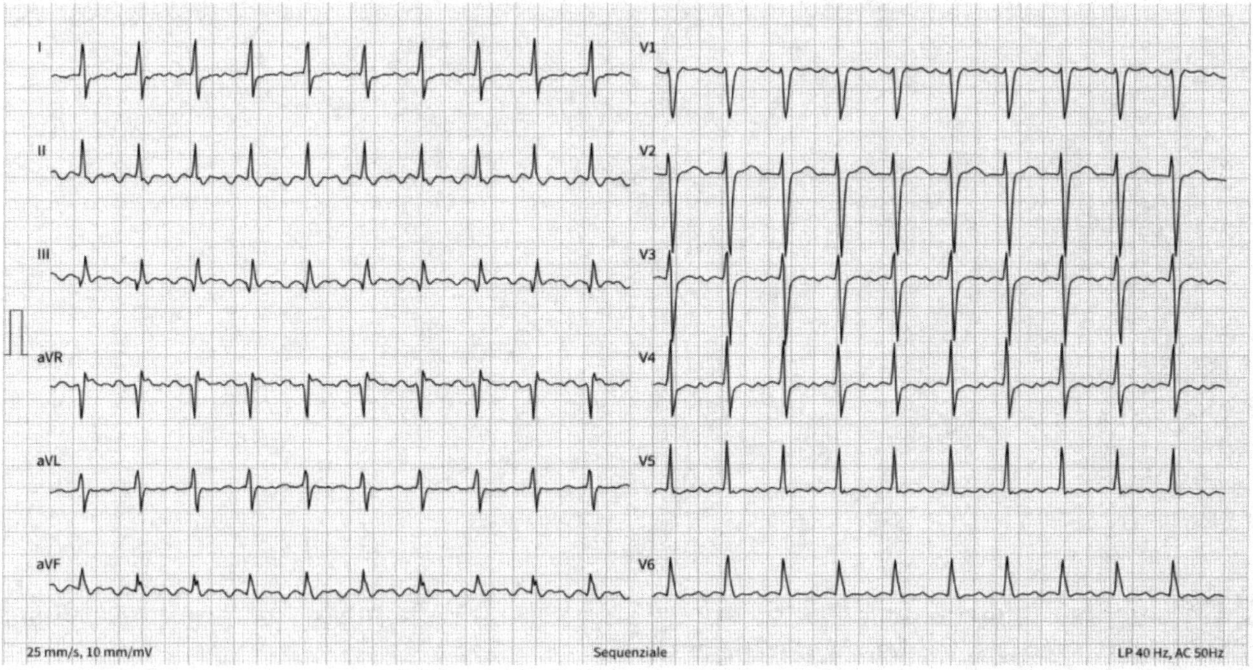

A Tachicardia nodale
B Fibrillazione atriale
C Flutter atriale
D Tachicardia sinusale
E Tachicardia fascicolare

92 **Qual è l'asse elettrico cardiaco in base all'ECG?**

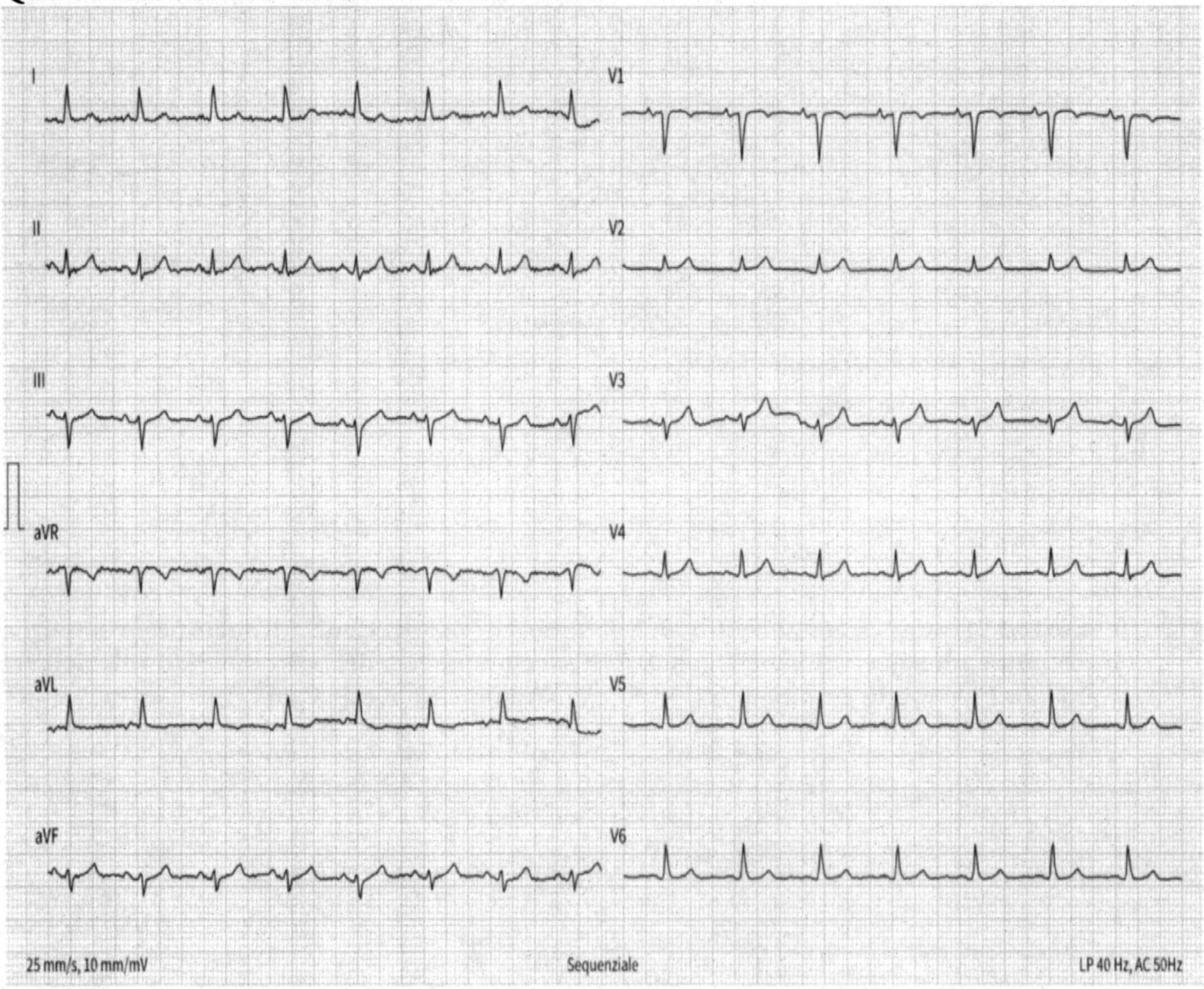

A AQRS a -15°
B AQRS tra -90° e -60°
C AQRS tra 90° e 60°
D AQRS tra 0 e 30°
E AQRS a 15°

93 **Un bambino di dieci anni, asintomatico, viene portato dalla madre dal proprio cardiologo di fiducia. Che cosa si evidenzia al tracciato?**

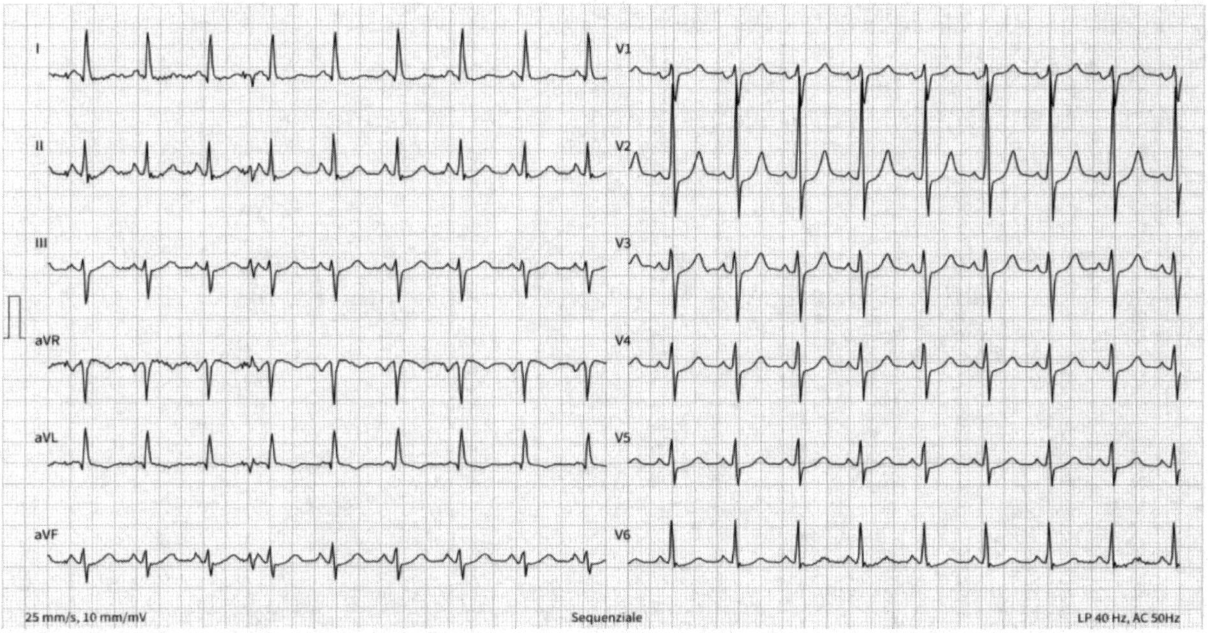

A Tachicardia sinusale a FC 110 bpm

B Tachicardia sinusale a FC 150 bpm

C Tachicardia nodale a FC 135 bpm

D Tachicardia automatica giunzionale a FC 150 bpm

E Bradicardia sinusale a FC 50 bpm

94 **Uomo di 72 anni. Anamnesi positiva per fibrillazione atriale parossistica ed impianto di pacemaker bicamerale per sincopi. Durante la degenza in ospedale per un intervento di colecistectomia perde i sensi e vani sono i tentativi di rianimazione dell'uomo. Si esegue ECG. Che cosa si evidenzia?**

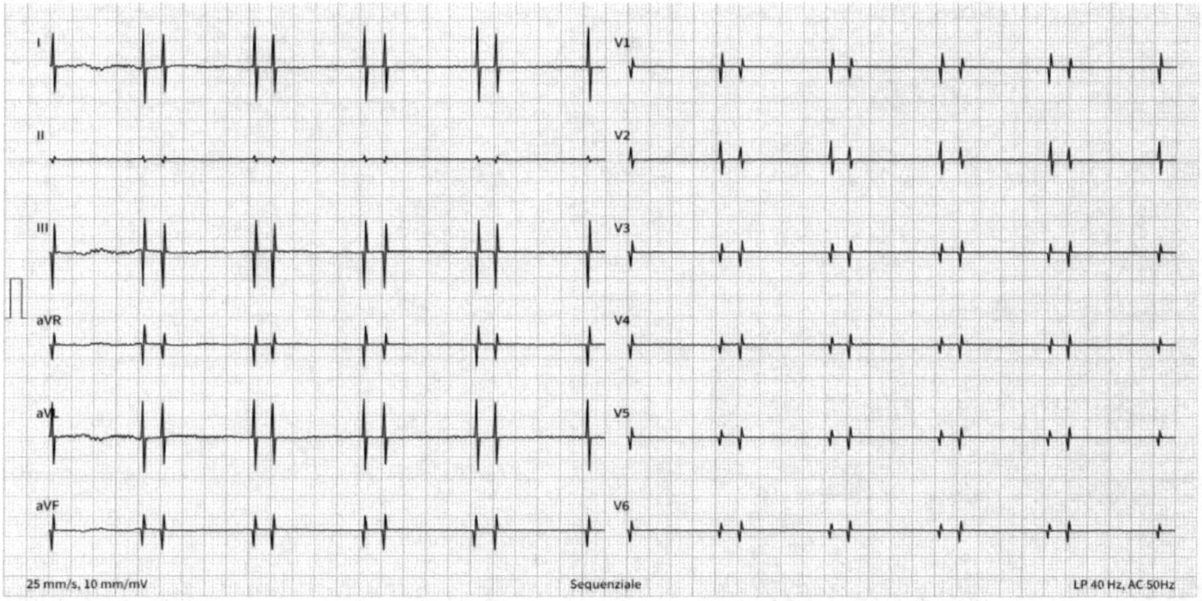

A Fibrillazione atriale con mancata cattura ventricolare del pacemaker

B Fibrillazione atriale con complessi a basso voltaggio

C Stimolazione bicamerale con complessi a basso voltaggio

D Evidenza di spike bicamerali in assenza di cattura ed attività elettrica cardiaca

E Sola asistolia

95 Uomo di 76 anni con pregresso IMA anteriore. Arriva in PS per palpitazioni e dispnea a sforzi lievi-moderati. All'EO si rileva polso irregolare, PA 90/50 mmHg, SpO2 98% in AA. Quale aritmia si evidenzia all'ECG?

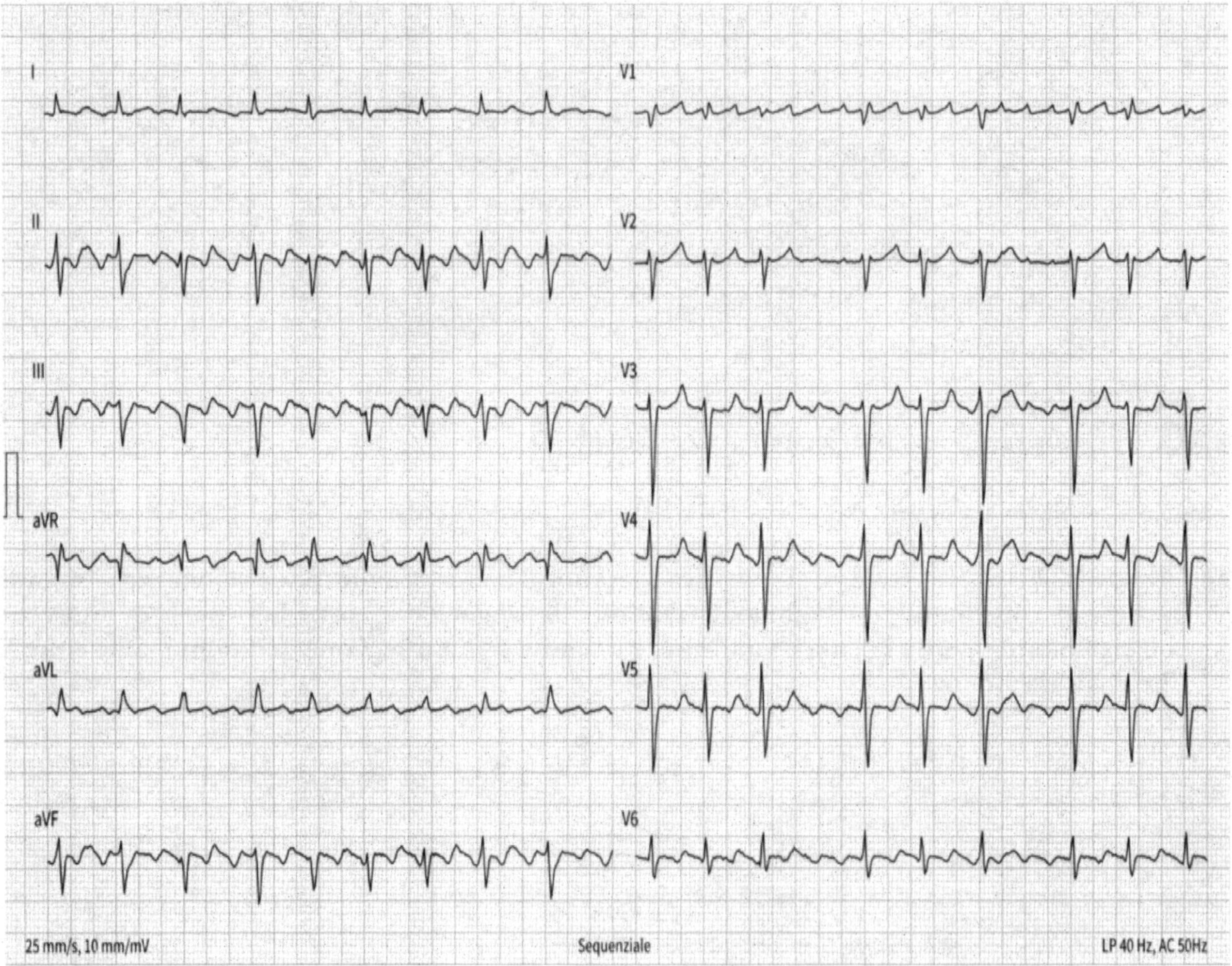

A Fibrillazione atriale

B Flutter atriale tipico comune

C Flutter atriale tipico non comune

D Flutter atriale atipico

E Tachicardia atriale focale ectopica

96 Uomo di 50 anni con epigastralgia. Anamnesi patologica muta per reperti degni di nota. Che cosa si evidenzia all'ECG?

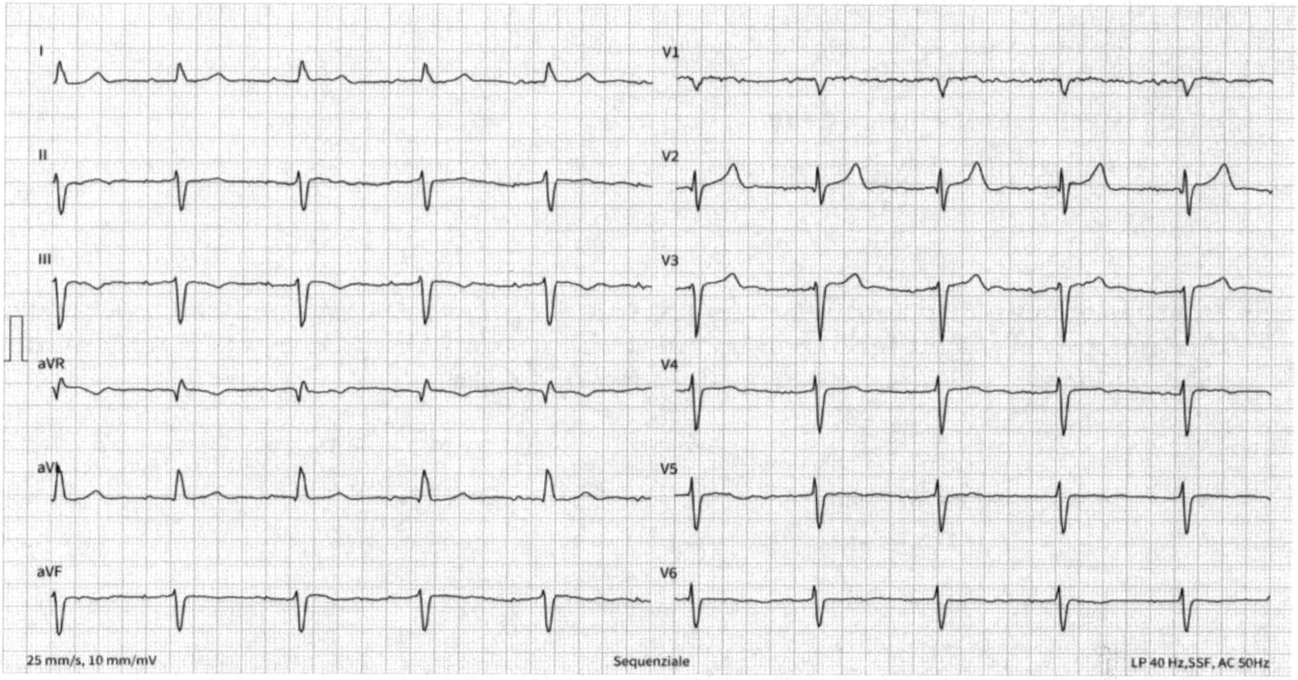

A Ritmo sinusale con blocco completo di branca sinistra ed extrasistoli ventricolari

B Blocco completo di branca destra

C Scappamento idioventricolare

D Blocco di branca sinistra e BAV I grado

E Fibrillazione atriale e blocco di branca sinistra completo

97 **Uomo di 50 anni con epigastralgia. Anamnesi patologica muta per reperti degni di nota. Che cosa si evidenzia all'ECG?**

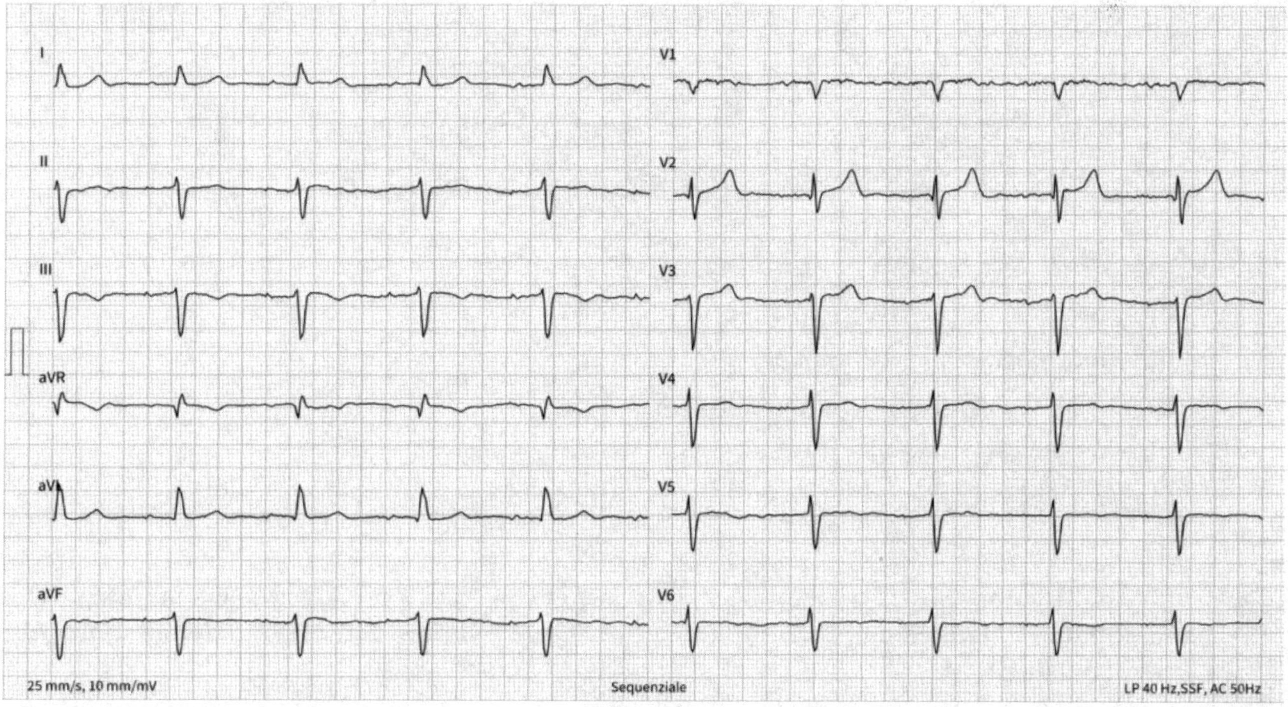

A QT lungo

B Bradicardia sinusale

C Blocco completo di branca destra

D Ritmo di scappamento giunzionale

E Pattern Brugada tipo 3

98 Donna di 65 anni con dolore toracico si presenta in PS. Si esegue visita cardiologica e si rilevano i parametri vitali: PA 160/110 mmHg, SpO2 98% in AA. EOT: MV aspro. EOC: toni ritmici e validi, soffio III/VI sistolico puntale. Cosa mostra ECG?

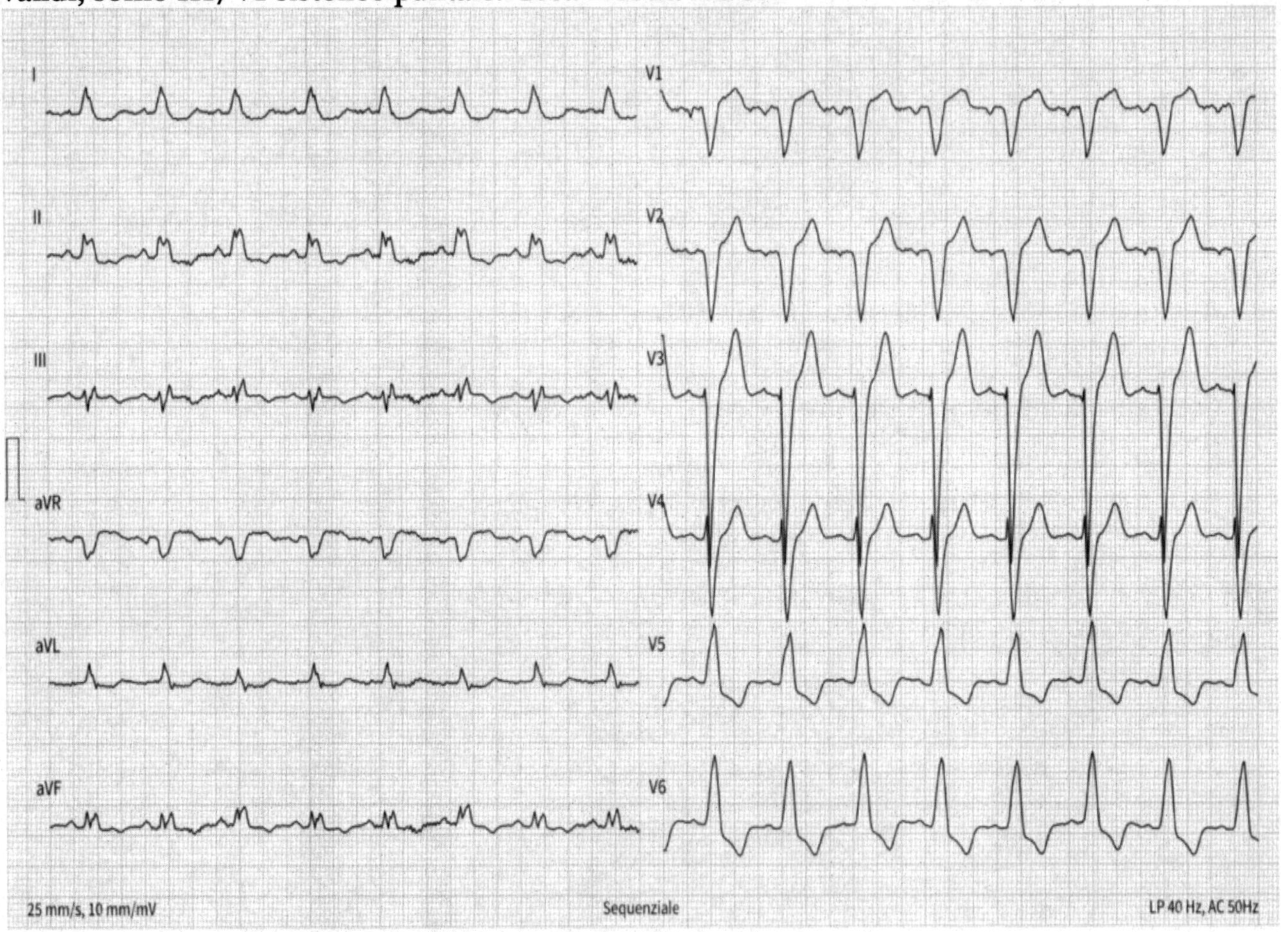

A Blocco di branca sinistro completo e STEMI

B Blocco di branca destro completo

C Blocco di branca sinistro completo isolato

D Blocco di branca sinistro e BAV I grado

E Tachicardia ventricolare

99 Uomo di 81 anni. Storia personale positiva per ipertensione arteriosa sistemica, OSAS e coronaropatia. Riferisce palpitazioni e dispnea. Qual è il punto di origine della tachicardia che si evidenzia all'ECG?

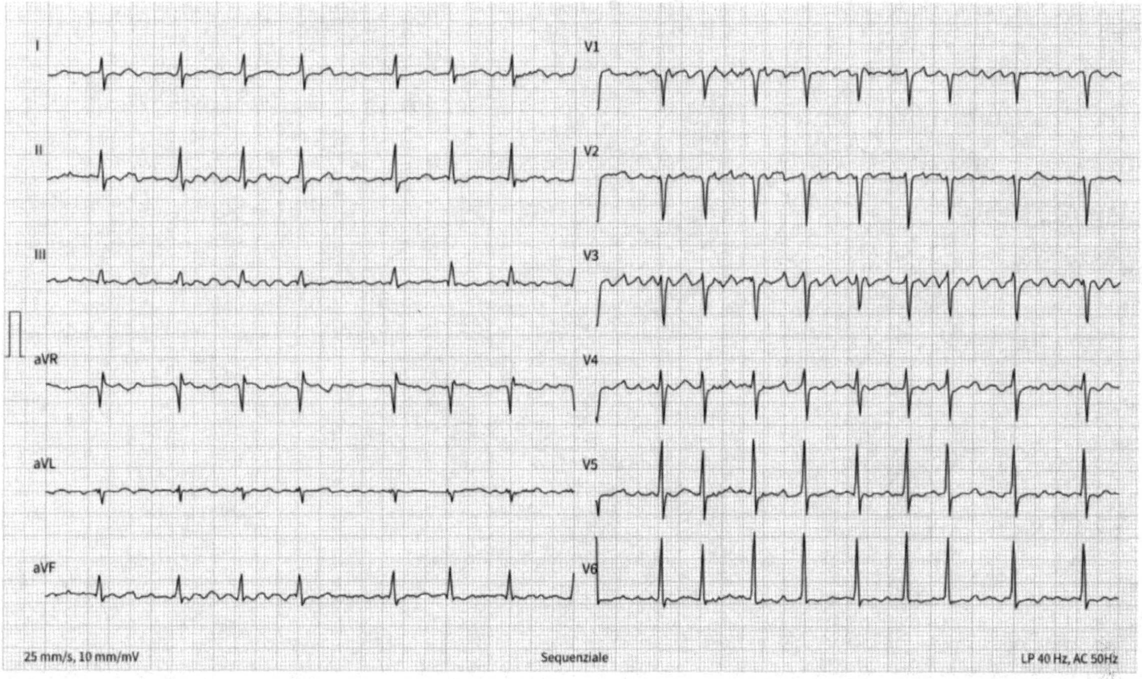

A Istmo cavo-tricuspidalico

B Vena cava inferiore

C Nodo del seno

D Vene polmonari

E Ventricolo sinistro

100 **Donna di 43 anni. Anamnesi positiva per impianto di valvola mitralica meccanica per insufficienza mitralica severa da malattia di Barlow, ipertensione arteriosa sistemica e dislipidemia. Si reca dal suo medico curante, riferendo astenia nei giorni precedenti. Che cosa si evidenzia al tracciato?**

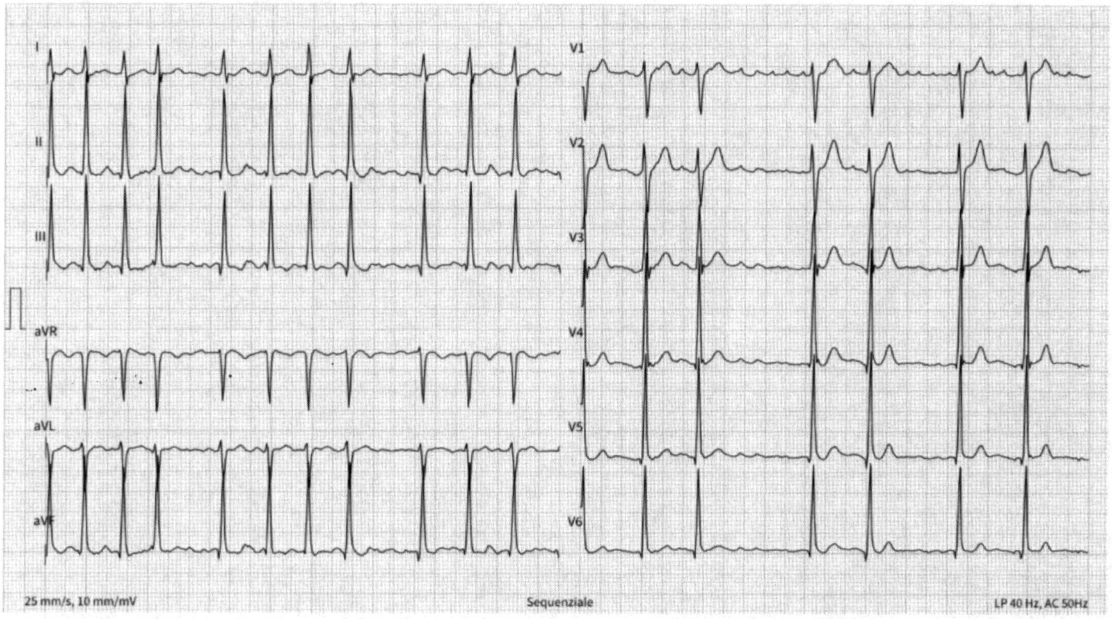

- A Fibrillazione atriale
- B Flutter atriale tipico comune
- C Flutter atriale tipico non comune
- D Flutter atriale atipico
- E Tachicardia nodale

Risposte commentate

1 <u>**La risposta corretta è la E.**</u>

Per il paziente, in base ai dati clinico-anamnestici ed all'elettrocardiogramma, è da sospettare una patologia ischemica del ventricolo sinistro. L'astenia e la scarsa crescita sono fortemente indici di una bassa gittata ed una patologia ischemica potrebbe essere probabile per le T negative simmetriche diffuse e l'emiblocco anteriore sinistro (atipico nel bambino). Infatti, il referto mostra: "Ritmo sinusale a F.C. 80 bpm. Normale conduzione AV. Lieve ritardo di conduzione destra. Emiblocco anteriore sinistro. Scarsa progressione della R. Onda T negativa da V3-V6 e in D1-D2-aVF."

2 <u>**La risposta corretta è la E.**</u>

L'elettrocardiogramma del paziente del caso clinico evidenzia la presenta di un pacemaker bicamerale. Infatti, è evidente la presenza sia di un catetere in atrio, che di uno in ventricolo: sono presenti spikes che precedono sia l'onda P che il QRS (DDD). Infatti, il referto mostra: "Ritmo elettro-indotto da pacemaker in modalità DDD a FC 65 bpm. Anomalie secondarie del recupero".

3 <u>**La risposta corretta è la A.**</u>

L'elettrocardiogramma mostra una tachicardia sinusale a FC 135 bpm. Infatti, è evidente la chiara presenza di P sinusali (positive nelle derivazioni inferiori e negative in V1), seguite da QRS stretti regolarmente e con lo stesso intervallo PR. Infatti, il referto mostra: "Tachicardia sinusale a 135 bpm. Normale conduzione A.V. ed I.V. Anomalie aspecifiche della ripolarizzazione ventricolare".

4 <u>**La risposta corretta è la E.**</u>

L'elettrocardiogramma del ragazzo del caso clinico non presenta nessuna anomalia significativa all'ECG. Infatti, è evidente la chiara presenza di P sinusali (positive nelle derivazioni inferiori e negative in V1), seguite da singoli QRS stretti regolarmente e con lo stesso intervallo PR, PP e RR. Inoltre, la FC < 100 bpm esclude la tachicardia. Infatti, il referto mostra: "Ritmo sinusale a F.C. 85 bpm. Normale conduzione A.V. ed I.V. Anomalie aspecifiche della ripolarizzazione".

5 <u>**La risposta corretta è la B.**</u>

La paziente, in base ai dati clinico-anamnestici ed all'elettrocardiogramma, presenta fibrillazione atriale. Infatti, si evidenzia ritmo irregolare con differenti intervalli RR (diversi intervalli tra i vari QRS) con assenza di onde P ben evidenti (sostituiti da attività di basso voltaggio irregolare, visibile come piccole vermicolazioni dell'isoelettrica prima dei QRS). Infatti, il referto mostra: "Aritmia caotica totale da fibrillazione atriale a frequenza ventricolare media 141 bpm. Normale conduzione I.V. Anomalie aspecifiche della ripolarizzazione".

6 <u>**La risposta corretta è la B.**</u>

L'elettrocardiogramma del paziente del caso clinico mostra segni di ipertrofia ventricolare sinistra. Infatti, è evidente la presenza di QRS ad alto voltaggio con segni di deviazione assiale sinistra (AVF con componente maggiormente negativa) ed evidenza di emi-blocco anteriore sinistro (SIII > SII). Inoltre, sono evidenti onde T laterali negative asimmetriche o appiattite con lieve riduzione del tratto ST, e assenza di onde q settali in V5-6. Infatti, il referto mostra: "Ritmo sinusale a FC 85 bpm. Anomalie dell'atrio-gramma. Normale conduzione AV (PR 160 ms). QRS nei limiti (80 ms). Emi-blocco anteriore sinistro. Segni di ipertrofia ventricolare sinistra. Anomalie secondarie della ripolarizzazione".

7 <u>**La risposta corretta è la C.**</u>

L'elettrocardiogramma del paziente del caso clinico mostra bradicardia sinusale, extrasistole ventricolare e QT lungo. Infatti, si evidenzia un'extrasistole ventricolare, in quanto il QRS è slargato con asse totalmente differente dal QRS di base e dissociato dall'atrio (evidente onda P incisa subito dopo il QRS extrasistolico e prima della sua onda T). Il QT in genere aumenta al ridursi della frequenza; per tale motivo è importante utilizzare la formula di correzione di Bazett; il QT corretto per la FC è di

445 ms, quindi leggermente allungato. Il QT lungo, l'appiattimento diffuso della T e la sua biforcazione con comparsa di onde U può essere suggestivo di ipokaliemia, che andrebbe indagata agli esami ematochimici. Infatti, il referto mostra: "Bradicardia sinusale a F.C. 50 bpm. Normale conduzione A.V. ed I.V. Onde T a basso voltaggio con evidenza di onde U. QTc in V2 445 ms. Evidenza di un'extrasistole ventricolare".

8 **La risposta corretta è la B.**
Il tracciato del paziente del caso clinico evidenzia la presenza di segni di pre-eccitazione ventricolare sinistra. Tali segni indicano la presenza di una via anomala tra atrio e ventricolo, che conduce lo stimolo in maniera più rapida rispetto alla normale via di conduzione (atrio-nodo-His-branca destra e sinistra). Il PR corto e l'onda delta sono segni essenziali per la diagnosi di pre-eccitazione ventricolare sinistra. Infatti, il referto mostra: "Ritmo sinusale a FC 85 bpm. PR corto (90 ms). Lieve ritardo destro. Evidenza di onda delta come da pre-eccitazione ventricolare sinistra, verosimilmente da via accessoria postero-settale destra. Anomalie secondarie della ripolarizzazione".

9 **La risposta corretta è la D.**
Il paziente, in base ai dati clinico-anamnestici ed all'elettrocardiogramma, necessita di ulteriore valutazione clinico-anamnestico-laboratoristica, in quanto è evidente all'ECG una scarsa progressione della R e ritardo di conduzione sinistra, evidenziato dall'emi-blocco anteriore di sinistra. Il paziente, infatti, non ha segni di STEMI e la perdita di coscienza dovrebbe essere indagata nel suo complesso, in quanto le anomalie ECG-grafiche possono indicare un evento ischemico passato, evidenziato dalla scarsa progressione della R (risposte A, B, C ed E errate). Infatti, il referto mostra: "Ritmo sinusale a FC 90 bpm. Normale conduzione A.V. Emi-blocco anteriore sinistro. QRS 100 ms. Scarsa progressione della R. Anomalie secondarie del recupero".

10 **La risposta corretta è la B.**
La FC della fibrillazione atriale è di 137 bpm. Sia per i ritmi regolari ed i ritmi irregolari, è utile valutare il numero di quadrati grandi che ingloba tutti i QRS di una derivazione ed effettuare la conversione al minuto. Il tracciato del caso evidenzia 11 QRS in 24 quadrati grandi (cioè 11 battiti in 4,8 secondi). Inoltre, in 60 secondi sono presenti 12,5 intervalli di 4,8 secondi; quindi, 11 battiti x 12,5 intervalli dà una frequenza di 137 bpm. Infatti, il referto mostra: "Aritmia totale caotica da fibrillazione atriale a F.C. 137 bpm. Anomalie aspecifiche del recupero".

11 **La risposta corretta è la E.**
L'asse elettrico del tracciato del paziente del caso clinico è normo-orientato diretto tra 90 e 60 gradi. Infatti, l'ECG mostra tutte le inferiori positive con AVL leggermente negativa, AVR negativa ed I leggermente positiva. Tali reperti indicano un asse diretto, quasi perpendicolarmente, verso il basso, come avviene tipicamente nei cuori molto verticali (vedi soggetti longilinei ed atleti). Infatti, il referto mostra: "Ritmo sinusale a F.C 80 bpm. Normale conduzione A.V. ed I.V. Anomalie aspecifiche del recupero. Asse cardiaco tra 60 e 90 gradi".

12 **La risposta corretta è la C.**
L'elettrocardiogramma del paziente del caso clinico evidenzia una extrasistolia sopra-ventricolare. Infatti, l'ECG mostra ritmo irregolare, caratterizzato da numerosi complessi precoci con onde P differenti da quelle del ritmo sinusale e pause post-extrasistoliche. Le onde P escludono la fibrillazione atriale, mentre la morfologia di onde P differenti e l'assenza di fasicità nelle variazioni di frequenza escludono l'aritmia sinusale respiratoria. Infatti, il referto mostra: "Ritmo sinusale a F.C. media di 80 bpm, interrotto da extrasistolia sopra-ventricolare. Normale conduzione A.V. ed I.V. Anomalie aspecifiche del recupero".

13 **La risposta corretta è la C.**
L'ECG del caso clinico presenta un chiaro errore di esecuzione del tracciato, dato che la derivazione V2

è prevalentemente positiva. Tale riscontro non è spiegabile, ammenoché non sia presente prevalenza/deviazione assiale destra: tuttavia, l'ECG mostra (tranne in V2), una normale progressione della R e I positiva, che indicano come il reperto nelle precordiali sia ascrivibile ad un errato posizionamento dell'elettrodo. Infatti, il referto mostra: "Ritmo sinusale a F.C. media di 105 bpm. Normale conduzione A.V. (PR 170 ms). Emi-blocco anteriore sinistro. Segni di ipertrofia ventricolare sinistra. Anomalie secondarie del recupero. Errato posizionamento dell'elettrodo V2".

14 **La risposta corretta è la D.**
Il paziente, in base all'elettrocardiogramma, presenta probabilmente ipertensione arteriosa sistemica. Infatti, sono presenti segni di ipertrofia ventricolare sinistra con emi-blocco anteriore sinistro, elevato voltaggio dei QRS, AVF negativa e T negative ed asimmetriche nelle derivazioni laterali, accompagnate da lieve sotto-slivellamento del tratto ST. Al contrario, nella cardiomiopatia ipertrofica sarebbero state presenti onde T più profonde e simmetriche (risposte A, B, C ed E errate). Infatti, il referto mostra: "Ritmo sinusale a F.C. media di 105 bpm. Normale conduzione A.V. (PR 170 ms). Emi-blocco anteriore sinistro. Segni di ipertrofia ventricolare sinistra. Anomalie secondarie del recupero. Errato posizionamento dell'elettrodo V2".

15 **La risposta corretta è la E.**
L'elettrocardiogramma del paziente del caso clinico evidenzia una tachicardia sinusale. Infatti, l'ECG mostra una tachicardia con intervalli RR regolari e a QRS stretti con onde P sinusali in assenza di segni di retro-conduzione (onde P negative in inferiori assenti). Infatti, il referto mostra: "Tachicardia sinusale a F.C. 125 bpm. Normale conduzione A.V. ed I.V. Nei limiti il recupero".

16 **La risposta corretta è la B.**
L'elettrocardiogramma del paziente del caso clinico evidenzia tachicardia sinusale con intervalli RR regolari e a QRS stretti con onde P sinusali, in assenza di segni di retro-conduzione (onde P negative in inferiori assenti). In particolare, evidenti sono le onde P strette e alte (come si evidenzia in V1), segno di ingrossamento atriale destro. Inoltre, è presente un extrasistole ventricolare, perché l'asse è differente dal QRS di base (vedi V3) e la morfologia è differente da quella del blocco di branca. Infatti, il referto mostra: "Tachicardia sinusale a F.C. 110 bpm. Anomalie dell'atrio-gramma. Normale conduzione A.V. ed I.V. Anomalie aspecifiche del recupero. Evidenza di un'extrasistole ventricolare".

17 **La risposta corretta è la D.**
Nella gestione del paziente del caso clinico, in base ai dati clinico-anamnestici ed all'elettrocardiogramma, è opportuna una ulteriore valutazione clinico-anamnestico-laboratoristica, in quanto è evidente un blocco di branca sinistra completo. Tale riscontro è un equivalente ischemico se di nuova insorgenza. Al contrario, l'ECG non mostra STEMI, in quanto non è evidente alcun sopra- o sotto-slivellamento, che rispetta i criteri di Sgarbossa (risposte A, B, C ed E errate). Infatti, il referto mostra "Ritmo sinusale a F.C .75 bpm. BAV I grado (PR 220 ms). Blocco completo di branca sinistra (QRS 130 ms). Anomalie secondarie del recupero".

18 **La risposta corretta è la B.**
L'elettrocardiogramma del paziente del caso clinico evidenzia una tachicardia da rientro nodale ad una F.C. di 180 bpm, in cui si evidenziano le T, ma non chiaramente le P e successiva regressione (dopo manovra vagale). Infatti, il referto mostra: "Tachicardia nodale a F.C. 180 bpm e successiva regressione. Anomalie secondarie del recupero".

19 **La risposta corretta è la B.**
In base al tracciato, è evidente che il paziente del caso clinico non ha alcun segno ECGgrafico di displasia aritmogena del ventricolo destro o sinistro, anomalie nelle precordiali sinistre, né segni di sovraccarico destro o pattern Brugada. Infatti, il referto

mostra: “Ritmo sinusale a F.C. 60 bpm. Normale conduzione A.V. ed IV. Nei limiti il recupero”.

20 __**La risposta corretta è la A.**__
La paziente del caso clinico, in base all'elettrocardiogramma, presenta un QTc di 413 ms. Infatti, considerando la derivazione V5, il QT è di 9 quadratini (360 ms) e l'RR per la correzione è di 19 quadratini (760 ms). La formula di Bazett per il QTc è di QT/√RR, quindi 360 diviso 87,2 dà 413 ms (intervallo QTc nella norma). Infatti, il referto mostra: “Ritmo sinusale a F.C. 80 bpm. Normale conduzione A.V. ed I.V. Anomalie aspecifiche del recupero. QTc 413 ms in V5.

21 __**La risposta corretta è la A.**__
La coronaria interessata dall'infarto, in base all'elettrocardiogramma del paziente del caso clinico, è verosimilmente la coronaria destra con conseguente interessamento della parete inferiore fino all'apice. Infatti, è presente un residuo sopra-slivellamento del tratto ST-T (di circa 1 mm) in II, III, AVF e V6. Tale coinvolgimento è tipico della arteria coronarica destra, anche se talora può essere riferibile ad una coronarica sinistra, da cui origina una postero-laterale. L'ST in III maggiore che in II, presuppone una maggiore probabilità della coronaria destra. Infatti, il referto mostra: “R.S. a 72 bpm. Normale conduzione A.V. ed I.V. Lieve sopra-slivellamento del tratto ST-T di circa 1 mm in II, III, AVF e V6. Anomalie secondarie del recupero. ”

22 __**La risposta corretta è la A.**__
L'elettrocardiogramma del paziente del caso clinico evidenzia un blocco completo di branca sinistra. Infatti, il QRS è slargato con evidenza di onda R senza q nelle laterali (I e V6), QS in V1-2 con elevazione del punto J con onda T positiva. Infatti, il referto mostra “Ritmo sinusale a F.C. 75 bpm. Normale conduzione AV (PR 170 ms). Blocco completo di branca sinistra (QRS 130 ms). Anomalie secondarie del recupero”.

23 __**La risposta corretta è la C.**__
L'elettrocardiogramma del paziente del caso clinico non evidenzia la presenza STEMI inferiore. Infatti, per la diagnosi di STEMI in un uomo con più di 40 anni è necessario il riscontro di un sopra-slivellamento del tratto ST-T di almeno 2 mm in 2 derivazioni contigue, al contrario, nel caso clinico c'è un'elevazione del tratto ST-T in infero-laterali di massimo 1 mm. Inoltre, non è presente la clinica che ne può supportare l'ipotesi. Infatti, il referto mostra: “Ritmo sinusale a F.C. 76 bpm. BAV I grado (PR 220 ms). Ritardo di conduzione destro. Onde q in III e AVF. Lieve sopra-slivellamento del tratto ST-T in II, III e AVF (di circa 1 mm). Evidenza di bassi voltaggi”.

24 __**La risposta corretta è la C.**__
L'elettrocardiogramma del paziente del caso clinico evidenzia bigeminismo sopra-ventricolare. Infatti, sono presenti battiti anticipati di origine sopra-ventricolare, dati da onde P anticipate seguite da un QRS stretto con lo stesso asse elettrico del QRS di base, che seguono ogni QRS regolarmente. Infatti, il referto mostra: “Ritmo sinusale a F.C. 75 bpm. Normale conduzione A.V ed I.V. Anomalie aspecifiche del recupero. Evidenza di extrasistolia sopra-ventricolare organizzata in maniera bigemina”.

25 __**La risposta corretta è la E.**__
L'elettrocardiogramma del paziente del caso clinico evidenzia un tracciato nei limiti. Infatti, il QT non è lungo (QTc 417 ms in V5), non sono presenti onde epsilon al termine del QRS, elevazione del punto J da ripolarizzazione precoce o pattern Brugada. Infatti, il referto mostra “Ritmo sinusale a FC 62 bpm. PR 200 ms. Normale conduzione IV. Anomalie aspecifiche del recupero. QTc 417 ms in V5”.

26 __**La risposta corretta è la D.**__
La modalità di stimolazione del pacemaker bicamerale del paziente del caso clinico è la modalità VDD. In particolare, la I^a lettera rappresenta la

camera di stimolazione (nel caso clinico solo il ventricolo), la II^a^ lettera la camera sentita (nel caso clinico Double, cioè sia atrio che ventricolo) e la III^a^ lettera la funzione (nel caso clinico Double, cioè sia inibirsi che triggerarsi su un segnale precedente). Infatti, il referto mostra: "Ritmo sinusale a stimolazione ventricolare elettro-indotta atrio-guidata (modalità VDD) a F.C. 75 bpm. Anomalie secondarie del recupero".

27 **La risposta corretta è la C.**

La FC del tracciato del paziente del caso clinico è di 95 bpm. Infatti, il referto mostra: "Ritmo sinusale a F.C. 95 bpm. Normale conduzione A.V. ed I.V. Anomalie aspecifiche del recupero".

28 **La risposta corretta è la E.**

Il paziente, in base all'elettrocardiogramma, presenta un QTc di 417 ms. Per tale calcolo è utile la formula di Bazett, considerando le derivazioni da V2-V6. Nel caso clinico, valutando il V5, il QT è di 10 quadratini (400 ms) e l'RR per la correzione è di 23 quadratini (920 ms). La formula di Bazett per il QTc è: QT/ √RR; quindi, 400 diviso 95,9 dà 417 ms (intervallo QTc nella norma). Infatti, il referto mostra: "Ritmo sinusale a F.C. 68 bpm. Normale conduzione A.V. ed I.V. Anomalie aspecifiche del recupero. QTc 417 ms in V5".

29 **La risposta corretta è la C.**

L'elettrocardiogramma del paziente del caso clinico presenta un tracciato nella norma. Infatti, non sono presenti segni di necrosi e blocchi di branca, oltre che anomalie in senso ischemico del tratto ST-T (risposte A, B, D ed E errate). Infatti, il referto mostra: "Ritmo sinusale a F.C. 75 bpm. Normale conduzione A.V. (PR 180 ms) ed I.V. (QRS 80 ms). Nei limiti il recupero".

30 **La risposta corretta è la B.**

Approssimativamente il punto di origine dell'extrasistole ventricolare presente nel tracciato del paziente del caso clinico è il tratto di efflusso del ventricolo sinistro. Infatti, le derivazioni inferiori sono positive (partenza dall'alto e diretta verso il basso) e la derivazione I risulta negativa (partenza da sinistra, quindi, diretta verso destra). Non può provenire dall'apice del ventricolo sinistro, altrimenti le precordiali più laterali sarebbero negative. Infatti, il referto mostra: "Ritmo sinusale a F.C. 125 bpm. Normale conduzione A.V. ed I.V. Extrasistolia ventricolare da tratto di efflusso sinistro. Anomalie secondarie del recupero".

31 **La risposta corretta è E.**

Il tracciato del paziente del caso clinico presenta verosimilmente ipokaliemia. In particolare, l'ipokaliemia determina principalmente bradicardia, blocchi, anomalie del recupero, comparsa di onde U e QT lungo. Infatti, l'ECG mostra sotto-slivellamento diffuso, bradicardia marcata e QT lungo (da considerare anche frutto dell'ipomagnesemia, che spesso si accompagna all'ipokaliemia), quindi, la paziente deve essere trattata perché predisposta ad aritmie gravi. Infatti, il referto mostra: "Ritmo sinusale a F.C. 55 bpm. Normale conduzione A.V. (PR 180 ms). QRS nei limiti. Sotto-slivellamento del tratto ST diffuso. QTc 610 ms in V5. Presenza di onde U".

32 **La risposta corretta è la C.**

Per il paziente la scarsa progressione della R ed il sotto-slivellamento del tratto ST-T nelle laterali sono segni del pregresso infarto e, in particolare, della zona di necrosi. Infatti, l'onda R dovrebbe aumentare normalmente da V1 a V6, cioè dalle basi verso l'apice, seguendo l'asse cardiaco; tale aumento nell'ECG del caso clinico non è presente per la presenza di tessuto inerte apico-lateralmente (territorio della circonflessa). Infine, come ulteriore segno è presente l'alterata ripolarizzazione di tali zone (sotto-slivellamento del tratto ST-T). Infatti, il referto mostra: "Ritmo sinusale a F.C. 76 bpm. Normale conduzione A.V. Blocco di branca destro completo (QRS 120 ms). Emiblocco anteriore sinistro. Scarsa progressione della R. Anomalie del recupero in sede laterale (sotto-slivellamento del tratto ST)".

33 **La risposta corretta è la E.**
La paziente, in base ai dati clinico-anamnestici ed all'elettrocardiogramma, mostra un tracciato nei limiti. Infatti, è evidente la chiara presenza di P sinusali (positive in inferiori e negative in V1), seguite regolarmente da singoli QRS stretti e con lo stesso intervallo PR, PP e RR. Non sono evidenti alterazioni in senso ischemico del tratto ST-T (risposte A, B, C e D errate). Infatti, il referto mostra: "Ritmo sinusale a F.C. 72 bpm. Normale conduzione A.V. ed I.V. Anomalie aspecifiche della ripolarizzazione".

34 **La risposta corretta è la D.**
La più probabile causa di tachicardia con il tracciato del paziente del caso clinico è la presenza di un tachicardia atriale multifocale. Infatti, l'ECG evidenzia una tachicardia a QRS stretto regolare, che esclude la tachicardia ventricolare e 4 morfologie differenti di onde P. Tale aritmia ha in genere una certa variabilità degli RR, anche se ciò potrebbe non rendersi evidente in una striscia non sufficientemente lunga (risposte A, B, C ed E errate). Infatti, il referto mostra: "Tachicardia atriale multifocale a FC media 105 bpm. Normale conduzione IV. Anomalie aspecifiche del recupero".

35 **La risposta corretta è la C.**
L'approccio terapeutico, in base ai reperti clinico-anamnestici ed all'ECG del paziente del caso clinico, è l'infusione di flecainide endovenosa. Infatti, il paziente presenta fibrillazione atriale e, tale molecola rappresenta il miglior trattamento per la cardioversione farmacologica, dato che risulta giovane, non affetto da cardiopatia strutturale e non presenta controindicazioni conosciute alla Flecainide. La cardioversione elettrica si usa in prima istanza nel paziente emodinamicamente instabile o in seconda istanza nel paziente emodinamicamente stabile. Al contrario, l'adenosina è meno indicata in caso di fibrillazione atriale (risposte A, B, D ed E errate). Infatti, il referto mostra: "Tachiaritmia totale da fibrillazione atriale a FVM 119 bpm. Anomalie aspecifiche del recupero".

36 **La risposta corretta è la D.**
Il paziente, in base ai reperti clinico-anamnestici ed all'elettrocardiogramma, presenta fibrillazione atriale. Infatti, all'ECG è evidente una tachicardia a QRS stretto, caratterizzata da intervalli RR irregolari ed assenza completa di onde P. Al contrario, nell'aritmia sinusale respiratoria sarebbero state presenti le onde P e l'irregolarità degli RR (secondarie agli atti del respiro). Invece, nel flutter atriale sarebbero state evidenti le onde P ed il ritmo sarebbe stato regolare. Infine, nella TV la tachicardia è regolare, ma soprattutto a QRS largo (risposte A, B, C ed E errate). Infatti, il referto mostra: "Tachiaritmia totale da fibrillazione atriale a FVM 120 bpm. Anomalie aspecifiche del recupero".

37 **La risposta corretta è la D.**
Il tracciato del paziente del caso clinico presenta un lieve ritardo di conduzione destra. Infatti, non è presente un blocco di branca destro completo o incompleto: nonostante l'aspetto rSR', il QRS ha una durante inferiore a 120 ms, inoltre, l'aspetto è limitato a V1 ed il QRS è molto stretto (80 ms). Infatti, il referto mostra: "Ritmo sinusale a F.C. 65 bpm. Normale conduzione A.V. Lieve ritardo di conduzione dx. Anomalie aspecifiche della ripolarizzazione".

38 **La risposta corretta è la C.**
La sede coronarica più probabilmente causa di ischemia del paziente del caso clinico è l'IVA prima del settale e dopo il diagonale. Infatti, sono evidenti segni di necrosi nelle derivazioni anteriori e nella derivazione III (maggiore a destra), oltre che scarsa progressione della R settale, segno dell'interessamento dell'IVA e del ramo settale. Infatti, il referto mostra: "Ritmo sinusale a F.C. 85 bpm. Normale conduzione A.V. QS in V1-2, III.

Scarsa progressione dell'onda R in sede settale. Anomalie secondarie del recupero".

39 **La risposta corretta è la D.**

La paziente, in base ai dati clinico-anamnestici ed all'elettrocardiogramma, non presenta l'occlusione dell'IVA prima del diagonale e dopo il settale. Infatti, l'occlusione dell'IVA prima del diagonale e dopo il settale determinerebbe un sopra-slivellamento delle latero-inferiori, ma non in III (in tale situazione, inoltre, sarebbe presente sotto-slivellamento del tratto ST-T in III ed AVR). Al contrario, lo STEMI inferiore, l'aneurisma della parte inferiore, l'occlusione distale dell'IVP e l'occlusione IVA distale possono dare sopra-slivellamento del tratto ST-T nelle derivazioni inferiori (risposte A, B, C ed E errate). Infatti, il referto mostra: "Ritmo sinusale a F.C. 50 bpm. Normale conduzione A.V. Sopra-slivellamento del tratto ST-T (1-1.5 mm) in inferiori e V6. Anomalie secondarie del recupero".

40 **La risposta corretta è la C.**

Il tracciato di controllo del paziente del caso clinico presenta un blocco completo di branca destra ed atrio stimolato da pacemaker. Infatti, è evidente la presenza di blocco completo di branca destra per aspetto rSR' (aspetto ad M in V1-3) e QRS slargato 120 ms, oltre che uno spike che precede l'attività atriale che si attiva regolarmente alla F.C. 70 bpm, cioè la F.C. minima di trascinamento del pacemaker. Infatti, il referto mostra: "Ritmo elettro-indotto da pacemaker in modalità AAI a 70 bpm. Blocco completo di branca destra (QRS 120 ms). Anomalie secondarie del recupero".

41 **La risposta corretta è la E.**

L'elettrocardiogramma del paziente del caso clinico evidenzia un tracciato nella norma. Infatti, sono assenti anomalie del ritmo, blocchi di branca, anomalie del QRS e del PR (risposte A, B, C ed E errate). Infatti, il referto mostra: "Ritmo sinusale a F.C. 76 bpm. Normale conduzione A.V. ed I.V. Nei limiti il recupero".

42 **La risposta corretta è la A.**

Il paziente, in base ai dati clinico-anamnestici ed all'elettrocardiogramma, presenta tracciato nei limiti per età. Infatti, in un bambino è normale avere una frequenza più elevata, una prevalenza destra nelle precordiali ed onde T negative nelle precordiali anteriori (pattern giovanile). Infatti, il referto mostra: "Ritmo sinusale a F.C. 135 bpm. Normale conduzione A.V. Segni di prevalenza destra nelle precordiali. Anomalie del recupero come da pattern giovanile".

43 **La risposta corretta è la D.**

L'asse elettrico del tracciato del paziente del caso clinico è normo-orientato diretto tra 90 e 30 gradi: infatti, tutte le derivazioni inferiori sono positive con AVL positiva, seppur non tutta positiva, ed AVR negativa. Infatti, il referto mostra: "Ritmo sinusale a F.C. 75 bpm. Normale conduzione A.V. ed I.V. Anomalie aspecifiche del recupero. Asse cardiaco tra 30 e 90 gradi".

44 **La risposta corretta è la C.**

Il tracciato del paziente del caso clinico presenta BAV di I grado ed extrasistole sopra-ventricolare. Infatti, l'ECG mostra un intervallo PR di 240 ms (6 quadratini piccoli), che rimane costante in tutto il tracciato. Infine, nelle precordiali è evidente un'extrasistole sopra-ventricolare con P anticipata (da notare la deformazione sull'onda T), seguita da un QRS stretto anticipato. Infatti, il referto mostra: "Ritmo sinusale a F.C. 65 bpm. BAV di I grado (PR 240 ms). Deviazione assiale sinistra. Anomalie aspecifiche del recupero. Evidenza di un'extrasistole sopra-ventricolare".

45 **La risposta corretta è la C.**

Il paziente, in base ai dati clinico-anamnestici ed all'elettrocardiogramma, presenta verosimilmente flutter atriale. Infatti, è evidente almeno un'onda P positiva nelle inferiori con anomalie del recupero, che possono racchiudere al loro interno ulteriore onda P. In caso di dubbio, rallentare la tachicardia è utile per comprenderne la natura. Data l'età si può escludere la tachicardia da rientro AV e la regolarità esclude l'FA. Inoltre, l'RP è molto lungo, dunque, esclude la nodale (oltre al fatto che non è evidente la retro-conduzione delle P-, onde P negative in inferiori) (risposte A, B, D ed E errate). Infatti, il referto mostra: "Flutter atriale a FC 110 bpm. Anomalie secondarie del recupero".

46 La risposta corretta è la E.
L'elettrocardiogramma del paziente del caso clinico non mostra alcuna alterazione rilevante. L'asse non è deviato molto a sinistra, infatti, l'AVF è difasica, quindi non è presente emi-blocco anteriore sinistro. Infatti, il referto mostra: "Ritmo sinusale a F.C. 75 bpm. Normale conduzione A.V. ed IV. Anomalie aspecifiche del recupero. QTc 432 ms in V2".

47 La risposta corretta è la E.
La paziente, in base all'elettrocardiogramma, presenta un QTc di 436 ms. Per il suo calcolo è utile la formula di Bazett, considerando le derivazioni da V2-V6. Nel caso clinico, considerando V5, il QT è di 10 quadratini (400 ms) e l'RR per la correzione è di 21 quadratini (840 ms). La formula di Bazett per il QTc è QT/ √RR. Quindi, 400 diviso 91.7 dà 436 ms (intervallo QTc nella norma). Infatti, il referto mostra: "Ritmo sinusale a F.C. 75 bpm. Normale conduzione A.V. ed I.V. Anomalie aspecifiche del recupero. QTc 436 ms in V5".

48 La risposta corretta è la B.
Il tracciato del paziente del caso clinico mostra un ritmo sinusale e deviazione assiale sinistra, evidenziata dall'AVF negativa e dall'asse diretto superiormente ed a sinistra (tra -60° e -90°). Infatti, il referto mostra: "Ritmo sinusale a F.C. 70 bpm. Normale conduzione A.V. ed I.V. Deviazione assiale sinistra. Anomalie aspecifiche del recupero".

49 La risposta corretta è la A.
L'elettrocardiogramma del paziente del caso clinico evidenzia la presenta di fibrillazione atriale. Infatti, il referto mostra: "Fibrillazione atriale con F.V.M. di 115 bpm. Anomalie aspecifiche della ripolarizzazione ventricolare".

50 La risposta corretta è la A.
La FC del tracciato del paziente del caso clinico è di 95 bpm. Infatti, il referto mostra: "Ritmo sinusale a FC 95 bpm. Normale conduzione A.V. ed I.V. Anomalie aspecifiche del recupero".

51 La risposta corretta è la D
L'ECG del caso clinico mostra flutter atriale. Infatti, si evidenzia una tachicardia con 2 P visibili che procedono ogni QRS. In dettaglio, è evidente nelle inferiori ed in V1 la presenza di P positive a FC costante di 250 bpm, di cui una in prossimità della T del QRS precedente. Al contrario, la tachicardia nodale è da escludere perché non c'è rapporto 1:1 tra P e QRS, oltre al fatto che le P non sono retro-condotte, cioè negative nelle derivazioni inferiori (risposta E errata). Inoltre, la tachicardia da rientro AV non è presente dato che non è evidente la retro-conduzione atriale (risposta C errata). Infatti, il referto mostra: "Flutter atriale (a conduzione ventricolare 2:1) a FC 125 bpm. Asse elettrico leggermente orientato a destra. Anomalie secondarie del recupero".

52 La risposta corretta è la A.
Il paziente, in base all'elettrocardiogramma, presenta un pacemaker in modalità di stimolazione VDD. In dettaglio, la I[a] lettera rappresenta la camera di stimolazione (nel caso clinico solo il ventricolo), la II[a] lettera la camera sentita (nel caso clinico Double, cioè sia atrio che ventricolo) e la III[a] lettera la funzione (nel caso clinico, Double, cioè sia di inibirsi che triggerarsi su un segnale precedente). Infatti, il pacemaker VDD stimola il ventricolo, sincronizzandosi sul segnale dell'atrio che viene sentito, dopo un intervallo AV costante impostato. Infatti, il referto mostra: "Ritmo sinusale a stimolazione ventricolare elettro-indotta

atrio-guidata (modalità VDD) a FC 65 bpm. Anomalie secondarie del recupero".

53 **La risposta corretta è la B.**

Il tracciato del paziente del caso clinico evidenzia segni di ischemia infero-setto-laterale. Infatti, è evidente il sotto-slivellamento del tratto ST-T in V4-6, II, III e AVF di tipo discendente, elemento suggestivo di NSTEMI dopo conferma dell'innalzamento degli indici di necrosi cardiaci. Al contrario, non è presente STEMI poiché non si evidenzia alcun sopra-slivellamento significativo del tratto ST-T, né il sotto-slivellamento in V1-2 (indice di STEMI posteriore confermabile con il posizionamento degli elettrodi posteriormente) (risposte A, C, D ed E errate). Infatti, il referto mostra: "Ritmo sinusale a FC 85 bpm. Normale conduzione AV (PR 160 ms). QRS 90 ms. Sotto-slivellamento del tratto ST-T in infero-setto-laterali > 1 mm".

54 **La risposta corretta è la E.**

Il paziente, in base all'elettrocardiogramma, non può presentare un blocco completo di branca destra. Infatti, il paziente ha un blocco completo di branca sinistra, infatti, il QRS è slargato con evidenza di onda R senza q in laterali (I e V6), QS in V1-2 con elevazione del punto J con onda T positiva. Tali reperti sono compatibili con una condizione di blocco di branca o con un ventricolo stimolato da pacemaker; infatti, la tipica stimolazione del PM è da blocco di branca sinistra dato che l'impulso parte dal ventricolo destro. Lo spike non necessariamente è immediatamente evidente in quanto la stimolazione bipolare dà origine a piccoli spike. Nel caso clinico è difficoltoso dedurre se il paziente è in ritmo sinusale o in fibrillazione atriale, dato che la P è difficilmente evidenziabile per il tracciato molto artefattato all'isoelettrica. Infine, l'NSTEMI è una diagnosi clinico-laboratoristica e potrebbe coesistere con il ritmo stimolato. Infatti, il referto mostra: "Tracciato artefattato con evidenza di attività ventricolare regolare a FC 90 bpm. Blocco completo di branca sinistra. Anomalie secondarie del recupero. Ripetere ECG".

55 **La risposta corretta è la D.**

Il paziente, in base ai dati clinico-anamnestici ed all'elettrocardiogramma, presenta fibrillazione atriale caotica. Infatti, si evidenzia ritmo irregolare con differenti intervalli RR (diversi intervalli tra i vari QRS) con assenza di onde P ben evidenti (sostituiti da attività di basso voltaggio irregolare). Il trattamento più idoneo è la cardioversione immediata, se può essere eseguito immediatamente eco-cardio trans-esofageo per escludere la presenza di trombi, oppure, può essere iniziata una terapia anticoagulante e cardioversione successiva, utilizzando nel frattempo una strategia volta a rallentare la frequenza cardiaca. Infatti, il referto mostra: "Aritmia caotica totale da fibrillazione atriale a frequenza ventricolare media 140 bpm. Anomalie aspecifiche della ripolarizzazione".

56 **La risposta corretta è la A.**

L'elettrocardiogramma del paziente del caso clinico presenta attuale stimolazione in modalità VDD ed extrasistole ventricolare. Infatti, è evidente la presenza di un minimo spike che precede i QRS (condotti a blocco di branca sinistra per la stimolazione a partire dal ventricolo destro), ma non di spike che precedono la P. Pertanto, la stimolazione è in VDD (cioè stimola solo il Ventricolo, sente Doppia camera, ha Doppia funzione, cioè sia di inibirsi che triggerarsi su uno stimolo-segnale precedente). L'unico battito/QRS non preceduto da spike è un'extrasistole ventricolare, in quanto, è molto anticipata con QRS slargato e morfologia tipica con anomalie del recupero. Infatti, il referto mostra: "Ritmo sinusale a stimolazione ventricolare elettro-indotta atrio-guidata (pacemaker in modalità VDD) a FC 85 bpm. Anomalie secondarie del recupero. Evidenza di 1 battito ectopico ventricolare".

57 **La risposta corretta è la B.**

L'elettrocardiogramma della paziente del caso clinico evidenzia un ritmo sinusale a FC di 60 bpm. Il ritmo sinusale può essere confermato dalla presenza di P sinusali (positive in inferiori e negative in V1) seguite regolarmente da QRS in rapporto 1:1. Infatti, il referto mostra: "Ritmo sinusale a

FC 60 bpm. Normale conduzione AV ed IV. Anomalie aspecifiche del recupero. QTc 480 ms in V5".

58 **La risposta corretta è la A.**

L'elettrocardiogramma della paziente del caso clinico evidenzia extrasistolia ventricolare organizzata in bigeminismo. Infatti, è evidente un'extrasistole ventricolare dopo ogni QRS (bigeminismo), caratterizzata da un QRS slargato ed asse differente dal QRS di base, oltre che dissociata dall'atrio (onda P evidente nella seconda extrasistole ventricolare nelle precordiali tra QRS e T). Infatti, il referto mostra: "Ritmo sinusale interrotto da extrasistolia ventricolare a doppia morfologia organizzata in maniera bigemina. Anomalie secondarie del recupero".

59 **La risposta corretta è la B.**

Il tracciato del paziente del caso clinico evidenzia flutter atriale. Infatti, è evidente almeno un'onda P positiva nelle inferiori con anomalie del recupero che possono racchiudere al loro interno un'ulteriore onda P. In questi casi, è utile rallentare la tachicardia per comprenderne la natura. Inoltre, l'accentuazione della tachicardia con la Flecainide è tipica nel flutter atriale, dove viene rallentata la conduzione atriale, ma non quella del nodo AV, portando ad una tachicardia con minor rapporto tra P e QRS. All'opposto, data l'età si può escludere la tachicardia da rientro AV. Inoltre, la regolarità degli RR esclude l'FA. Infine, l'RP è molto lungo e, di conseguenza, esclude la nodale (oltre al fatto che non è evidente la retro-conduzione delle P negative nelle derivazioni inferiori) (risposte A, C, D ed E errate). Infatti, il referto mostra: "Flutter atriale a FC 150 bpm. Anomalie secondarie del recupero".

60 **La risposta corretta è la C.**

Il tracciato della paziente del caso clinico evidenzia uno STEMI subacuto. Infatti, si evidenzia un chiarissimo sopra-slivellamento in sede inferiore (in III e in AVF) con evidenza nella stessa sede di onda Q e scarsa progressione della R settale, segno di necrosi residua e quindi di evento non acuto. Infatti, il referto mostra: "Ritmo sinusale a FC 120 bpm. Normale conduzione AV (PR 170 ms). Emiblocco anteriore sinistro. Onde Q in III e AVF. Sopra-slivellamento del tratto ST-T in III e AVF".

61 **La risposta corretta è la C.**

L'elettrocardiogramma del paziente del caso clinico mostra aritmia sinusale respiratoria, BAV di I grado e blocco completo di branca destra. Infatti, sono evidenti P sinusali (positive in inferiori e negative in V1 con attivazione concentrica dell'atrio), seguite da QRS con rapporto 1:1, ma con intervalli RR variabili in maniera fasica con progressiva accelerazione e decelerazione. Inoltre, è presente un enorme BAV di I grado, tanto che la P è a ridosso della T precedente. Infatti, il referto mostra: "Aritmia sinusale respiratoria a FC media 80 bpm. BAV di I grado (PR 280 ms). Blocco completo di branca destra (QRS 130 ms). Anomalie secondarie del recupero".

62 **La risposta corretta è la D.**

Il tracciato del paziente del caso clinico evidenzia aritmia sinusale respiratoria. Infatti, si evidenzia la presenza della stessa morfologia di onda P di tipo sinusale (attività atriale concentrica, positiva in inferiori e verso sinistra) seguita da QRS in rapporto 1:1, ma con leggera variabilità RR con fasi progressive di accelerazione e/o decelerazione, come si evidenzia nella parte iniziale della registrazione elettrocardiografica nelle periferiche. Infatti, il referto mostra: "Aritmia sinusale respiratoria a FC media 90 bpm. Normale conduzione AV ed IV. Segni di prevalenza destra. Nei limiti il recupero."

63 **La risposta corretta è la B.**

Il tracciato del paziente del caso clinico evidenzia una fibrillazione atriale con QRS spontaneo. Infatti, è presente un ritmo irregolare con differenti intervalli RR (diversi intervalli tra i vari QRS) con assenza di onde P. Il QRS è spontaneo in blocco completo di branca sinistra e non è presente ritmo da pacemaker (risposte C, D ed E errate). In caso di fibrillazione atriale, le onde P non hanno voltaggio valido o hanno un'attività troppo rapida per essere trascinate sul ventricolo dal pacemaker. Infatti, la FC del ventricolo non è assolutamente paragonabile alla rapidità dell'attività vermicolare dell'atrio in una fibrillazione atriale, né c'è una risposta VVI poiché l'attività ventricolare sarebbe in tal caso regolare (risposta A errata). Infatti, il referto mostra: "Aritmia caotica totale da fibrillazione atriale a frequenza ventricolare media 65 bpm. Blocco completo di branca sinistra (QRS 130 ms). Anomalie secondarie della ripolarizzazione".

64 **La risposta corretta è la C.**

L'elettrocardiogramma del paziente del caso clinico evidenzia flutter atriale. Infatti, il tracciato evidenzia più onde P ad elevata frequenza prima di ogni QRS, inoltre, è evidente anche una variabilità della conduzione atrio-ventricolare (talora 1:1, 2:1 ed anche 3:1). La morfologia delle onde P dal tracciato suggerisce un flutter atipico, anche se solo uno studio elettrofisiologico potrebbe confermare la reale sede e natura del rientro. Al contrario, data l'età si può escludere la tachicardia da rientro AV (risposta E errata). La presenza delle onde P esclude sia la fibrillazione atriale che la tachicardia giunzionale (risposte A e D errate). Infine, la presenza di più onde P prima di ogni QRS esclude l'aritmia sinusale respiratoria (risposta B errata). Infatti, il referto mostra: "Flutter atriale a conduzione ventricolare variabile a FC media 95 bpm. Anomalie aspecifiche del recupero".

65 **La risposta corretta è la C.**

L'origine della extrasistolia ventricolare del tracciato del paziente del caso clinico è approssimativamente il tratto di efflusso del ventricolo sinistro. Infatti, c'è positività nelle derivazioni inferiori (partenza dall'alto e diretta verso il basso) e negatività nella derivazione I (partenza da sinistra, quindi, diretta verso destra), oltre che precordiali positive eccetto in V1 (in genere, quando l'extrasistole ha una positività dell'onda QRS già molto precoce, cioè non dopo V3, è un forte segno di partenza dal tratto di efflusso sinistro). Non può provenire dall'apice del ventricolo sinistro, altrimenti le precordiali più laterali sarebbero negative (risposte A, B, D ed E errate). Infatti, il referto mostra: "Ritmo sinusale a FC 80 bpm. Normale conduzione AV ed IV. Extrasistolia ventricolare da tratto di efflusso sinistro. Anomalie secondarie del recupero".

66 **La risposta corretta è la D.**

L'elettrocardiogramma del paziente del caso clinico evidenzia ritmo sinusale con blocco completo di branca destra ed emi-blocco anteriore sinistro. Infatti, si evidenziano:

- *complessi rsR' in V1 con QRS slargato, onde S larghe e rallentate in I, V6, II: reperti tipici del blocco completo di branca destra;*
- *deviazione assiale sinistra; rS in III, II e AVF; onda S maggiore in III che in II (S2>S3): reperti tipici del emi-blocco anteriore sinistro.*

Infatti, il referto mostra: "Ritmo sinusale a FC 95 bpm. Normale conduzione AV (PR 180 ms). Blocco completo di branca destra (QRS 130 ms). Emiblocco anteriore sinistro. Anomalie aspecifiche del recupero in sede infero-laterale".

67 **La risposta corretta è la D.**

Il tracciato del paziente del caso clinico evidenzia tachicardia atriale multifocale, una tachicardia a QRS stretto regolare in cui sono evidenti più morfologie di onde P (almeno 3) con variabilità degli intervalli RR, PP, PR. Infatti, il referto mostra: "Tachicardia atriale multifocale a FC media 110 bpm. Emiblocco anteriore sinistro. Anomalie aspecifiche del recupero."

68 **La risposta corretta è la C.**

Il tracciato del paziente del caso clinico mostra sia onde T giganti che allungamento del QT. Tali reperti sono tipici dei pazienti con accidenti cerebrovascolari, insieme all'aumento del voltaggio dell'onda U e alle alterazioni del tratto ST-T. Infatti, il referto mostra: "Ritmo sinusale a FC 70 bpm. Normale conduzione AV. Anomalie del recupero con onde T negative diffuse, giganti in V3 e V4. QTc 565 ms in V5".

69 **La risposta corretta è la A.**

Il tracciato del paziente del caso clinico mostra QT lungo ed anomalie dell'atriogramma. Infatti, è presente un QT visibilmente allungato che arriva dopo correzione a 539 ms (infatti, 480 ms : √ 800 ms dà 539 ms), e anomalie dell'atriogramma date da onde P strette ed alte (in genere segno di ingrossamento atriale destro). Infatti, il referto mostra: "Ritmo sinusale a FC 60 bpm. Anomalie dell'atriogramma. Normale conduzione AV ed IV. Anomalie aspecifiche del recupero. QTc 539 ms in V5".

70 **La risposta corretta è la B.**

Il tracciato del paziente del caso clinico presenta fibrillazione atriale. Infatti, si evidenzia ritmo irregolare con differenti intervalli RR (diversi intervalli tra i vari QRS) con assenza di onde P ben evidenti (sostituiti da attività di basso voltaggio irregolare, visibile come piccole vermicolazioni dell'isoelettrica prima dei QRS). Infatti, il referto mostra: "Aritmia caotica totale da fibrillazione atriale a frequenza ventricolare media 125 bpm. Anomalie aspecifiche della ripolarizzazione ventricolare."

71 **La risposta corretta è la E.**

L'elettrocardiogramma del paziente del caso clinico rivela una tachicardia sopra-ventricolare. Tale tachicardia ha una risposta ventricolare rapida e non è emodinamicamente sostenibile, dunque, deve essere trattata con cardioversione elettrica. Non è un'aritmia di origine ventricolare in quanto il QRS non è particolarmente slargato, la morfologia è da tipico blocco di branca destra e c'è sincronismo tra atrio e ventricolo (ad ogni P corrisponde QRS con rapporto 1:1) (risposta A errata). Al contrario, la fibrillazione ventricolare mostra un QRS con voltaggio basso, attività elettrica irregolare e complessi polimorfi (risposta B errata). Infine, la regolarità dell'aritmia e la presenza di onda P escludono la fibrillazione atriale (risposta C errata). Infatti, il referto mostra: "Tachicardia sopra-ventricolare a FC 130 bpm. Blocco completo di branca destra. Emiblocco anteriore sinistro. Anomalie secondarie del recupero.".

72 **La risposta corretta è la E.**

Dall'ECG del paziente del caso clinico si ricava che è stimolato anche da pacing sinistro. Infatti, oltre la normale stimolazione ventricolare destra, è presente una stimolazione ventricolare sinistra, evidente per la derivazione I negativa e la III positiva: il defibrillatore trans-venoso funziona anche da pacemaker e, talvolta, si può impiantare un device CRT-D, cioè un re-sincronizzatore con un altro catetere ventricolare a sinistra (posto in tale sede attraverso il seno coronarico). Infatti, il referto mostra: "Ritmo sinusale a stimolazione biventricolare elettro-indotta atrio-guidata (modalità VDD) a FC 95 bpm. Anomalie secondarie del recupero".

73 **La risposta corretta è la C.**

L'ECG del paziente del caso clinico evidenzia blocco incompleto di branca destra. Il tracciato, infatti, evidenzia aspetto rSr' in V1 e V2 con QRS non slargato (QRS di 100 ms) in assenza di slargamento della S in I e V6, che confermano il blocco non completo di branca destra. Infatti, il referto mostra: "Ritmo sinusale a FC 100 bpm. Normale conduzione AV (PR 120 ms). Blocco incompleto di branca destra (QRS 100 ms). Anomalie aspecifiche della ripolarizzazione".

74 **La risposta corretta è la E.**

Il paziente, in base ai dati clinico anamnestici ed all'elettrocardiogramma, presenta tachicardia parossistica sopra-ventricolare ed il primo approccio è sottoporlo a massaggio del seno carotideo. Infatti, il tracciato mostra una tachicardia regolare a complessi larghi: il QRS è largo perché la tachicardia può essere condotta con aberranza, oppure, per la presenza di blocco di branca che poteva essere pre-esistente. Infatti, il referto mostra: "Tachicardia sopra-ventricolare a FC 100 bpm. Blocco completo di branca sinistra (QRS 130 ms). Anomalie secondarie del recupero".

75 **La risposta corretta è la E.**

Il tracciato del paziente del caso clinico non presenta deviazione assiale destra: l'asse è normo-orientato e più nello specifico l'AQRS è compreso tra 30° e 60°. Infatti, le inferiori II e III sono positive, AVL è positiva, III è leggermente negativa ed AVR è negativa. Infatti, il referto mostra: "Ritmo sinusale a FC 80 bpm. Normale conduzione AV. Blocco completo di branca destra (QRS 120 ms). Anomalie secondarie del recupero. Evidenza di una extrasistole sopra-ventricolare."

76 **La risposta corretta è la E.**

Il tracciato del paziente del caso clinico, dopo massaggio del seno carotideo, mostra una bradicardia sinusale a FC di 60 bpm. Infatti, è evidente la chiara presenza di P sinusali (positive in inferiori e negative in V1) seguite da QRS stretti con rapporto 1:1 e con lo stesso intervallo PR. La presenza di onde P prima di ogni QRS esclude l'arresto sinusale, inoltre, un PR normale ed un rapporto P:QRS di 1:1 escludono il BAV di II grado (risposte A, B, C e D errate). Infatti, il referto mostra: "Bradicardia sinusale a 60 bpm. Normale conduzione AV ed IV. Anomalie aspecifiche della ripolarizzazione ventricolare".

77 **La risposta corretta è la D.**

Il paziente, in base ai dati clinico-anamnestici ed all'elettrocardiogramma, presenta una fibrillazione atriale a risposta ventricolare media di 115 bpm. All'opposto, l'ECG non mostra un flutter atriale per l'assenza di chiare onde P ed il ritmo irregolare (intervalli RR molto variabili) (risposte C ed E errate). Infine, ogni quadrato piccolo sulla carta millimetrata (ad una velocità di 25 mm/s) corrisponde a 0,04 secondi, così come un quadrato grande (costituito da 5 quadratini piccoli) corrisponde a 0.2 secondi. Sia per i ritmi regolari ed i ritmi irregolari, è possibile valutare il numero di quadrati grandi che ingloba tutti i QRS di una derivazione (per esempio, l'ECG del caso clinico mostra 10 QRS in 26 quadrati grandi, cioè 10 battiti in 5.2 secondi): in 60 secondi sono presenti 11.5 intervalli di 5.2 secondi; quindi, se in un intervallo di 5.2 secondi sono presenti 10 battiti, per calcolare la frequenza è possibile effettuare il seguente calcolo: 10 battiti x 11,5 intervalli = 115 bpm (risposte A ed E errate). Infatti, il referto mostra: "Aritmia totale caotica da fibrillazione atriale a RVM 115 bpm. Lieve ritardo di conduzione destra. Anomalie aspecifiche del recupero"

78 **La risposta corretta è la C.**

L'ECG del paziente del caso clinico evidenzia un ritmo sinusale con stimolazione biventricolare ed extrasistole ventricolare. Infatti, il QRS è slargato con evidenza di onda R senza q in V6, QS in V1-2 con elevazione del punto J con onda T positiva. Tali reperti sarebbero compatibili con un blocco di branca sinistra spontaneo, se non fosse per lo spike prima del QRS (ben evidente), e per un pacing ventricolare destro se non fosse per una componente di stimolazione sinistra (derivazione I negativa e derivazione III fortemente positiva), tipica del CRT-D. Inoltre, è evidente un'extrasistole ventricolare nella registrazione delle precordiali con morfologia diversa dal blocco di branca sinistra presente e con PR più corto, segno della presenza di un'attivazione ventricolare precoce che giunge subito dopo quella atriale. Infatti, il referto mostra "Ritmo sinusale a stimolazione elettro-indotta biventricolare a FC 90 bpm. Anomalie secondarie del recupero. Evidenza di 1 extrasistole ventricolare".

79 **La risposta corretta è la E.**

Il paziente, in base ai dati clinico-anamnestici ed all'elettrocardiogramma, presenta probabilmente cardiomiopatia ipertrofica apicale. Il tracciato evidenzia un'ipertrofia marcata e localizzata con ampio voltaggio (onde R alte) nelle derivazioni settali (V3-4) con onde T negative profonde (tipiche della cardiomiopatia ipertrofica). Infatti, il referto mostra: "Ritmo sinusale a FC 85 bpm. Normale conduzione AV (PR 200 ms). Segni di ipertrofia ventricolare sinistra con precoce onda R in V2. Emiblocco anteriore sinistro. Sotto-slivellamento del tratto ST-T ed onde T negative ed asimmetriche in V3-4".

80 **La risposta corretta è la B.**

Il paziente, in base ai dati clinico-anamnestici ed all'elettrocardiogramma, presenta blocco bi-fascicolare. Infatti, l'ECG mostra blocco completo di branca destra ed emi-blocco anteriore sinistro, evidenziati rispettivamente dall'aspetto rSR' con QRS slargato e da asse deviato superiormente a sinistra con onda S in III più profonda che S in II. In un bambino una FC di 100 bpm non indica una tachicardia, inoltre, nel tracciato non sono presenti segni di ischemia e BAV di I grado (risposte A, C, D ed E errate). Infatti, il referto mostra: "Ritmo sinusale a FC 100 bpm. Normale conduzione AV (PR 200 ms). Blocco completo di branca destra (QRS 120 ms). Emiblocco anteriore sinistro. Anomalie secondarie del recupero.".

81 **La risposta corretta è la A.**

La modalità di stimolazione del pacemaker del paziente del caso clinico è VDD. In dettaglio, la I[a] lettera rappresenta la camera di stimolazione (nel caso clinico solo il ventricolo), la II[a] lettera la camera sentita (nel caso clinico Double, cioè sia atrio che ventricolo) e la III[a] lettera la funzione (nel caso clinico Double, cioè sia inibirsi che triggerarsi su un segnale precedente). Infatti, il pacemaker del paziente stimola il ventricolo, sincronizzandosi sul segnale dell'atrio che sente, dopo un intervallo AV costante impostato. Infatti, il referto mostra: "Ritmo sinusale a stimolazione ventricolare elettro-indotta atrio-guidata (modalità VDD) a FC 60 bpm. Anomalie secondarie del recupero".

82 **La risposta corretta è la B.**

Il vaso più probabilmente coinvolto, in base all'ECG del paziente del caso clinico, è la coronaria destra. Infatti, è evidente uno STEMI con sopra-slivellamento del tratto ST-T in inferiori (II, III e AVF) e V6 con sotto-slivellamento in V1-V2, quindi, un interessamento infero-posteriore, tipico della occlusione della coronaria destra. Infatti, il referto mostra: "Ritmo sinusale a FC 140 bpm. Normale conduzione AV. Onde q in III e AVF. Sopra-slivellamento del tratto ST-T in inferiori e V6. Sotto-slivellamento del tratto ST-T in V1-2.

83 **La risposta corretta è la E.**

La paziente, in base ai reperti clinico-anamnestici ed all'elettrocardiogramma, necessita di cardioversione farmacologica con amiodarone, previa esclusione di trombi. Infatti, evidente è la fibrillazione atriale e, essendo emodinamicamente stabile, l'approccio consigliato è quello di cardioversione farmacologica con amiodarone (non Flecainide per la presenza di cardiopatia strutturale ischemica di base), previa esclusione di trombi, dato che l'origine della FA è indeterminata ed i sintomi sono presenti da 1 settimana. La cardioversione elettrica è utile in prima istanza nel paziente emodinamicamente instabile o in seconda istanza nel paziente emodinamicamente stabile (risposte B, C, D ed E errate). L'adenosina è meno indicata in caso di fibrillazione atriale (risposta A errata). Infatti, il referto mostra: "Tachiaritmia totale da fibrillazione atriale a RVM 100 bpm. Anomalie aspecifiche del recupero".

84 **La risposta corretta è la D.**

L'elettrocardiogramma del paziente del caso clinico evidenzia un blocco incompleto di branca destra. Infatti, è chiaro l'aspetto rSR' in V1-V2 con QRS non slargato (110 ms). L'emiblocco anteriore sinistro è escludibile perché l'asse è diretto all'incirca a 60 gradi e le onde S in II e III non sono sufficientemente profonde (risposta B errata). Infatti, il referto mostra: "Ritmo sinusale a FC di 75 bpm. Normale conduzione AV. Blocco incompleto di branca destra (QRS 110 ms). Anomalie secondarie del recupero".

85 **La risposta corretta è la D.**

L'elettrocardiogramma del paziente del caso clinico evidenzia lieve ritardo di conduzione destra. Nonostante l'aspetto rSr', non è presente un blocco di branca destro (il QRS è sotto 120 ms), neppure incompleto, poiché l'aspetto è limitato a V1 ed il QRS è molto stretto (80 ms) (risposte A, B, C ed E errate). Infatti, il referto mostra: "Ritmo sinusale a FC di 85 bpm. Normale conduzione AV. Lieve ritardo di conduzione destra. Anomalie aspecifiche della ripolarizzazione".

86 **La risposta corretta è la E.**

Il valore del QTc dell'elettrocardiogramma del paziente del caso clinico è 388 ms. Il calcolo è effettuato utilizzando la formula di Bazett, considerando le derivazioni da V2-V6. Il V5 del caso clinico mostra un QT di 8 quadratini (320 ms) e l'RR per la correzione è di 17 quadratini (680 ms). La formula di Bazett per il QTc è QT / √RR. Quindi, 320 : 82,4 dà 388 ms (intervallo QTc nella norma). Infatti, il referto mostra: "Ritmo sinusale a FC 100 bpm. Normale conduzione AV ed IV. Anomalie aspecifiche del recupero. QTc 388 ms in V5".

87 **La risposta corretta è la C.**

L'ECG del paziente del caso clinico evidenzia bigeminismo sopra-ventricolare. Infatti, è evidente la presenza di battiti anticipati di origine sopra-ventricolare, dati da onde P anticipate seguite da un QRS stretto con lo stesso asse elettrico del QRS di base, che seguono ogni QRS regolarmente. Infatti, il referto mostra: "Ritmo sinusale a FC 120 bpm. Normale conduzione AV ed IV. Anomalie aspecifiche del recupero. Evidenza di extrasistolia sopra-ventricolare organizzata in maniera bigemina".

88 **La risposta corretta è la A.**

Il paziente, in base all'elettrocardiogramma, presenta una fibrillazione atriale a risposta ventricolare media di 144 bpm. Infatti, il referto mostra: "Aritmia totale caotica da fibrillazione atriale a risposta ventricolare media di 144 bpm. Anomalie aspecifiche del recupero".

89 **La risposta corretta è la B.**

Il tracciato del paziente del caso clinico evidenzia flutter atriale tipico comune. Infatti, è evidente una costante attività atriale rapida regolare (FC atriale 150 bpm) con conduzione variabile al ventricolo (talora con rapporto 3:1, talora 2:1 o 4:1), che esclude la fibrillazione atriale. Inoltre, evidenti sono le onde P a dente di sega con ascesa rapida e discesa lenta (con maggior componente negativa in inferiori) senza intermezzo di isoelettrica che conferma la diagnosi di flutter atriale tipico comune, cioè con circuito antiorario a livello dell'atrio destro. Infatti, il referto mostra: "Flutter atriale tipico comune (a conduzione ventricolare variabile: 4:1/3:1/2:1) a FVM 78 bpm. Anomalie secondarie del recupero.".

90 **La risposta corretta è la B.**

Il tracciato del caso non mostra l'emi-blocco anteriore sinistro. In dettaglio, l'ECG mostra un blocco di branca destra per la presenza di rSR' e delle S larghe in I, AVL e laterali. Nonostante la presenza di S profonde in II e III , è evidente che S3 < S2, quindi non è presente un emi-blocco anteriore sinistro. Infatti, il referto mostra: "Ritmo sinusale a FC 60 bpm. Normale conduzione AV (PR 130 ms). Blocco completo di branca destra (QRS 150 ms). Anomalie secondarie del recupero.".

91 **La risposta corretta è la C.**

L'ECG del paziente del caso clinico evidenzia flutter atriale. Infatti, è chiara la presenza di 2 P visibili che procedono ogni QRS (in dettaglio, è evidente nelle inferiori la presenza di P verosimilmente negative a FC costante 250 bpm, di cui una in prossimità della T del QRS precedente). All'opposto, la tachicardia nodale è da escludere perché non c'è rapporto 1:1 tra P e QRS (risposta A errata). Infine, la regolarità esclude la fibrillazione atriale ed il QRS stretto la fascicolare (risposte B, D ed E errata). Infatti, il referto mostra: "Flutter atriale (a conduzione ventricolare 2:1) a FC 110 bpm.

Anomalie secondarie del recupero.".

92 **La risposta corretta è la A.**
L'asse elettrico (AQRS) dell'elettrocardiogramma del caso clinico è a - 15°. Infatti, AVF è negativo con asse diretto superiormente e la derivazione I è positiva con asse diretto a destra. I e AVL hanno il QRS di medesima morfologia, quindi l'asse viene a trovarsi alla bisettrice dell'angolo tra le due derivazioni, quindi tra 0 e 30°, cioè 15°. Infatti, il referto mostra: "Ritmo sinusale a FC 85 bpm. Normale conduzione AV ed IV. Asse elettrico cardiaco diretto a 15°. Anomalie aspecifiche del recupero. ".

93 **La risposta corretta è la A.**
Il tracciato del paziente del caso clinico evidenzia una tachicardia sinusale a FC 110 bpm. Infatti, è evidente la chiara presenza di P sinusali (positive in inferiori e negative in V1) seguite da QRS stretti regolarmente con rapporto 1:1 e con lo stesso intervallo PR. Infatti, il referto mostra: "Tachicardia sinusale a 110 bpm. Normale conduzione AV ed IV. Anomalie aspecifiche della ripolarizzazione ventricolare".

94 **La risposta corretta è la D.**
Il paziente, in base ai dati clinico-anamnestici ed all'elettrocardiogramma, presenta evidenza di spike bicamerali in assenza di cattura ed attività elettrica cardiaca. Infatti, è chiara la presenza di asistolia (assente qualsiasi attività elettrica e meccanica cardiaca), ma sono presenti i due spike del pacemaker (atriale e ventricolare). I due spike sono isolati perché non riescono a garantire la cattura ed elicitare una risposta del muscolo cardiaco (tessuto inerte o cateteri mal posizionati). Infatti, il referto mostra: "Asistolia completa. Evidenza di spike atriali e ventricolari del PM in modalità DDI in assenza di risposta atriale o ventricolare.".

95 **La risposta corretta è la B.**
L'ECG del paziente del caso clinico evidenzia un flutter atriale tipico comune. Infatti, è evidente una regolare attività atriale rapida (FC atriale 200 bpm) con conduzione variabile ai ventricoli (talora con rapporto 1:1, talora 3:1 o 2:1), che permette di escludere la fibrillazione atriale. Inoltre, le onde P a dente di sega con ascesa rapida e discesa lenta (con maggior componente negativa in inferiori e positiva in V1) senza intermezzo di isoelettrica (segno di un macro-circuito che coinvolge tutto l'atrio destro e che lo lascia continuamente attivo) permettono di confermare la diagnosi di flutter atriale tipico comune, cioè con circuito antiorario a livello dell'atrio destro. Infatti, il referto mostra: "Flutter atriale tipico comune (a conduzione ventricolare variabile: 1:1/3:1/2:1) a FVM 120 bpm. Anomalie secondarie del recupero.".

96 **La risposta corretta è la A.**
L'ECG del paziente del caso clinico evidenzia ritmo sinusale con blocco completo di branca sinistra e extrasistoli ventricolari. Infatti, il QRS è slargato con evidenza di onda R senza q in laterali (I e V6), QS in V1-2 con elevazione del punto J con onda T positiva. Sono evidenti due extrasistoli ventricolari nella registrazione delle precordiali con morfologia diversa dal blocco di branca sinistra presente e con PR più corto, segno che c'è un'attivazione ventricolare precoce che giunge subito dopo quella atriale. È evidente l'onda P prima dei QRS ed il ritmo regolare che escludono la fibrillazione atriale (risposte B, C, D ed E errate). Infatti, il referto mostra "Ritmo sinusale a FC 100 bpm. Anomalie dell'atriogramma. Normale conduzione AV (PR 180 ms). Blocco completo di branca sinistra (QRS 140 ms). Anomalie secondarie del recupero. Evidenza di 2 extrasistoli ventricolari".

97 **La risposta corretta è la B.**
L'ECG del paziente del caso clinico evidenzia bradicardia sinusale. Infatti, la FC è di 60 bpm, come dimostrato dalla distanza tra un QRS e l'altro di 5 quadrati grandi, quindi, 300 : 5 dà 60 battiti al minuto. Non sono presenti altri reperti ed il QTc è di 440 ms in V5 (risposte A, C, D ed E errate). Infatti, il referto mostra: "Ritmo sinusale a FC 60 bpm. BAV I grado (PR 220 ms). Emiblocco anteriore sinistro. Anomalie aspecifiche del recupero.".

98 **La risposta corretta è la C.**
L'ECG del paziente del caso clinico mostra blocco completo di branca sinistra isolato. Infatti, il QRS è slargato con evidenza di onda R senza q in laterali (I e V6), QS in V1-2 con elevazione del punto J con onda T positiva. Si esclude lo STEMI in base ad i criteri di Sgarbossa; infatti, in nessuna derivazione con discordanza tra QRS e onda T è presente un sopra-slivellamento del tratto ST-T di 5 mm e di 1 mm quando c'è concordanza (risposte A, B, D ed E errate). Infatti, il referto mostra "Ritmo sinusale a FC 100 bpm. Normale conduzione AV (PR 180 ms). Blocco completo di branca sinistra (QRS 130 ms). Anomalie secondarie del recupero".

99 **La risposta corretta è la D.**
L'ECG del paziente del caso clinico evidenzia una tachicardia totale da fibrillazione atriale, che ha origine dalle vene polmonari. In dettaglio, l'ECG mostra una tachicardia a QRS stretto, caratterizzata da intervalli RR irregolari ed assenza completa di onde P vere e proprie (differente morfologia e voltaggio), che lasciano spazio ad attività irregolare ed a basso voltaggio. Infatti, il referto mostra: "Tachiaritmia totale da fibrillazione atriale a FVM 100 bpm. Anomalie aspecifiche del recupero".

100 **La risposta corretta è la D.**
Il tracciato del paziente del caso clinico evidenzia flutter atriale atipico, che non ha la tipica origine dall'atrio destro nel circuito dell'istmo cavo-tricuspidalico. In dettaglio, la paziente del caso clinico ha subito pregressa chirurgia cardiaca con probabili aree cicatriziali da cui si potrebbe originare un circuito da rientro. In dettaglio, il flutter atriale atipico, a differenza del tipico, può presentare isoelettrica tra le P perché l'attivazione atriale non è continua, e la conduzione è molto più variabile: infatti, sono presenti più onde P con simile morfologia e con FC atriale molto elevata (> 300 bpm circa). Infatti, il referto mostra: "Flutter atriale atipico a FVM 120 bpm. Anomalie secondarie del recupero.".

SEZIONE SECONDA

SIMULAZIONI CON ECG COMMENTATE

Le simulazioni dalla 021 alla 026 possono essere svolte online.

2.2 SIMULAZIONI ONLINE

- 021 - Simulazione da 100 ECG con rispose commentate — Simulatore Ministeriale online
- 022 - Simulazione da 100 ECG con rispose commentate — Simulatore Ministeriale online
- 023 - Simulazione da 100 ECG con rispose commentate — Simulatore Ministeriale online
- 024 - Simulazione da 100 ECG con rispose commentate — Simulatore Ministeriale online
- 025 - Simulazione da 100 ECG con rispose commentate — Simulatore Ministeriale online
- 026 - Simulazione da 100 ECG con rispose commentate — Simulatore Ministeriale online

Per accedere alla simulazione:

- Dal suo telefono, effettui la scansiona del QRCODE, oppure, apra il seguente link:
  - https://app.testammissione.com/qr=ssm021a26
- Dal Desktop, effettui il download della APP Desktop dal seguente link:
  - https://testammissione.com/download

SEZIONE TERZA

SIMULAZIONI CON RX, RM, TC ED ECO COMMENTATE

La terza sezione presenta quattro simulazioni contenenti Scenari con RX, RM, ECO e TC commentate. La prima simulazione è cartacea, le altre possono essere svolte online con il simulatore ministeriale.

La simulazione 27 contiene 100 quesiti ministeriali radiologici. *Può anche svolgere la simulazione online per visualizzare le immagini presentate in HD.*

1 Scenario clinico XCVS. Un uomo di 57 anni si reca al PS del Policlinico di Bari, dopo una caduta in bicicletta. Si effettua un RX, che mostra una frattura. Qual è il tipo di frattura evidenziata dal radiologo?

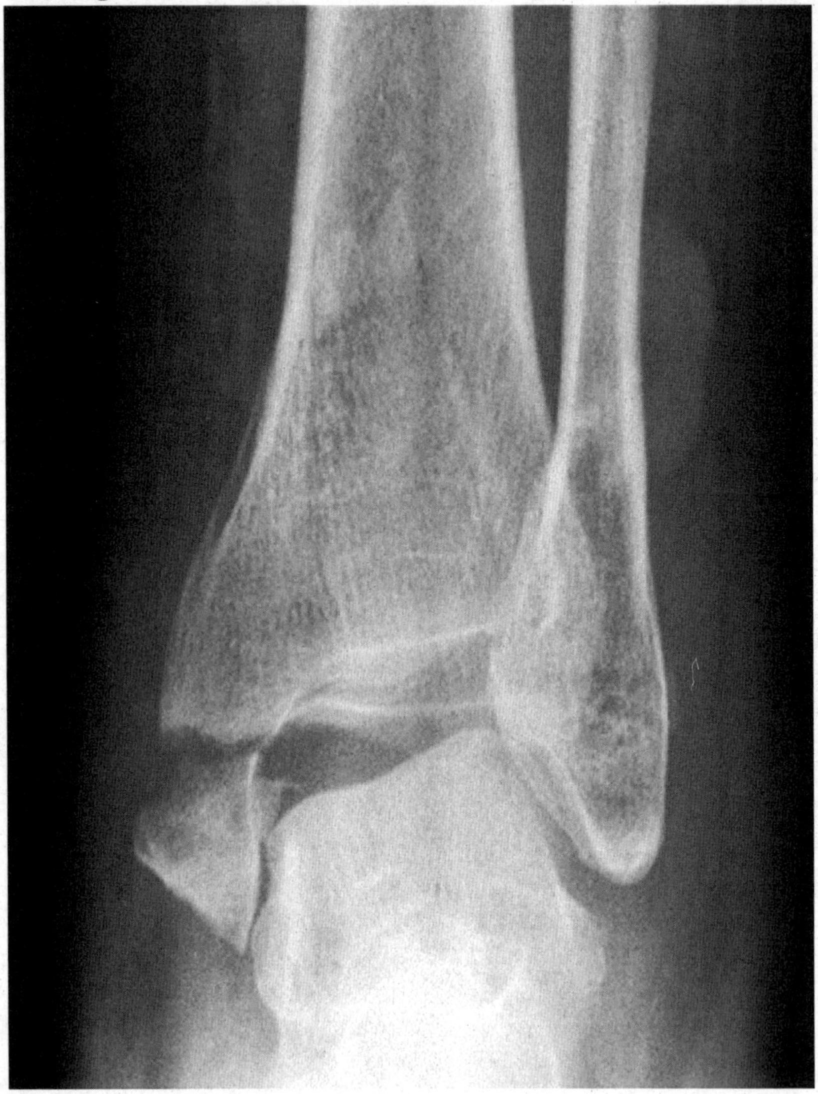

A Frattura della diafisi peroneale

B Frattura del malleolo tibiale

C Frattura della diafisi tibiale

D Frattura del malleolo peroneale

E Frattura dell'astragalo

2 **Scenario clinico XCVS2. Una signora di mezza età, professoressa in pensione, effettua una RX per dolori lombari diffusi. Cosa si apprezza alla RX?**

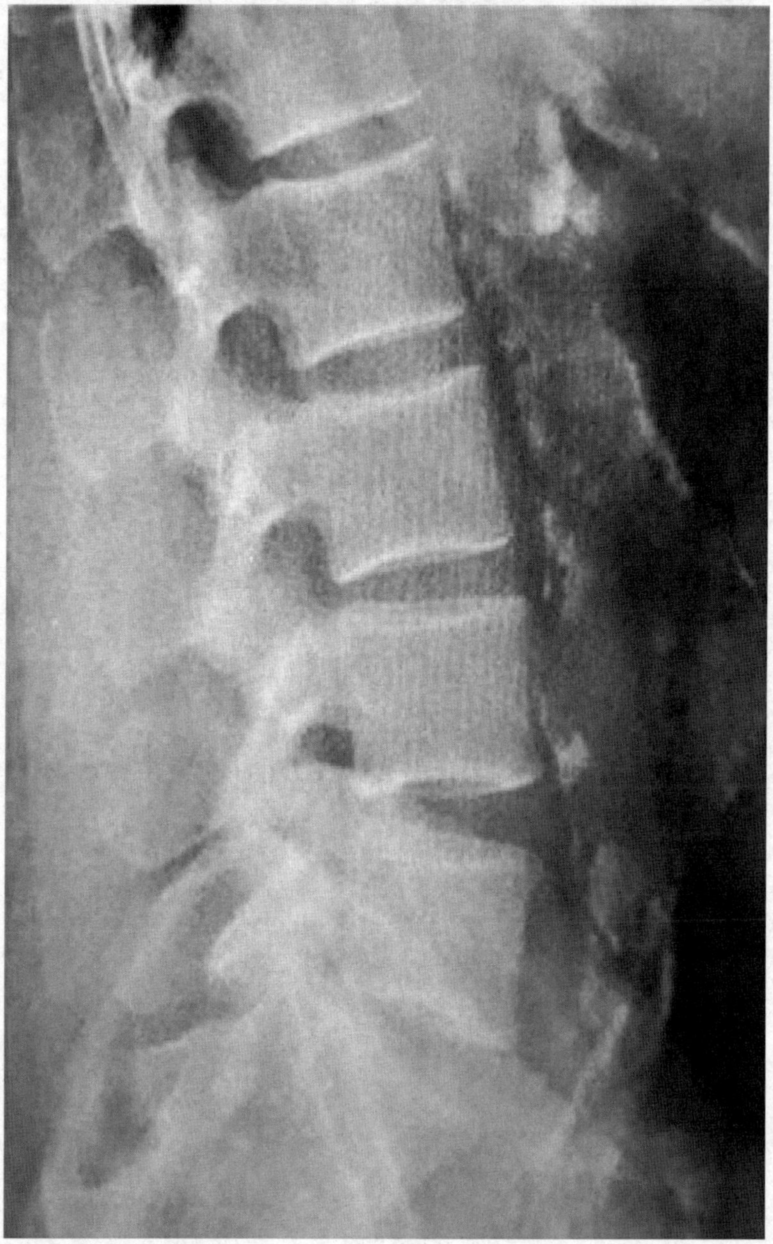

A Frattura di L5

B Retrolistesi di L2 su L3

C Aneurisma dell'aorta addominale

D Sovradistensione intestinale con marcata coprostasi

E Spondilite anchilosante

3 **Scenario clinico XCVS3. Una commerciante di mezza età, mentre stava spostando dei pacchi, cade per le scale. Viene effettuata una RX della spalla, cosa si evidenzia?**

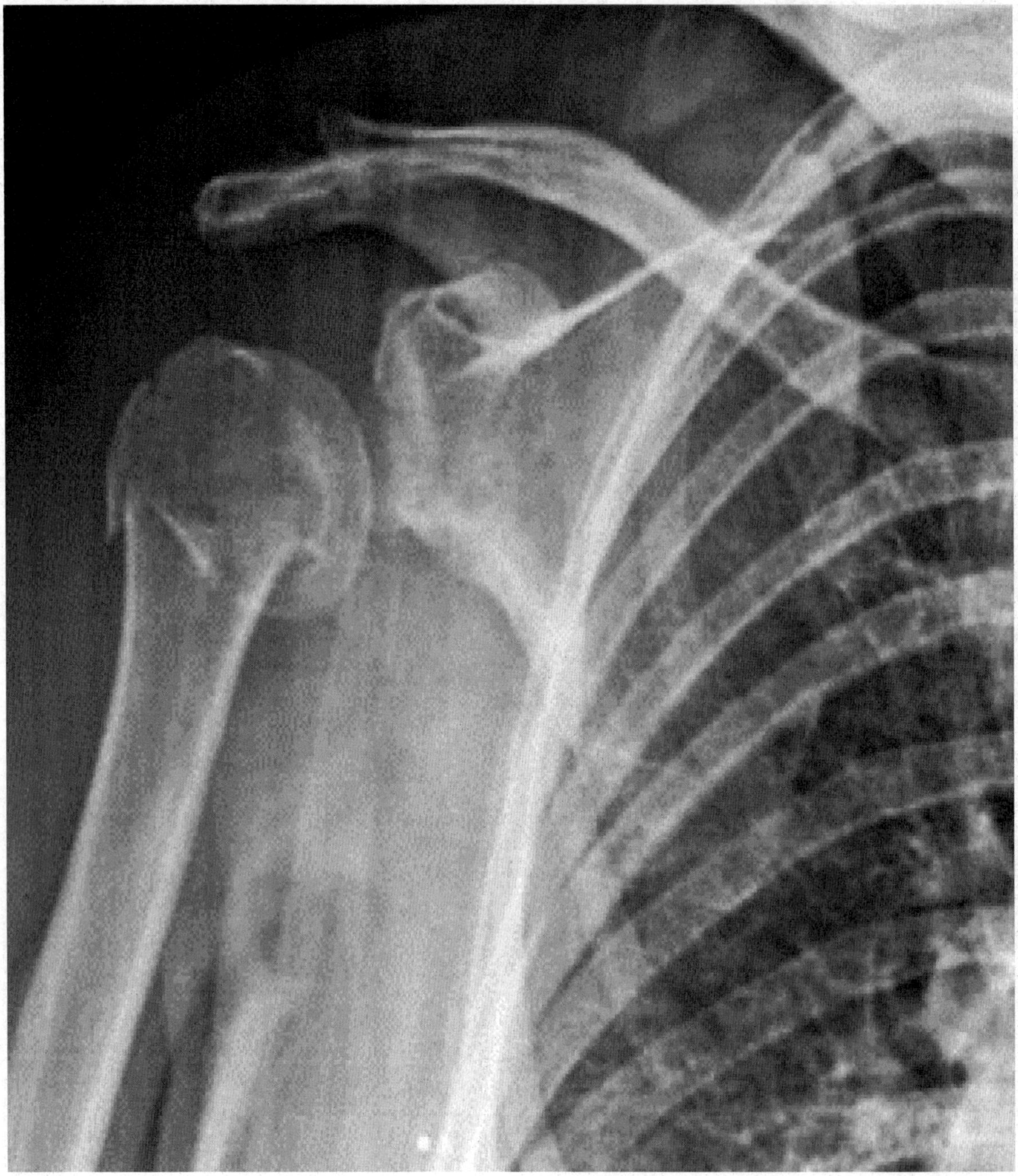

- [A] Frattura della diafisi omerale
- [B] Frattura della scapola
- [C] Frattura dell'acromion
- [D] Frattura del collo chirurgico omerale
- [E] Fratture costali multiple

4 **Scenario clinico EVVD. Un uomo di 43 anni giunge in PS per un dolore toracico. Viene effettuata una RX di routine. Cosa si apprezza nella RX?**

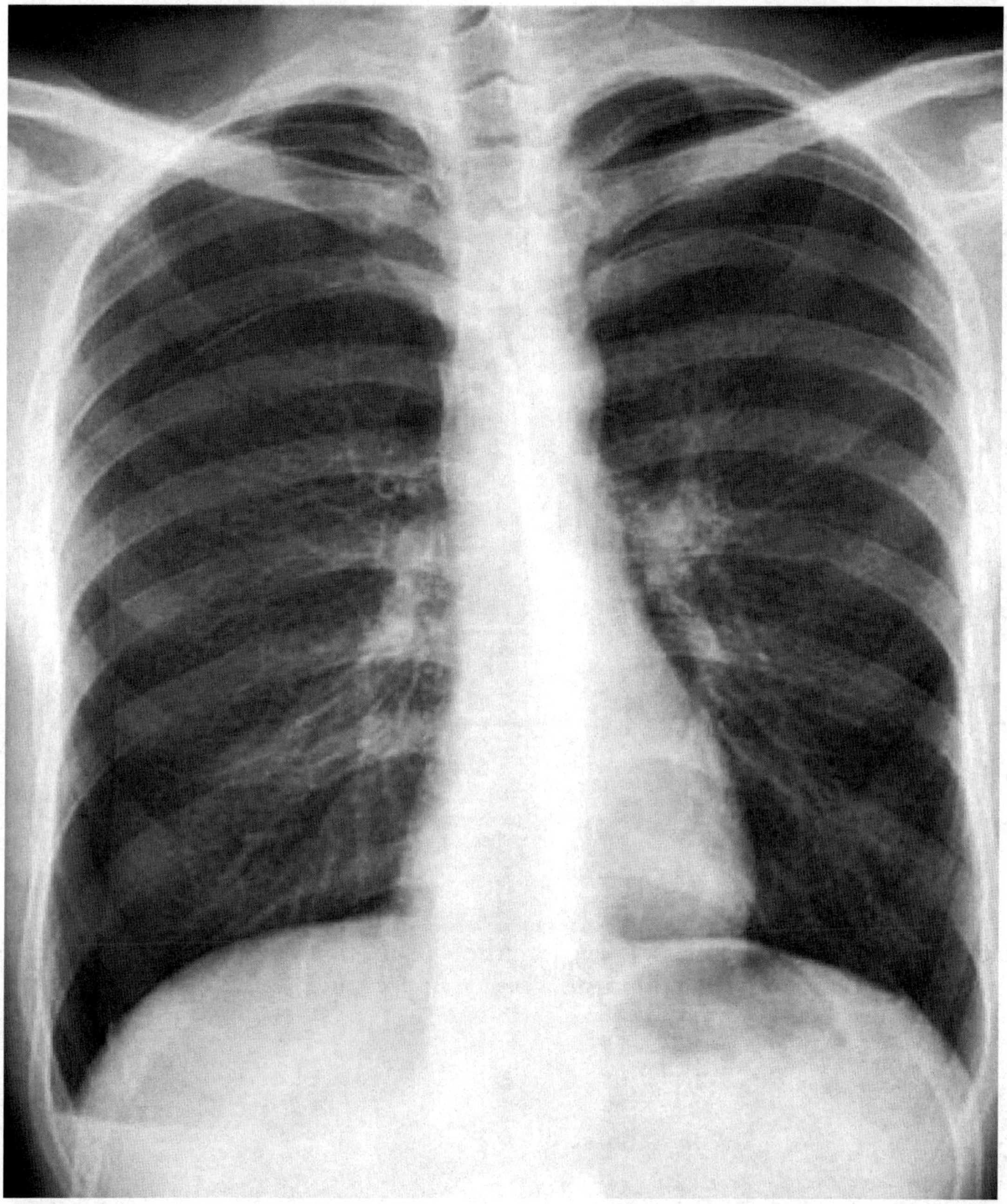

[A] Polmonite medio-basale destra

[B] Pneumo-mediastino

[C] Enfisema bilaterale

[D] PNX bilaterale

[E] Pneumoperitoneo

5 **Scenario clinico UHHD. Durante una partita di calcio un uomo cade rovinosamente sul campo. Viene trasportato dagli amici in PS, dove viene effettuata una RX. Cosa si evidenzia alla RX, effettuata in urgenza?**

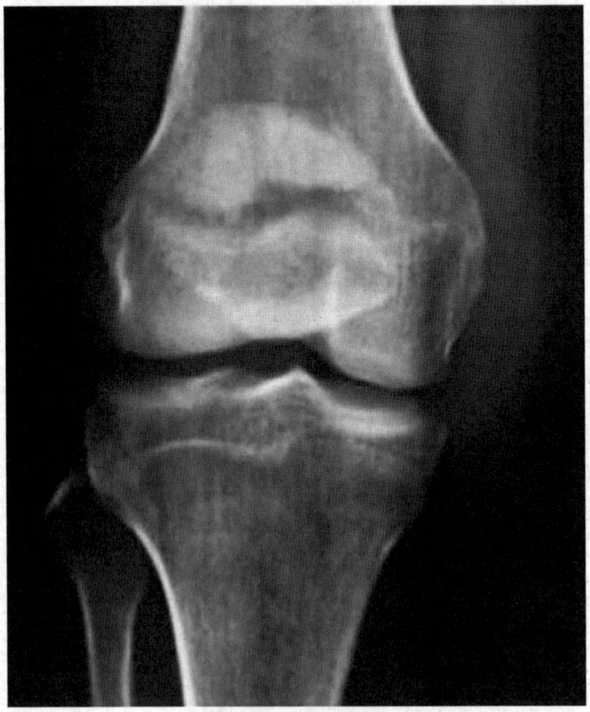

[A] Frattura emi-piatto tibiale laterale
[B] Frattura epifisi prossimale del perone
[C] Frattura di rotula
[D] Frattura condilo femorale mediale
[E] Frattura emi-piatto tibiale mediale

6 **Scenario clinico VVBNC. Una casalinga mentre svolgeva le faccende di casa cade rovinosamente. Viene portata in PS dal marito. Cosa si apprezza nella RX?**

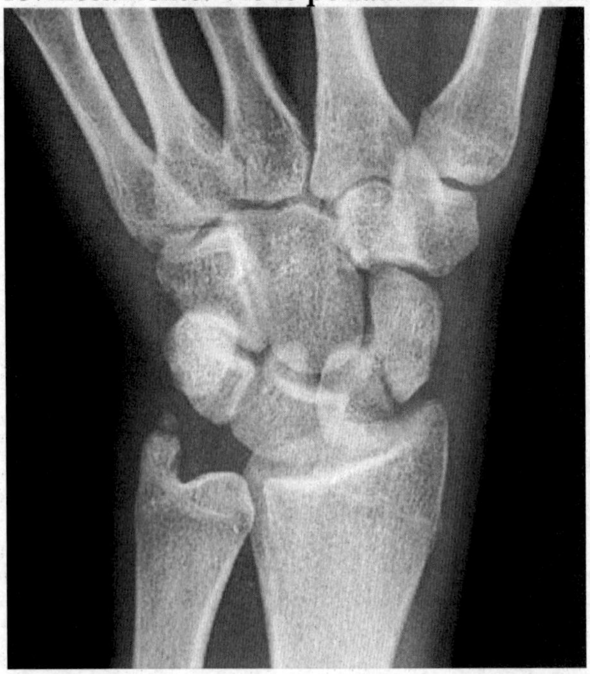

[A] Frattura del capitato
[B] Frattura della base del V metacarpo
[C] Frattura del semilunare
[D] Frattura dell'epifisi distale del radio
[E] Frattura dello scafoide

7 **Scenario clinico FFGD. Nel reparto di Malattie dell'Apparato Respiratorio viene richiesta una RX per un paziente appena ricoverato. Cosa si apprezza alla RX?**

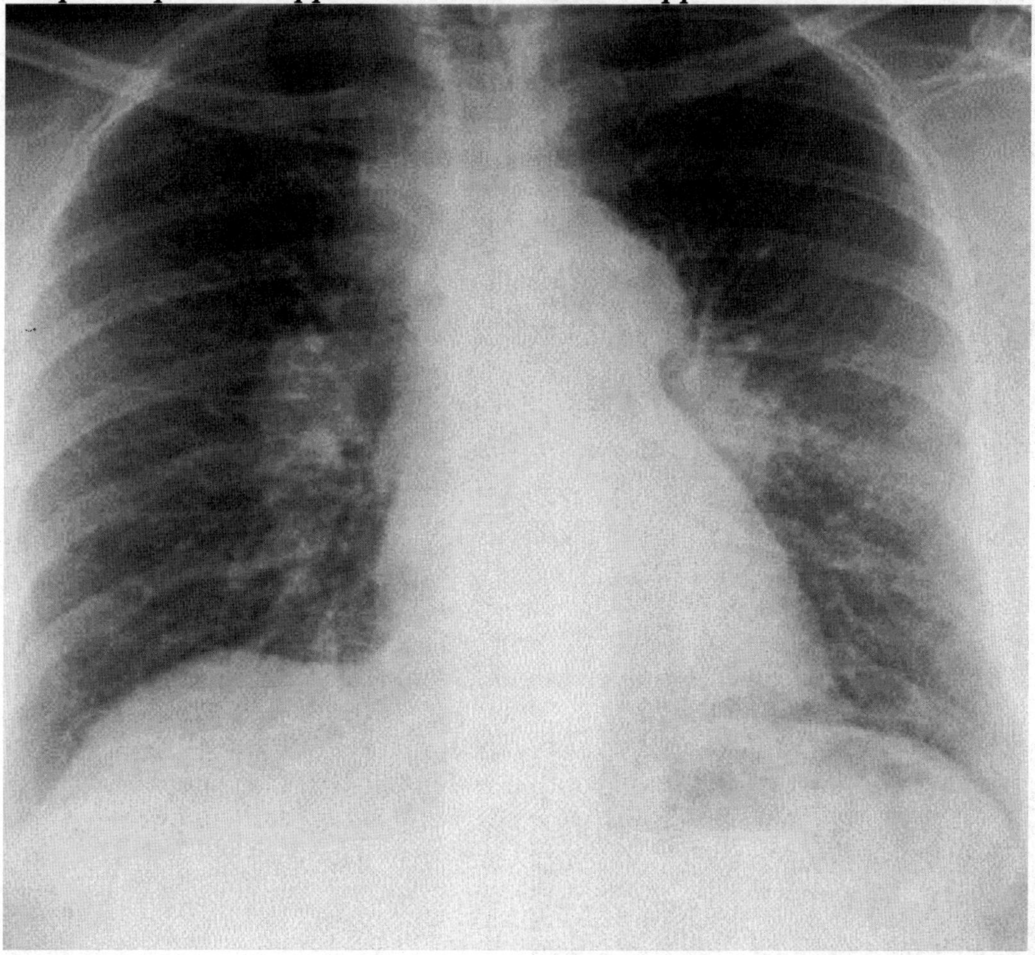

[A] Slargamento ilare bilatelare
[B] Polmonite medio-basale sinistra
[C] Enfisema bilaterale
[D] Pneumo-mediastino
[E] PNX destro

8 **Scenario clinico HHJK. Un famoso giocatore di tennis si reca presso la clinica convenzionata per eseguire una RX della mano. Cosa si apprezza alla RX?**

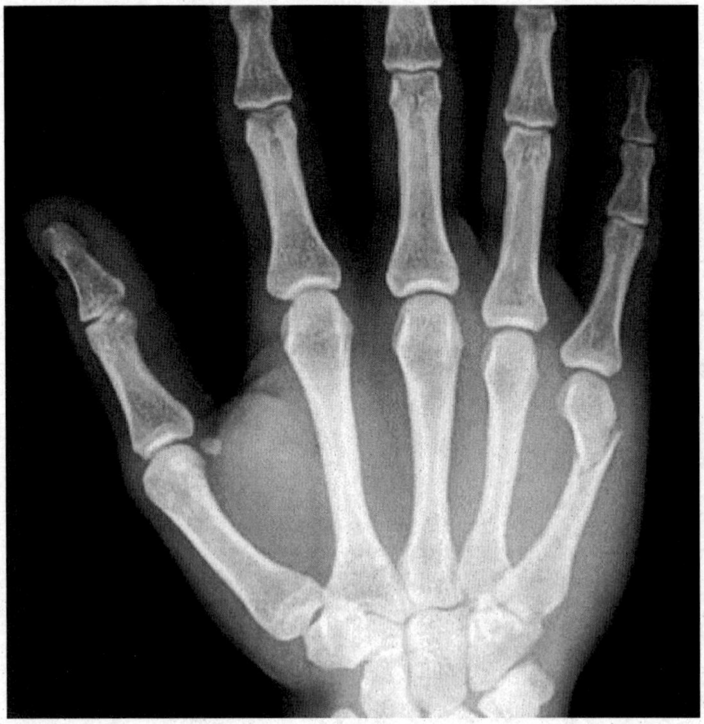

A Frattura del I raggio metacarpale
B Frattura del capitato
C Frattura della falange prossimale del V dito
D Lussazione scafo-lunata
E Frattura testa V raggio metacarpale

9 Scenario clinico BNFD. Presso lo studio convenzionato, viene effettuata una RX. Cosa si valuta alla RX?

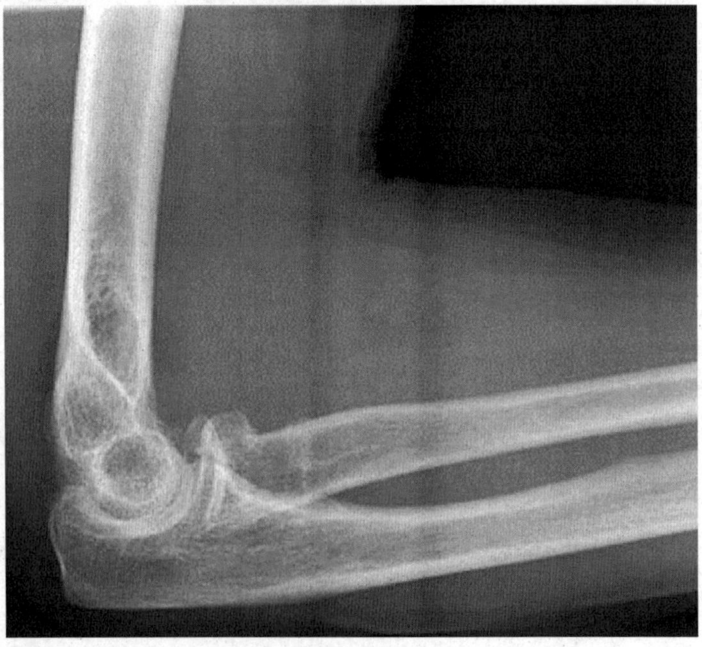

[A] Frattura dell'olecrano
[B] Frattura del capitello radiale
[C] Frattura epifisi distale dell'omero
[D] Frattura epifisi prossimale dell'ulna
[E] Nulla di anomalo

10 **Scenario clinico BASK. Un paziente subito dopo un incidente d'auto si reca in PS, dove viene sottoposto ad una RX. Cosa mette in evidenza l'RX?**

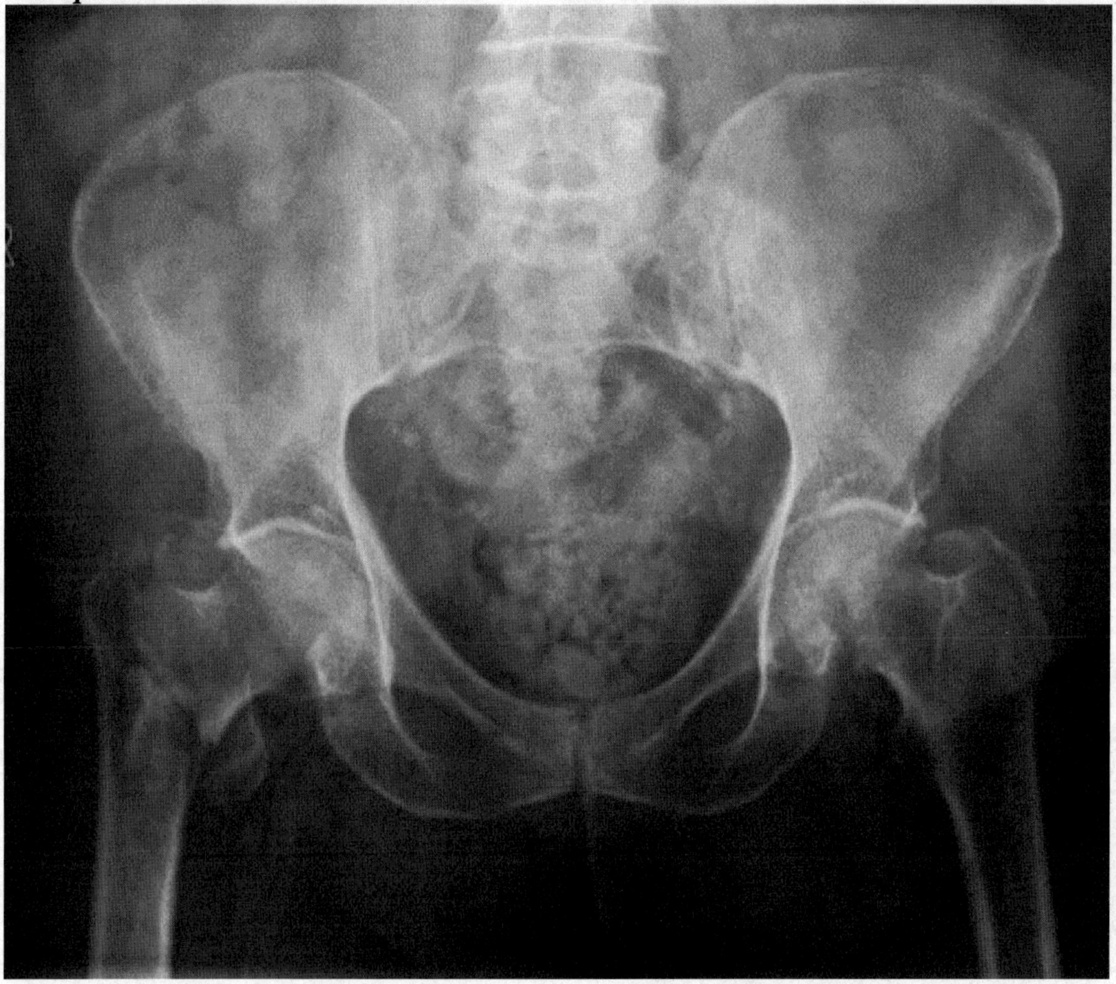

[A] Frattura pertrocanterica sinistra
[B] Frattura branca ileo-pubica destra
[C] Frattura branca ileo-pubica sinistra
[D] Frattura pertrocanterica destra
[E] Frattura sinfisi pubica

11 **Scenario clinico FGHD. Un anziano presenta dispnea da sforzo e a riposo. Viene portato dai parenti in PS, dove viene effettuata una RX di ingresso. Cosa si apprezza alla RX?**

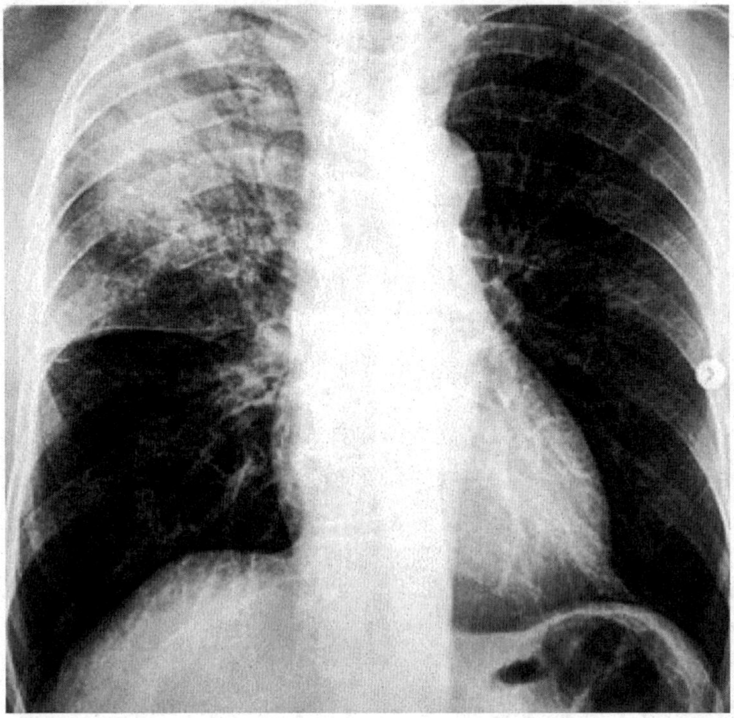

[A] Polmonite retro-cardiaca
[B] PNX basale bilaterale
[C] Polmonite superiore destra
[D] Enfisema panlobulare
[E] Pneumo-mediastino

12 **Scenario clinico LLKS. Un uomo privo di sensi viene trasportato in PS dal 118; viene effettuata una RX del torace, cosa si apprezza alla RX?**

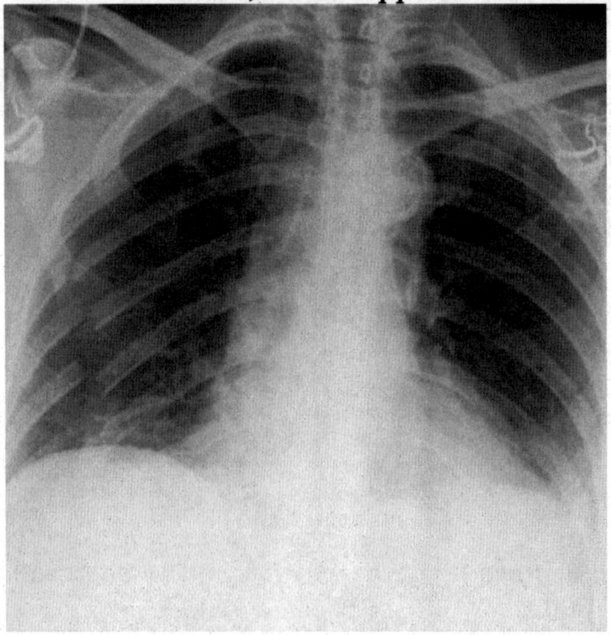

[A] Polmonite basale destra
[B] Fratture costali a destra
[C] Polmonite basale sinistra
[D] PNX sinistro
[E] Nulla di anomalo

13 **Scenario clinico TTGA. Un famoso giocatore di calcio si reca in una clinica privata romana per effettuare una RX. Cosa si apprezza alla RX?**

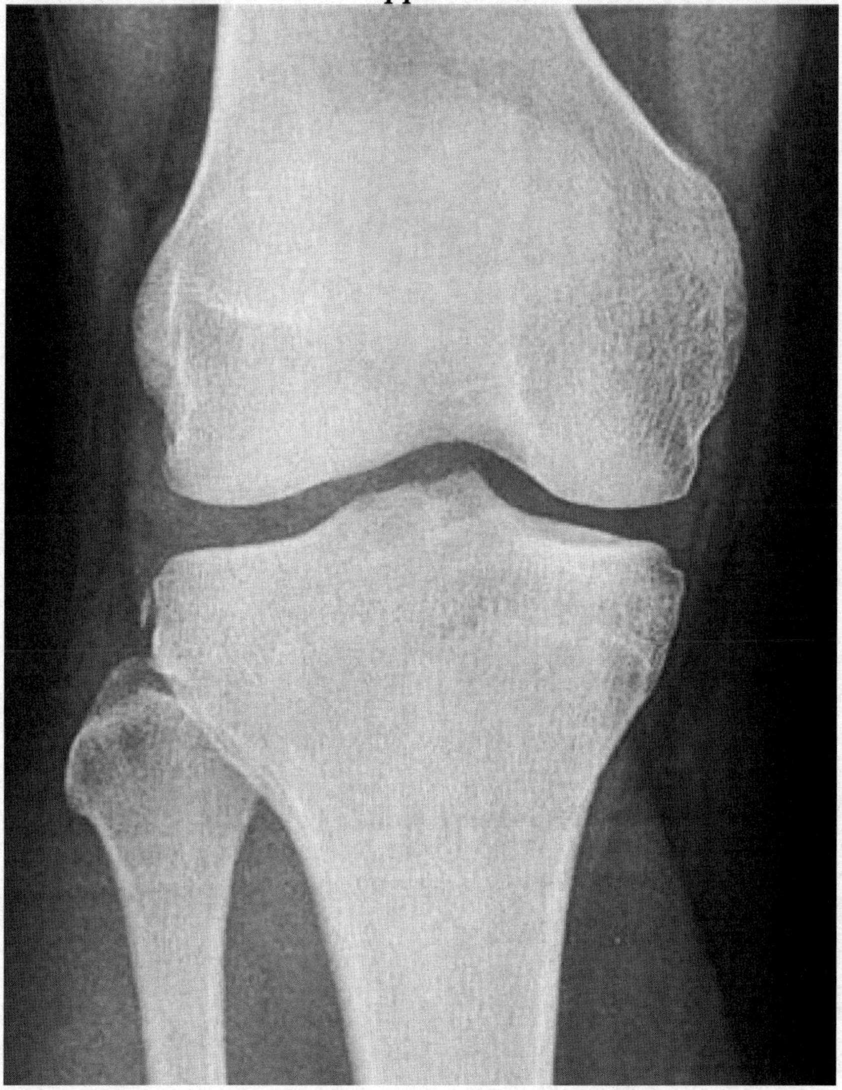

[A] Frattura dell'epifisi prossimale del perone
[B] Frattura dell'emipiatto tibiale mediale
[C] Frattura del condilo femorale laterale
[D] Frattura dell'emipiatto tibiale laterale
[E] Frattura del condilo femorale mediale

14 **Scenario clinico MNBS. Una casalinga ricoverata presso il reparto di Medicina Interna dell'Ospedale Riuniti viene sottoposta in elezione ad una RX. Cosa mostra la radiografia?**

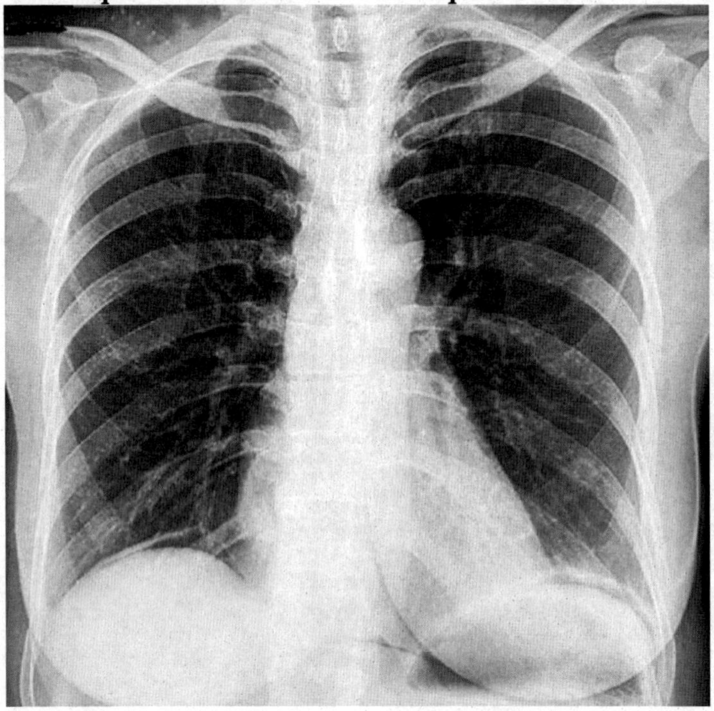

A Polmonite basale destra

B Pneumoperitoneo

C PNX basale bilaterale

D Polmonite superiore destra

E Pneumo-mediastino

15 **Scenario clinico PPOS. In PS viene eseguita in urgenza una RX. Cosa mostra la radiografia?**

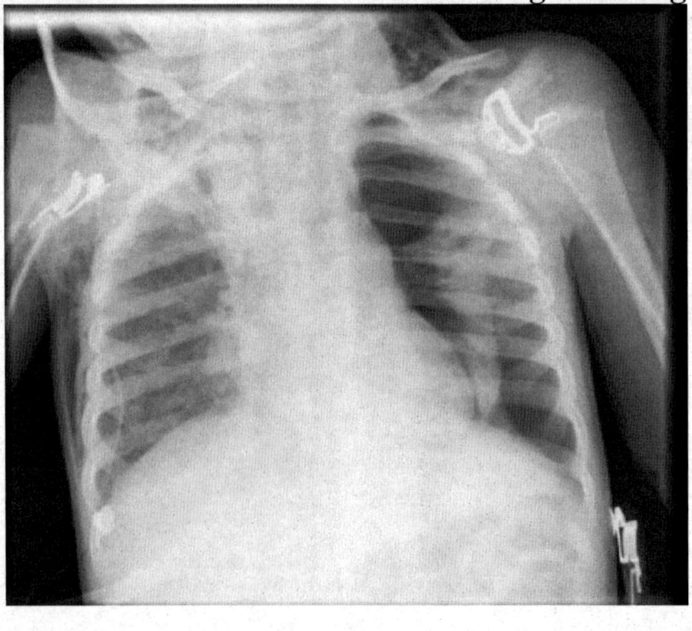

[A] Polmonite medio-basale sinistra
[B] PNX destro
[C] Polmonite superiore destra
[D] PNX sinistro
[E] Pneumo-mediastino

16 **Scenario clinico TYUS. Un uomo di 65 anni presenta dispnea ed è attualmente in OLT. Viene sottoposto in reparto ad una TC Torace, cosa si apprezza alla TC?**

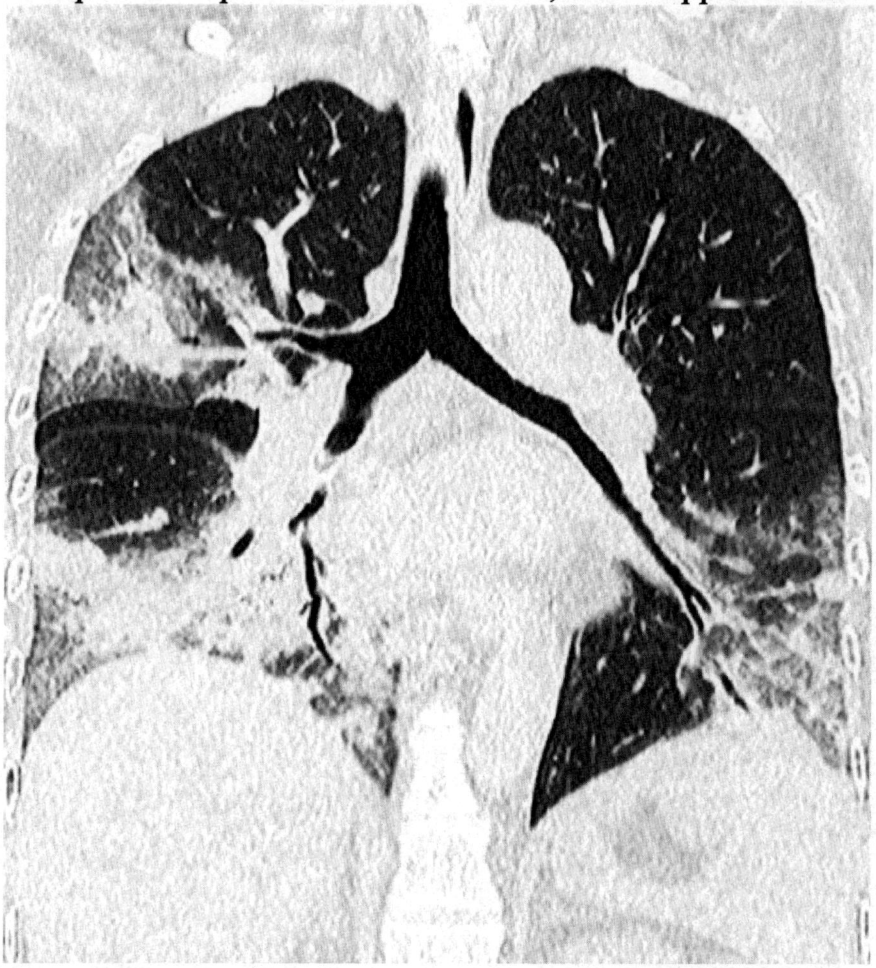

[A] Polmonite bilaterale
[B] Linfangite carcinomatosa
[C] Mesotelioma pleurico
[D] Tumore polmonare bilaterale
[E] Versamento pleurico bilaterale

17 **Scenario clinico OJDK. Un uomo di 65 anni si reca in PS lamentando forte dolore e dispnea. Viene eseguita una TC. Cosa si apprezza alla TC?**

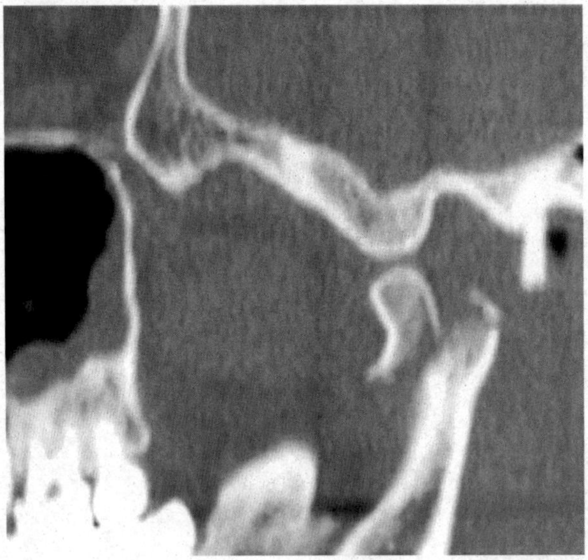

A Frattura dell'osso zigomatico

B Frattura dell'osso alveolare

C Fratture del condilo mandibolare

D Frattura del condilo occipitale

E Frattura dell'osso mascellare

18 Scenario clinico GWOJ. Un uomo di 64 anni viene sottoposto ad una RX, dopo essersi recato in PS. Cosa si apprezza alla RX?

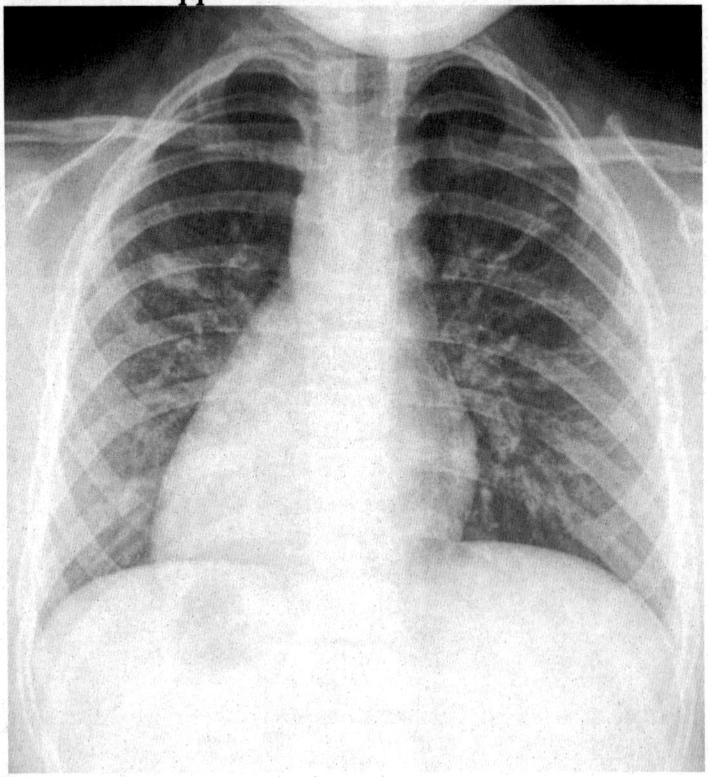

A Polmonite basale destra

[B] PNX destro
[C] Cardiomegalia
[D] Situs viscerum inversus
[E] Destrocardia

19 **Scenario clinico ASJHD. Un uomo di 54 anni, ricoverato presso il reparto di Neurologia, viene sottoposto ad una TC. Cosa si apprezza alla TC?**

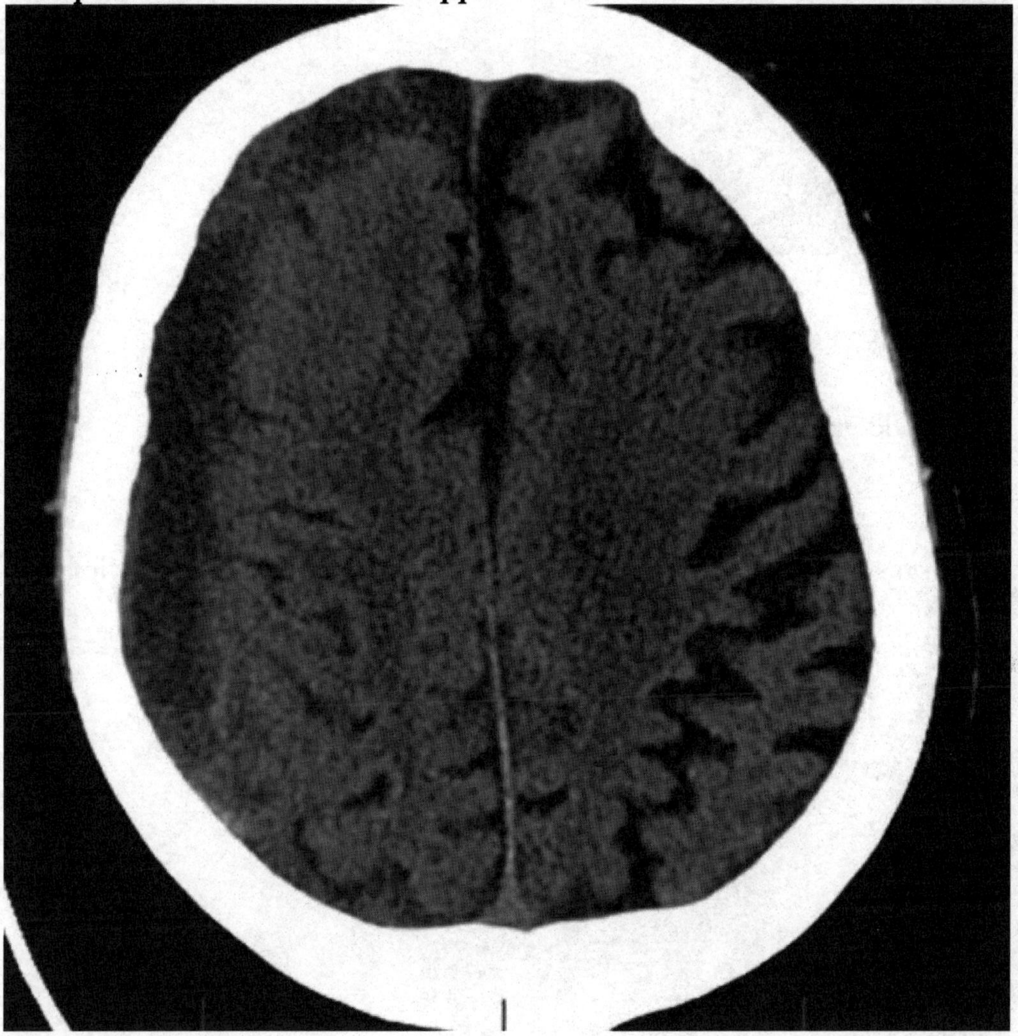

[A] Ematoma epidurale
[B] ESA
[C] Idrocefalo normoteso
[D] Lesione ischemica
[E] Ematoma sub-durale

20 **Scenario clinico ASFJ. Viene eseguita un'ecografia ad un paziente inviato dal reparto di Medicina Interna. Cosa si apprezza alla ecografia?**

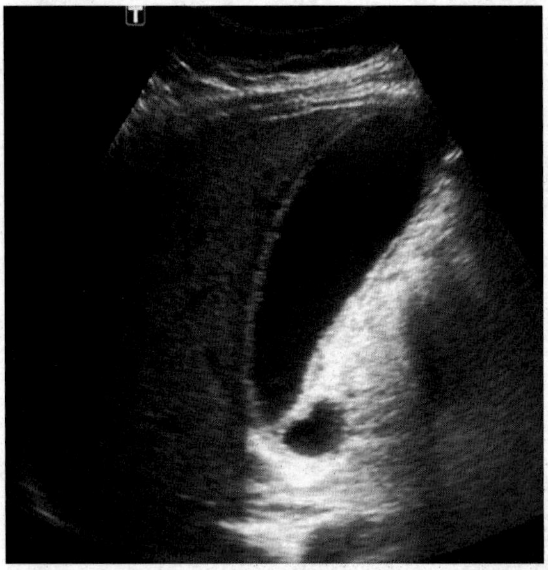

A Epatopatia

B Idronefrosi di IV grado renale destra

C Colecistite

D Aneurisma dell'aorta addominale

E Steatosi epatica

21 Paziente di 78 anni si presenta in PS per tosse e dispnea. Cosa si evidenzia alla radiografia?

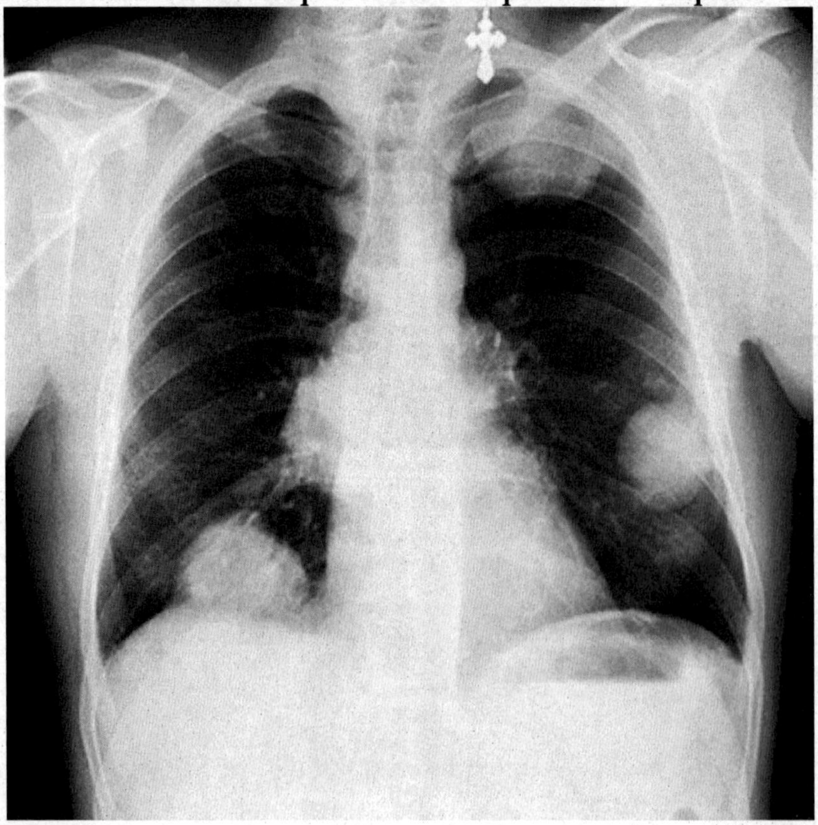

[A] Polmonite bilaterale
[B] Metastasi polmonari
[C] Enfisema bilaterale
[D] Pneumomediastino
[E] PNX bilaterale

22 **Paziente di 81 anni si presenta in PS per disfagia e dolore toracico. Cosa si apprezza alla TC del torace?**

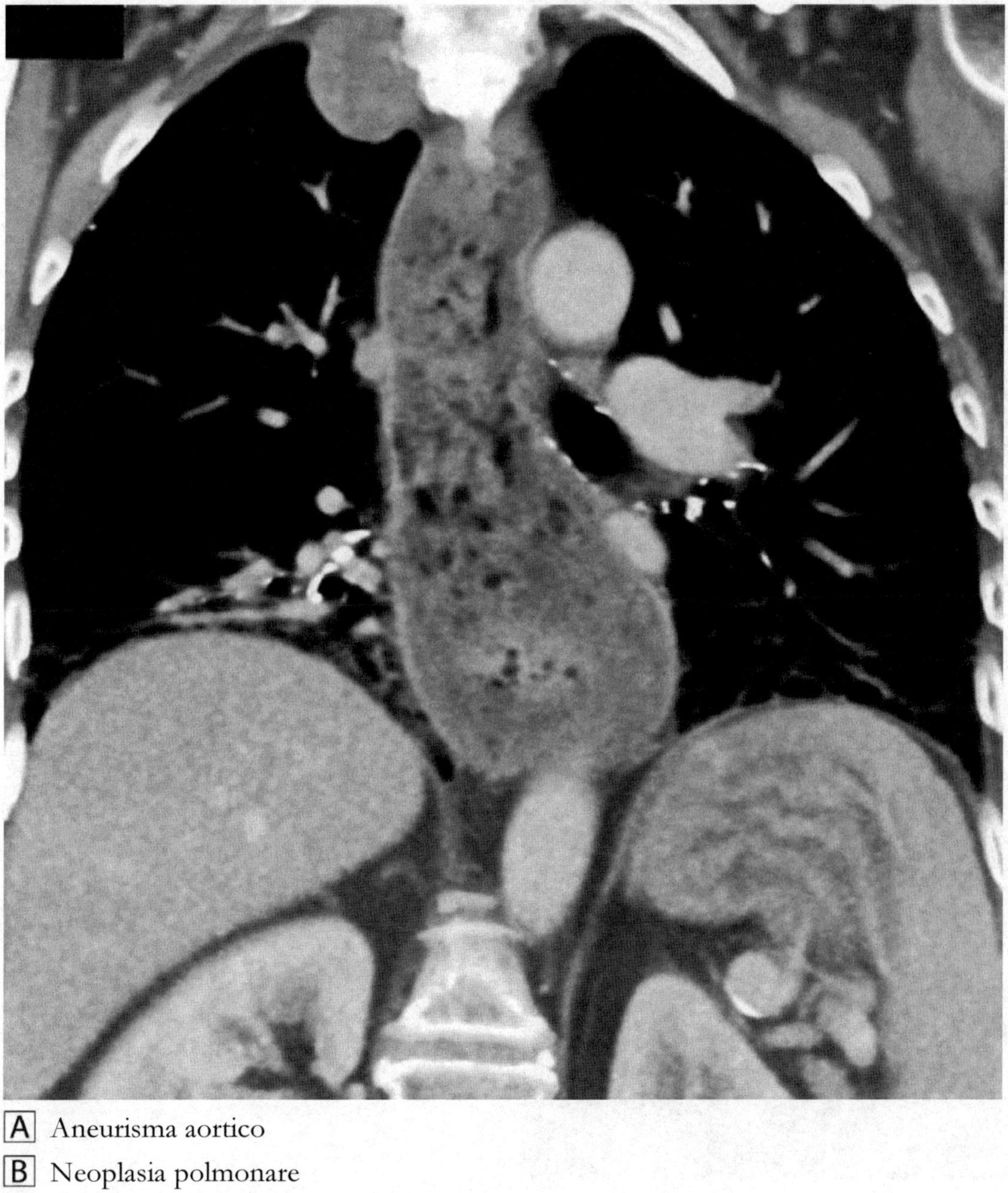

[A] Aneurisma aortico
[B] Neoplasia polmonare
[C] Enfisema polmonare bilaterale
[D] Acalasia

E PNX bilaterale

23 **Paziente di 86 anni si presenta in PS per dolore lombare ingravescente negli ultimi giorni. Cosa si apprezza in questa RX?**

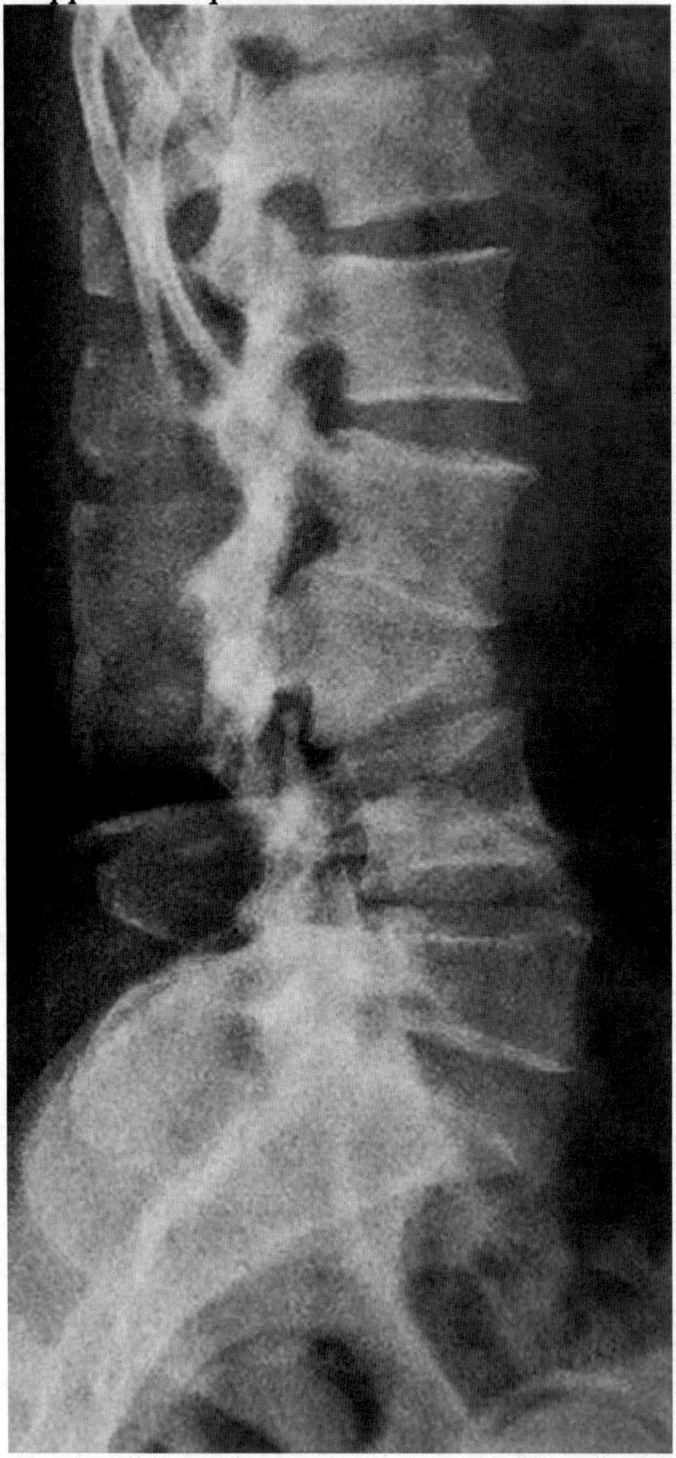

A Schiacciamento di L1

B Anterolistesi di L5-S1

C Schiacciamento di L3

D Scoliosi sinistro convessa

E Schiacciamento di L5

24 **Paziente di 51 anni si presenta in PS per un dolore che dalla regione lombare destra si irradia fino all'inguine omolaterale. Cosa si apprezza di anomalo alla TC dell'addome?**

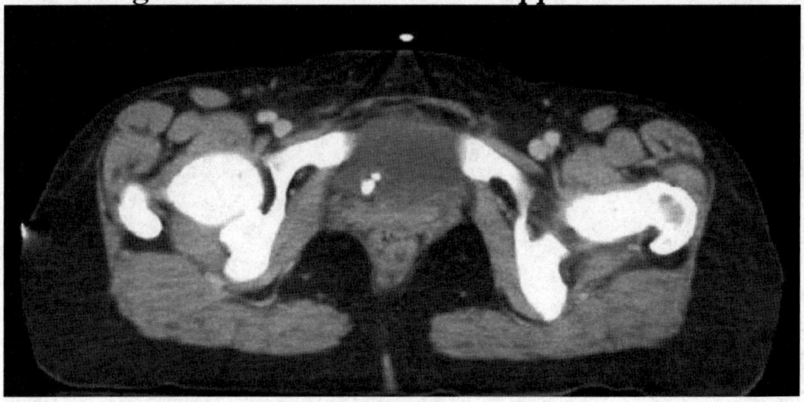

A Litiasi urinaria

B Tumore vescicale

C Prolasso rettale

D Diverticolo vescicale

E Tumore rettale

25 **Paziente di 61 anni si presenta in PS per febbre, tosse e dolore toracico. Cosa si evidenzia alla radiografia eseguita in urgenza?**

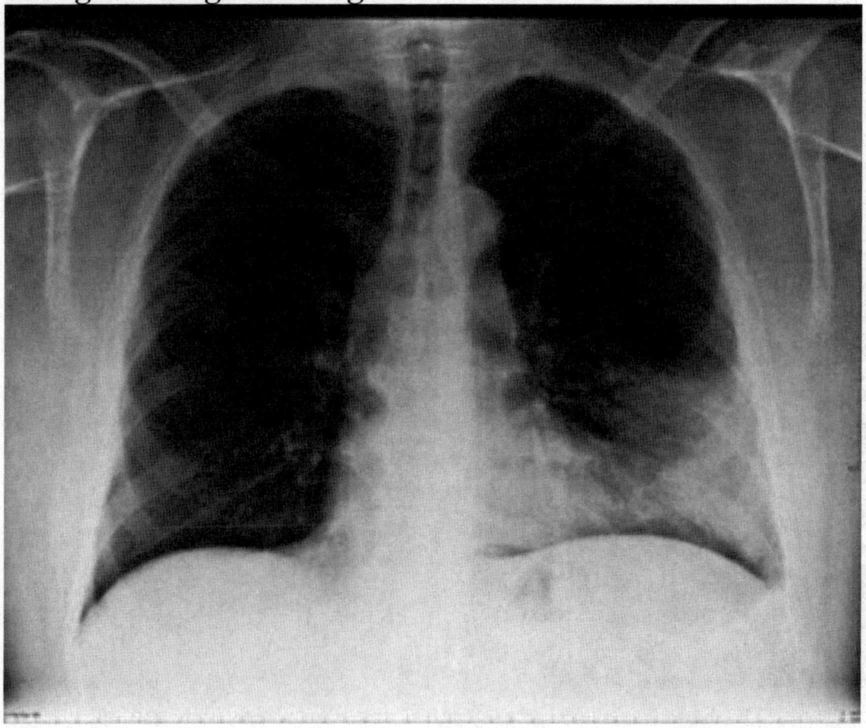

A Polmonite sinistra
B PNX destro
C Enfisema bilaterale
D Versamento pleurico sinistro
E Edema polmonare acuto

26 Paziente di 67 anni si presenta in PS per tosse. Cosa si nota in questa TC del torace?

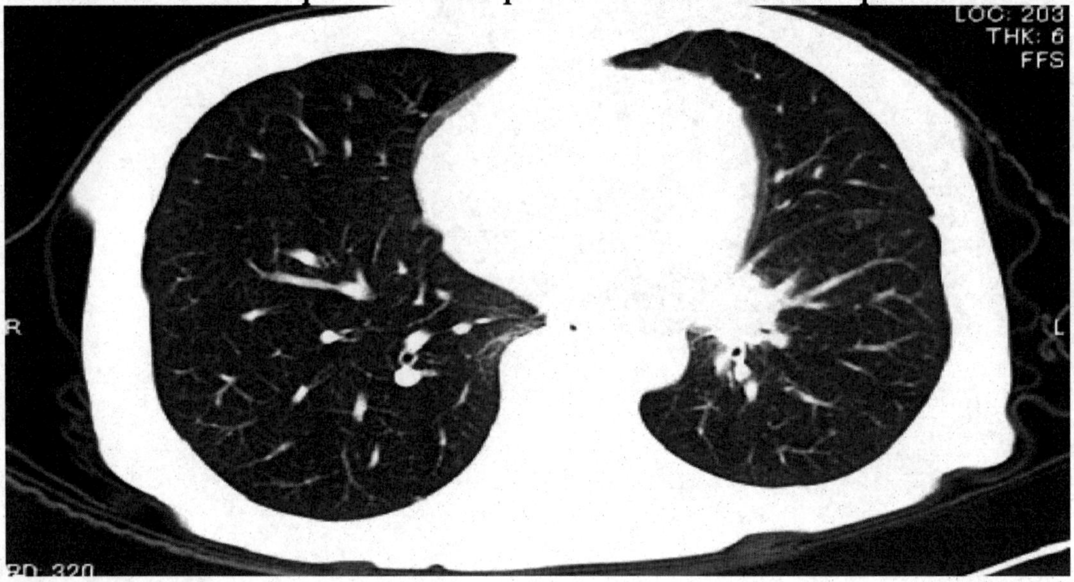

A Metastasi polmonari
B Polmonite sinistra
C Cardiomegalia
D Tumore polmonare
E TBC

27 Paziente di 61 anni, etilista da anni, si presenta in PS per dolore addominale. Cosa si apprezza alla RM dell'addome?

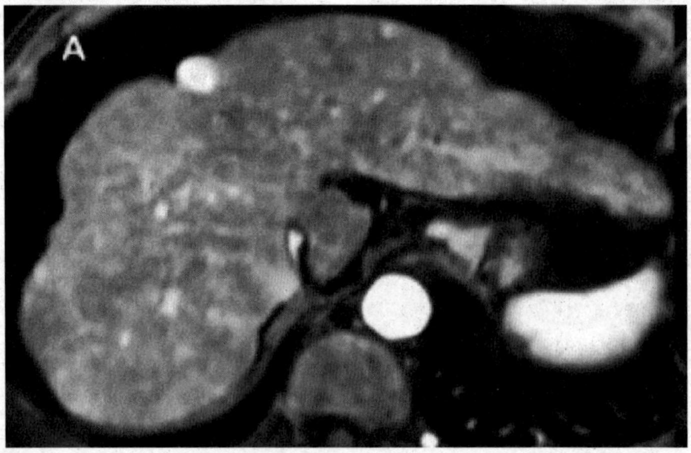

[A] HCC
[B] HCC e cirrosi epatica
[C] Cirrosi epatica e cisti epatica
[D] Cirrosi epatica
[E] Steatosi diffusa e cisti epatica

28 **Paziente di 32 anni si presenta in PS per febbre e tosse. Cosa si evidenzia alla TC del torace eseguita dopo una lunga attesa?**

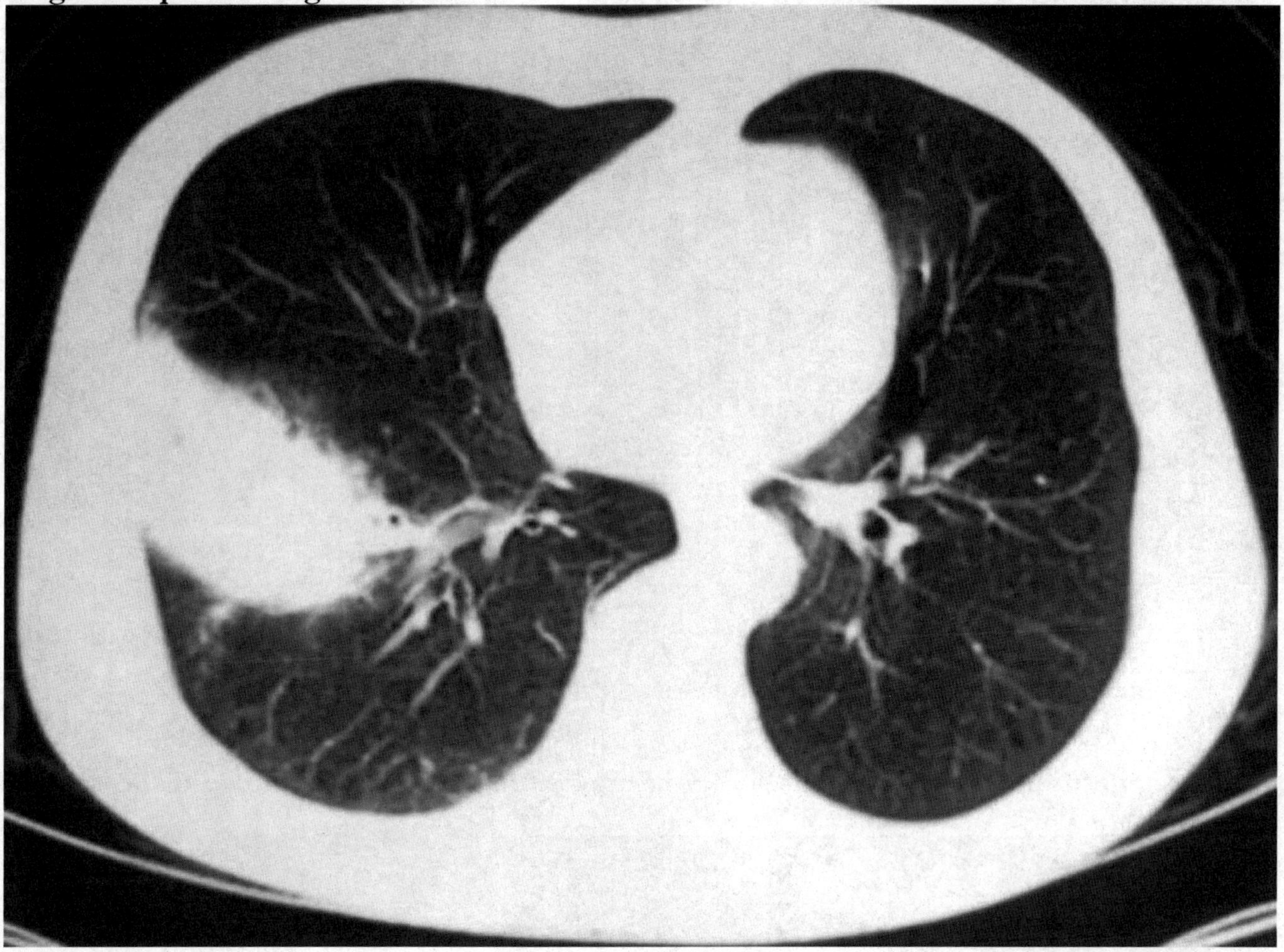

[A] Tumore polmonare
[B] Versamento pleurico
[C] Cardiomegalia
[D] Aortite
[E] Polmonite

29 **Un neonato di poche ore viene sottoposto ad una RX del torace-addome presso il reparto di Ginecologia dell'Ospedale Riuniti di Foggia. Cosa si evidenzia alla radiografia?**

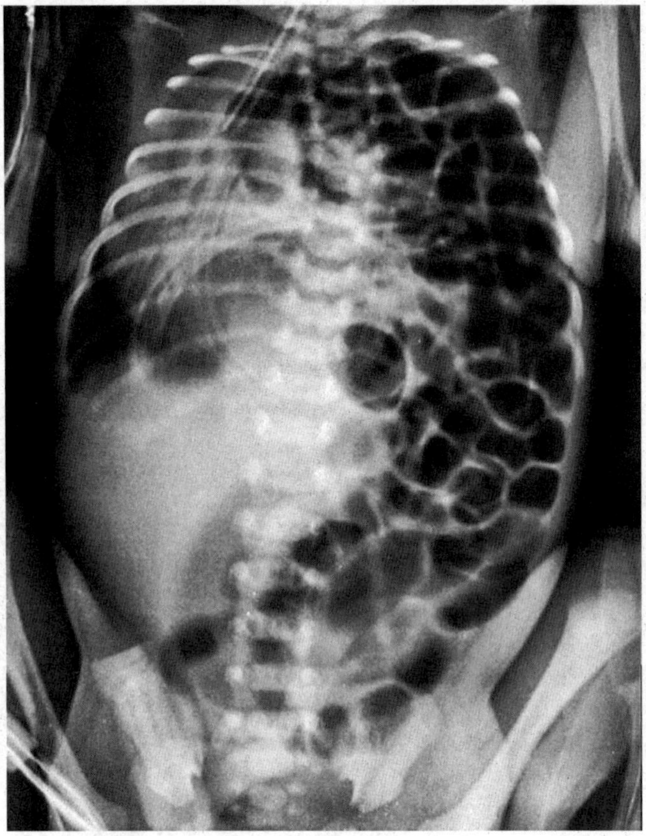

[A] Polmonite sinistra
[B] PNX sinistro
[C] Ernia diaframmatica
[D] Ascite
[E] Pneumomediastino e pneumoperitoneo

30 **Paziente di 56 anni si presenta in PS per dolore in ipocondrio destro e dispepsia. Cosa si apprezza alla US dell'addome?**

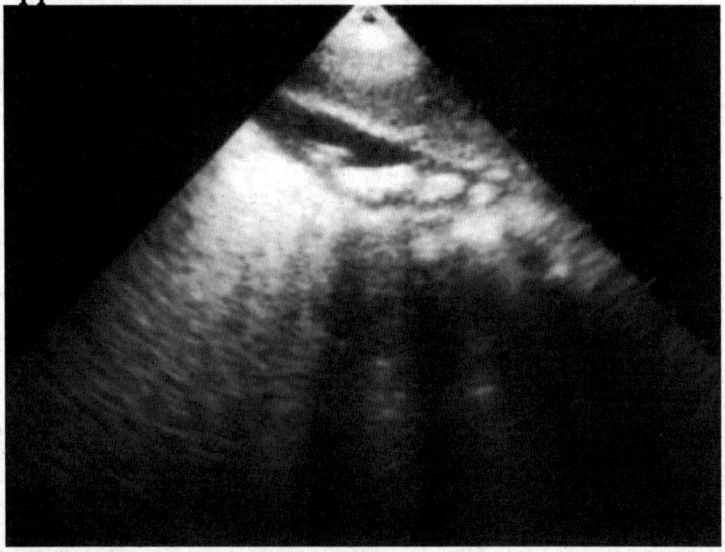

A Metastasi epatiche
B Litiasi della colecisti
C Colecistite acuta
D Litiasi renale
E Cisti epatica complicata

31 **Paziente di 72 anni si presenta in PS per dolore in ipocondrio sinistro ed aspecifici disturbi minzionali. Cosa si apprezza alla US dell'addome?**

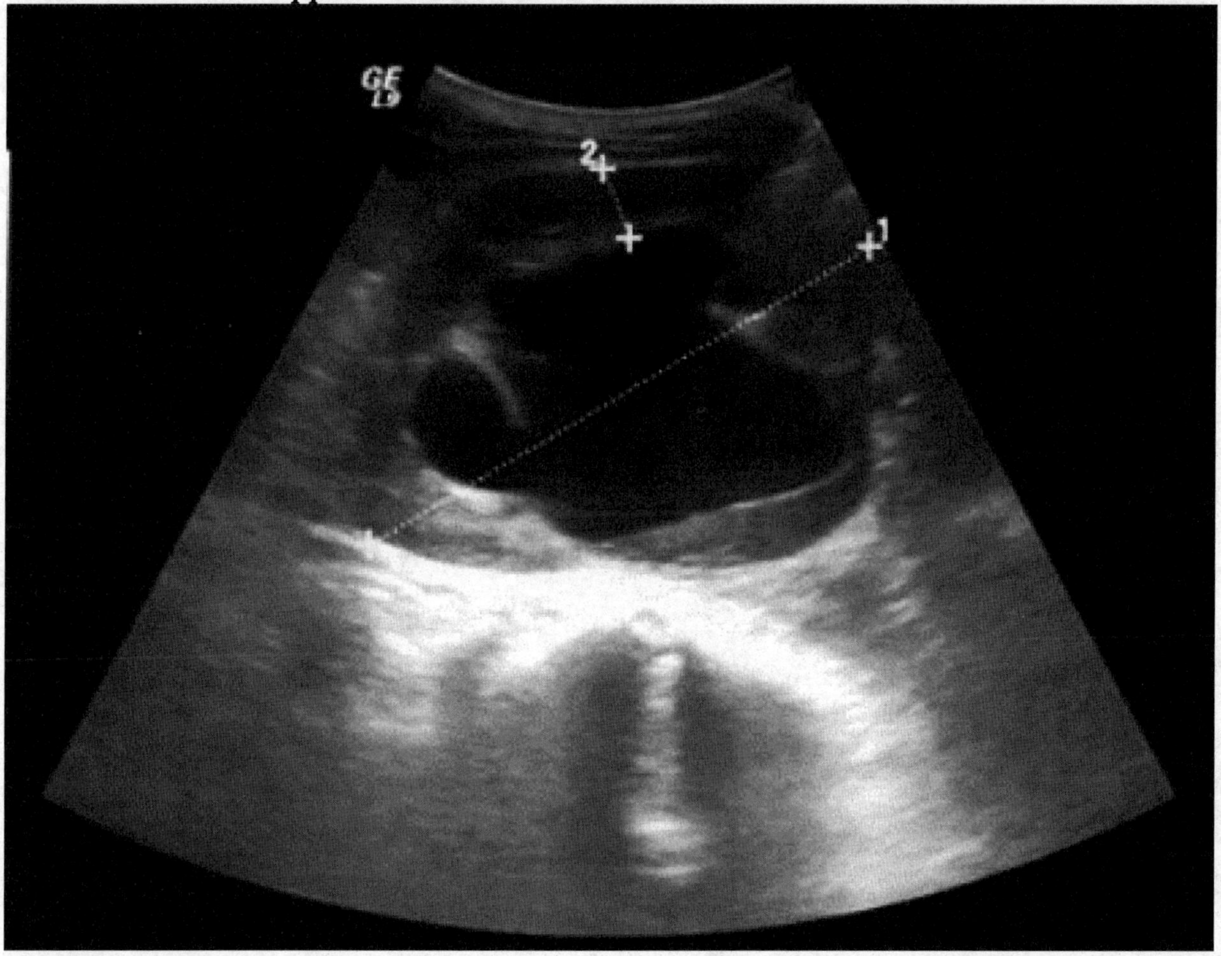

A Tumore renale
B Cisti renali multiple
C Litiasi renale
D Idronefrosi IV grado
E Voluminosa cisti para-pielica

32 **Paziente di 41 anni esegue ecografia dell'addome per riscontro accidentale di rialzo di transaminasi. Cosa si apprezza in questa US?**

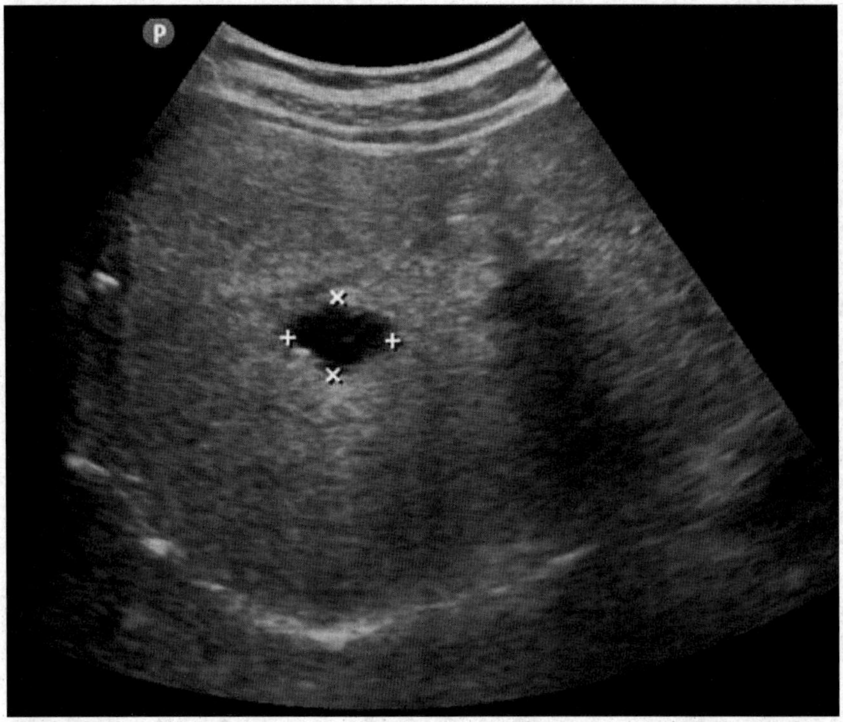

A Cirrosi epatica

B Steatosi epatica

C Cisti epatica

D Angioma epatico

E Area di steatosi focale

33 Paziente di 47 anni si presenta in PS per febbre e tosse. Cosa si nota alla TC del torace eseguita dopo una lunghissima attesa?

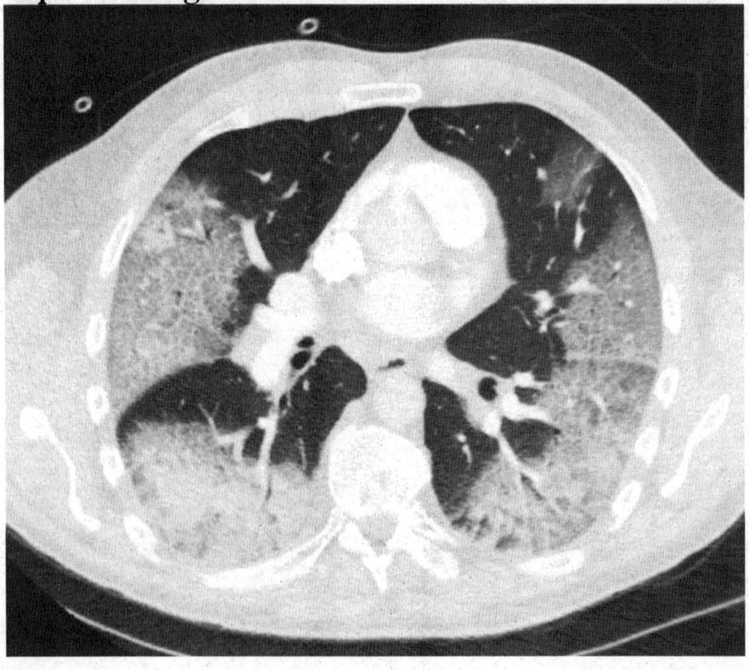

[A] Polmonite interstiziale bilaterale
[B] Metastasi diffuse bilateralmente
[C] Polmonite lobare bilaterale
[D] Versamento pleurico bilaterale
[E] Edema polmonare acuto

34 **Paziente di 61 anni si presenta in PS per febbre, tosse e dispnea. Cosa si evidenzia alla TC del torace?**

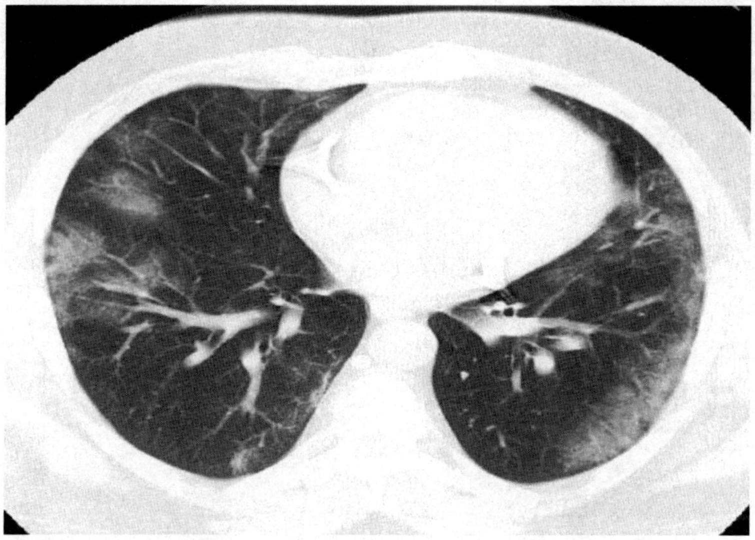

[A] Metastasi diffuse bilateralmente
[B] Ascessi polmonari bilaterali
[C] Polmonite interstiziale bilaterale
[D] Edema polmonare acuto
[E] Versamento pleurico bilaterale

35 **Paziente di 79 anni si presenta in PS per febbre, dispnea e tosse. Cosa si nota alla TC?**

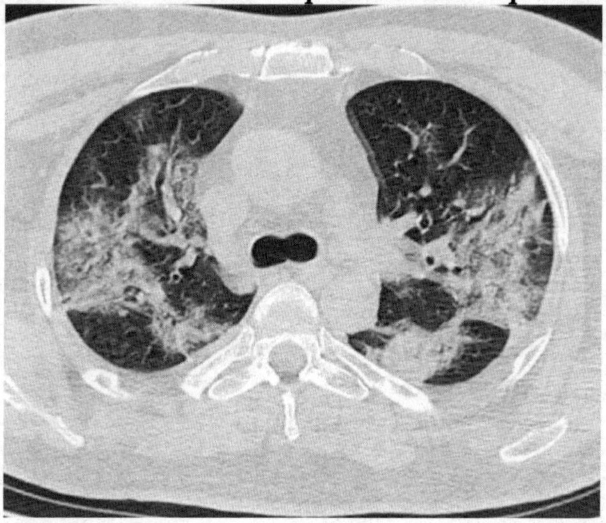

- A Enfisema bilaterale
- B Polmonite lobare bilaterale
- C Versamento pleurico bilaterale
- D Polmonite interstiziale bilaterale
- E Metastasi diffuse bilateralmente

36 Paziente di 72 anni si presenta in PS per febbre e dispnea. Cosa si evidenzia alla TC?

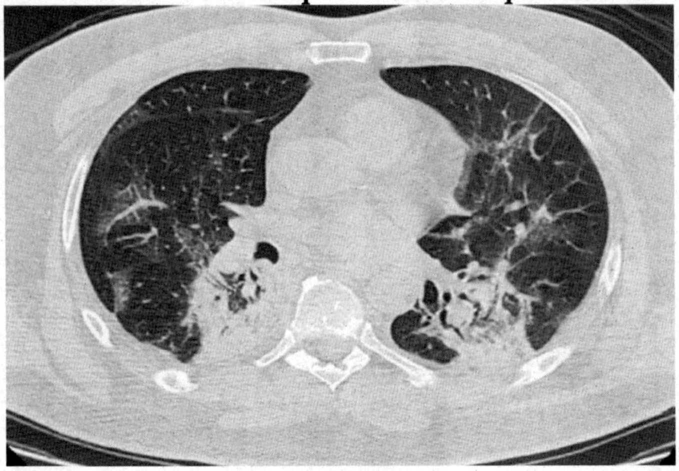

- A Neoplasia polmonare bilaterale
- B Versamento pleurico bilaterale
- C Metastasi bilaterali
- D Polmonite lobare bilaterale
- E Polmonite interstiziale bilaterale

37 Paziente di 42 anni si presenta in PS per febbre e tosse. Viene eseguita una TC del torace in urgenza. Cosa si apprezza alla Tomografia Computerizzata?

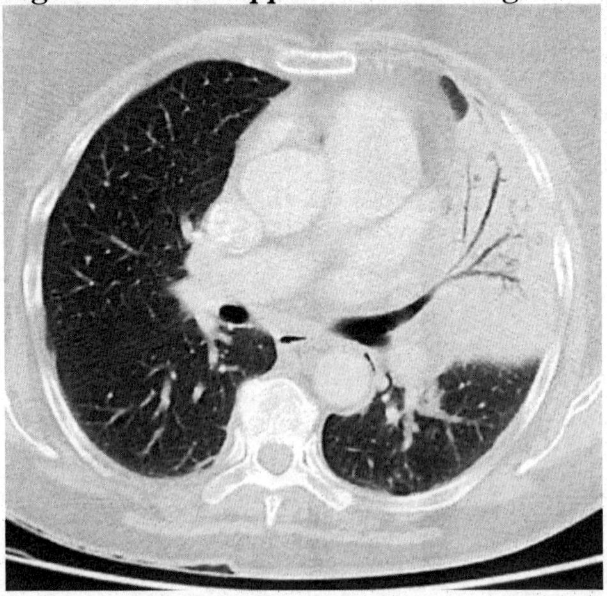

[A] Polmonite lobare
[B] PNX
[C] Polmonite interstiziale bilaterale
[D] Versamento pleurico saccato
[E] Neoplasia polmonare

38 **Paziente di 64 anni si presenta in PS dell'Ospedale San Camillo per febbre e tosse. In anamnesi, il paziente riferisce di soffrire di ipertensione, diabete e cardiopatia ipertensiva. Non reca con se, nessuna documentazione clinica. Cosa si apprezza alla TC del torace?**

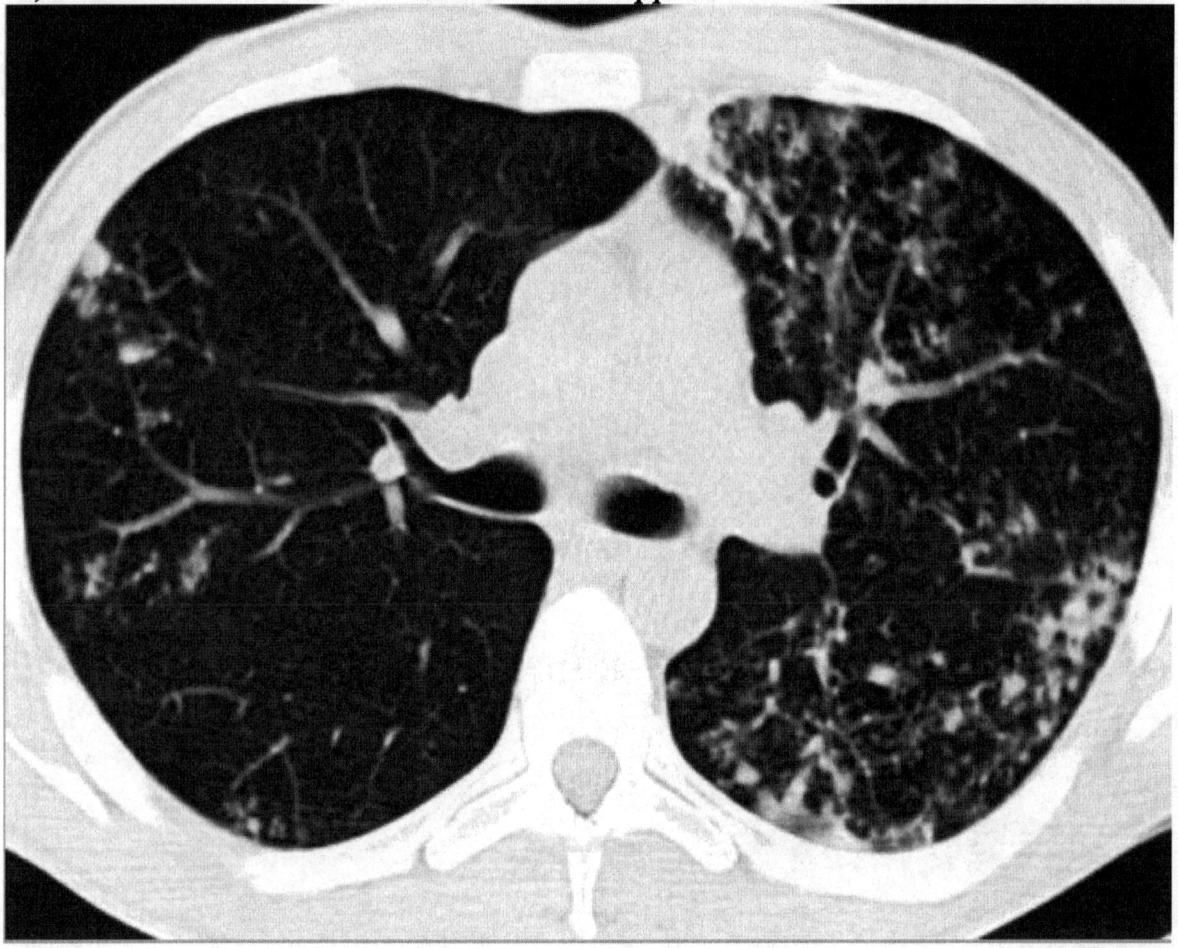

[A] Polmonite interstiziale
[B] Metastasi
[C] Bronchiolite
[D] Polmonite lobare
[E] Sarcoidosi

39 **Paziente di 81 anni viene trasportato in urgenza in PS per febbre e dispnea con desaturazione marcata. Cosa si evidenzia alla TC del torace, eseguita in urgenza?**

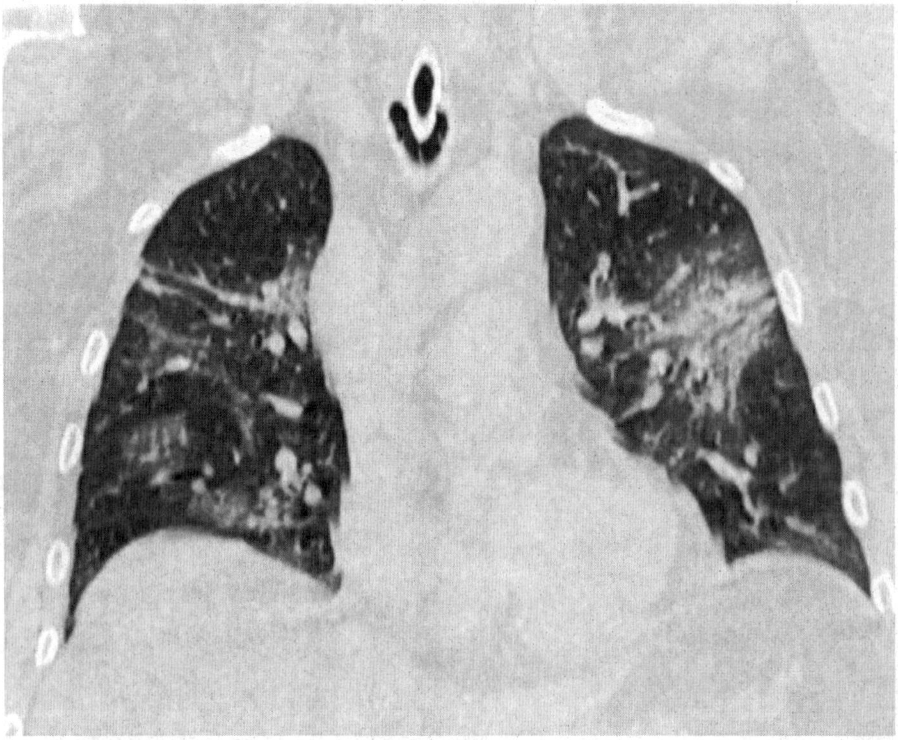

[A] Edema polmonare acuto
[B] Polmonite lobare bilaterale
[C] Versamento pleurico bilaterale
[D] Polmonite interstiziale bilaterale
[E] Bronchiolite bilaterale

40 **Paziente di 82 anni si presenta in PS per marcata dispnea con desaturazione. Cosa si apprezza in questa TC del torace?**

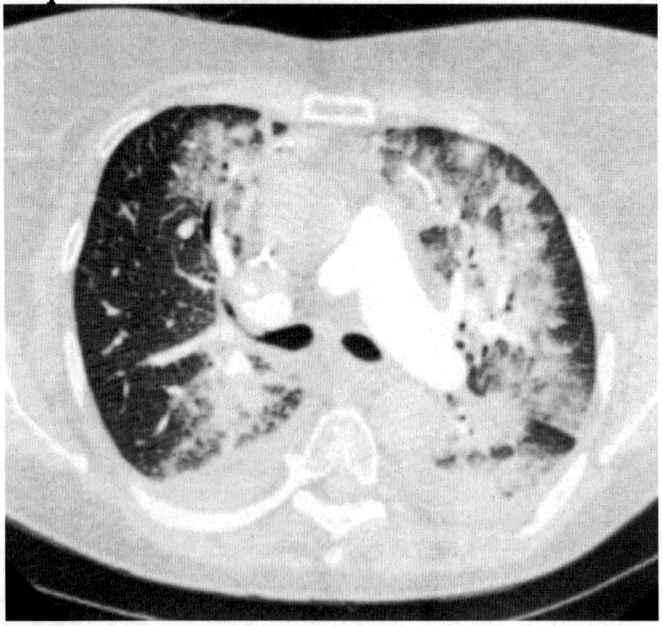

[A] Edema polmonare acuto
[B] Polmonite lobare bilaterale
[C] Polmonite interstiziale bilaterale
[D] Bronchiolite bilaterale
[E] Metastasi diffuse bilateralmente

41 **Paziente di 67 anni si presenta, accompagnato dalla moglie e dai 2 figli, in PS del Policlinico di Napoli per febbre e tosse. Allertato il radiologo di guardia, viene eseguita una TC urgente del torace. Cosa mostra la TC del torace?**

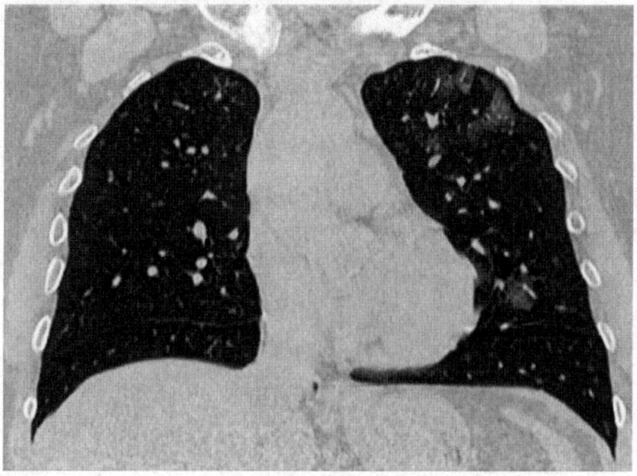

[A] Metastasi polmonari
[B] Ascessi polmonari
[C] Polmonite interstiziale
[D] Polmonite lobare
[E] TBC

42 **Paziente di 34 anni si presenta in PS per tosse. Cosa si apprezza alla TC del torace?**

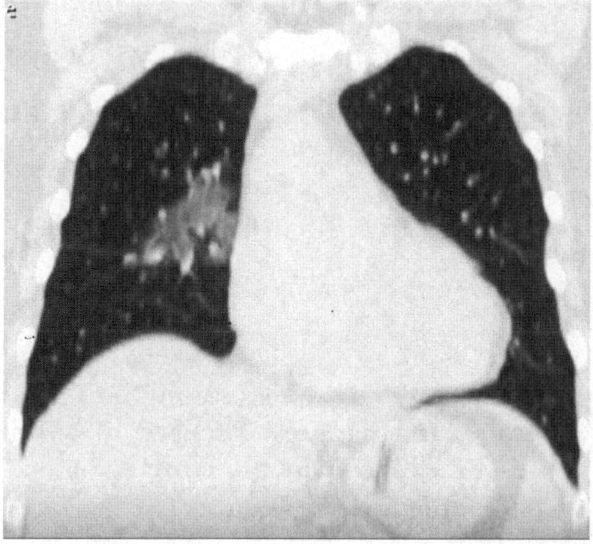

A Neoplasia polmonare per-ilare destra
B Polmonite lobare destra
C Linfo-adenomegalia ilare destra
D Bronchiolite destra
E Polmonite interstiziale destra

43 Paziente di 47 anni si presenta in PS per febbre, tosse e dolore toracico. Cosa si nota alla TC del torace?

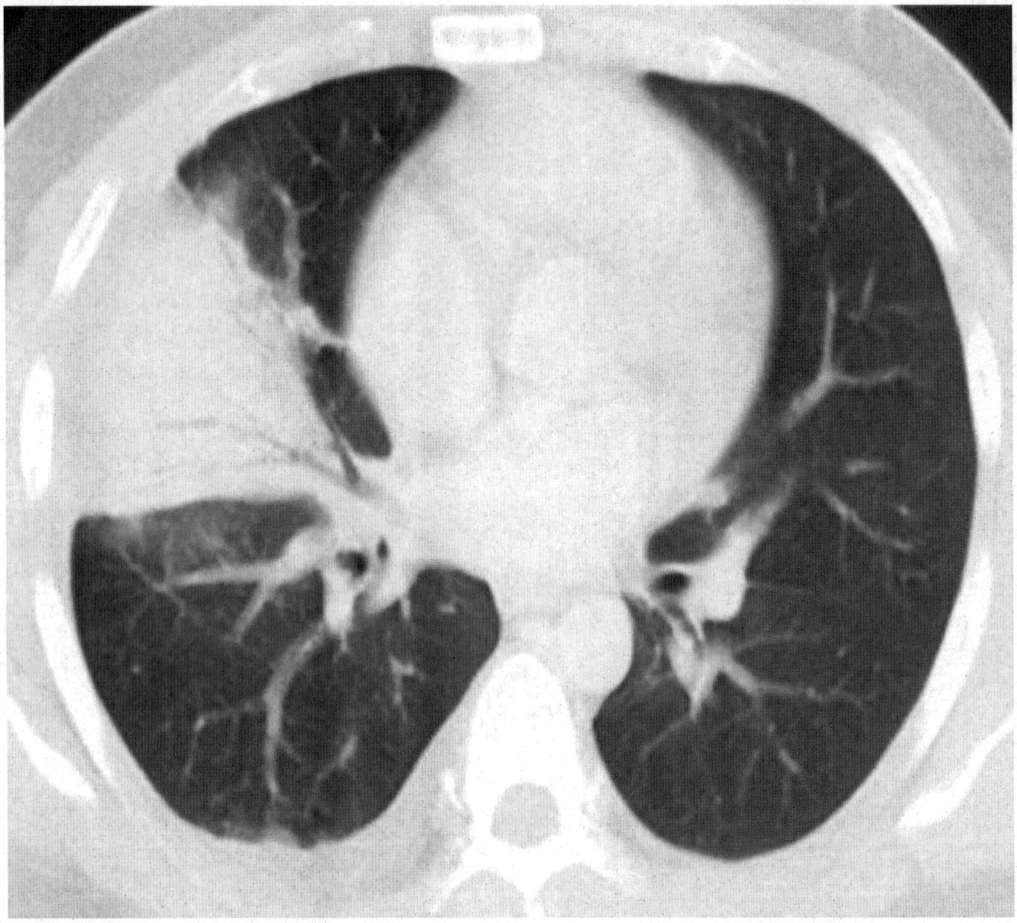

A Neoplasia polmonare
B Polmonite interstiziale
C Atelettasia polmonare
D Polmonite lobare
E TBC

44 Paziente di 51 anni si presenta in P.S. dell'Ospedale Maggiore per tosse e febbre. Dopo una lunga attesa in PS viene sottoposto a TC del torace. In anamnesi riferisce di soffrire di ipertensione, diabete, cardiopatia ipertensiva e depressione in trattamento farmacologico. Cosa mostra la TC del torace?

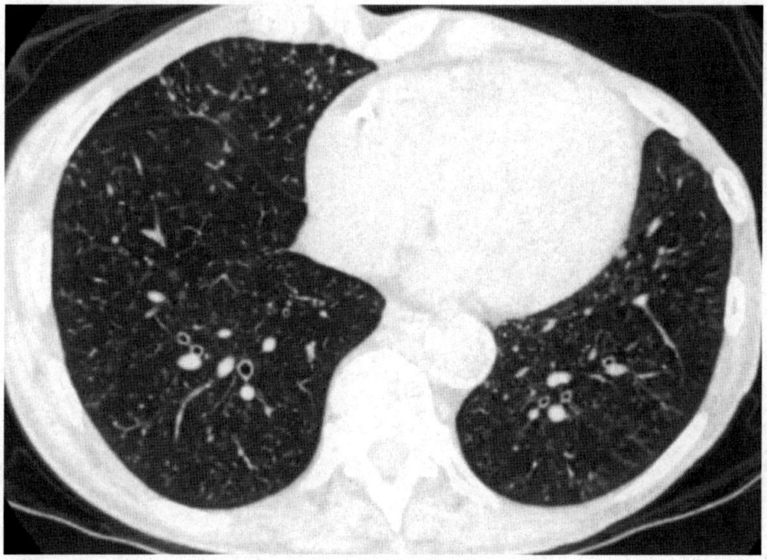

A Metastasi diffuse bilateralmente

B Ascessi polmonari bilaterali

C Polmonite interstiziale bilaterale

D Bronchiolite bilaterale

E Edema polmonare acuto

45 **Paziente di 39 anni si presenta in PS per febbre, astenia e tosse. Cosa si nota alla TC del torace?**

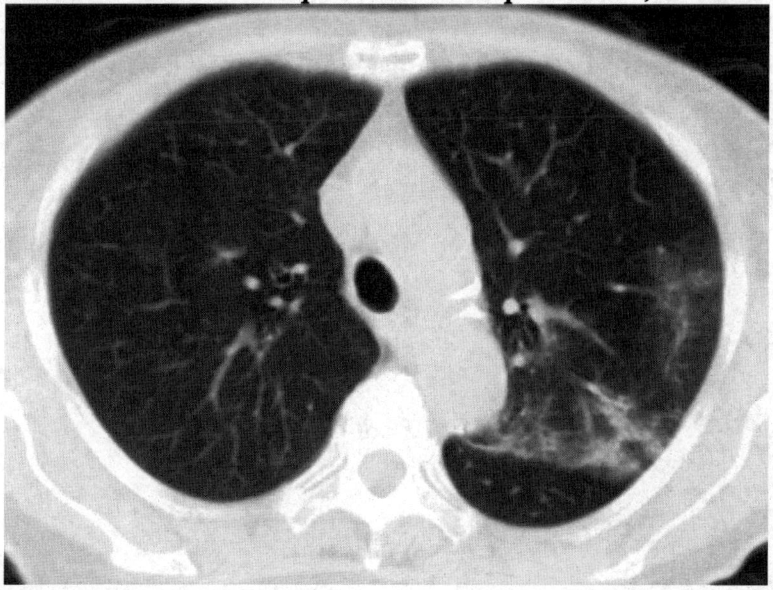

A Neoplasia polmonare

B Bronchiolite

C Polmonite interstiziale

D Atelettasia polmonare

E Polmonite lobare

46 **Paziente di 46 anni si presenta in P.S. per febbre e tosse. Cosa si nota alla TC del torace?**

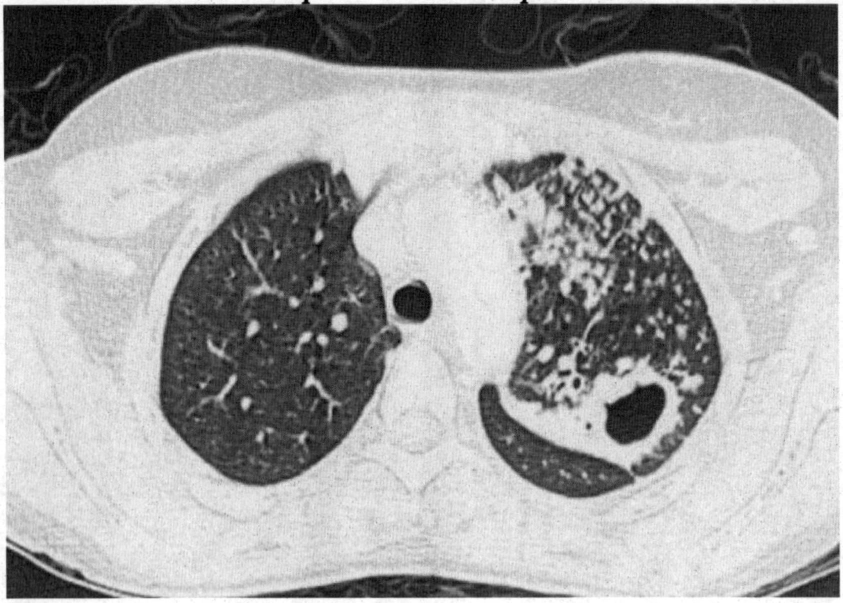

A Neoplasia polmonare

B Polmonite interstiziale

C Atelettasia polmonare

D Polmonite lobare

E TBC

47 **Paziente di 75 anni si presenta in P.S. per tosse e dispnea. Cosa si apprezza alla TC del torace?**

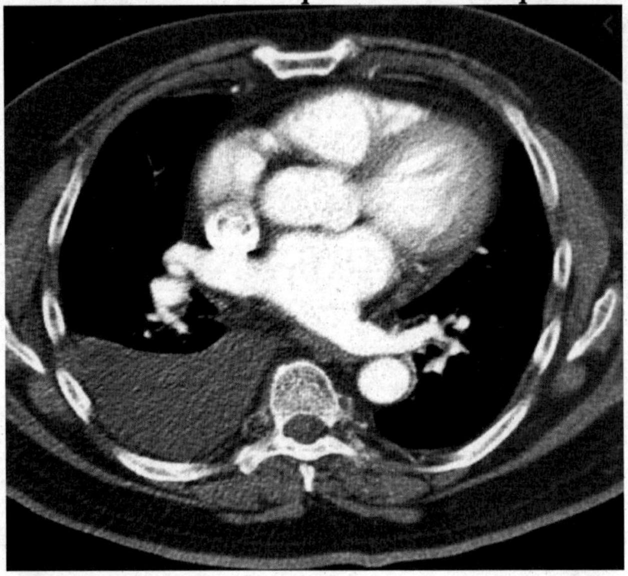

A Neoplasia polmonare

B Polmonite interstiziale

C Versamento pleurico

D Embolia polmonare

[E] Polmonite lobare

48 **Paziente di 53 anni si presenta in PS per febbre e dispnea. Cosa si apprezza alla TC del torace?**

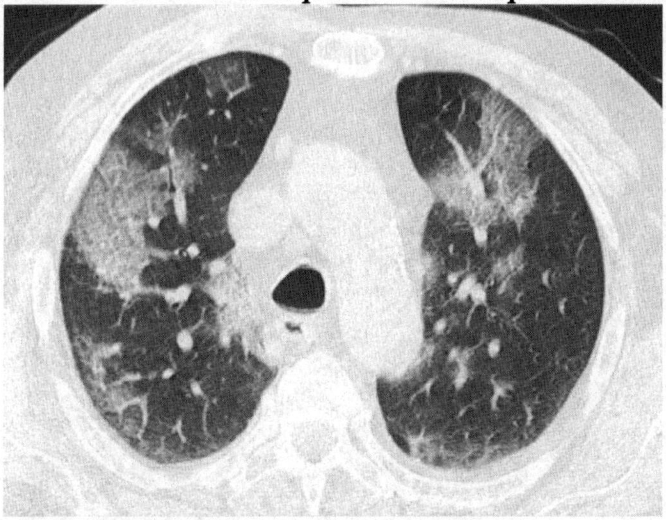

[A] Polmonite lobare bilaterale

[B] Polmonite interstiziale bilaterale

[C] Metastasi diffuse bilateralmente

[D] Bronchiolite

[E] Edema polmonare acuto

49 **Paziente di 56 anni, ex fumatore, si presenta dal medico per tosse e dispnea. Viene inviato al PS, dove viene effettuata una TC. Quale reperto è presente?**

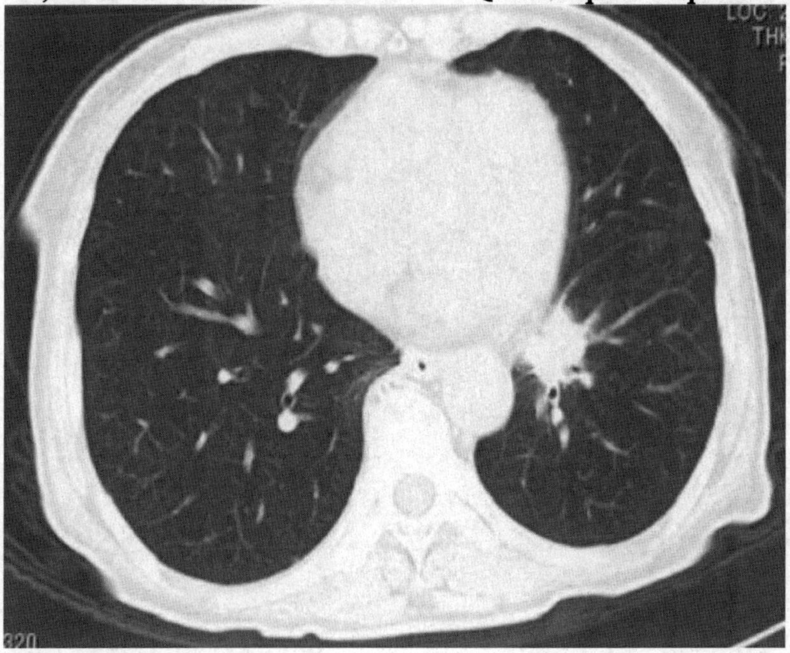

[A] Polmonite lobare

B Ascesso polmonare

C Embolia polmonare

D Neoplasia polmonare

E Polmonite interstiziale

50 **Paziente di 73 anni con dispepsia e dolore in ipocondrio destro viene inviato dal medico curante in PS, dove viene effettuata una RM addome. Cosa mostra la RM addome?**

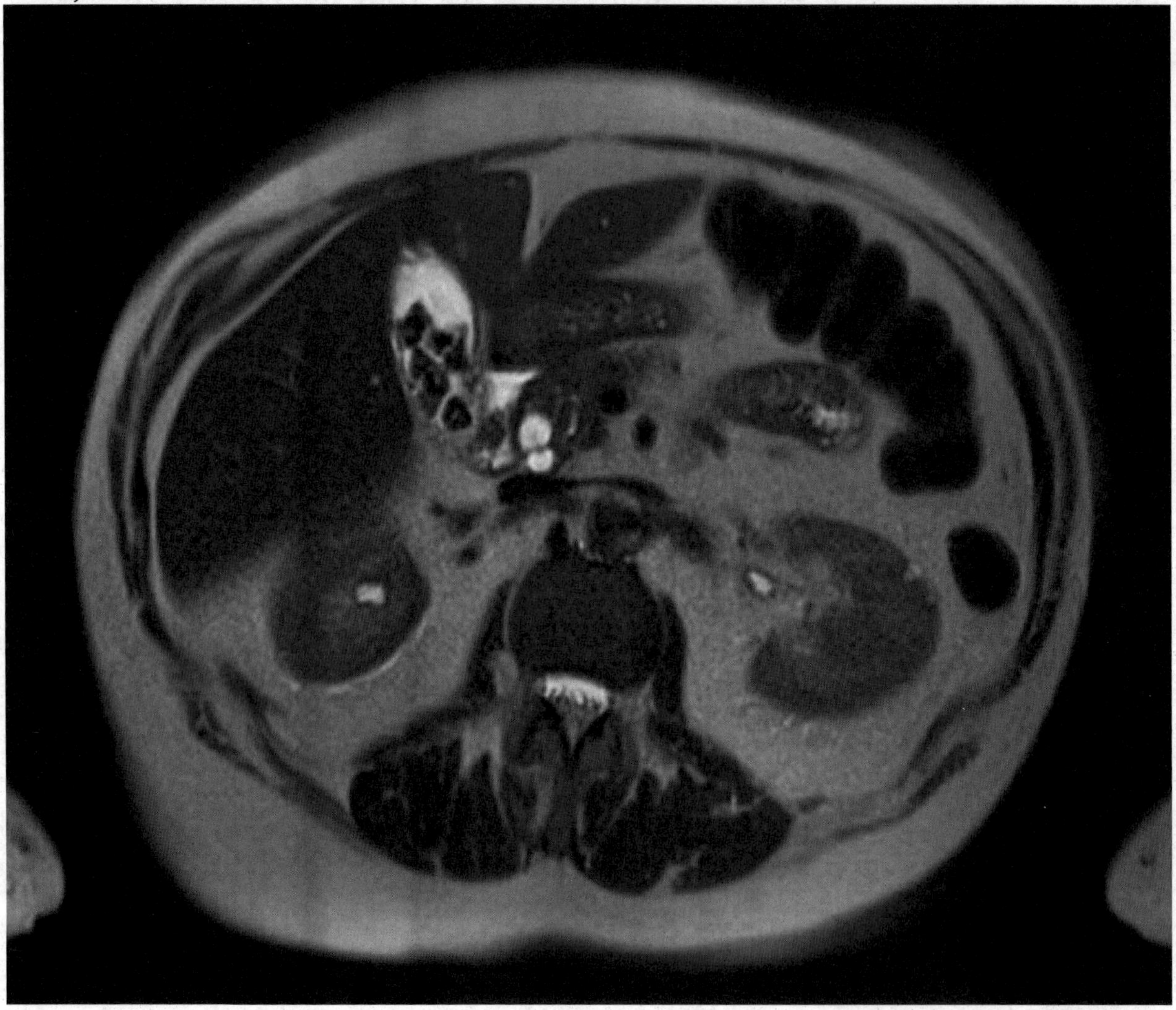

A Calcolosi del rene destro

B Tumore epatico

C Calcolosi della colecisti

D Tumore alla colecisti

E Tumore pancreatico

51 **Paziente con dolore lombare irradiato agli arti inferiori si presenta dal medico. Cosa è mostrato nella RM della colonna lombo-sacrale in sezione sagittale?**

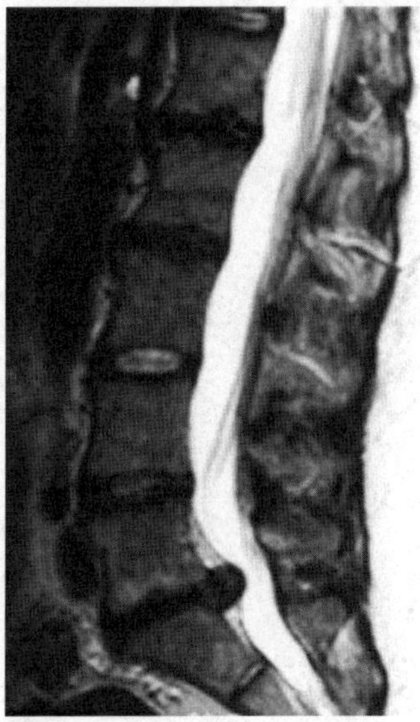

[A] Crollo vertebrale

[B] Tumore osseo

[C] Ependimoma

[D] Spondilodiscite

[E] Ernia discale

52 **Un paziente ricoverato presso il reparto di Medicina Interna. Viene sottoposto a TC addome. Cosa si evidenzia alla TC dell'addome?**

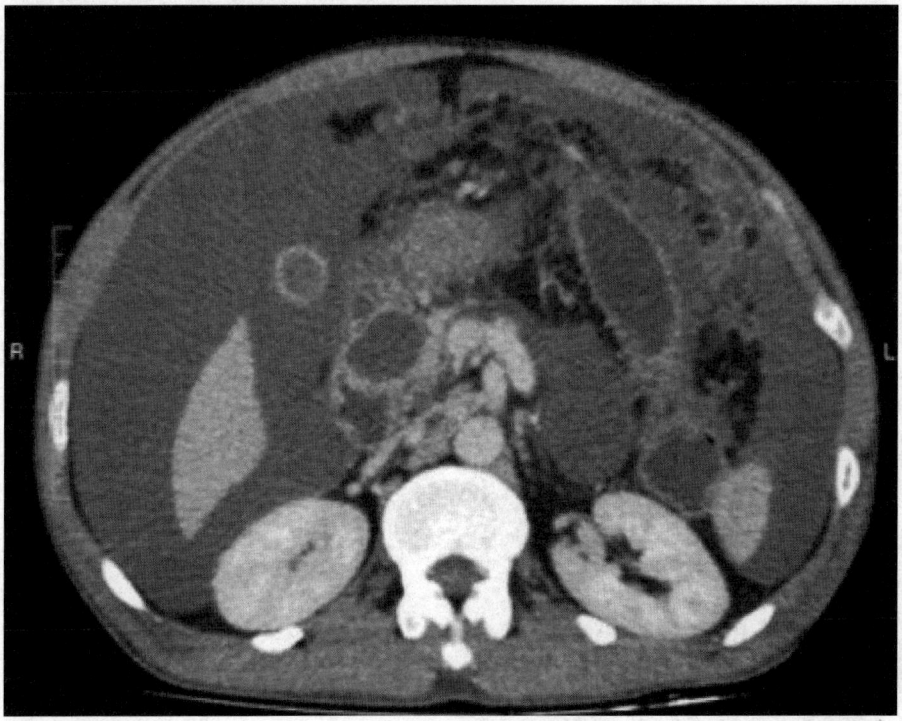

[A] HCC

[B] Neoplasia renale

C Ascite

D Neoplasia pancreatica

E Linfoma addominale MALT

53 **Ragazzo di 26 anni si reca dal proprio medico curante in quanto ha apprezzato alla autopalpazione una tumefazione testicolare destra. Cosa si apprezza alla ecografia?**

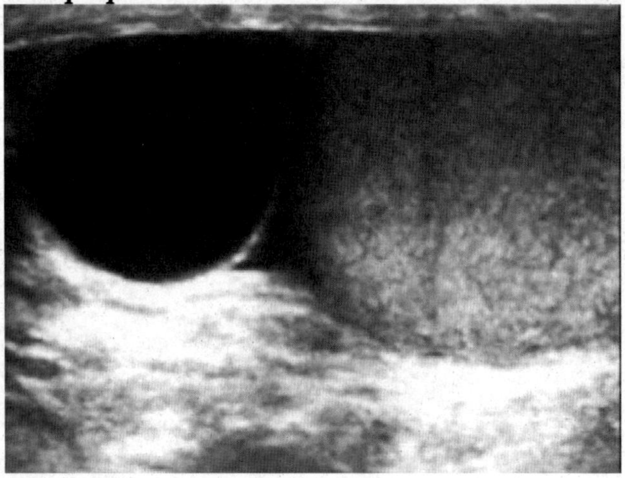

A Epididimite

B Tumore testicolare

C Cisti dell'epididimo

D Orchite

E Varicocele

54 **Uomo di 42 anni si reca dal proprio medico curante in quanto ha apprezzato una tumefazione scrotale sinistra. Cosa si apprezza alla ecografia testicolare?**

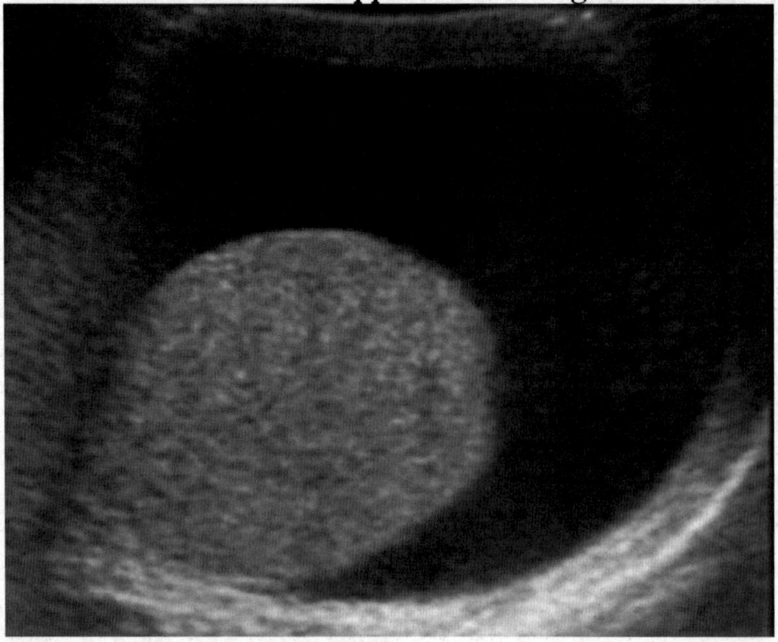

A Cisti testicolare
B Epididimite
C Tumore testicolare
D Orchite
E Idrocele

55 **Paziente di 78 anni con dispnea e dolore toracico sinistro si presenta in PS. Cosa si apprezza alla TC del torace?**

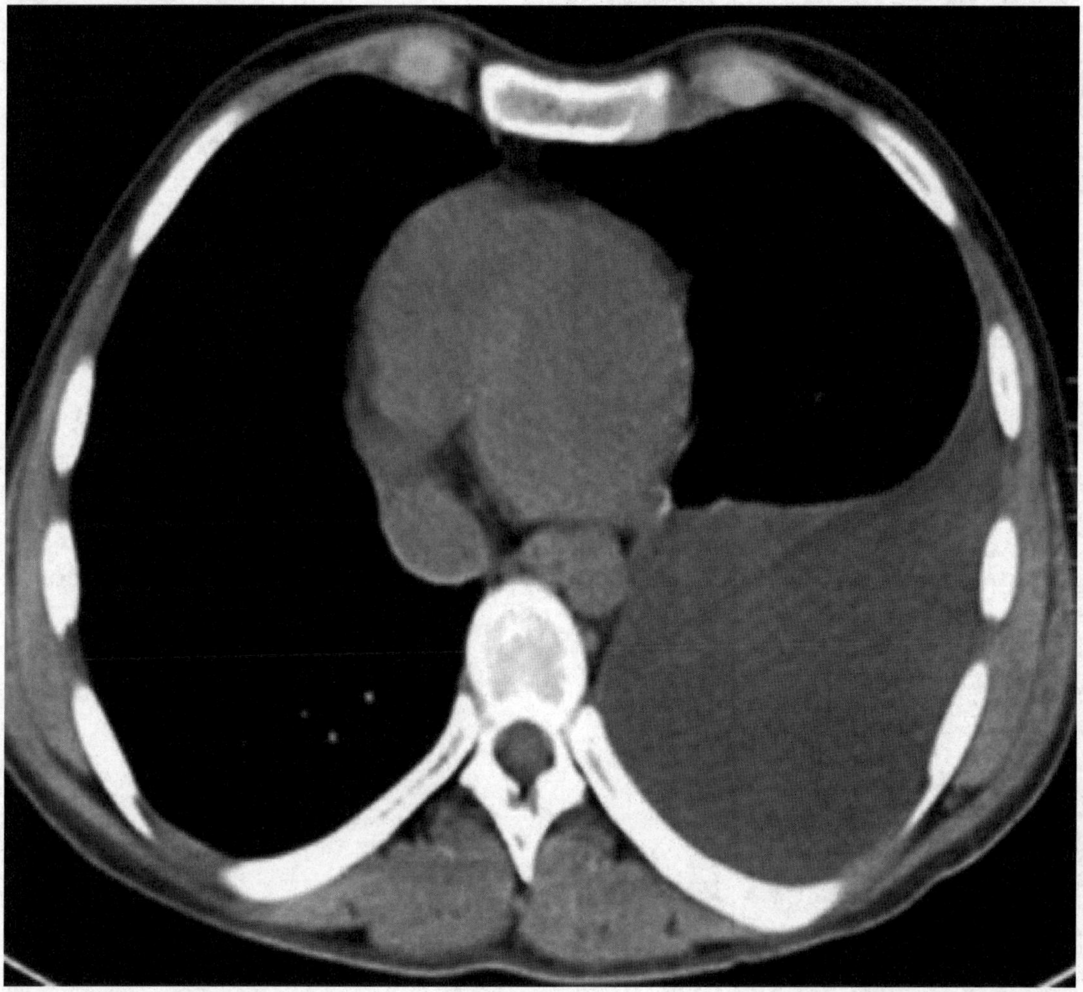

A Tumore polmonare
B Polmonite interstiziale
C Enfisema diffuso
D Pneumotorace massimo
E Versamento pleurico

56 **Paziente di 43 anni si presenta in PS. per febbre alta da circa 1 settimana. Cosa mostra la TC del torace?**

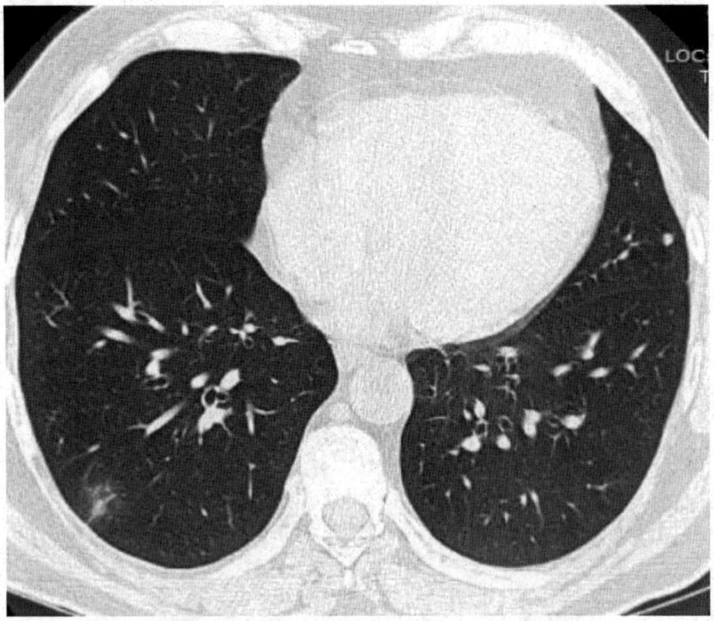

- [A] Metastasi polmonari
- [B] Polmonite lobare
- [C] Ascessi polmonari
- [D] Polmonite interstiziale
- [E] Versamento pericardico

57 **Paziente di 31 anni si presenta in PS per dolore al fianco destro irradiato alla pelvi omolaterale. Cosa è mostrato alla ecografia addominale superiore?**

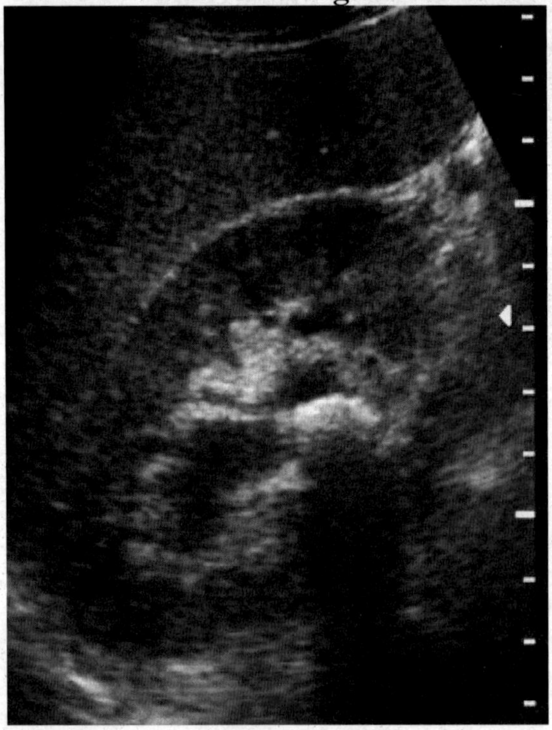

[A] Tumore renale
[B] Tumore epatico
[C] Colecisti litiasica
[D] Calcolo renale
[E] Cisti renale

58 **Paziente di 89 anni si presenta in PS per dolore lombare severo. Cosa si nota alla TC della colonna lombo-sacrale?**

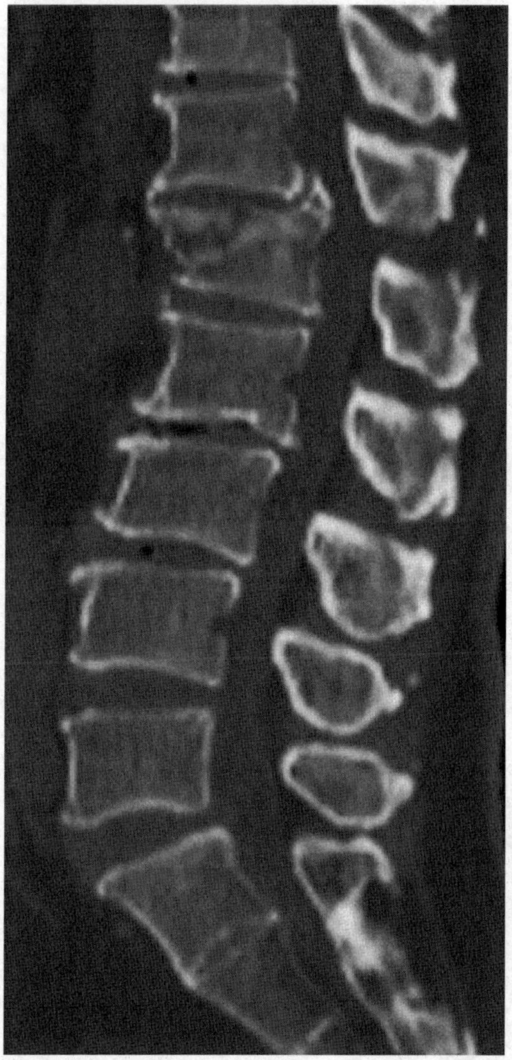

[A] Tumore midollare
[B] Tumore osseo
[C] Anterolistesi
[D] Frattura vertebrale
[E] Retrolistesi

59 **Viene eseguita in PS una RX in urgenza in un paziente privo di sensi. Cosa si apprezza alla RX?**

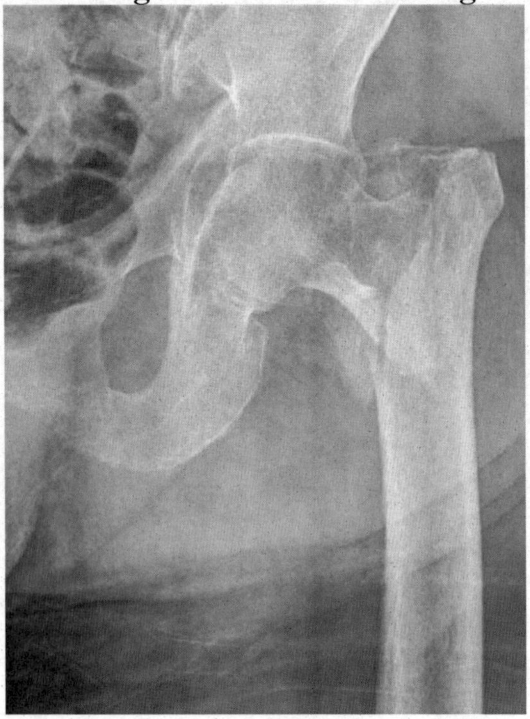

- [A] Frattura pertrocanterica
- [B] Frattura branca ileo-pubica
- [C] Frattura acetabolare
- [D] Frattura branca ischio-pubica
- [E] Frattura sinfisi pubica

60 **Ragazzo di 25 anni cade dalla bicicletta e viene portato in PS, dove viene eseguita una RX. Cosa si apprezza alla RX?**

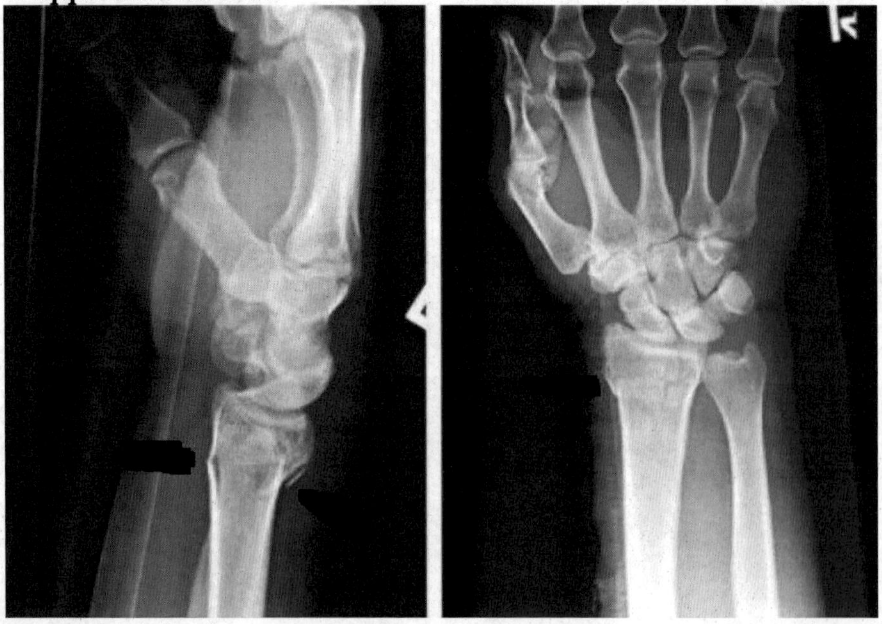

A Frattura dell'ulna
B Frattura dello scafoide
C Frattura del V raggio metacarpale
D Frattura del radio
E Frattura del capitato

61 **Paziente di 33 anni caduto dalla bicicletta, viene portato in PS, dove viene eseguita in urgenza una RX del ginocchio. Quale alterazione è presente alla RX ginocchio?**

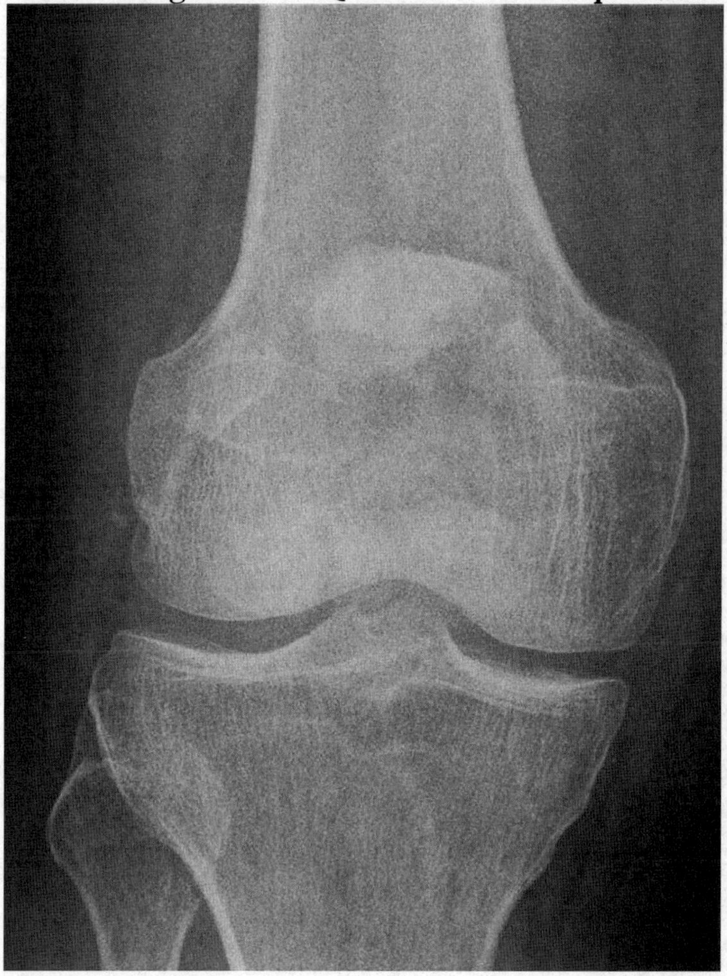

A Frattura tibiale
B Frattura peroneale
C Frattura femorale
D Frattura di rotula
E Frattura tibiale più femorale

62 **Paziente di 26 anni caduto nel corso di una partita di calcio. Quale alterazione si nota alla RX della mano?**

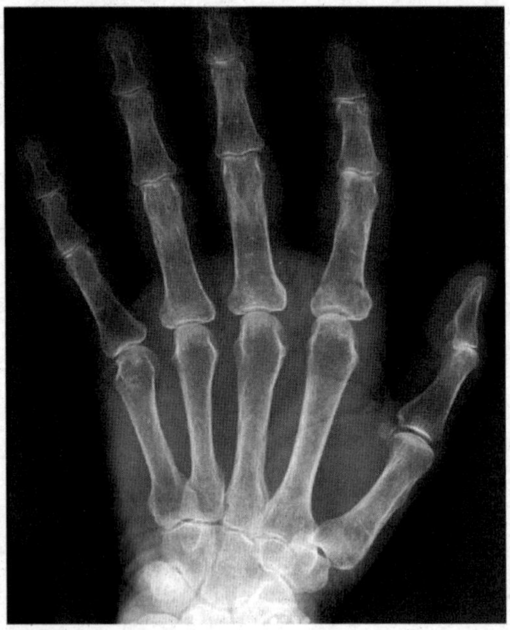

- [A] Frattura I° dito
- [B] Frattura II° dito
- [C] Frattura I° e II° dito
- [D] Frattura I° e III° dito
- [E] Frattura II°, III° e IV° dito

63 **Paziente di 78 anni con dolore addominale. Quale alterazione è evidente alla RX Addome in ortostasi?**

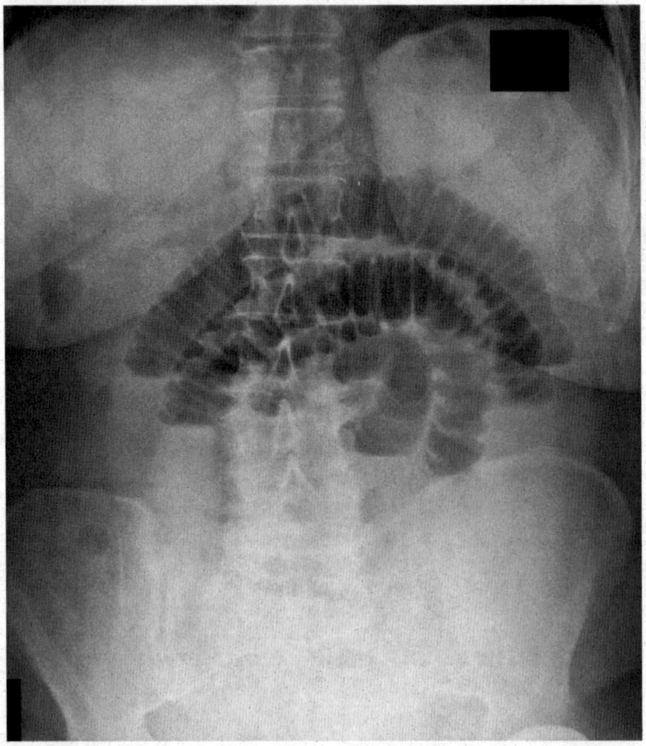

[A] Aria libera
[B] Marcata coprostasi
[C] Livelli idroaerei
[D] Versamento ascitico
[E] Nessuna alterazione rilevante

64 **Paziente di 49 anni caduto da una scala. Quale alterazione è presente alla RX polso?**

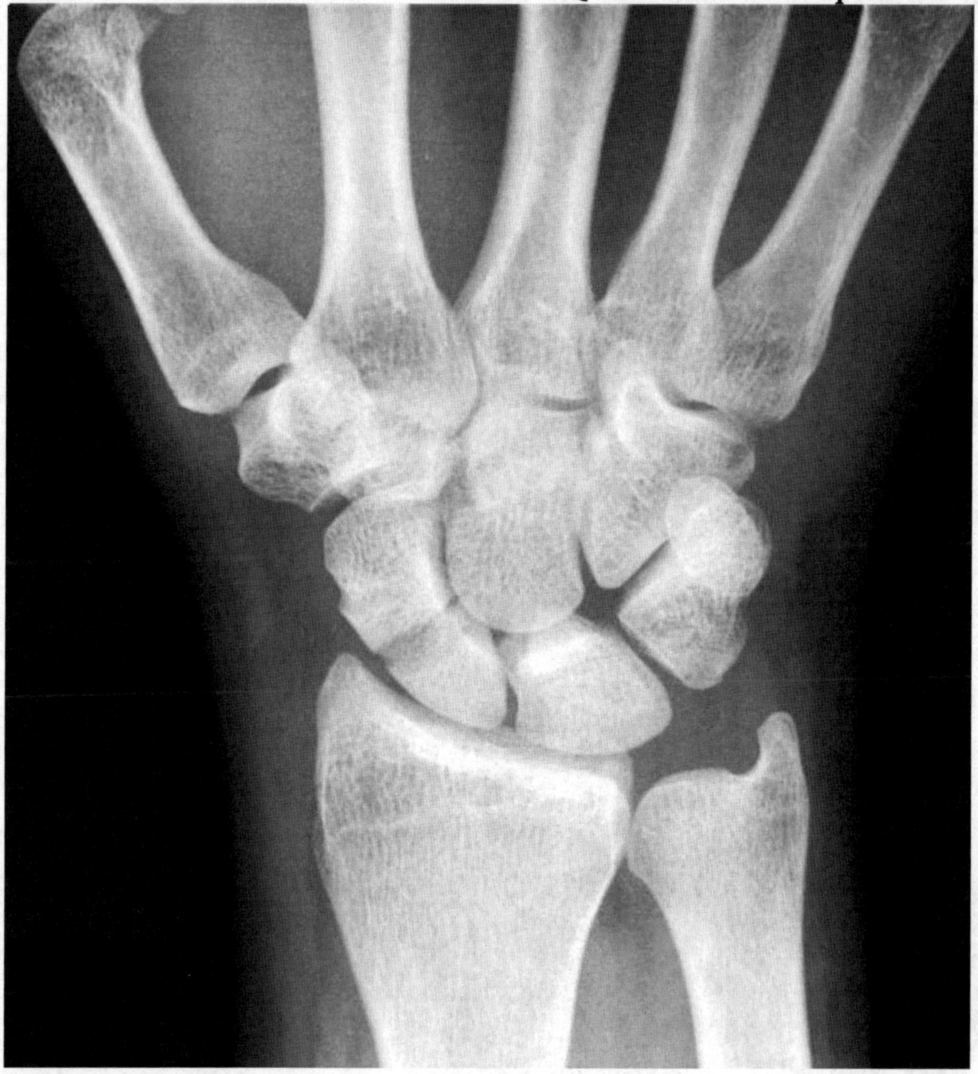

[A] Frattura radiale
[B] Frattura dello scafoide
[C] Frattura ulnare
[D] Frattura del semilunare
[E] Frattura del capitato

65 **Paziente di 83 anni caduto in casa con trauma facciale. Quale alterazione si nota alla RX cranio?**

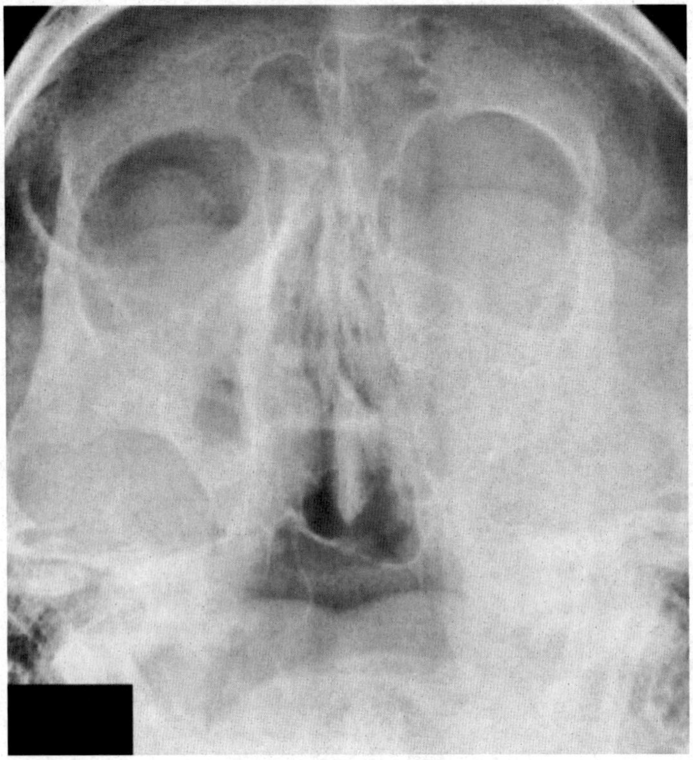

A Frattura ossa nasali

B Frattura zigomatica sinistra

C Frattura mascellare destra

D Frattura pavimento orbitario sinistro

E Frattura zigomatica destra

66 Paziente di 66 anni con febbre e tosse. In PS viene eseguita TC. Quale alterazione è evidente?

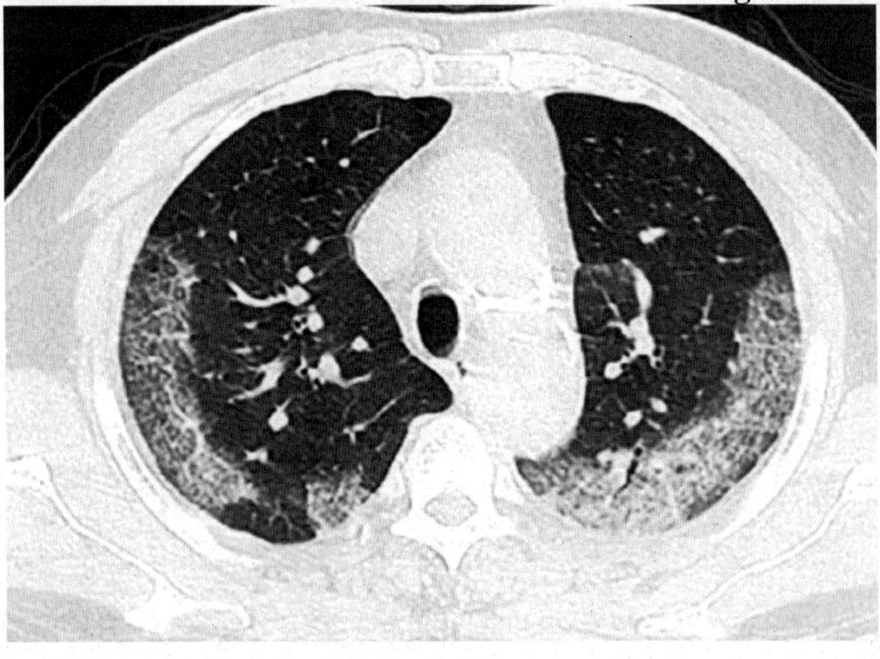

[A] Metastasi
[B] Versamento pleurico
[C] Polmonite interstiziale
[D] PNX
[E] Atelettasia

67 **Paziente di 31 anni, dopo un incontro di pugilato, viene portato in PS per un forte dolore alla mano. Quale alterazione è visibile alla RX mano?**

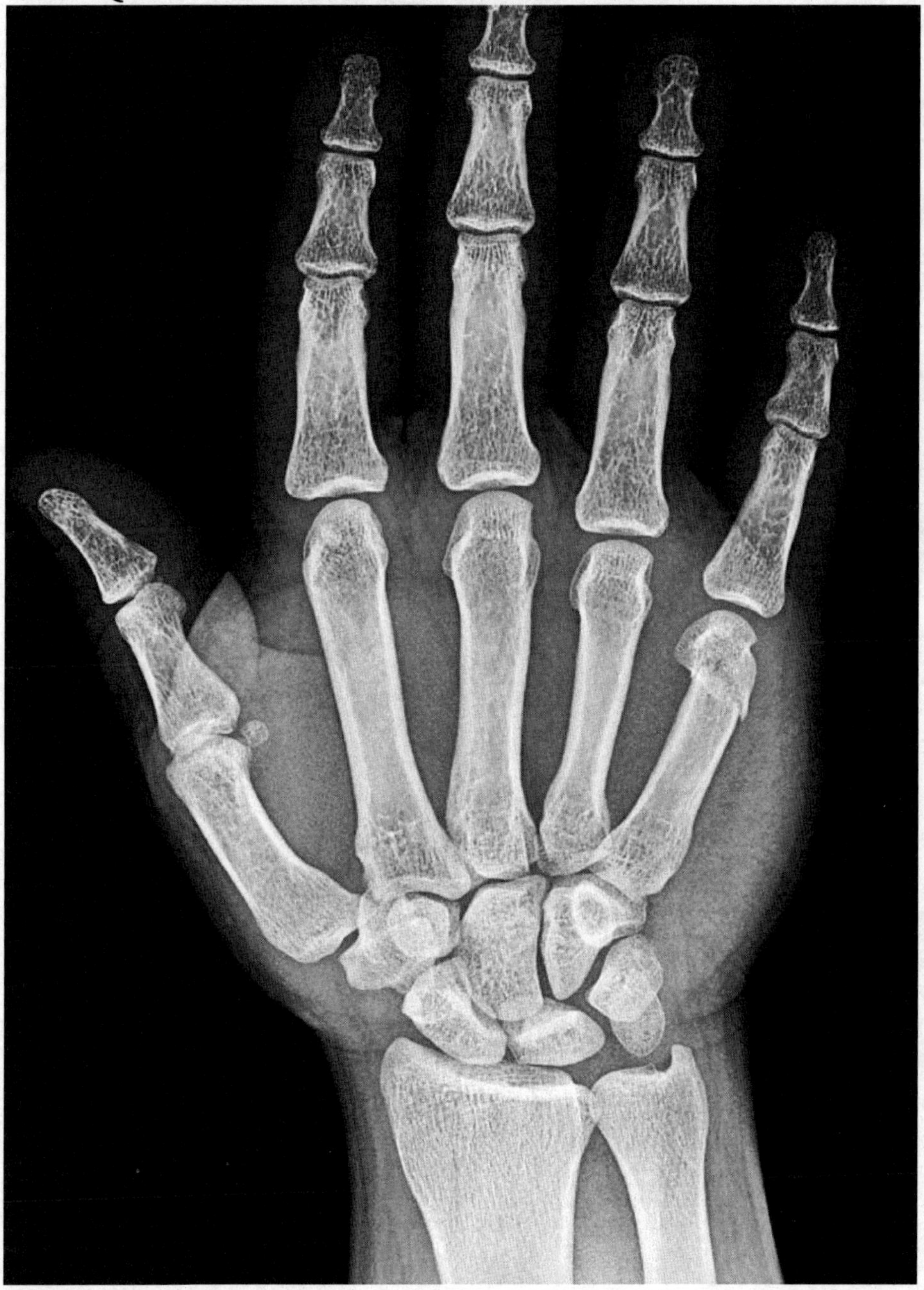

[A] Frattura I dito
[B] Frattura II° dito

[C] Frattura III° dito

[D] Frattura IV° dito

[E] Frattura V° dito

68 **Paziente di 9 mesi con pianto inconsolabile e vomito. Quale alterazione si riscontra alla RX addome?**

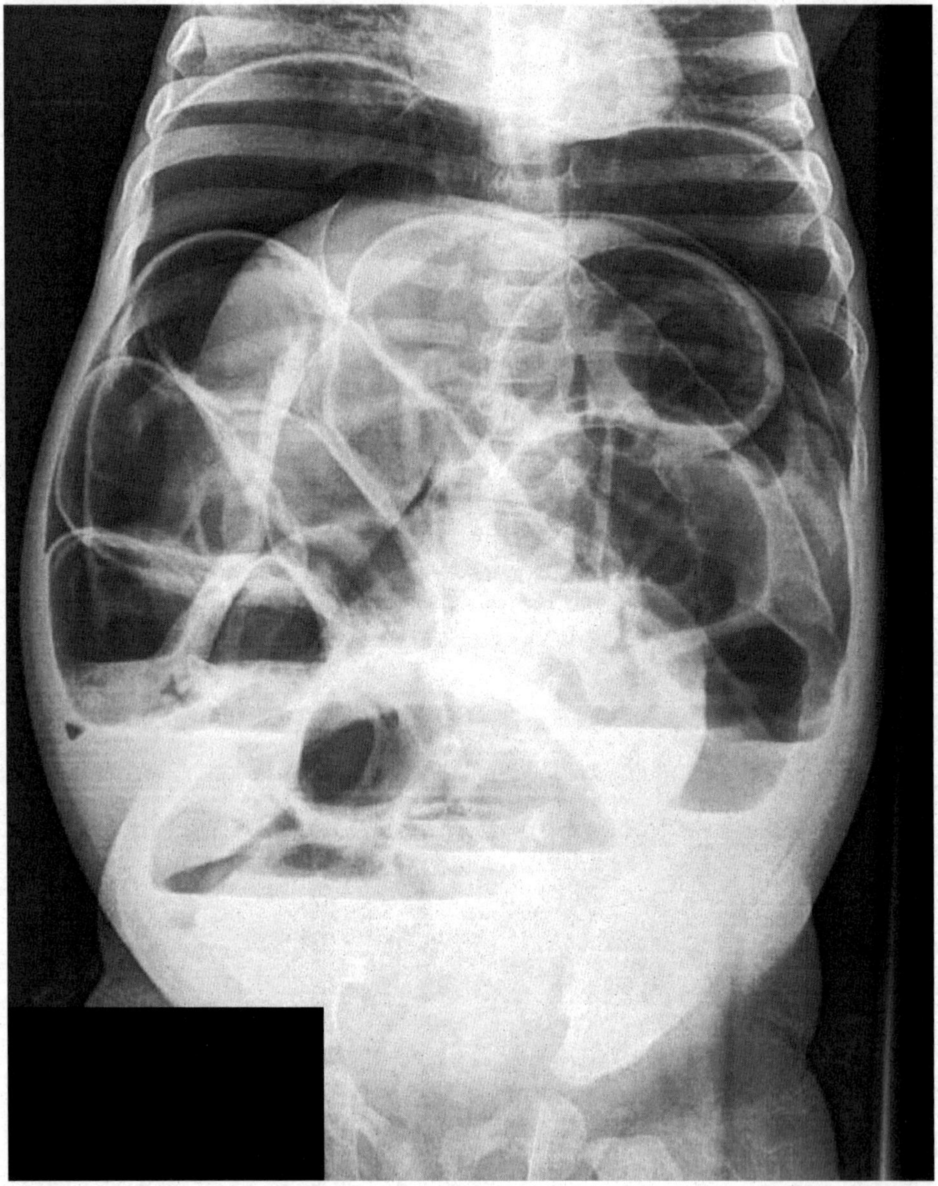

[A] Aria libera

[B] Marcata coprostasi

[C] Livelli idroaerei

[D] Aria libera più livelli idroaerei

[E] Normale meteorismo

69 **Paziente di 79 anni con febbre esegue in PS in urgenza. Viene effettuata una RX, quale alterazione è presente?**

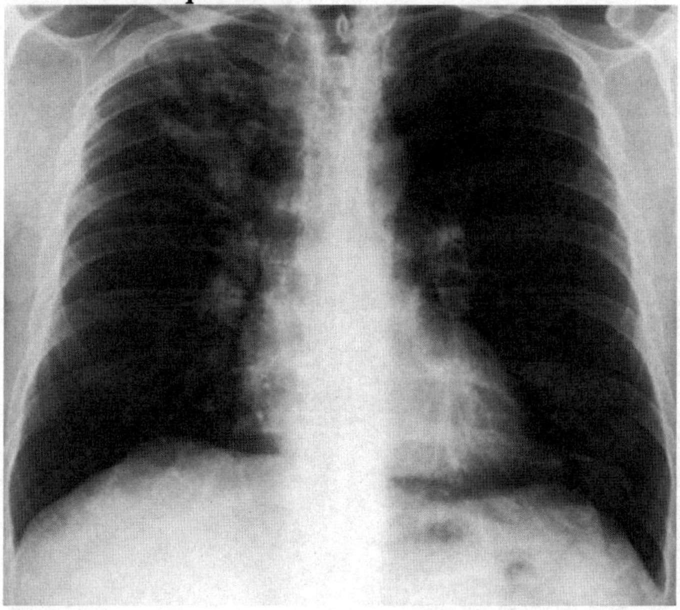

A PNX

B Versamento pleurico

C Massa polmonare

D Pneumomediastino

E Polmonite

70 **Paziente di 59 anni caduto dalla bicicletta viene portato in Ortopedia, dove esegue RX. Quale alterazione si nota alla RX polso?**

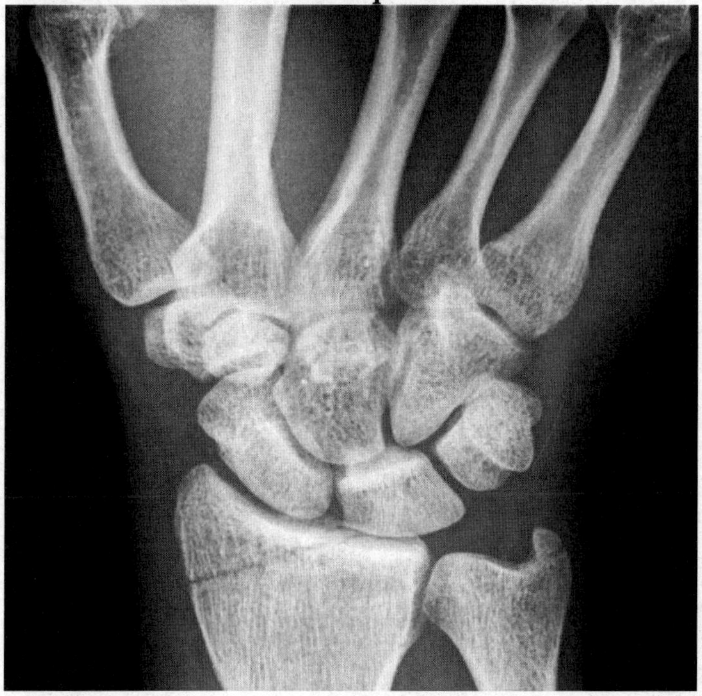

A Frattura radiale
B Frattura dello scafoide
C Frattura ulnare
D Frattura radiale più ulnare
E Frattura del capitato

71 Paziente di 49 anni con dispnea. In P.S. dell'Ospedale Riuniti viene eseguita una RX del Torace. Quale alterazione è evidente alla RX torace?

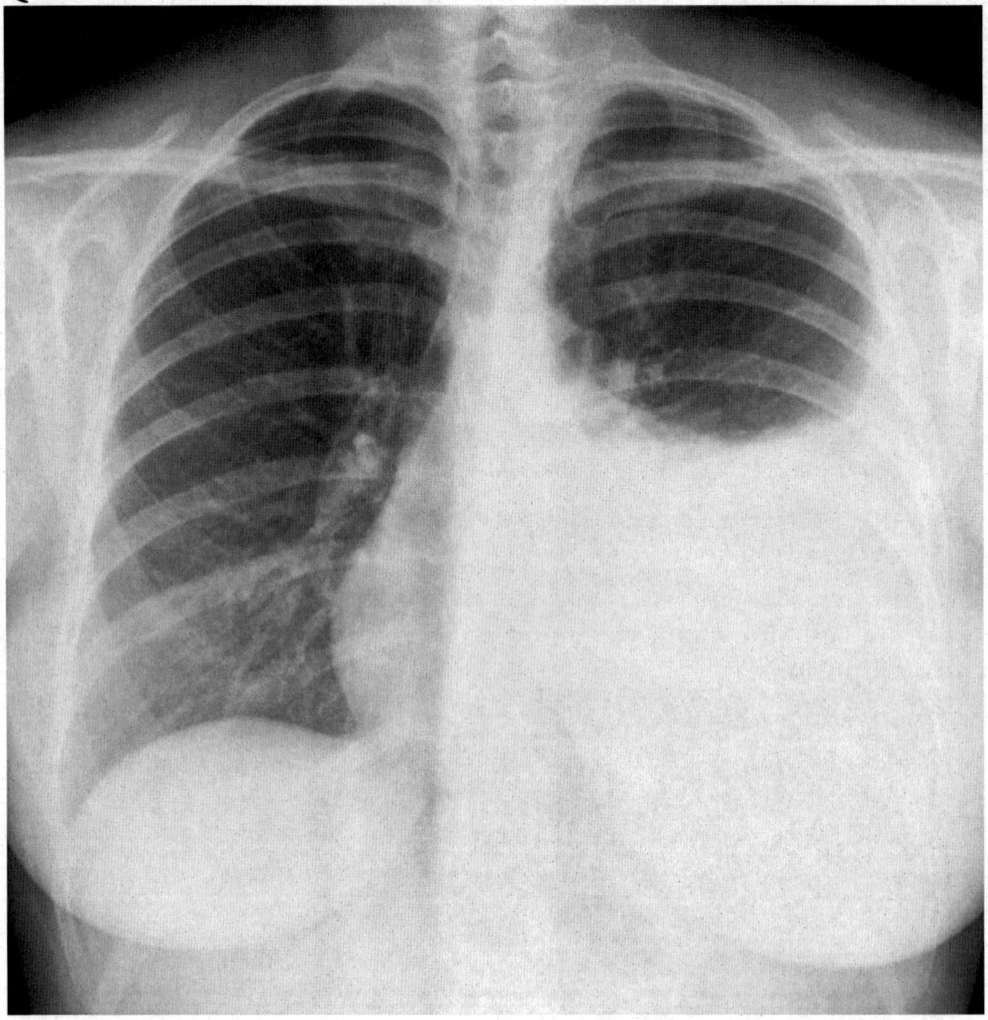

A Massa polmonare
B PNX
C Versamento pleurico
D Pneumomediastino
E Polmonite

72 Paziente di 81 anni in stato soporoso. Quale alterazione è presente alla TC encefalo?

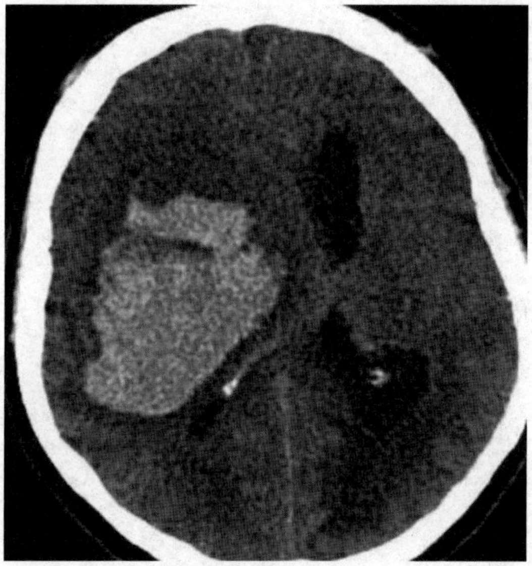

A Emorragia intraparenchimale

B ESA

C Ematoma subdurale

D Pneumoencefalo

E Ematoma epidurale

73 **Paziente di 69 anni con dolore in ipocondrio destro. Quale alterazione si nota alla TC addome con m.d.c.?**

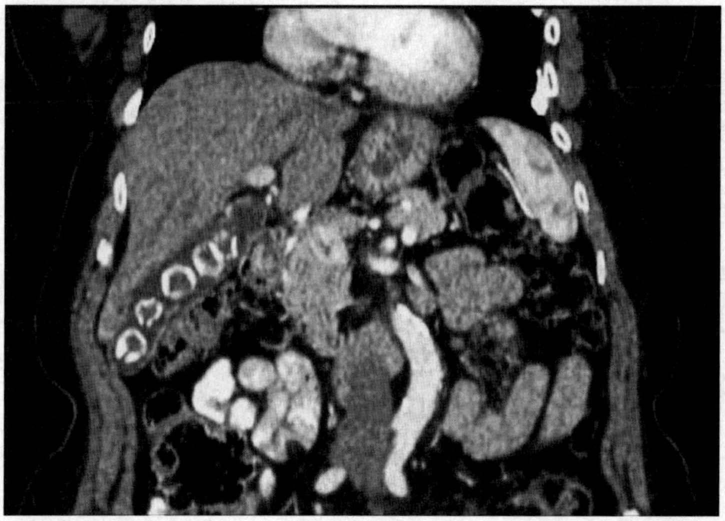

A Pancreatite

B Epatite

C Litiasi della colecisti

D Litiasi renale

E Duodenite

74 **Paziente di 70 anni con dolore toracico. Quale alterazione è presente alla TC?**

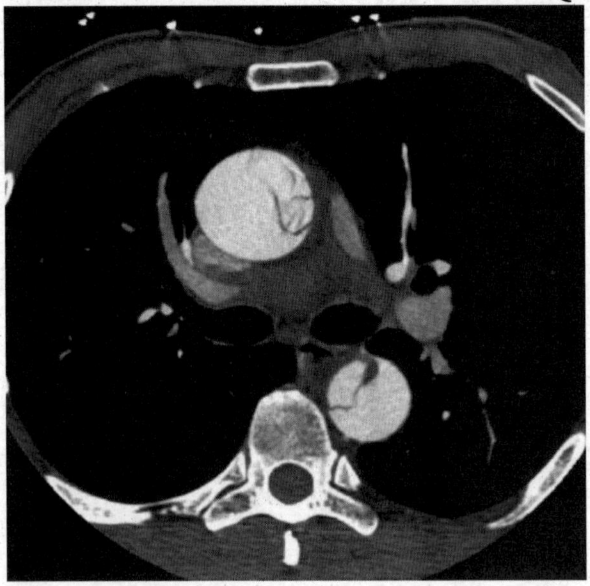

A Rottura aortica
B Aneurisma aortico
C Ipertensione polmonare
D Dissecazione aortica
E Tumore polmonare

75 **Paziente di 56 anni cade durante una partita di calcio. Quale alterazione è evidente alla RX polso?**

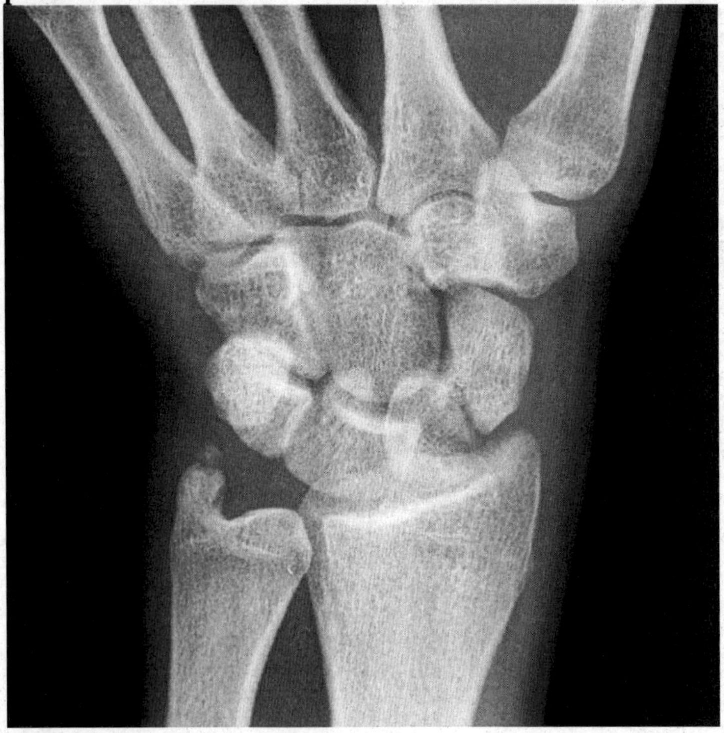

[A] Frattura radiale più scafoide
[B] Frattura scafoide più capitato
[C] Frattura ulnare più scafoide
[D] Frattura radiale più ulnare
[E] Frattura radiale più capitato

76 **Paziente di 83 anni caduto da una scala. Quale alterazione è presente nella seguente RX ginocchio?**

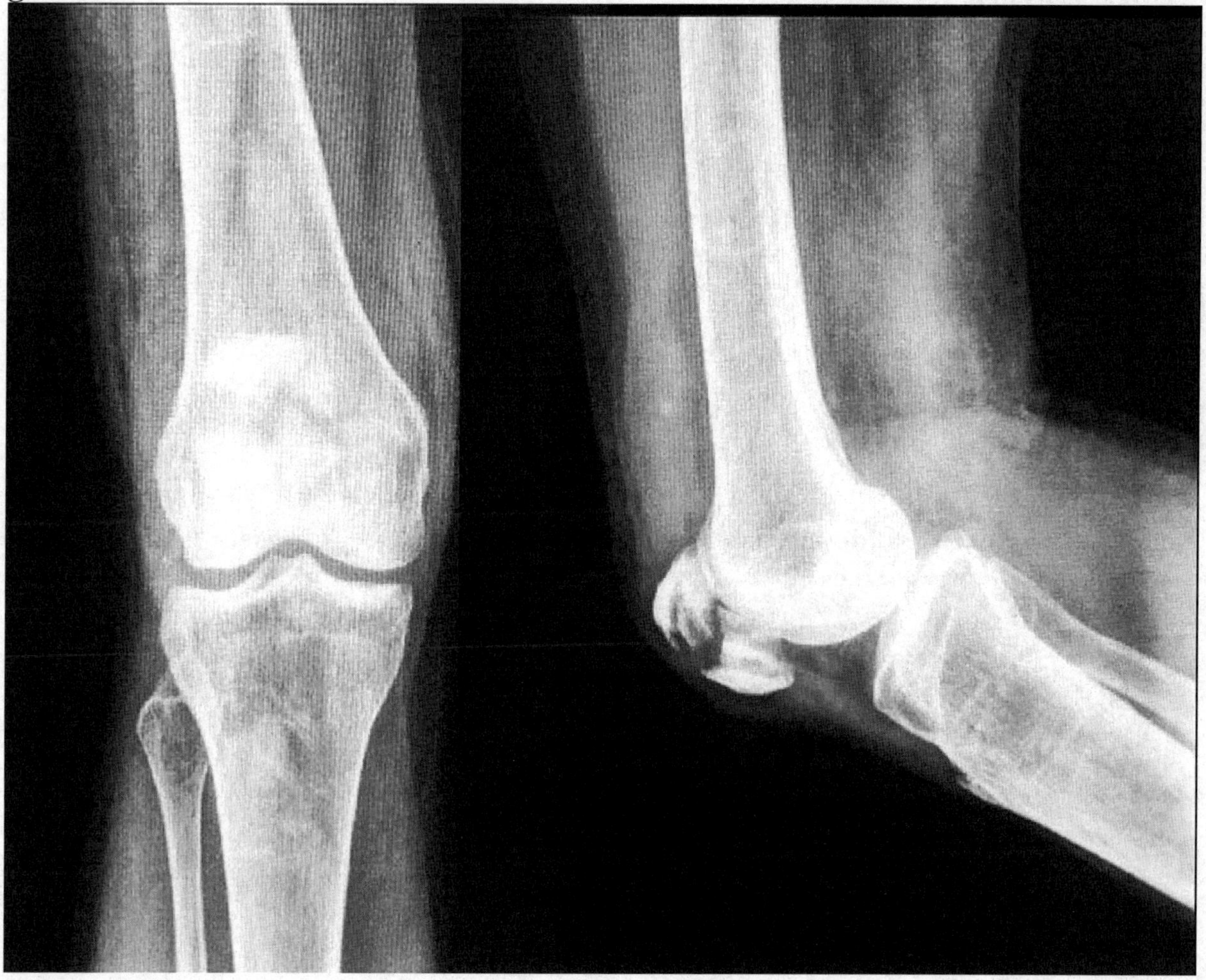

[A] Frattura peroneale
[B] Frattura femorale
[C] Frattura di rotula
[D] Frattura tibiale
[E] Frattura tibiale più rotula

77 **Paziente di 23 anni lamenta dolore alla spalla sinistra dopo uno scontro in una partita di rugby. Quale alterazione è presente nella seguente RX spalla?**

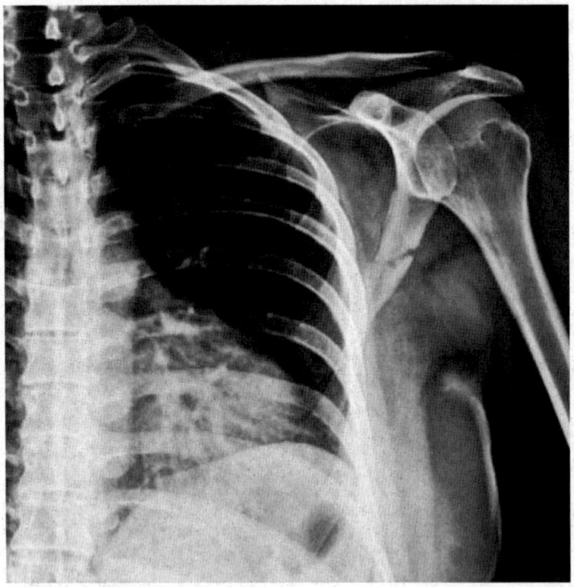

[A] Frattura testa omerale
[B] Frattura clavicolare
[C] Lussazione di spalla
[D] Frattura scapolare
[E] Frattura acromiale

78 Paziente di 68 anni si sottopone ad un RX torace pre-operatorio in vista di un intervento di TURP. Quale alterazione è evidente alla RX torace?

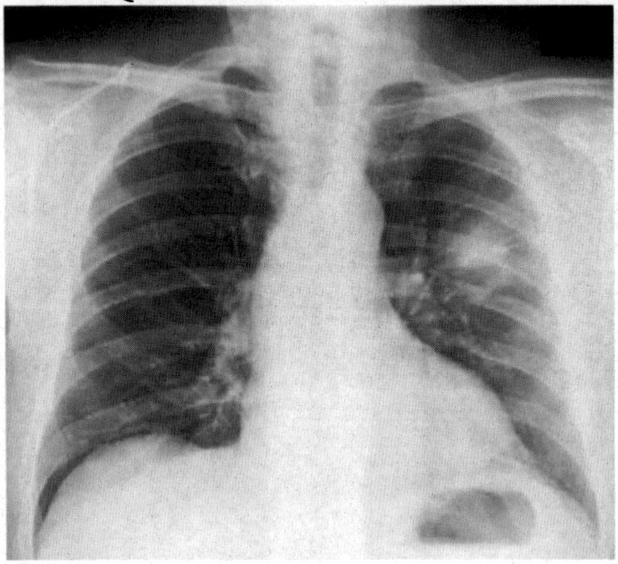

[A] Massa polmonare
[B] PNX
[C] Polmonite
[D] Versamento pleurico
[E] Ascesso polmonare

79 **Paziente di 56 anni si presenta in PS per dolore in ipocondrio destro e dispepsia. Cosa si apprezza alla US dell'addome?**

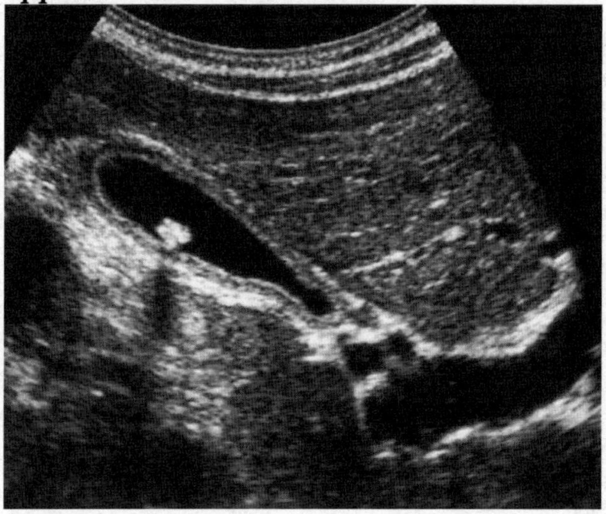

[A] Massa epatica

[B] Metastasi epatiche

[C] Litiasi renale

[D] Litiasi della colecisti

[E] Cisti epatica complicata

80 **Paziente di 48 anni si sottopone ad un RX torace pre-operatorio in vista di un intervento per appendicectomia. Quale alterazione è presente alla RX torace?**

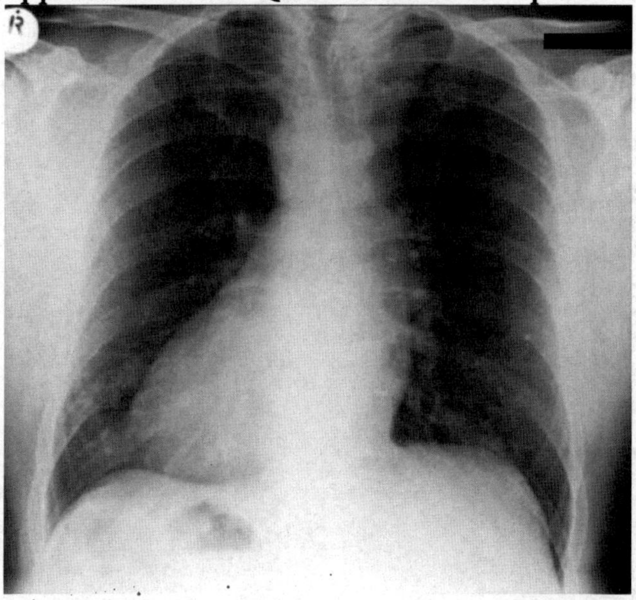

[A] Polmonite

[B] Versamento pleurico

[C] Massa polmonare

[D] Destrocardia

E Cardiomegalia

81 **Paziente di 81 anni con dispnea si presenta in PS. Viene eseguita un TC. Quale alterazione si nota alla Tomografia?**

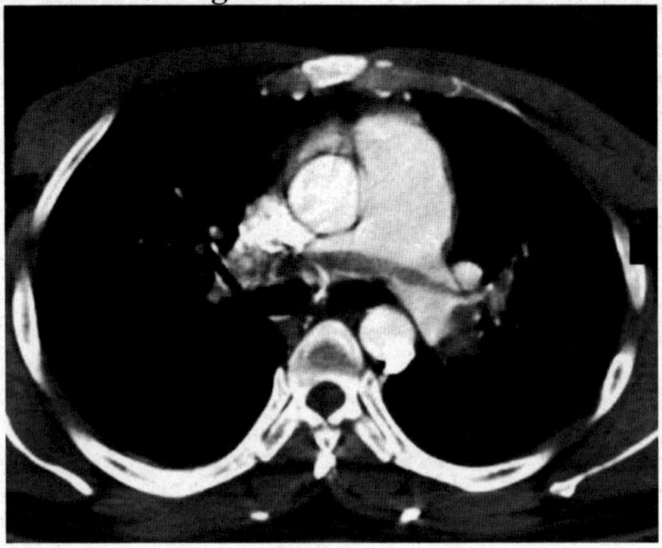

A Aneurisma aortico
B Polmonite
C Dissecazione aortica
D Tromboembolia polmonare
E PNX

82 **Paziente di 75 anni con massa pulsante addominale si sottopone a TC. Quale alterazione è evidente alla TC addome?**

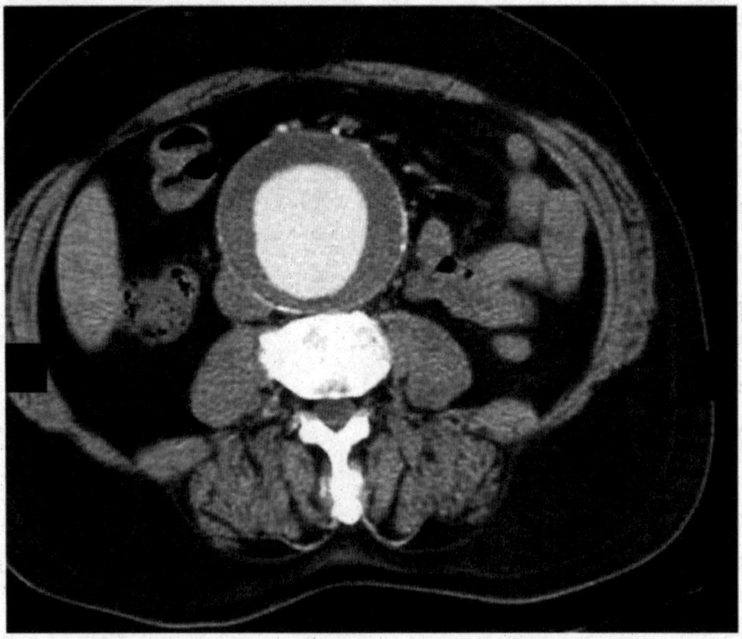

[A] Dissecazione aortica
[B] Aneurisma aortico
[C] Ematoma aortico
[D] Rottura aortica
[E] Versamento addominale

83 **Paziente di 41 anni dopo trauma cranico viene portato in PS. dell'Ospedale Riuniti. Quale alterazione è presente alla TC encefalo?**

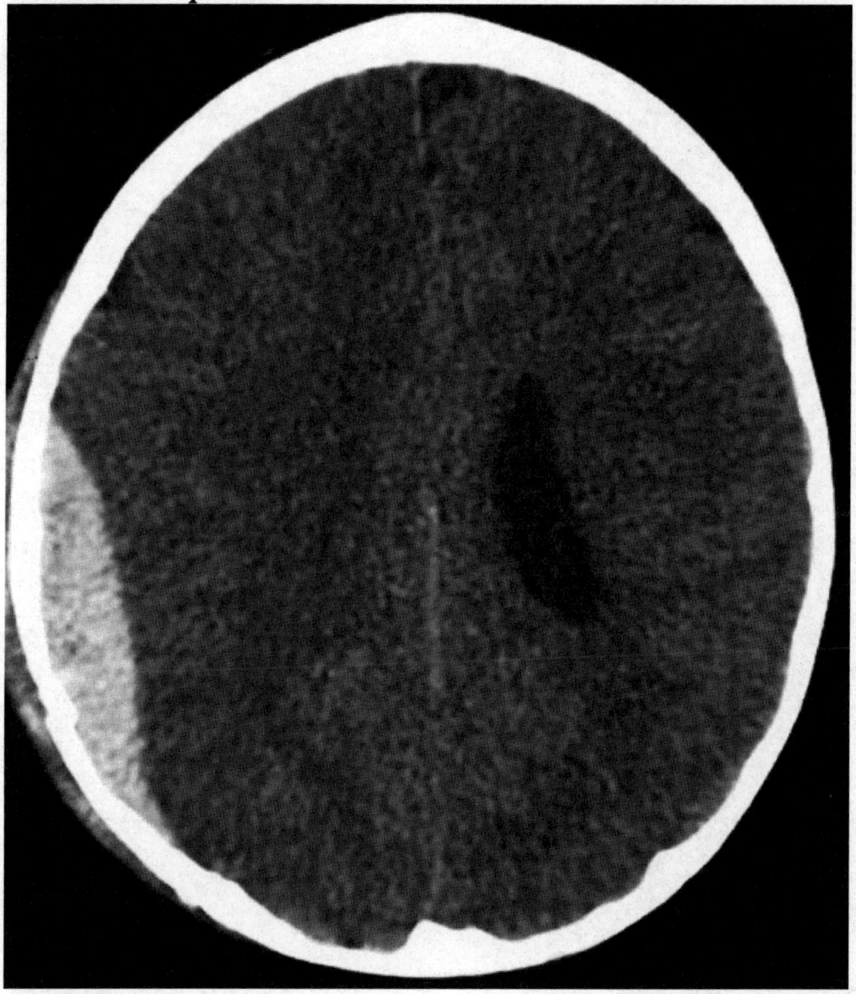

[A] Ematoma epidurale
[B] ESA
[C] Idrocefalo normoteso
[D] Lesione ischemica
[E] Ematoma sub-durale

84 **Paziente di 89 mesi con dolore addominale acuto viene portato dai parenti in PS, dove viene eseguita in urgenza una RX. Quale alterazione è presente alla RX?**

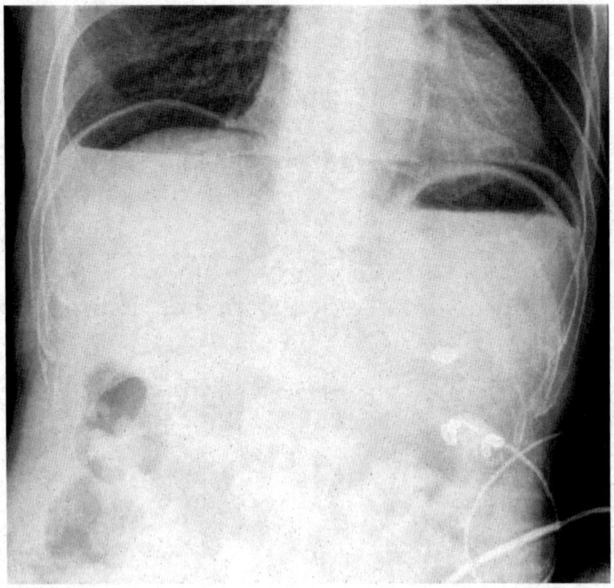

A Marcata coprostasi

B Aria libera

C Livelli idroaerei

D Aria libera più livelli idroaerei

E Normale meteorismo

85 Paziente di 53 anni con febbre persistente viene portato in PS, dove viene eseguita una RX. Quale alterazione è presente?

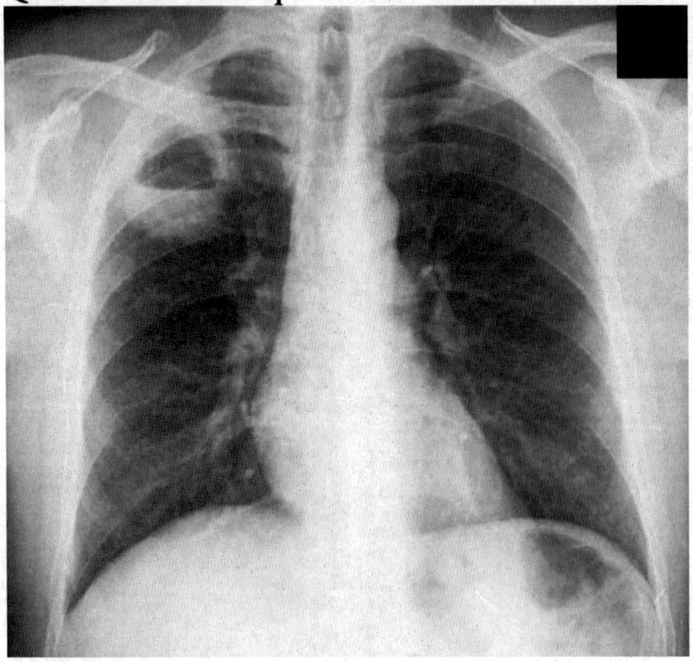

A Atelettasia

B Scompenso cardiaco

C Polmonite

[D] PNX

[E] Ascesso polmonare

86 **Paziente di 17 anni di costituzione molto magra lamenta dolore toracico acuto. Quale alterazione è presente alla RX torace?**

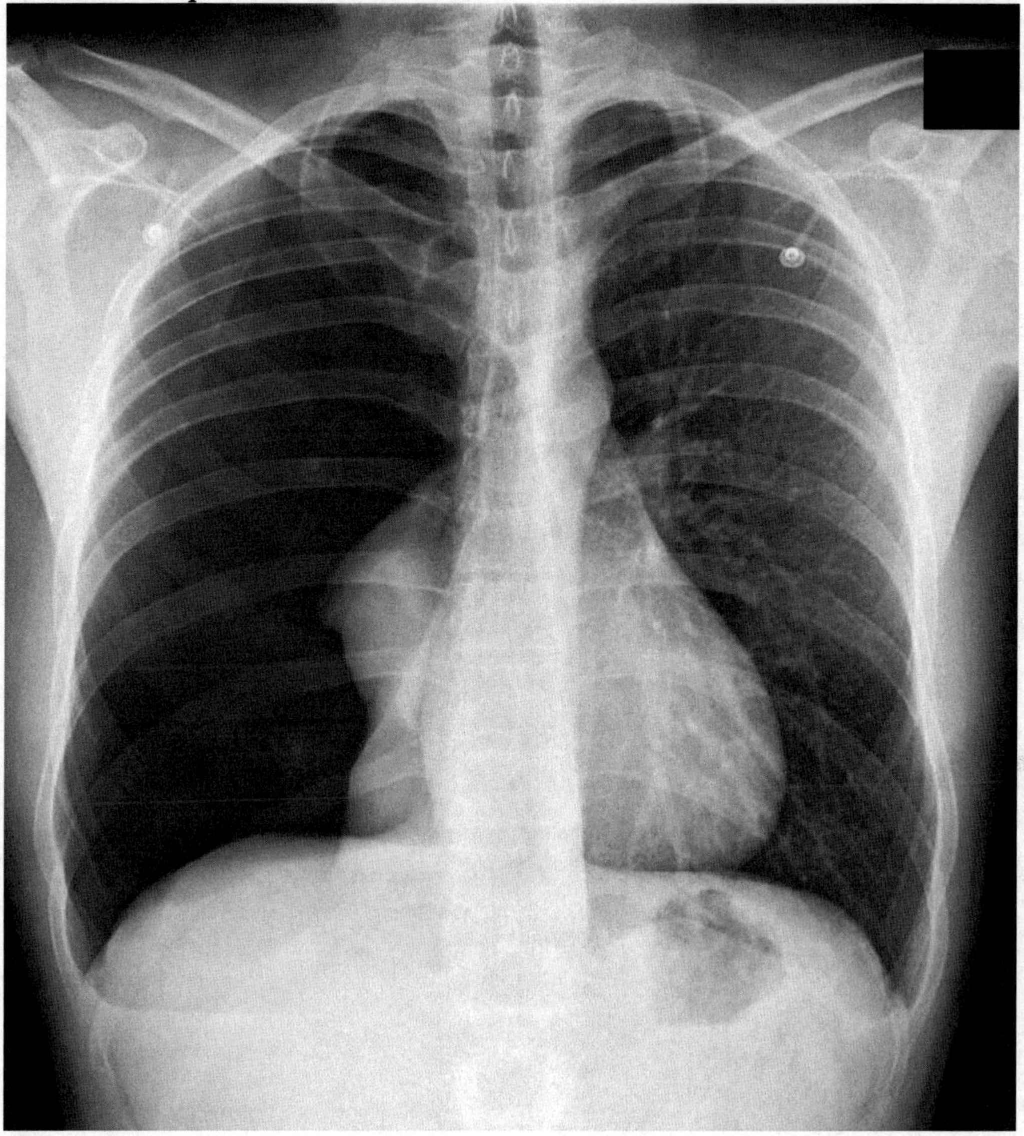

[A] Versamento pleurico

[B] PNX

[C] Polmonite

[D] Cardiomegalia

[E] Pneumomediastino

87 **Paziente di 29 anni dopo un incontro di pugilato viene portato in PS, dove esegue RX in urgenza. Quale alterazione si nota alla RX mano?**

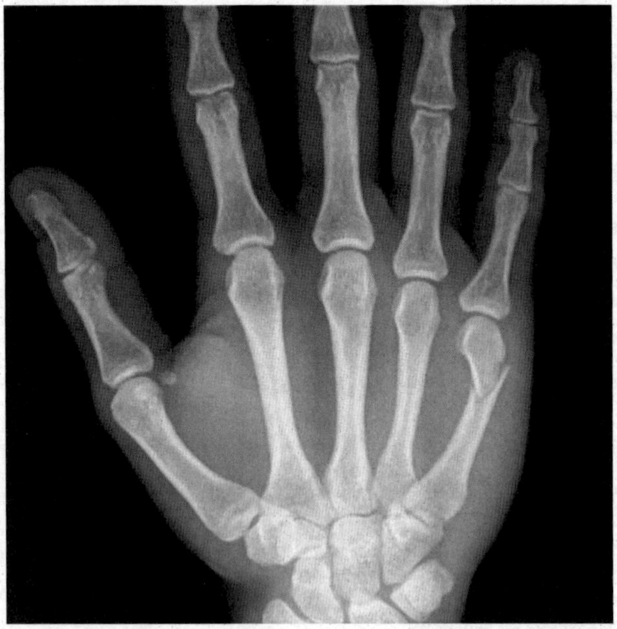

[A] Frattura I dito

[B] Frattura II dito

[C] Frattura III dito

[D] Frattura IV dito

[E] Frattura V dito

88 **Paziente di 68 anni con addome poco trattabile. Quale alterazione è presente alla RX?**

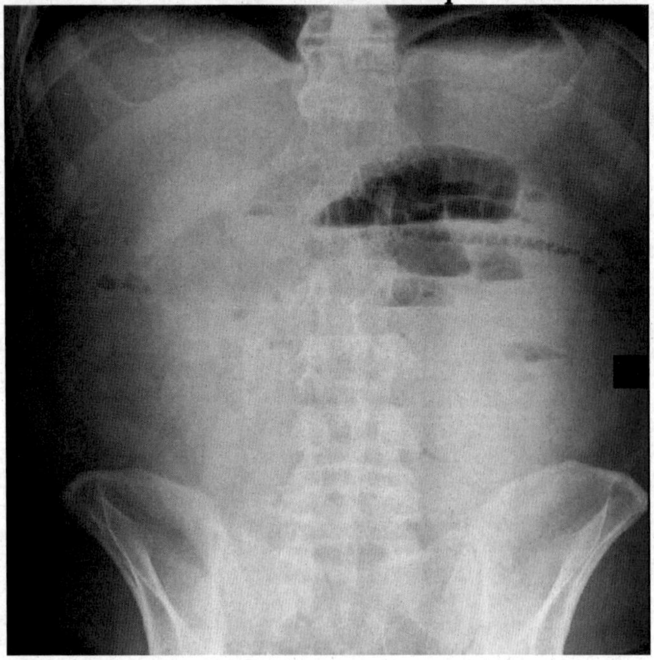

[A] Livelli idroaerei

[B] Marcata coprostasi

[C] Aria libera

[D] Versamento ascitico

[E] Volvolo sigmoideo

89 **Paziente di 66 anni con febbre. Quale alterazione è presente alla RX torace?**

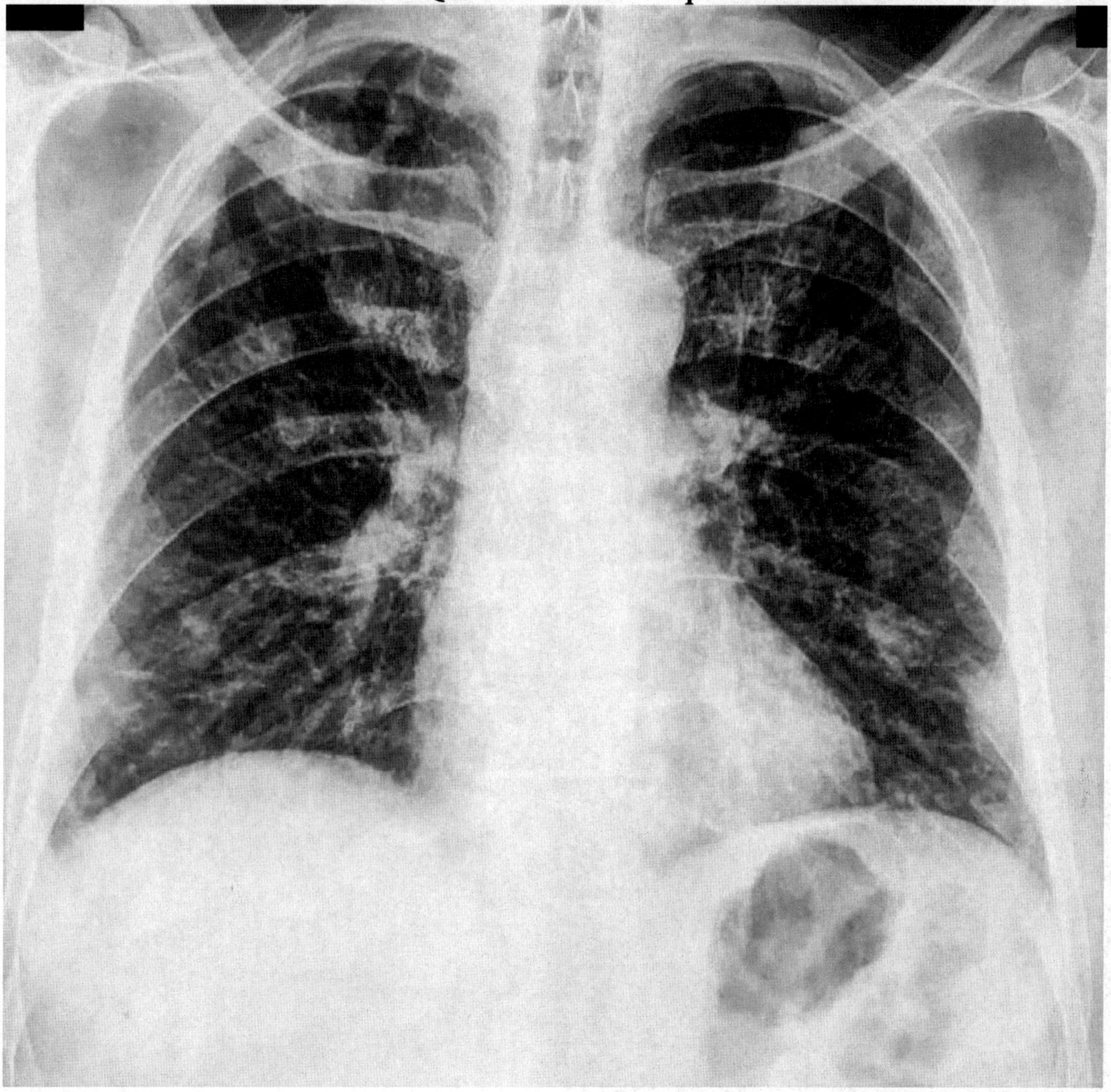

[A] Polmonite lobare

[B] Massa polmonare

[C] Polmonite interstiziale

[D] Ascesso

[E] Versamento pleurico

90 **Paziente di 81 anni con dolore addominale acuto. Quale alterazione è presente alla TC addome con m.d.c.?**

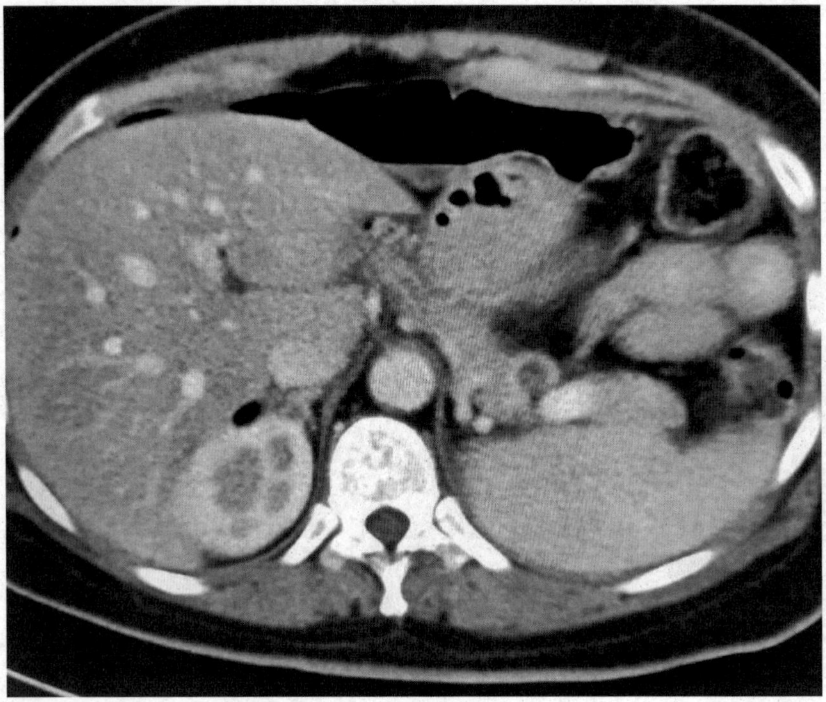

[A] Occlusione intestinale
[B] Rottura aortica
[C] Pneumoperitoneo
[D] Ulcera duodenale
[E] Dissezione dell'aorta addominale

91 **Paziente di 79 anni con dispepsia e reflusso. Quale alterazione è presente alla TC addome?**

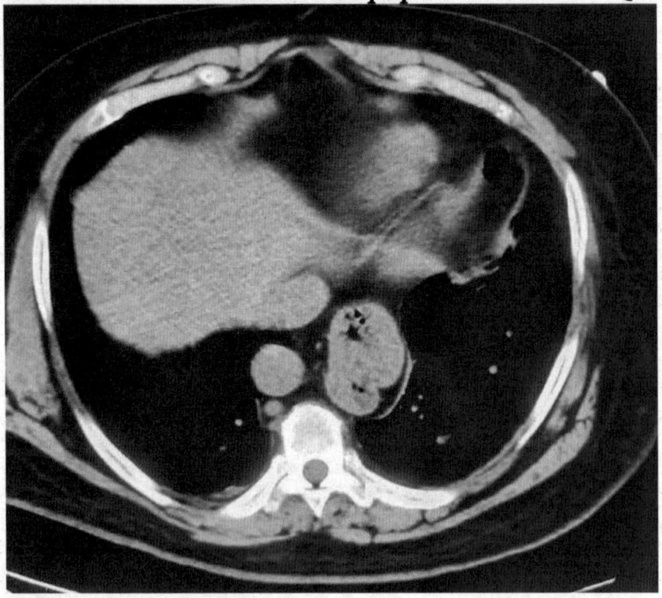

[A] Tumore gastrico
[B] Occlusione intestinale

[C] Pneumoperitoneo
[D] Ernia iatale
[E] Ulcera duodenale

92 **Paziente di 81 anni si presenta in PS per disfagia e dolore toracico. Cosa si apprezza alla TC torace?**

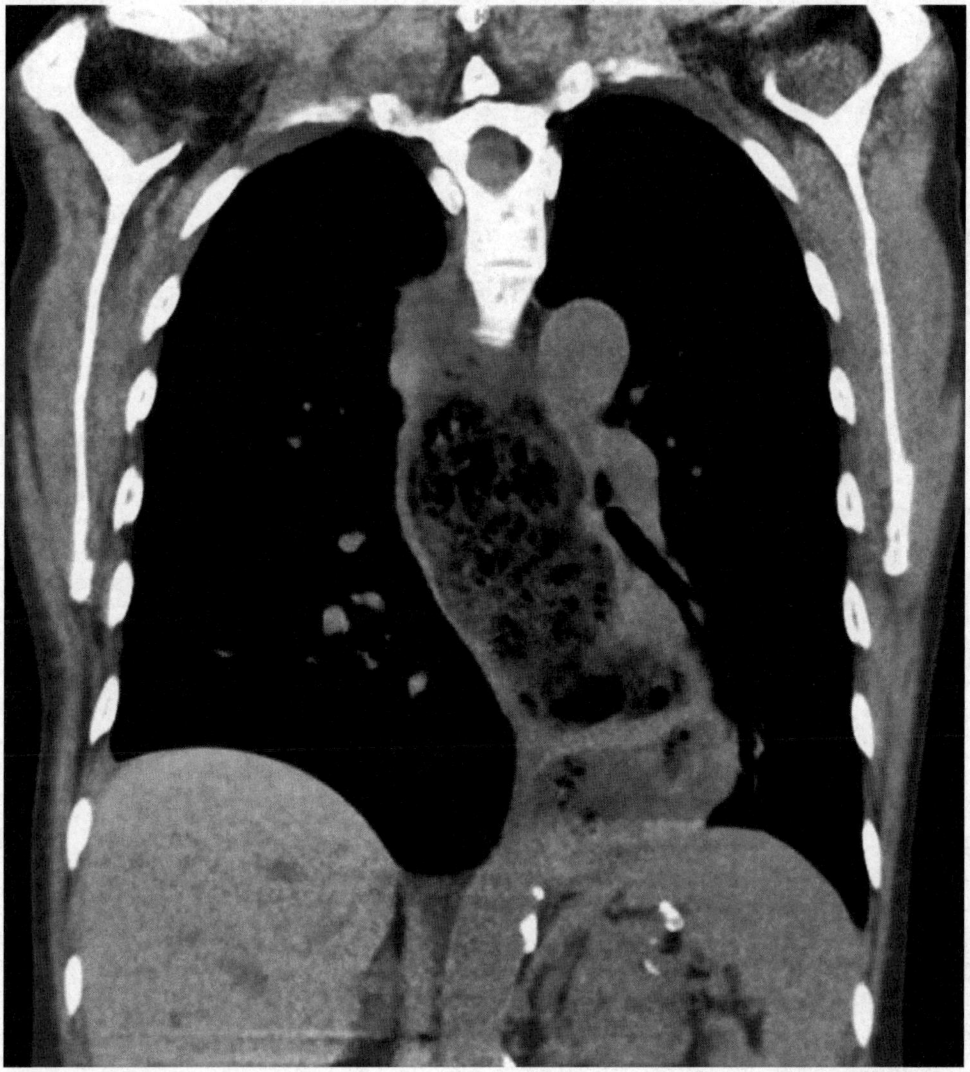

[A] Neoplasia polmonare
[B] Aneurisma aortico
[C] Massa solida mediastinica
[D] PNX bilaterale
[E] Acalasia

93 **Paziente di 85 anni con dolore addominale e stitichezza da alcuni giorni viene portato in PS dell'Ospedale Riuniti. Quale alterazione è evidente alla RX addome in ortostasi?**

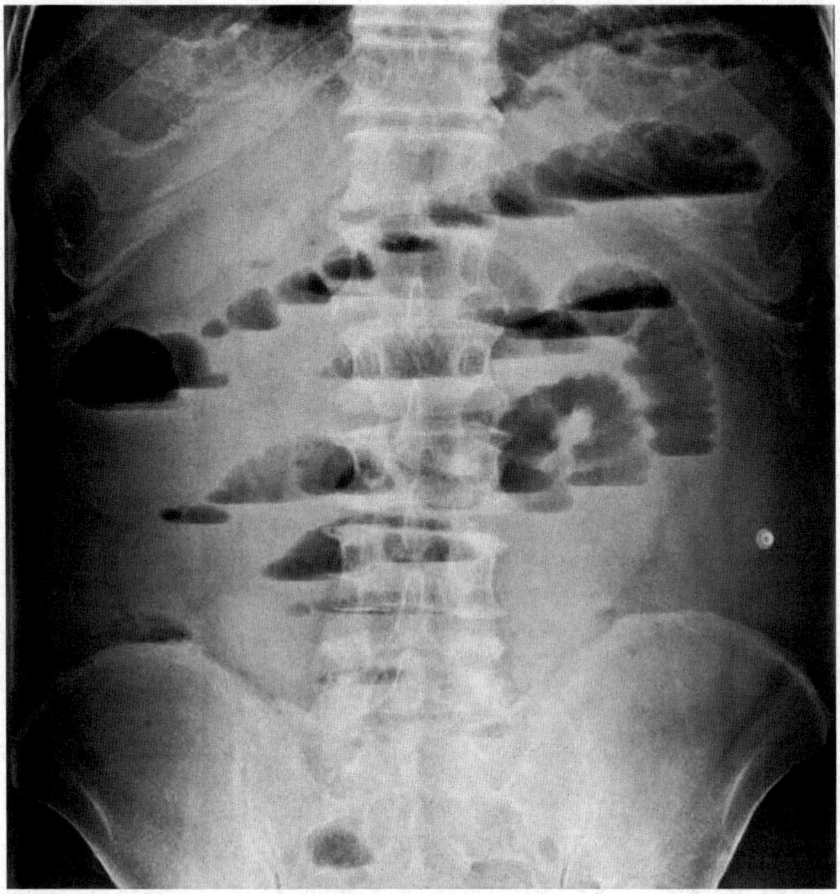

[A] Marcata coprostasi

[B] Versamento ascitico

[C] Aria libera

[D] Livelli idroaerei

[E] Nessuna alterazione rilevante

94 **Paziente di 47 anni con febbre e tosse. Quale alterazione è presente alla TC torace?**

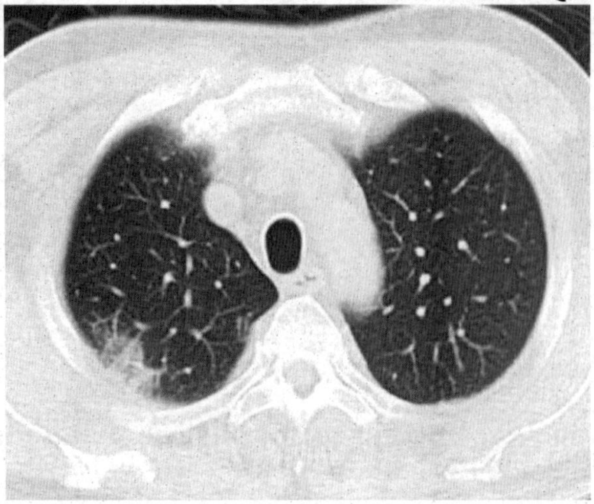

A Neoplasia polmonare
B Polmonite lobare
C Bronchiolite
D Ascesso polmonare
E Polmonite interstiziale

95 Paziente di 69 anni con dispnea. Quale alterazione è visibile alla TC torace con m.d.c.?

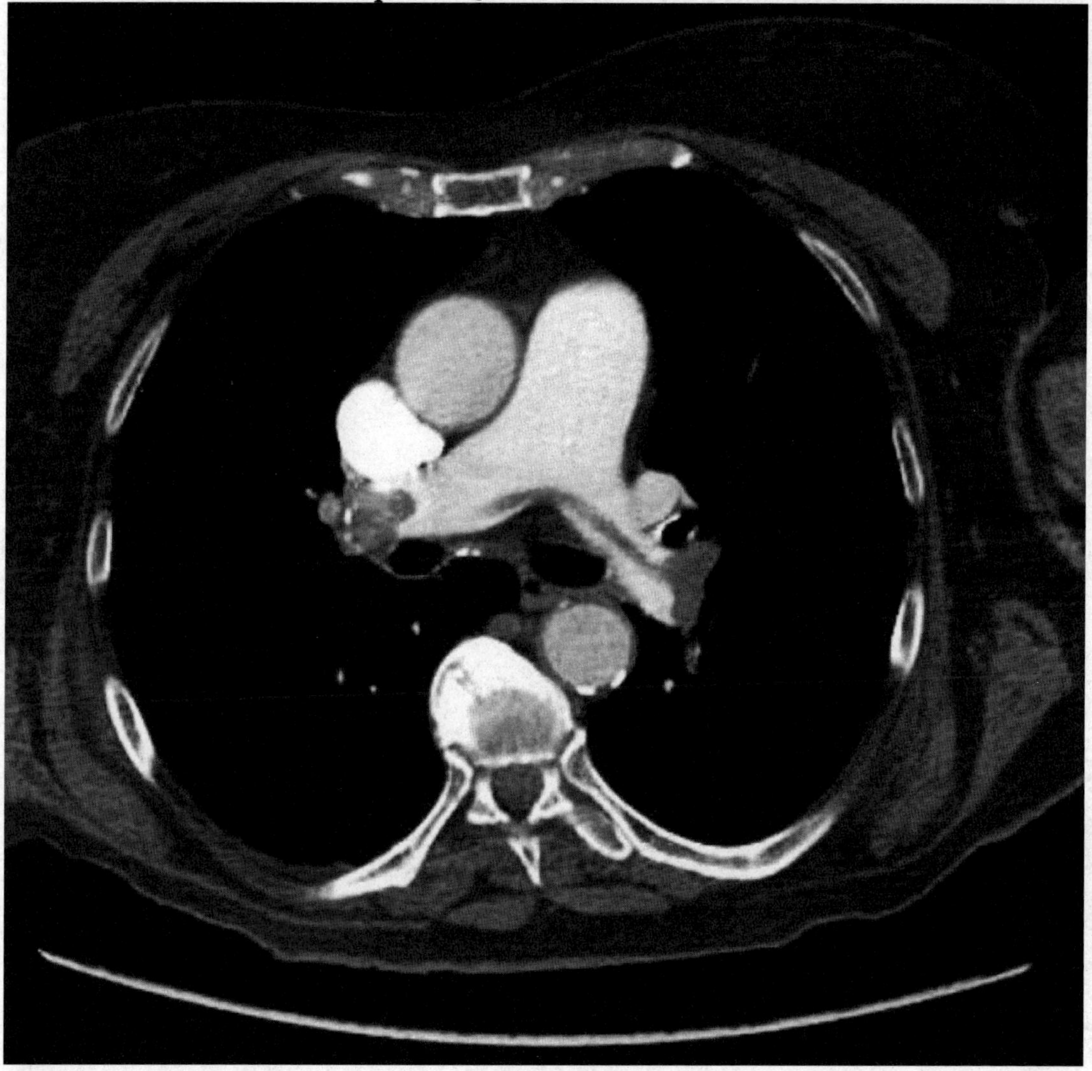

A Dissecazione aortica
B Ematoma mediastinico
C Pneumomediastino
D Tromboembolia polmonare
E Rottura aortica

96 Paziente di 79 anni con dispnea. Quale alterazione è presente alla TC torace con m.d.c.?

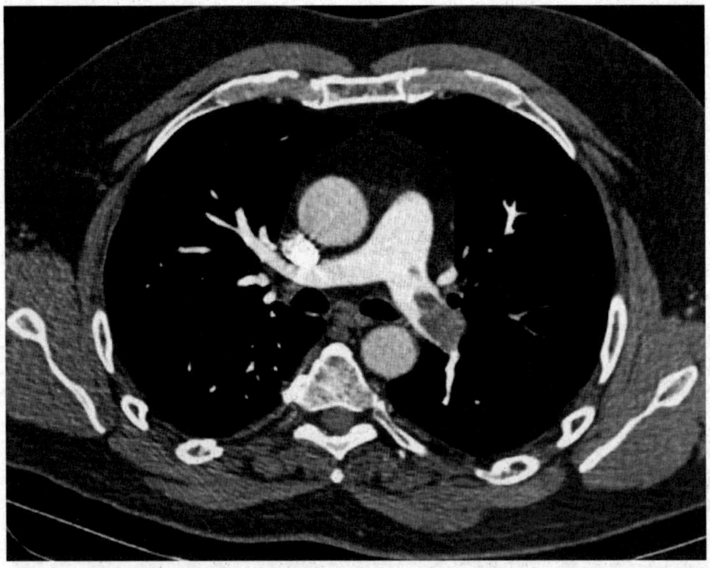

[A] Dissecazione aortica

[B] Versamento pericardico

[C] Aneurisma aortico

[D] PNX

[E] Tromboembolia polmonare

97 **Paziente di 59 anni con febbre e tosse. Quale alterazione è presente alla RX torace?**

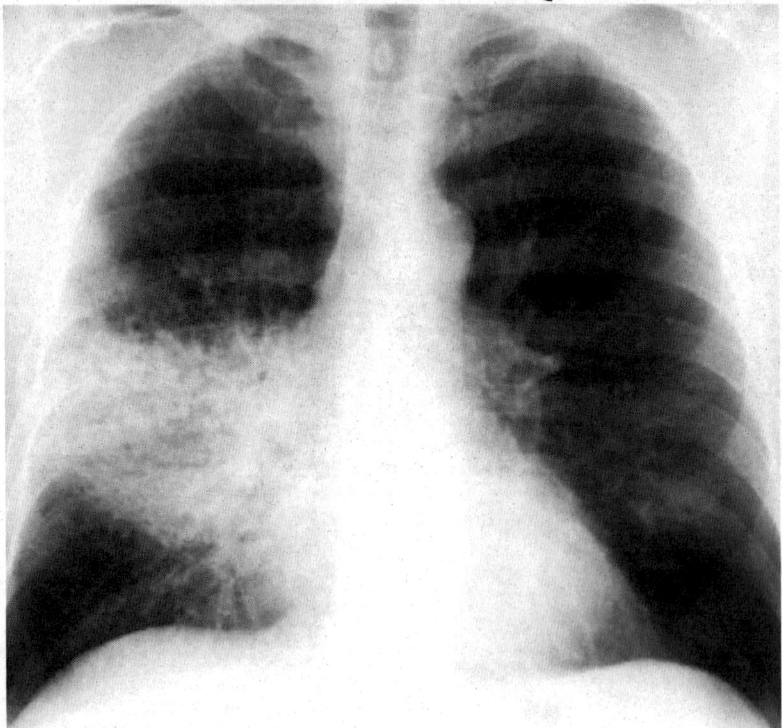

[A] Massa polmonare

[B] Polmonite

[C] Versamento pleurico

[D] Pneumomediastino

[E] PNX

98 **Paziente di 83 anni lamenta dolore alla spalla sinistra dopo una caduta da una scala. Quale alterazione è presente alla RX spalla?**

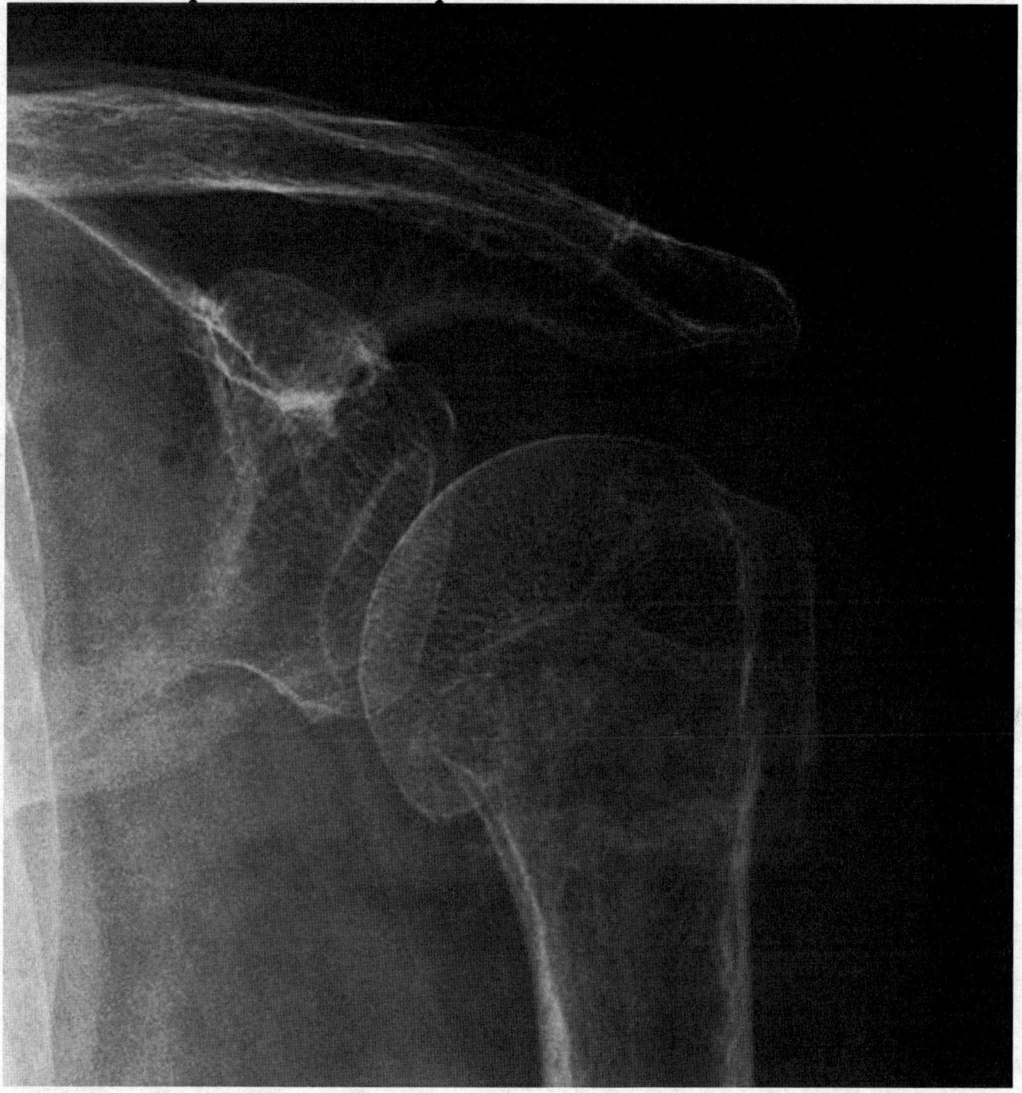

[A] Frattura clavicolare

[B] Frattura scapolare

[C] Lussazione di spalla

[D] Frattura omerale

[E] Frattura acromiale

99 **Paziente di 88 anni si reca presso il PS per distensione addominale associata a dolore intenso, vomito e costipazione. Quale alterazione è presente alla RX addome?**

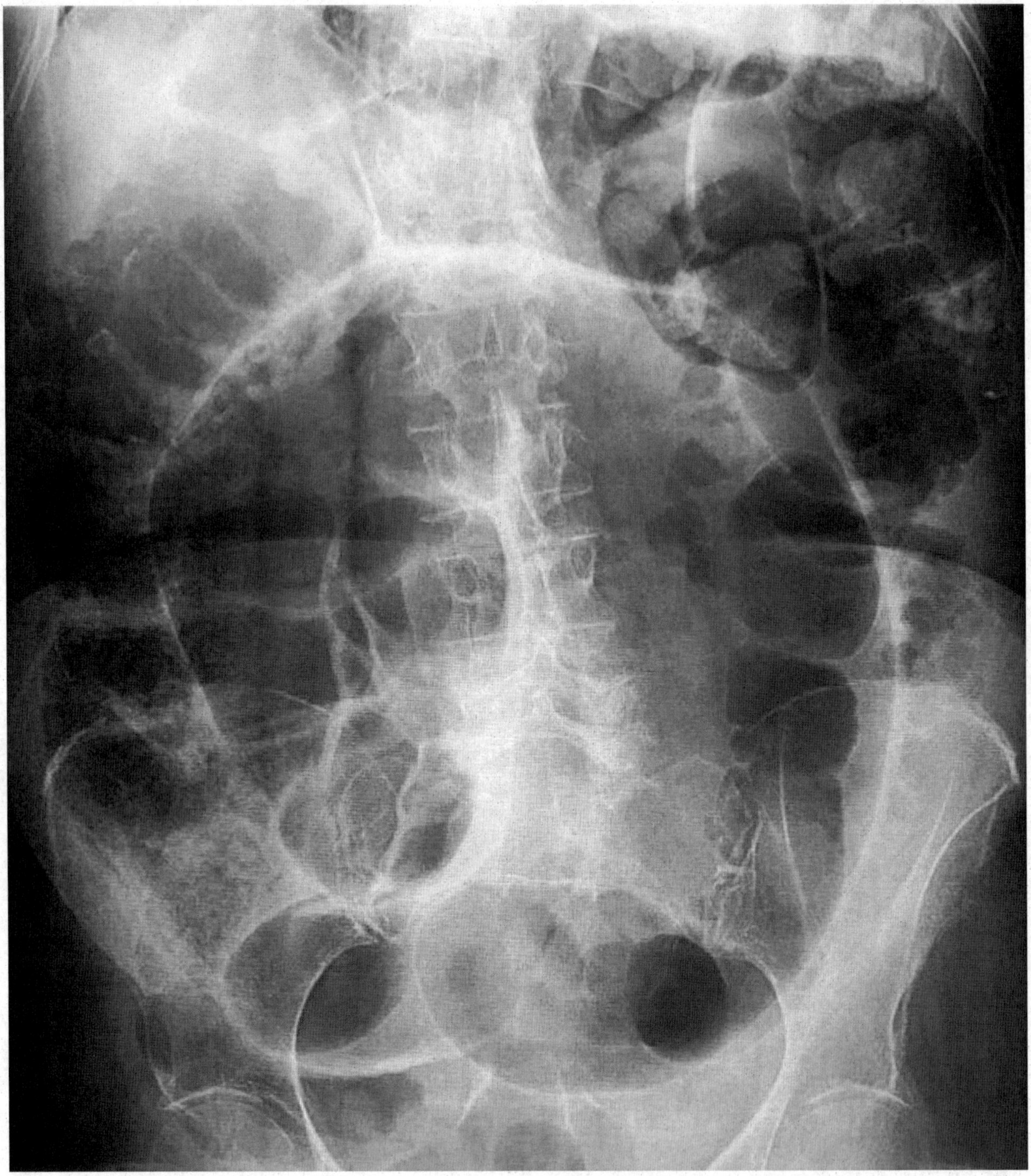

A Marcata gastrectasia

B Occlusione intestinale alta

C Colite ischemica

D Volvolo del sigma

E Fecaloma

100 **Paziente di 71 anni con dolore retrosternale e reflusso gastro-esofageo. Quale alterazione è presente alla TC torace-addome?**

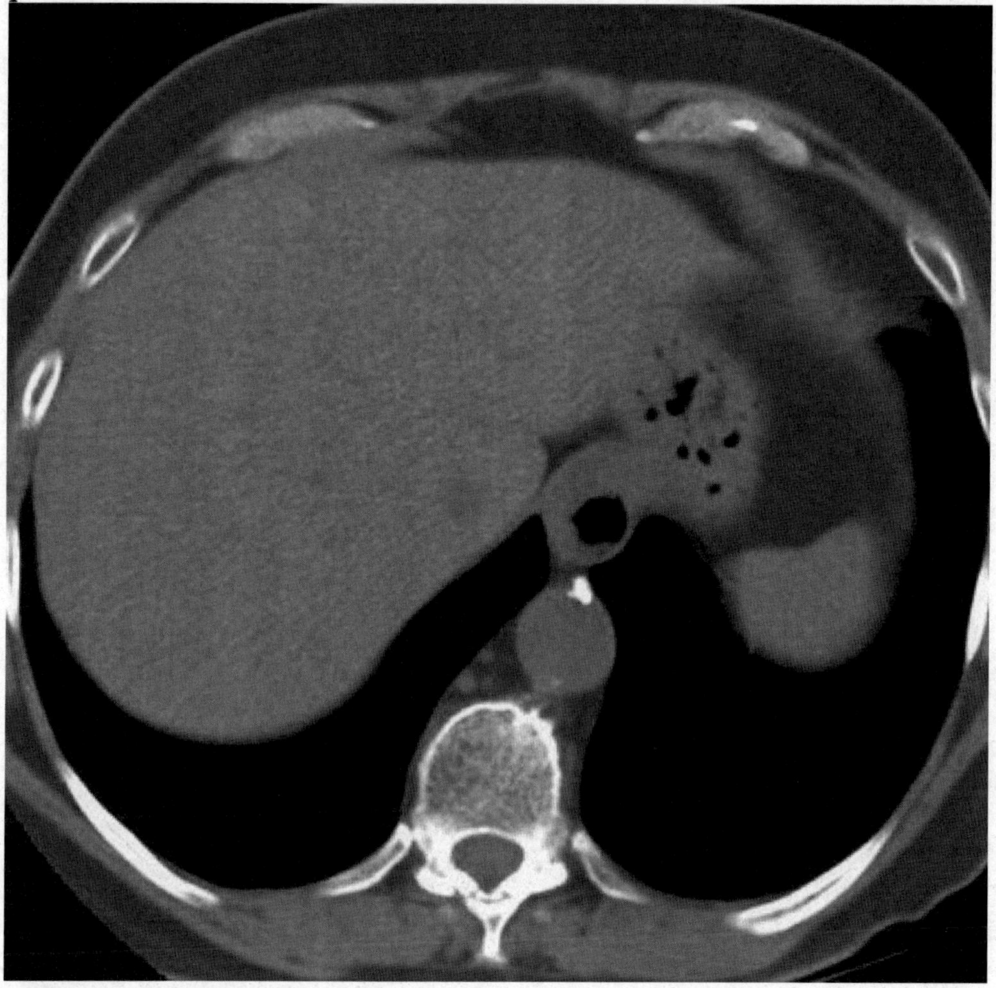

A Occlusione intestinale

B Pneumoperitoneo

C Rottura aortica

D Ulcera duodenale

E Ernia iatale

Risposte commentate

1 La risposta corretta è la B.
L'RX del paziente del caso clinico mostra una frattura composta a tutto spessore del malleolo tibiale, con lieve diastasi dei monconi ossei. Infatti, il referto mostra: "Si apprezza una frattura composta a tutto spessore del malleolo tibiale, con lieve diastasi dei monconi ossei. Non evidenza di frattura a carico dei restanti segmenti ossei in esame".

2 La risposta corretta è la C.
L'RX lombo-sacrale del paziente del caso clinico presenta a carico dell'aorta addominale, per un piano passante anatomicamente fra L3-L4, una grossolana dilatazione aneurismatica con evidenze di multiple placche calcifiche parietali lungo tutto il decorso aortico comprese nel radiogramma acquisito. Infatti, il referto mostra: "Normale altezza dei somi lombari in esame, con iniziali aspetti di spondiloartrosi inter-somatica ed interapofisaria. Non evidenza di frattura a carico dei segmenti ossei in esame. Come reperto collaterale, si apprezza a carico dell'aorta addominale, per un piano passante anatomicamente fra L3-L4, una grossolana dilatazione aneurismatica con evidenze di multiple placche calcifiche parietali lungo tutto il decorso aortico comprese nel radiogramma acquisito".

3 La risposta corretta è la D.
L'RX di spalla della paziente del caso clinico evidenzia una frattura plurifocale a carico del collo chirurgico omerale che coinvolge anche il trochite omerale. Infatti, il referto mostra: "Si evidenzia una frattura plurifocale a carico del collo chirurgico omerale che coinvolge anche il trochite omerale. Non evidenza di frattura a carico dei restanti segmenti ossei in esame".

4 La risposta corretta è la D.
L'RX torace del paziente del caso clinico mostra una falda di PNX bilaterale a distribuzione apico-parieto-basale destra ed al campo polmonare medio-superiore di sinistra, ove è ben visibile la rima di scollamento pleurico, senza sbandieramento controlaterale delle strutture cardio-mediastiniche. Infatti, il referto mostra: "Si apprezza una falda di PNX bilaterale a distribuzione apico-parieto-basale destra ed al campo polmonare medio-superiore di sinistra, ove è ben visibile la rima di scollamento pleurico, senza sbandieramento controlaterale delle strutture cardio-mediastiniche. Non evidenza di aree di addensamento parenchimali in atto. Non versamento pleurico. Ombra cardiaca nei limiti di norma".

5 La risposta corretta è la C.
L'RX di ginocchio del paziente del caso clinico evidenzia una frattura completa a carico della rotula, con modica diastasi dei due monconi ossei. Infatti, il referto mostra: "Si evidenzia una frattura completa a carico della rotula, con modica diastasi dei due monconi ossei. Non evidenza di frattura a carico dei restanti segmenti ossei in esame".

6 La risposta corretta è la E.
L'RX di polso della paziente mostra una frattura completa e scomposta dello scafoide, con minimo disallineamento dei monconi ossei. Si associa anche probabile distacco parcellare a carico del processo stiloideo dell'ulna. Infatti, il referto mostra: "Si apprezza una frattura completa e scomposta dello scafoide, con minimo disallineamento dei monconi ossei. Si associa anche probabile distacco parcellare a carico del processo stiloideo dell'ulna. Non evidenza di frattura a carico dei restanti segmenti ossei in esame. Conservati i rapporti articolari in esame".

7 La risposta corretta è la A.
L'RX torace del paziente del caso clinico mostra uno slargamento ilare bilaterale, che può essere ricondotto a molteplici cause. Tale reperto, quando in associazione ad inspessimento reticolo-micronodulare dell'interstizio, può essere riconducibile spesso a sarcoidosi. Infatti, il referto mostra: "Si evidenzia uno slargamento ilare bilaterale. Non versamento pleurico. Ombra cardiaca

nei limiti di norma".

8 **La risposta corretta è la E.**
L'RX della mano del paziente del paziente del caso clinico mostra a carico della testa metacarpale del V dito una frattura a tutto spessore ed in parte ingranata: tale frattura è definita come "frattura del pugile". Infatti, il referto mostra: "Si apprezza a carico della testa metacarpale del V dito una frattura a tutto spessore ed in parte ingranata. Non evidenza di frattura a carico dei restanti segmenti ossei in esami. Conservati i rapporti articolari in esame".

9 **La risposta corretta è la B.**
L'RX del gomito del paziente del caso clinico evidenzia una frattura composta a carico del capitello radiale, con conservati rapporti articolari fra le strutture ossee. Infatti, il referto mostra: "Si apprezza a carico del capitello radiale una frattura composta, con conservati rapporti articolari fra le strutture ossee. Non evidenza di frattura a carico dei restanti segmenti ossei in esame. Conservati i rapporti articolari in esame".

10 **La risposta corretta è la D.**
L'RX bacino del paziente del caso clinico mostra una frattura scomposta e plurifocale pertrocanterica destra, con diastasi e disallineamento dei monconi ossei, e distacco del piccolo trocantere. Infatti, il referto mostra: "Si apprezza una frattura scomposta e plurifocale pertrocanterica destra, con diastasi e disallineamento dei monconi ossei e distacco del piccolo trocantere. Non evidenza di frattura a carico dei restanti segmenti ossei in esame. Segni di coxo-artrosi sinistra. Fecaloma in ampolla rettale".

11 **La risposta corretta è la C.**
L'RX torace del paziente del caso clinico mostra un'area di disomogenea ipodiafania al campo polmonare superiore di destra, con broncogramma aereo contestuale, da ascrivere a focolaio di polmonite lobare. Non alterazioni pleuro-parenchimali in ambito polmonare sinistro, né evidenza di versamento pleurico. Infatti, il referto mostra: "Si apprezza area di disomogenea ipodiafania al campo polmonare superiore di destra, con broncogramma aereo contestuale, da ascrivere a focolaio di polmonite lobare. Non alterazioni pleuro-parenchimali in ambito polmonare sinistro, né evidenza di versamento pleurico. Ombra cardiaca nei limiti di norma".

12 **La risposta corretta è la B.**
L'RX torace del paziente del caso clinico presentato mostra a destra una frattura completa e scomposta di alcuni elementi costali, in particolare del V, VI e VII elemento costale, con area di ipodiafania basale omolaterale da ascrivere a fenomeni contusivi e/o disventilatori. Infatti, il referto mostra: "Si apprezza a destra una frattura completa e scomposta di alcuni elementi costali, in particolare del V°, VI° e VII° elemento costale, con area di ipodiafania basale omolaterale da ascrivere a fenomeni contusivi e/o disventilatori. Non alterazioni pleuro-parenchimali in ambito polmonare sinistro. Tenue velatura pleurogena basale sinistra. Ombra cardiaca nei limiti. Aortosclerosi".

13 **La risposta corretta è la D.**
L'RX del ginocchio del paziente del caso clinico mostra un distacco parcellare a carico dell'emipiatto tibiale laterale, noto come frattura di Segond, una frattura da avulsione nella quale le strutture tendineo-legamentose determinano uno strappamento di piccole porzioni ossee nei loro punti di ancoraggio e inserzione. Infatti, il referto mostra: "Si apprezza un distacco parcellare a carico dell'emipiatto tibiale laterale (frattura di Segond). Non evidenza di frattura a carico dei restanti segmenti ossei. Conservati i rapporti articolari".

14 **La risposta corretta è la B.**
L'RX torace della paziente del caso clinico mostra una falda di aria libera a sede sottodiaframmatica

bilateralmente, da ascrivere a pneumoperitoneo, verosimilmente da riferire, dopo valutazione clinico-anamnestica, a sospetta perforazione intestinale. Infatti, il referto mostra: "Si evidenzia una falda di aria libera a sede sottodiaframmatica bilateralmente, da ascrivere a pneumoperitoneo, verosimilmente da riferire, dopo valutazione clinico-anamnestica, a sospetta perforazione intestinale. Non evidenza di lesioni pleuro-parenchimali in atto. Non versamento pleurico. Ombra cardiaca nei limiti di norma".

15 La risposta corretta è la D.
L'RX torace del paziente del caso clinico mostra un'ampia falda di PNX sinistro, con collasso del parenchima polmonare omolaterale ed enfisema dei tessuti molli a sede latero-cervicale e della regione claveare omolaterale, senza sbandieramento controlaterale delle strutture cardio-mediastiniche. Infatti, il referto mostra: "Si apprezza ampia falda di PNX sinistro, con collasso del parenchima polmonare omolaterale ed enfisema dei tessuti molli a sede latero-cervicale e della regione claveare omolaterale, senza sbandieramento controlaterale delle strutture cardio-mediastiniche. Ipodiafania di verosimile natura disventilatoria a carico del polmone di destra. Non versamento pleurico. Ombra cardiaca nei limiti di norma".

16 La risposta corretta è la A.
La TC torace del caso clinico mostra bilateralmente multiple aree di addensamento parenchimali, soprattutto ai lobi inferiori, in parte di natura consolidativa in parte di tipo ground-glass, associato ad ispessimento dei setti interlobulari e periferici, da riferire a processo flogistico interstiziale in fase medio-avanzata di verosimile origine virale. Infatti, il referto mostra: "Si apprezzano bilateralmente multiple aree di addensamento parenchimali, soprattutto ai lobi inferiori, in parte di natura consolidativa in parte di tipo ground-glass, associato ad ispessimento dei setti interlobulari e periferici, da riferire a processo flogistico interstiziale in fase medio-avanzata di verosimile origine virale. Non evidenza di versamento pleuro-pericardico. Cuore morfo-volumetricamente nei limiti di norma".

17 La risposta corretta è la C.
La TC del massiccio facciale del paziente una frattura completa e scomposta del condilo mandibolare con lussazione del moncone osseo distale e perdita della stabilità dell'articolazione temporo-mandibolare. Infatti, il referto mostra: "Si apprezza frattura completa e scomposta del condilo mandibolare con lussazione del moncone osseo distale e perdita della stabilità dell'articolazione temporo-mandibolare. Non evidenza di ulteriori rime di frattura a carico dei restanti segmenti ossei in esame".

18 La risposta corretta è la D.
L'RX torace del paziente del caso clinico mostra un situs viscerum inversus, in quanto oltre a destrocardia si nota anche la presenza a destra della bolla gastrica. Infatti, il referto mostra: "Si apprezza una condizione di destrocardia associata ad evidenza di bolla gastrica a destra, suggestiva per situs viscerum inversus. Non evidenza di lesioni pleuro-parenchimali in atto. Non versamento pleurico. Ombra cardiaca nei limiti di norma".

19 La risposta corretta è la E.
La TC encefalo del paziente del caso clinico mostra a carico della regione fronto-parietale destra un esteso ematoma sub-durale, a forma di falce o mezza luna che attraversa le linee di sutura, prevalentemente cronico con piccola componente tenuamente e spontaneamente iperdensa a sede frontale destra di verosimile origine acuta/subacuta. Infatti, il referto mostra: "Si apprezza a carico della regione fronto-parietale destra un esteso ematoma sub-durale prevalentemente cronico con piccola componente tenuamente e spontaneamente iperintensa a sede frontale destra di verosimile origine acuta/subacuta.

Spianamento dei solchi e degli spazi sub aracnoidei omolaterali. Non evidenza di lesioni ischemiche a carattere acuto in atto. Linea mediana in asse".

20 **La risposta corretta è la C.**
L'immagine ecografica del paziente del caso clinico mostra una colecisti sovra-distesa, a pareti ispessite, con minimo film fluido peri-colecistico e contenuto disomogeneo come da sludge biliare: il reperto è da ascrivere a colecistite. Infatti, il referto mostra: "Si apprezza una colecisti sovradistesa, a pareti ispessite, con minimo film fluido peri-colecistico e contenuto disomogeneo come da sludge biliare: il reperto è da ascrivere a colecistite. Non lesioni focali e/o diffuse a carico del parenchima epatico".

21 **La risposta corretta è la B.**
L'RX del torace del paziente del caso clinico mostra la presenza bilateralmente di multiple formazioni radiopache rotondeggianti, di grosse dimensioni, compatibili con metastasi polmonari a palla di cannone, che solitamente sono tipiche localizzazione del carcinoma renale, tumore testicolare, carcinoma mammario, tiroideo o in alcuni casi di sarcoma osseo. Infatti, il referto mostra: "Si apprezza la presenza bilateralmente di multiple formazioni radiopache rotondeggianti, di grosse dimensioni, compatibili con metastasi polmonari a palla di cannone. Ili addensati bilateralmente. Non evidenza di versamento pleurico. Cuore morfo-volumetricamente nei limiti".

22 **La risposta corretta è la D.**
La TC del torace del paziente del caso clinico mostra una marcata ectasia del tratto medio-distale dell'esofago che appare allungato, slargato, ripieno di ingesti: il reperto è da riferire verosimilmente ad acalasia esofagea e necessita di integrazione diagnostica. Infatti, il referto mostra: "Si apprezza una marcata ectasia del tratto medio-distale dell' esofago che appare allungato, slargato, ripieno di ingesti: il reperto è da riferire verosimilmente ad acalasia. Necessaria valutazione specialistica ed eventuale integrazione diagnostica. Banda atelettasica basale a destra".

23 **La risposta corretta è la C.**
L'RX lombo-sacrale del paziente del caso clinico mostra uno schiacciamento del soma di L3, prevalentemente a carico della sua limitante somatica superiore e della regione margino-somatica anteriore, che risulta essere ridotta di altezza rispetto alla porzione posteriore. Infatti, il referto mostra: "Si apprezza uno schiacciamento del soma di L3, prevalentemente a carico della sua limitante somatica superiore e della regione margino-somatica anteriore, che risulta essere ridotta di altezza rispetto alla porzione posteriore. Marcati segni spondiloartrosi inter-somatica ed interapofisaria con riduzione degli spazi inter-somatici prevalentemente nel tratto L2-S1, con sclerosi delle limitanti somatiche frapposte e formazioni osteofitosiche margino-somatiche anteriori".

24 **La risposta corretta è la A.**
La TC dell'addome del paziente del caso clinico evidenzia la presenza di due millimetriche formazioni litiasiche a densità calcifica a sede pre-meatale vescicale destra, compatibile con litiasi urinaria. Infatti, il referto mostra: "Si apprezza la presenza di due millimetriche formazioni litiasiche a densità calcifica a sede pre-meatale vescicale destra, compatibile con litiasi urinaria. Vescica scarsamente distesa, apparentemente priva di formazioni aggettanti endoluminali".

25 **La risposta corretta è la A.**
L'RX del torace del paziente del caso clinico mostra un'area di disomogeneo addensamento parenchimale a sede medio-basale sinistra, da ascrivere a focolaio flogistico parenchimale in atto. Infatti, il referto mostra: "Si apprezza un'area di disomogeneo addensamento parenchimale a sede medio-

basale sinistra, da ascrivere a focolaio flogistico parenchimale in atto. Non evidenza di lesioni pleuro-parenchimali in atto a carico del polmone di destra. Non evidenza di versamento pleurico. Cuore morfo-volumetricamente nei limiti".

26 **La risposta corretta è la D.**
La TC del torace del paziente del caso clinico presentato mostra una massa polmonare a sede ilare sinistra, a margini spiculati ed irregolari, con piccole strie di raccordo pleurico, compatibile in prima ipotesi con formazione eteroplasica polmonare ilare sinistra. Infatti, il referto mostra: "Si apprezza una massa polmonare a sede ilare sinistra, a margini spiculati ed irregolari, con piccole strie di raccordo pleurico, compatibile in prima ipotesi con formazione eteroplasica polmonare ilare sinistra. Non evidenza di lesioni pleuro-parenchimali in atto a carico del polmone di destra. Non evidenza di versamento pleurico. Cuore morfo-volumetricamente nei limiti".

27 **La risposta corretta è la B.**
Nella RM dell'addome con m.d.c. del paziente del caso clinico si apprezza un fegato a margini bozzuti, diffusamente disomogeneo, come da cirrosi epatica, con evidenza di centimetrica formazione solida che capta avidamente m.d.c. in fase arteriosa, da ascrivere in prima ipotesi ad epatocarcinoma (HCC). Infatti, il referto mostra: "Si apprezza un fegato a margini bozzuti, diffusamente disomogeneo, come da cirrosi epatica, con evidenza di centimetrica formazione solida che capta avidamente m.d.c. in fase arteriosa, da ascrivere in prima ipotesi ad HCC".

28 **La risposta corretta è la E.**
La TC del torace del paziente del caso clinico mostra un'estesa area di addensamento parenchimale a carico del segmento ventrale del lobo superiore di destra, compatibile con focolaio flogistico. Infatti, il referto mostra: "Si apprezza un'estesa area di addensamento parenchimale a carico del segmento ventrale del lobo superiore di destra, compatibile con focolaio flogistico. Non evidenza di lesioni pleuro-parenchimali in atto a carico del polmone di sinistra. Non evidenza di versamento pleurico. Cuore morfo-volumetricamente nei limiti".

29 **La risposta corretta è la C.**
L'RX del torace-addome del piccolo paziente del caso clinico mostra una voluminosa ernia diaframmatica sinistra con erniazione delle anse intestinali nell'emi-torace di sinistra. Infatti, il referto mostra: "Si apprezza una voluminosa ernia diaframmatica sinistra con erniazione delle anse intestinali nell'emi-torace di sinistra, con sbandieramento controlaterale delle strutture cardio-mediastiniche. Utile valutazione specialistica chirurgica urgente".

30 **La risposta corretta è la B.**
L'US dell'addome del paziente del caso clinico mostra la presenza di multiple centimetriche formazioni iperecogene con cono d'ombra posteriore a sede endoluminale colecistica, a livello del tratto corpo-infundibolare, da riferire a formazioni litiasiche. Infatti, il referto mostra: "Si apprezza la presenza di multiple centimetriche formazioni iperecogene con cono d'ombra posteriore a sede endoluminale colecistica, a livello del tratto corpo-infundibolare, da riferire a formazioni litiasiche. Non patologici ispessimenti parietali, né evidenza di film fluido peri-colecistico da riferire a quadro flogistico acuto in atto".

31 **La risposta corretta è la D.**
L'US dell'addome del paziente del caso clinico mostra la presenza a carico del rene di sinistra di idronefrosi severa di IV grado, con marcata dilatazione delle strutture caliceali e della pelvi renale. Infatti, il referto mostra: "Si apprezza la presenza a carico del rene di sinistra di idronefrosi severa di IV grado, con marcata dilatazione delle strutture caliceali e della pelvi renale. Ridotto spessore parenchimale corticale. Non film fluido peri-renale".

32 **La risposta corretta è la C.**
L'US dell'addome del paziente del caso clinico evidenzia la presenza a carico del parenchima epatico di destra di centimetrica formazione anecogena a contenuto fluido da riferire a formazione cistica. Infatti, il referto mostra: "Si apprezza la presenza a carico del parenchima epatico di destra di centimetrica formazione anecogena a contenuto fluido da riferire a formazione cistica. Non evidenza di ulteriori alterazioni a carattere focale e/o diffuso a carico del parenchima epatico".

33 **La risposta corretta è la A.**
La TC del torace del paziente del caso clinico presenta un diffuso quadro di Crazy paving bilateralmente, ovvero un ispessimento interstiziale inter-lobulare su uno quadro di addensamento parenchimale a ground-glass (chiamato così in quanto simile ad una pavimentazione di pietre a forma irregolare), da riferire a polmonite interstiziale bilaterale ad eziologia virale verosimilmente da Covid-19. Inoltre, si apprezzano delle più nette aree consolidative ai segmenti apicali di entrambi i lobi inferiori. Infatti, il referto mostra: "Diffuso quadro di Crazy paving bilateralmente da riferire a polmonite interstiziale bilaterale. Aree consolidative ai segmenti apicali di entrambi i lobi inferiori. Non evidenza di versamento pleurico in atto".

34 **La risposta corretta è la C.**
La TC del torace del paziente del caso clinico mostra bilateralmente multiple areole di addensamento parenchimale di tipo ground-glass con distribuzione prevalentemente periferica, da riferire in prima ipotesi a polmonite interstiziale bilaterale ad eziologia virale, verosimilmente da SARS-COV-19. Infatti, il referto mostra: "Si apprezza la presenza bilateralmente di multiple areole di addensamento parenchimale di tipo ground-glass con distribuzione prevalentemente periferica. Non evidenza di versamento pleurico in atto".

35 **La risposta corretta è la D.**
La TC del torace del paziente del caso clinico mostra plurime aree di addensamento parenchimale a ground-glass, in particolare ai lobi superiori, a prevalente distribuzione peri-broncovasale e periferica, cui si associa ispessimento settale inter- e intra-lobulare e aree maggiormente consolidative a carico del segmento apicale del lobo inferiore di sinistra, da riferire a polmonite interstiziale bilaterale ad eziologia virale, verosimilmente da Covid-19. Infatti, il referto mostra: "Si apprezza bilateralmente la presenza di plurime aree di addensamento parenchimale a ground-glass, in particolare ai lobi superiori, a prevalente distribuzione peribroncovasale e periferica, cui si associa ispessimento settale inter- e intra-lobulare e aree maggiormente consolidative a carico del segmento apicale del lobo inferiore di sinistra. Non evidenza di versamento pleurico in atto".

36 **La risposta corretta è la E.**
La TC del torace del paziente del caso clinico mostra la presenza di aree di addensamento parenchimale, con broncogramma aereo, a livello di entrambi i lobi inferiori. Si associano anche aree di addensamento di tipo ground-glass a carico del territorio lingulare e del lobo medio con minimo ispessimento dell'interstizio interlobulare: il quadro complessivamente è da riferire a polmonite interstiziale bilaterale ad eziologia virale verosimilmente da Covid-19. Infatti, il referto mostra: "Si apprezza la presenza di aree di addensamento parenchimale, con broncogramma aereo pervio, a livello di entrambi i lobi inferiori. Si associano anche aree di addensamento di tipo ground-glass a carico del territorio lingulare e del lobo medio con minimo ispessimento dell'interstizio interlobulare. Non evidenza di versamento pleurico in atto".

37 **La risposta corretta è la A.**
La TC del torace del paziente del caso clinico mostra un'estesa area di omogeneo addensamento parenchimale in corrispondenza del territorio lingulare, con apprezzabilità di broncogramma aereo contestuale, da riferire a polmonite lobare di verosimile eziologia batterica. Infatti, il referto

mostra: "Si apprezza un'estesa area di omogeneo addensamento parenchimale in corrispondenza del territorio lingulare, con apprezzabilità di broncogramma aereo contestuale, da riferire a polmonite lobare di verosimile eziologia batterica. Non evidenza di ispessimento interstiziale. Non evidenza di versamento pleurico in atto".

38 La risposta corretta è la C.
La TC del torace del paziente del caso clinico mostra multiple areole di sfumato addensamento parenchimale a sede centro-lobulare, con morfologia a "tree in bud" da impegno delle vie aeree distali, cui si associa ispessimento delle pareti bronchiolari: il quadro è da riferire a processo bronchiolitico. Infatti, il referto mostra: "Si apprezza la presenza di multiple areole di sfumato addensamento parenchimale a sede centro-lobulare, con morfologia a "tree in bud" da impegno delle vie aeree distali, cui si associa ispessimento delle pareti bronchiolari. Non evidenza di versamento pleurico in atto".

39 La risposta corretta è la D.
La TC del torace del paziente del caso clinico presenta bilateralmente multiple areole di addensamento parenchimale di tipo ground-glass con distribuzione sia centrale che periferica, associato ad ispessimento dell'interstizio interlobulare, da riferire in prima ipotesi a polmonite interstiziale bilaterale ad eziologia virale, verosimilmente da SARS-COV-19. Infatti, il referto mostra: "Si apprezza la presenza bilateralmente di multiple areole di addensamento parenchimale di tipo ground-glass con distribuzione sia centrale che periferica, associato ad ispessimento dell'interstizio interlobulare, da riferire in prima ipotesi a polmonite interstiziale bilaterale. Non evidenza di versamento pleurico in atto".

40 La risposta corretta è la A.
La TC del torace del paziente del caso clinico mostra multiple opacità acinari diffuse bilateralmente a distribuzione peri-ilare a "farfalla", alternate a zone di addensamento con aspetto a "ground-glass", cui si associa piccola falda di versamento pleurico bilaterale: tali reperti sono suggestivi per edema polmonare acuto. Infatti, il referto mostra: "Si apprezzano multiple opacità acinari diffuse bilateralmente a distribuzione peri-ilare a "farfalla", alternate a zone di addensamento con aspetto a "ground-glass". Si associa piccola falda di versamento pleurico bilaterale".

41 La risposta corretta è la C.
La TC del torace del paziente del caso clinico mostra opacità di tipo "ground glass" a distribuzione sub-pleurica e peri-bronco-vascolare del lobo superiore sinistro e del territorio lingulare, da riferire a polmonite interstiziale ad eziologia virale, verosimilmente da SARS-COV-19. Infatti, il referto mostra: "Si apprezza la presenza di opacità di tipo "ground glass" a distribuzione sub-pleurica e peri-bronco-vascolare del lobo superiore sinistro e del territorio lingulare. Non evidenza di alterazioni pleuro-parenchimali a carico dell'ambito polmonare di destra. Non evidenza di versamento pleurico in atto".

42 La risposta corretta è la E.
La TC del torace del paziente del caso clinico mostra la presenza di estesa opacità di tipo "ground glass", che coinvolge parte del segmento anteriore del lobo superiore e parte del lobo medio, da riferire a polmonite interstiziale ad eziologia virale, verosimilmente da Covid-19. Infatti, il referto mostra: "Si apprezza la presenza di estesa opacità di tipo "ground glass" che coinvolge parte del segmento anteriore del lobo superiore e parte del lobo medio, da riferire a polmonite interstiziale. Non evidenza di alterazioni pleuro-parenchimali a carico dell'ambito polmonare di sinistra. Non evidenza di versamento pleurico in atto".

43 La risposta corretta è la D.
La TC del torace del paziente del caso clinico mostra la presenza di un'estesa area di omogeneo

addensamento parenchimale in corrispondenza del segmento laterale del lobo medio, con apprezzabilità di broncogramma aereo contestuale e sfumato ground-glass limitrofo, da riferire a polmonite lobare di verosimile eziologia batterica. Infatti, il referto mostra: "Si apprezza la presenza di un'estesa area di omogeneo addensamento parenchimale in corrispondenza del segmento laterale del lobo medio, con apprezzabilità di broncogramma aereo contestuale e sfumato ground-glass limitrofo. Minima falda di versamento pleurico basale omolaterale. Non evidenza di alterazioni pleuro-parenchimali a carico dell'ambito polmonare di sinistra, né di versamento pleurico sinistro".

44 La risposta corretta è la D.
La TC del torace del paziente del caso clinico evidenzia bilateralmente multiple areole di sfumato addensamento parenchimale a sede centro-lobulare, con morfologia a "tree in bud" da impegno delle vie aeree distali, cui si associa ispessimento delle pareti bronchiolari: il quadro è da riferire a processo bronchiolitico. Infatti, il referto mostra: "Si apprezza la presenza bilateralmente di multiple areole di sfumato addensamento parenchimale a sede centro-lobulare, con morfologia a "tree in bud" da impegno delle vie aeree distali, cui si associa ispessimento delle pareti bronchiolari. Non evidenza di versamento pleurico in atto".

45 La risposta corretta è la C.
La TC del torace del paziente del caso clinico mostra a carico del lobo superiore di sinistra alcune aree di opacità di tipo "ground glass" a prevalente distribuzione peri-broncovasale e sub-pleurica, con associato ispessimento dell'interstizio inter- e intra-lobulare, da riferire a polmonite interstiziale ad eziologia virale, verosimilmente da Covid-19. Infatti, il referto mostra: "Si apprezza la presenza a carico del lobo superiore di sinistra di alcune aree di opacità di tipo "ground glass" a prevalente distribuzione peribroncovasale e sub-pleurica, con associato ispessimento dell'interstizio inter- e intra-lobulare. Non evidenza di alterazioni pleuro-parenchimali a carico dell'ambito polmonare di destra. Non evidenza di versamento pleurico in atto".

46 La risposta corretta è la E.
La TC del torace del paziente del caso clinico presenta una lesione ascessuale escavata a carico del polmone di sinistra, associata a multiple areole di sfumato addensamento parenchimale a sede centro-lobulare, con morfologia a "tree in bud" da impegno delle vie aeree distali, cui si associa ispessimento delle pareti bronchiolari: il quadro è da riferire a TBC con associata flogosi delle piccole vie aeree. Infatti, il referto mostra: "Si apprezza la presenza di una lesione ascessuale escavata a carico del polmone di sinistra, associata a multiple areole di sfumato addensamento parenchimale a sede centro-lobulare, con morfologia a "tree in bud" da impegno delle vie aeree distali, cui si associa ispessimento delle pareti bronchiolari. Non evidenza di alterazioni pleuro-parenchimali a carico dell'ambito polmonare di destra. Non evidenza di versamento pleurico in atto".

47 La risposta corretta è la C.
La TC del torace del paziente del caso clinico evidenzia a destra una discreta falda di versamento pleurico a sede postero-basale. Vista la finestra per mediastino, invece, non è possibile affermare o meno l'eventuale presenza di alterazioni parenchimali polmonari (risposte A, B, D ed E errate). Infatti, il referto mostra: "Si apprezza la presenza a destra di discreta falda di versamento pleurico a sede postero-basale".

48 La risposta corretta è la B.
La TC del torace del paziente del caso clinico mostra un diffuso quadro di crazy paving bilateralmente, ovvero un ispessimento interstiziale interlobulare su uno quadro di addensamento parenchimale a ground-glass (chiamato così in quanto simile ad una pavimentazione di pietre a forma irregolare), da riferire a polmonite interstiziale bilaterale ad

eziologia virale, verosimilmente da SARS-COV-2. Infatti, il referto mostra: "Si apprezza un diffuso quadro di crazy paving bilateralmente. Non evidenza di versamento pleurico in atto".

49 La risposta corretta è la D.
La TC del torace del paziente del caso clinico mostra a carico del polmone di sinistra una lesione pseudo-nodulare a margini irregolari e finemente spiculati con strie di raccordo pleurico a sede paramediastinica, compatibile con neoplasia polmonare. Infatti, il referto mostra: "Si apprezza a carico del polmone di sinistra, a sede paramediastinica, una lesione pseudo-nodulare a margini irregolari e finemente spiculati con strie di raccordo pleurico, compatibile con neoplasia polmonare. Non evidenza di alterazioni pleuro-parenchimali a carico dell'ambito polmonare di destra. Non evidenza di versamento pleurico in atto".

50 La risposta corretta è la C.
La RM dell'addome del paziente del caso clinico in sezione coronale, sequenza T2, mostra una disomogeneità di segnale endoluminale della colecisti da ascrivere alla presenza di multiple formazioni litiasiche localizzate a livello del corpo ed infundibolo, mostrandosi come un difetto di segnale e riempimento (nero) del contenuto colecistico. Infatti, il referto mostra: "Si apprezza in sezione coronale, sequenza T2, una disomogeneità di segnale endoluminale della colecisti da ascrivere alla presenza di multiple formazioni litiasiche localizzate a livello del corpo ed infundibolo".

51 La risposta corretta è la E.
La RM della colonna lombo-sacrale del paziente del caso clinico mostra un'ernia discale lombare a carico del disco intersomatico fra L5-S1, che impronta la banda liquorale anteriore. Da questa singola immagine è impossibile affermare se determina compressione radicolare in quanto servirebbe per tale valutazione anche la scansione assiale ed altri piani della stessa sagittale, ma verosimilmente, vista la clinica si può sospettare un impegno intra-foraminale con compressione radicolare (risposte A, B, C e D errate). Infatti, il referto mostra: "Si apprezza un'ernia discale lombare a carico del disco intersomatico fra L5-S1, che impronta la banda liquorale anteriore. Non evidenza di alterazioni ossee traumatiche, solide e/o infettive a carico dei segmenti ossei in esame".

52 La risposta corretta è la C.
La TC dell'addome del paziente del caso clinico evidenzia la presenza di una cospicua quota di versamento ascitico a distribuzione peri-epatica, peri-splenica e tra le anse intestinali. Tale falda si apprezza avendo una densità molto simile a quella dell'acqua. Dalla singola scansione presentata è impossibile esprimersi sulla presenza di neoplasie a carico di altri distretti (A, B, D ed E errate). Infatti, il referto mostra: "Si apprezza la presenza di una cospicua quota di versamento ascitico a distribuzione peri-epatica, peri-splenica e fra le anse intestinali".

53 La risposta corretta è la C.
Dall'ecografia testicolare del paziente del caso clinico si apprezza una sovracentimetrica cisti della testa dell'epididimo destro, che presenta margini netti ed eco-struttura omogeneamente anecogena, tipica delle formazioni a contenuto fluido di tipo semplice. Infatti, il referto mostra: "Si apprezza a carico della testa dell'epididimo destro una sovracentimetrica formazione anecogena, a margini netti e ben definiti, da ascrivere a cisti dell'epididimo di tipo semplice. Non evidenza di lesioni solide a carico del parenchima testicolare, né alterazioni della sua normale eco-struttura".

54 La risposta corretta è la E.
Dall'ecografia testicolare del paziente del caso clinico si apprezza un'abbondante quota di idrocele, ovvero una falda fluida (trasudato) che si forma fra la tonaca vaginale comune e la propria, a causa di patologie primarie o secondarie. All'ecografia l'idrocele, essendo

una falda fluida, si apprezza come una raccolta anecogena peri-testicolare e quando particolarmente abbondante, disloca il testicolo, comprimendolo verso il sacco scrotale. Infatti, il referto mostra: "Si apprezza un'abbondante quota di idrocele che determina dislocamento verso il basso e perifericamente del testicolo omolaterale. Non evidenza di lesioni solide a carico del parenchima testicolare, né alterazioni della sua normale eco-struttura".

55 **La risposta corretta è la E.**
La TC del torace del paziente del caso clinico mostra la presenza di ampia falda di versamento pleurico sinistro, che appare in parte saccato. Impossibile esprimersi sul parenchima polmonare visto che l'immagine presentata è con finestra per mediastino e non per parenchima polmonare (risposte A, B, C e D errate). Infatti, il referto mostra: "Si apprezza la presenza di ampia falda di versamento pleurico sinistro, che appare in parte saccato".

56 **La risposta corretta è la D.**
La TC del torace del paziente del caso clinico mostra la presenza di una area nodulare di consolidamento parenchimale a "ground glass" a carico del lobo inferiore del polmone di destra, da riferire a polmonite interstiziale ad eziologia virale, verosimilmente da SARS-COV-2. Infatti, il referto mostra: "Si apprezza la presenza di una area nodulare di consolidamento parenchimale a "ground glass" a carico del lobo inferiore del polmone di destra. Non evidenza di alterazioni pleuro-parenchimali a carico dell'ambito polmonare di sinistra. Non evidenza di versamento pleurico in atto".

57 **La risposta corretta è la D.**
Dall'ecografia addominale del paziente del caso clinico si apprezza, in corrispondenza del gruppo caliceale medio del rene di destra, una centimetrica formazione iper-ecogena con cono d'ombra posteriore, da riferire a formazione litiasica. Infatti, il referto mostra: "Si apprezza in corrispondenza del gruppo caliceale medio del rene di destra, una centimetrica formazione iper-ecogena con cono d'ombra posteriore, da riferire a formazione litiasica".

58 **La risposta corretta è la D.**
La TC della colonna lombosacrale del paziente del caso clinico evidenzia una frattura plurifocale a carico di L1. Infatti, il referto mostra: "Si apprezza una frattura plurifocale a carico di L1. Non segni di antero e retro-listesi, né di alterazioni osteostrutturali a carattere neoplastico. Segni di spondiloartrosi inter-somatica ed interapofisaria associati".

59 **La risposta corretta è la A.**
L'RX del bacino del paziente del caso clinico presenta una frattura pertrocanterica, con lieve diastasi dei monconi ossei in prossimità del piccolo trocantere. Infatti, il referto mostra: "Si apprezza una frattura pertrocanterica, con lieve diastasi dei monconi ossei in prossimità del piccolo trocantere. Non evidenza di frattura a carico dei restanti segmenti ossei in esame. Segni di coxo-artrosi sinistra".

60 **La risposta corretta è la D.**
L'RX del polso del paziente del caso clinico evidenzia, di anomalo, una frattura plurifocale a carico della porzione meta-epifisaria distale del radio, evidenziabile come strie di radio-trasparenza, che interrompono la corticale ossea, probabilmente provocata da un arto iper-esteso verso l'esterno durante la caduta: si tratta di una frattura completa, spostata e angolata dorsalmente a livello del radio distale. Infatti, il referto mostra: "Si apprezza una frattura plurifocale a carico della porzione meta-epifisaria distale del radio, evidenziabile come strie di radio-trasparenza che interrompono la corticale ossea".

61 **La risposta corretta è la D.**
L'alterazione presente alla RX del ginocchio del paziente del caso clinico è una frattura di rotula. Infatti, il referto mostra: "Frattura

scomposta e plurifocale di rotula con diastasi dei monconi ossei. Non evidenza di rime di frattura a carico dei restanti segmenti ossei in esame. Piccola calcificazione dei tessuti molli in prossimità del condilo femorale laterale".

62 **La risposta corretta è la E.**
L'alterazione evidente alla RX della mano del paziente del caso clinico è la presenza di frattura del II°, III° e IV° dito. Infatti, il referto mostra: "Frattura composta alla base della falange prossimale del II° dito, III° dito e IV° dito. Non evidenza di rime di frattura a carico dei restanti segmenti ossei in esame".

63 **La risposta corretta è la C.**
L'alterazione presente alla RX dell'addome del paziente del caso clinico è la presenza di patologici livelli idroaerei. Infatti, il referto mostra: "In sede centro-addominale si apprezzano significativi livelli idroaerei di alcune anse intestinali di verosimile pertinenza tenuale con aspetto iper-rappresentato del disegno valvolare, suggestivo per occlusione intestinale. Scarsa pneumatizzazione della cornice colica. Non grossolane falde di aria libera a sede addomino-pelvica".

64 **La risposta corretta è la B.**
L'alterazione presente al RX del polso del paziente del caso clinico è la presenza di frattura dello scafoide. Infatti, il referto mostra: "Frattura composta dello scafoide con minima diastasi dei monconi ossei. Non evidenza di rime di frattura a carico dei restanti segmenti ossei in esame".

65 **La risposta corretta è la D.**
L'alterazione visibile alla RX del cranio del paziente del caso clinico è la presenza di frattura del pavimento orbitario sinistro. Infatti, il referto mostra: "Frattura minimamente scomposta del pavimento orbitario sinistro. Utile approfondimento mediante esame TC massiccio facciale. Non evidenza di rime di frattura a carico dei restanti segmenti ossei in esame nei limiti della metodica in esame".

66 **La risposta corretta è la C.**
L'alterazione presente alla TC del torace del paziente del caso clinico è una polmonite interstiziale ad eziologia virale verosimilmente da SARS-COV-2. Infatti, il referto mostra: "Si apprezzano bilateralmente multiple aree di crazy-paving tendenti alla consolidazione a prevalente distribuzione periferica, da riferire a polmonite interstiziale ad eziologia virale".

67 **La risposta corretta è la E.**
L'alterazione evidente alla RX della mano del paziente del caso clinico è la presenza di frattura del V° dito. Infatti, il referto mostra: "Frattura scomposta ed in parte ingranata della testa metacarpale del V° dito (frattura del pugile). Non evidenza di rime di frattura a carico dei restanti segmenti ossei in esame".

68 **La risposta corretta è la D.**
L'alterazione evidente alla RX dell'addome del paziente del caso clinico è la presenza di patologici livelli idroaerei e marcato pneumoperitoneo. Infatti, il referto mostra: "Diffusa patologica sovradistensione di molteplici anse intestinali, sia tenuali che coliche, con apprezzabilità di significativi livelli idroaerei prevalentemente nei quadri addominali inferiori, ove si associa marcato pneumoperitoneo. Il quadro appare suggestivo per occlusione intestinale con perforazione".

69 **La risposta corretta è la E.**
L'alterazione riscontrabile alla RX del torace del paziente del caso clinico è una polmonite . Infatti, il referto mostra: "Disomogenea ipodiafania parenchimale al campo polmonare superiore di destra, di verosimile natura flogistica. Non evidenza di alterazioni parenchimali a sinistra né di versamento pleurico bilateralmente. Ombra cardiaca nei limiti di norma".

70 **La risposta corretta è la D.**
L'alterazione presente alla RX del polso del paziente

del caso clinico è la presenza di frattura del radio e dell'ulna. Infatti, il referto mostra: "Frattura composta dell'epifisi distale del radio con interessamento dello stiloide radiale associata a frattura dello stiloide ulnare. Non evidenza di rime di frattura a carico dei restanti segmenti ossei in esame".

71 **La risposta corretta è la C.**
L'alterazione messa in luce dalla RX del torace del paziente del caso clinico è la presenza di un versamento pleurico. Infatti, il referto mostra: "Marcata falda di versamento pleurico a sede medio-basale sinistro con associati fenomeni disventilatori del parenchima polmonare limitrofo, che determina mascheramento del profilo cardiaco e dell'emi-diaframma omolaterali. Non evidenza di alterazioni parenchimali a destra né di versamento pleurico destro".

72 **La risposta corretta è la A.**
L'alterazione visibile alla TC encefalo del paziente del caso clinico è una emorragia intraparenchimale. Infatti, il referto mostra: "Estesa area emorragica intraparenchimale a sede parieto-temporale destra con compressione del ventricolo laterale destro e shift controlaterale della linea mediana. Concomita minimo edema perilesionale".

73 **La risposta corretta è la C.**
L'alterazione messa in luce alla TC addome del paziente del caso clinico è una litiasi della colecisti. Infatti, il referto mostra: "Multiple sovracentimetriche formazioni litiasiche a densità in parte calcifica a sede endoluminale colecistica. La colecisti appare in sede anatomica, ben distesa ed a pareti regolari senza segni di flogosi acuta in atto. Non evidenza di alterazioni focali con carattere di attività in atto nei restanti parenchimi addominali in esame".

74 **La risposta corretta è la D.**
L'alterazione presente all'angio-TC dell'aorta toracica del paziente del caso clinico è una dissezione aortica. Infatti, il referto mostra: "Dissezione aortica dell'arco ascendente e dell'aorta discendente (Stanford A) senza evidenza di rottura aortica né di versamento pericardico in atto".

75 **La risposta corretta è la C.**
L'alterazione visibile alla RX del polso del paziente del caso clinico è la presenza di una frattura dello stiloide ulnare e dello scafoide. Infatti, il referto mostra: "Frattura minimamente scomposta dello scafoide con minimo disallineamento e diastasi dei monconi ossei associata a frattura dello stiloide ulnare. Non evidenza di rime di frattura a carico dei restanti segmenti ossei in esame".

76 **La risposta corretta è la C.**
L'alterazione presente al RX del ginocchio del paziente del caso clinico è il riscontro di frattura di rotula. Infatti, il referto mostra: "Frattura scomposta e plurifocale di rotula con evidente diastasi dei monconi ossei. Non evidenza di rime di frattura a carico dei restanti segmenti ossei in esame. Ridoto tono calcico diffuso".

77 **La risposta corretta è la D.**
L'alterazione presente alla RX della spalla del paziente del caso clinico è il riscontro di frattura di scapola. Infatti, il referto mostra: "Frattura composta del corpo scapolare con sottile diastasi dei monconi ossei. Non evidenza di rime di frattura a carico dei restanti segmenti ossei in esame. Conservati i rapporti articolari".

78 **La risposta corretta è la A.**
L'alterazione presente alla RX del torace del paziente del caso clinico è il riscontro di una massa polmonare. Infatti, il referto mostra: "Disomogenea ed irregolare ipodiafania parenchimale al campo polmonare medio-

superiore di sinistra con associate striature pleuro-parenchimali limitrofe, di sospetta natura neo-formata: utile approfondimento mediante TC del torace con e senza m.d.c E.V. Non evidenza di alterazioni parenchimali a destra né di versamento pleurico bilateralmente. Ombra cardiaca nei limiti di norma".

79 La risposta corretta è la D.
L'alterazione presente al U.S. addome del paziente del caso clinico è una litiasi della colecisti. Infatti, il referto mostra: "Presenza di centimetrica formazione iper-ecogena calcifica con cono d'ombra posteriore a sede endoluminale colecistica, a livello del tratto fondo-corpo, da riferire a formazione litiasica. Concomita ispessimento delle pareti colecistiche".

80 La risposta corretta è la D.
L'alterazione presente alla RX torace del paziente del caso clinico è una destrocardia. Infatti, il referto mostra: "Ombra cardiovascolare nei limiti morfo-volumetrici ma posizionata a destra come da verosimile destrocardia, cui si associa bolla gastrica in ipocondrio destro da probabile situs viscerum inversus. Utile correlazione clinico-anamnestica. Non evidenza di lesioni pleuro-parenchimali in atto".

81 La risposta corretta è la D.
L'alterazione riscontrabile alla angio-TC del torace del paziente del caso clinico è una tromboembolia polmonare bilaterale. Infatti, il referto mostra: "Tromboembolia polmonare bilaterale massiva interessante entrambe le arterie polmonari principali ed il tronco polmonare principale in prossimità della sua biforcazione (disposizione a "cavaliere"), che mostrano ampio difetto di opacizzazione endoluminale dopo somministrazione di m.d.c., da riferire a massivo processo tromboembolico".

82 La risposta corretta è la B.
L'alterazione presente alla angio-TC dell'aorta addominale del paziente del caso clinico è un aneurisma aortico. Infatti, il referto mostra: "Marcata dilatazione aneurismatica dell'aorta addominale sotto-renale senza evidenza di rottura aortica né di ematomi parietali".

83 La risposta corretta è la A.
L'alterazione messa in luce alla TC dell'encefalo del paziente del caso clinico è un ematoma epidurale. Infatti, il referto mostra: "Si apprezza a carico della regione parieto-temporale destra un esteso ematoma epidurale, a forma di lente biconvessa, che determina spianamento dei solchi circostanti per edema e compressione del ventricolo laterale destro".

84 La risposta corretta è la B.
L'alterazione presente alla RX dell'addome del paziente del caso clinico è l'evidenza di pneumoperitoneo. Infatti, il referto mostra: "Presenza di aria libera a sede sotto-diaframmatica bilaterale (pneumoperitoneo) compatibile con perforazione di viscere addominale. Utile approfondimento del reperto mediante esame TC dell'addome".

85 La risposta corretta è la E.
L'alterazione presente alla RX del torace del paziente del caso clinico è la presenza di un ascesso polmonare. Infatti, il referto mostra: "Modesta formazione ascessuale al campo polmonare superiore di destra, mostrante pareti ispessite ed irregolari ed ampia cavitazione contestuale con presenza di livello idro-aereo. Concomita disventilazione del parenchima polmonare adiacente. Utile approfondimento mediante esame TC del torace. Non alterazioni pleuro-parenchimali in atto a sinistra né versamento pleurico bilateralmente. Ombra cardiaca nei limiti di norma".

86 La risposta corretta è la B.

L'alterazione riscontrabile alla RX del torace del paziente del caso clinico è un PNX. Infatti, il referto mostra: "Presenza a destra di PNX massivo del polmone di destra con collasso completo del parenchima polmonare. Strutture cardio-mediastiniche in asse. Non PNX né alterazioni parenchimali a sinistra. Ombra cardiaca nei limiti di norma".

87 La risposta corretta è la E.
L'alterazione presente alla RX della mano del paziente del caso clinico è la presenza di frattura del V dito. Infatti, il referto mostra: "Frattura scomposta della testa metacarpale del V° dito (frattura del pugile). Non evidenza di rime di frattura a carico dei restanti segmenti ossei in esame".

88 La risposta corretta è la A.
L'alterazione presente alla RX dell'addome del paziente del caso clinico è la presenza di patologici livelli idroaerei. Infatti, il referto mostra: "In sede centro-addominale si apprezzano significativi livelli idroaerei di alcune anse intestinali di verosimile pertinenza tenuale con aspetto iper-rappresentato del disegno valvolare, suggestivo per occlusione intestinale. Assente la pneumatizzazione della cornice colica. Non grossolane falde di aria libera a sede addomino-pelvica".

89 La risposta corretta è la C.
L'alterazione presente alla RX del torace del paziente del caso clinico è una polmonite interstiziale ad eziologia virale, verosimilmente da SARS-COV-2. Infatti, il referto mostra: "Diffusa accentuazione della trama interstiziale polmonare bilateralmente con alcune aree di impegno alveolare di verosimile natura flogistica. Utile approfondimento mediante esame TC del torace".

90 La risposta corretta è la C.
L'alterazione visibile alla TC dell'addome del paziente del caso clinico è uno pneumoperitoneo. Infatti, il referto mostra: "Presenza di aria libera a sede sottodiaframmatica destra, epato-renale ed al di sotto della parete addominale anteriore da riferire a pneumoperitoneo".

91 La risposta corretta è la D.
L'alterazione presente alla TC dell'addome del paziente del caso clinico è un'ernia iatale. Infatti, il referto mostra: "Presenza di discreta ernia iatale di scivolamento con parte del corpo gastrico a sede intratoracica".

92 La risposta corretta è la E.
L'alterazione presente alla TC torace del caso clinico è un'acalasia. Infatti, il referto mostra: "Marcata ectasia del tratto medio-distale dell'esofago che appare allungato, slargato, ripieno di ingesti: il reperto è da riferire verosimilmente ad acalasia esofagea. Necessaria valutazione specialistica ed eventuale integrazione diagnostica".

93 La risposta corretta è la D.
L'alterazione presente alla RX dell'addome del paziente del caso clinico è la presenza di patologici livelli idroaerei. Infatti, il referto mostra: "In sede centro-addominale, in ipocondrio sinistro, fianco destro ed in sede ipogastrica si apprezzano multipli significativi livelli idroaerei di alcune anse intestinali sia di pertinenza tenuale, con aspetto iper-rappresentato del disegno valvolare, sia di pertinenza colica, quadro suggestivo per occlusione intestinale. Non grossolane falde di aria libera a sede addomino-pelvica.".

94 La risposta corretta è la E.
L'alterazione presente alla TC torace del paziente del caso clinico è una polmonite interstiziale ad eziologia virale, verosimilmente da SARS-COV-2. Infatti, il referto mostra: "Area di ground glass a carico del segmento dorsale del lobo

superiore di destra, associato a minimo ispessimento dell'interstizio sub-pleurico di pari livello, da riferire a polmonite interstiziale".

95 La risposta corretta è la D.
L'alterazione presente alla angio-TC del torace del paziente del caso clinico è una trombo-embolia polmonare bilaterale. Infatti, il referto mostra: "Tromboembolia polmonare bilaterale massiva interessante il tronco polmonare principale in prossimità della sua biforcazione (disposizione a "cavaliere") ed entrambe le arterie polmonari principali, che mostrano ampio difetto di opacizzazione endoluminale dopo somministrazione di m.d.c., da riferire a massivo processo tromboembolico".

96 La risposta corretta è la E.
L'alterazione presente alla angio-TC del torace del paziente del caso clinico è una tromboembolia polmonare sinistra. Infatti, il referto mostra: "Tromboembolia polmonare sinistra massiva interessante l'arteria polmonare principale di sinistra, che mostra ampio difetto di opacizzazione endoluminale dopo somministrazione di m.d.c., da riferire a processo tromboembolico".

97 La risposta corretta è la B.
L'alterazione presente alla RX del torace del paziente del caso clinico è una polmonite. Infatti, il referto mostra: "Disomogenea ipodiafania parenchimale al campo polmonare medio di destra, di verosimile natura flogistica. Non evidenza di alterazioni parenchimali a sinistra né di versamento pleurico bilateralmente. Ombra cardiaca nei limiti di norma".

98 La risposta corretta è la D.
L'alterazione riscontrabile alla RX della spalla del paziente del caso clinico è la presenza di frattura di omerale. Infatti, il referto mostra: "Frattura minimamente scomposta ed in parte ingranata del collo chirurgico omerale. Non evidenza di rime di frattura a carico dei restanti segmenti ossei in esame. Conservati i rapporti articolari".

99 La risposta corretta è la D.
L'alterazione messa in luce alla RX dell'addome del paziente del caso clinico è un volvolo sigmoideo. Infatti, il referto mostra: "Abnorme sovradistensione del sigma con un aspetto patognomonico a "coffee sign", ovvero a chicco di caffè, suggestivo per volvolo. Sovradistensione della restante cornice colica. Ampolla rettale non pneumatizzata".

100 La risposta corretta è la E.
L'alterazione messa in luce alla TC del paziente del caso clinico è una ernia iatale. Infatti, il referto mostra: "Presenza di piccola ernia iatale da scivolamento a sede intratoracica".

SEZIONE TERZA

SIMULAZIONI CON ECG COMMENTATE

Le simulazioni dalla 028 alla 030 possono essere svolte online.

3.1 SIMULAZIONI ONLINE

- 028 - Simulazione da 100 quiz con risposte commentate — Simulatore Ministeriale online
- 029 - Simulazione da 100 quiz con risposte commentate — Simulatore Ministeriale online
- 030 - Simulazione da 100 quiz con risposte commentate — Simulatore Ministeriale online

Per accedere alla simulazione:

- Dal suo telefono, effettui la scansiona del QRCODE, oppure, apra il seguente link:
    - o https://app.testammissione.com/qr=ssm028a30
- Dal Desktop, effettui il download della APP Desktop dal seguente link:
    - o https://testammissione.com/download

SEZIONE QUARTA

SIMULAZIONI CON SCENARI CON EMOGAS COMMENTATI

La quarta sezione contiene 2000 Scenari con Emogas commentati. Le due simulazioni della sezione possono essere svolte online.

4.1 SIMULAZIONI ONLINE

- 031 – Simulazione da 500 quiz con risposte commentate — Simulatore Ministeriale online
- 032 – Simulazione da 500 quiz con risposte commentate — Simulatore Ministeriale online

Per accedere alla simulazione:

- Dal suo telefono, effettui la scansiona del QRCODE, oppure, apra il seguente link:
    - https://app.testammissione.com/qr=ssm031a32
- Dal Desktop, effettui il download della APP Desktop dal seguente link:
    - https://testammissione.com/download

SEZIONE QUINTA

SIMULAZIONI MINISTERIALI CON 140 QUIZ COMMENTATI

La quinta sezione contiene tre simulazioni cartacee, le restanti possono essere svolte online.

1 **Quale delle seguenti è una complicanza dell'impianto di un pacemaker definitivo?**

A Nessuna delle complicanze indicate
B Pneumotorace
C Tamponamento cardiaco
D Ematoma intra-tascale
E Tutte le complicanze indicate

2 **L'ergotamina si utilizza:**

A Nella trattamento dell'emicrania
B Come ansiolitico
C Come antiemetico
D Nei disordini vasospastici come la malattia di Raynaud
E Come antidoto delle benzodiazepine

3 **Quale indagine usi per valutare la pressione endoluminale dell'esofago?**

A PHmetria
B Esofagografia
C Sondaggio gastrico
D Manometria
E Esofagoscopia

4 **Quali dei seguenti trattamenti viene utilizzato nel trattamento della fibrosi cistica?**

A Drenaggio posturale
B Antibiotici
C Enzimi proteolitici
D Mucolitici; enzimi proteolitici; drenaggio posturale; antibiotici
E Mucolitici

5 **Gli ormoni tiroidei tendono ad aumentare:**

A Le resistenze periferiche
B Il tempo di latenza dei riflessi tendinei
C Il consumo di ossigeno del cervello
D L'energia spesa per compiere una data quantità di lavoro
E Le riserve di glicogeno del fegato

6 **Indicare la sede più colpita del carcinoma del grosso intestino:**

A Nessuna risposta corretta
B Ileo
C Colon discendente
D Appendice
E Retto

7 **RCU e Morbo di Crohn, pur essendo due entità nosologiche distinte, presentano numerose somiglianze. Tutti i seguenti aspetti, tranne uno, rientrano nelle suddette caratteristiche comuni:**

A Associazione con manifestazione extra-intestinale (oculari, articolari, etc.)
B Il fumo di sigaretta è un importante fattore di rischio per entrambe
C Nella loro patogenesi è importante la componente genetica
D Colpiscono elettivamente soggetti giovani ed adulti
E Sono affezioni con decorso cronico ricorrente

8 **Quale forma di cefalea frequentemente si associa a nausea e, talvolta, a vomito?**

A La cefalea a grappolo
B L'emicrania
C La cefalea di tipo tensivo cronica
D La cefalea di tipo tensivo episodica

[E] La cefalea di tipo tensivo cronica; la cefalea di tipo tensivo episodica; la cefalea a grappolo; l'emicrania

9 Il PSA è utile nel follow-up di pazienti affetti da:

[A] Carcinoma del retto

[B] Carcinoma della vescica

[C] Carcinoma prostatico

[D] Carcinoma renale

[E] Linfoma

10 Nello scompenso cronico del cuore destro:

[A] La tensione parziale di ossigeno del sangue si riduce

[B] Il ritorno venoso aumenta

[C] La pressione telediastolica del ventricolo destro diminuisce

[D] Il volume extracellulare rimane stabile

[E] La velocità del flusso ematico venoso aumenta

11 Quale dei seguenti rilievi è patognomonico per la diagnosi di gotta?

[A] Aumento dell'escrezione urinaria di acido urico

[B] Presenza di cristalli intracellulari di urato monosodico all'esame del liquido sinoviale

[C] Aumento della VES

[D] Presenza di cristalli intracellulari di urato monosodico nelle urine

[E] Il rilievo di iperuricemia

12 Per depersonalizzazione si intende:

[A] Un'illusione

[B] Un'alterazione dello stato di coscienza

[C] Un delirio ipocondriaco

[D] Nessuna risposta corretta

[E] Un sentimento di estraneità nei confronti di se stessi e del mondo esterno

13 Indica qual è un metallo nefrotossico:

[A] Co

[B] Cd

[C] Se

[D] Cu

[E] Na

14 La sigla APUD è un acronimo che sta ad indicare cellule:

[A] Capaci di originare lipomi

[B] Capaci di originare osteosarcomi

[C] Capaci di incorporare ammine biogene e quindi decarbossilarle

[D] Capaci di incorporare e depolimerizzare i precursori delle ammine biogene

[E] Capaci di incorporare e decarbossilare i precursori delle ammine biogene

15 Tutte le seguenti condizioni possono verificarsi nella insufficienza aortica, tranne una: quale?

[A] Ridotta pressione telediastolica ventricolare sinistra

[B] Soffio diastolico

[C] Ridotto flusso ematico coronarico

[D] Ridotta pressione diastolica aortica

[E] Turbolenza del flusso ematico all'interno delle cavità cardiache

16 Il test di Allen viene utilizzato per verificare la presenza di:

[A] Tromboflebite profonda del polpaccio

[B] Lesioni ostruttive delle arterie ulnari

[C] Insufficienza venosa arti inferiori

D Fistole artero-venose

E Insufficienza aortica

17 Una difficoltà nel muovere la lingua fa pensare ad una compressione del nervo:

A Ipoglosso

B Vago

C Faciale

D Accessorio

E Terza branca del trigemino

18 L'Ittero post-epatico può derivare da una ostruzione dei dotti biliari. Si ha pertanto:

A Accumulo di bilirubina nella cistifellea

B Diminuzione della bilirubina sia diretta che indiretta

C Aumento della bilirubina diretta

D Diminuzione della bilirubina diretta

E Nessun aumento della bilirubina

19 Il timo è:

A La sede della emopoiesi mieloide

B La sede di maturazione dei linfociti T

C La sede di produzione della interleuchina- 1

D La sede di maturazione dei linfociti B

E La sede di produzione di interferone

20 Durante il periodo di sonno:

A La pressione arteriosa sistemica media tende a ridursi

B Il tasso plasmatico dell'ormone somatotropo diminuisce

C La ventilazione alveolare aumenta in seguito a una maggiore profondità degli atti respiratori

D Si osserva un cospicuo incremento del rilascio di catecolamine surrenaliche

E È presente una marcata midriasi

21 Cosa si intende per idrotorace?

A Presenza di liquido nel cavo pleurico

B Un versamento ematico pleurico

C Una polmonite

D Una malformazione congenita della gabbia toracica

E Una varietà di polmone policistico

22 Qual è la sede anatomica della prima infezione del virus di Epstein-Barr?

A Oro-faringe

B Rene

C Fegato

D Polmone

E Colon

23 Su cosa si basa l'identificazione degli ifomiceti?

A Aspetto macroscopico della colonia dell'ifomicete

B Aspetto microscopico dell'ifomicete e macroscopico della colonia

C Nessuna risposta corretta

D Profilo di assimilazione degli zuccheri

E Aspetto microscopico dell'ifomicete

24 Un paziente con dolore lombare irradiato agli arti inferiori si presenta dal medico. Cosa è mostrato in questa RM della colonna lombo-sacrale in sezione sagittale?

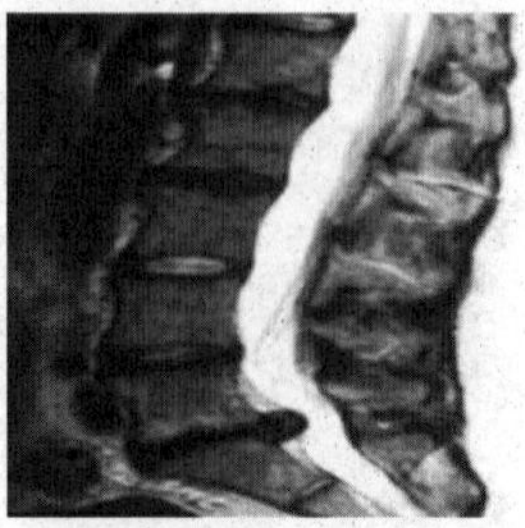

A Crollo vertebrale
B Tumore osseo
C Ependimoma
D Spondilodiscite
E Ernia discale

25 Cosa si apprezza in questa TC dell'addome?

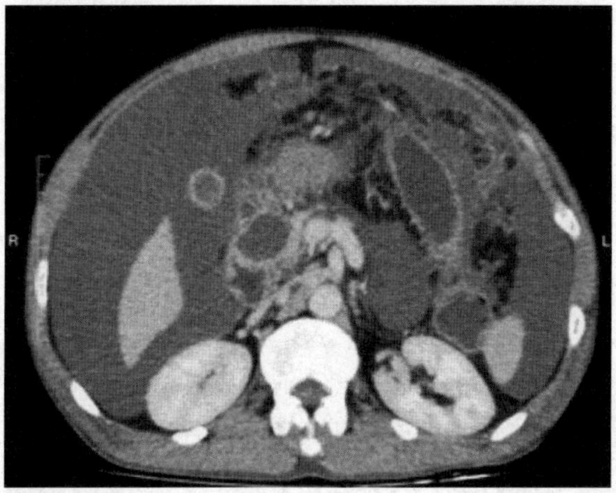

A HCC
B Neoplasia renale
C Ascite
D Neoplasia pancreatica
E Linfoma addominale MALT

26 Un ragazzo di 26 anni si reca dal proprio medico curante in quanto ha apprezzato alla autopalpazione una tumefazione testicolare destra. Cosa si apprezza da questa ecografia testicolare?

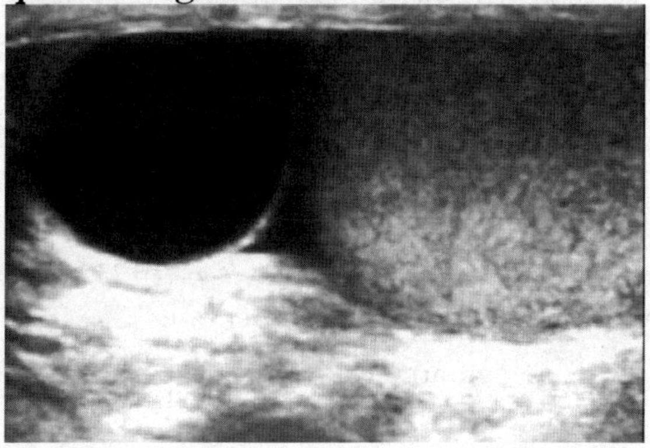

A Epididimite
B Tumore testicolare
C Cisti dell'epididimo
D Orchite
E Varicocele

27 Un uomo di 42 anni si reca dal proprio medico curante in quanto ha apprezzato una tumefazione scrotale sinistra. Cosa si apprezza da questa ecografia testicolare?

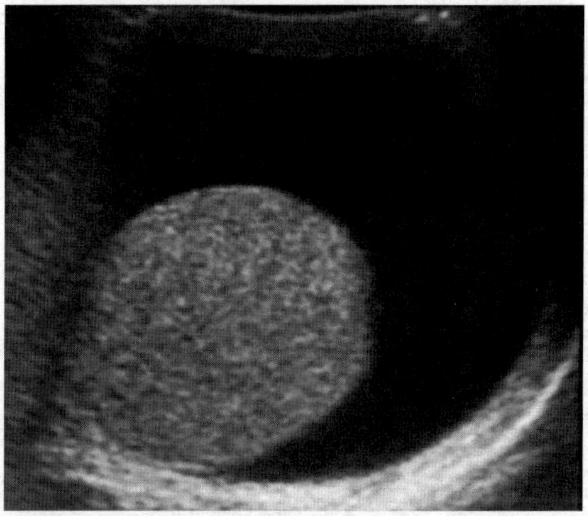

A Cisti testicolare
B Epididimite
C Tumore testicolare
D Orchite
E Idrocele

28 Un paziente di 78 anni con dispnea e dolore toracico sinistro si presenta in PS. Cosa si apprezza in questa TC del torace?

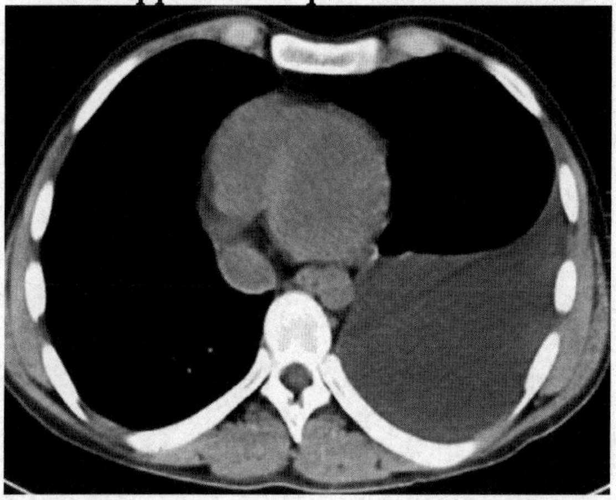

A Tumore polmonare

B Polmonite interstiziale

C Enfisema diffuso

D Pneumotorace massimo

E Versamento pleurico

29 Quale medicamento non è un broncodilatatore?

A Pindololo

B Isoproterenolo

C Terbutalina

D Salbutamolo

E Orciprenalina

30 Un paziente di 74 anni esegue questo ECG per dolore toracico insorto improvvisamente e che va e viene senza interrompersi. Che cosa evidenzia il tracciato?

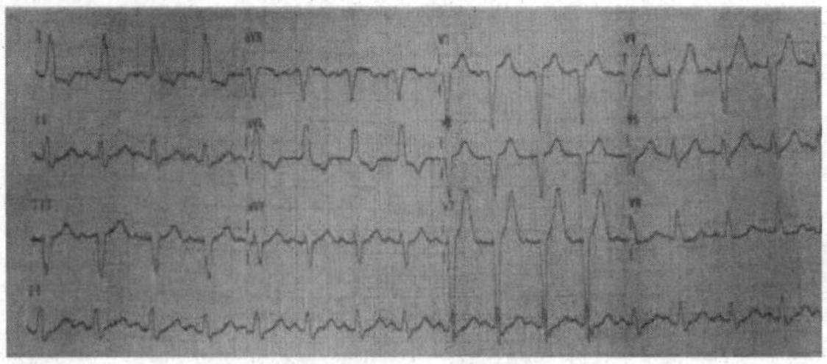

A Blocco di branca sinistra

B STEMI anteriore

C NSTEMI

D Flutter atriale

E Onda di Osborne

31 Una vostra paziente di 78 anni arriva presso il vostro studio per normale screening cardiologico, ma presenta da 2 giorni nausea e vomito. Anamnesi positiva per ipertensione arteriosa sistemica, IRC, cardiopatia dilatativa post-ischemica (pregresso STEMI). Terapia farmacologica: ramipril 10 mg, canreonato di potassio 100 mg, ASA 100 mg, atenololo 50 mg, Eterocoxib. Cosa sospettate, guardando anche il tracciato?

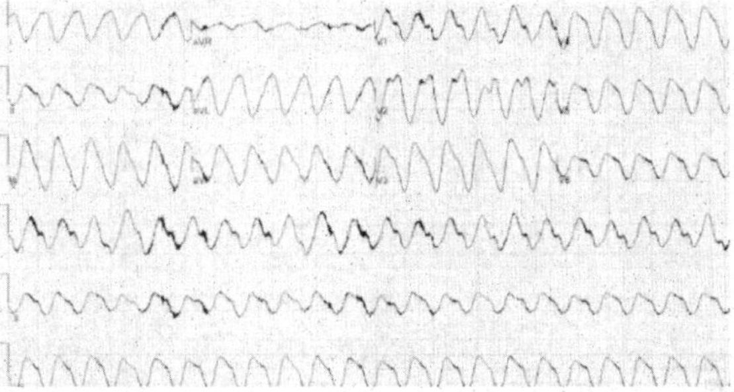

A Tachicardia ventricolare sostenuta

B Ipokaliemia

C Iperkaliemia

D STEMI

E Fibrillazione ventricolare

32 Una giovane di 40 anni, con fitte toraciche. Giocatore di tennis da 20 anni. Esegue esami ematochimici ed ECG. Osservando anche il tracciato, quale di queste affermazioni è quella vera?

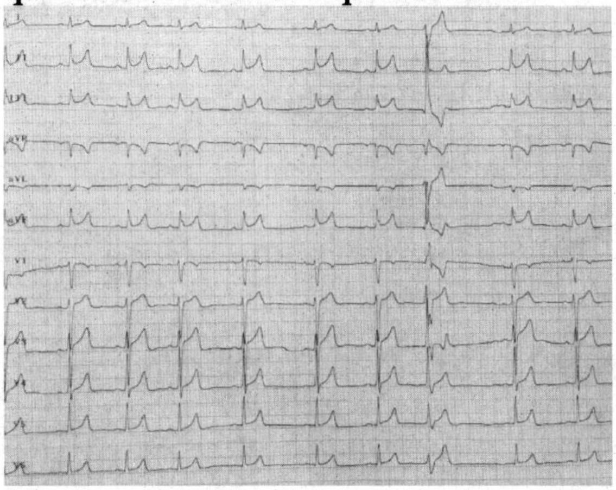

A Il paziente sicuramente è uno STEMI, quindi deve essere rivascolarizzato

B Il sospetto più alto è quello pericarditico, ma c'è bisogno di una attenta valutazione di ecocardiogramma, esami ematochimici, e dell'esame obiettivo

C Il paziente è un sospetto NSTEMI, la cui rivascolarizzazione non è urgente

D Sicuramente è pericardite, quindi è necessario il trattamento

E Sicuramente ripolarizzazione precoce

33 **Donna di 70 anni. Giunge in PS con dispnea, insorta da mezz'ora gradualmente. Viene pertanto eseguito un tracciato elettrocardiografico. Che cosa si può affermare?**

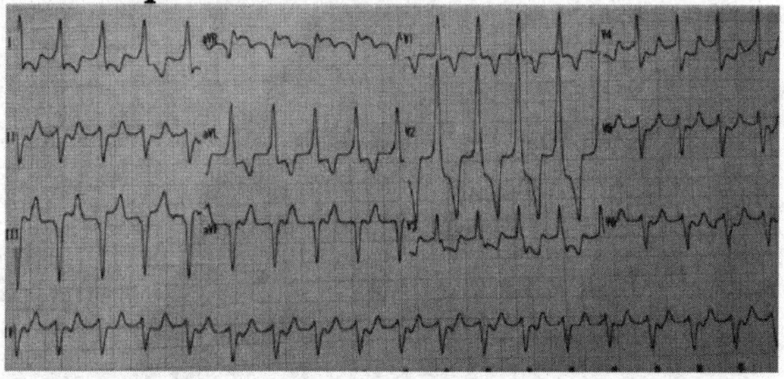

[A] Tachicardia da rientro nodale slow-fast

[B] Tachicardia da rientro nodale fast-slow

[C] Tachicardia da rientro AV ortodromica

[D] Tachicardia da rientro AV antidromica

[E] Tachicardia ventricolare

34 **Cosa può essere escluso nel tracciato mostrato?**

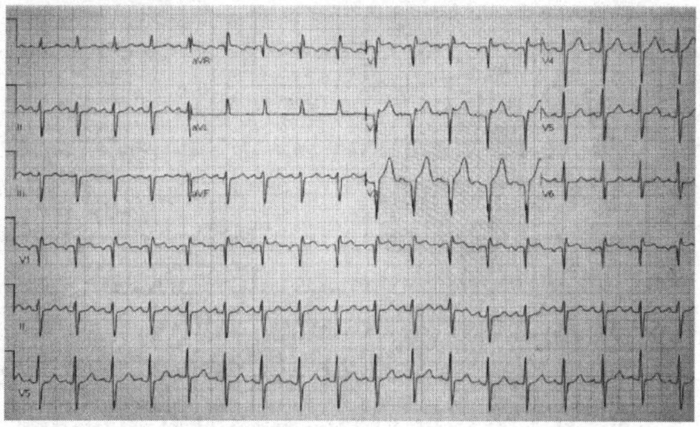

[A] La F.C. è 130 bpm

[B] Presenza di emi-blocco anteriore sinistro

[C] Presenza di emi-blocco posteriore sinistro

[D] Presenza di lieve ritardo della conduzione destra

[E] PR nei limiti

35 **La base del quinto metatarso è sede di inserzione del:**

[A] Tendine di Achille

[B] Muscolo tibiale posteriore

[C] Muscolo peroneo breve

[D] Muscolo tibiale anteriore

[E] Muscolo peroneo lungo

36 **Nel paziente con AIDS, il Trimetoprim/sulfametossazolo (Cotrimossazolo) è usato nella terapia della:**

[A] Retinite da Citomegalovirus

[B] Polmonite da P. Carinii

[C] Tubercolosi extra-polmonare

[D] Aspergillosi disseminata

[E] Meningite da criptococco

37 **Quali di queste caratteristiche non è essenziale per un apparecchio gessato?**

[A] Robustezza

[B] Modellamento sulle salienze ossee

[C] Impermeabilità

[D] Estensione (tale da includere le articolazioni a monte e a valle)

[E] Posizionamento adeguato del segmento fratturato e delle articolazioni vicine

38 **Una donna di 44 anni con una lunga storia di depressione si reca al pronto soccorso per un'overdose di Trazodone. Quale delle seguenti rappresenta la modalità d'azione del Trazodone?**

[A] Inibitore selettivo della ricaptazione della serotonina (SSRI)

[B] Inibitore della ricaptazione della serotonina-noradrenalina (SNRI)

[C] Antagonista della serotonina e inibitore della ricaptazione (SARI)

[D] Inibitore della ricaptazione della noradrenalina (NRI)

[E] Antidepressivo triciclico (TCA)

39 **Una donna di 72 anni si reca al pronto soccorso con dolore soprapubico e dolore all'angolo renale sinistro (limite inferiore**

della dodicesima costa). Negli ultimi quattro mesi ha sofferto di tre infezioni del tratto urinario da Proteus, nonostante ogni volta abbia completato un ciclo completo di antibiotici. La paziente è chiaramente dolorante in zona pelvica e al fianco sinistro, la pressione arteriosa è di 155/85 mmHg, una frequenza cardiaca di 89 bpm e polso regolare. Riferisce dolorabilità soprapubica ed all'angolo renale sinistro alla palpazione. Una radiografia dell'addome mostra un calcolo a stampo. Quale delle seguenti è la probabile composizione del calcolo renale di questa paziente?

A Ossalato di calcio

B Fosfato di calcio

C Cistina

D Magnesio ammonio fosfato

E Urato

40 **Un uomo di 48 anni con sospetta cirrosi epatica alcolica viene ricoverato per una biopsia epatica programmata. Il suo conteggio delle piastrine è di soli 32 x 10^3 /l al momento del ricovero e viene quindi programmata una trasfusione di piastrine. Il paziente si sente male improvvisamente dopo dieci minuti durante la prima unità di trasfusione di piastrine e collassa. All'esame obiettivo la sua pressione sanguigna è di 85/60 mmHg, una frequenza cardiaca di 80 bpm e polso regolare. È febbricitante (38,2° C) e presenta rigor. Quale delle seguenti diagnosi è la più probabile?**

A Reazione emolitica trasfusionale acuta

B Anafilassi delle IgA

C Shock infettivo

D Reazione febbrile non emolitica

E Lesione polmonare acuta da trasfusione (TRALI)

41 **Un uomo di 39 anni che ha lavorato in Nigeria si reca presso l'ambulatorio del medico curante lamentando un gonfiore alla gamba sinistra. Riferisce che nelle ultime settimane ha sofferto di febbri intermittenti e che il dolore, il prurito e il gonfiore sono particolarmente accentuati nella parte superiore e interna della coscia. L'esame obiettivo mostra un linfedema cronico che colpisce la gamba sinistra e la presenza di linfoadenopatie inguinali. Il test dell'antigene è positivo per la Wuchereria bancrofti. Quale dei seguenti è il trattamento successivo più appropriato?**

A Azitromicina

B Dietil-carbamazina

C Mebendazolo

D Niclosamide

E Tinidazolo

42 **Un uomo di 21 anni è ricoverato nel reparto di oncologia per la chemioterapia di induzione per la leucemia mieloide acuta. Il medico è preoccupato per il rischio di nefropatia urinaria acuta. Viene pretrattato con Allopurinolo e fluidi endovenosi. Quale altro intervento contribuirà a ridurre il rischio che si verifichi una nefropatia urinaria?**

A Bendro-flumetiazide

B Furosemide

C Lesinurad

D Dieta a basso contenuto proteico

E Rasburicase

43 **Un allevatore di pecore di 51 anni si reca al pronto soccorso lamentando una graduale perdita di peso, sudorazione notturna intermittente e dolore al quadrante superiore destro, che si è sviluppato negli ultimi 6 mesi. Non ha un'anamnesi patologica remota degna di**

nota, a parte l'ipertensione, per la quale prende 5 mg di Amlodipina al giorno. All'esame obiettivo la sua pressione arteriosa è di 148/85 mmHg, una frequenza cardiaca di 70 bpm e polso regolare. Si nota un lieve ittero ed all'esame obiettivo toracico si apprezza un'ipofonesi alla base destra, mentre all'esame obiettivo addominale riferisce dolore al quadrante superiore destro. La temperatura corporea è di 37,9°C. Gli esami a cui è stato sottoposto mostrano i valori indicati di seguito. Quale dei seguenti è il trattamento più appropriato?

Hb	11.1 g/dl
WCC	9.9×10^9/l
PLT	132×10^9/l
Na^+	139 mmol/l
K^+	4.3 mmol/l
Creatinine	95 µmol/l
CRP	78 mg/l
ALT	132 U/l
ALP	192 U/l
Bilirubin	32 µmol/l
CXR	Small right pleural effusion
CT abdomen	Thick-walled liver cyst with a number of daughter cysts within

A Anfotericina
B Cefuroxime
C Dietilcarbamazina
D Mebendazolo
E Metronidazolo

44 **Una donna di 42 anni si reca presso l'ambulatorio di dermatologia per un disturbo al capezzolo destro. Dice che nelle ultime settimane si sono sviluppati eritemi e croste intorno al capezzolo e che ha notato un'emorragia intermittente. Non ci sono masse mammarie alla palpazione. Non prende farmaci in cronico e fuma cinque sigarette al giorno. Qual è l'iter più appropriato tra i seguenti?**

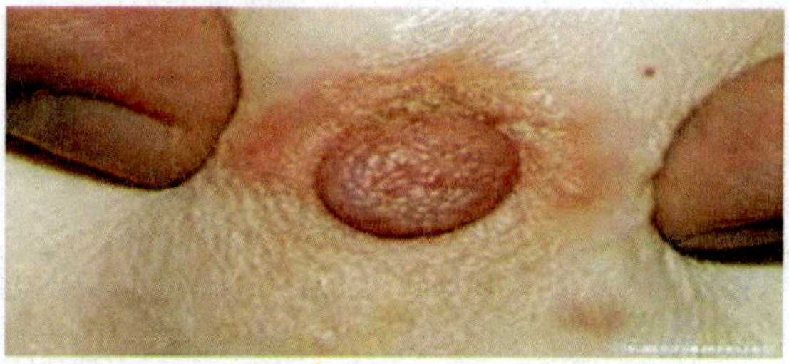

A Mammografia
B Biopsia cutanea
C Crema acquosa topica
D Crema 5-FU topica
E Crema idrocortisone topica

45 **Una donna di 25 anni si reca presso l'ambulatorio di Ginecologia per sottoporsi ad una colposcopia per il trattamento del CIN2, dopo essersi presentata al suo medico di famiglia con emorragia intermestruale e perdita di sangue dopo il rapporto sessuale. Quale dei seguenti sottotipi di papilloma virus umano (HPV) è associato allo sviluppo di CIN2?**

A 2
B 7
C 10
D 18
E 60

46 **Una donna di 25 anni si presenta al PS con vomito e sanguinamento gengivale circa 72 ore dopo l'ingestione di più di 50 compresse di paracetamolo 500 mg. Ha una anamnesi positiva per problemi psichiatrici, storia di alcolismo e beve fino a 25 unità di alcolici al giorno. Ha P.A. di 100/70 mmHg, F.C. di 98 bpm e polso regolare. Ha evidenti emorragie alle gengive e lividi alle braccia e alle gambe. L'addome è morbido, anche se è dolente al quadrante superiore destro. Si avvia una infusione di cristalloidi. Quale dei seguenti è il trattamento successivo più appropriato?**

Hb	10.5 g/dl
WCC	11.2 × 10⁹/l
PLT	102 × 10⁹/l
Na⁺	140 mmol/l
K⁺	5.9 mmol/l
Creatinine	132 μmol/l
INR	3.9
Bicarbonate	15.0 mmol/l
Paracetamol	50 mcg/ml
ALT	3450 U/l

A Plasma fresco congelato per via endovenosa (FFP)

B Complesso concentrato di protrombina endovenosa (PCC)

C N-Acetilcisteina endovenosa

D Metionina orale

E Bicarbonato di sodio endovenoso

47 Una studentessa universitaria di 22 anni viene ricoverata al Pronto Soccorso dopo aver avuto un collasso durante il lavoro. Una delle sue colleghe ha controllato il livello di glucosio nel sangue tramite stick, mostrando valori di 2,2 mmol/l. Secondo i genitori, negli ultimi 3 mesi ha avuto 2-3 collassi a casa, e sono preoccupati perché uno di loro ha il diabete di tipo II. L'esame obiettivo non è significativo. Il suo BMI è di 23 kg/m2. Qual è la prossima indagine più utile tra le seguenti da effettuare?

Hb	12.9 g/dl
WCC	6.1 × 10⁹/l
PLT	203 × 10⁹/l
Na⁺	142 mmol/l
K⁺	4.2 mmol/l
Creatinine	88 μmol/l
Glucose	5.4 mmol/l

A TC addominale

B Test di tolleranza al glucosio per via orale

C Test di provocazione da sforzo

D Synacthen test

E Urina per l'analisi della sulfonilurea

48 Cute del volto (spesso anche degli arti, dell'addome, ecc.) di aspetto ligneo si rileva in una di queste condizioni:

A Dermatomiosite

B Poliartrite cronica primaria

C Sclerodermia

D Lupus eritematoso sistemico

E Discoide fisso

49 Qual è il sospetto del pediatra e quali altri test complementari dovrebbero essere fatti per confermarlo?

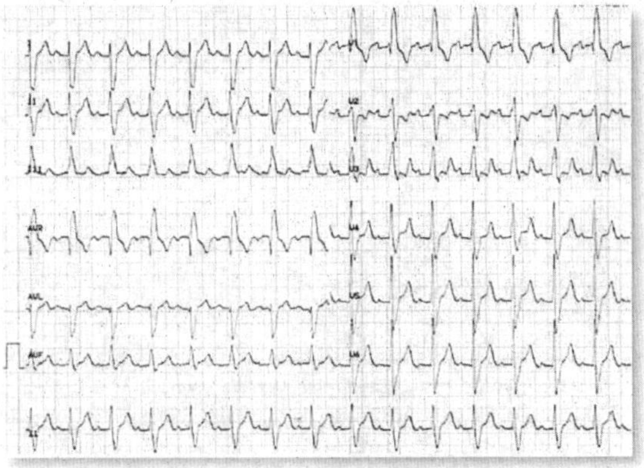

A Sospetterei un soffio innocente e non farei altri test

B Dato che ha un emi-blocco anteriore sinistro potrebbe essere un canale atrioventricolare parziale (ostium primum e fessura mitralica) quindi sarebbero necessarie una radiografia del torace e un ecocardiogramma

C Dal momento che presenta un asse destro e un modello rsR' potrebbe essere un difetto del setto atriale di tipo ostium secundum e bisognerebbe fare una radiografia al torace e un ecocardiogramma per confermare

D Dovrebbe essere preso in considerazione un pacemaker

E Dal momento che non ci sono prove di

ipertrofia ventricolare sinistra, farei uno studio familiare per escludere la cardiomiopatia ipertrofica

50 **Scenario clinico IIPP. Donna di 75 anni si presenta per dolore addominale e aumento della circonferenza addominale. Non riferisce epatopatie pregresse. All'esame obiettivo l'addome è globoso con timpanismo centrale e percussione variabile ai fianchi. Non si apprezzano masse né organo-megalia. All'esame ematochimico gli unici dati che risaltano sono: emoglobina di 10,9 g/dl, MCV 92 fl, con leucocitosi e piastrine normali. Biochimica e profilo epatico normali. Mediante una paracentesi si estrae liquido ascitico ambrato con un gradiente albuminico di 0.7 e citologia sospetta per malignità. Si esegue TC. Qual è la diagnosi più probabile?**

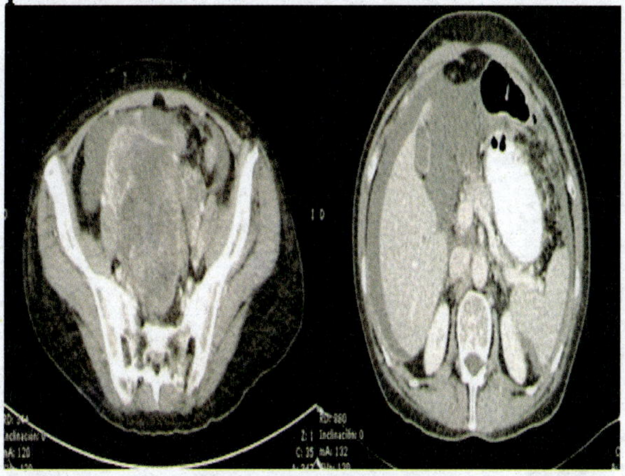

A Pseudo-mixoma peritoneale

B Tumore di Krukenberg

C Mesotelioma peritoneale

D Adenocarcinoma ovarico

E Adenocarcinoma del colon

51 **Riferito allo scenario clinico IIPP. Una volta confermata la diagnosi qual è la terapia più corretta?**

A Chirurgia cito-riduttiva e chemioterapia con carboplatino-taxolo

B Gastrectomia con doppia annessiectomia

C Laparoscopia con lavaggio peritoneale e infusione di mitomicina e 5-fluorouracile

D Chemioterapia sistemica con cisplatino e pemetrexed

E Chirurgia laparoscopica e chemioterapia con oxaliplatino e 5-fluorouacile (FOLFOX)

52 **Scenario clinico YUIO. Paziente di 67 anni riferisce una diminuzione del visus unilaterale e metamorfopsia a rapida evoluzione. La diagnosi più probabile sarebbe?**

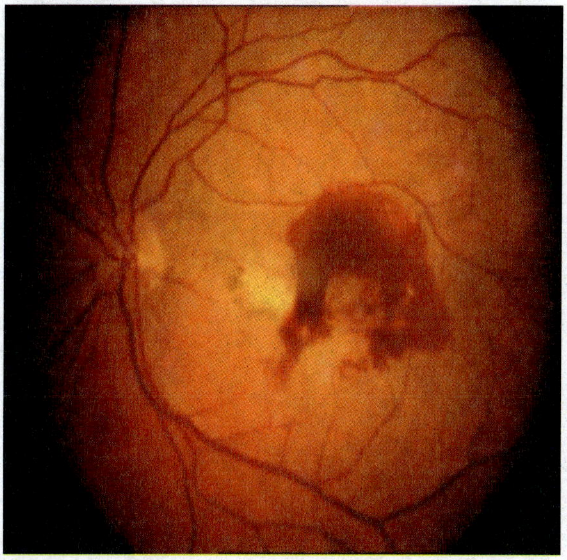

A Degenerazione maculare essudativa associata all'età

B Distacco della retina

C Retinite Pigmentosa

D Trombosi venosa centrale della retina ischemica

E Melanoma coroideo equatoriale

53 **Riferito allo scenario clinico YUIO. Il test diagnostico successivo più appropriato da eseguire su questo paziente è:**

A Fluorangiografia

B Potenziali visivi evocati

C Campionamento vitreo per vitrectomia

D Risonanza magnetica nucleare

E Campimetria computerizzata

54 **Scenario clinico UUOO. Paziente fumatore di 48 anni. Si presenta per flushing simmetrico e bilaterale a entrambi i piedi accompagnato da un dolore bruciante. L'esame obiettivo generale, l'esame obiettivo neurologico e i polsi periferici sono normali. Agli esami ematochimici spiccano: Hb 16,8 g/dl, leucociti 12.400/mm^3, piastrine 720.000/mm^3. Biochimica: glucosio 87 mg/dl, creatinina 0,7 mg/dl, proteine 7,5 g/dl, calcio 9,4 mg/dl, HA 40 U/L, GPT 35 U/L, GGT 64 U/L, FA 124 U/L, LDH 187 U/L, VSG 24 mm/h. Emostasi e immunoglobuline normali. Sierologia per i virus dell'epatite B e C negativa. Qual è la diagnosi più probabile?**

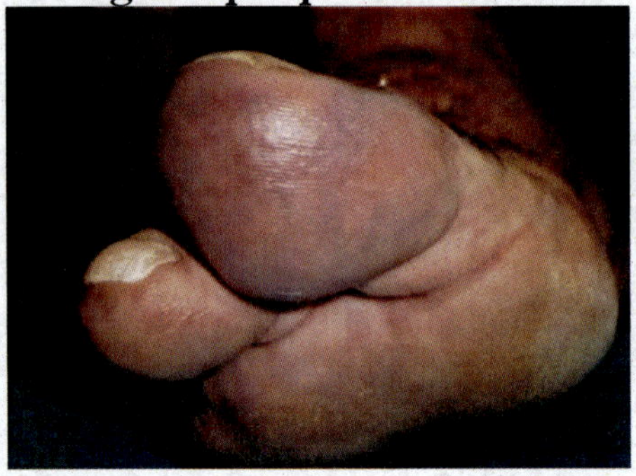

A Livedo reticularis

B Eritromelalgia

C Il morbo di Buerger

D Mastocitosi sistemica

E Crioglobulinemia mista

55 **Riferito allo scenario clinico UUOO. Quale dei seguenti supporterà la diagnosi della malattia di base?**

A Biopsia cutanea

B Micro-angiografia

C Determinazione delle crioglobuline

D Triptasi sierica

E Studio della mutazione JAK 2

56 **Scenario JKLKK. Un uomo di 60 anni viene sottoposto ad una RX del torace dopo una lunga attesa in PS. Cosa mostra l'RX del torace?**

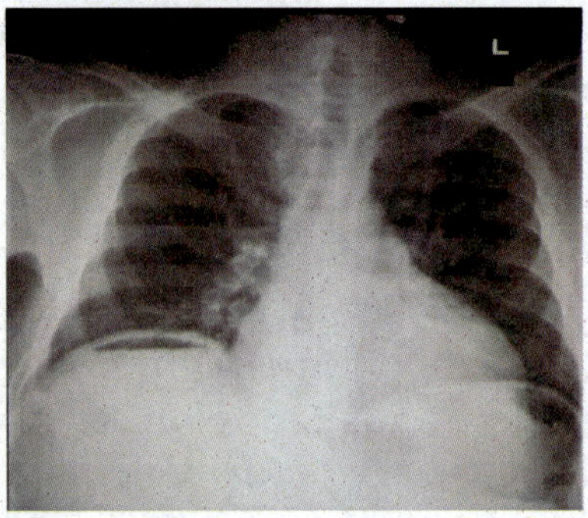

A Pneumoperitoneo

B Pneumomediastino

C Pneumotorace

D Versamento pericardico

E Versamento pleurico sinistro

57 **Riferito allo scenario clinico JKLKK. Il Ciproterone è un:**

A Estrogeno

B Anti-androgeno e progestinico

C Androgeno

D Nessuna risposta corretta

E Corticosteroide

58 **Paziente di 91 anni accede in PS dopo ripetuti traumi cranici, avvenuti anche nelle precedenti settimane. Quale alterazione è presente nella seguente TC encefalo?**

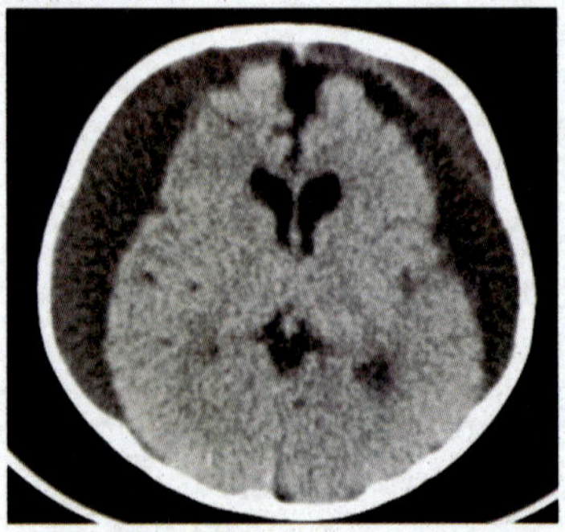

A Ematoma sub-durale acuto
B Lesione ischemica
C Ematoma sub-durale cronico
D Ematoma sub-durale acuto su cronico
E Ematoma epi-durale

59 **Da quale delle seguenti strutture deriva la placenta?**

A La zona pellucida
B Il trofoblasto
C L'ectoderma
D Il mesoderma
E La linea primitiva

60 **Paziente di 76 anni con cefalea e deficit dell'equilibrio. Quale alterazione è presente nella RM encefalo con m.d.c.?**

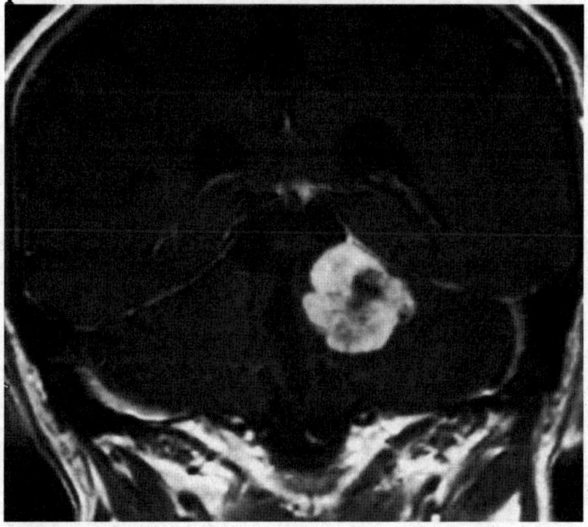

A Meningioma
B Ematoma sub-durale
C Ematoma epi-durale
D Sclerosi multipla
E Lesione ischemica

61 **Il papillomavirus umano (HPV) è coinvolto nella patogenesi di:**

A Cancro della cervice uterina
B Cancro all'endometrio
C Cancro alle ovaie
D Cancro al seno
E Linfoma di Burkitt

62 **Gli epatociti a vetro smerigliato sono caratteristici di:**

A Epatite cronica da HBV
B Epatite cronica da HCV
C Epatite cronica dovuta all'epatite delta
D Epatite tossica
E Epatite dovuta all'alcol

63 **Il cancro al pancreas più comune è:**

A Tumore papillare mucinoso intra-duttale
B Carcinoma pancreatico neuroendocrino
C Cisto-adenocarcinoma pancreatico
D L'insulinoma maligno
E Adenocarcinoma ducale del pancreas

64 **Un ventenne con una clinica di atassia, cefalee e massa solido-cistica nell'emisfero cerebellare di destra, viene operato chirurgicamente, resecando una lesione che istologicamente mostra cellule con processi citoplasmatici lunghi e sottili, pattern fascicolare e micro-cistico, numerosi vasi e fibre di Rosenthal. La diagnosi anatomopatologica più probabile è:**

A Astrocitoma pilocitico
B Xanto-astrocitoma pleomorfo
C Neurocitoma centrale
D Liponeurocitoma
E Malattia da prioni

65 **Donna di 70 anni con una storia di ipertensione e scompenso cardiaco moderato si presenta per una tosse persistente e secca che inizia come una**

sensazione di prurito alla gola. Negli esami si può vedere una iper-potassiemia. Qual è il farmaco che può aver causato la clinica e l'alterazione ematochimica della paziente?

A Idroclorotiazide

B Bisoprololo

C Furosemide

D Enalapril

E Idralazina

66 Da quali valori dipende il volume apparante di distribuzione di un farmaco?

A Dal suo grado di legame alle proteine plasmatiche e tissutali, e dalla sua emivita di eliminazione

B Dal suo coefficiente di distribuzione e dall'emivita di eliminazione

C Dalla sua emivita di eliminazione e dalla sua costante di eliminazione

D Dal suo grado di legame alle proteine plasmatiche e tissutali e dal suo coefficiente di distribuzione

E Dalla sua costante eliminazione e dalla sua clearance

67 Cos'è un profarmaco?

A Un farmaco testa di serie di una classe terapeutica

B Un farmaco che è stato ritirato dal mercato

C Un prodotto inattivo che viene convertito enzimaticamente in un farmaco attivo

D Un composto di origine naturale da cui uno o più farmaci per emisfero

E Un farmaco che non ha attività propria ma migliora l'azione degli altri

68 Quale dei seguenti accoppiamenti tra farmaco anticoagulante e meccanismo d'azione è errato?

A Eparina - co-fattore antitrombina III

B Acenocumarolo - inibisce la vitamina K epossido reduttasi

C Dabigatran - inibisce la trombina

D Rivaroxaban - inibisce il fattore Xa

E Warfarin - inibisce l'assorbimento della vitamina K

69 I farmaci inibitori della pompa protonica somministrati per via orale:

A Neutralizzano l'acido cloridrico nella secrezione gastrica

B Tingono le feci di nero

C Bloccano il recettore dell'istamina

D Bloccano il recettore della gastrina

E Richiedono un rivestimento enterico

70 Indichi quale delle seguenti affermazioni sul muscolo liscio vascolare è FALSA:

A La sua funzione principale è quella di mantenere il tono dei vasi

B Si contrae per un aumento della concentrazione intracellulare di calcio

C La sua contrazione è controllata dal legame del calcio con la troponina

D Il suo tono è controllato dal sistema nervoso autonomo

E L'endotelio modula il tono muscolare liscio vascolare

71 Nello studio clinico di un farmaco antineoplastico si osserva un importante aumento dei livelli plasmatici di LDL (Low Density Lipoprotein). Indichi tra le seguenti affermazioni quale è corretta riguardo l'interpretazione e le conseguenze di questo dato:

A Le LDL rappresentano la forma di trasporto del colesterolo dall'intestino al fegato. Pertanto, riflettono una maggiore assimilazione di colesterolo dall'assunzione di lipidi

B Le LDL sono coinvolte nel trasporto inverso del colesterolo dai tessuti periferici al fegato. Pertanto, livelli elevati sono utili per ridurre i livelli di colesterolo nel plasma

C Le LDL sono ricche di trigliceridi e a basso contenuto di colesterolo. L'aumento di LDL nel plasma riflette una maggiore sintesi de novo e/o assunzione di trigliceridi

D Un aumento dei livelli di LDL al plasma è un beneficio perché protegge le arterie dalla formazione di placche aterosclerotiche

E LDL porta il colesterolo dal fegato ai tessuti periferici, dove entrano nelle cellule mediante endocitosi

72 Il tasso di filtrazione glomerulare aumenta quando:

A Aumenta la resistenza nell'arteriola afferente glomerulare

B Diminuisce la resistenza nell'arteriola efferente glomerulare

C Aumenta l'attività dei nervi renali simpatici

D Si verifica un'ostruzione del tratto urinario

E Diminuisce la concentrazione di proteine plasmatiche

73 Un uomo di trentacinque anni (caso indice) affetto da atassia e con manifestazioni cliniche da tre anni, presenta una mutazione trinucleotidica espansiva CAG in eterozigosi nel gene ATXN1. La diagnosi molecolare è l'atassia spino-cerebellare di tipo 1 (SCA1;6p22.3) e il rapporto genetico dice che la malattia è a penetranza completa per tutta la vita. Durante la consulenza genetica viene spiegato al caso indice il rischio di trasmettere la malattia alla sua discendenza. Cosa si deduce dal testo?

A Poiché il caso dell'indice è maschile, erediterà l'atassia tutta la discendenza femminile: ma nessun figlio maschio

B La mutazione è trasmessa al 50% dei discendenti del caso indice, che svilupperanno l'atassia a partire da un certo momento della loro vita

C La mutazione sarà trasmessa al 25% dei discendenti del caso indice, che svilupperanno l'atassia a partire da un certo momento della loro vita

D L'atassia sarà trasmessa durante tutta la vita del caso indice colpendo tutta la sua discendenza

E Se il partner nel caso di indice è portatore di un'altra mutazione SCA (ad es. in SCA36. grande eterogeneità genetica) l'atassia sarà sofferta dal 25% dei discendenti a partire da un certo momento della loro vita. Se la coppia non è portatrice, l'atassia non sarà trasmessa

74 Un uomo di 30 anni (caso indice) affetto da atrofia ottica di Leber presenta la mutazione del genoma mitocondriale LHON11778A. Durante la consulenza genetica viene informato dei rischi della trasmissione alla sua discendenza. Quale affermazione è corretta?

A Il caso indice trasmetterà la malattia a tutti i suoi discendenti maschi (trasmissione legata al gene Y)

B La malattia verrà trasmessa al 50% dei discendenti del caso indice, indipendentemente dal sesso

C La malattia sarà trasmessa a tutti i discendenti del caso indice, essendo di eredità paterna

D La malattia sarà trasmessa ai discendenti del sesso femminile: ma non maschile

E La malattia non verrà trasmessa ai discendenti del caso indice, essendo di eredità materna

75 Dopo la menopausa l'involuzione uterina è maggiore:

A Non vi è involuzione

B Il corpo si ingrandisce mentre il collo subisce una lieve riduzione

C Nel corpo che nel collo

D Nel collo che nel corpo

E Uguale nei due segmenti

76 Un ragazzo di 24 anni, affetto da HIV, giunge dal suo medico riferendo che ha in programma di fare un viaggio e vorrebbe qualche consiglio sulla vaccinazione. Quale delle seguenti vaccinazioni dovrebbe essere evitata?

A Meningococco coniugato

B Seconda dose dell'epatite B

C Epatite A inattivata

D Influenza inattivata

E Vaccino per febbre tifoide con virus vivo e attenuato

77 Un paziente di 44 anni, con una storia di alcolismo, giunge in PS 4 settimane dopo essere stato dimesso dall'ospedale a causa di una polmonite. Riferisce di aver avuto una polmonite del lobo destro con cavitazione. Attualmente presenta ancora febbre con andamento ondulante e l'RX torace mostra un persistente versamento pleurico destro nonostante il trattamento con Tazocin iniziato in ospedale. L'esame dell'aspirato di 15 ml di liquido pleurico evidenzia che si tratta di liquido purulento con un pH di 7,1 e glucosio di 3,1 mmol/l. Inoltre, le emocolture confermano la crescita di Klebsiella. Quale dei seguenti è l'intervento terapeutico più appropriato?

A Aggiungere Amfotericina B

B Cambiare regime antibiotico

C Inserire un drenaggio toracico

D Continuare l'attuale terapia antibiotica

E Ago-aspirazione terapeutica del liquido pleurico

78 Una donna di 45 anni, sottoposta a chemioterapia per carcinoma mammario, giunge in PS lamentando vomito e diarrea persistenti. Il suo elettrocardiogramma è mostrato di seguito. Quale delle seguenti anomalie elettrolitiche è più probabile?

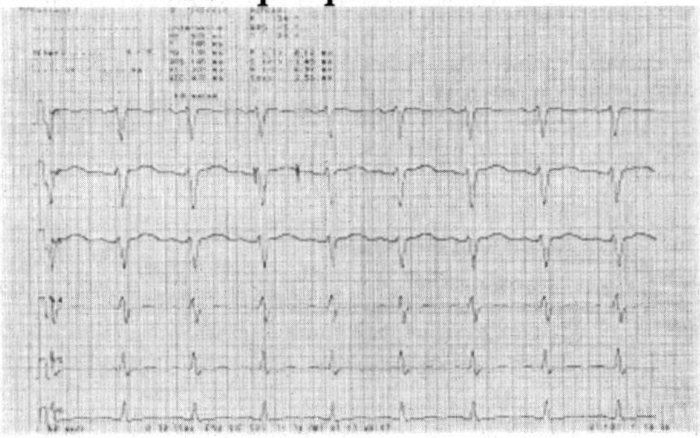

A Ipercalcemia

B Iperkaliemia

C Ipomagnesemia

D Iponatriemia

E Iperfosfatemia

79 Una ragazza di 19 anni giunge in PS con dolore addominale acuto. Riferisce di aver effettuato tre visite chirurgiche per lo stesso motivo negli ultimi sei mesi. I suoi genitori dicono di vederla più ansiosa e aggressiva del solito e sembra che abbia difficoltà di concentrazione. All'esame obiettivo la pressione sanguigna è di 159/95 mmHg con polso di 97/min e regolare. L'addome è trattabile con contrazione muscolare di difesa. Si

evidenzia, inoltre, debolezza muscolare prossimale. Le indagini di laboratorio sono le seguenti: Hb 12,5 g/dl, WCC 10,1 × 10^9/l, PLT 201 × 10^9/l, Na 132 mmol/l, potassio 4,9 mmol/l, creatinina 95 μmol/l, glucosio 4,5 mmol/l. Quale delle seguenti è la diagnosi più probabile?

[A] Porfiria acuta intermittente (AIP)

[B] Protoporfiria eritropoietica (PPE)

[C] Coproporfiria ereditaria (HCP)

[D] Porfiria cutanea tarda (PCT)

[E] Porfiria variegata (VP)

80 **Un uomo di 56 anni, che effettua emodialisi tre volte a settimana, giunge in PS a causa del peggioramento della dispnea, insorta dopo aver partecipato ad un matrimonio il giorno precedente in occasione del quale ammette di aver "infranto le regole" circa le restrizioni idriche e dietetiche. All'esame obiettivo la sua pressione sanguigna è di 167/95 mmHg, e il polso è di 90/min e regolare. All'auscultazione del torace si apprezzano rantoli crepitanti nei campi polmonari medi. Le indagini di laboratorio sono le seguenti: Hb 8,5 g/dl, WCC 7,8 × 10^9/l, PLT 203 × 10^9/l, Na 144 mmol/l, K 7,2 mmol/l, Creatinina 625 μmol/l. L' ECG mostra onde T appuntite coerenti con una condizione di iperkaliemia. Quale dei seguenti è l'intervento più appropriato?**

[A] Gluconato di calcio endovenosa

[B] Furosemide endovenosa

[C] Insulina e destrosio

[D] Polistirene solforato di calcio orale

[E] Salbutamolo spray

81 **Paziente di 78 anni con improvvisa emiparesi destra e disartria. Quale alterazione è presente nella seguente TC encefalo?**

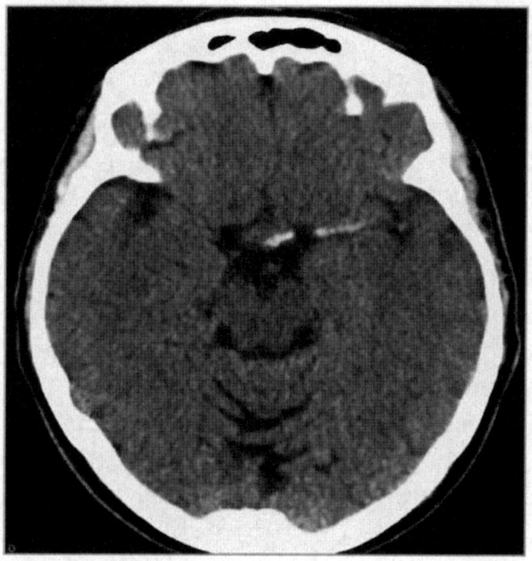

[A] Meningioma

[B] Ematoma epidurale

[C] ESA

[D] Ischemia

[E] Ematoma subdurale

82 **Una signora di 67 anni, affetta da insufficienza renale cronica correlata al diabete di tipo 1, giunge in PS lamentando dolori articolari cronici che colpiscono in modo particolare le dita delle mani. La radiografia di entrambe le mani è mostrata di seguito. Qual è la causa più probabile del dolore che colpisce la mano sinistra?**

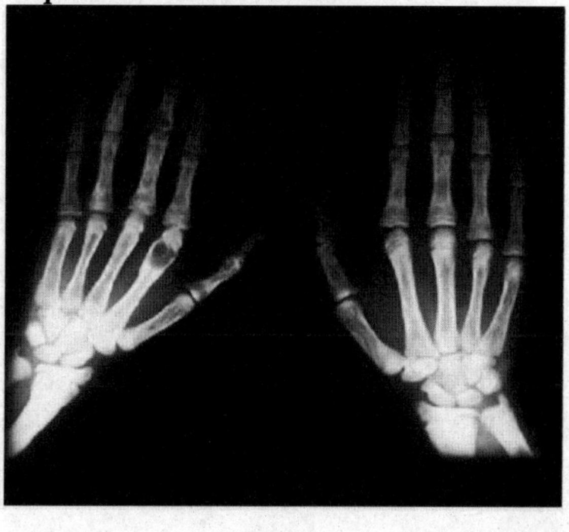

A Ipo-paratiroidismo
B Artrosi
C Amiloidosi renale
D Osteodistrofia renale
E Artrite reumatoide

83 **Una donna di 41 anni affetta da ipertensione e a cui è stata recentemente diagnosticata un'epilessia a seguito di un trauma cranico, giunge dal medico riferendo la comparsa di un'eruzione eritematosa nelle regioni corporee esposte al sole inclusi viso, collo, avambracci e arti inferiori. Si sa che gli anticorpi anti-istoni sono positivi. Quale dei seguenti farmaci è la causa più probabile della sua eruzione cutanea?**

A Amlodipina
B Bisoprololo
C Lamotrigina
D Levetiracetam
E Pregabalin

84 **Un uomo di 72 anni, affetto da ipertensione arteriosa in trattamento con ACE inibitori e con una storia di artrite dell'anca per la quale non ha mai eseguito alcuna radiografia, giunge alla tua attenzione, inviato dal suo curante, per alcune anomalie nelle indagini biochimiche. All'esame obiettivo la sua pressione sanguigna è 147/88 mmHg, il polso è di 78/min e regolare e il BMI è pari a 23. Si apprezza evidente limitazione funzionale nei movimenti di flessione e di abduzione dell'anca sinistra. Le indagini di laboratorio sono le seguenti: Hb 13,0 g/dl, WCC 6,7 × 10^9/l, PLT 204 × 10^9/l, Na^+ 141 mmol/l, K^+ 4,5 mmol/l, creatinina 100 µmol/l, fosfatasi alcalina 465 UI/l, calcio 2,45 mmol/l, albumina 40 g/l, ALT 18 UI/l, Bilirubina 9 µmol/l. Quale delle seguenti è la causa più probabile dell'aumento della fosfatasi alcalina?**

A Cirrosi epatica
B Metastasi osteolitiche
C Malattia di Paget
D Iperparatiroidismo primario
E Iperparatiroidismo secondario

85 **Una donna di 74 anni giunge in PS riferendo incontinenza da urgenza. Riferisce scarsa mobilità a causa dell'osteoartrosi per cui spesso non è in grado di arrivare in bagno in tempo prima di perdere il controllo della vescica. Lo stick urine e il volume residuo vescicale post-minzionale sono normali; anche il dosaggio dell'urea e degli elettroliti sono normali. Riferisce di aver provato ad effettuare degli esercizi per rinforzare il pavimento pelvico che però non hanno migliorato la sua sintomatologia. Quale delle seguenti è il trattamento più appropriato?**

A Duloxetina
B Finasteride
C Ossibutinina
D Stimolazione del nervo sacrale
E Solifenacina

86 **Il diverticolo di Meckel è responsabile di:**

A Infiammazioni
B Occlusioni
C Perforazioni
D Nessuna di queste complicazioni
E Tutte queste complicazioni

87 **Paziente di 33 anni caduto dalla bicicletta. Quale alterazione è presente nella seguente RX ginocchio?**

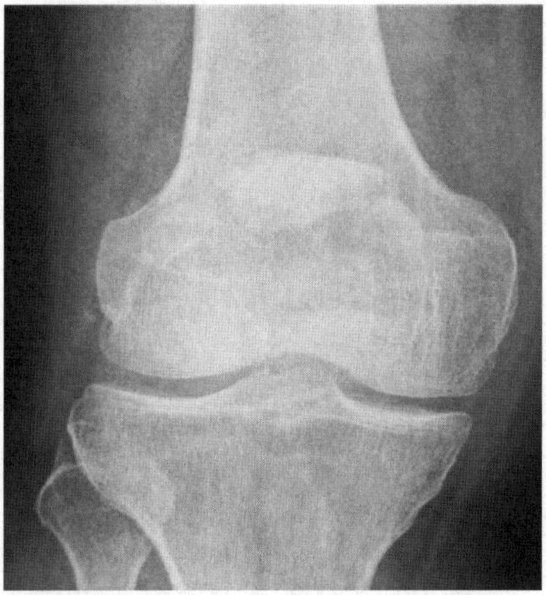

[A] Frattura tibiale

[B] Frattura peroneale

[C] Frattura femorale

[D] Frattura di rotula

[E] Frattura tibiale più femorale

88 **Paziente di 26 anni caduto nel corso di una partita di calcio. Quale alterazione è presente nella seguente RX mano?**

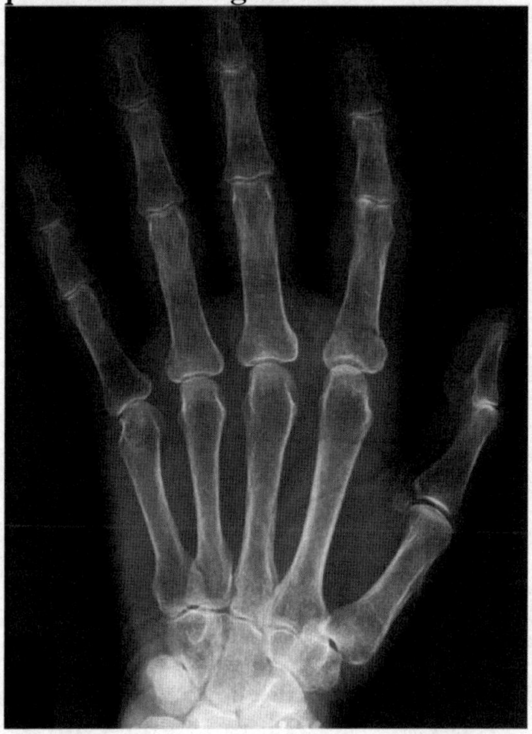

[A] Frattura I dito

[B] Frattura II dito

[C] Frattura I dito più II dito

[D] Frattura I dito più III dito

[E] Frattura II dito più III dito più IV dito

89 **L'uso del tiopentale è severamente controindicato:**

[A] Nella porfiria

[B] Nella litiasi renale

[C] Nell'ulcera gastrica

[D] Nei bronchiectasici

[E] Nella litiasi epatica

90 **Scenario clinico JKJK. Maschio di 35 anni, ex-fumatore da 3 mesi, che presenta un quadro in evoluzione da un mese di aumento del numero di evacuazioni a 15 al giorno, con feci sciolte, mescolate con sangue, oltre a disturbi addominali, urgenza e tenesmo. Nelle ultime 48 ore ha presentato una febbre fino a 38,5 °C, motivo per il quale si presenta in pronto soccorso. L'esame obiettivo ha rivelato una P.A. di 85/50 mmHg e una F.C. di 120 bpm. L'emocromo mostra una emoglobina di 8 g/dL, leucociti 12.400 per microlitro, piastrine 435.000 per microlitro. La PCR è 9 mg/dL. Lo studio microbiologico delle feci, compresa la coprocoltura, l'esame dei parassiti e la determinazione della tossina del Clostridium Difficile sono negativi. L'endoscopia mostra lungo tutto il colon l'immagine visibile nell'immagine n. 1. L'esame istologico mostra la presenza di un processo infiammatorio cronico, con aree di infiltrazione polimorfonucleate, ascessi criptici e deplezione delle cellule caliciformi. Qual è il trattamento di prima scelta?**

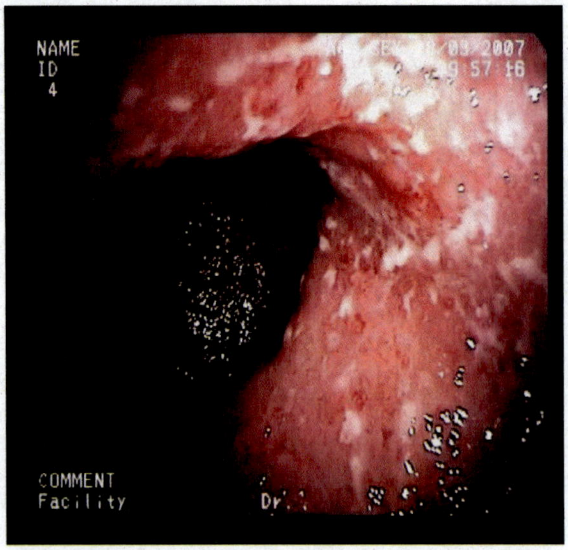

A Mesalazina 4,5 grammi al giorno per O.S. e mesalazina 1 grammo al giorno rettale

B Metil-prednisolone 1 mg/kg/die per O.S. se il paziente tollera questa via

C Mesalazina 4,5 grammi al giorno per O.S.

D Azatioprina 2,5 mg/kg/die per O.S., suddivisa in 3 dosi

E Infliximab 5 mg/kg, con successive dosi di mantenimento ogni 8 settimane

91 Riferito allo scenario JKJK. Il paziente, essendo in remissione clinica e di fronte a un'elevazione persistente degli enzimi di colestasi, viene diagnosticata quattro anni dopo una colangite sclerosante primaria per mezzo di una colangio-risonanza magnetica; quando dovrebbe indicare di iniziare un programma di screening del carcinoma colorettale mediante una colonscopia annuale?

A All'età abituale di screening nella popolazione generale, 50 anni

B Dieci anni prima dell'età abituale raccomandata per lo screening nella popolazione generale

C Dopo 20 anni di evoluzione della malattia

D Tra 8 e 10 anni di evoluzione della malattia

E Al momento della diagnosi della colangite sclerosante

92 Scenario clinico HHGG. Maschio di 57 anni che si presenta in pronto soccorso per melena. All'endoscopia superiore è stata osservata una massa nella seconda porzione del duodeno, con ulcerazione della superficie intestinale in diversi punti. Nella TAC è stato osservato un grande tumore dipendente dall'intestino tenue, eterogeneo, con aree di necrosi all'interno, con un diametro superiore a 13 cm. Si osservano anche metastasi epatiche multiple. Nella biopsia eseguita durante la gastroscopia si apprezzano cellule fusiformi con immunoistochimica positiva per il CD117 (c-Kit). Qual è la diagnosi del paziente?

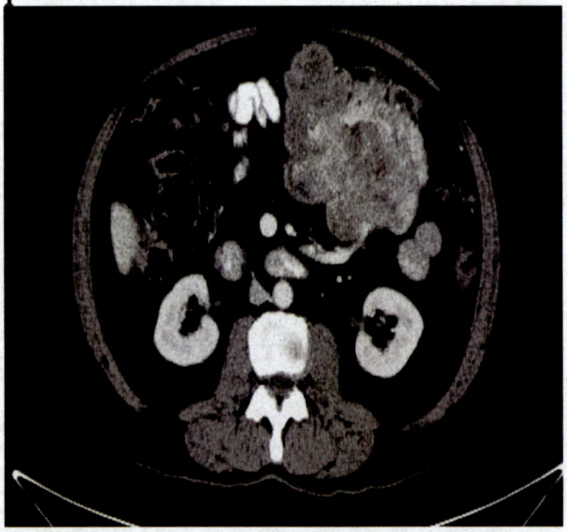

A Adenocarcinoma dell'intestino tenue al IV stadio

B Tumore gastrointestinale neuroendocrino (Carcinoide)

C Tumore di Krukenberg

D Tumore stromale gastrointestinale (GIST)

E Linfoma gastrico MALT

93 Riferito allo scenario clinico HHGG. Indicare l'opzione terapeutica più

appropriata per il trattamento sistemico del suo tumore:

A Imatinib

B Doxorubicina

C Lapatinib

D Bevacizumab

E Cisplatino e paclitaxel

94 **Scenario clinico JKLK. Un uomo di 40 anni di origine magrebina si è presentato per disturbi non specifici in epigastrio in evoluzione da 6 mesi. Senza una storia di consumo di alcolici. All'esame obiettivo ha presentato una massa epigastrica palpabile come unico reperto. La sierologia del virus dell'epatite B e C è negativa. L'ecografia e la tomografia computerizzata del fegato sono mostrate nell'immagine. Quale test diagnostico contribuisce alla conferma della diagnosi?**

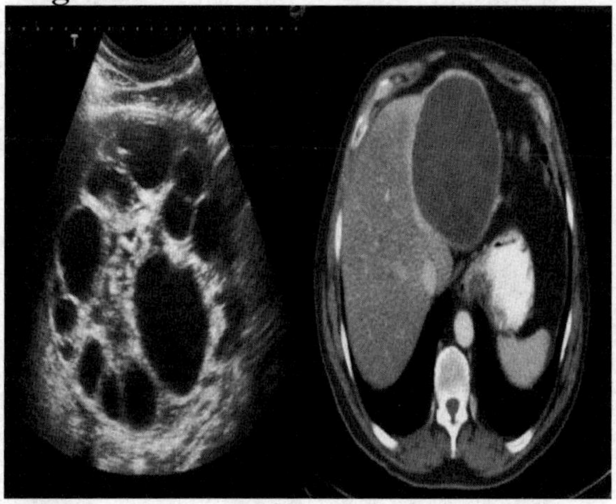

A Risonanza magnetica nucleare

B Determinazione dell'alfa-fetoproteina e dell'antigene carcino-embrionario

C Sierologia di Echinococcus granulosus

D Sierologia di Entamoeba histolytica

E Biopsia percutanea

95 **Riferito allo scenario clinico JKLK. Quale delle seguenti alterazioni è più probabile?**

A Elevazione marcata delle proteine di fase acuta

B Deficit di alfa-1-antitripsina

C Anemia da carenza di ferro

D Diminuzione dell'indice di Quick

E Eosinofilia

96 **Scenario TYUI. Il protocollo preoperatorio per un neuroma di Morton in una paziente di 45 anni, fumatrice di 20 sigarette al giorno fino a tre anni fa, attualmente asintomatica, comprende le radiografie del torace mostrate nell'immagine. Qual è la scoperta radiologica fondamentale in questo caso?**

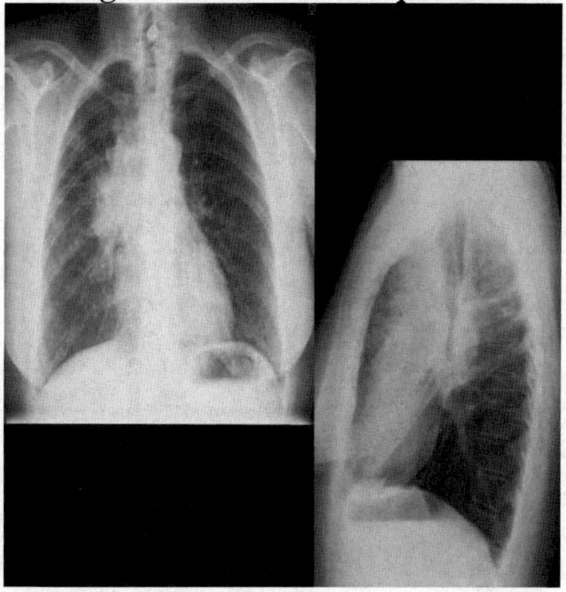

A Un consolidamento polmonare nel lobo superiore destro

B Un tumore broncopolmonare centrale, con adenopatie

C Un versamento pleurico incapsulato fessurale

D Una massa mediastinica anteriore

E Tappo di muco di bronchiectasie centrali

97 **Riferito allo scenario clinico TYUI. Qual è la diagnosi radiologica più probabile in questo caso?**

A Un'aspergillosi broncopolmonare allergica

B Un timoma invasivo

C Un carcinoma indifferenziato a piccole cellule

D Una polmonite

E Un mesotelioma pleurico

98 **Scenario clinico ZXZX. Un uomo di 28 anni, 185 cm di altezza e 80 kg di peso, giocatore di basket, fumatore di 5 sigarette al giorno, si presenta in P.S., riferendo un dolore brusco all'emitorace sinistro e dispnea. Vengono presi i parametri vitali: P.A. 120/80 mmHg, F.C. 80 bpm, SpO_2 87%. Qual è la diagnosi più probabile tra le seguenti?**

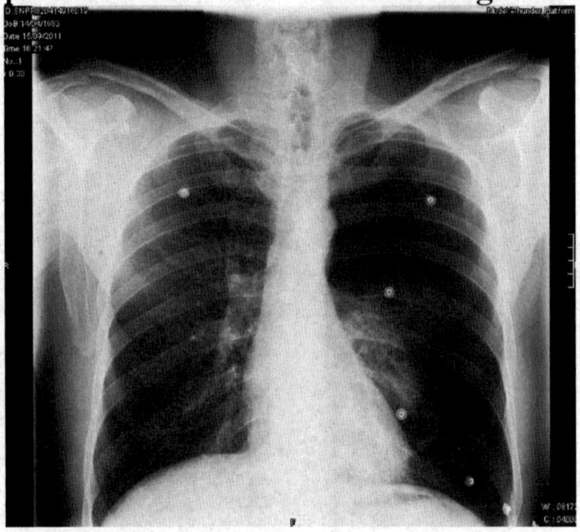

A Versamento pleurico sinistro

B Coartazione aortica

C Dissezione aortica

D Pneumotorace

E Polmonite sinistra

99 **Riferito allo scenario ZXZX. Qual è la gestione più indicata?**

A Pungere l'emitorace destro per raccogliere campioni di liquido pleurico

B Dimettere il paziente dopo aver completato un ciclo di antibiotici e dopo miglioramento del consolidamento polmonare sinistro

C Iniziare un trattamento con furosemide, poiché il paziente sta facendo un edema polmonare acuto

D Collocare un tubo intratoracico collegato a drenaggio con valvola ad acqua

E Ricoverare il paziente in chirurgia vascolare perché è molto probabile che abbia un aneurisma aortico e che richieda un intervento chirurgico d'urgenza

100 **Scenario VBVB. Maschio di 40 anni, fumatore, con una storia di pneumotorace spontaneo sinistro. Si presenta per tosse non produttiva e dispnea per sforzi di media intensità di instaurazione progressiva da cinque mesi. L'auscultazione dei polmoni ha rivelato alcuni crepitii diffusi. I risultati radiologici sono mostrati nell' immagine. Qual è la prima opzione diagnostica?**

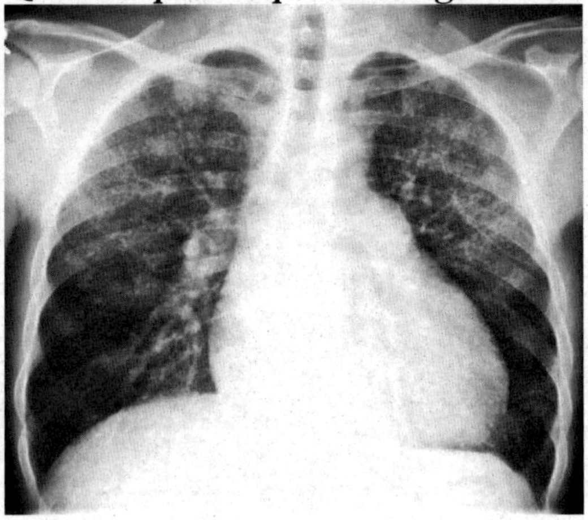

A Linfangioleiomiomatosi

B Enfisema polmonare

C Silicosi

D Fibrosi polmonare idiopatica

E Istiocitosi X

101 **Riferito allo scenario VBVB. Quale dei seguenti profili spirometrici si adatta meglio al quadro clinico del paziente?**

A Rapporto FEV1/FVC 85%; FEV1 86%; FVC 65%

B Rapporto FEV1/FVC 57%; FEV1 51%; FVC 85%

C Rapporto FEV1/FVC 77%; FEV1 85%; FVC 82%

D Rapporto FEV1/FVC 79%; FEV1 105%; FVC 98%

E Rapporto FEV1/FVC 60%; FEV1 81%; FVC 120%

102 La porpora di Schönlein-Henoch è una:

A Teleangectasia ereditaria emorragica

B Diatesi emorragica da alterata emocoagulazione

C Diatesi emorragica da alterazione piastrinica

D Diatesi emorragica da alterazioni vasali

E Trombopatia da macroglobuline

103 L'ARDS è caratterizzato da:

A Ipossia non correggibile con l'ossigenoterapia

B Ipossia lieve e grave ipercapnia

C Ipossia ed ipercapnia

D Ipossia correggibile con l'ossigenoterapia

E Ipercapnia severa

104 Un'ulcera peptica duodenale è di frequente osservazione in corso di:

A Iperparatiroidismo

B Anemia perniciosa di Biermer

C Mixedema

D Tutte queste condizioni

E M. di Addison

105 Nell'artrosi si rilevano spesso tutti questi sintomi ad esclusione di uno che è eccezionale. Quale?

A Scroscio articolare

B Nessuna compromissione dello stato generale

C Rilievo di osteofiti e condrofiti

D Anchilosi

E Dolore articolare

106 La differenza dei valori rilevati in due gruppi di individui messi a confronto è statisticamente altamente significativa quando la probabilità casuale P è:

A > 0,10

B < 0,01

C > 0,05

D Tra 0,01 e 0,05

E > 0,15

107 Il rischio relativo è:

A La differenza tra incidenza negli esposti ed incidenza nei non esposti

B Il rapporto tra incidenza negli esposti ed incidenza nei non esposti

C Il prodotto tra rischio attribuibile e prevalenza del fattore di rischio nella popolazione

D Il prodotto dell'incidenza negli esposti per l'incidenza nei non esposti

E Il rapporto tra incidenza nei non esposti ed incidenza negli esposti

108 Una sindrome da conflitto scapolo-omerale (impingement) si verifica più frequentemente nei praticanti:

A Calcio

B Automobilismo

C Nuoto

D Equitazione
E Marcia

109 Quale dei seguenti test valuta la resistenza aerobica?
A Corsa sui 30 e sui 60 metri
B Test di Cooper
C Harvard step test
D IRI test
E Salto in lungo a piedi pari

110 Il quadricipite femorale è costituito da:
A Semitendinoso, semimembranoso, gracile e retto femorale
B Nessuna risposta corretta
C Vasto laterale, vasto intermedio, vasto mediale e retto femorale
D Zampa d'oca, sartorio, gracile e pettineo
E Retto femorale, sartorio, gracile e bicipite femorale

111 In caso di trauma addominale chiuso ad alta intensità, con paziente emodinamicamente stabile, quando è indicata l'esecuzione di un esame TC?
A Mai
B Solo se presente un ematoma sotto-capsulare splenico
C Sempre
D Solo se è presente versamento endoperitoneale di grave entità
E In caso di dubbio diagnostico

112 Le cisti pleuropericardiche sono più comunemente localizzate:
A Nell'angolo cardio-frenico destro
B Nel mediastino posteriore
C A livello dell'ilo polmonare
D Nel mediastino antero-superiore
E A livello del cardias

113 Un litro di acqua minerale con contenuto in calcio di 0,5 g/l copre il fabbisogno giornaliero per:
A 10%
B 20%
C 50%
D 100%
E 80%

114 Qual è la terapia per una claudicatio intermittens con intervallo libero superiore a 200 metri?
A Controllo dei fattori di rischio
B Terapia medica e controllo dei fattori di rischio
C Ossigenoterapia iperbarica
D Nessuna terapia
E Terapia chirurgica

115 Quale può essere la via di accesso per la correzione chirurgica di una valvulopatia mitralica?
A Nessuna delle risposte indicate è esatta
B Tutte le risposte indicate sono esatte
C Atrio-tomia sinistra
D Ventricolotomia destra
E Aortotomia

116 Nei disturbi del comportamento alimentare (anoressia, bulimia) quale è la più grave manifestazione di malnutrizione raggiungibile?
A Notevole perdita di peso
B Malnutrizione vitaminico minerale
C Marasma
D Amenorrea nelle ragazze e giovani donne
E Malnutrizione proteico-energetica

117 **Quante sono le sottoclassi delle Ig G?**

- A 17
- B 9
- C 4
- D 15
- E 7

118 **Quale delle seguenti vasculiti può accompagnarsi a presenza di ANCA (anticorpi anti-citoplasma di neutrofili):**

- A Sindrome di Churg-Strauss
- B Poliangioite microscopica
- C Granulomatosi di Wegener
- D Nessuna risposta corretta
- E Tutte le risposte sono corrette

119 **Quale tipo di incontinenza urinaria è più frequente nel paziente geriatrico?**

- A Incontinenza da sforzo
- B Incontinenza funzionale
- C Instabilità vescicale
- D Incontinenza emotiva
- E Incontinenza da rigurgito

120 **La desensibilizzazione sistematica è:**

- A La progressiva scomparsa della risposta a un determinato stimolo quando esso venga presentato ripetutamente a intervalli ravvicinati
- B Uno dei processi che entrano in gioco nell'oblio di materiale verbale strutturato
- C La perdita di reattività di un organismo
- D L'eliminazione di una risposta condizionata provocata dalla cessazione della somministrazione del rinforzo
- E Una tecnica psicoterapeutica utilizzata nella "terapia del comportamento"

121 **L'acido folico, durante lo sviluppo embrionale, è importante per evitare:**

- A Difetti nella formazione della porzione scheletrica degli arti
- B Difetti di chiusura del tubo neurale
- C Difetti nell'apertura del neuropo posteriore
- D Difetti nel riassorbimento del liquor
- E Polidattilia

122 **Quando può non essere fatto il referto?**

- A In casi perseguibili d'ufficio, quando si esporrebbe la persona assistita a procedimento penale
- B In caso di omicidio doloso
- C Nei casi che riguardano un maggiorenne
- D A richiesta dell'assistito
- E In caso di delitto di lesione personale dolosa gravissima

123 **Qual è la fascia di età principalmente colpita dall'impetigine?**

- A Anziani
- B Tutte le risposte sono corrette
- C Bambini
- D Neonati
- E Giovani adulti

124 **Quale delle seguenti affezioni non è correlata con il virus del papilloma umano?**

- A Verruca cutanea
- B Papillomi orali
- C Condilomi acuminati
- D Linfoma di Hodgkin
- E Epidermo-displasia verruciforme

125 **Indicare quali delle seguenti condizioni aumentano gli effetti della digitale:**

A Ipercalcemia
B Iperkaliemia
C Iper-magnesiemia
D Ipo-cloremia
E Ipernatremia

126 L'indice cardiaco indica:

A Il volume di sangue espresso in L/min
B Nessuna risposta corretta
C La gittata cardiaca diviso la superficie corporea
D La quantità di sangue espulsa ad ogni contrazione ventricolare
E La gittata sistolica riferita alla superficie corporea

127 Per disfonia si intende:

A Una totale assenza della voce
B Un disturbo della funzione fonatoria dovuta ad alterazione dell'effettore laringeo
C Nessuna delle risposte riportate
D Una difficoltà nell'articolazione della parola
E Una difficoltà nella deglutizione

128 L'ematoma extradurale è frequentemente causato da:

A Trombosi della comunicante anteriore
B Aterosclerosi delle arterie lenticolo-ottiche
C Aneurisma del tronco basilare
D Rottura dell'arteria meningea media
E Rottura dell'arteria silvana

129 Un uomo di 60 anni si reca dal suo oculista di fiducia, viene effettuato un esame del fondo oculare. Cosa mostra il fondo oculare?

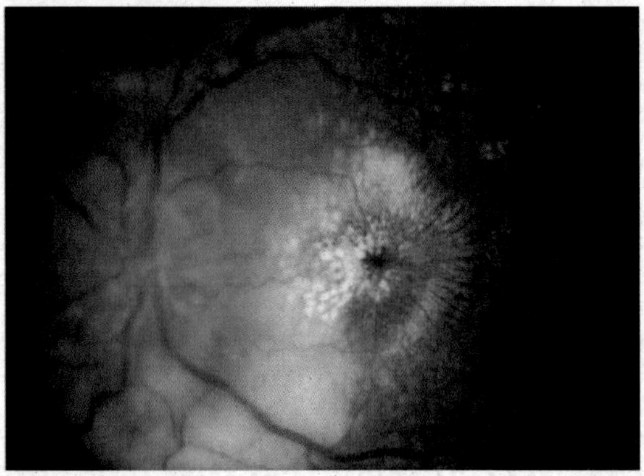

A Occlusione dell'arteria retinica
B Occlusione della vena retinica
C Retinopatia diabetica
D Ipertensione maligna
E Retinopatia pigmentosa

130 La più comune manifestazione dell'infezione puerperale è:

A La mastite
B La salpingite
C La peritonite
D L'endometrite
E La parametrite

131 In un'atresia ileale, l'Rx diretta dell'addome in ortostatismo mostrerà:

A Numerosi livelli idro-aerei
B Aria libera in addome
C Due livelli idro-aerei
D Nessuna risposta corretta
E Un livello idro-aereo

132 Quale delle seguenti affermazioni sulla ragade anale in età pediatrica non è corretta:

A È una fissurazione che generalmente provoca dei piccoli sanguinamenti
B La ragade cronicizzata presenta dei

margini duri e ispessiti

C È un'ulcerazione persistente della commisura posteriore dell'ano

D In genere è legata ad una storia di stipsi

E Nessuna risposta corretta

133 I vantaggi degli innesti a tutto spessore sono:

A Minore tendenza alla retrazione

B Migliore copertura dei piani profondi

C Minore tendenza alla ipo- e alla iper-pigmentazione

D Tutte le risposte sono corrette

E Aspetto estetico migliore rispetto agli innesti a spessore parziale

134 Che cosa si intende per trago?

A Muscolo intrinseco della laringe

B Una struttura del padiglione auricolare

C Una struttura dell'orecchio medio

D Una struttura dell'orecchio interno

E Un recettore retinico

135 L'alofantrina è:

A Un antimalarico schizonticida

B Un antiaritmico della classe Ic

C Un immunosoppressore

D Un tocolitico

E Un antifungino

136 L'interessamento di una sola porzione di ogni glomerulo fa definire la glomerulonefrite come

A Globale

B Mesangiale

C Segmentale

D Focale

E Diffusa

137 Quale tipo di flogosi si osserva nella polmonite atipica primaria?

A Suppurativa

B Interstiziale mononucleata

C Alveolare desquamativa

D Alveolare neutrofila

E Interstiziale neutrofila

138 Che cosa è la micosi fungoide?

A Una tesaurismosi

B Una malattia infettiva

C Una malattia genetica

D Una dermatite autoimmune

E Un linfoma cutaneo a cellule T

139 Il Consenso Informato (Rif: Codice Deontologico deliberato dalla Federazione Nazionale degli Ordini Professionali dei medici Chirurghi e degli Odontoiatri 18 maggio 2014 e successive integrazioni):

A Deve essere somministrato al paziente dal personale amministrativo

B Deve essere somministrato al paziente dal personale infermieristico

C Deve essere somministrato al paziente solo su espressa richiesta dello stesso, indifferentemente dal personale medico o infermieristico deve essere somministrato al paziente dal medico

D Deve essere somministrato al paziente dal medico

E Deve essere sottoposto al paziente solo se nella struttura sono predisposti appositi moduli

140 L'uso di corticosteroidi nella terapia intermedia delle ustioni da alcali

- [A] Deve essere sospeso dopo i primi 5-7 giorni
- [B] Impedisce la formazione di simblefaron
- [C] Non ha effetto sulla produzione locale di collagenasi
- [D] È assolutamente controindicato
- [E] È indicato solo in caso di formazione di ulcere

Risposte commentate

1 La risposta corretta è la E.
Lo pneumotorace, il tamponamento cardiaco e l'ematoma intra-tascale rappresentano complicanze legate all'impianto di un pacemaker.

2 La risposta corretta è la A.
L'ergotamina, un alcaloide derivato dalla Claviceps purpurea (segale cornuta), è utilizzata nella prevenzione e trattamento degli attacchi acuti di emicrania, determinando vasocostrizione dei vasi sanguigni intracranici extra-cerebrali, mediata dal recettore 5-HT1B, ed inibendo la neurotrasmissione nel trigemino tramite i recettori 5-HT1D.

3 La risposta corretta è la D.
L'esame utilizzato per valutare la pressione endoluminale dell'esofago è la manometria, una metodica che permette di valutare la motilità esofagea mediante l'introduzione endoluminale di un catetere che misura le variazioni di pressione all'interno del lume esofageo. In tal modo è possibile valutare la funzionalità del corpo dell'esofago e dello sfintere esofageo inferiore in varie patologie come l'acalasia, lo spasmo esofageo diffuso, il reflusso gastro-esofageo e i disordini motori aspecifici o secondari. Al contrario, la PHmetria esofagea è un esame che permette la rilevazione e la registrazione del pH e si esegue dopo aver effettuato la manometria esofagea. È considerato l'esame principale per la diagnosi della malattia da reflusso gastroesofageo (risposta A errata). Invece, l'esofagografia è un esame radiologico che si effettua mediante la somministrazione di pasto baritato al fine di studiare la morfologia dell'esofago ed eventuali stenosi, processi espansivi e acalasia (risposta B errata). All'opposto, il sondaggio gastrico si esegue mediante l'introduzione di sondino naso-gastrico, che può servire alla somministrazione di sostanze nutritive, all'eliminazione di un determinato contenuto gastrico indesiderato, ad effettuare una lavanda gastrica ed alla decompressione gastrica (risposta C errata). Infine, l'esofagoscopia è una tecnica endoscopica per visionare direttamente il lume esofageo ed effettuare (se necessario) prelievi bioptici (risposta E errata).

4 La risposta corretta è la D.
La fibrosi cistica, una malattia genetica a trasmissione autosomica recessiva, necessita di una terapia, a seconda della condizione clinica ed evolutiva della patologia, che prevede mucolitici, fisioterapia respiratoria (per aumentare l'escrezione dei muchi), dieta iperproteica ricca di liquidi e oligoelementi con supplementi vitaminici (vitamina A, E, D, K), somministrazione di enzimi proteolitici pancreatici, antibioticoterapia specifica per le bronchiti e le broncopolmoniti ad eziologia nota, trapianto polmonare nei casi più gravi e terapia genica (approccio terapeutico promettente ed in evoluzione). In particolare, tale patologia è dovuta alla mutazione del gene CFTR (localizzato sul cromosoma 7), codificante per la "cystic fibrosis transmembrane conductance regulator". Tale proteina è localizzata sulla membrana apicale delle cellule epiteliali. Il deficit della proteina comporta un alterato trasporto del cloro con riassorbimento intracellulare abnorme di sodio e acqua. Ciò a sua volta causa una insufficiente idratazione delle superfici mucose, determinando secrezioni dense (risposte A, B, D ed E errate).

5 La risposta corretta è la D.
Gli ormoni tiroidei tendono ad aumentare l'energia spesa per compiere una data quantità di lavoro nelle cellule, in quanto aumentano il metabolismo basale. Invece, le resistenze periferiche aumentano in seguito all'azione del sistema renina-angiotensina (risposta A errata). Al contrario, la latenza dei riflessi tendinei dipende dagli organi muscolo-tendinei del Golgi (risposta B errata). Infine, le riserve di glicogeno epatiche aumentano sotto l'azione degli ormoni tiroidei (risposta E errata).

6 La risposta corretta è la E.
La sede più colpita dal carcinoma del grosso intestino è il retto. In particolare, il grosso intestino si

estende dalla valvola ileo-cecale all'ano, quindi, l'ileo non fa parte del grosso intestino (risposte B, C e D errate).

7 La risposta corretta è la B.
La RCU ed il morbo di Crohn, pur essendo due entità nosologiche distinte, presentano numerose somiglianze, tuttavia, il fumo di sigaretta non costituisce un fattore di rischio per entrambe: nella malattia di Crohn è associato ad una malattia più aggressiva ed aumentato tasso di recidive precoci nel post-operatorio, mentre nella colite ulcerosa il fumo è inversamente correlato al rischio di sviluppare la malattia. Inoltre, tali malattie sono spesso associate con manifestazioni extra-intestinali, nella loro patogenesi è importante la componente genetica, colpiscono elettivamente soggetti giovani ed adulti e sono affezioni con decorso cronico e ricorrente (risposte A, C, D ed E errate).

8 La risposta corretta è la B.
La forma di cefalea che più frequentemente si associa a nausea e vomito è l'emicrania. I sintomi in genere durano da 4 a 72 ore e possono essere di entità grave. Il dolore è spesso unilaterale, pulsante, peggiora durante sforzo fisico ed è accompagnato da sintomi quali nausea e ipersensibilità a luce, suoni o odori. Le aure si verificano in circa il 25% dei pazienti, solitamente appena prima, ma a volte dopo, la cefalea. La diagnosi è clinica. Il trattamento si serve di triptani, di-idro-ergotamina, antiemetici e analgesici. Al contrario, la cefalea a grappolo determina un dolore lancinante monolaterale, a localizzazione peri-orbitaria o temporale, con sintomi autonomici omolaterali (ptosi, lacrimazione, rinorrea, congestione nasale). La diagnosi è clinica (risposta A errata). Così, la cefalea di tipo tensivo provoca un dolore lieve generalizzato (di solito costrittivo), senza l'inabilità funzionale, la nausea o la fotofobia che sono associate all'emicrania (risposte C e D errate).

9 La risposta corretta è la C.
Il PSA (o antigene prostatico specifico) è un marker utile nel follow-up dei pazienti affetti da carcinoma prostatico insieme alla esplorazione rettale, all'ecografia prostatica trans-rettale, alla RM multi-parametrica e alla biopsia prostatica. Dopo un intervento di chirurgia radicale, il PSA deve scendere a valori non dosabili o inferiori a 0,2 ng/ml ed il riscontro in questa fase di due rialzi consecutivi di PSA > 0,2 ng/ml è suggestivo per un quadro di recidiva biochimica. Mentre, dopo la radioterapia radicale, è utile il raggiungimento al nadir di PSA < 1 ng/ml, valore che può essere raggiunto anche dopo un periodo di 6-12 mesi dal termine del trattamento radiante. Il PSA in corso di deprivazione androgenica da ormonoterapia deve raggiungere valori prossimi allo 0 (risposte A, B, D ed E errate).

10 La risposta corretta è la A.
Lo scompenso cronico del cuore destro determina una diminuzione della tensione parziale di ossigeno. In particolare, la pressione venosa sistemica aumenta, causando uno stravaso di liquido, aumento del volume extracellulare e un conseguente edema, soprattutto nelle sedi declivi (piedi e caviglie nei pazienti deambulanti) e negli organi addominali (risposte B, C e D errate). Inoltre, la velocità del flusso ematico venoso diminuisce per la stasi dovuta alla minore contrazione del ventricolo destro (risposta E errata). Il fegato è più gravemente interessato, ma anche lo stomaco e l'intestino diventano congesti; si può formare una raccolta di liquido in cavità peritoneale (ascite). L'insufficienza del ventricolo destro causa di solito una disfunzione epatica di grado moderato con modesti incrementi della bilirubina diretta e indiretta, del tempo di protrombina e degli enzimi epatici (in particolare fosfatasi alcalina e gamma-glutamil transpeptidasi). Il fegato compromesso metabolizza l'aldosterone in quantità ridotta, contribuendo ulteriormente all'accumulo di liquidi. La congestione viscerale cronica può causare anoressia, malassorbimento di nutrienti e farmaci, enteropatia protido-disperdente (caratterizzata da diarrea e spiccata ipoalbuminemia), perdita ematica

gastrointestinale cronica e, di rado, infarto intestinale ischemico.

11 **La risposta corretta è la B.**

La diagnosi di gotta, una patologia infiammatoria cronica, classificata fra le artriti da micro-cristalli, viene confermata dalla presenza di cristalli intracellulari di urato monosodico all'esame del liquido sinoviale, segno patognomonico di tale malattia. La saturazione dei liquidi extracellulari di acido urico, con superamento della concentrazione massima della sua solubilità nel plasma (7 mg/dl nell'uomo e 6 mg/dl nella donna), provoca la sua precipitazione e il deposito sotto forma di cristalli di urato monosodico (UMS) a livello dei tessuti avascolari, come le cartilagini, o poco vascolarizzati come i tendini, i legamenti o le articolazioni, soprattutto quelle periferiche. L'articolazione metarso-falangea è coinvolta all'esordio in più del 50% dei casi. La precipitazione dei cristalli è favorita dalla riduzione del pH o della temperatura corporea, dalle infezioni e dai traumi; a sua volta, l'iperuricemia è favorita anche dall'abuso di alcool, dall'assunzione di cibi ricchi di purine e dalla predisposizione genetica. L'esposizione ai raggi del sole non è un fattore normalmente correlato alla patologia. Gli attacchi acuti di gotta sono caratterizzati dalla rapida comparsa di dolore e di tumefazione articolare; può essere anche presente eritema della cute sovrastante. Si tratta di episodi generalmente mono-articolari, che dopo anni possono cronicizzare e diventare poli-articolari. La diagnosi clinica è ragionevolmente accurata in presenza di una manifestazione tipica ma viene confermata dalla dimostrazione dei cristalli di UMS o di tofi nelle sedi interessate. Al contrario, la gotta può derivare dalla diminuita escrezione urinaria di acido urico (risposta A errata) e/o dall'eccessiva produzione di acido urico con conseguente riscontro di iperuricemia (risposta E errata). All'opposto, l'aumento della VES è aspecifico e non patognomonico per gotta (risposta C errata). Così, la presenza di cristalli intracellulari di urato monosodico nelle urine non risulta patognomonico per la diagnosi di gotta (risposta D errata).

12 **La risposta corretta è la E.**

Per disturbo di depersonalizzazione o derealizzazione si intende un tipo di disturbo dissociativo che consiste in persistenti e/o ricorrenti sensazioni di estraneità da se stessi, dal proprio corpo, dai propri processi mentali e dal mondo esterno, accompagnandosi solitamente alla sensazione di essere un osservatore esterno della propria esistenza (depersonalizzazione), o di essere distaccato dal contesto in cui ci si trova (derealizzazione). Il disturbo spesso viene scatenato da un evento stressante (risposte A, B, C e D errate).

13 **La risposta corretta è la B.**

Il cadmio (Cd) rappresenta un importante metallo nefrotossico, presente soprattutto nelle pile, nelle plastiche e in alcune leghe metalliche. La nefrotossicità da cadmio può causare disfunzione tubulare e, quindi, proteinuria; il quadro clinico finale è simile a quello di una insufficienza renale cronica. Al contrario, il cobalto ha potere cancerogeno, in quanto ha la capacità di emanare raggi gamma (risposta A errata). All'opposto, le manifestazioni cliniche dell'intossicazione da selenio comprendono: perdita di capelli, alterazioni delle unghie, dermatiti, neuropatia periferica, nausea, diarrea, spossatezza, irritabilità e alito con odore di aglio (risposta C errata). Invece, il rame può determinare disturbi gastrointestinali, anemia emolitica e anuria (risposta D errata). Infine, l'iper-natriemia porta ad accumulo di liquidi extracellulari (edema) con effetti tossici soprattutto a livello della circolazione cerebrale, polmonare e periferica. Provoca disidratazione in alcuni organi (cervello), ed è accompagnata da nausea, vomito, diarrea, crampi addominali, polidipsia, ridotta salivazione e lacrimazione, febbre, tachicardia, ipertensione, insufficienza renale, arresto respiratorio, emicrania, capogiri, irritabilità, debolezza, crampi e rigidità muscolare, convulsioni, coma e morte (risposta E errata).

14 **La risposta corretta è la E.**
Le cellule del sistema APUD (acronimo di Amine Precursor Uptake and Decarboxylation) sono cellule capaci di incorporare e decarbossilare i precursori delle ammine biogene. Tale sistema è costituito da più di 40 tipi cellulari diversi di derivazione ectodermica e mesodermica. Tale sistema è composto da cellule chiare endocrine non appartenenti a un sistema ghiandolare ed è costituito da molte cellule, definite cromaffini, localizzate in tutto l'apparato digerente i cui ormoni mediano funzioni quali l'acidità gastrica, la motilità, lo svuotamento della colecisti. Altre cellule endocrine si trovano a livello dei polmoni, nella prostata e in altri organi non endocrini (risposte A, B, C e D errate).

15 **La risposta corretta è la A.**
Nell'insufficienza aortica il sangue refluisce attraverso la valvola aortica durante la diastole, quando la valvola è chiusa e, pertanto, tende a verificarsi un aumento (e non una diminuzione) della pressione telediastolica ventricolare sinistra. Al contrario, si apprezza un soffio diastolico in decrescendo con massima intensità a livello del focolaio aortico accessorio (punto Erb) (risposta B errata). Così, si assiste ad aumentato flusso ematico coronarico anche per ipertrofia parietale ventricolare sinistra (risposta C errata). Ancora, la pressione diastolica tende ad essere bassa (risposta D errata). Infine, si apprezza turbolenza del flusso ematico all'interno delle cavità cardiache (risposta E errata).

16 **La risposta corretta è la B.**
Il test di Allen è un test clinico utilizzato per valutare la presenza di eventuali lesioni ostruttive delle arterie ulnari. Tale test risulta utile prima dell'esecuzione di un'emogasanalisi o di una incannulazione arteriosa sull'arteria radiale con lo scopo di valutare la capacità dell'arteria ulnare di garantire un adeguato flusso di sangue alla mano in caso di occlusione iatrogena della radiale (risposte A, C, D ed E errate).

17 **La risposta corretta è la A.**
Una difficoltà nel movimento della lingua fa pensare ad una compressione del nervo ipoglosso, dodicesimo nervo cranico. La vascolarizzazione della lingua dipende dall'arteria linguale, ramo della carotide esterna, e della vena linguale, afferente alla giugulare interna. L'innervazione dipende dai nervi cranici: la parte sensitiva è divisa tra il nervo mandibolare, faciale e glossofaringeo; la parte motoria è fornita dal nervo ipoglosso. Un problema motorio della lingua è, quindi, da far risalire al nervo ipoglosso. Al contrario, il nervo vago e il nervo accessorio forniscono rami sensitivi e motori ad altri distretti (risposte B e D errate). Invece, il nervo mandibolare, cioè la terza branca del trigemino, e il nervo faciale, tramite il nervo intermedio, forniscono rispettivamente rami sensitivi al corpo della lingua e alla parte anteriore (risposta C errata).

18 **La risposta corretta è la C.**
L'ittero post-epatico, conosciuto anche come ittero ostruttivo, è causato da una ostruzione nel transito della bile all'interno delle vie biliari extra-epatiche e si caratterizza per un aumento della bilirubina prevalentemente diretta. Nell'ittero post-epatico il quadro si verifica a causa di un blocco dell'escrezione della bile che contiene al suo interno bilirubina coniugata (o diretta), più solubile della indiretta, poiché ha già subito i processi di glucuronazione epatici (risposte A, B, D ed E errate).

19 **La risposta corretta è la B.**
Il timo, un organo linfoepiteliale primario (o centrale) localizzato, per la maggior parte, nel mediastino anteriore e, per una piccola parte, nel collo, è deputato alla linfopoiesi T. Nelle fasi evolutive della crescita il timo va incontro ad una fisiologica involuzione e sostituzione con tessuto adiposo (risposte A, C, D ed E errate).

20 **La risposta corretta è la A.**
Durante il periodo di sonno la pressione arteriosa sistemica media tende a ridursi. All'opposto, il GH

(o ormone somatotropo) raggiunge i picchi di secrezione nelle ore del sonno (risposta B errata). Inoltre, la ventilazione alveolare diminuisce in seguito a una maggiore profondità degli atti respiratori e si osserva un decremento delle catecolamine surrenaliche durante il sonno (risposte C e D errate). Infine, caratteristica del sonno REM è la miosi e non la midriasi (risposta E errata).

21 La risposta corretta è la A.

Con il termine idrotorace si intende una condizione clinica caratterizzata dalla presenza patologica di liquido sieroso nel cavo pleurico.

22 La risposta corretta è la A.

La sede anatomica della prima infezione del virus di Epstein-Barr è l'oro-faringe. Tale virus è responsabile della mononucleosi, una malattia virale contagiosa che infetta i tessuti epiteliali dell'oro-faringe ed i linfociti B con trasmissione orofaringea. Il contagio avviene sia tramite saliva che in maniera diretta o indiretta. Si caratterizza clinicamente per una importante triade, rappresentata da:

- febbre, faringodinia e linfoadenopatia;
- linfocitosi;
- presenza nel siero di anticorpi eterofili.

Nella maggior parte dei casi l'infezione è asintomatica o paucisintomatica.

23 La risposta corretta è la B.

L'identificazione degli ifomiceti si basa sull' aspetto microscopico dell'ifomicete e macroscopico della colonia. Gli ifomiceti sono organismi pluricellulari facenti parte della classe dei funghi filamentosi, il cui sviluppo avviene per mezzo di ife con produzione di micelio. Il loro tallo è costituito da filamenti tubulari chiamati ife, che proliferando in corrispondenza degli apici e tendono ad allungarsi, a ramificarsi ed intrecciarsi dando origine ad una colonia: l'insieme di ife forma il micelio. Le ife si diramano e la modalità con cui lo fanno rappresenta un criterio di identificazione.

24 La risposta corretta è la E.

La RM della colonna lombo-sacrale del caso clinico mostra un'ernia discale lombare a carico del disco inter-somatico fra L5-S1, che impronta la banda liquorale anteriore. Non sono evidenti alterazioni ossee traumatiche, solide e/o infettive a carico dei segmenti ossei in esame (risposte A, B, C e D errate).

25 La risposta corretta è la C.

La TC dell'addome del caso clinico mostra una cospicua quota di versamento ascitico a distribuzione peri-epatica, peri-splenica e fra le anse intestinali. Tale falda si apprezza, avendo una densità molto simile a quella dell'acqua. Possiamo escludere dalla singola immagine presentata la presenza di neoplasie in altre sedi non mostrate (risposte A, B, D ed E errate).

26 La risposta corretta è la C.

L'ecografia testicolare del caso clinico mostra una sovra-centimetrica cisti della testa dell'epididimo destro, che presenta margini netti ed eco-struttura omogeneamente anecogena, tipica delle formazioni a contenuto fluido di tipo semplice. Non sono evidenti lesioni solide a carico del parenchima testicolare, né alterazioni della sua normale eco-struttura (risposte A, B, D ed E errate).

27 La risposta corretta è la E.

Dall'ecografia testicolare del caso clinico si apprezza un'abbondante quota di idrocele, ovvero una falda fluida (trasudato) che si forma fra la tonaca vaginale comune e la tonaca vaginale propria a causa di patologie primarie a carico del didimo o secondarie. All'ecografia l'idrocele, essendo una falda fluida, si apprezza come una raccolta anecogena peri-testicolare e, quando particolarmente abbondante disloca il testicolo comprimendolo verso il sacco scrotale (risposte A, B, C e D errate).

28 La risposta corretta è la E.
La TC del torace del caso clinico mostra ampia falda di versamento pleurico sinistro, che appare in parte saccato. Impossibile esprimersi sul parenchima polmonare visto che l'immagine presentata è con finestra per mediastino e non per parenchima polmonare (risposte A, B, C e D errate).

29 La risposta corretta è la A.
Il pindololo, un farmaco beta-bloccante utilizzato per la terapia dell'ipertensione arteriosa, non è un broncodilatatore. Invece, l'iso-proterenolo, un farmaco simpaticomimetico, ha effetti opposti al beta-bloccante con funzione inotropa positiva e broncodilatatrice (risposta B errata). Al contrario, la terbutalina, un beta-2 agonista, ha capacità di broncodilatatore (risposta C errata). All'opposto, il salbutamolo, un farmaco utilizzato nell'attacco di asma o nel broncospasmo acuto, è un efficace broncodilatatore (risposta D errata). Infine, l'orciprenalina, un beta-2 agonista, è un efficace broncodilatatore (risposta E errata).

30 La risposta corretta è la A.
Il paziente, in base ai reperti clinico anamnestici e all'elettrocardiogramma, presenta un blocco di branca sinistra, in quanto il QRS è slargato (120 ms) e l'aspetto è tipico con rS fino a V4 e onda R predominante con scomparsa di q in laterale, oltre che anomalie secondarie del recupero. Tale reperto, in assenza anche di enzimi cardiaci elevati, non è compatibile con STEMI anteriore, NSTEMI, Flutter atriale e non è presente l'onda di Osborne (risposte B, C, D ed E errate).

31 La risposta corretta è la C.
Il paziente, in base ai reperti clinico anamnestici e all'elettrocardiogramma, presenta iper-kaliemia, un sospetto che già può essere ipotizzato dalla storia di IRC e dall'anamnesi farmacologica. Inoltre, è presente una tachicardia a complessi molto larghi in cui il QRS e la T si sono totalmente fusi (complesso "sine wave"), anche se è ancora evidenziabile una piccola incisura di separazione tra QRS e T.

32 La risposta corretta è la B.
Per il paziente, in base ai reperti clinico-anamnestici e all'elettrocardiogramma, è alto il sospetto clinico di pericardite, ma sono doverose ulteriori valutazioni, in quanto il dolore toracico, seppur non tipico, è accompagnato da sopra-slivellamento del tratto ST diffuso concavo. Inoltre, è presente una singola extrasistole ventricolare con asse diretto inferiormente a sinistra. Infine, sono presenti anomalie aspecifiche del recupero con T negativa in AVL (risposte A, C, D ed E errate).

33 La risposta corretta è la E.
Il paziente, in base ai reperti clinico-anamnestici e all'elettrocardiogramma, presenta tachicardia ventricolare monomorfa, in quanto i rapporti tra P e QRS non sono costanti e regolari, QRS parzialmente slargato (mediamente 110 ms) con morfologia a blocco di branca destra, in cui c'è un aspetto R in V1 senza incisure e qS in V6 (positività prevalenti a destra).

34 La risposta corretta è la C.
Il tracciato del caso clinico esclude la presenza di emi-blocco posteriore sinistro, in quanto mostra un ritmo sinusale con F.C. di 130 bpm, normale conduzione AV (PR 130 ms), lieve ritardo di conduzione destra (aspetto qR in V1) ed emi-blocco anteriore sinistro. Anomalie aspecifiche del recupero.

35 La risposta corretta è la C.
Il quinto metatarso a livello della tuberosità della base è sede di inserzione del tendine del muscolo peroneo breve, che origina dalla faccia anteriore del perone. Al contrario, il muscolo peroneo lungo origina dal perone e si inserisce sul primo metatarso e primo cuneiforme avendo le stesse azioni del breve (risposta E errata). Così, il tendine d'Achille si inserisce sul calcagno, flette ed estende il piede, ed è il tendine in cui si uniscono le fibre del gastrocnemio e del soleo (risposta A errata). Ancora, il muscolo tibiale posteriore flette la caviglia e inverte il piede

originando dalla tibia e inserendosi sul navicolare, secondo e terzo cuneiforme (risposta B errata). Infine, il muscolo tibiale anteriore dorsi-flette la caviglia e inverte il piede, originando dalla tibia e inserendosi sul primo cuneiforme e primo metatarso (risposta D errata).

36 La risposta corretta è la B.
Nel paziente con AIDS, il Trimetoprim /sulfametossazolo (Cotrimossazolo) è usato nella terapia della polmonite da Pneumocystis Jirovecii o Carinii, un fungo patogeno opportunista che può dare luogo ad una polmonite interstiziale o alveolo-interstiziale. Tali pazienti, a causa della immunodepressione indotta dallo stato della malattia, sono maggiormente suscettibili a tale infezione. Tale microrganismo ubiquitario trasmesso per via aerogena, non provoca alcuna malattia nei pazienti immunocompetenti; tuttavia, pazienti con infezione da HIV, pazienti immunodepressi, pazienti con tumori ematologici, pazienti in trattamento con corticosteroidi possono sviluppare una grave polmonite (risposte A, C, D ed E errate).

37 La risposta corretta è la C.
L'impermeabilità non rappresenta una caratteristica essenziale per un apparecchio gessato. Al contrario, la robustezza è una delle caratteristiche principali dell'apparecchio gessato (risposta A errata). All'opposto, per renderlo il più ergonomico e sopportabile è utile modellarlo sulle salienze ossee (risposta B errata). Ancora, la posizione è importantissima, dovendo bloccare sia l'articolazione a monte, che quella a valle (risposta D errata). Infine, condizione necessaria per far sì che il gesso sia utile nella terapia è il posizionamento adeguato del segmento fratturato e delle articolazioni vicine (risposta E errata).

38 La risposta corretta è la C.
Il trazodone è un antagonista della serotonina e un inibitore della sua ricaptazione (SARI). Altri farmaci che fanno parte di tale classe sono la vortioxetina, il nefazodone e la vilazodone. Tali farmaci a basse dosi si comportano essenzialmente come antagonisti recettoriali e, di conseguenza, sono usati come potenziatori dell'effetto terapeutico degli inibitori selettivi della ricaptazione della serotonina (SSRI). Al contrario, gli SSRI inibiscono la ricaptazione della serotonina e sono ampiamente prescritti come terapia farmacologica iniziale per la depressione. Nausea e vomito, tremore, tachicardia, agitazione e vertigini sono caratteristiche comuni di overdose di tali farmaci. Esempi sono la sertralina e la paroxetina (risposta A errata). All'opposto, gli SNRI inibiscono l'assorbimento sia della serotonina che della noradrenalina. Le indicazioni per il loro uso sono più ampie di quelle degli SSRI, tra cui il disturbo ossessivo-compulsivo, il disturbo da deficit di attenzione e il dolore neuropatico cronico. La duloxetina è un esempio di un SNRI (risposta B errata). Invece, gli NRI sono più stimolanti di altre classi di antidepressivi e molti hanno un potenziale di abuso. Molte droghe, come la cocaina e il metilfenidato, possiedono attività NRI (risposta D errata). Infine, gli antidepressivi triciclici come la dotiepina e l'amitriptilina, sono molto tossici in sovradosaggio, portando ad acidosi metabolica e prolungamento del QRS, con conseguente aumento del rischio di tachicardia ventricolare e a crisi epilettiche (risposta E errata).

39 La risposta corretta è la D.
La probabile composizione del calcolo renale della paziente del caso clinico è il magnesio di ammonio fosfato, causato dall'infezione da Proteus, un batterio gram negativo, anaerobio facoltativo, mobile per la presenza di flagelli, che ha un'attività ureasica che provoca la formazione di cristalli di magnesio e fosfato di ammonio, che possono aggregarsi per formare calcoli molto grandi ("struvite" o "a stampo"), determinando un'infezione di difficile eradicazione. All'opposto, i calcoli di ossalato di calcio si formano con maggiore frequenza nei soggetti che seguono una dieta ad alto contenuto proteico e nei pazienti che hanno subito una resezione dell'intestino tenue (risposta A errata). Al

contrario, i calcoli di fosfato di calcio si formano più comunemente in pazienti con iperparatiroidismo, con aumentata escrezione di fosfato urinario (risposta B errata). Invece, i calcoli di cistina costituiscono il 2% dei calcoli renali e insorgono a causa di un difetto metabolico intrinseco, che provoca il mancato riassorbimento tubulare renale della cistina. Il trattamento si basa su una dieta a basso contenuto di metionina e leganti cistinosi, come la penicillamina (risposta C errata). Infine, i calcoli di urato sono frequenti nei pazienti con gotta e/o in trattamento per neoplasia ematologica (risposta E errata).

40 La risposta corretta è la C.
Il paziente del caso clinico, in base ai reperti clinico-anamnestici, presenta shock infettivo. L'insorgenza acuta di febbre, rigor, ipotensione rappresenta la classica presentazione clinica. In dettaglio, una trasfusione è molto raramente vettore di infezione batterica: tuttavia, le piastrine sono conservate a una temperatura più elevata rispetto ai globuli rossi, e, di conseguenza, possono più probabilmente essere responsabili di tale condizione. Contrariamente, la reazione acuta trasfusionale si verifica quando gli eritrociti trasfusi incompatibili reagiscono con gli anticorpi anti-A o anti-B del paziente o con altri allo-anticorpi (ad esempio, anti-Rhesus (Rh) D, RhE, Rhc e Kell) (risposta A errata). All'opposto, l'anafilassi delle IgA può essere osservata in individui con grave deficit di IgA, che possono sviluppare una risposta immunitaria contro le IgA trasfuse (risposta B errata). Invece, le reazioni febbrili non emolitiche sono generalmente associate ad un modesto aumento della temperatura, in assenza di ipotensione arteriosa (risposta D errata). Ancora, la lesione polmonare acuta da trasfusione (TRALI) rappresenta un'insolita complicanza causata da anticorpi anti-HLA e/o anti-granulociti nel plasma del donatore, che agglutinano e degranulano i granulociti del ricevente nel polmone. Si sviluppano sintomi respiratori acuti, e una RX torace presenta un quadro caratteristico di edema polmonare non cardiogenico. Questa complicanza è la seconda causa più frequente di morte correlata a trasfusione. L'incidenza varia da 1 caso ogni 5000 a 1 ogni 10 000, però molti casi sono di lieve entità (risposta E errata).

41 La risposta corretta è la B.
Il paziente, in base ai reperti clinico-anamnestici e laboratoristici, presenta filariosi linfatica cutanea, una infestazione causata da Wuchereria bancrofti (circa il 90% dei casi), Brugia malayi o B. timori. Dal punto di vista terapeutico, utile è la dietil-carbamazina, un inibitore del metabolismo dell'acido arachidonico nei microfilari. I sintomi acuti comprendono febbre, linfoadenite, linfangite, epididimite, e funiculite (infiammazione del funicolo spermatico). I sintomi cronici comprendono ascessi, ipercheratosi, poliartrite, idrocele, linfedema, ed elefantiasi. L'eosinofilia polmonare tropicale con broncospasmo, febbre e infiltrati polmonari è un altro sintomo dell'infestazione. La trasmissione avviene dalle zanzare. All'opposto, l'azitromicina, il mebendazolo, la niclosamide e il tinidazolo non rappresentano la terapia di scelta contro le filariosi (risposte A, C, D ed E errate).

42 La risposta corretta è la E.
L'altro intervento che contribuirà a ridurre il rischio che si verifichi una nefropatia urinaria è rappresentato dalla somministrazione di Rasburicase, un enzima ricombinante chiamato urato ossidasi, che è in grado di trasformare l'acido urico in allantoina, che può essere facilmente escreta dai reni nell'urina. Tale farmaco viene somministrato in combinazione con l'allopurinolo, che riduce la formazione di urato, e fluidi per l'idratazione. Al contrario, i diuretici tiazidici, i diuretici dell'ansa, il Lesinurad e una dieta a basso contenuto proteico non sono indicati per ridurre il rischio che si verifichi una nefropatia urinaria (risposte A, B, C e D errate).

43 La risposta corretta è la D.
Il paziente, in base ai reperti clinico-anamnestici e laboratoristici, presenta un'infezione della forma larvale della tenia Echinococcus granulosus (echinococcosi cistica o malattia idatidea), con

formazione di una cisti epatica complessa. Dal punto di vista terapeutico, mebendazolo e albendazolo rappresentano la terapia in fase iniziale, insieme al drenaggio percutaneo o chirurgico. In dettaglio, tale cisti potrebbe aver subito una rottura parziale con conseguente piccolo versamento pleurico destro. Tale infezione può determinare eosinofilia e, il riscontro di anticorpi echinococcici è presente in circa l'80% dei pazienti. All'opposto, l'amfotericina può essere utile per il trattamento di un ascesso fungino, improbabile nel caso clinico vista l'assenza di una significativa condizione di immunodepressione (risposta A errata). Al contrario, le cefalosporine in combinazione con il metronidazolo possono essere utilizzate per il trattamento dell'ascesso epatico batterico (risposta B errata). Invece, la dietil-carbamazina rappresenta il trattamento di scelta per la filariosi linfatica (risposta C errata). Infine, il metronidazolo può essere utilizzato per il trattamento dell'ascesso epatico amebico (risposta E errata).

44 La risposta corretta è la B.

La paziente, in base ai reperti clinico-anamnestici e obiettivi, verosimilmente presenta il morbo di Paget e, per una diagnosi certa, è opportuno eseguire una biopsia. All'opposto, una mammografia non consente di fare diagnosi di certezza istologica (risposta A errata). Così, prima di porre diagnosi di eczema, con successivo trattamento topico con crema aquosa topica, è necessario escludere la possibile presenza di una neoplasia maligna (risposta C errata). Ancora, la crema 5-FU topica è indicata, ad esempio, per la cheratosi solare (risposta D errata). Infine, la crema idrocortisone topica non è specifica per il trattamento di un possibile morbo di Paget (risposta E errata).

45 La risposta corretta è la D.

Un certo numero di ceppi di HPV sono associati allo sviluppo della neoplasia intraepiteliale cervicale (CIN): in particolare, i ceppi a più alto rischio sono il 16, il 18, il 31 ed il 45. All'opposto, i ceppi HPV 2, 7 e 22 sono associati allo sviluppo di verruche comuni (risposte A e B errate). Al contrario, i ceppi HPV 3, 8 e 10 sono associati allo sviluppo di verruche piatte (risposta C errata). Infine, il ceppo 60 dell'HPV è associato allo sviluppo di cisti verrucose, note anche come papillomi cistici, simili a cisti epidermoidi (risposta E errata).

46 La risposta corretta è la C.

In base ai reperti clinico-anamnestici e laboratoristici, il trattamento più appropriato per la paziente del caso clinico è rappresentato dalla somministrazione di N-Acetilcisteina endovenosa, utile per migliorare la funzione microcircolatoria epatica e ridurre la mortalità generale. L'efficacia di tale terapia dipende dalla precocità del trattamento, che impedisce che il metabolita si accumuli; il massimo beneficio infatti viene ottenuto se si inizia il trattamento entro 8 ore, mentre si riduce se la terapia viene avviata dopo 10-16 ore (il trattamento, tuttavia, non dovrebbe essere mai omesso anche dopo un intervallo di 24 ore o più). Al contrario, anche se la sostituzione dei fattori di coagulazione potrebbe essere necessaria, la N-acetilcisteina rappresenta il farmaco di scelta per il trattamento di tale condizione (risposta A errata). Invece, la terapia orale con metionina non ha un impatto positivo sugli esiti in pazienti già affetti da insufficienza epatica (risposta D errata). Infine, prima di somministrare bicarbonati sarebbe necessario valutare il Ph ematico attraverso un EGA (risposta E errata).

47 La risposta corretta è la E.

La paziente, in base ai reperti clinico-anamnestici e laboratoristici, presenta verosimilmente collassi potenzialmente dovuti all'ipoglicemia, che potrebbe essere a sua volta dovuta all'utilizzo anomalo di farmaci ipoglicemizzanti, come le sulfaniluree, utilizzate per il trattamento del diabete mellito di tipo II. Di conseguenza, l'indagine più utile è lo screening delle urine per l'analisi della sulfonilurea per escluderne l'abuso. Al contrario, la TC addominale per il sospetto clinico di insulinoma rappresenta un esame di secondo livello (risposta A errata). Invece, il Test di tolleranza al glucosio per via orale non rappresenta un esame di primo livello e diagnostico, dato che la paziente del caso clinico presenta un BMI nella norma e non ha fattori di rischio per tale patologia (risposta B errata). Ancora, il test di Synacthen trova un razione nel sospetto clinico di insufficienza surrenale, tuttavia, la paziente del caso clinico mostra elettroliti nella norma e non sono presenti altri segni e sintomi, che suggeriscano un'insufficienza surrenale (risposta D errata).

48 La risposta corretta è la C.

Una cute lignea a livello del volto (spesso anche degli arti e dell'addome) è tipica della sclerodermia, una patologia autoimmune, che causa fibrosi e alterazione del microcircolo con manifestazioni sistemiche che comprendono fenomeni cutanei, fenomeno di Raynaud, calcinosi, teleangectasie e alterazioni della motilità dell'esofago (sindrome CREST). Al contrario, la dermato-miosite è una malattia muscolare infiammatoria ad eziologia sconosciuta. L'esordio può essere acuto, ma può essere anche progressivo. La malattia si traduce, clinicamente, nella comparsa di segni cutanei evocatori (eritro-edema fotosensibile sulle aree esposte), debolezza muscolare, infiammazione dei muscoli faringei con disturbi della deglutizione. Altri sintomi clinici (artralgie, palpitazioni) sono più rari (risposta A errata). All'opposto, le manifestazioni cutanee della poliartrite cronica primaria (gonfiore, rossore e dolore riferito) sono evidenti in prossimità delle articolazioni (risposta B errata). Ancora, il LES può colpire anche la cute con una manifestazione tipica a livello del volto detto eritema a farfalla (risposta D errata). Infine, il Lupus Eritematoso Discoide (discoide fisso) è caratterizzato da lesioni cutanee, che iniziano come placche eritematose e progrediscono fino a diventare cicatrici atrofiche. Esse si raccolgono nelle aree cutanee esposte alla luce, come volto, cuoio capelluto e orecchie. Non trattate, le lesioni si estendono e sviluppano atrofia centrale e cicatrizzazione. Può essere presente una diffusa alopecia cicatriziale. L'interessamento delle mucose può essere notevole, in particolare nella bocca. A volte le lesioni sono ipertrofiche e possono mimare il lichen planus (definito ipertrofico o lupus verrucoso) (risposta E errata).

49 La risposta corretta è la C.

Il piccolo paziente, in base ai reperti ECGgrafici, dal momento che presenta un asse deviato verso destra e un modello rsR', potrebbe presentare un difetto del setto atriale di tipo ostium secundum e, quindi, sarebbe opportuno effettuare un RX del torace e un eco-cardiogramma per confermare il sospetto diagnostico. In dettaglio, l'aumento di volume diastolico nel ventricolo destro produce uno sdoppiamento fisso del II tono con soffio patologico sistolico eiettivo al livello del focolaio polmonare (risposte A, B ed E errate). Tale difetto congenito non necessita di impianto di pacemaker (risposta D errata).

50 La risposta corretta è la D.

Per il paziente del caso clinico, in base ai reperti clinico-anamnestici e alla TC, la diagnosi più probabile è l'adenocarcinoma ovarico. Le scansioni allegate al caso clinico, mostrano due sezioni, una a livello pelvico, che mostra una massa centrale eterogena a predominanza solida, ascite e noduli densi nel peritoneo e, una a livello gastrico, che evidenzia una camera gastrica con pareti sottili, ascite ed ispessimento peritoneale. Tali reperti sono compatibili con una massa pelvica maligna e una carcinomatosi peritoneale, il che rende l'adenocarcinoma ovarico la diagnosi più probabile. Invece, lo pseudo-mixoma peritoneale e il mesotelioma peritoneale possono determinare una carcinomatosi peritoneale, tuttavia, sono due patologie estremamente rare (risposta A e C errate). Mentre, il tumore di Krukenberg è descritto come metastasi ovarica, di solito a partenza da un tumore di origine gastrica (risposta B errata). Infine, l'adenocarcinoma del colon è meno frequentemente associato a carcinomatosi peritoneale e non si manifesta come massa pelvica (risposta E errata).

51 **La risposta corretta è la A.**
Per la paziente del caso clinico, in base ai reperti clinico-anamnestici e strumentali, la terapia consigliata è la chirurgia cito-riduttiva con associata chemioterapia con carboplatino-taxolo. In dettaglio, l'obiettivo della chirurgia cito-riduttiva o debulking è quello di resecare la maggior parte del tumore con intenzione curativa (risposte B, C, D ed E errate).

52 **La risposta corretta è la A.**
Per il paziente del caso clinico, in base ai reperti clinico-anamnestici e alla retinografia, la diagnosi più probabile è la degenerazione maculare essudativa associata all'età. In dettaglio, una diminuzione unilaterale della vista in un paziente anziano, che presenta una metamorfopsia in rapida evoluzione, suggerisce una degenerazione maculare essudativa o "umida". Invece, il distacco della retina è la separazione della retina neurosensoriale dal sottostante epitelio pigmentato retinico. La causa più frequente è una rottura retinica (una lacrima o, meno comunemente, un foro) (distacco regmatogeno). I sintomi consistono in un deficit della funzione visiva centrale o periferica, spesso descritto come una tenda o una nube scura che attraversa il campo visivo. I sintomi associati possono comprendere disturbi della vista indolori, compresa la visione di lampi luminosi e di corpi mobili ingranditi. I distacchi retinici trazionali e sierosi (che non riguardano le rotture retiniche) causano la perdita della funzione visiva o centrale o periferica. La metamorfopsia non è un sintomo tipico di tale patologia (risposta B errata). Al contrario, una retinite pigmentosa è una degenerazione lentamente progressiva e bilaterale della retina e dell'epitelio pigmentato retinico, causata da varie mutazioni genetiche. I sintomi comprendono emeralopia e riduzione del campo visivo periferico. La diagnosi si basa sull'esame del fondo oculare, che mostra pigmentazione a forma di spicole ossee nella retina equatoriale, restringimento delle arteriole retiniche, pallore cereo del disco ottico, cataratta sotto-capsulare posteriore e cellule nel vitreo. L'elettroretinogramma è utile per confermare la diagnosi (risposta C errata). Ancora, una trombosi venosa centrale consiste in un arresto di flusso ematico all'interno della vena causato da un trombo. Provoca perdita indolore della funzione visiva, di grado da lieve a grave, e solitamente si verifica improvvisamente. La diagnosi si basa sull'esame del fondo oculare. In particolare, tale esame solitamente mostra vene retiniche dilatate e tortuose, e il fondo oculare può sembrare congestionato ed edematoso. Sono caratteristiche le numerose emorragie retiniche (risposta D errata). Infine, il melanoma equatoriale è una patologia che non interessa la fovea (risposta E errata).

53 **La risposta corretta è la A.**
In base ai reperti clinico-laboratoristici, il paziente del caso clinico presenta verosimilmente degenerazione maculare legata all'età e per confermare la diagnosi è essenziale la fluorangiografia. Al contrario, i potenziali evocati studiano la trasmissione dell'impulso nervoso attraverso il nervo ottico; pertanto, si utilizzano solo nel sospetto di una neuropatia (risposta B errata). Invece, la campimetria computerizzata studia principalmente la funzione visiva della parte periferica del campo visivo (risposte C, D ed E errate).

54 **La risposta corretta è la B.**
Il paziente, in base ai reperti clinico-anamnestici e alla immagine del caso clinico, presenta verosimilmente eritromelalgia, una dolorosa vasodilatazione parossistica a carico delle piccole arterie delle mani e dei piedi e, più raramente, del volto, delle orecchie o delle ginocchia. Tale patologia provoca un dolore urente, un aumento del termotatto e un arrossamento della parte colpita. Questa rara malattia può essere primitiva (idiopatica) o secondaria a malattie mieloproliferative (per esempio, policitemia vera, trombocitemia), ipertensione, insufficienza venosa, diabete mellito, lupus eritematoso sistemico, artrite reumatoide, lichen scleroso, gotta, malattie del midollo spinale o sclerosi multipla. Più raramente, il disturbo è legato all'uso di alcuni farmaci (per

esempio, nifedipina, bromocriptina). Una rara forma ereditaria di eritromelalgia si presenta alla nascita o durante l'infanzia. Gli esami ematici del caso clinico, che mostrano una pan-mielosi e la presenza dei polsi periferici, pongono il sospetto clinico di Policitemia Vera e supportano la diagnosi di Eritromelalgia secondaria (risposte A, C, D ed E errate).

55 La risposta corretta è la E.
Lo studio della mutazione JAK-2 supporterà la diagnosi della Policitemia Vera: infatti, tale criterio rientra tra i criteri maggiori per la diagnosi ti tale patologia. In dettaglio, i criteri WHO 2008 per la diagnosi di Mielofibrosi Primaria sono suddivisi in criteri maggiori e minori. Fra i criteri maggiori, sono presenti:

- la proliferazione megacariocitaria con atipie, accompagnata da fibrosi reticolinica e/o collagene; in assenza di fibrosi reticolinica le anomalie megacariocitarie devono essere accompagnate da aumento della cellularità midollare, proliferazione della linea granulocitaria e spesso riduzione della linea eritrocitaria (mielofibrosi prefibrotica);
- assenza dei criteri diagnostici per Policitemia Vera, Leucemia Mieloide Cronica, Sindrome Mielodisplastica o altra neoplasia mieloide;
- presenza della mutazione V617F del gene JAK2 o di altro marcatore clonale; se assenti, esclusione delle forme di fibrosi midollare reattiva.

Fra i criteri minori, sono presenti:

- screzio leucoeritroblastico;
- aumento della latticodeidrogenasi sierica (LDH);
- anemia;
- splenomegalia palpabile.

Per la diagnosi è necessaria la presenza di tre criteri maggiori e di almeno due criteri minori.

56 La risposta corretta è la A.
L'RX del paziente del caso clinico evidenzia uno pneumoperitoneo destro, che appare come una bolla d'aria a livello dell'emi-diaframma destro. Al contrario, la RX del torace non mostra versamento pericardico, versamento pleurico, pneumotorace o pneumomediastino (risposte B, C, D ed E errate).

57 La risposta corretta è la B.
Il ciproterone acetato è un farmaco ad azione anti-androgena, cioè blocca l'azione del testosterone (e del suo metabolita attivo di-idro-testosterone) sui tessuti. La sua azione si esplica attraverso il blocco dei recettori degli androgeni e attraverso la soppressione dell'ormone luteinizzante che, a sua volta, determina una riduzione dei livelli di testosterone. Tale farmaco trova, pertanto, indicazione nei tumori della prostata o nell'ipertrofia prostatica, negli stati ipersessuali; inoltre, poiché il ciproterone acetato possiede una lieve attività progestinica, può essere utilizzato nei disturbi climaterici (le cosiddette "vampate") ed entra nella composizione di alcuni contraccettivi orali come coadiuvante del trattamento per l'irsutismo.

58 La risposta corretta è la D.
L'alterazione presente alla TC dell'encefalo del paziente del caso clinico è un ematoma subdurale acuto su cronico. Infatti, il referto mostra: "Si apprezza bilateralmente a carico della regione fronto-temporale bilaterale un ematoma subdurale, a forma di falce o semiluna ipodensa, con associata iperdensità a sede frontale sinistra nel suo contesto, da ematoma subdurale acuto su cronico".

59 La risposta corretta è la B.
La placenta è un sistema di scambio materno-fetale, che deriva dal trofoblasto. In particolare, la blastocisti umana ha uno strato cellulare esterno o trofoblasto e una massa cellulare interna o embrio-blasto. Invece, la zona pellucida è un'area che circonda l'ovocita secondario, che è a sua volta circondata dalle cellule follicolari della corona radiata (risposta A errata). Mentre, la linea

primitiva è una struttura che si forma nell'epiblasto durante la gastrulazione o formazione dei tre strati germinali (endoderma, mesoderma ed ectoderma), durante la terza settimana di gestazione (risposta E errata).

60 La risposta corretta è la A.
L'alterazione presente alla RM dell'encefalo con m.d.c. del paziente del caso clinico è un meningioma. Infatti, il referto mostra: "Si apprezza in sezione coronale grossolana formazione ovalare e poli-lobulata, che presenta marcata ma disomogenea impregnazione contrastografica, localizzata a sede cerebellare sinistra, con impianto meningeo lungo il tentorio, da riferire in prima ipotesi a meningioma".

61 La risposta corretta è la A.
Il papillomavirus umano (HPV) è considerato un fattore importante nell'oncogenesi del tumore del collo della cervice uterina. Infatti, il DNA di tale virus è stato rilevato in circa il 90% delle lesioni pre-cancerose e nei condilomi cervicali. I genotipi considerati a più alto rischio sono il 16, 18 e 31.

62 La risposta corretta è la A.
Gli "epatociti a vetro smerigliato" sono caratteristici dell'epatite cronica da HBV. Tali cellule sono caratterizzate da un citoplasma eosinofilo finemente granulare e si possono osservare sfere e tubuli di HBsAg al microscopio elettronico.

63 La risposta corretta è la E.
Il cancro al pancreas più comune è l'adenocarcinoma duttale pancreatico, che rappresenta circa l'85% di tutti i tumori maligni del pancreas; rappresenta la quarta causa di morte negli Stati Uniti e la sua incidenza è in aumento, soprattutto nella popolazione femminile.

64 La risposta corretta è la A.
Per il paziente del caso clinico, in base ai reperti clinico-anamnestici e alla microscopia, la diagnosi più probabile è l'astrocitoma pilocitico, un tumore dell'infanzia-adolescenza e del giovane adulto. Al microscopio nelle zone solide la neoplasia è caratterizzata da astrociti neoplastici con un citoplasma fibrillare intensamente eosinofilo (colorabile con eosina) e nuclei allungati e rotondeggianti senza atipie. Nelle aree micro-cistiche i prolungamenti citoplasmatici hanno l'apparenza di fibrille ma sono minori in numero e si irradiano in tutte le direzioni. Molto frequenti sono le fibre di Rosenthal ed i corpi granulosi. Invece, lo xanto-astrocitoma pleomorfo, una variante piuttosto rara e relativamente benigna di glioma intracranico, mostra una eclatante disparità tra l'aspetto istologico apparentemente maligno e il comportamento clinico benevolo. Tale tumore ha una predilezione per i lobi temporale e parietale ed una localizzazione superficiale con coinvolgimento della corteccia, che rende tecnicamente più facile la sua rimozione radicale. Istologicamente è sempre presente un marcato pleomorfismo cellulare, con la coesistenza di più tipi cellulari, insieme con una risposta positiva alla reazione con l'immunoperossidasi (GFAP) e con l'assenza di necrosi (risposta B errata). Ancora, il neurocitoma centrale, un rarissimo tumore cerebrale del giovane adulto (oltre 100 casi osservati in tutto il mondo), compare caratteristicamente nei ventricoli laterali e, occasionalmente, nel terzo ventricolo. Solitamente, determina un aumento della pressione intracranica con cefalea, nausea, vomito, debolezza, disturbi della vista e alterazioni psichiche. Istologicamente, presenta piccoli neuroni di aspetto monomorfo immersi in una delicata matrice fibrillare con frequenti micro-calcificazioni (risposta C errata). Così, il liponeurocitoma cerebellare (cLPN), un tumore raro neuronale a progressione lenta, più comune nelle donne che nei maschi, si manifesta di solito nel cervelletto e, raramente, nel comparto sovra-tentoriale del quarto ventricolo. Esordisce tra la quarta e la sesta decade di vita, con intorpidimento, cefalea e andatura instabile. Istologicamente, tipico è l'accumulo focale di

cellule tumorali adipocitiche (risposta D errata). Infine, le malattie prioniche sono malattie cerebrali degenerative, progressive, mortali e incurabili. Derivano da un anomalo ripiegamento di una proteina normalmente espressa sulla superficie di molte cellule cerebrali chiamata proteina cellulare prionica (PrPC), la cui funzione esatta è sconosciuta. Le proteine prioniche mal ripiegate sono chiamate prioni o scrapie PrP (PrPSc, dal nome del prione prototipo di pecora) (risposta E errata).

65 La risposta corretta è la D.
Il farmaco che può aver causato tosse secca e iper-potassiemia della paziente del caso clinico è l'enalapril, un ACE-inibitore. Invece, i diuretici tiazidici (ad esempio, l'idro-clorotiazide) e dell'ansa (ad esempio, la furosemide) possono determinare ipo-potassiemia (risposte A e C errate). Infine, l'idralazina può determinare tipicamente una sindrome lupus-like (risposta C errata).

66 La risposta corretta è la D.
La distribuzione del farmaco dipende prevalentemente dal flusso sanguigno, dalle caratteristiche fisico-chimiche come la solubilità (coefficiente di distribuzione), il legame alle proteine plasmatiche e tissutali e dalla presenza di barriere speciali (come la barriera ematoencefalica). In dettaglio, il volume apparente di distribuzione è il volume teorico di liquido in cui la totalità del farmaco somministrato deve essere diluita per produrre la concentrazione plasmatica. Per esempio, qualora siano somministrati 1000 mg di un farmaco e la successiva concentrazione plasmatica sia 10 mg/L, 1000 mg risulterebbero essere distribuiti in 100 L (dose/volume = concentrazione; 1000 mg/L = 10 mg/L; pertanto, x= 1000 mg/10 mg/L = 100 L). Il volume di distribuzione non ha nessuna relazione con il volume reale del corpo o dei suoi compartimenti liquidi, ma interessa piuttosto la distribuzione del farmaco all'interno dell'organismo. Per un farmaco altamente legato ai tessuti, una dose molto piccola di farmaco rimane in circolo; pertanto, la concentrazione plasmatica è bassa e il volume di distribuzione è elevato. I farmaci che restano in circolo tendono ad avere un basso volume di distribuzione. Il volume di distribuzione fornisce un termine di riferimento per la concentrazione plasmatica attesa per una determinata dose, ma fornisce poche informazioni sulle modalità specifiche di distribuzione. Ogni farmaco si distribuisce nell'organismo in modo caratteristico. Alcuni farmaci vanno a localizzarsi nel tessuto adiposo, altri rimangono nel liquido extracellulare e altri ancora si legano ampiamente a specifici tessuti. Al contrario, vero che la costante di eliminazione (K), il volume di distribuzione (Vd) e la clearance totale (Cl) sono collegate dalla seguente equazione K = Cl/Vd, ma è la K che dipende dalle altre due (risposta E errata). L'emivita di eliminazione e la costante di eliminazione sono correlate tra loro: $t_{1/2}$ = 0,693/K. Quindi, il tempo di dimezzamento dipende dalla costante, che a sua volta dipende dalla clearance e dal volume di distribuzione, quindi, in realtà, l'emivita dell'eliminazione dipende dal volume di distribuzione (risposta A, B e C errate).

67 La risposta corretta è la C.
Un pro-farmaco è una molecola inattiva, che viene convertita enzimaticamente in una molecola attiva. Al contrario un farmaco che manca di attività propria, ma che potenzia l'attività di un altro, ha un'interazione di potenziamento (risposta E errata).

68 La risposta corretta è la E.
Sia il Warfarin che l'Acenocumarolo agiscono inibendo la vitamina K epossido-reduttasi e non inibendo l'assorbimento della Vitamina K. Invece, l'eparina è un cofattore dell'antitrombina III (risposta A errata). Al contrario, il dabigatran è un inibitore del fattore IIa (trombina) e il rivaroxaban del fattore Xa (risposte C e D errate).

69 La risposta corretta è la E.
I farmaci inibitori della pompa protonica, somministrati per via orale, sono prodotti farmaceutici formulati che richiedono un rivestimento enterico per prevenire una rapida e precoce degradazione acida nello stomaco e facilitarne l'assorbimento nell'intestino prossimale. Tali farmaci non neutralizzano l'acido cloridrico nella secrezione gastrica, ma riducono la secrezione acida basale e post-ingestione (risposta A errata). Al contrario, è il trattamento con ferro per via orale che può scurire le feci, ma non gli inibitori della pompa a protonica (risposta B errata). Infine, tali farmaci agiscono sulla pompa protonica H^+/K^+ ATPasi delle cellule parietali (risposte B e C errate).

70 La risposta corretta è la C.
Nel muscolo liscio, a differenza del muscolo cardiaco, la contrazione non è mediata dal legame troponina-calcio, ma dal legame calcio-calmodulina chinasi. In particolare, la contrazione di muscolo liscio è dovuta ad un aumento del calcio intracellulare (risposta B errata). Infine, la funzione principale di tale muscolatura è quella di mantenere il tono vasale, che viene modulato sia dal sistema nervoso autonomo e sia dall'endotelio vascolare stesso mediante la produzione di mediatori locali (risposta A, D ed E errate).

71 La risposta corretta è la E.
Le LDL, conosciute anche come colesterolo "cattivo", trasportano il colesterolo dal fegato ai tessuti periferici, dove entrano nelle cellule mediante endocitosi. Tali molecole, prodotte del catabolismo delle VLDL, contengono Apo B100 e sono ricche di colesterolo libero ed esterificato (risposta C errata). In aggiunta, l'aumento dei livelli di LDL nel plasma riflette un maggiore rischio di cardio-vascolare (risposta D errata). Al contrario, le lipoproteine ad alta densità o HDL (High Density Lipoprotein), conosciute a loro volta come colesterolo "buono", trasportano il colesterolo dai tessuti al fegato, unico organo in grado di espellerlo (risposta B errata). Invece, i chilomicroni hanno come funzione principale il trasporto di lipidi della dieta dall'intestino ai tessuti periferici e al fegato (risposta A errata).

72 La risposta corretta è la E.
Il tasso di filtrazione glomerulare aumenta quando diminuisce la concentrazione di proteine plasmatiche. Al contrario, la vasodilatazione dell'arteriola efferente, la vasocostrizione dell'arteriola afferente (effetto che si ottiene attraverso l'attività simpatica), l'aumento della pressione oncotica e l'ostruzione delle vie urinarie sono tutti fattori che riducono la filtrazione glomerulare (risposte A, B, C e D errate).

73 La risposta corretta è la B.
L'atassia spino-cerebellare di tipo 1 è una malattia ereditaria autosomica dominante; di conseguenza, poiché il caso indice presenta una mutazione in eterozigosi (Aa), il rischio di trasmetterla alla prole è del 50%. Al contrario, se si presentasse in omozigosi (AA) sarebbe trasmessa a tutti i figli (risposta D errata). Mentre, se fosse X-linked, il padre la trasmetterebbe a tutte figlie, ma a nessun figlio (risposta A errata).

74 La risposta corretta è la E.
La neuropatia ottica ereditaria di Leber (LHON) è una malattia neurodegenerativa mitocondriale del nervo ottico, che spesso si caratterizza per una perdita improvvisa della vista nei giovani adulti. È dovuta alle mutazioni nel DNA mitocondriale (mtDNA): oltre il 90% delle mutazioni si localizzano nelle posizioni nucleotidiche 11778, 3460 o 14484. Tutte le mutazioni provocano difetti dei geni delle subunità del complesso I della catena respiratoria nel mtDNA: MT-ND1, MT-ND4 e MT-ND6. Dato che tale patologia è più frequente nei maschi e non tutti i soggetti che presentano queste mutazioni del mtDNA sviluppano la malattia (penetranza incompleta), altri fattori genetici o epigenetici possono avere effetto sullo sviluppo della LHON. Dato che la LHON è una malattia a trasmissione materna, le femmine portatrici trasmettono la mutazione a tutti i figli, a differenza dei maschi portatori. Dunque, la malattia non verrà trasmessa i discendenti del caso indice del caso clinico.

75 La risposta corretta è la D.

Dopo la menopausa l'involuzione uterina è maggiore a livello del collo dell'utero, piuttosto che del corpo uterino, essendo la parte più soggetta all'azione degli ormoni sessuali. Invece, non si ha ingrandimento di nessuna porzione uterina e il collo dell'utero va maggiormente incontro ad involuzione rispetto il corpo (risposte A, B, C e D errate).

76 La risposta corretta è la E.

Il paziente del caso clinico affetto da HIV dovrebbe evitare la vaccinazione per la febbre tifoide, dato che tale vaccino utilizza un virus vivo attenuato che potrebbe determinare un'infezione sintomatica in un paziente affetto da HIV.

77 La risposta corretta è la C.

Per il paziente, in base ai reperti clinico-anamnestici e laboratoristici, l'intervento terapeutico più appropriato consiste nel posizionamento di un drenaggio toracico. La polmonite da Klebsiella, più comunemente osservata nei pazienti con alcolismo cronico, caratteristicamente porta alla formazione di cavitazioni polmonari. Quindi, il paziente ha sviluppato un empiema sottostante, che non si risolverà senza un drenaggio toracico, anche in presenza di un'adeguata terapia antibiotica.

78 La risposta corretta è la C.

In base ai reperti clinico-anamnestici e strumentali, l'anomalia elettrolitica più probabile è rappresentata dall'ipomagnesemia. In particolare, è probabile che la perdita di elettroliti gastrointestinali, a causa di vomito e diarrea, abbia determinato ipopotassiemia e ipo-magnesiemia, che determinano (entrambe) allungamento del QT, come evidenziato dall'ECG del caso clinico. Dal punto di vista terapeutico, è essenziale, ove richiesto, la somministrazione di magnesio e potassio per via endovenosa (risposte A, B, D ed E errate).

79 La risposta corretta è la A.

La diagnosi più probabile, in base ai reperti clinico anamnestici e agli esami di laboratorio, è la porfiria acuta intermittente. Tale patologia può presentarsi con le caratteristiche di un addome acuto associato ad ipertensione, disturbi psichiatrici e iponatriemia. In particolare, le porfirie acute risultano dalla carenza di alcuni enzimi nella via biosintetica dell'eme, con conseguente accumulo di precursori eme che causano attacchi intermittenti di dolore addominale e sintomi neurologici. Le porfirie acute comprendono, in ordine di prevalenza decrescente:

- porfiria acuta intermittente;
- porfiria variegata;
- coproporfiria ereditaria;
- porfiria da deficit di acido delta-amino-levulinico deidratasi (estremamente rara) .

Gli attacchi vengono scatenati da alcuni farmaci e da altri fattori. Tuttavia, trattandosi di una patologia rara, in pazienti che presentano numerosi episodi di addome acuto, la diagnosi è spesso tardiva.

80 La risposta corretta è la A.

Il paziente, in base ai reperti clinico-anamnestici, strumentali e laboratoristici, presenta iperkaliemia e l'intervento più appropriato consiste nella somministrazione di gluconato di calcio endovena, dato che risulta a rischio per asistolia; inoltre, in tempi brevi dovrà essere sottoposto a dialisi urgente. In dettaglio, l'iperkaliemia è una concentrazione di K > 5,5 mEq/L (> 5,5 mmol/L), causata di solito da ridotta escrezione renale di K totale corporeo o da uno spostamento abnorme di K al di fuori delle cellule. In genere ci sono molti fattori che contribuiscono contemporaneamente, tra cui un maggiore apporto alimentare di potassio, farmaci che alterano l'escrezione renale di potassio e il danno renale acuto o le malattie renali croniche. L'iperkaliemia si può verificare anche nell'acidosi metabolica e nella chetoacidosi diabetica. Le manifestazioni cliniche sono generalmente neuromuscolari, determinando debolezza muscolare e tossicità cardiaca che, se grave, può degenerare in fibrillazione ventricolare o asistolia. La diagnosi si pone misurando il K sierico. Il trattamento può includere la riduzione dell'apporto di K e la correzione farmacologica, tramite una resina a scambio cationico e, nelle urgenze, la somministrazione di calcio gluconato, insulina e dialisi (risposte B, C, D ed E errate).

81 **La risposta corretta è la D.**
La TC encefalo del paziente del caso clinico presenta iperdensità trombotica a carico dell'arteria cerebrale media di sinistra, segno precoce di ictus in fase iperacuta.

82 **La risposta corretta è la D.**
Per la paziente, in base ai reperti clinico-anamnestici e strumentali, la causa più probabile del dolore che colpisce la mano sinistra è rappresentata dall'osteodistrofia renale. Infatti, la radiografia mostra i cosiddetti "tumori marroni", che sono costituiti da tessuto fibroso e si formano a causa del consumo di osso trabecolare mediato dagli osteoclasti. Dal punto di vista terapeutico, può essere utile un'appropriata terapia sostitutiva della vitamina D, che consente, in fase iniziale, di sopprimere il rilascio di ormone paratiroideo (PTH).

83 **La risposta corretta è la C.**
Il farmaco più probabilmente causa dell'eruzione cutanea della paziente del caso clinico è la lamotrigina: infatti, come la fenitoina e la carbamazepina, anche tale farmaco è associato alla comparsa di Lupus eritematoso indotto da farmaci, una condizione patologica che si caratterizza per la comparsa di un'eruzione cutanea nelle regioni foto-esposte e anticorpi anti-istoni positivi.

84 **La risposta corretta è la C.**
La causa più probabile dell'aumento della fosfatasi alcalina del paziente del caso clinico è la malattia di Paget, una patologia cronica dello scheletro dell'adulto in cui il turnover osseo è accelerato in alcune aree definite. La normale matrice è sostituita da osso indebolito e rarefatto. La malattia può essere asintomatica o provocare insorgenza graduale di dolore osseo o deformità. Qualora si sospetti tale malattia, devono essere eseguiti RX ed esami di laboratorio. I caratteristici reperti radiografici sono:

- incremento della sclerosi ossea;
- architettura anormale con grossolana trabecolazione corticale o ispessimento corticale;
- incurvamento delle ossa;
- ingrandimento dell'osso.

Possono essere presenti microfratture da stress laterali di tibia o femore. Tuttavia, se i reperti RX non sono definitivi, la biopsia deve essere considerata per escludere una malattia metastatica ossea. La scintigrafia ossea con radionuclidi, utilizzando fosfonati marcati con tecnezio, deve essere eseguita all'inizio dell'iter diagnostico per determinare l'entità del coinvolgimento osseo. I rilievi di laboratorio specifici comprendono un incremento della fosfatasi alcalina sierica (accresciuta attività anabolica dell'osso) ma livelli abitualmente normali di gamma-glutamil transpeptidasi e fosfato sierico. Il calcio sierico è solitamente normale, ma può aumentare a causa dell'immobilizzazione o dell'iperparatiroidismo. Se la fosfatasi alcalina non è elevata o non è chiaro se il suo aumento sia di origine ossea (ossia, se la gamma-glutamil transpeptidasi aumenta proporzionalmente alla fosfatasi alcalina), si può richiedere l'isoenzima osseo della fosfatasi alcalina. I marker sierici del turnover osseo, come il propeptide del procollagene di tipo 1 N-terminale intatto e i cross-link del C-telopeptide, possono essere elevati.

85 **La risposta corretta è la E.**
Il trattamento più appropriato per il paziente del caso clinico consiste nell'utilizzo della solifenacina, una molecola dotata di proprietà di tipo anticolinergico, un antispastico delle vie urinarie. Tale molecola agisce come antagonista competitivo sui recettori colinergici. La vescica è innervata da fibre nervose del sistema parasimpatico che rilasciano acetilcolina. Il neurotrasmettitore, legandosi ai recettori muscarinici, in

particolare al sottotipo M3, determina la contrazione della fibre muscolari lisce del muscolo detrusore. Prevenendo il legame dell'acetilcolina a questi recettori M3, la solifenacina riduce il tono della muscolatura liscia della vescica, permettendo al viscere di contenere maggiori volumi di urina, riducendo il numero delle minzioni, e gli episodi di urgenza e incontinenza. Infatti, nell'incontinenza da urgenza degli anziani è raccomandato l'uso di anticolinergici moderni rispetto agli agenti tradizionali, come l'ossibutinina, perché si ritiene che abbiano effetti negativi circa la funzione cognitiva.

86 La risposta corretta è la E.

Il diverticolo di Meckel, la più frequente anomalia gastro-intestinale congenita dell'ileo distale, è un residuo del dotto onfalo-mesenterico e si presenta come un'estroflessione sacciforme contenente tessuto eterotopico gastrico e/o pancreatico, che può essere responsabile di diverse condizioni cliniche, fra cui infiammazioni, occlusioni e perforazioni intestinali. Dal punto di vista epidemiologico, si presenta nel 2% circa della popolazione. I sintomi si presentano solitamente durante i primi due anni di vita, anche se diventano generalmente manifesti durante la prima decade. La maggior parte dei pazienti sintomatici presenta un diverticolo, rivestito da mucosa ectopica acido-secernente, spesso causa di enterorragia intermittente non dolente: l'emorragia è il risultato dell'ulcerazione della normale mucosa ileale adiacente; inoltre, tipici sono l'infiammazione ed episodi di occlusione intestinale e, pertanto, rappresenta una possibile causa di addome acuto. L'intussuscezione può essere una complicanza del diverticolo di Meckel, ma è una complicanza rara.

87 La risposta corretta è la D.

L'alterazione presente al RX del ginocchio del paziente del caso clinico è la frattura di rotula. Infatti, il referto mostra: "Frattura scomposta e plurifocale di rotula con diastasi dei monconi ossei. Non evidenza di rime di frattura a carico dei restanti segmenti ossei in esame. Piccola calcificazione dei tessuti molli in prossimità del condilo femorale laterale".

88 La risposta corretta è la E.

L'alterazione presente al RX della mano del paziente del caso clinico è la presenza di una frattura del II°, III° e IV° dito. Infatti, il referto mostra: "Frattura composta alla base della falange prossimale del II°, III° e IV° dito. Non evidenza di rime di frattura a carico dei restanti segmenti ossei in esame".

89 La risposta corretta è la A.

Il tiopentale, un barbiturico, è un GABA-agonista e interagisce, nello specifico con il recettore GABA-A. Il GABA, ovvero l'acido γ-amminobutirrico è il principale neurotrasmettitore inibitorio del sistema nervoso centrale. Il tiopental non deve essere somministrato nei pazienti che soffrono di porfiria variegata, intermittente, latente o conclamata. Le altre controindicazioni comprendono:

- assenza di vene adatte per la somministrazione endovenosa;
- ipersensibilità (allergia) ai barbiturici;
- stato asmatico;
- pazienti con gravi difficoltà respiratorie;
- negli stati infiammatori della bocca, mandibola e del collo;
- pericardite costrittiva;
- malattia cardiovascolare grave, ipotensione o shock e condizioni in cui l'effetto ipnotico può risultare prolungato o potenziato: ad esempio, eccessiva premeditazione;
- aumento della pressione endocranica, asma o miastenia grave;
- grave anemia;
- azotemia elevata;
- mixedema;
- disfunzioni renali o epatiche.

Al contrario, la litiasi renale, l'ulcera gastrica, le bronchiectasie e la litiasi epatica non rappresentano controindicazioni severe per l'utilizzo di tale farmaco (risposte B, C, D ed E errate).

90 La risposta corretta è la B.

Per il paziente del caso clinico, in base ai reperti clinico-anamnestici e alla colonscopia, la diagnosi più probabile è una riacutizzazione grave di colite ulcerosa (> 10 evacuazioni al giorno, frequenti emorragie rettali, febbre, tachicardia, anemia, PCR elevata e leucocitosi) e il trattamento di prima scelta è rappresentato dalla somministrazione di metil-prednisolone 1 mg/kg/die per O.S. se il paziente tollera questa via. In particolare, la diagnosi è confermata anche dallo studio istologico, che mostra un processo infiammatorio cronico, con aree di infiltrazione con polimorfonucleati, ascessi criptici e perdita di cellule caliciformi. Invece, la mesalazina, orale o rettale, è usata nei casi lievi e moderati di colite ulcerosa (risposte A e B errate). In aggiunta, gli immunosoppressori, come l'azatioprina o la ciclosporina, e gli anticorpi monoclonali, come l'infliximab, sono farmaci di seconda linea utilizzati nei casi di refrattarietà al corticosteroide. Infine, l'azatioprina non viene mai usata nella riacutizzazione, ma solo come farmaco di mantenimento (risposte D ed E errate).

91 La risposta corretta è la E.

Per il paziente del caso clinico, in base ai reperti clinici, lo screening annuale mediante colonscopia dovrebbe essere iniziato al momento della diagnosi di colangite sclerosante. Per lo sviluppo del carcinoma colon-rettale nelle malattie infiammatorie intestinali (IBD), importanti fattori di rischio sono la durata e l'estensione della malattia, la familiarità positiva per cancro al colon nei parenti di primo grado e la colangite sclerosante primaria. In dettaglio, lo screening per i pazienti affetti da IBD dovrebbe iniziare 8-10 anni dopo tale diagnosi, con cromoendoscopia ogni due anni; mentre, i pazienti con colangite sclerosante associata all'IBD dovrebbero essere sottoposti a screening annuale dal momento della diagnosi di tale comorbidità, dato l'alto rischio di cancro in tale gruppo di pazienti (risposte A, B, C e D errate).

92 La risposta corretta è la D.

Per il paziente del caso clinico, in base ai reperti clinico-anamnestici, alla TC e all'immunoistochimica, la diagnosi più probabile è il tumore stromale gastrointestinale (GIST). Infatti, la positività del CD117 (c-KIT) in un tumore gastrico, indirizza la diagnosi verso tale sottotipo tumorale. Al contrario, il carcinoide è associato a immunoistochimica positiva per cromogranina e sinaptofisina (risposta B errata). Invece, il tumore Krukenberg rappresenta la metastatizzazione ovarica di un carcinoma gastrico (risposta C errata).

93 La risposta corretta è la A.

Per il paziente del caso clinico, affetto da tumore stromale gastrointestinale (GIST), la terapia più appropriata è l'imatinib, una piccola molecola che agisce contro il cromosoma Philadelphia nella LMC e il c-KIT nel GIST. Invece, la doxorubicina, l'antraciclina e il lapatinib (antiEGFR-1 e antiERB-B2) sono utilizzati nel trattamento del cancro al seno (risposte B e C errate). Mentre, il bevacizumab (anti-VEGF) viene usato nel cancro al colon metastatico, al seno, ai polmoni, alle ovaie e ai reni (risposta D errata). Così, il cisplatino o il carboplatino e il paclitaxel vengono utilizzati per il cancro al polmone o all'ovaio (risposta E errata).

94 La risposta corretta è la C.

Per il paziente del caso clinico, in base ai reperti clinico-anamnestici, alla TC e all'ecografia, il test diagnostico che contribuisce alla conferma della diagnosi è rappresentato dalla sierologia per la ricerca del Echinococcus Granulosus. Infatti, l'ecografia del caso clinico mostra cisti ben definite con pareti di diverso spessore; le partizioni interne corrispondenti alle formazioni cistiche sono visibili anche alla TC. Tali reperti e il riscontro di una massa palpabile epigastrica, in evoluzione da sei mesi, supportano la diagnosi di ciste idatidea, il cui agente eziologico è l'Echinococcus Granulosus. Le localizzazioni più frequenti delle cisti sono il fegato o i polmoni. In questi casi, si raccomanda una diagnostica radiologica. L'ecografia è la tecnica di scelta per le cisti addominali. La RM e la TC sono indicate per le sedi extra-addominali e per le forme diffuse; se i reperti ecografici e tomografici sono suggestivi, come nel caso clinico, la RM non è necessaria e non contribuisce a confermare la diagnosi (risposta A errata). Inoltre, la diagnosi specifica è possibile attraverso l'analisi dell'agoaspirato, tuttavia, l'aspirazione diagnostica non è raccomandata a causa del rischio di diffusione della patologia e, dunque, è indicata la sierologia specifica, anche se il risultato negativo non esclude la diagnosi (risposta E errata). Infine, la presenza di cisti figlie all'interno di una ciste più grande risulta utile per escludere la natura carcinomatosa della lesione e gli ascessi batterici amebici (risposte B e D errate).

95 La risposta corretta è la E.

Il paziente del caso clinico, in base ai reperti clinico-anamnestici, alla TC e all'ecografia, presenta verosimilmente infezione da Echinococcus Granulosus. Per tale motivo presenterà verosimilmente livelli elevati di IgE e eosinofilia moderata.

96 La risposta corretta è la B.

La scoperta radiologica fondamentale del caso clinico è la verosimile presenza di un tumore bronco-polmonare con adenopatie. Infatti, l'RX del torace postero-anteriore mostra un reperto para-tracheale destro denso, con bordi curvi, in un paziente con storia di fumo. Al contrario, un consolidamento polmonare nel lobo superiore destro (compatibile con polmonite) presenterebbe un pattern alveolare con un broncogramma aereo contestuale e sarebbe visibile nella proiezione laterale (risposta A errata). Al contrario, alla RX del torace non è visibile versamento pleurico mono o bilaterale (risposta C errata). Al contrario, la massa visibile all'RX è localizzata in prossimità dell'ilo polmonare, non a livello mediastinico (risposta D errata). Invece, l'aspergillosi bronco-polmonare allergica (ABPA) è una pneumopatia immunologica rara causata dall'ipersensibilità all'Aspergillus fumigatus, che si manifesta, clinicamente, con asma difficilmente controllabile e infiltrati polmonari ricorrenti. Segni diagnostici sono l'immediata iperattività cutanea all'antigene dell'Aspergillus fumigatus, l'aumento dei livelli di IgE specifici e i livelli totali di IgE nel siero superiori a 1.000 IU/mL. Può anche essere presente un aumento dei livelli degli anticorpi IgG specifici e degli eosinofili. La TC ad alta risoluzione e le radiografie del torace possono rivelare opacità parenchimali polmonari transitorie, bronchiectasia centrale, elevata attenuazione del muco, intrappolamento d'aria e noduli centro-lobulari. Reperti non compatibili con il caso clinico (risposta E errata).

97 La risposta corretta è la C.

Per il paziente del caso clinico, in base ai reperti clinici e alla radiografia, la diagnosi più probabile è un carcinoma indifferenziato a piccole cellule. Tale massa è localizzata a livello centrale vicino alla vena cava superiore, con margini mal definiti e con adenopatie para-tracheali in un paziente fumatore. Mentre, l'aspergillosi broncopolmonare allergica, alla TC può manifestarsi con opacità parenchimali polmonari transitorie, bronchiectasia centrale, elevata attenuazione del muco, intrappolamento d'aria e noduli centro-lobulari (risposta A errata). Invece, il timoma invasivo, una tipica massa mediastinica anteriore, invade tale spazio e sarebbe visibile alla radiografia laterale (risposta B errata). Al contrario, la polmonite batterica tipica determina un pattern alveolare con broncogramma aereo e, di solito, interessa segmenti o lobi ben definiti (risposta D errata). Ancora, il mesotelioma pleurico è l'unica neoplasia conosciuta della pleura e in quasi tutti i casi è provocato dall'esposizione all'amianto. La diagnosi si basa sull'anamnesi, sui risultati delle RX o TC del torace e sulla biopsia tissutale. La forma pleurica del mesotelioma, che rappresenta > 90% di tutti i casi (il rimanente 10% comprende mesoteliomi pericardici e peritoneali), appare alla RX come un ispessimento pleurico diffuso monolaterale o bilaterale che sembra rivestire i polmoni, solitamente provocando l'obliterazione dei seni costofrenici. I versamenti pleurici sono presenti nel 95% dei casi e sono tipicamente monolaterali ampi ed emorragici. La diagnosi si basa sull'esame citologico del liquido pleurico o sulla biopsia pleurica. L'aumento dei livelli di ialuronidasi nel liquido pleurico è indicativo, ma non diagnostico per il mesotelioma (risposta E errata).

98 **La risposta corretta è la D.**

Per il paziente del caso clinico, in base ai reperti clinico-anamnestici e alla RX, la diagnosi più probabile è uno pneumotorace. Infatti, la radiografia mostra un emitorace sinistro radiotrasparente con trama bronco-vascolare assente e un polmone collassato, compatibile con pneumotorace. Invece, la RX del torace non mostra versamento pleurico sinistro (risposta A errata). Al contrario, la coartazione aortica, un restringimento localizzato del lume aortico, causa ipertensione degli arti superiori, ipertrofia ventricolare sinistra e ipoperfusione degli organi addominali e degli arti inferiori. I sintomi, che variano con la gravità dell'anomalia, comprendono cefalea, dolore al petto, estremità fredde, spossatezza, claudicatio delle gambe, fino a insufficienza cardiaca fulminante e shock. In corrispondenza della coartazione si può udire un tenue soffio. L'RX torace mostra la coartazione come un segno "3" sopra l'ombra mediastinica superiore sinistra e la diagnosi di certezza viene effettuata mediante ecocardiografia Doppler o TC-angiografia. Le dimensioni del cuore sono normali, a meno che non sopraggiunga un'insufficienza cardiaca. Le arterie intercostali collaterali dilatate possono provocare erosione dalla terza all'ottava costa, provocando coste dentellate, raramente osservate prima dei cinque anni (risposta B errata). Infine, la dissezione aortica consiste nel passaggio di sangue attraverso una soluzione di continuo dell'intima con la separazione dell'intima dalla media e la formazione di un falso lume (condotto). La lacerazione iniziale può essere causata da un evento primario o è secondaria a un'emorragia all'interno della media. La dissezione si può verificare in qualsiasi punto lungo l'aorta e si può estendere prossimalmente o distalmente nelle altre arterie. Se la RX torace suggerisce una dissezione, dopo che il paziente è stabilizzato, viene effettuata immediatamente un'ecocardiografia trans-esofagea, angio-TC, o angio-RM. I reperti di flap intimale e di doppio lume aortico confermano la dissezione (risposta C errata).

99 **La risposta corretta è la D.**

Per il paziente del caso clinico, in base ai reperti clinico-anamnestici e alla RX, la diagnosi più probabile è lo pneumotorace primario spontaneo di grandi dimensioni, che richiede il posizionamento di un tubo intratoracico collegato a un drenaggio con valvola ad acqua. Al contrario, il trattamento chirurgico invasivo mediante toracoscopia, pinzatura e abrasione pleurica, viene effettuato nel caso di recidive, pneumotorace secondario o assenza di risposta al drenaggio. All’opposto, l'emitorace destro non presenta un'effusione pleurica significativa, quindi, non è opportuno pungere l'emitorace per raccogliere campioni di fluido (risposta A errata). Inoltre, non sono presenti evidenze cliniche o radiologiche compatibili con polmonite, quindi, non è necessario programmare un ciclo di antibiotici (risposta B errata). Al contrario, l'edema polmonare acuto mostrerebbe un pattern alveolare bilaterale, rinforzo ilare, clamping del seno costo-frenico e ridistribuzione vascolare ai campi più alti e non radio-trasparenza polmonare sinistra (risposta C errata). Infine, le alterazioni radiologiche non sono compatibili in prima istanza con aneurisma aortico (risposta E errata).

100 **La risposta corretta è la E.**

Per il paziente del caso clinico, in base ai reperti clinico-anamnestici e alla radiografia, la diagnosi più probabile è l'istiocitosi X. Infatti, l'RX mostra un pattern interstiziale predominante nei campi craniali, con volumi apparentemente conservati in un giovane maschio con una storia di fumo e pneumotorace spontaneo. Al contrario, la linfangio-leiomiomatosi è esclusiva delle donne ed è associata a fibrosi, pneumotorace e chilotorace recidivante (risposta A errata). Invece, l'enfisema è una patologia ostruttiva (non interstiziale), quindi, i crepitii non possono essere giustificati (risposta B errata). Inoltre, il paziente del caso clinico non ha nessuna storia lavorativa che comporti l'esposizione a polvere di silice, quindi, la silicosi può essere esclusa, nonostante la radiografia mostri un pattern interstiziale nei campi superiori (risposta C errata). Infine, la fibrosi polmonare idiopatica mostrerebbe un pattern interstiziale con appianamento basale, non ai campi superiori (risposta D errata).

101 La risposta corretta è la A.

Il profilo spirometrico che si adatta meglio al quadro clinico del paziente è il rapporto FEV1/FVC del 85% con FEV1 del 86% e FVC del 65%. In dettaglio, l'Istiocitosi X (o Istiocitosi a cellule di Langerhans) è una proliferazione delle cellule dendritiche mononucleate con infiltrazione locale o diffusa degli organi. Nella maggior parte dei casi si verifica nei bambini. Le manifestazioni possono comprendere infiltrati polmonari, lesioni ossee, rash, e disfunzioni epatiche, del sistema emopoietico ed endocrine. La diagnosi si basa sulla biopsia. Dal punto di vista spirometrico, rientra nelle patologie restrittive (infatti, ad esempio, la spirometria del caso clinico mostra un Tiffeneau diminuito, un FEV1 e un FVC ridotti), anche se può presentare un comportamento ostruttivo nelle fasi precoci. Il rapporto VEMS/CVF viene generalmente espresso in percentuale. In un adulto normale tale rapporto si aggira intorno al 75% - 85%. In presenza di patologie ostruttive si riduce a valori inferiori al 65% mentre in presenza di patologie restrittive può essere normale o addirittura aumentato (risposte B, C ed E errate). Al contrario, una FEV1 del 105% con un FVC del 98% corrisponderebbero, in un paziente standard, a un indice di Tiffeneau dell'86% (risposta D errata).

102 La risposta corretta è la D.

La porpora reumatoide o porpora di Henoch-Schoenlein (PSH) è una diatesi emorragica dovuta a vasculite sistemica da IgA dei piccoli vasi. È caratterizzata da porpora della cute, artrite, compromissione addominale e/o renale. Tale vasculite colpisce di solito i bambini ed è rara negli adulti. L'incidenza annua è stimata tra 1/6.660 e 1/4.880 nei bambini, mentre, è circa 1/1.000.000 negli adulti. Il rapporto maschi/femmine è 1,5:1. I pazienti presentano porpora vascolare, di solito simmetrica e soprattutto localizzata ai glutei e alle gambe. Negli adulti è complicata da lesioni bollose necrotiche o emorragiche, che regrediscono progressivamente, scompaiono dopo pochi giorni e nell'80% dei casi non recidivano. I pazienti presentano anche dolori articolari, che coinvolgono soprattutto le ginocchia e le anche. Il dolore addominale è frequente e può associarsi a sanguinamenti intestinali, che mettono a rischio la vita del paziente. La compromissione dei reni è più grave negli adulti. Di solito si tratta di ematuria microscopica con proteinuria variabile. Possono insorgere anche sindrome nefrosica, insufficienza renale e ipertensione. Altri sintomi rari sono la cefalea, le crisi epilettiche, la paresi, l'orichie-pididimite, l'uretrite, la pancreatite, la miosite, l'episclerite, il sanguinamento polmonare e la miocardite. Tale vasculite si associa a depositi di complessi di catene pesanti di IgA nelle arteriole, nei capillari e nelle venule, ma l'esatta eziologia è sconosciuta. La diagnosi si basa sulla obiettività clinica e istopatologica. L'esame della cute e le biopsie renali rilevano depositi di IgA nei tessuti e la presenza di complessi immuni di IgA circolanti. Il trattamento è sintomatico. L'uso dei corticosteroidi e/o degli immunosoppressori è controverso, ma dovrebbe essere considerato in presenza di sintomi gastrointestinali e renali gravi. I sanguinamenti gastrointestinali o polmonari possono mettere a rischio la vita del paziente. La prognosi a lungo termine dipende dall'estensione del coinvolgimento renale. Gli studi di follow-up a lungo termine negli adulti dimostrano che lo stadio finale dell'insufficienza renale può interessare oltre un terzo dei pazienti.

103 La risposta corretta è la A.

La sindrome del distress respiratorio acuto (ARDS) è una malattia acuta grave del polmone, che si caratterizza per ipossia non correggibile con l'ossigenoterapia. È definita da quattro criteri di Berlino (2012):

- *inizio entro una settimana dall'insulto clinico acuto o sintomi;*
- *opacità bilaterali, non spiegabili completamente con versamento, atelettasia lobare/polmonare o noduli;*
- *insufficienza respiratoria non spiegabile completamente con insufficienza cardiaca o sovraccarico di liquidi. È richiesta una valutazione obiettiva (per esempio, ecocardiogramma) per escludere l'edema idrostatico, se non sono presenti fattori di rischio;*
- *grado di ipossiemia, definito dal rapporto P_aO_2/F_iO_2 espresso in mmHg e valutato durante la ventilazione meccanica con valori di PEEP o CPAP ≥ 5cmH20, che si definisce:*
    - *lieve, se 200 mmHg < PaO_2/FiO_2 ≤300 mmHg;*
    - *moderata, se 100 mmHg < PaO_2/FiO_2 ≤ 200 mmHg;*
    - *grave se PaO_2/FiO_2 ≤100 mmHg.*

Può essere innescata da varie condizioni, distinte tra loro, che portano a un percorso fisiopatologico comune. Gli eventi scatenanti possono essere raggruppati in due classi: condizioni dirette, "polmonari", e indirette, "extra-polmonari". Le cause dirette comprendono numerose condizioni che provocano danni al parenchima polmonare, come la polmonite, la contusione polmonare da trauma, l'aspirazione e l'inalazione, o l'ingestione di agenti tossici. Il danno indiretto più frequente è costituito dalla sepsi (che è una causa comune e altamente letale di ARDS), ma questo gruppo comprende anche la pancreatite acuta, l'overdose di certe sostanze (oppioidi e tiazidici), la coagulazione intravascolare disseminata e molteplici trasfusioni di derivati del sangue (iper-trasfusioni). Nonostante la varietà dei fattori scatenanti, l'ARDS che ne risulta mostra nei suoi stadi più tradivi un aspetto clinico e anatomopatologico uniforme, anche se modi di esplicarsi e meccanismi possono essere variabili, in base alle caratteristiche degli eventi nocivi per i polmoni. La fase acuta è caratterizzata dal danno della barriera alveolo-capillare, la cui distruzione aumenta la permeabilità ("fessurazione"). I leucociti si accumulano nei capillari polmonari e invadono gli spazi aerei. Le conseguenze comprendono la vasocostrizione infiammatoria (all'opposto della vasodilatazione indotta dall'infiammazione, che si verifica nella circolazione sistemica), la riduzione della distensibilità polmonare (maggiore "rigidità") e l'atelettasia (collasso degli alveoli che li rende privi di aria), a causa della perdita dello strato di surfattante che in condizioni di normalità riduce la tensione superficiale dei fluidi che rivestono gli alveoli, e in questo modo li stabilizza. L'insufficienza respiratoria che ne consegue è peggiorata da gravi alterazioni del rapporto ventilazione/perfusione, che comprendono sia zone polmonari, ove gli alveoli sono perfusi ma non ventilati ("shunt"), sia zone ove gli alveoli sono ventilati, ma non perfusi ("spazio morto"). Secondo i reperti istopatologici vengono evidenziate tre fasi durante l'evoluzione dell'ARDS:

1) essudativa, precoce, nella quale si evidenziano danni alveolari diffusi e lesione endoteliali;
2) proliferativa, che inizia circa 7 – 14 giorni dopo la lesione, caratterizzata

dalla riparazione del danno alveolare e dal ripristino della funzione di barriera, insieme con la proliferazione di fibroblasti;
3) in alcuni pazienti segue la fase fibrotica, caratterizzata dall'infiammazione cronica e dalla fibrosi degli alveoli.

104 La risposta corretta è la A.
Un'ulcera gastroduodenale è un'erosione di un tratto della mucosa gastrointestinale, tipicamente nello stomaco (ulcera gastrica) o nei primi centimetri del duodeno (ulcera duodenale), che penetra attraverso la muscularis mucosae. Quasi tutte le ulcere sono causate dall'infezione da Helicobacter pylori o dall'uso di FANS. In particolare, dal momento che l'ipercalcemia determina un aumento dei livelli di gastrina, ormone stimolante la secrezione acida dello stomaco, i soggetti affetti da iperparatiroidismo mostrano iperacidità gastrica (dispepsia, pirosi), fino a veri e propri quadri di ulcera peptica. Al contrario, l'anemia perniciosa di Biermer è specificamente l'anemia causata da una gastrite atrofica metaplastica autoimmune con perdita del fattore intrinseco. I pazienti con l'anemia perniciosa classica, per lo più giovani adulti, sono ad aumentato rischio di cancro dello stomaco, ma, non di ulcera peptica (risposta B errata). Infine, il mixedema, manifestazione tipica dell'ipotiroidismo e il morbo di Addison non determinano ulcera peptica (risposte C ed E errate).

105 La risposta corretta è la D.
L'artrosi è un'artropatia cronica caratterizzata da distruzione e potenziale perdita della cartilagine articolare insieme ad altre alterazioni articolari, tra cui ipertrofia ossea con la formazione di osteofiti. I sintomi comprendono dolore a sviluppo graduale, aggravato o scatenato dall'attività, rigidità che dura meno di 30 minuti al risveglio e dopo inattività e occasionale tumefazione articolare. Eccezionale è il riscontro di anchilosi, una rigidità articolare causata da alterazione e fusione delle parti articolari sia della capsula e dei legamenti (sindesmosi), sia delle parti ossee e cartilaginee (sinostosi). Al contrario, lo scroscio articolare, l'assenza di compromissione dello stato generale, il rilievo di osteofiti e condrofiti ed il dolore articolare sono comuni (risposte A, B, C ed E errate).

106 La risposta corretta è la B.
La differenza dei valori rilevati in due gruppi di individui messi a confronto è statisticamente altamente significativa quando il p-value è < 0,01. Tale valore è usato per rafforzare i risultati dello studio: se p-value è < 5%, il risultato sarà statisticamente significativo. In statistica, tale valore rappresenta la probabilità di osservare un dato risultato dello studio solo per l'effetto del caso.

107 La risposta corretta è la B.
Il rischio relativo (RR) esprime il rapporto tra l'incidenza negli esposti ed incidenza nei non esposti. In particolare, tale parametro è utilizzato negli studio di coorte e può essere calcolato come l'incidenza della malattia tra i soggetti esposti o trattati con il farmaco/l'incidenza della malattia tra i soggetti non esposti o non trattati con il farmaco. Se, il RR è 1, non c'è differenza di incidenza di malattia tra esposti (o trattati con il farmaco) e non esposti (o non trattati con il farmaco), e, quindi, non c'è rischio. Oltre al RR, deve essere considerato l'intervallo di confidenza, solitamente al 95%, che indica la variazione che il valore di RR può subire nella popolazione generale. Quanto si sceglie un intervallo di confidenza al 95%, si avranno solo 5 possibilità su 100 che l'incremento del rischio vero o la sua diminuzione vera stia fuori dall'intervallo individuato (risposte A, C, D ed E errate).

108 La risposta corretta è la C.
La sindrome da conflitto scapolo-omerale, una patologia che interessa l'articolazione omonima, si verifica più frequentemente nei praticanti di nuoto, dato che sollecitano in maniera particolare e costante tale articolazione. Al contrario, i calciatori e i marciatori sono più soggetti a traumatismi dell'arto inferiore (risposte A ed E errate). All'opposto, gli automobilisti possono andare

incontro a patologie che interessano la parte distale degli arti superiori (risposta B errata). Infine, l'equitazione non determina sindrome da conflitto scapolo-omerale (risposta D errata).

109 **La risposta corretta è la B.**
Il Test di Cooper valuta la resistenza aerobica: in dettaglio, dopo un adeguato riscaldamento (10-15 minuti di corsa lenta ad intensità medio bassa, intervallata da cambi di ritmo), il paziente deve correre per 12 minuti cercando di coprire la maggior distanza possibile. L'analisi dei risultati del test permette di stabilire il VO_2max dell'atleta. Tale valore si calcola, con la seguente formula:

- *VO_2 max in ml/min/kg = (Distanza percorsa in metri - 504.9) / 44.73*

Al contrario, lo Harvard step test viene utilizzato per valutare le capacità cardiovascolari di un soggetto (risposta C errata). All'opposto, l'IRI test permette di valutare il recupero funzionale (risposta D errata). Infine, il salto in lungo a piedi pari non risulta un valido test per la valutazione della resistenza aerobica (risposta E errata).

110 **La risposta corretta è la C.**
Il quadricipite femorale, il più grande muscolo del corpo umano, localizzato nella parte anteriore della coscia, è formato da quattro ventri muscolari vasto laterale, vasto intermedio, vasto mediale e retto femorale. Tali muscoli hanno rispettivamente origine dalla parte laterale del grande trocantere, dalla prossimità del collo anatomico del femore (più precisamente dalla parte prossimale del labbro mediale della linea aspra), dalla parte prossimale della faccia antero-laterale del femore e dalla spina iliaca anteriore inferiore (risposte A, B, C e D errate).

111 **La risposta corretta è la C.**
In caso di trauma addominale chiuso ad alta intensità in paziente emodinamicamente stabile l'esecuzione di un esame TC è sempre indicato, al fine di poter escludere la presenza di lesioni traumatiche a carico degli organi parenchimatosi addominali (contusioni, lacerazioni, fratture d'organo), delle strutture vascolari e, pertanto, escludere emorragie, del mesentere, della parete addominale e delle strutture ossee. La TC, infatti, grazie alla sua rapidità di esecuzione, che la rende un'ottima metodica di indagine da effettuare in condizioni d'urgenza, e grazie alla sua elevata risoluzione spaziale e di contrasto, consente di apprezzare segni diretti ed indiretti connessi all'evento traumatico, guidando il successivo management terapeutico nel più breve tempo possibile (risposte A, B, D ed E errate).

112 **La risposta corretta è la A.**
La cisti pleurico-pericardica, un'anomalia rara del pericardio, solitamente congenita, è localizzata tipicamente nell'angolo costo-frenico destro; solitamente i pazienti sono asintomatici e la diagnosi viene posta casualmente. In alcuni casi la malattia si manifesta con dolore toracico, dispnea, tachicardia, tosse persistente o aritmie cardiache. Di solito questa condizione è benigna, ma possono insorgere complicanze rare come il tamponamento cardiaco, lo shock cardiogeno, il prolasso della valvola mitrale, la raucedine, la fibrillazione atriale, l'ostruzione del tratto di efflusso del ventricolo destro, le emorragie interne, la stenosi polmonare e la morte improvvisa. Al contrario, tali anomalie non si formano solitamente a livello del mediastino posteriore (risposta B errata), all'ilo polmonare (risposta C errata), nel mediastino anteriore-superiore (risposta D errata) o a livello del cardias (risposta E errata).

113 **La risposta corretta è la C.**
Un litro di acqua minerale con contenuto in calcio di 0,5 g/l copre il fabbisogno giornaliero per circa il 50%: infatti, il fabbisogno giornaliero di calcio si aggira intorno agli 800-1000 mg. Al contrario, un litro di acqua minerale con contenuto di calcio di 0,5 g/l non corrisponde al fabbisogno giornaliero del 10, 20, 80 o 100% (risposte A, B, D ed E errate).

114 **La risposta corretta è la B.**
Per il paziente del caso clinico con malattia arteriosa periferica allo stadio IIA è essenziale una terapia

medica associata al controllo dei fattori di rischio. Tale forma di aterosclerosi delle estremità, quasi sempre a carico degli arti inferiori, causa ischemia. Può essere asintomatica o causare una claudicatio intermittens e, in forma grave, può causare dolore a riposo con atrofia cutanea, perdita dei peli, cianosi, ulcere ischemiche, fino alla gangrena. La diagnosi si basa sull'anamnesi, sull'esame obiettivo e sulla misurazione dell'indice caviglia-braccio. Secondo la classificazione di Leriche-Fontaine è possibile classificare la patologia in quattro stadi:

- stadio I: asintomatica, si manifesta quando sono presenti circoli collaterali, oppure, la stenosi non è significativa. I sintomi possono comparire con sforzi intensi che il paziente, specie anziano, nemmeno compie abitualmente.
- stadio II: si divide nei seguenti sotto-stadi:
  - IIA: claudicatio intermittens lieve (oltre 200 metri);
  - IIB: claudicatio intermittens moderata (meno di 200 metri).
- stadio III: dolore a riposo, si ha quando anche i circoli collaterali non sostengono il circolo. Evolve verso il IV Stadio se non trattata.
- stadio IV: gangrena, si ha morte per necrosi del tessuto dell'arto. La necrosi può essere umida, secca o gassosa.

Invece, il solo controllo dei fattori di rischio è utile per i pazienti in stadio I (risposta A errata). All'opposto, nessuna terapia è consigliata per i pazienti senza stenosi e né sintomi (risposta D errata). Infine, l'ossigenoterapia iperbarica e/o la terapia chirurgica sono riservati ai pazienti con malattia in stadio avanzato (risposte C ed E errate).

115 La risposta corretta è la C.

La correzione chirurgica di una valvulopatia mitralica viene effettuata, per la maggior parte dei casi, con accesso diretto alla camera cardiaca, ovvero tramite l'atrio con atriotomia sinistra. Al contrario, l'accesso tramite ventricolotomia destra è tipico delle patologie cardiache congenite (risposta D errata). Invece, l'aortotomia è tipica delle valvulopatie aortiche (risposta E errata).

116 La risposta corretta è la C.

La più grave manifestazione di malnutrizione raggiungibile nei disturbi del comportamento alimentare (anoressia e bulimia) è il marasma, un grave stato di malnutrizione dovuto a una carenza cronica di tutti i macronutrienti, che pone a rischio la vita del paziente. All'opposto, l'amenorrea è spesso presente, ma non pone a rischio la vita della paziente (risposta D errata).

117 La risposta corretta è la C.

Le immunoglobuline, dette anche anticorpi, sono molecole glicoproteiche che vengono prodotte dai linfociti B. In particolare, le IgG sono divise in quattro sottoclassi differenti IgG1, IgG2, IgG3 e IgG4.

118 La risposta corretta è la E.

Gli anticorpi anti-citoplasma dei neutrofili (ANCA), auto-anticorpi di tipo IgG, sono diretti contro la mielo-perossidasi (p-ANCA) o la proteinasi dei neutrofili (c-ANCA). Anche se sono aspecifici, un alto titolo di c-ANCA è indice di positività alla Granulomatosi di Wegener. Mentre, un alto titolo di p-ANCA è indice di una probabile sindrome di Churg-Strauss o poliangioite microscopica.

119 La risposta corretta è la C.

Nel paziente geriatrico l'incontinenza vescicale, la perdita improvvisa e senza controllo di urina, rappresenta il tipo di incontinenza più frequente.

120 La risposta corretta è la E.

La desensibilizzazione sistematica è una tecnica psicoterapeutica utilizzata nella "terapia del comportamento" e viene utilizzata per il superamento di paure, fobie e altri tipi di traumi del paziente. Consta di tre fasi differenti nelle quali si capiscono quali sono gli stimoli che provocano tali reazioni, come imparare a superarli e come mettere in pratica quanto appreso (risposte A, B, C e D errate).

121 **La risposta corretta è la B.**

Durante lo sviluppo embrionale l'acido folico (vitamina B9) è importante per evitare difetti di chiusura del tubo neurale. La carenza di acido folico può determinare la comparsa di anemia macrocitica-megaloblastica e della spina bifida nel nascituro. L'assunzione raccomandata di folati nella popolazione generale è 0,4 mg/die, mentre per le donne in gravidanza aumenta a 0,6 mg/die.

122 **La risposta corretta è la A.**

In diritto, il referto è l'atto col quale l'esercente di una professione sanitaria riferisce all'autorità giudiziaria di avere prestato la propria assistenza od opera in casi che possono presentare i caratteri di un delitto perseguibile d'ufficio. È un atto di natura puramente informativa, la cui presentazione è obbligatoria per legge, avente ad oggetto gli interventi professionali concernente delitti a perseguibilità d'ufficio. Spetta al clinico l'obbligo di accertare se il caso professionale possa rientrare in una fattispecie che presenti i caratteri di un delitto perseguibile d'ufficio. Al contrario, non ci si può esimere in caso di omicidio colposo (risposta B errata), nel caso in cui l'assistito sia un maggiorenne (risposta C errata), in base a richiesta di un assistito (risposta D errata) e in caso di lesione personale gravissima (risposta E errata).

123 **La risposta corretta è la C.**

L'impetigine è un'infezione cutanea superficiale caratterizzata da croste o bolle, causata da streptococchi, stafilococchi o entrambi. Colpisce soprattutto in età pediatrica. Il nome deriva dal latino impetere ("assalire"): può essere diffusa alla cute di altri distretti del corpo attraverso le dita, inoltre, anche gli indumenti possono essere infetti. Fattori di rischio importanti sono l'umidità ambientale e la scarsa igiene. L'impetigine può essere bollosa o non bollosa: la forma bollosa è più frequente tra i bambini di età compresa tra i 2 e 5 anni, mentre la forma non bollosa colpisce anche gli adulti senza differenza di sesso o di locazione geografica. Si caratterizzata per la presenza di croste o bolle. Colpisce, più frequentemente volto e arti. I due patogeni più comuni sono lo Staphylococcus aureus e lo Streptococcus beta-emolitico di gruppo A. Lo Staphylococcus aureus è la causa prevalente di impetigine non-bollosa e la causa di ogni impetigine bollosa (la formazione delle bolle è dovuta all'azione della tossina esfoliativa prodotta dagli stafilococchi). In particolare, la forma non bollosa si caratterizza per la presenza di gruppi di vescicole o pustole che tendono ad andare incontro a rottura e danno origine a una crosta che ricopre le lesioni. Al contrario, l'impetigine bollosa è simile tranne per il fatto che le vescicole tendono a formare delle bolle, che si rompono ricoprendosi di una patina o crosta color miele.

124 **La risposta corretta è la D.**

I virus del papilloma umano (HPV, sinonimo di Human Papilloma Virus) sono virus a dsDNA, appartenenti alla famiglia Papillomaviridae che non sono correlati allo sviluppo del linfoma di Hodgkin. Al contrario, la verruca cutanea, i papillomi orali, i condilomi acuminati e l'epidermo-displasia verruciforme rappresentano affezioni correlate a tali virus (risposte A, B, C ed E errate).

125 **La risposta corretta è la A.**

La digitale (digossina), una molecola appartenente alla classe dei glicosidi digitalici, viene utilizzata per aumentare la forza di contrazione delle fibre miocardiche sia atriali che ventricolari, determinando così un effetto inotropo positivo. L'ipercalcemia determina un aumento degli effetti di tale molecola. Infatti, tale molecola agisce aumentando l'effetto inotropo cardiaco tramite l'inibizione della pompa Na^+/K^+ ATPasi, che determina un aumento del Na^+, con conseguente scarsa attività Na^+/Ca^{++}. Tali interazioni determinano un aumento di calcio all'interno della cellula cardiaca con effetto inotropo positivo.

126 La risposta corretta è la C.

L'indice cardiaco è un parametro che si ottiene dividendo la gittata cardiaca per l'area della superficie corporea al fine di correggere il valore di portata per il peso e la statura dei singoli pazienti (IC = Q/S). Tale valore si esprime in litri al minuto per metro quadro (L/min./m²). È un parametro cardiovascolare di pertinenza emodinamica, utilizzato soprattutto nei reparti di terapia intensiva. Al contrario, la sua unità di misura è il L/min./m^2, poiché è correlato alla superficie corporea (risposte A ed E errata). All'opposto, la gittata cardiaca esprime la quantità di sangue espulsa ad ogni contrazione (risposta D errata).

127 La risposta corretta è la B.

Per disfonia si intende un disturbo della funzione fonatoria dovuta ad alterazione dell'effettore laringeo, ovvero una difficoltà nel produrre una voce fisiologica a seguito di varie condizioni di tipo organico o funzionale. All'opposto, l'assenza totale della voce è detta afonia (risposta A errata). Al contrario, la difficoltà nell'articolazione della parola è definita disartria (risposta C errata). Invece, la difficoltà nella deglutizione è definita disfagia (risposta E errata).

128 La risposta corretta è la D.

L'ematoma epidurale, una lesione frequentemente secondaria a trauma cranico, è causato dalla rottura della arteria meningea media o di uno dei suoi rami. Il sangue si raccoglie nello spazio virtuale compreso tra la dura madre e la teca cranica, assumendo alla TC la forma di una raccolta a lente biconvessa iper-densa nelle scansioni basali e comprimente il parenchima encefalico sottostante. A seconda dell'entità del sanguinamento, per l'aumento della pressione endocranica, si ha una compromissione più o meno rapida del livello di coscienza con l'instaurarsi di coma, alterazioni neurovegetative di tipo cardiologico e respiratorio. Può determinare anche midriasi pupillare omolaterale (o bilaterale nelle fasi avanzate) e/o l'emiplegia controlaterale (inizialmente).

129 La risposta corretta è la D.

Il paziente del caso clinico, in base all'esame del fondo oculare, mostra ipertensione maligna. La caratteristica principale di tale affezione all'esame del fondo oculare è il rigonfiamento del disco ottico, che si presenta come sfumatura e sopra-elevazione dei margini del disco. L'esame del fondo oculare del paziente del caso clinico mostra anche una caratteristica lesione maculare a forma di stella, causata dalla fuoriuscita di liquidi dai vasi retinici.

130 La risposta corretta è la D.

L'infezione puerperale (o febbre puerperale), un'infezione che può sopraggiungere dopo un aborto o un parto, è dovuta alla colonizzazione batterica della cavità endometriale da parte di batteri come E. Coli, S. Pyogenes o altri. La manifestazione più comune dell'infezione puerperale è l'endometrite batterica. Al contrario, essendo un'infezione che colpisce l'endometrio non sono interessati la ghiandola mammaria (risposta A errata), le tube (risposta B errata), il peritoneo (risposta C errata) o il parametrio (risposta E errata).

131 La risposta corretta è la A.

L'atresia digiuno-ileale è l'incompleta formazione di parte dell'intestino tenue. La diagnosi è effettuata con la RX addominale, che mostrerà una sovradistensione delle anse del tenue con multipli livelli idroaerei ed assenza di gas nelle porzioni intestinali a valle. In particolare, i neonati con atresia digiuno-ileale manifestano spesso nel corso del primo o del secondo giorno di vita una distensione addominale ingravescente, difficoltà ad evacuare, emesi e problemi nella nutrizione. Le atresie digiuno-ileali si verificano a seguito di un insulto ischemico durante la gravidanza. Il fumo materno e l'uso di cocaina sono stati associati a tale patologia.

132 La risposta corretta è la E.

La ragade anale, una patologia che può presentarsi con una certa frequenza anche nel bambino, è una ferita persistente della commisura posteriore dell'ano tale da rendere difficoltosa e dolorosa l'evacuazione ed è solitamente legata ad una storia di stipsi. Tale fissurazione generalmente provoca dei piccoli sanguinamenti e dolore e, quando cronicizza, presenta dei margini duri ed ispessiti.

133 La risposta corretta è la D.
Gli innesti di cute a tutto spessore sono degli innesti che vengono utilizzati in chirurgia plastica per coprire larghe ferite. Presentano una minore tendenza alla retrazione, una migliore copertura dei piani profondi, una minore tendenza alla ipo ed iper-pigmentazione ed un aspetto estetico migliore rispetto agli innesti a spessore parziale.

134 La risposta corretta è la B.
Il trago è una struttura triangolariforme del padiglione auricolare posta sotto l'origine dell'elice, davanti alla conca e al condotto uditivo esterno. Protegge il condotto uditivo esterno (risposte A, C, D ed E errate).

135 La risposta corretta è la A.
L'alofantrina è un farmaco con attività antimalarica schizonticida ad azione rapida, utilizzato per trattare le forme gravi di malaria causate da forme di Plasmodium falciparum multiresistenti ai farmaci. Appartiene alla classe dei metanoli fenantrenici ed è attivo esclusivamente sullo stadio eritrocitario asessuato delle specie di Plasmodium. Non presenta alcuna azione sulle forme tissutali latenti di P. Vivax né sui gametocidi (risposte B, C, D ed E errate).

136 La risposta corretta è la C.
Per glomerulonefrite si intende un processo flogistico, che interessa il glomerulo renale, con una diminuita filtrazione renale dipendente dall'estensione del danno infiammatorio: se si verifica l'interessamento di una sola porzione di ogni glomerulo renale la glomerulonefrite sarà definita segmentale. Al contrario, una glomerulonefrite si definisce globale quando il danno interessa più del 50% della superficie di ogni singolo glomerulo (risposta A errata). All'opposto, è mesangiale quando è presente una proliferazione della matrice mesangiale, dovuta a deposizione di Ig o complemento (risposta B errata). Invece, è focale quando si ha una proliferazione della matrice ialina mesangiale in meno del 50% dei glomeruli (risposta D errata). Infine, è diffusa quando si ha una proliferazione della matrice ialina mesangiale in più del 50% dei glomeruli e compare sclerosi (risposta E errata).

137 La risposta corretta è la B.
La polmonite atipica primaria è una flogosi di tipo interstiziale mononucleata, spesso causata da virus o batteri atipici. Infatti, le cellule coinvolte sono principalmente i monociti e i linfociti, ossia le cellule interstiziali mononucleate. Al contrario, una flogosi suppurativa è tipica di batteri come Streptococchi e Stafilococchi con infiltrato macrofagico (risposta A errata). Invece, la polmonite con flogosi alveolare desquamativa è tipica dei pazienti fumatori con infiltrato di macrofagi (risposta C errata).

138 La risposta corretta è la E.
La micosi fungoide rappresenta la forma più frequente di linfoma cutaneo a cellule T, caratterizzato da una progressione lenta delle macchie verso la formazione di placche maggiormente infiltrate o di tumori. L'incidenza annuale e delle sue varianti è stimata tra 1/350.000 e 1/110.000, compresa la MF classica che è responsabile da sola dell'80-90% dei casi. Il rapporto maschi-femmine è 2:1. Colpisce prevalentemente gli adulti e le persone anziane (età media: 55-60 anni). I primi segni sono le lesioni del derma, in forma di placche piatte, localizzate soprattutto sulle natiche e su altre zone non esposte al sole (parte bassa del tronco, cosce, mammelle). Le placche sono ipo- o iperpigmentate nella popolazione nera. Una caratteristica tipica è il prurito. Negli stadi più avanzati della malattia possono manifestarsi placche infiltrate e tumori nodulari di colore rosso-violetto o un eritroderma generalizzato. I linfonodi sono la sede extracutanea maggiormente colpita. Anche gli organi possono essere coinvolti (fegato, polmone,

midollo spinale). La malattia è a progressione lenta (dopo i sintomi iniziali, la malattia può progredire nell'arco di 10-30 anni). La prognosi dipende dallo stadio della malattia (risposte A, B, C e D errate)

139 **La risposta corretta è la D.**
Il consenso informato è la manifestazione di volontà che il paziente esprime liberamente in ordine ad un trattamento sanitario e deve essere somministrato al paziente dal medico.

140 **La risposta corretta è la A.**
Le ustioni da alcali colpiscono l'occhio e sono potenzialmente molto gravi. L'occhio, una volta colpito, deve essere irrigato in continuazione in modo da ristabilire un normale pH, successivamente si possono applicare antinfiammatori su base steroidea, come i corticosteroidi, che riducono l'infiammazione e il dolore. I corticosteroidi però hanno un effetto collaterale: se usati per troppo tempo vanno a inficiare la guarigione e aumentano il rischio di glaucoma, motivo per cui vanno usati per un periodo massimo di 5-7 giorni. All'opposto, non impedisce la formazione di simblefaron, ovvero un'aderenza patologica di estensione variabile di porzioni della congiuntiva palpebrale e porzioni di congiuntiva del bulbo oculare (risposta A errata). Invece, i corticosteroidi agiscono sulla produzione locale di collagenasi (risposta C errata). Al contrario l'uso di corticosteroidi non è controindicato: infatti, è indicato sia in caso di ulcere che di ustioni semplici (risposta E errata).

1 Il tamoxifene è un:

A Estrogeno
B Modulatore selettivo del recettore estrogenico
C Progestinico
D Antiandrogeno
E Androgeno

2 L'acido vanilmandelico è il principale catabolita di ...... ?

A Dopamina
B Catecolamine
C GABA
D Serotonina
E Istamina

3 L'area di Wernicke:

A È situata nel lobo temporale dell'emisfero dominante
B È interessata nella "afasia mominum"
C Fa parte dei centri della visione
D È comunemente interessata nel meningioma olfattorio
E È situata nel lobo frontale dell'emisfero non dominante

4 La mutazione di Leiden consiste:

A In una anomalia della proteina C, che ne accelera il catabolismo
B In una anomalia del fattore VII, che ne accelera l'attivazione
C In una anomalia del fattore VIII, che ne accelera l'attivazione
D In una anomalia del fattore XII
E In una anomalia del fattore V, che ne ritarda il catabolismo

5 Uno dei seguenti non può essere considerato tra i fattori ezio-patogenetici dell'ipertensione portale:

A Blocco sovra-epatico
B Iper-afflusso splenico
C Trombosi della vena porta
D Litiasi della via biliare principale
E Cirrosi

6 La caratteristica principale delle membrane che le rende impermeabili alla maggior parte di ioni e molecole polari è:

A L'assenza di gruppi carichi sulla superficie delle membrane
B La presenza di colesterolo nella membrana
C L'assenza di tutte le proteine nelle membrane
D Il "core" idrofilico della membrana
E La struttura del doppio strato lipidico

7 I segni radiologici di una neoplasia dello stomaco sono:

A Rigidità della parete
B Lesione ulcerosa
C Acinesia gastrica
D Difetto di riempimento
E Difetto di riempimento; lesione ulcerosa; rigidità della parete

8 Il sovraccarico di ferro trasfusionale può comportare:

A Ipertiroidismo
B Diabete mellito
C Diabete mellito; cirrosi epatica; ipogonadismo ipogonadotropo

D Cirrosi epatica

E Ipogonadismo ipogonadotropo

9 Metaplasia squamosa dell'epitelio bronchiale, ipertrofia delle ghiandole mucipare e diminuzione della clearance muco-ciliare sono suggestivi di:

A Polmonite virale

B A.R.D.S

C Polmonite lobare

D Pneumoconiosi

E Bronchite cronica

10 I seguenti ormoni hanno tutti struttura steroidea, tranne:

A Cortisolo

B Estradiolo

C Testosterone

D Aldosterone

E Glucagone

11 Scenario clinico YU4P. Una donna di 47 anni deve essere sottoposta a intervento chirurgico per carcinoma papillare della tiroide. L'arteria tiroidea superiore:

A È un ramo della tiroidea inferiore

B È un ramo della carotide esterna

C È un ramo della carotide interna

D È un ramo della succlavia

E Le risposte D e A sono corrette

12 Riferito allo scenario clinico YU4P. Quando presente, il lobo piramidale della tiroide decorre:

A Lungo l'arteria tiroidea superiore

B Lungo il dotto tireoglosso obliterato

C Lungo l'arteria tiroidea inferiore

D Lungo il nervo vago

E La Risposta A e la Risposta B sono corrette

13 Scenario clinico KR5Z. Un uomo di 52 anni giunge in Pronto Soccorso per dolori addominali localizzati in ipocondrio destro, iperpiressia, nausea e vomito. I valori sono: globuli bianchi 16.000, bilirubinemia totale 5.0 mg/dl, bilirubinemia diretta 3.6 mg/dl. Questi valori di bilirubina totale e diretta sono indicativi di:

A Epatite virale

B Sindrome di Gilbert

C Colestasi

D Ridotta coniugazione epatocitaria della bilirubina

E Nessuna delle risposta è corretta

14 Riferito allo scenario clinico KR5Z. Nella fase diagnostica di preparazione a eventuali procedure operative, quale terapia medica deve essere instaurata?

A Digiuno, idratazione endovena, antibioticoterapia e analgesici

B Nutrizione enterale tramite sondino naso-gastrico

C Dieta ipo-glucidica

D Non è necessaria alcuna terapia medica

E Le risposte A e B sono corrette

15 Scenario clinico NG6D. Una donna di 25 anni giunge in Pronto Soccorso per dolore in fossa iliaca destra associato a febbre, sintomatologia sospetta per appendicite. Cos'è il segno di Rovsing?

A Dolore evocato dalla esplorazione rettale

B Dolore evocato dalla palpazione profonda in ipocondrio destro

C Dolore evocato alla palpazione profonda in fossa iliaca destra

D Dolore in fossa iliaca destra evocato dalla palpazione dei quadranti addominali di sinistra

E I dati forniti non consentono di dare una risposta

16 Come si manifesta oggi più frequentemente il tumore renale ?

A Oliguria

B Massa palpabile

C La diagnosi è incidentale

D Colica renale

E Ematuria

17 L'osso uncinato è:

A Un osso della gamba

B Un osso del tarso

C Un osso del carpo

D Un osso del bacino

E Un sesamoide del tarso

18 Quali delle seguenti alterazioni dello studio elettrofisiologico della conduzione nervosa sono caratteristiche delle neuropatie demielinizzanti?

A Bassa ampiezza del potenziale sensitivo

B Presenza di fibrillazione all'esame ago-elettrodo coassiale del muscolo

C Aumento della velocità di conduzione

D Riduzione della velocità di conduzione motoria e sensitiva

E Decremento alla stimolazione ripetitiva

19 Quale virus è in relazione alla Panencefalite Sclerosante Subacuta (PESS)?

A Virus del Morbillo

B Herpes virus

C Citomegalovirus

D Rubeovirus

E Parotitis virus

20 La TIPS è:

A Una modalità peculiare di esecuzione di biopsia epatica

B L'introduzione di un ago nel cavo peritoneale, a scopo diagnostico

C Una metodica diagnostica che utilizza l'emissione di positroni

D Una procedura che porta al confezionamento di uno shunt tra un ramo venoso portale ed uno sovra-epatico

E Un esame endoscopico che consente la visualizzazione retrograda della via biliare

21 Quali di queste sostanze hanno azione oncogena?

A Cromo

B Piombo

C Berillio

D Ferro

E Mercurio

22 Una madre con gruppo sanguigno AB, Rh-positivo aspetta un bambino da un padre 0 Rh-negativo. Quale procedura va adottata per prevenire una possibile anemia emolitica del feto?

A Non somministrare siero perché non c'è rischio di malattia emolitica

B Somministrare siero anti-Rh alla madre prima della nascita

C Somministrare siero anti-Rh alla madre e al feto nel caso il feto sia A Rh-positivo oppure B Rh-positivo

D Somministrare siero anti-AB

E Somministrare siero anti-Rh alla madre

dopo la nascita

23 La stenosi aortica sotto-valvolare a diaframma:

A Si associa sempre a un click da eiezione

B Non predispone alla endocardite infettiva

C Non si associa mai ad insufficienza aortica

D È meglio visibile all'eco che all'angiografia

E Si associa abitualmente ad insufficienza mitralica

24 In quali condizioni è indicata la vaccinazione anti-pneumococcica?

A Prima di una broncoscopia

B Prima di una toracentesi

C Prima di una estrazione dentaria

D Prima di una splenectomia

E Prima di una laparoscopia

25 L'insufficienza renale cronica che compare in corso di mieloma multiplo è primariamente dovuta a:

A Deposizione di sali di calcio

B Deposizione di immunocomplessi a livello glomerulare

C Proliferazione di plasmacellule a livello dell'interstizio renale

D Iperuricemia

E Precipitazione intra-tubulare delle catene leggere libere monoclonali

26 Una donna in gravidanza alla trentaseiesima settimana presenta un sanguinamento vaginale non accompagnato da altri sintomi. Quali delle seguenti procedure è indicata?

A Ecografia

B Induzione del travaglio

C Cardiotocografia

D Amniorexi

E Esplorazione vaginale

27 Qual è il tipo istologico di cancro del polmone ha prognosi peggiore?

A Carcinoma epidermoide scarsamente differenziato

B Carcinoma a piccole cellule

C Carcinoma bronchiolo-alveolare

D Carcinoma epidermoide ben differenziato

E Adenocarcinoma

28 Il paziente con emolisi intravascolare può presentare tutti i seguenti dati clinici e di laboratorio, tranne:

A Emoglobinuria ed emosideruria

B Aumento della bilirubinemia indiretta

C Bassi livelli di aptoglobina

D Aumento delle lattico-deidrogenasi

E Riduzione del numero assoluto dei reticolociti

29 Verso quale dei seguenti batteri si cerca di preparare un vaccino più efficace anche per prevenire una guerra biologica:

A S. Aureus

B T. Pallidum

C B. Anthracis

D S. Typhi

E B. Melitensis

30 Il trattamento principale dell'embolia polmonare è:

A Legatura della vena cava inferiore

B Embolectomia polmonare

C Trombectomia

[D] Antibiotici

[E] Anticoagulanti e fibrinolitici

31 Uno solo di questi agenti patogeni NON produce enterotossina. Quale?

[A] Clostridium botulinum

[B] Vibrio cholerae

[C] Staphylococcus aureus

[D] Clostridium perfringens

[E] Shigella dysenteriae

32 Nell'iperplasia surrenale congenita due forme si accompagnano ad ipertensione?

[A] Deficit di 21-deidrogenasi e 11-ossidasi

[B] Deficit di 11-idrossilasi e 17 idrossilasi

[C] Deficit di 20-22 desmolasi e 3- -olo-deidrogenasi

[D] Deficit di 15-idrossilasi

[E] Deficit di 3- -olo-deidrogenasi e 21-deidrogenasi

33 Paziente di 46 anni si presenta in P.S., accompagnato dalla moglie, per febbre e tosse. Dopo una lunga attesa in P.S., viene eseguita TC del torace. Cosa si apprezza alla TC del torace?

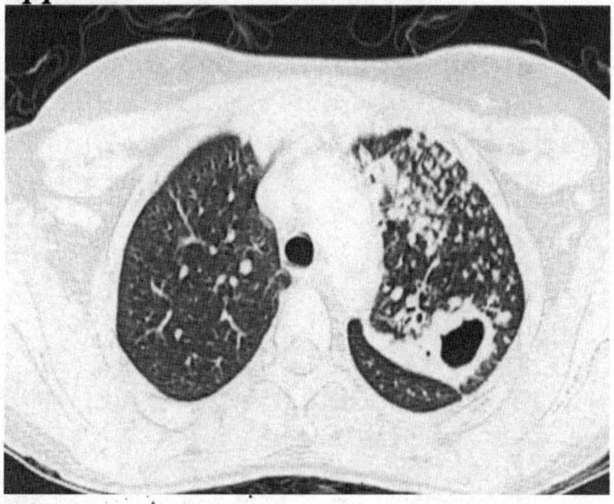

[A] Neoplasia polmonare

[B] Polmonite interstiziale

[C] Atelettasia polmonare

[D] Polmonite lobare

[E] TBC

34 Paziente di 75 anni si presenta in P.S. per tosse e dispnea. Cosa si apprezza alla TC del torace?

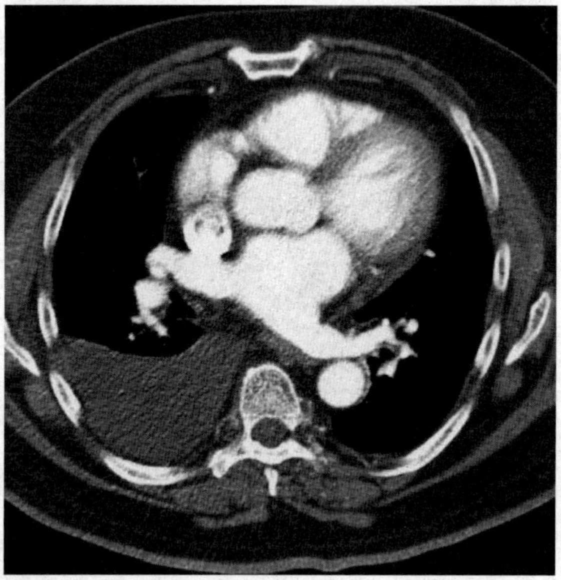

[A] Neoplasia polmonare

[B] Polmonite interstiziale

[C] Versamento pleurico

[D] Embolia polmonare

[E] Polmonite lobare

35 Paziente di 53 anni, si presenta in P.S. per febbre e dispnea. Cosa si apprezza alla TC del torace?

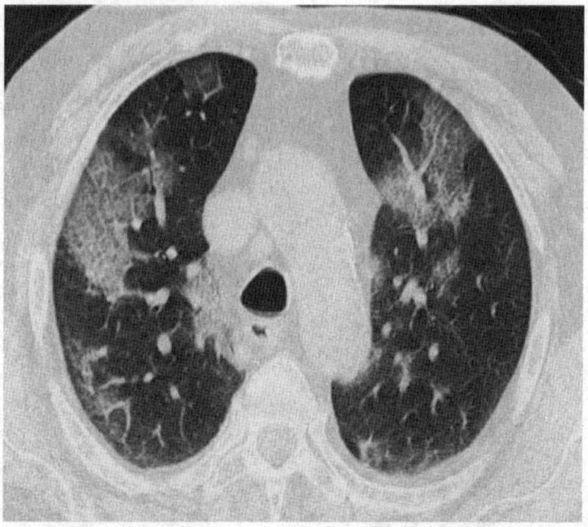

A Polmonite lobare bilaterale
B Polmonite interstiziale bilaterale
C Metastasi diffuse bilateralmente
D Bronchiolite
E Edema polmonare acuto

36 Paziente ex fumatore si presenta dal medico per tosse e dispnea. Quale reperto viene mostrato alla TC del torace?

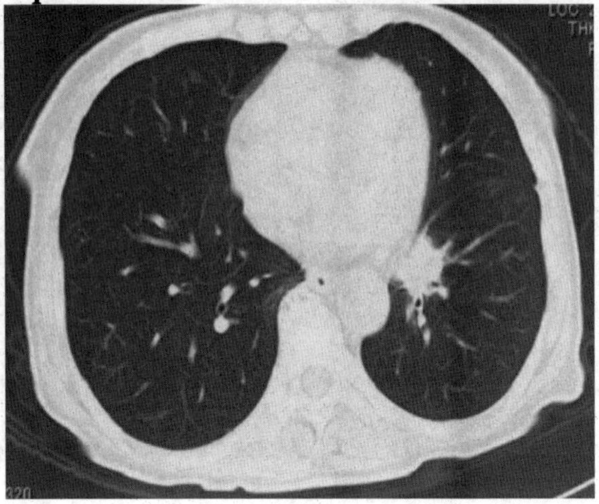

A Polmonite lobare
B Ascesso polmonare
C Embolia polmonare
D Neoplasia polmonare
E Polmonite interstiziale

37 Paziente con dispepsia e dolore in ipocondrio destro. Cosa è mostrato alla RM addome superiore?

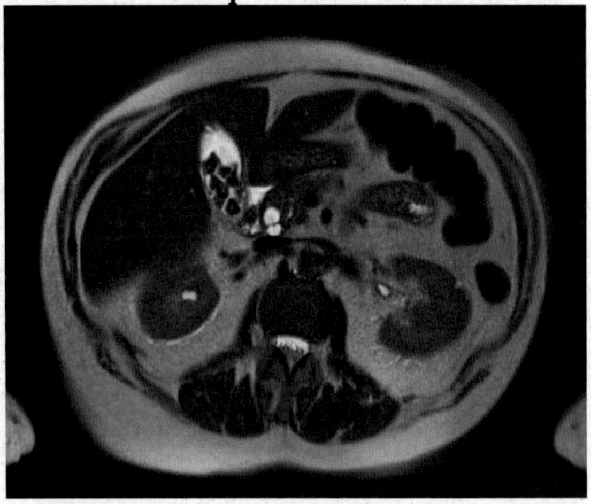

A Calcolosi del rene destro
B Tumore epatico
C Calcolosi della colecisti
D Tumore alla colecisti
E Tumore pancreatico

38 Un paziente di 49 anni viene al vostro studio per sincopi ed al momento riferisce severa astenia. Qual è la diagnosi in base all'ECG?

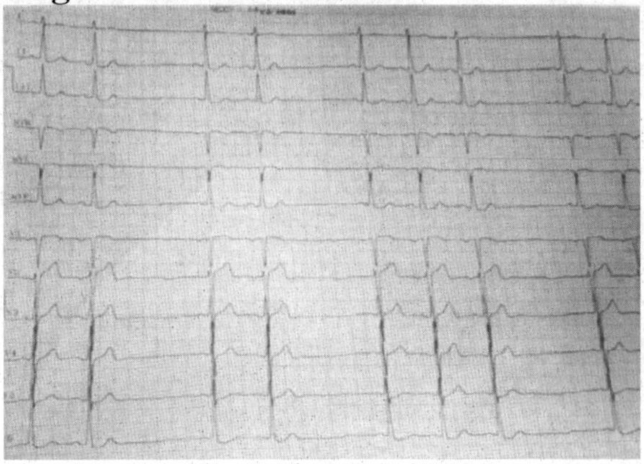

A Blocco seno-atriale I grado
B Blocco seno-atriale II grado Mobitz 2
C Blocco seno-atriale II grado Mobitz 1
D Blocco seno-atriale III grado
E BAV II grado Mobitz 2

39 Bambino di cinque anni con episodi di palpitazioni e affanno. Si rinvia quindi dal cardiologo in pediatria che esegue ECG. Qual è la diagnosi?

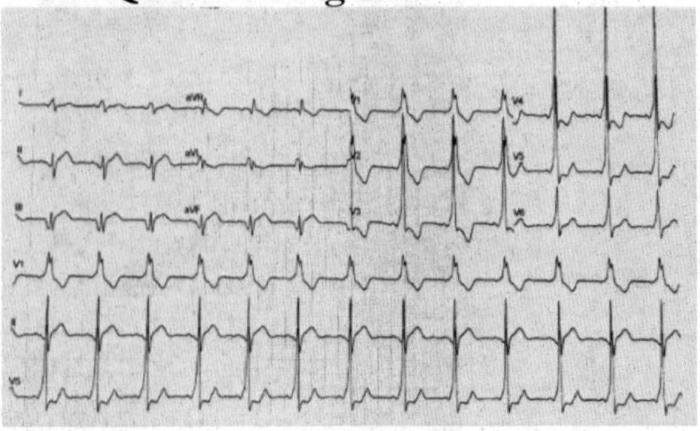

A Tachicardia sopra-ventricolare nodale
B Tachicardia da rientro atrio-ventricolare

[C] Presenza di pre-eccitazione da via accessoria antero-laterale

[D] Presenza di pre-eccitazione da via accessoria postero-settale sinistra

[E] Flutter atriale

40 **Paziente di 70 anni, rianimata con successo dopo arresto cardiaco domiciliare e posta ancora poco collaborante nella coperta di raffreddamento. Si effettua ECG che evidenzia?**

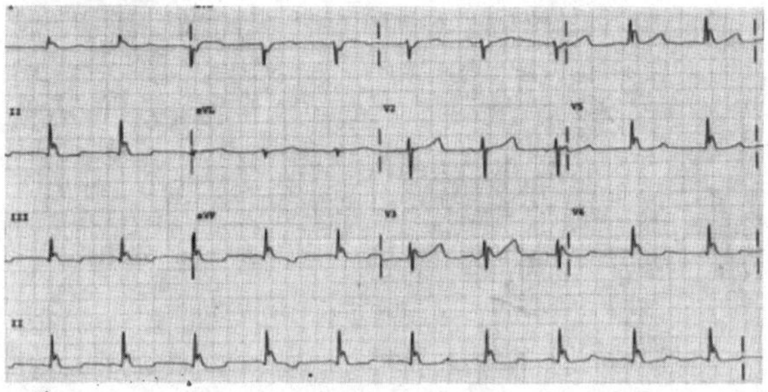

[A] Soltanto ritmo sinusale

[B] Segni di ipotermia

[C] NSTEMI

[D] STEMI inferiore

[E] PEA

41 **Paziente 45 anni astenica, polso irregolare e da giorni episodi di offuscamento visivo, nausea e vertigini. Viene eseguito tracciato, che evidenzia?**

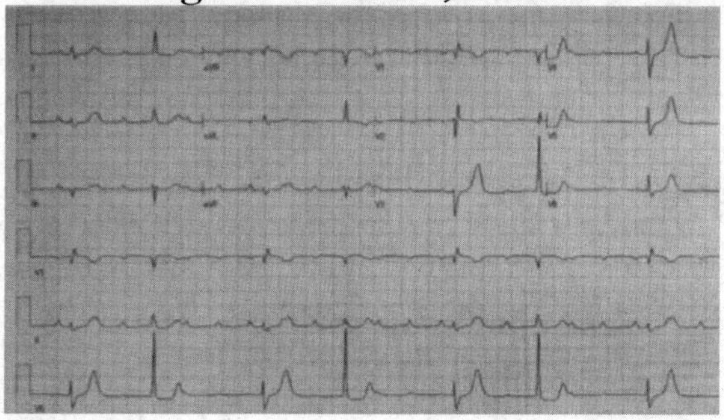

[A] Blocco senoatriale II grado

[B] BAV I grado

[C] Frequente extrasistolia sopra-ventricolare, organizzata in eventi di bigeminismo

[D] BAV II grado Mobitz 1

[E] BAV III grado

42 **Paziente di 60 anni, ricoverato presso il reparto Covid. Anamnesi positiva per ipertensione arteriosa sistemica, pregressa angioplastica su ramo diagonale (in elettivo), BPCO. P.A. 130/60 mmHg, SpO2 90%, temperatura 39 C°, FC 100 bpm. Riferisce tosse e dispnea. Qual è il trattamento migliore per la situazione evidenziata?**

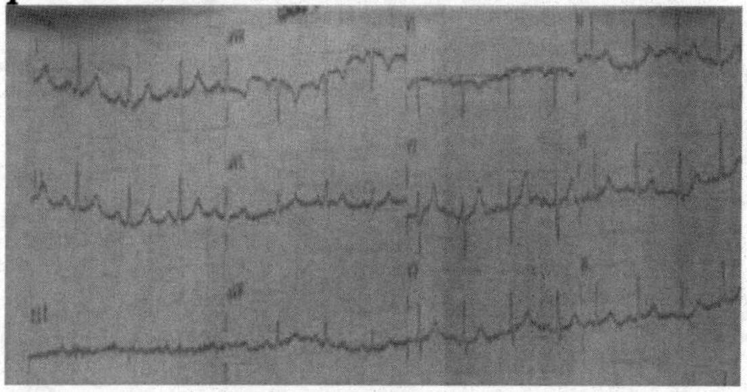

[A] Nuova angioplastica

[B] Utilizzo di beta-bloccanti

[C] Nessuna terapia cardiologica è per il momento consigliata

[D] Defibrillazione

[E] Cardioversione elettrica

43 **Nell'asma quali sono le alterazioni caratteristiche che si riscontrano a carico dei bronchi?**

[A] Tutte le risposta sono corrette

[B] Edema delle pareti bronchiali

[C] Ipertrofia della muscolatura liscia

[D] Ispessimento della membrana basale

[E] Formazione di tappi di muco in alcune vie aeree

44 **L'idatidosi secondaria si verifica quando:**

[A] In una sierosa o in un organo si ha la rottura della cisti con liberazione di scolici

[B] L'uomo mangia visceri di animali infetti

C L'uomo si infesta mangiando verdura inquinata

D L'uomo si infesta bevendo acqua inquinata

E L'uomo si infesta con le uova del parassita emesse dal cane con le feci

45 L'osteoporosi di tipo I è correlato alla deficienza dell'ormone:

A Testosterone

B Calcitonina

C Paratormone

D Estrogeno

E Tireotropo

46 L'intradermoreazione secondo Mantoux deve essere valutata in base a:

A Diametro dell'eritema

B Colore della lesione

C Presenza di vescicole

D Positività/negatività

E Diametro dell'infiltrato

47 Una donna di 34 anni che ha il morbo di Crohn e che ha subito due precedenti interventi chirurgici si reca alla visita di controllo. Soffre di diarrea persistente e dolori addominali, nonostante la terapia con adalimumab e corticosteroidi orali. Si decide di iniziare la terapia con vedolizumab. Quale di queste rappresenta la modalità d'azione del vedolizumab?

A Antagonista alfa4beta7

B Anti-CD20

C Anti-CD19

D TNF-antagonista alfa antagonista

E Anti-IL13

48 Una donna di 49 anni si presenta al pronto soccorso con mal di testa acuto, nausea e letargia nelle ultime 3-4 settimane. Si è recata dal suo medico di famiglia 3 volte negli ultimi 6 mesi con una sinusite che ha risposto male a più cicli di antibiotici e corticosteroidi intranasali e ha avuto due piccoli episodi di emottisi nell'ultima settimana. All'esame obiettivo la sua P.A. è di 155/82 mmHg, la F.C. di 85 bpm e polso regolare. All'esame obiettivo toracico si apprezzano crepitii grossolani in entrambi i campi polmonari. L'addome è trattabile e non è teso. Gli esami di laboratorio a cui è stata sottoposta mostrano i valori indicati di seguito. Qual è il trattamento più appropriato tra i seguenti?

Hb	100 g/l
WCC	11.2 x 10(9)/l
PLT	303 x 10(9)/l
Na^+	142 mmol/l
K^+	5.7 mmol/l
Cr	203 micromol/l
CRP	90 mg/l
ESR	85 mm/hr
cANCA	positive
CXR	Interstitial shadowing throughout both lung fields
Urine - blood ++, protein+	

A Azatioprina

B Methotrexate e metil-prednisolone

C Micofenolato

D Scambio di plasma

E Rituximab e metil-prednisolone

49 Una donna di 49 anni, nota per la sua storia di lupus eritematoso sistemico (LES), si reca presso l'ambulatorio di Reumatologia per una visita. La sua malattia è rimasta stabile nell'ultimo anno fino a circa 3 mesi prima, quando i dolori articolari sono peggiorati nonostante il trattamento con idrossiclorochina orale. Il suo medico di famiglia ha anche notato un aumento della creatinina da 120 micromol/l a 190

micromol/l. L'urina è positiva al sangue e alle proteine. Si instaura una terapia ad alte dosi di prednisolone per via orale e si pensa di sospendere l'idrossiclorochina. Quale terapia sostituirà l'idrossiclorochina?

A Abatacept

B Metotrexate

C Micofenolato

D Rituximab

E Tacrolimus

50 **Una donna di 18 anni si reca presso l'ambulatorio di Nefrologia per la valutazione di una ipertensione resistente e un'elevazione della creatinina sierica a 180 micromol/l. È in terapia attuale con 10mg di ramipril al giorno. Da bambina ha sofferto di numerose infezioni delle vie urinarie, ma non si è mai sottoposta ad alcun accertamento. All'esame obiettivo la sua P.A. è di 165/95 mmHg, una F.C. di 68 bpm ed un polso regolare. L'addome è trattabile e non teso e non ci sono masse renali. L'esame delle urina è positivo alle proteine e l'ecografia delle vie urinarie rivela una cicatrizzazione caliceale nel rene sinistro. Qual è l'intervento più appropriato tra i seguenti?**

A Nefrectomia sinistra

B Antibiotici profilattici regolari

C Controllo stretto della pressione sanguigna

D Iniezione di collagene ureterico

E Reimpianto ureterico

51 **Un uomo di 39 anni con 30 anni di storia di diabete di tipo 1 si reca in ambulatorio per una visita di controllo. Il suo principale disturbo è la disfunzione erettile e ha in programma di iniziare una terapia con sildenafil ad alte dosi. Da quale dei seguenti aspetti è necessario avvertirlo?**

A Visione blu intensa

B Formazione di cataratta

C Perdita di visione dei colori

D Necessità di rimuovere le lenti a contatto

E Ingiallimento della vista

52 **Un elettricista di 45 anni si reca presso l'ambulatorio di neurologia per una visita di controllo. Lamenta un tremore ingravescente negli ultimi 12-18 mesi, tanto che non è più in grado di svolgere piccoli movimenti al lavoro. Dice che suo padre aveva sintomi simili che rispondevano ai farmaci. All'esame obiettivo si osserva un tremore posturale simmetrico distale di entrambi gli arti superiori. C'è anche qualche segno di tremore del capo. Si chiede al paziente di disegnare una spirale dopo la somministrazione di propranololo. I risultati sono riportati di seguito. Quale delle seguenti è la terapia a lungo termine più appropriata?**

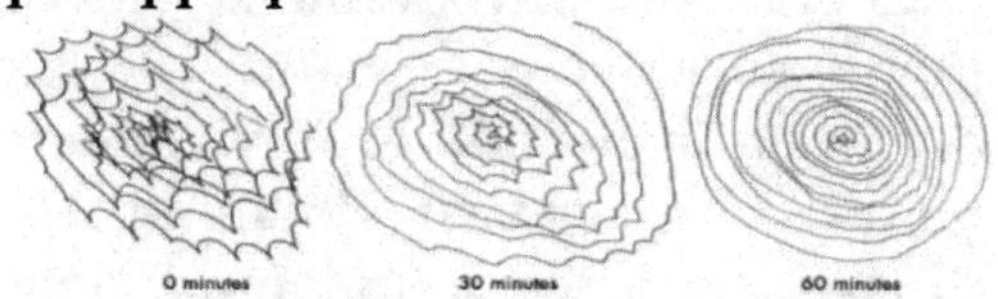

A Diazepam

B Entacapone

C L-dopa

D Pramipexole

E Propranololo

53 **Un uomo di 42 anni viene trasportato al pronto soccorso dopo aver vomitato 200 ml di sangue vivo. Soffre di epatopatia alcolica e varici esofagee; ha ripreso a bere e non si è presentato alle visite di follow-up negli ultimi 7 mesi. Non si sa se è tollerante al propranololo o al reintegro della vitamina B. All'esame**

obiettivo la sua P.A. è di 100/80 mmHg, con una F.C. di 105 bpm e polso regolare. Ci sono evidenti spider nevi sulla parte superiore del corpo e lamenta dolore in sede epigastrica. Gli esami di laboratorio a cui è stato sottoposto mostrano i valori indicati di seguito. Si procede con l'infusione di cristalloidi per via endovenosa e 4 unità di sangue. Quale dei seguenti è il passo successivo più appropriato da intraprendere?

Hb	8.8 g/dl
WCC	10.5×10^9/l
PLT	95×10^9/l
Na^+	138 mmol/l
K^+	3.9 mmol/l
Creatinine	92 µmol/l

A Omeprazolo per via endovenosa
B Terlipressina endovenosa
C Lattulosio orale
D Neomicina orale
E Omeprazolo orale

54 **Uno studente diciottenne si presenta al pronto soccorso per ematuria da circa 48 ore dopo aver sofferto inizialmente per un'infezione alle vie respiratorie. Afferma di aver sofferto di ematuria dopo un precedente episodio di polmonite circa 2 anni prima. La sua P.A. è di 122/82 mmHg, la F.C. di 68 bpm e polso regolare. La T.C. è di 37,8° C. L'addome è trattabile e non presenta masse palpabili. La creatinina è 95 micromol/l, e le urine sono 3+ positive per il sangue e 1+ positive per le proteine, i nitriti sono negativi. Quale delle seguenti diagnosi è la più probabile?**

A Nefropatia IgA
B Nefropatia membranosa
C Glomerulopatia a lesioni minime
D Glomerulonefrite post-streptococcica
E Infezione delle vie urinarie

55 **Un uomo di 34 si reca al pronto soccorso poche ore dopo l'inizio del trattamento antibiotico per la malattia di Lyme, diagnosticata dopo aver mostrato al medico di famiglia un'escara nella parte inferiore sinistra della gamba, un'eruzione cutanea coerente con l'eritema migrante e dolori articolari. Ora ha febbre (38° C), una P.A. di 90/60 mmHg ed è tachicardico con una frequenza cardiaca di 100 bpm. È stato trattato con Doxiciclina 100 mg, che aveva preso qualche anno prima per l'acne. Quale dei seguenti è il trattamento successivo più appropriato?**

A Clorfeniramina per via endovenosa
B Idrocortisone per via endovenosa
C Ranitidina endovenosa
D Solo terapia di supporto
E Passare dalla doxiciclina all'amoxicillina

56 **Una donna di 60 anni si reca al pronto soccorso dopo aver avuto un episodio di ematemesi di circa 250 ml. Riferisce di aver evacuato nelle ultime 48 ore feci picee e di sentirsi sempre più debole, ma non ha voluto chiamare il medico. Ha un'anamnesi positiva per artrite reumatoide per la quale prende regolarmente il naprossene e ha recentemente iniziato un ciclo di prednisolone per un'eruzione cutanea acuta. All'esame obiettivo la sua pressione arteriosa è di 115/80 mmHg, con una frequenza cardiaca di 98 bpm e polso regolare. All'esame obiettivo addominale riferisce dolore all' epigastrico. La frequenza cardiaca scende a 80 battiti al minuto con 2 l di liquidi e viene predisposta una trasfusione di sangue. Gli esami di laboratorio a cui è stata sottoposta mostrano i valori indicati di seguito. Quale dei seguenti è il trattamento successivo più appropriato?**

Hb	8.1 g/dl
WCC	7.9 × 10⁹/l
PLT	203 × 10⁹/l
Na⁺	140 mmol/l
K⁺	5.1 mmol/l
Creatinine	90 μmol/l
Urea	12.2 mmol/l
Upper GI endoscopy	Large gastric ulcer with adherent clot

[A] Pantoprazolo per via endovenosa

[B] Terlipressina endovenosa

[C] Metoclopramide orale

[D] Neomicina orale

[E] Acido tranexamico endovenoso

57 **Un uomo di 40 anni senza precedenti anamnestici di interesse. Da quattro settimane riferisce diarrea, associata a ittero della pelle e delle mucose, coluria, ipocolia e dolore all'ipocondrio destro, accompagnato da perdita di peso (circa 10kg) e prurito intenso. Agli esami ematochimici risaltano: bilirubina totale 15,3 mg/dl, alanina-aminotransferasi 70 U/l, aspartato-aminotranferasi 85 U/l. Sierologia per epatite negativa e un aumento del CA19-9. Si esegue TC addominale. Si mostrano tre sezioni assiali. In relazione ai risultati della prova radiologica, tra le seguenti affermazioni qual è quella corretta?**

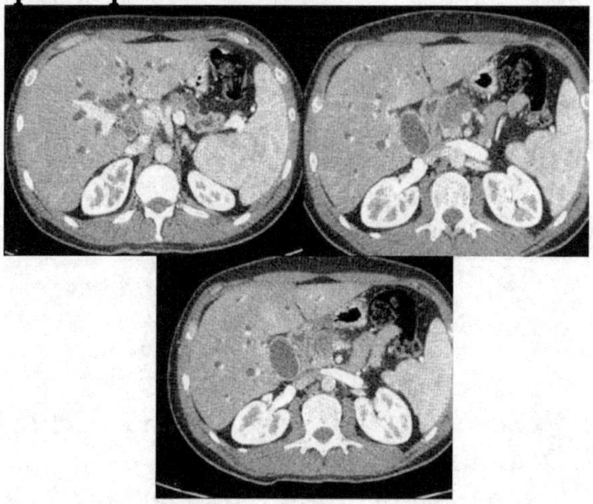

[A] Si osserva una massa tumorale nella testa del Pancreas che condiziona una dilatazione biliare e duttale compatibile con adenocarcinoma

[B] Presenza di un aumento del grasso pancreatico con Wirsung tortuoso compatibile con una pancreatite linfo-plasmocitaria

[C] Si identifica una massa tumorale in un infundibolo vescicolare compatibile con adenocarcinoma vescicolare

[D] Si osservano voluminose adenopatie tumorali all'ilo epatico che causano dilatazione della via biliare

[E] Presenza di lesioni focali epatiche solide compatibili con metastasi epatiche diffuse

58 **Donna di 63 anni con dolore toracico costrittivo insistente nelle 4 ore precedenti, associato a conati di vomito. Qual è la complicanza maggiormente frequente della sede della patologia che si evidenzia all'ECG?**

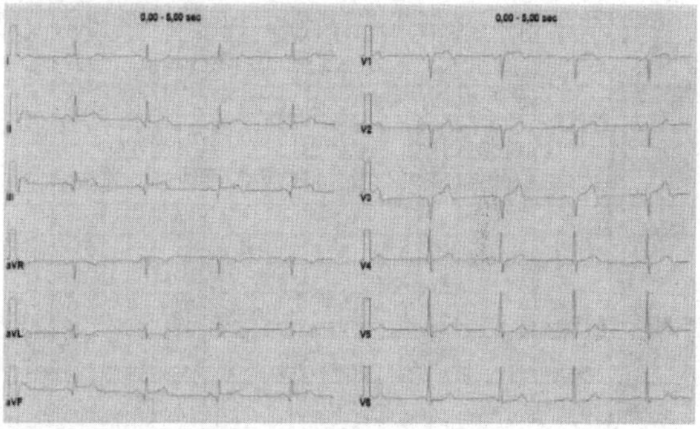

[A] Blocco atrioventricolare

[B] Aneurisma apicale

[C] Rottura del setto interventricolare

[D] Perforazione della parete libera del ventricolo sinistro

[E] Pericardite

59 **Scenario clinico JJYUI2. Donna di 67 anni con pregressa ipertensione arteriosa mal controllata, in trattamento con insulina per diabete mellito e seguita da un servizio di ematologia per lo studio di una sindrome mielodisplastica. Da tre**

settimane inizia una lesione pustolosa con bordi necrotici che è cresciuta fino a causare una grande ulcera con l'aspetto visibile nell'immagine associata. Dolore intenso. Quale delle seguenti diagnosi è la più probabile?

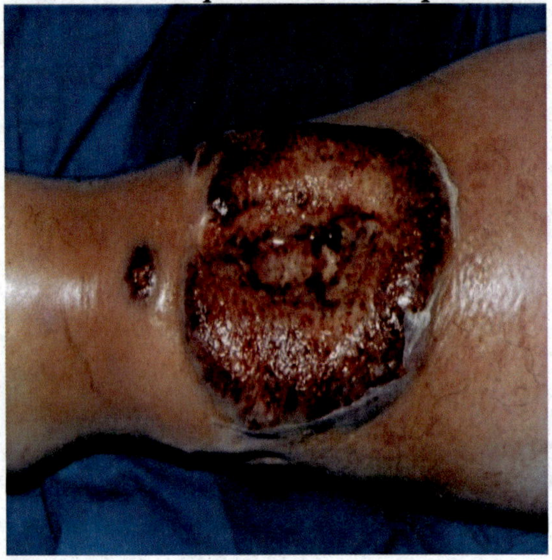

A Infiltrazione cutanea specifica del suo processo mieloproliferativo

B Necrobiosi lipidica

C Ulcera da micro-angiopatia diabetica

D Pioderma gangrenoso

E Ulcera ipertensiva

60 Riferito allo scenario clinico JJYUI2. Lo stesso tipo di patologia può verificarsi in altri contesti. Indichi il più probabile:

A Ipotiroidismo

B Ipertiroidismo

C Colite ulcerosa

D Sclerodermia

E Glucagonoma

61 Scenario clinico YYUIO. Donna di 64 anni, nessun precedente anamnestico di interesse, con dispnea progressiva in evoluzione da varie settimane, la radiografia del torace frontale suggerisce una diagnosi radiologica quasi definitiva, qual è tra le seguenti?

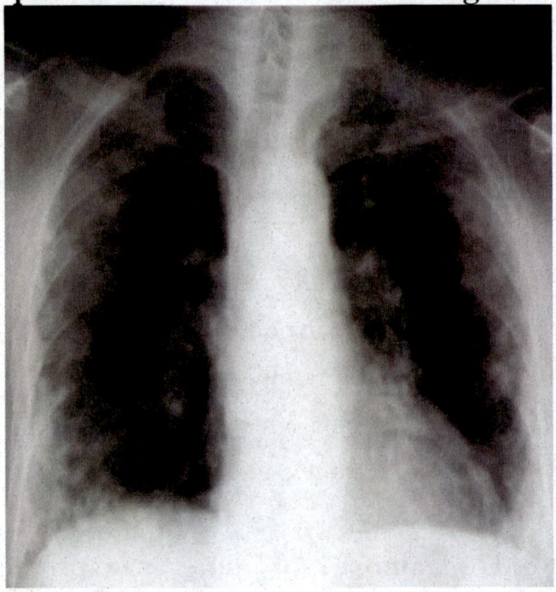

A Tromboembolismo polmonare con infarti

B Polmonite da Pneumocystis jirovecii

C Proteinosi alveolare

D Edema polmonare

E Polmonite eosinofila cronica

62 Riferito allo scenario YYUIO. In relazione al sospetto diagnostico che ha stabilito, quale sarebbe l'esame più indicato per la conferma diagnostica?

A Determinazione della pressione capillare polmonare, mediante catetere di Swan-Ganz

B Lavaggio bronco-alveolare

C TC torace (arterie polmonari)

D Determinazione degli eosinofili nel sangue periferico

E Determinazione degli anticorpi anti-HIV

63 Scenario clinico UI789. Un maschio di 70 anni, fumatore attivo, viene sottoposto a una radiografia del torace come protocollo preoperatorio per l'ipertrofia prostatica. Quale è il fondamentale

riscontro semiologico di questa immagine radiologica?

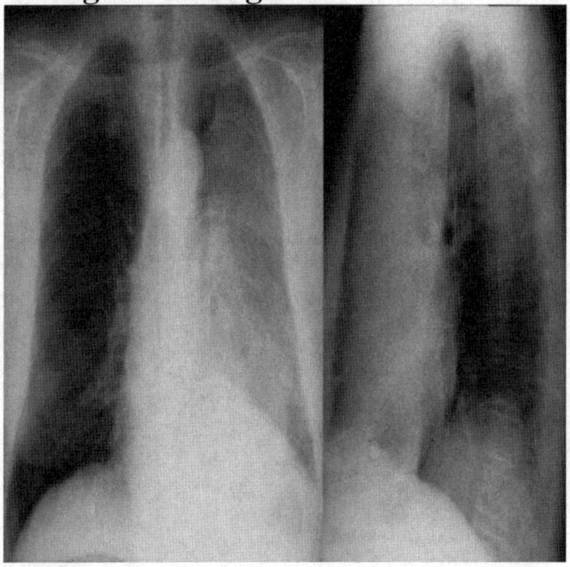

[A] Versamento pleurico sinistro incapsulato

[B] Tumescenza dei tessuti molli anteriori del torace

[C] Collasso del lobo superiore sinistro

[D] Massa mediastinica anteriore

[E] Elevazione della cupola diaframmatica sinistra

64 **Riferito allo scenario clinico UI789. Quale sarebbe la diagnosi radiologica più probabile per giustificare questo reperto?**

[A] Carcinoma broncogeno centrale

[B] Paralisi frenica sinistra

[C] Ascesso anteriore della parete toracica

[D] Mesotelioma pleurico sinistro

[E] Linfoma mediastinico anteriore

65 **Scenario clinico HJKL2. Maschio di 41 anni presenta dolori alternanti bilaterali a entrambi i glutei da più di 5 anni, che interrompono il sonno e si attenuano con la mobilizzazione. Si accompagna rigidità dopo più di un'ora di inattività. Nega dolore, tumefazione o deformità ad altri livelli. Aggiunge esami ematochimici non alterati tranne PCR 11.5mg/dl (V.N. minore di 5) e una radiografia. Quali sono l'alterazione radiologia e la diagnosi più probabile?**

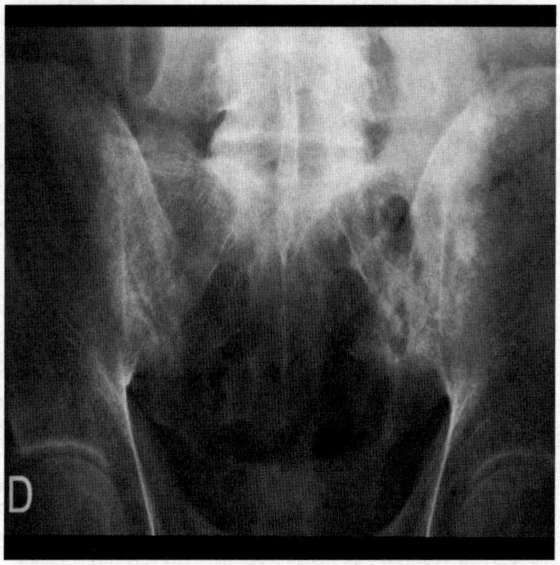

[A] Frattura di Looser - Osteomalacia

[B] Sacroileite bilaterale - Spondilite anchilosante

[C] Coesistenza di lesioni litiche e blastiche – Morbo di Paget

[D] Lesioni blastiche - Adenocarcinoma prostatico con metastasi ossee

[E] Osteosclerosi -Linfoma

66 **Riferito allo scenario clinico HJKL2. In relazione a questo paziente, quale dei seguenti trattamenti sarebbe inutile?**

[A] Indometacina

[B] Eterocoxib

[C] Corticosteroidi sistemici.

[D] Fisioterapia

[E] Adalimumab

67 **Scenario clinico HUYIO1. Una Sua amica di 37 anni Le mostra la foto della sua mano destra che si presenta come la immagine A. Era durante un giorno freddo del mese di novembre e Le spiega che dopo pochi minuti ha recuperato la**

colorazione normale. Con una lente a grande ingrandimento osserva il letto ungueale, immagine B. Qual è la diagnosi più probabile?

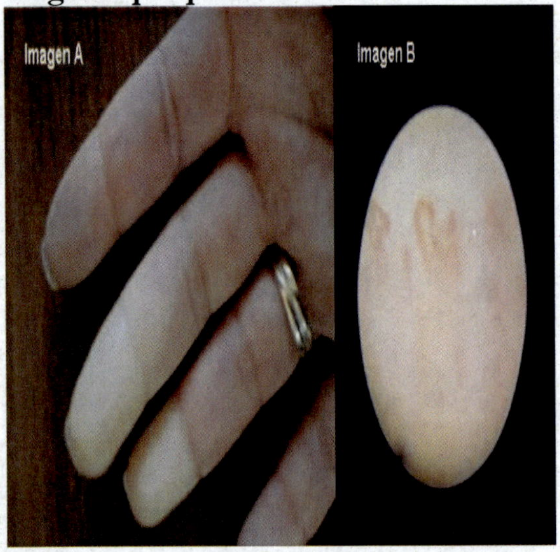

A Sclerosi sistemica

B Acrocianosi

C Livedo reticularis

D La malattia di Raynaud

E Malattia delle agglutinine fredde

68 **Riferito allo scenario clinico HUYIO1. Quale dei seguenti farmaci è sconsigliato?**

A Nifedipina

B Sildenafil

C Prazosin

D Atenololo

E Losartan

69 **Scenario clinico HJKUIO23. Un paziente di 31 anni, senza precedenti anamnestici di interesse, Vi consulta per una debolezza muscolare con dei mesi di evoluzione che progressivamente lo ha portato a una difficoltà nel salire e scendere le scale. All'esame obiettivo si riscontrano delle lesioni papuloeritematose squamate che si possono osservare in figura, Nel percorso diagnostico viene effettuata tra le altre cose anche una biopsia muscolare. Quale Le sembra la diagnosi più probabile?**

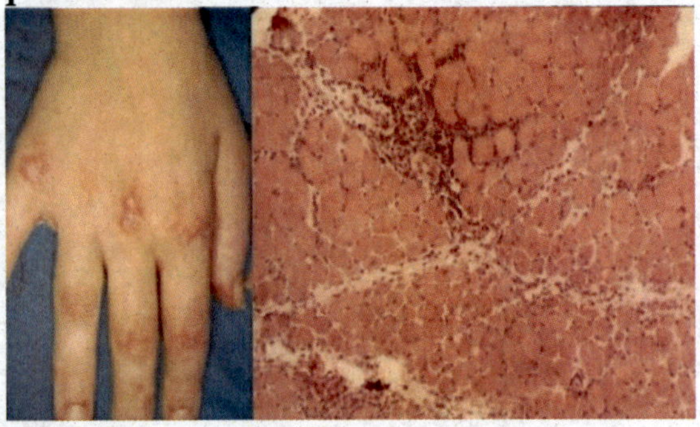

A Vasculite del tipo pan-arterite nodosa

B Lupus eritematoso sistemico

C Dermatomiosite

D Miosite con corpi di inclusione

E Sarcoidosi

70 **Riferito allo scenario clinico HJKUIO23. Tra gli esami complementari che ci potrebbero aiutare a definire meglio il quadro clinico della paziente sono presenti tutti i seguenti TRANNE uno. Lo segnali.**

A TAC toracoaddominale

B Esame ginecologico

C Autoanticorpi, tra cui ANA e anti-sintetasi

D Elettromiografia

E Arteriografia delle arterie renali

71 **Scenario clinico YUEWQ. Paziente di 75 anni, ipertensione arteriosa e iperuricemia in anamnesi. In trattamento con ACE inibitore e allopurinolo 100 mg al giorno. Si presenta in pronto soccorso per un quadro in evoluzione da diversi giorni di dolore infiammatorio alle piccole articolazioni della mano con un decorso progressivo insieme a febbre giornaliera fino 37,8°C. Presenta lesioni sopraelevate giallastre sulla cute intorno**

alle articolazioni interfalangee e metatarso-falangee, che negli ultimi giorni hanno trasudato un liquido giallastro attraverso la pelle. Alla ispezione presenta segni infiammatori a livello delle articolazioni interfalangee prossimali e distali di entrambe le mani. Si esegue una radiografia semplice di entrambe le mani. Quale delle seguenti affermazioni riguardo alla diagnostica del paziente è corretta?

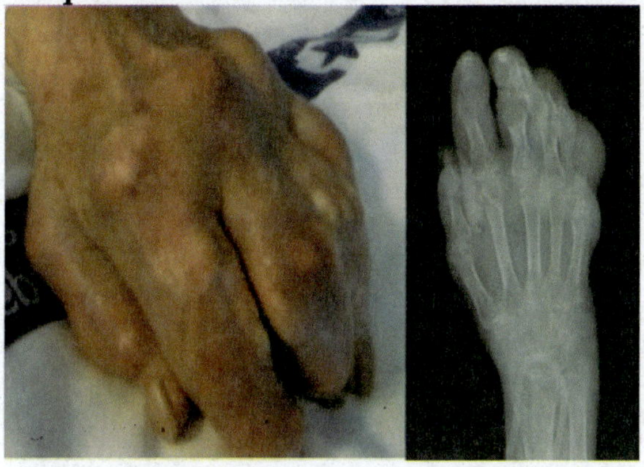

A Il drenaggio di materiale bianco-giallastro attraverso la pelle è sinonimo di infezione e richiede l'inizio del trattamento antibiotico immediatamente

B Se l'analisi del liquido sinoviale mostrasse una conta cellulare tra 2000 e 60.000 /µ sarebbe una poliartrite settica e il trattamento specifico dovrebbero essere iniziato immediatamente

C Per stabilire la diagnosi di gotta tofacea, è necessario che i livelli di acido urico siano molto superiori al range di valori normali

D Per confermare la diagnosi, si raccomanda uno studio completo del liquido

E La tecnica diagnostica di scelta è l'artro-risonanza

72 **Riferito allo scenario clinico YUEWQ. In relazione al caso precedente, come approccerebbe il trattamento iniziale di questo paziente?**

A Il trattamento è l'uso di allopurinolo a dosi minime di 800 mg al giorno; quindi, si dovrebbe aumentare precocemente la dose che il paziente assumeva

B Durante la fase acuta il trattamento è costituito da FANS, che possono associati alla colchicina

C Data la gravità delle lesioni si deve trattare con colchicina endovena

D Se il liquido sinoviale ha conta cellulare superiore a 3000 ecl/µ bisogna iniziare la terapia antibiotica parenterale con copertura per Staphylococcus Aureus e Streptococcus spp e mantenerla per almeno 6 settimane

E In questa malattia, steroidi sistemici o intra-articolari non hanno dimostrato efficacia.

73 **Scenario clinico FGHJKL. Una paziente di 64 anni si presenta per facile affaticabilità in evoluzione da alcuni mesi e per perdita dell'appetito senza perdita di peso. Osservando la paziente risalta la sua facies (immagine). Prima di proseguire con l'anamnesi e con l'esame obiettivo, ci viene in mente un'ipotesi diagnostica. Quale dei seguenti esami crede che ci orienterebbe meglio nel nostro sospetto diagnostico?**

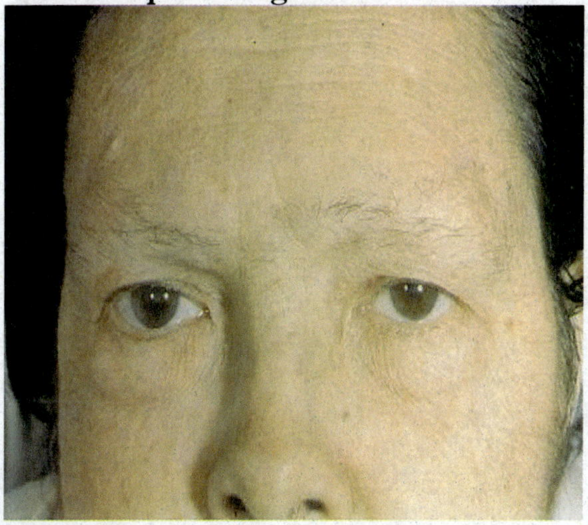

A TSH

B CK

C Emocromo, ferro, ferritina

D Proteinuria

E ANA

74 Riferito allo scenario clinico FGHJKL. Per escludere situazioni che possono simulare le manifestazioni della paziente e stabilire una diagnosi differenziale dobbiamo proseguire con l'anamnesi. Una delle seguenti abitudini o precedenti sarebbero difficilmente associabili con le alterazioni facciali osservate. Indicare quale.

A Abitudine di tirare i capelli (tricotillomania)

B Una malattia a trasmissione sessuale

C Contatto con persone o aree geografiche con lebbra

D Assunzione di farmaci

E Storia di iperuricemia

75 Scenario clinico JHXX1. Maschio di 74 anni, asintomatico, che in un esame ematico di routine presenta leucociti 37.000/mL, emoglobina 15,7 g/dL, piastrine 190.000/mL. All'esame obiettivo non si apprezza nessuna adenopatia né organomegalia. Si esegue uno striscio del sangue periferico. Qual è la diagnosi più probabile?

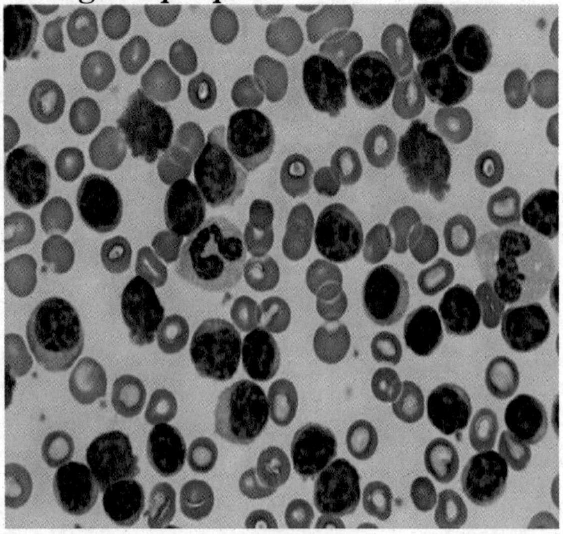

A Influenza

B Leucemia mieloide cronica

C Gammopatia monoclonale di significato incerto

D Leucemia linfatica cronica

E Sindrome mielodisplastica

76 Riferito allo scenario clinico JHXX1. Dato questo quadro clinico, quale sarebbe il trattamento più indicato?

A Non trattare, aspettare e vedere

B Interferone

C Clorambucil e prednisone

D Inibitori BCR/ABL (imatinib)

E Ciclofosfamide, vincristina e prednisone

77 Scenario clinico JHXX2. L'immagine ecografica presentata corrisponde a una donna di 37 anni che si presenta per dolore lombare a destra non traumatico associato a febbre. In base a questi precedenti e al reperto ecografico, indichi la risposta corretta.

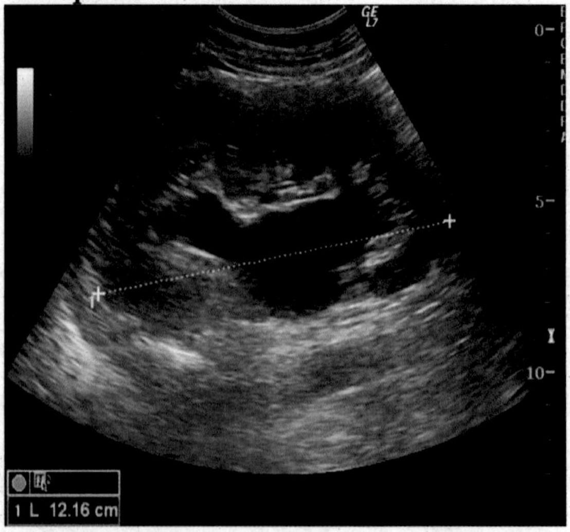

A Si osserva un ingrandimento della cistifellea con parete a “doppio contorno”

B I risultati suggeriscono un ascesso perinefritico con liquido libero perirenale

[C] L'immagine non fornisce dati sufficienti per aiutare la diagnosi

[D] L'immagine suggerisce una grande ciste para-pielica: risultato senza rilevanza clinica

[E] L'ecografia suggerisce un'ostruzione del tratto urinario

78 **Riferito allo scenario clinico JHXX2. Per quanto riguarda il trattamento di questo paziente, indichi la risposta corretta:**

[A] Sarebbe necessaria una puntura evacuativa TC guidata della raccolta perinefritica e prescrivere una terapia antibiotica ad ampio spettro

[B] La deviazione urinaria è la chiave per la gestione iniziale in casi con idronefrosi e funzionalità renale compromessa o infezione. Il trattamento definitivo dipenderà dall'eziologia

[C] Prima di prendere decisioni terapeutiche dobbiamo studiare il paziente ulteriormente con una TC addome

[D] Si tratta di una colecistite atipica e richiede una colecistectomia urgente

[E] Al momento, l'evidenza scientifica afferma che i FANS non sono più il primo step analgesico nel trattamento del paziente con colica renale che si presenti in pronto soccorso

79 **Scenario clinico JHXX3. Una donna di 88 anni con una storia di demenza di tipo Alzheimer, insufficienza mitralica e fibrillazione atriale persistente, viene ricoverata per deterioramento delle condizioni generali che viene attribuito a una infezione del tratto urinario. Le vie venose periferiche non sono accessibili e si sceglie di cateterizzare una vena centrale attraverso una vena periferica (vena cefalica) tramite guida ecografica. Una volta completata la procedura viene accertato che attraverso il catetere il sangue fluisce in maniera normale. La paziente non ha avuto complicazioni durante la manovra e a posteriori si realizza una radiografia di controllo del catetere. Dove le sembra che si trovi l'estremo distale del catetere?**

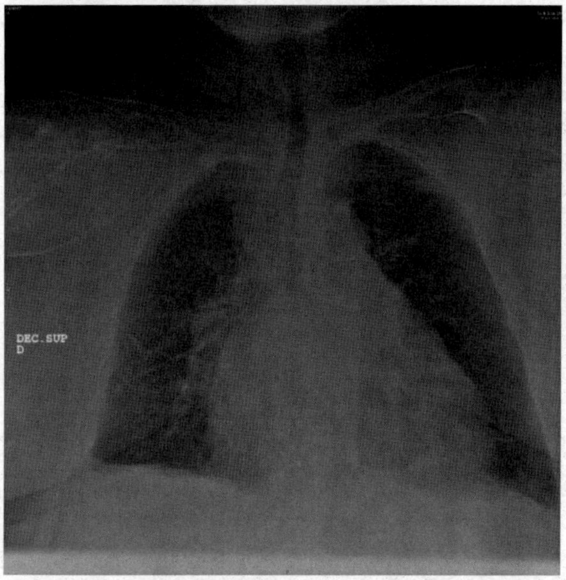

[A] Vena succlavia destra

[B] Vena giugulare destra

[C] Vena cava superiore

[D] Vena basilica destra

[E] Tronco brachiocefalico

80 **Riferito allo scenario clinico JHXX3. Qual è l'atteggiamento più ragionevole in questo momento?**

[A] Rimuovere l'intero catetere e reinserirlo

[B] Estrarre circa 10 cm del catetere e impostare il trattamento opportuno

[C] Incanalare un'altra via venosa centrale attraverso la giugulare

[D] Lasciarlo così perché può essere usato per monitorare pressione venosa centrale

[E] Non possiamo usare il catetere perché ha perforato la vena e si trova nel polmone

81 **Un bambino di 12 anni si presenta in pronto soccorso pediatrico per un quadro**

di febbre, vomito, dolore addominale e diarrea. All'auscultazione cardio-polmonare presenta un soffio sistolico eiettivo II/VI in focolaio polmonare, con secondo tono sdoppiato fisso, oltre a questo l'esame obiettivo è normale. Per la valutazione del soffio il pediatra esegue un ECG che è mostrato in figura. In relazione all'interpretazione dello stesso indichi la risposta corretta.

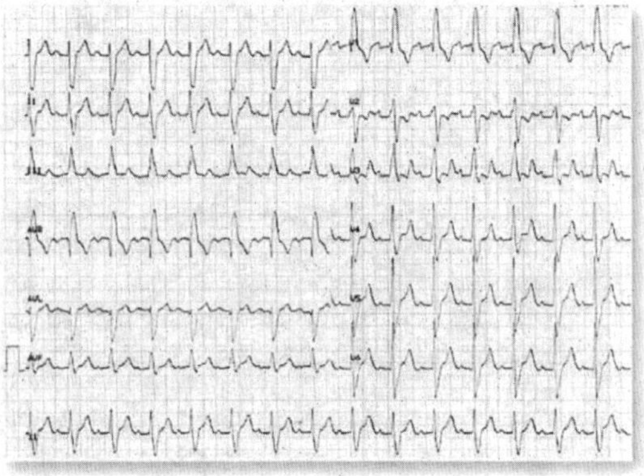

A È un ECG normale

B Presenta un blocco atrioventricolare di primo grado come unica alterazione

C Presenta un asse del complesso QRS deviato a sinistra

D Presenta un asse del QRS deviato a destra con pattern rsR'

E Ci sono chiari segni di ipertrofia ventricolare sinistra

82 Il K alimentare viene assorbito a livello:

A Del ceco

B Del colon ascendente e traverso

C Del fondo dello stomaco

D Dell'intestino tenue

E Dell'antro gastrico

83 Una donna di 45 anni, in terapia con agenti sostitutivi della tiroxina, giunge all'osservazione medica quattro settimane dopo una tiroidectomia totale effettuata per un carcinoma follicolare della tiroide la cui istologia non ha rivelato metastasi locali. All'esame obiettivo la sua pressione sanguigna è 122/82 mmHg, il polso 65/min e regolare. La cicatrice sul collo relativa all'intervento è in via di guarigione. Quale delle seguenti è la terapia più appropriata?

A Cisplatino

B Doxorubicina

C Radioterapia esterna

D Inibitore PD-1

E Radioiodio

84 Un ragazzo di 18 anni giunge in P.S. lamentando la comparsa, nelle ultime 2-3 settimane, di un'eruzione cutanea eritematosa nella parte superiore del corpo: dice che inizialmente vi era una singola lesione a livello della regione addominale che poi si è rapidamente moltiplicata. Riferisce, infine, coriza pochi giorni prima della comparsa dell'eruzione. Quale delle seguenti è la diagnosi più probabile?

A Psoriasi guttata

B Pitiriasi rosea

C Pitiriasi versicolor

D Dermatite seborroica

E Tinea corporis

85 Una donna di 28 anni giunge in clinica riferendo nelle ultime 2-3 settimane la comparsa di una sindrome simil-influenzale associata a palpitazioni, letargia e dolore nella regione anteriore del collo. Come da indicazione del suo medico di famiglia, eseguiva il dosaggio del TSH che risultava minore di 0,05. All'esame obiettivo odierno la P.A. è 110/72 mmHg, il polso è 98/min e regolare e si evidenzia la presenza di tremore. Alla palpazione la tiroide è

dolente e la scintigrafia tiroidea mostra una riduzione dell'assorbimento dell'isotopo in tutta la ghiandola. Quale delle seguenti è la diagnosi di base più probabile?

[A] Morbo di Graves

[B] Tiroidite di Hashimoto

[C] Gozzo multi-nodulare non tossico

[D] Tiroidite subacuta

[E] Adenoma tiroideo tossico

86 Un uomo di 62 anni giunge al DEA riferendo, negli ultimi mesi, un peggioramento della diplopia al punto che non è più in grado di guidare o leggere il giornale a casa. Sua moglie dice anche che sembra depresso, che ha alcuni problemi nel trovare le parole (disnomia) e che occasionalmente ha problemi a deglutire. In anamnesi patologica remota vi è instabilità della marcia associata a due cadute mentre scendeva le scale di casa. All'esame obiettivo si evidenzia perdita della capacità di guardare in basso e diplopia nello sguardo laterale. Non si evidenziano tremori significativi, sebbene il tono muscolare sia aumentato bilateralmente e il viso del paziente ha un aspetto a "maschera facciale". Inoltre, si evidenzia una riduzione di 25 mmHg della pressione arteriosa sistolica in posizione eretta. Quale delle seguenti è la diagnosi più probabile?

[A] Malattia di Alzheimer

[B] Ipertensione endocranica idiopatica

[C] Idrocefalo normoteso

[D] Morbo di Parkinson

[E] Paralisi sopra-nucleare progressiva (PSP)

87 Una ragazza di 21 anni viene trasportata in PS mediante ambulanza a seguito della somministrazione i.m., da parte del suo curante, di Metoclopramide. All'arrivo nel dipartimento di emergenza è sofferente, con la testa piegata a sinistra, spasmo del collo e sguardo fisso. Quale dei seguenti è l'intervento più appropriato?

[A] Difenidramina

[B] Midazolam

[C] Prociclidina

[D] Prometazina

[E] Propranololo

88 Una donna di 48 anni giunge in PS per la comparsa nelle ultime due settimane di dispnea ingravescente, nausea, letargia e due episodi di emottisi. In anamnesi patologica remota riferita sinusite nell'ultimo anno, per il resto benessere. All'esame obiettivo, la P.A. è 155/95 mmHg e la F.C. 92 bpm e regolare. All'auscultazione del torace si apprezzano rantoli diffusamente. Nulla di rilevante a carico di cuore e addome. Vengono eseguite indagini di laboratorio che mostrano: Hb 10,0 g/dl, WCC 11,9 × 10^9/l, PLT 302×10^9/l, Na^+ 140 mmol/l, K^+ 5,8 mmol/l, creatinina 204 µmol/l. Stick urine: proteine ++, sangue +++. L'RX torace mostra infiltrati alveolari irregolari. Il test di funzionalità polmonare evidenzia KCO aumentato. Quale delle seguenti è la diagnosi più probabile?

[A] Polmonite atipica

[B] Granulomatosi eosinofila con Poliangioite

[C] Granulomatosi con Poliangioite

[D] Insufficienza ventricolare sinistra

[E] Polmonite virale

89 Una ragazza di 25 anni, con storia di abuso di droghe per via endovenosa (in particolare Diamorfina ev da 10 anni),

giunge in PS riferendo deterioramento della funzionalità renale e lamentando la comparsa di un'eruzione cutanea purpurica e palpabile che colpisce entrambi gli arti inferiori. All'esame obiettivo la P.A. è di 122/82 mmHg e la F.C. è di 73 bpm e regolare. Non vi è nulla di patologico a carico di torace, cuore e addome. All'ispezione si apprezza la presenza di spider nevi compatibile con una malattia epatica cronica e il rash purpurico. Vengono eseguiti esami di laboratorio che mostrano: Hb 10,5 g/dl, WCC 10,1 × 10^9/l, PLT 105 × 10^9/l, Na^+ 140 mmol/l, K^+ 4,5 mmol/l, creatinina 137 µmol/l (rispetto a 95 µmol/l di 3 mesi prima). Stick urine: sangue+, proteine++. Sierologia per Epatite C positiva. Quale dei seguenti è l'intervento terapeutico più appropriato?

A Ciclofosfamide
B Interferone pegilato
C Ribavirina
D Rituximab
E Ledipasvir/Sofosbuvir

90 **Una donna di 42 anni giunge all'attenzione del suo medico riferendo di sentirsi costantemente sporca, di avere la sensazione persistente che le sue mani non siano pulite tanto che arriva a lavarle fino a 15-20 volte al giorno e di non riuscire ad usare i bagni pubblici perché pensa di contrarre delle infezioni. Sembra che questi pensieri invasivi siano iniziati circa un anno prima quando suo figlio è stato ricoverato in ospedale a causa di una gastroenterite. L'esame obiettivo non mostra nulla di patologico se non delle abrasioni sulle mani causate dall' eccessivo lavaggio. Oltre alla terapia cognitivo comportamentale, quale intervento farmacologico tra quelli proposti è probabilmente il più efficace?**

A Amitriptilina
B Lorazepam
C Ropinirolo
D Sertralina
E Venlafaxina

91 **Un uomo di 54 anni, affetto da diabete mellito di tipo 2, giunge all'attenzione del suo medico curante lamentando disfunzione erettile. Riferisce di non essere un fumatore, di bere una bottiglia di vino alla settimana e di aver avuto recente riscontro di test di funzionalità epatica alterati. All'esame obiettivo, la P.A. è 152/85 mmHg, F.C. 67 bpm e regolare, BMI di 27. All'ispezione si nota la presenza di spider nevi a livello del torace e della regione superiore dell'addome. Le indagini di laboratorio sono le seguenti: Hb 14,5 g/dl, WCC 7,2 × 10^9/l, PLT 302 × 10^9/l, Na^+ 143 mmol/l, K^+ 4 mmol/l, creatinina 103 µmol/l, glucosio 9,2 mmol/l, ferritina 620 mg/l, testosterone 6,2 nmol/l, AST 98 u/l, fosfatasi alcalina 203 u/l. Quale dei seguenti è l'intervento terapeutico più utile per il paziente?**

A Desferrioxamina
B Metformina
C Sildenafil
D Supplemento di testosterone
E Flebotomia

92 **Una donna di 76 anni si presenta al pronto soccorso dopo aver preso una dose eccessiva di paracetamolo. Ammette di volersi suicidare e di sentirsi sola ed indesiderata a causa della morte di suo marito. Anamnesi patologica remota: riferita ipertensione e una storia di cadute, con una precedente frattura del collo del femore della gamba sinistra. All'esame obiettivo la P.A. è 152/87 mmHg senza alcun significativo calo in posizione ortostatica. Il suo indice di**

massa corporea (BMI) è 21. L'emocromo di routine, il dosaggio dell'urea e degli elettroliti non mostrano nulla di patologico. Oltre alla psicoterapia, quale dei seguenti è l'intervento farmacologico più appropriato per la sua depressione?

A Amitriptilina
B Mirtazapina
C Risperidone
D Sertralina
E Venlafaxina

93 **Normalmente la prostata umana ha un peso di:**

A 200-250 g
B 10-20 g
C 50-70 g
D 5-10 g
E 100-200 g

94 **Il soffio di Graham-Steel è un soffio:**

A Sistolico da stenosi aortica
B Diastolico da insufficienza polmonare relativa
C Diastolico da stenosi mitralica
D Sistolico polmonare
E Mesodiastolico da iper-afflusso A-V

95 **L'intossicazione alcoolica acuta può provocare lesione acuta della mucosa gastrica mediante:**

A Ipersensibilizzazione allergica
B Ischemia della mucosa
C Stimolazione ipotalamica
D Congestione vasale della mucosa
E Alterazioni qualitative del succo gastrico

96 **Il fegato è tenuto in sito:**

A Da tutte queste strutture
B Dal peritoneo epatico e dalle sue pliche
C Dalla vena cava inferiore
D Dalla pressione endoaddominale
E Dal tono della parete addominale

97 **Nella calcolosi calcica da Milk Alkali Syndrome il paziente è affetto da:**

A Iperparatiroidismo
B Mieloma multiplo
C Obesità
D Malassorbimento intestinale
E Ulcera gastroduodenale

98 **Ectopia renale:**

A Anomalia di rotazione del rene
B Rene congenitamente sprovvisto di capsula adiposa
C Rene di dimensioni ridotte
D Rene congenitamente situato fuori della normale sede anatomica
E Rene intraperitoneale

99 **L'elemento radioattivo dei composti utilizzati per la scintigrafia scheletrica è:**

A Ca-45
B Sr-87m
C Tc-99m
D Sr-85
E P-32

100 **Il fluoro-desossi-glucosio è captato in base ad uno dei seguenti meccanismi:**

A Diffusione passiva
B Fagocitosi
C Metabolismo
D Intrappolamento meccanico

[E] Perfusione

101 Il termine neurolettico risponde ad una delle seguenti affermazioni:

[A] Indica le patologie per le quali certi farmaci sono risultati efficaci

[B] Indica una azione di stimolazione del farmaco sul SNC

[C] Raggruppa tutti farmaci attivi sul sistema nervoso

[D] Indica le capacità di certi farmaci di ridurre la tensione nervosa e neurovegetativa producendo rilassamento

[E] Indica i pazienti che soffrono di ipersonnia e nei cui confronti certe sostanze sono utilizzate

102 Il quadro funzionale dell'enfisema polmonare comprende i seguenti segni eccetto:

[A] Aumento della capacità funzionale residua

[B] Aumento delle resistenze bronchiali

[C] Aumento del volume corrente

[D] Aumento del volume residuo

[E] Riduzione della massima capacità respiratoria

103 Tutte le seguenti possono essere causa di dolore addominale, tranne:

[A] Retto colite ulcerosa

[B] Iperplasia surrenalica

[C] Stipsi

[D] Enterite regionale

[E] Infezione delle vie urinarie

104 Quali delle seguenti funzioni svolgono i menischi?

[A] Contribuiscono a nutrire la cartilagine articolare, favorendo la distribuzione del liquido sinoviale

[B] Assorbono parte delle forze compressive

[C] Migliorano la stabilità articolare

[D] Tutte le risposte sono corrette

[E] Nessuna risposta corretta

105 Il flusso coronarico è maggiore in:

[A] Diastole

[B] Fase di rilasciamento isometrico

[C] Sistole

[D] Tele-diastole

[E] Fase di contrazione isometrica

106 Un incremento dello "effetto shunt intrapolmonare" è tipico:

[A] Dell'enfisema polmonare

[B] Della presenza di emangiomi polmonari

[C] Di un'infezione virale dell'albero tracheo-bronchiale

[D] Dell'atelettasia polmonare

[E] Di una cardiopatia ischemica

107 La leptina è una proteina che:

[A] Partecipa all'equilibrio acido-base

[B] Limita l'assunzione di cibo e aumenta il dispendio energetico

[C] Indica un calo dei depositi adiposi e induce ad un maggior consumo di cibo

[D] Interagisce con la cito-cromossidasi

[E] Ha una struttura filamentosa, allungata e quindi "sottile" donde il nome peptina

108 Il "paradigma" Th1/Th2 postula che:

[A] La polarizzazione verso Th2 predisponga a malattie allergiche

[B] Il bilanciamento dei due fenotipi è causa di allergopatie

[C] La polarizzazione verso Th2 sia fisiologica dopo i 65 anni

[D] La polarizzazione verso Th1 predisponga a tumori nei bambini

[E] La polarizzazione verso Th1 predisponga a malattie allergiche

109 Le cellule NK hanno le seguenti caratteristiche cioè:

[A] Sono la prima linea di difesa contro cellule di tumori spontanei e cellule infettate da virus

[B] Sono prodotte dal SNC

[C] Non si trovano nei topi nudi e nei soggetti con immunodeficienza combinata grave

[D] Rappresentano lo 0.1 dei linfociti totali circolanti

[E] Rappresentano lo 0.01 dei linfociti totali circolanti

110 Una delle seguenti condizioni non è responsabile di ipokaliemia

[A] Ipotiroidismo

[B] S. Cushing

[C] Morbo celiaco

[D] Iperaldosteronismo

[E] Stato settico

111 Il corsetto di Chêneau è apribile:

[A] A valva

[B] Anteriormente

[C] Con cerniere

[D] Posteriormente

[E] Lateralmente

112 Il termine clinico allodinia è essenzialmente definito come:

[A] Una esperienza sensoriale ed emozionale spiacevole associata con danno tissutale potenziale o in atto, o descritta come esito di tale danno

[B] Dolore diminuito in risposta ad uno stimolo normalmente doloroso

[C] Una aumentata risposta ad uno stimolo che è normalmente doloroso

[D] Una sensazione dolorosa dovuta ad uno stimolo che normalmente non provoca dolore

[E] Dolore primitivo o causato da una lesione primaria o da una disfunzione del S.N.C.

113 Qual è l'aspetto morfologico più caratteristico di una placca arteriosclerotica:

[A] La lesione periavventiziale

[B] La neoformazione di collageno

[C] La proliferazione di cellule muscolari lisce

[D] La produzione di fibre elastiche

[E] La deposizione di sali di calcio

114 La pileflebite è la:

[A] Trombosi delle vene sovra-epatiche

[B] Tromboflebite della vena azygos

[C] Tromboflebite della vena porta

[D] Tromboflebite della vena mesenterica superiore

[E] Tromboflebite della vena renale

115 L'arteria mesenterica inferiore è ramo dell'arteria:

[A] Mesenterica superiore

[B] Tronco celiaco

[C] Iliaca comune

D Epatica
E Aorta

116 Il primo ramo dell'arteria renale è:

A Nessuna risposta corretta
B A. surrenalica inferiore
C Arteria spermatica
D A. surrenalica media
E A. surrenalica superiore

117 Il delirio di furto del pensiero è caratterizzato da:

A Sensazione soggettiva che una forza esterna sottragga i propri pensieri
B Convinzione che gli altri possano leggere i propri pensieri
C Convinzione di poter influenzare gli altri tramite il pensiero
D Convinzione di poter sottrarre i pensieri altrui
E Sensazione di riuscire a leggere i pensieri delle persone vicine

118 Secondo Freud, quale è la differenza fondamentale tra nevrosi e psicosi?

A Nelle nevrosi vi è un conflitto tra Io ed Es, nelle psicosi vi è un conflitto tra Io e mondo esterno
B Nelle psicosi lo sviluppo psicosessuale non è completo, mentre lo è nelle nevrosi
C Nelle nevrosi, a differenza delle psicosi, vi è una fissazione pulsionale su oggetti interni
D Le psicosi intervengono solo in individui con genitori schizofrenogeni
E Le nevrosi sono curabili mediante la psicoanalisi, mentre le psicosi no

119 La docimasia polmonare:

A Non fa parte degli accertamenti medico-legali
B Si può effettuare solo con una modalità
C È un accertamento pre-mortale
D È un accertamento post-mortale per la verifica dell'avvenuta respirazione
E È un accertamento post-mortale per la verifica del momento del decesso

120 Quali delle sotto-riportate lesioni elementari sono da considerare primitive?

A Macchia, papula, vescicola, pustola
B Atrofia, lichenificazione, sclerosi
C Crosta, squama, squamo-crosta
D Ragade, ulcera, escoriazione
E Cunicolo, scutulo, comedone

121 Di quale patologia lo scutulo è la lesione elementare patognomonica?

A Scabbia
B Pemfigo
C Impetigine
D Tinea favosa
E Pemfigoide

122 La glomerulonefrite acuta post-infettiva generalmente esordisce con :

A Normo-complementemia e ipercolesterolemia
B Sindrome nefritica
C Mioglobinuria
D Ipercolesterolemia
E Normocomplementemia C3

123 Una caratteristica della glomerulonefrite post-streptococcica è che:

A. È generalmente asintomatica
B. Si previene trattando con antibiotici la infezione
C. Segue infezioni da streptococco beta emolitico di gruppo A
D. Si manifesta contemporaneamente all'infezione
E. Molto spesso evolve verso una glomerulonefrite cronica progressiva

124 Quale dei seguenti farmaci antineoplastici determina più frequentemente nausea e vomito?

A. Bleomicina
B. Tamoxifene
C. Fluoro-uracile
D. Cisplatino
E. Vinblastina

125 Il tumore benigno più frequente della laringe è:

A. L'angioma
B. Il fibroma
C. Il lipoma
D. Il mixoma
E. Il papilloma

126 Un tumore benigno ha:

A. Assenza di metastasi
B. Tutte le caratteristiche indicate
C. Nessuna delle caratteristiche indicate
D. Scarsa o nessuna atipia cellulare
E. Lenta crescita

127 La Codeina è:

A. Un'antagonista recettoriale
B. Utile nel dolore neuropatico
C. Un oppioide "forte"
D. Un farmaco adiuvante
E. Un oppioide "debole"

128 Una miosi serrata fa pensare ad una intossicazione con:

A. Barbiturici
B. Idrato di cloralio
C. Oppiacei
D. DDT
E. Derivati della belladonna

129 Il prolasso del cordone ombelicale può essere dovuto a:

A. Tutte le risposte sono corrette
B. Nessuna risposta corretta
C. Sproporzione feto-pelvica
D. Presentazioni anomale
E. Lunghezza eccessiva (maggiore di 75 cm)

130 Quale delle seguenti affermazioni riguardanti l'atresia esofagea è errata:

A. Richiede sempre un intervento chirurgico correttivo
B. Si può associare ad altre malformazioni
C. La via di accesso chirurgico è quella toracotomica destra
D. La prognosi è solitamente infausta
E. Può presentare fistola con la trachea

131 Quali dei seguenti sintomi possono essere presenti nella sindrome mediastinica?

A. Tutte le risposte elencate sono corrette
B. Disfonia
C. Tosse
D. Dispnea

E Disfagia

132 Un dolore retrosternale in età pediatrica può essere spia di:

A Doppio arco aortico
B Pervietà del dotto di Botallo
C Reflusso gastro-esofageo
D Ulcera gastrica
E Insufficienza mitralica

133 Perché è importante trattare precocemente il varicocele?

A Nessuna risposta corretta
B Per il rischio di tumori testicolari
C Per il rischio di trombosi
D Perché provoca forte dolore
E Perché determina frequenti orchiepididimiti

134 Per regolare l'equilibrio del corpo nello spazio il sistema nervoso si avvale di informazioni che provengono:

A Dai canali semicircolari
B Dall'occhio
C Tutte le risposte elencate sono corrette
D Dai recettori profondi muscolari e tendinei
E Dall'utricolo e dal sacculo

135 Il sacco endolinfatico è situato:

A Nell'orecchio medio, in corrispondenza del becco di cucchiaio
B Sulla faccia anteriore della rocca petrosa
C Nell'organo del Corti
D Sulla faccia posteriore della rocca petrosa, al di sotto della dura madre
E Al di sopra del tegmen tympani

136 Un liquido ascitico con concentrazione proteica pari a 2 g/100 ml, di colore paglierino e peso specifico 1010, si osserva più frequentemente in corso di:

A Carcinoma metastatico
B Peritonite tubercolare
C Nessuna delle riposte è esatta
D Cirrosi
E Cisti da echinococco

137 Il deficit di tutte queste sostanze tranne una è responsabile di neuropatie nutrizionali, quale?

A Acido pantotenico
B Acido folico
C Alcool
D Piridossina
E Tiamina

138 Quale è la conseguenza della rottura dell'arteria meningea media?

A Emorragia subaracnoidea
B Ematoma extradurale
C Emorragia cerebrale
D Emorragia cerebellare
E Ematoma sottodurale

139 Dove sono più frequenti ed estese le placche fibro-ateromasiche nell'aterosclerosi generalizzata?

A Nell'arteria succlavia
B Nell'arteria polmonare
C Nell'aorta addominale
D Nelle arteriole
E Nell'arteria brachiale

140 La papilla da stasi è segno di:

A Spasmo dell'arteria centrale retinica

B Ipotensione della vena cava superiore

C Ipertensione endocranica

D Trombosi della vena centrale retinica

E Insufficienza carotidea

SIMULAZIONE 034 CON COMMENTO ONLINE

Per accedere alla simulazione:

- Dal suo telefono, effettui la scansiona del QRCODE, oppure, apra il seguente link:
    - https://app.testammissione.com/qr=simssm034
- Dal Desktop, effettui il download della APP Desktop dal seguente link:
    - https://testammissione.com/download

Risposte commentate

1 La risposta corretta è la B.

2 La risposta corretta è la B.

3 La risposta corretta è la A.

4 La risposta corretta è la E.

5 La risposta corretta è la D.

6 La risposta corretta è la E.

7 La risposta corretta è la E.

8 La risposta corretta è la C.

9 La risposta corretta è la E.

10 La risposta corretta è la E.

11 La risposta corretta è la B.

12 La risposta corretta è la B.

13 La risposta corretta è la C.

14 La risposta corretta è la A.

15 La risposta corretta è la D.

16 La risposta corretta è la C.

17 La risposta corretta è la C.

18 La risposta corretta è la D.

19 La risposta corretta è la A.

20 La risposta corretta è la D.

21 La risposta corretta è la A.

22 La risposta corretta è la A.

23 La risposta corretta è la D.

24 La risposta corretta è la D.

25 La risposta corretta è la E.

26 La risposta corretta è la A.

27 La risposta corretta è la B.

28 La risposta corretta è la E.

29 La risposta corretta è la C.

30 La risposta corretta è la E.

31 La risposta corretta è la A.

32 La risposta corretta è la B.

33 La risposta corretta è la E.

34 La risposta corretta è la C.

35 La risposta corretta è la B.

36 La risposta corretta è la D.

37 La risposta corretta è la C.

38 La risposta corretta è la B.

39 La risposta corretta è la D.

40 La risposta corretta è la B.

41 La risposta corretta è la E.

42 La risposta corretta è la C.

43 La risposta corretta è la A.

44 La risposta corretta è la A.

45 La risposta corretta è la D.

46 La risposta corretta è la E.

47 La risposta corretta è la A.

48 La risposta corretta è la E.

49 La risposta corretta è la C.

50 La risposta corretta è la C.

51 La risposta corretta è la A.

52 La risposta corretta è la E.

53 La risposta corretta è la B.

54 La risposta corretta è la A.

55 La risposta corretta è la D.

56 La risposta corretta è la A.

57 La risposta corretta è la A.

58 La risposta corretta è la A.

59 La risposta corretta è la D.

60 La risposta corretta è la C.

61 La risposta corretta è la E.

62 La risposta corretta è la D.

63 La risposta corretta è la C.

64 La risposta corretta è la A.

65 La risposta corretta è la B.

66 La risposta corretta è la C.

67 La risposta corretta è la A.

68 La risposta corretta è la D.

69 La risposta corretta è la C.

70 La risposta corretta è la E.

71 La risposta corretta è la D.

72 La risposta corretta è la B.

73 La risposta corretta è la A.

74 La risposta corretta è la E.

75 La risposta corretta è la D.

76 La risposta corretta è la A.

77 La risposta corretta è la E.

78 La risposta corretta è la B.

79 La risposta corretta è la D.

80 La risposta corretta è la B.

81 La risposta corretta è la D.

82 La risposta corretta è la D.

83 La risposta corretta è la E.

84 La risposta corretta è la B.

85 La risposta corretta è la D.

86 La risposta corretta è la E..

87 La risposta corretta è la C.

88 La risposta corretta è la C.

89 La risposta corretta è la E.

90 La risposta corretta è la D.

91 La risposta corretta è la E.

92 La risposta corretta è la D.

93 La risposta corretta è la B.

94 La risposta corretta è la B.

95 La risposta corretta è la D.

96 La risposta corretta è la A.

97 La risposta corretta è la E.

98 La risposta corretta è la D.

99 La risposta corretta è la C.

100 La risposta corretta è la C.

101 La risposta corretta è la D.

102 La risposta corretta è la C.

103 La risposta corretta è la B.

104 La risposta corretta è la D.

105 La risposta corretta è la A.

106 La risposta corretta è la D.

107 La risposta corretta è la B.

108 La risposta corretta è la A.

109 La risposta corretta è la A.

110 La risposta corretta è la A.

111 La risposta corretta è la B.

112 La risposta corretta è la D.

113 La risposta corretta è la C.

114 La risposta corretta è la C.

115 La risposta corretta è la E.

116 La risposta corretta è la B.

117 La risposta corretta è la A.

118 La risposta corretta è la A.

119 La risposta corretta è la D.

120 La risposta corretta è la A.

121 La risposta corretta è la D.

122 La risposta corretta è la B.

123 La risposta corretta è la C.

124 La risposta corretta è la D.

125 La risposta corretta è la E.

126 La risposta corretta è la B.

127 La risposta corretta è la E.

128 La risposta corretta è la C.

129 La risposta corretta è la A.

130 La risposta corretta è la D.

131 La risposta corretta è la A.

132 La risposta corretta è la C.

133 La risposta corretta è la A.

134 La risposta corretta è la C.

135 La risposta corretta è la D.

136 La risposta corretta è la D.

137 La risposta corretta è la C.

138 La risposta corretta è la B.

139 La risposta corretta è la C.

140 La risposta corretta è la C.

1 **L'intossicazione da cocaina può causare:**

A Congiuntivite

B Prurito

C Alopecia

D Sonnolenza

E Infarto del miocardio

2 **Un quadro clinico caratterizzato da artrite delle grandi articolazioni e anomalie neurologiche (meningite asettica e radicolo-neuriti) preceduti alcuni settimane prima dalla comparsa di un eritema migrante (a occhio di bue) accompagnato da febbre, rigor nucalis, mialgie ed astenia è suggestivo di infezione da:**

A Borrelia Burgdorferi

B Rickettsia Typhi

C Rickettsia burnetii

D Borrelia recurrentis

E Rickettsia conorii

3 **Quale dei seguenti reperti auscultatori è più probabilmente associato alla insufficienza valvolare aortica?**

A Rullio diastolico puntale

B Soffio sistolico rude alla base

C Soffio diastolico con massimo d'intensità sul focolaio aortico accessorio (punto di Erb), accompagnato da soffio sistolico eiettivo alla base

D Soffio sistolico puntale

E Soffio continuo alla base

4 **Uomo di 70 anni, con un nodulo prostatico alla palpazione rettale: se la biopsia prostatica di questa lesione evidenzia microscopicamente la presenza di piccole ghiandole affollate contenenti cellule con nucleoli prominenti, la diagnosi è:**

A Prostatite cronica

B Recente infarto della prostata

C Adenocarcinoma della prostata

D Carcinoma a cellule transizionali metastatico

E Iperplasia prostatica

5 **Nei linfomi non Hodgkin vi sempre un interessamento dei linfonodi fatta eccezione:**

A Per la micosi fungoide

B Per il linfoma centro-blastico centrocitico

C Per il linfoma immuno-blastico

D Per il linfoma linfoblastico

E Non esiste eccezione

6 **Il porfo-bilinogeno è un precursore:**

A Della sintesi della biliverdina

B Della sintesi della riboflavina

C Della sintesi degli acidi biliari

D Della sintesi del colesterolo

[E] Della sintesi delle porfirine

7 **Un bambino con infezioni ricorrenti è senza linfociti T e B. L'immunodeficienza più probabile è un difetto nella:**

[A] Timo

[B] Cooperazione T-B

[C] Milza

[D] Cellule staminali linfoidi

[E] Equivalente della Borsa del Fabrizio

8 **Le feci hanno colore chiaro ed aspetto schiumoso in una di queste condizioni:**

[A] Diverticolosi del colon

[B] Gastrite HP+

[C] Insufficienza pancreatica

[D] Epatite acuta

[E] Colite ulcerosa

9 **Il reticolocito:**

[A] È un eritrocito invecchiato

[B] È la cellula reticolare progenitrice dell'emopoiesi

[C] È un eritroblasto presente nel midollo

[D] È un eritrocito giovane con poli-ribosomi

[E] È un eritrocito che non ha espulso il nucleo

10 **Quale delle seguenti condizioni non è IgE-mediata?**

[A] Asma bronchiale

[B] Anafilassi sistemica

[C] Morbo celiaco

[D] Tutte le risposte elencate sono corrette

[E] Rinite allergica

11 **La sindrome chinetosica (o "motion sickness") è dovuta ad una esposizione a vibrazioni a frequenza:**

[A] Nessuna risposta corretta

[B] Media

[C] Bassa

[D] Tutte le risposte sono corrette

[E] Elevata

12 **I calcoli biliari di bilirubinato di calcio sono più frequentemente riscontrati in pazienti affetti da:**

[A] Anemia emolitica cronica

[B] Resezione ileale

[C] Ulcera peptica

[D] Rettocolite ulcerosa

[E] Morbo di Crohn ileale

13 **Gli apteni maggiormente responsabili di DAC professionali sono:**

[A] Resine

[B] P-fenilendiamina

[C] Additivi della gomma

[D] Isocianati

E Nichel, cromo

14 La principale via di penetrazione del tetracloruro di carbonio è:

A Via digerente

B Via inalatoria

C Per contatto

D Via cutanea

E Via digerente più via cutanea

15 L'aumento di spessore della membrana basale del glomerulo renale induce:

A Proteinuria

B Anemia

C Colica renale

D Ematuria

E Ipertensione arteriosa

16 Quale delle seguenti è la sorgente più importante della formazione di estrogeni in donne con la sindrome dell'ovaio policistico?

A Secrezione surrenalica

B Aromatizzazione extra-ghiandolare del testosterone

C Aromatizzazione extra-ghiandolare dell'androstenedione

D Aromatizzazione extra-ghiandolare del DEA

E Aromatizzazione extra-ghiandolare del DEA-solfato

17 Una delle più severe complicanze della talassemia omozigote è:

A Deficit intellettivo

B Immunodeficienza

C Emosiderosi tissutale

D Ridotto assorbimento del ferro

E Nessuna risposta corretta

18 Tutte le seguenti condizioni sono causa di piastrinosi, tranne:

A Artrite reumatoide

B Infezioni (batteriche o virali)

C Sarcoidosi

D Colite ulcerosa

E Malattia di Crohn

19 Quale dei seguenti organi è meno frequentemente sede di metastasi?

A Rene

B Encefalo

C Surreni

D Milza

E Ossa

20 Al fine di verificare la presenza di lesione angiomatosa nel parenchima epatico, quale iter diagnostico è più appropriato?

A Ecografia, biopsia TC guidata

B RM, ecografia

C Ecografia, biopsia eco-guidata

D Angiografia, ecografia, ecocolor-Doppler

[E] Ecografia, TC, RM

21 Gli adenovirus:

[A] Sono responsabili di infezioni delle vie respiratorie

[B] Sono dotati di peri-capside

[C] Penetrano nelle cellule per fusione

[D] Sono considerati dei viroidi

[E] Si liberano dalla cellula per gemmazione

22 Nella dieta di un soggetto diabetico la percentuale di carboidrati, proteine e grassi deve essere:

[A] 40% - 40% - 20%

[B] 33% - 33% - 33%

[C] 50% - 20% - 30%

[D] 25% - 35% - 40%

[E] Non riveste particolare importanza

23 Da una coppia costituita da maschio affetto da Emofilia e femmina non portatrice si avranno:

[A] Solo figli non affetti

[B] La metà dei figli affetti

[C] Tutte i figli maschi affetti da emofilia

[D] Tutte le figlie femmine affette da emofilia

[E] Infertilità

24 La più bassa frequenza di un suono udibile è:

[A] 20 Hz circa

[B] Più di 50 Hz

[C] 40 Hz

[D] Meno di 10 Hz

[E] 50 Hz circa

25 Paziente di 43 anni si presenta in P.S., accompagnata dai parenti per febbre alta da circa 1 settimana. Dopo una lunga attesa, viene effettuata un TC del torace. Cosa si apprezza alla TC del torace, effettuata in urgenza?

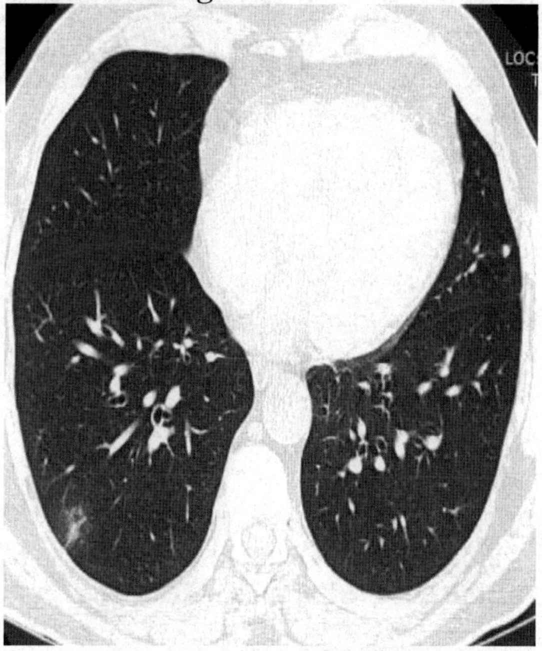

[A] Metastasi polmonari

[B] Polmonite lobare

[C] Ascessi polmonari

[D] Polmonite interstiziale

[E] Versamento pericardico

26 Paziente di 31 anni si presenta in P.S. per dolore al fianco destro irradiato alla pelvi omolaterale. Cosa è mostrato in questa ecografia addominale superiore?

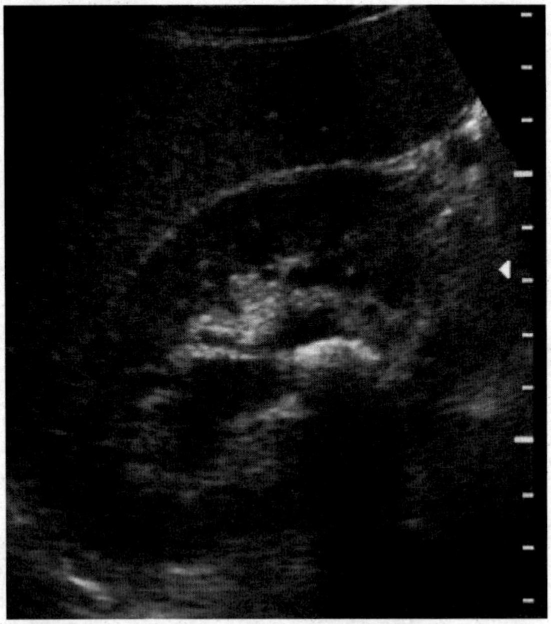

- [A] Tumore renale
- [B] Tumore epatico
- [C] Colecisti litiasica
- [D] Calcolo renale
- [E] Cisti renale

27 Paziente di 89 anni si presenta in PS per dolore lombare molto severo. Cosa è mostrato in questa TC della colonna lombo-sacrale?

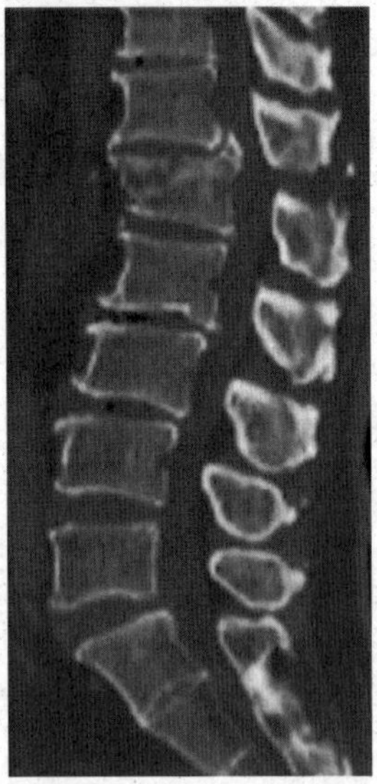

- [A] Tumore midollare
- [B] Tumore osseo
- [C] Anterolistesi
- [D] Frattura vertebrale
- [E] Retrolistesi

28 Cosa si apprezza in questa RX?

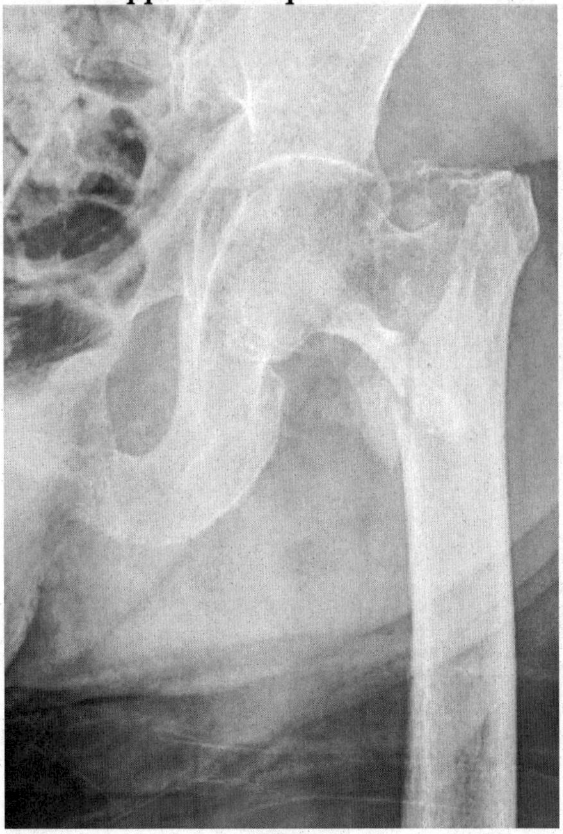

- [A] Frattura pertrocanterica
- [B] Frattura branca ileo-pubica
- [C] Frattura acetabolare
- [D] Frattura branca ischio-pubica
- [E] Frattura sinfisi pubica

29 Ragazzo di 25 anni cade dalla bicicletta. Cosa si apprezza in questa RX?

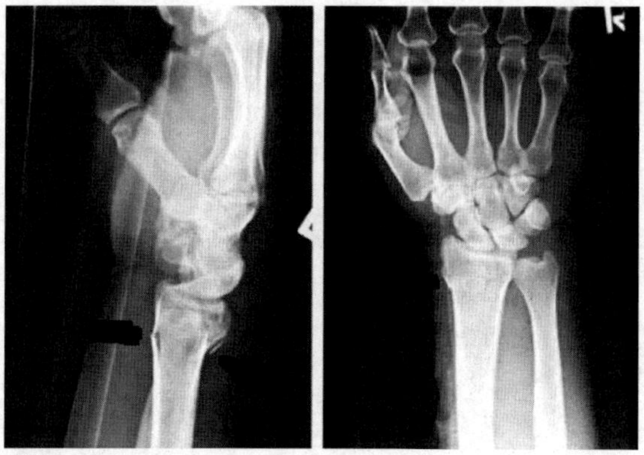

[A] Frattura dell'ulna

[B] Frattura dello scafoide

[C] Frattura del V raggio metacarpale

[D] Frattura del radio

[E] Frattura del capitato

30 **Paziente di 50 anni viene a visita presso il vostro studio per semplice screening. Anamnesi muta per patologie di rilievo all'anamnesi remota e prossima. PA 160/100 mmHg, FC 100 bpm, SpO2 99%. Che cosa ci aspettiamo, anche in base all'ECG?**

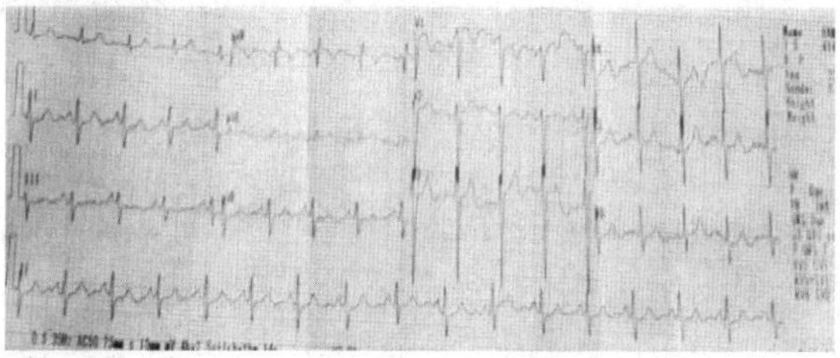

[A] Brugada tipo II

[B] Ipertrofia ventricolare sinistra

[C] Ipertrofia biventricolare

[D] Dilatazione ventricolare sinistra

[E] Pregresso evento ischemico

31 **Un ragazzo di 18 anni arriva al vostro studio per un cardiopalmo, insorto improvvisamente. I suoi parametri sono stabili. L'aritmia viene facilmente cardiovertita con massaggio del seno carotideo. Che tipo di aritmia è quella rappresentata?**

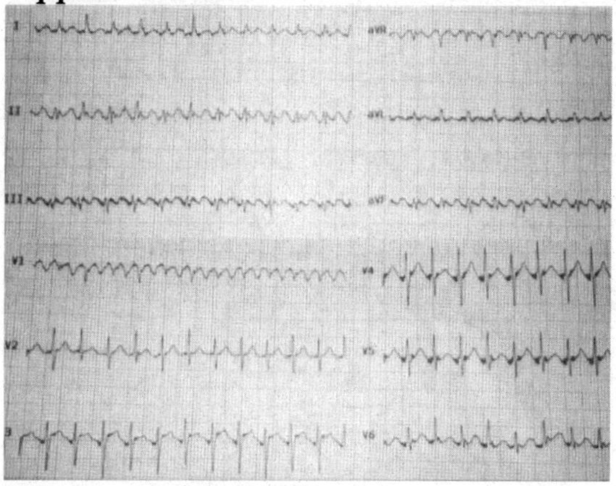

[A] Fibrillazione atriale

[B] Tachicardia atriale

[C] Flutter atriale

[D] Tachicardia da rientro nodale

[E] Tachicardia da rientro AV

32 **Paziente di 35 anni con diabete mellito tipo 1 in trattamento con insulina. Si reca al PS per dolore addominale ed affanno. È immediatamente presente l'elettrocardiografo nelle vicinanze ed effettuate l'ECG. Cosa si evidenzia?**

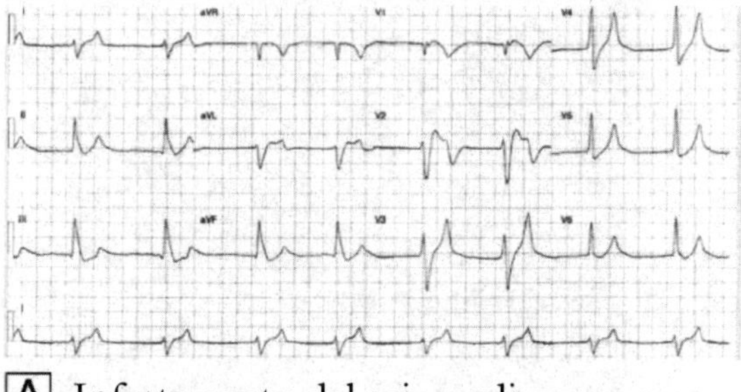

[A] Infarto acuto del miocardio

[B] Fibrillazione atriale a bassa risposta

[C] Iperkaliemia

[D] Acidosi

E Tutte le precedenti

33 Paziente di 50 anni che arriva a visita cardiologica per normale screening. Il paziente ha dispnea da sforzo. All'esame obiettivo soffio sistolico II/VI irradiato alla margino-sternale sinistra. Viene eseguito questo tracciato. Quale di questi reperti non è presente?

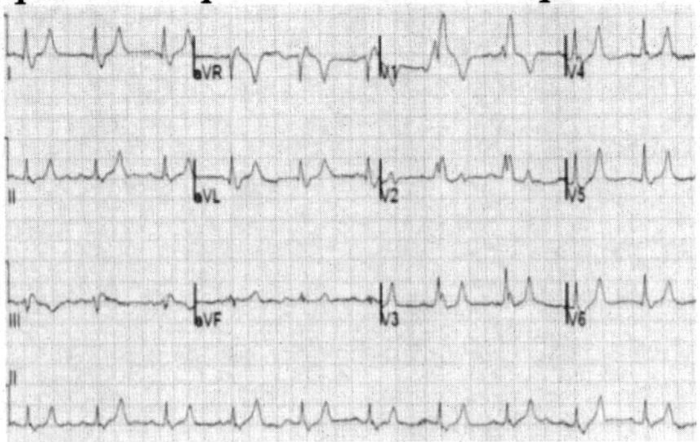

A Emiblocco anteriore sinistro

B Segni di sovraccarico destro

C Blocco di branca destro completo

D AQRS diretto in alto e a sinistra (0, -30°)

E Anomalie dell'atrio-gramma

34 Paziente di 20 anni, asintomatico, effettua questo ECG come screening per idoneità all'attività agonistica. Che cosa si evidenzia?

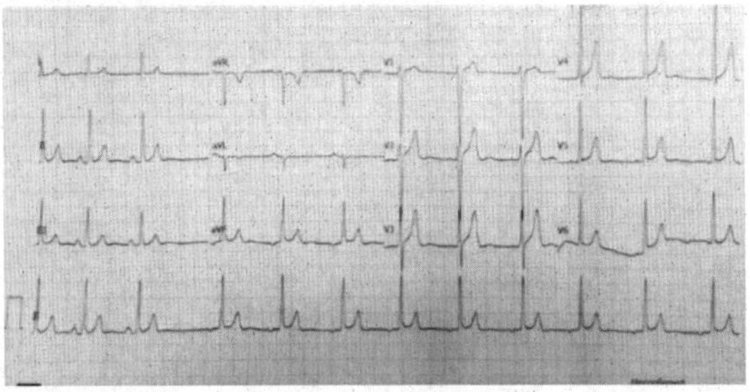

A Ritmo di scappamento giunzionale

B Disfunzione del nodo del seno

C Iperkaliemia

D Segnapassi migrante

E Aritmia atriale caotica

35 Sono tutte indicazioni alla protesi di spalla meno una. Quale?

A Artrosi primitiva gleno omerale

B Frattura lussazione della testa omerale

C Lussazione recidivante spalla

D Necrosi asettica della testa omerale

E Artropatia eccentrica in esito a rottura della cuffia dei ruotatori

36 Un uomo di 18 anni arriva in pronto soccorso lamentandosi per una coxalgia acuta dell'anca sinistra accompagnata da circa 10 ore da febbre a 39-39,5°C. L'ago aspirato dell'anca rileva la presenza di cocchi Gram positivi. Il miglior trattamento a questo punto è:

A Iniziare la terapia antibiotica e applicare una trazione all'arto inferiore sinistro

B Iniziare la terapia antibiotica ed eseguire una immediata artrotomia

C Ripetere l'ago aspirato dell'anca e somministrare l'antibiotico a livello intra-articolare

D Iniziare la terapia antibiotica a largo spettro in attesa dei risultati dell'esame culturale e dell'antibiogramma

E Applicare la trazione dell'arto inferiore fino a quando non si conoscono i risultati dell'esame culturale dell'antibiogramma

37 Quale di queste malattie si può presentare con tosse stizzosa seguita da improvvisa eliminazione di liquido limpido di sapore salato:

A Polmonite da virus respiratorio sinciziale

B Criptococcosi

C Amebiasi pleuro-polmonare

D Polmonite da Pneumocystis Carinii

E Idatidosi

38 Il ciclo asessuato della malaria avviene:

A Prevalentemente nell'artropode vettore

B Esclusivamente nell'uomo

C Prevalentemente nell'uomo

D Sia nell'artropode che nell'uomo

E Esclusivamente nell'artropode vettore

39 Quale delle seguenti sedi è provvista di ghiandole apocrine?

A Cuoio capelluto

B Guance

C Regioni palmo-plantari

D Regione perianale

E Arcate sopraccigliari

40 Quale delle seguenti situazioni NON rientra tra quelle in cui la somministrazione di ACE-inibitori può determinare insufficienza renale acuta ?

A Paziente anziano con scompenso cardiaco congestizio

B Stenosi dell'arteria renale in paziente con un singolo rene

C Paziente anefrico

D Stenosi bilaterale dell'arteria renale

E Dissenteria acuta con disidratazione

41 La diagnosi di ossiuriasi si effettua soprattutto mediante:

A Ricerca di anticorpi specifici mediante Immunofluorescenza indiretta

B Scotch test

C Biopsia della mucosa rettale

D Ricerca delle uova nelle feci

E Ricerca anticorpi specifici precipitanti

42 L'abuso di steroidi anabolizzanti nella pratica sportiva determina:

A Incremento della resistenza muscolare

B Nessuna risposta corretta

C Vantaggi in termini di prestazioni nei nuotatori

D Incremento della forza e della massa muscolare

E Vantaggi in termini di prestazioni negli sprinters

43 Quante possibilità esistono, in ogni gravidanza, che i genitori portatori di una mutazione del gene CFTR, abbiano un figlio affetto da fibrosi cistica?

A 0,01

B 0,1

C 0,25

D 0,5

E 1

44 Quale delle seguenti risposte è corretta riguardo le molecole HLA?

[A] Sono proteine nucleari altamente polimorfe
[B] Sono divisi in molecole di classe IgG. IgA e IgM
[C] Uniscono i peptidi e li presentano sulla superficie della cellula
[D] Interagiscono con le citochine per modulare la risposta immune
[E] Sono monomorfe

45 In quale dei seguenti contesti l'uso di gammaglobuline intravenose NON è raccomandato?

[A] Trattamento sostitutivo nelle immunodeficienze umorali (difetto nella formazione di anticorpi)
[B] Prevenzione di una significativa gammopatia monoclonale di significato incerto (MGUS)
[C] Trattamento della sindrome di Kawasaki
[D] Gestione delle patologie neurologiche infiammatorie autoimmuni (Sindrome di Guillain-Barrè. sclerosi multipla)
[E] Gestione terapeutica della porpora trombocitopenica immune

46 Tra i benefici biologici della febbre NON si trova:

[A] Inibisce la crescita batterica
[B] Aumenta l'attività battericida dei fagociti
[C] Stimola la via alternativa del complemento
[D] Stimola la sintesi delle proteine della fase acuta e delle immunoglobuline
[E] Produce il sequestro del ferro sierico

47 Quale delle seguenti citochine esercitano un effetto antinfiammatorio e immunosoppressivo?

[A] Interleuchina-1 alfa. Interleuchina-1 beta
[B] Tumor Necrosis Factor-alfa, Tumor Necrosis Factor-beta
[C] Interleuchina-17. Interleuchina-22
[D] Interleuchina -10. Trasforming Growth Factor-beta
[E] Interleuchina 2. Interferone-gamma

48 Riattivazione di un citomegalovirus latente in un paziente immunodepresso può portare ad una grave condizione sistemica, come faresti la diagnosi eziologica?

[A] Rilevando di IgG specifiche nel siero
[B] Per coltura dell'urina in una linea cellulare avanzata
[C] Per reazione a catena della polimerasi quantitativa sul sangue
[D] Rilevando l'antigene nelle urine
[E] Rilevando IgM specifiche nel siero

49 Nella pratica clinica di routine, in pazienti infettati dal virus dell'immunodeficienza umana (HIV) che sono in trattamento antiretrovirale, lo strumento di laboratorio che viene utilizzato per sapere se il trattamento è efficace a breve termine, è:

[A] I livelli di linfociti T CD4, che aumentano rapidamente se il trattamento è efficace
[B] I livelli di anticorpi anti-HIV, che diminuiscono quando combinazione di antivirali è efficace
[C] L'antigene p24, che aumenta in trattamenti efficaci
[D] Carica virale plasmatica (HIV RNA per ml di plasma), che scende a livelli non rilevabili nei trattamenti efficaci

[E] L'intensità delle bande osservate nel Western Blot che scompariranno progressivamente se il trattamento è efficace.

50 Quale dei seguenti virus dell'epatite è sussidiario al trattamento con inibitori della proteasi virale?

[A] Il virus dell'epatite C

[B] Il virus dell'epatite B

[C] Il virus dell'epatite A

[D] Il virus dell'epatite E

[E] Il virus TTV

51 Quale dei seguenti agenti patogeni è il causante della malattia da graffio di gatto?

[A] Bartonella Henselae

[B] Mycobacterium tuberculosis

[C] Mycobacterium avium complex

[D] Toxoplasma gondii

[E] Epstein Barr Virus

52 Il complesso di Mycobacterium Tuberculosis comprende il batterio causante la tubercolosi umana (Mycobacterium Tuberculosis Hominis), così come altri micobatteri, tra i quali si trovano tutti i seguenti eccetto uno:

[A] Mycobacterium Bovis

[B] Mycobacterium africanum

[C] Bacillo di Calmette-Guerin (BCG)

[D] Mycobacterium microti

[E] Mycobacterium avium-intracellulare

53 Paziente di 82 anni si presenta per vertigini improvvise e frequenti, senza prodromi, di breve durata e che regrediscono spontaneamente, senza mai presentare una sincope. L'esame obiettivo e l'elettrocardiogramma sono normali. A un Holter eseguito in regime ambulatoriale durante le 24h si osservano durante la veglia fasi corte di assenza delle one P prima del QRS con un ritmo di scappamento della giunzione atrioventricolare con ARS stretto a 40 bpm e una onda all'inizio del segmento ST corrispondente a una P retrograda. Non si osservano periodi di asistolia superiori ai 3 secondi. Di fronte a questo cosa affermerebbe?

[A] Il paziente ha un blocco atrio-ventricolare di 3° grado e richiede l'impianto di un pacemaker

[B] L'assenza di periodi di asistolia >3 secondi esclude una causa cardiaca delle vertigini

[C] Sarebbe indicato un trattamento farmacologico che aumenterebbe la conduzione nel nodo atrio-ventricolare

[D] Il paziente ha una disfunzione sinusale con blocco senoatriale e richiede, a causa dei sintomi, l'impianto di un pacemaker

[E] Le alterazioni rilevate nell'elettrocardiogramma ambulatoriale sono tipiche dei pazienti di questa età e non vi sono indicazioni per un intervento terapeutico

54 Donna ottantaduenne con ipertensione arteriosa in trattamento con atenololo, idro-clorotiazide e digossina. Si presenta in pronto soccorso per fibrillazione atriale e viene somministrato il Verapamil. Viene evidenziato un blocco atrioventricolare completo all'ECG. Qual è la causa più probabile di questa

situazione clinica?

A Intossicazione da digitale per interazione farmacocinetica con il verapamil

B Ipopotassiemia da somministrazione di tiazide e digossina

C Interazione farmacodinamica di beta-bloccante, digossina e verapamil

D Effetto ipotensivo del diuretico tiazidico

E Aritmia cardiaca da verapamil

55 Donna di 45 anni, con una storia di soffio cardiaco rilevato in età pediatrica, si presenta in pronto soccorso per un quadro di palpitazioni, facile affaticabilità ed edemi malleolari. All'EO assenza di cianosi. Saturazione dell'ossigeno misurata con saturimetro 97%. PA 120/80 mmHg, Ritmo cardiaco irregolare a 100 bpm. Soffio sistolico 2/6 al focolaio polmonare. Secondo tono sdoppiato, ampio e fisso. Nessun rantolo. Leggera epatomegalia (2-3 cm). Leggeri edemi malleolari. ECG: aritmia completa da fibrillazione atriale a 100 bpm. Asse QRS: +120°. Disturbo di conduzione del ramo destro del fascio di His. Qual è il suo orientamento diagnostico?

A Difetto del setto ventricolare

B Stenosi aortica

C Stenosi mitralica

D Difetto del setto atriale

E Dotto arterioso persistente

56 Di fronte a un paziente di 60 anni, diabetico, con angina stabile secondaria alla cardiopatia ischemica causata da un blocco subtotale nel terzo medio dell'arteria coronaria discendente anteriore, quale trattamento proporrebbe?

A Medico con vasodilatatori e betabloccanti per evitare l'angina

B Attesa con un rigoroso riposo, dato che la diminuzione della richiesta di ossigeno del miocardio dovrebbe far diminuire l'angina

C Chirurgico per rivascolarizzare il miocardio ischemico per mezzo di un ponte (bypass) dell'arteria mammaria sinistra distale rispetto alla lesione dell'arteria coronaria malata

D Dilatazione della lesione coronarica per mezzo di un cateterismo terapeutico

E Cateterismo terapeutico per dilatare la lesione arteriosa e impianto di uno stent nella zona dilatata

57 Su quale paziente andrebbe eseguita una coronarografia urgente?

A Donna di 66 anni, diabetica con un solo episodio di dolore a riposo ed elevazione della troponina

B Uomo di 77 anni ricoverato per due episodi di 30 minuti di dolore con sotto-slivellamento del segmento ST sull'ECG durante l'episodio doloroso

C Uomo di 55 anni che dopo una settimana di trattamento con doppia anti-aggregazione esegue una ergometria isotopica che mostra un'estesa ischemia sulla parete anteriore

D Donna di 65 anni con dolore a riposo ed ergometria positiva clinica nel terzo stadio di Bruce

E Paziente di 55 anni ricoverato per dolore al petto e dispnea saturazione all'80% nonostante la somministrazione di ossigeno e con un ECG con sotto-slivellamento ST sulla parete anterolaterale che non regredisce con la somministrazione di nitroglicerina E.V.

58 Quale delle seguenti alterazioni elettrocardiografiche viene interpretata come una lesione sub-endocardica?

A L'inversione delle onde T

B Il sopra-slivellamento del segmento ST

C L'onda T appuntita

D La presenza dell'onda Q

E La depressione rettilinea del segmento ST

59 Paziente di 52 anni che riferisce dispnea a medio sforzo per gli ultimi 6 mesi. Non ha presentato né angina né sincope. L'esame obiettivo e gli esami diagnostici mostrano l'esistenza di un gradiente trans-valvolare aortico di 55mmHg e un'area calcolata di 0,7 cm2. Frazione di eiezione 65%. Il trattamento da indicare a questo paziente è?

A Diuretici e controlli più frequenti da parte di uno specialista

B In caso di aumento dell'affanno, è necessario praticare una dilatazione percutanea della valvola aortica con catetere e palloncino

C Sostituzione della valvola aortica con una protesi/bioprotesi

D Sostituzione della valvola aortica con homograft

E Impianto valvolare percutaneo

60 Per quanto riguarda il tamponamento pericardico, quale delle seguenti affermazioni NON è corretta?

A La radiografia del torace è molto utile per la diagnosi

B La registrazione venosa giugulare permette di obiettivare di un collasso "x" molto profondo

C Un polso arterioso paradossale è comune

D Il collasso atriale destro è molto sensibile per la diagnosi

E Il collasso del ventricolo destro è molto specifico per la diagnosi

61 Le viene inviato all'ambulatorio per l'ipertensione arteriosa i seguenti pazienti. Indicare in quale NON sospettereste un'ipertensione secondaria:

A Donna di 25 anni con un soffio addominale

B Pressione alta con ipopotassiemia in un uomo di 50 anni che non assume farmaci

C Donna di 55 anni con BMI 28 e dislipidemia

D Donna di 78 anni fuori controllo da 3 mesi che assume 3 farmaci

E Uomo di 60 anni con sonnolenza diurna, mal di testa mattutina e che russa

62 Nel trattamento dell'insufficienza cardiaca:

A I bloccanti del recettore dell'angiotensina (ARB) hanno dimostrato di essere superiori agli inibitori dell'enzima di conversione dell'angiotensina e dovrebbero essere la prima opzione terapeutica

B Gli antagonisti dell'aldosterone non hanno dimostrato un miglioramento prognostico, essendo controindicato nei pazienti con disfunzione sistolica avanzata e grado funzionale NYHA IV

C È stato dimostrato che i beta-bloccanti riducono la mortalità in pazienti con una frazione di eiezione ridotta

D La terapia di risincronizzazione cardiaca mediate pacemaker è indicata in pazienti con disfunzione sistolica sempre che il QRS sia stratto (inferiore a 120 msec)

E L'impianto di defibrillatori automatici è controindicato nei pazienti con distensione ventricolare, in particolare se è di causa ischemica

63 In un paziente con una clinica di insufficienza cardiaca che presenta una quantità sproporzionatamente elevata di ascite in relazione all'edema periferico, l'eziologia più probabile è:

A Stenosi aortica grave

B Un miocardio dilatato con disfunzione ventricolare sinistra significativa

C Un'ipertensione polmonare primaria

D Miocardiopatia ostruttiva ipertrofica

E Pericardite costrittiva

64 Segnali l'affermazione FALSA rispetto al "terzo tono" cardiaco:

A È un suono a bassa frequenza.

B Può verificarsi in processi che aumentano la velocità o il volume di riempimento ventricolare.

C Appaiono alla fine della diastole.

D È presente nei pazienti con grave insufficienza mitralica.

E Può comparire nei bambini normali e nei pazienti con alta gittata cardiaca

65 Nella scelta del tipo di protesi valvolare (biologica o meccanica) da impiantare in un paziente si dovrebbero considerare diversi aspetti e caratteristiche del malato e della protesi. Secondo quanto detto, segnali l'enunciato NON CORRETTO:

A L'anticoagulazione permanente è necessaria per le protesi meccaniche

B In generale, le protesi biologiche sono indicate nei pazienti giovani, con una lunga aspettativa di vita

C Le protesi biologiche sarebbero indicate nei casi in cui presentino controindicazioni formali all'anticoagulazione

D La velocità di deterioramento strutturale di una protesi biologica è inversamente proporzionale all'età del soggetto

E Le protesi biologiche non necessitano di anticoagulazione permanente

66 L'ischemia acuta di una estremità consiste nella diminuzione brusca della perfusione arteriosa. È importante differenziare tra trombosi ed embolia arteriosa per poter indicare il trattamento più adeguato. Quale delle seguenti è corretta?

A La presenza di un focolaio di embolia e di polsi distali nella estremità controlaterale fanno sospettare una trombosi arteriosa

B Se il paziente ha un'anamnesi di claudicazione e una clinica a esordio improvviso sospetteremo un'embolia arteriosa in prima istanza

C Se l'arto controlaterale ha tutti polsi presenti e la clinica inizia lentamente, sospetteremo una trombosi arteriosa.

D Se la clinica inizia bruscamente in un paziente con un focolaio emboligeno sospetteremo un'embolia arteriosa

E Se il paziente è portatore di un bypass arterioso sospetteremo un'embolia arteriosa

67 Il caratteristico segno di Rovsing nell'appendicite acuta consiste in:

A Dolore da pressione in epigastrio quando si applica una pressione ferma e persistente sul punto di McBurney

B Dolore acuto che appare quando l'appendice viene compressa tra la parete addominale e la cresta iliaca

C Sensibilità di rimbalzo temporanea nella parete addominale

D Perdita della sensibilità addominale durante la contrazione dei muscoli della parete addominale

E Dolore al punto di McBurney quando si comprime il quadrante addominale inferiore sinistro

68 **La paralisi radicolare dei muscoli della eminenza ipotenar deve far supporre l'interessamento delle fibre nervose midollari emergenti da:**

A C5

B C8

C C7

D T1

E C6

69 **Una donna di 76 anni con una storia di broncopneumopatia cronica ostruttiva (BPCO) giunge in PS lamentando la presenza di dispnea, pre-sincope e palpitazioni insorte nelle ultime 24–36 h. Riferisce di essere in trattamento con Salmeterolo/Fluticasone per via inalatoria ad alte dosi due volte al giorno e Tiotropio per via inalatoria, associato ad un nebulizzatore domestico. All'esame obiettivo la sua pressione sanguigna è di 95/70 mmHg e il polso è di 145/min. All'auscultazione del torace si apprezzano crepitii alle basi polmonari e vi è edema bilaterale delle caviglie. Viene effettuato un elettrocardiogramma mostrato di seguito. Il livello di creatinina è di 95 μmol/l. Quale dei seguenti è il trattamento più appropriato?**

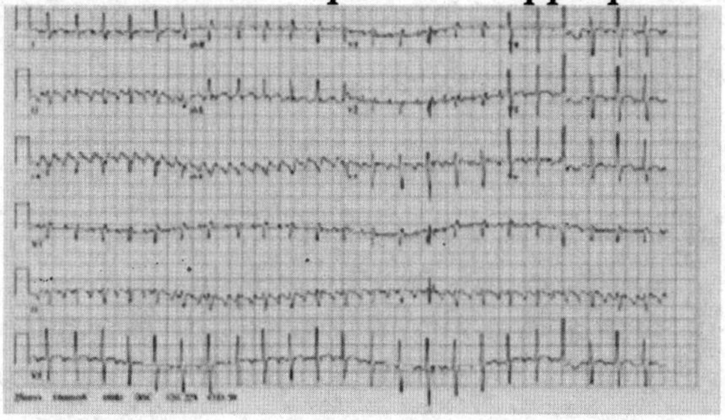

A 12 mg Adenosina ev

B 300 mg Amiodarone

C 5 mg Bisoprololo per os

D 500 ug Digossina ev

E 10 mg Verapamil ev

70 **Una ragazza di 34 anni, primipara, alla ventitreesima settimana di gravidanza, giunge all'attenzione del curante dopo aver effettuato il test orale di tolleranza al glucosio (OGTT) positivo per diabete mellito. Dopo un periodo di dieta ed esercizio fisico, la sua glicemia a digiuno è ancora elevata, a 6,9 mmol/l e l'indice di massa corporea (BMI) è di 29. Quale dei seguenti è l'intervento più appropriato?**

A Terapia insulinica secondo lo schema basal-bolus

B Glibenclamide

C Analogo dell'insulina ad azione prolungata

D Metformina

E Pioglitazone

71 **Un uomo di 62 anni, affetto da diabete mellito di tipo 2, giunge in PS circa 4 ore dopo un attacco ischemico transitorio (TIA). Riferisce di aver avuto per circa 2 ore ipostenia del braccio sinistro e di essersi sentito confuso. Attualmente riferisce risoluzione della sintomatologia. La sua pressione sanguigna è di 162/90 mmHg. Viene effettuata una TAC encefalo nei limiti della norma e gli vengono somministrati 300 mg di Aspirina. Quale delle seguenti è l'azione più appropriata?**

A Ecografia carotidea urgente ed ecocardiogramma

B Ricovero e somministrazione di Eparina a basso peso molecolare

C Dimissione e controllo dopo una settimana presso l'ambulatorio di neurologia

D Dimissione e prenotazione di ecografia carotidea ed ecocardiogramma

E Dimissione e monitoraggio della sintomatologia nelle successive 24h

72 **Una donna di 56 anni giunge in PS due giorni dopo la dialisi lamentando sanguinamento dal sito della fistola e lividi estesi sulle braccia e sulle gambe. Nel sospetto di un disturbo emorragico, quale esame è il più utile per la valutazione dello stato della coagulazione della paziente?**

A Tempo di tromboplastina parziale attivata

B Fibrinogeno

C Emoglobina

D Conta piastrinica

E Tempo di protrombina

73 **Una ragazza di 22 anni giunge all'attenzione del gastroenterologo per riscontro di anemia sideropenica. Riferisce di sentirsi sempre stanca e lamenta frequenti infezioni del tratto respiratorio. Nega viaggi all'estero, fumo e alcol. All'esame obiettivo risulta pallida, l'addome è leggermente disteso e il suo indice di massa corporea è 21. Viene effettuata una biopsia dell'intestino tenue i cui risultati sono mostrati di seguito. Quale delle seguenti è la diagnosi più probabile?**

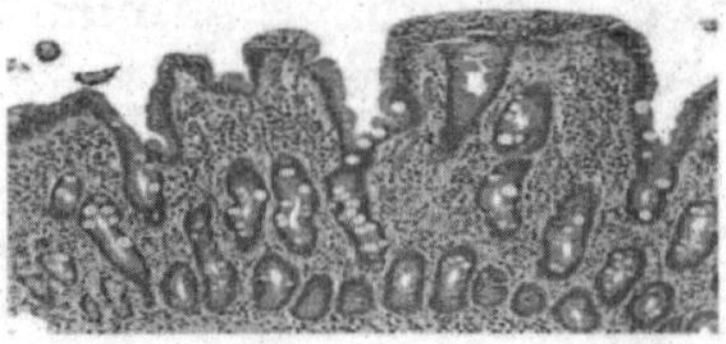

A Celiachia

B Morbo di Crohn

C Intolleranza al lattosio

D Linfoma dell'intestino tenue

E La malattia di Whipple

74 **Una donna di 65 anni giunge in PS riferendo la comparsa negli ultimi mesi di dolore a livello delle cosce e dei glutei e formicolio ad entrambi i piedi. Riferisce, inoltre che tali sintomi peggiorano in posizione eretta mentre sono alleviati dalla posizione seduta, in particolare in clinostatismo o a seguito della flessione del tronco. Ammette di aver sofferto di mal di schiena intermittente per alcuni anni, di essere in trattamento con Amlodipina per l'ipertensione arteriosa e di assumere Metformina per il diabete di tipo II diagnosticato circa 2 anni fa. Nega abitudine tabagica. All'esame obiettivo si apprezza debolezza bilaterale degli arti inferiori nelle regioni innervate dalla radice del nervo L5 – S1. Non vi è edema delle caviglie e il suo BMI è 24. Quale delle seguenti è la diagnosi più probabile?**

A Neuropatia diabetica sensitiva

B Stenosi spinale lombare

C Artrosi di entrambi i fianchi

D Malattia di Paget

E Malattia vascolare periferica

75 **Una ragazza di 32 anni, affetta da artrite reumatoide, giunge dal suo reumatologo per una visita d controllo. Riferisce di essere in terapia con Metotrexato a cadenza settimanale e Naprossene al**

bisogno. Attualmente non utilizza corticosteroidi. L'esame obiettivo non mostra una malattia attiva e i marker d'infiammazione sono normali. Riferisce di essersi recentemente sposata e di star pianificando una famiglia. Quale dei seguenti è l'intervento più appropriato per la gestione della sua artrite reumatoide?

A Metotrexato continuo

B Passare dal Metotrexato al Prednisolone a basso dosaggio

C Passare dal Metotrexato all' Azatioprina

D Passare dal Metotrexato al Micofenolato

E Passare dal Metotrexato alla Ciclosporina

76 **Una donna di 55 anni giunge in PS accompagnata da un'ambulanza: all'arrivo in pronto soccorso non è in grado di mobilitarsi dal letto e vi è evidenza di insufficienza respiratoria di tipo 2 dovuta a debolezza muscolare. La paziente è affetta da Miastenia gravis in trattamento con Prednisolone e Azatioprina e la sua malattia di solito è ben controllata, tanto da essere in grado di gestire la casa e prendersi cura di tre figli adolescenti. Inoltre, riferisce di essere stata dal suo curante circa due giorni fa per un'infezione del tratto urinario per la quale le veniva prescritta terapia antibiotica. Quale dei seguenti antibiotici è più probabile che le sia stato prescritto?**

A Cefalexina

B Ciprofloxacina

C Amoxicillina-clavulanico

D Doxiciclina

E Trimetoprim

77 **Una donna di 49 anni giunge in PS riferendo negli ultimi mesi perdita di peso di circa 6 Kg, episodi di diarrea e dolore addominali. All'esame obiettivo non vi è nulla di patologico a carico dell'addome. Il suo BMI è pari a 22. Porta in visione una TAC addome che mostra una massa circolare e cistica sul lato destro dell'addome. Quale delle seguenti è la diagnosi più probabile?**

A Carcinoma surrenalico

B Carcinoma appendicolare

C Carcinoma sigmoideo

D Cisti epidermoide

E Cisti ovarica

78 **Un uomo di 54 anni giunge in PS lamentando dolore toracico della durata di circa 15 minuti. Nega abitudine tabagica, riferisce attività sportiva regolare (gioca a squash tre volte alla settimana) e non vi è nulla di patologico dal punto di vista cardiovascolare in anamnesi. All'esame obiettivo presso il pronto soccorso riferisce risoluzione della sintomatologia dolorosa, riposa tranquillo e non vi è nulla di patologico a carico di torace, cuore e addome. L'elettrocardiogramma eseguito in ambulanza mostra un'inversione delle onde P e T in III derivazione. In PS viene ripetuto un nuovo ECG riportato di seguito. Quale delle seguenti è la causa più probabile delle differenze rilevate nei due ECG?**

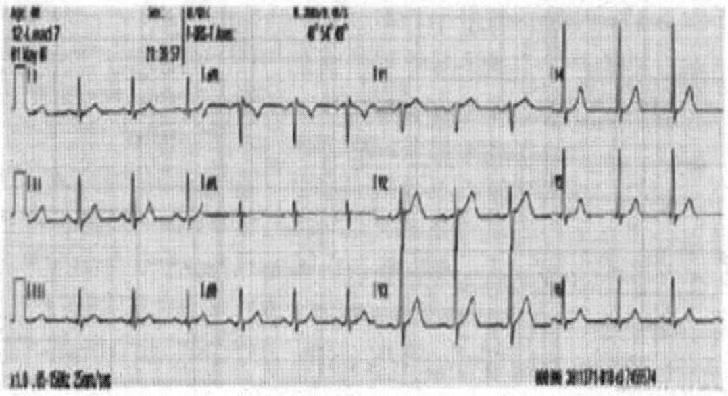

- [A] Destrocardia
- [B] Inversione braccio sinistro/gamba sinistra
- [C] Inversione braccio sinistro/braccio destro
- [D] Infarto miocardico senza elevazione del tratto ST (NSTEMI)
- [E] Embolia polmonare

79 Paziente di 78 anni con dolore addominale. Quale alterazione è presente nella seguente RX addome in ortostasi?

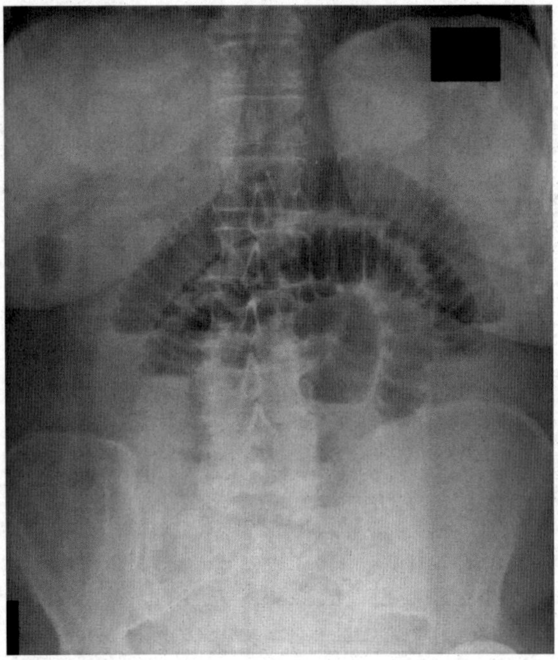

- [A] Aria libera
- [B] Marcata coprostasi
- [C] Livelli idroaerei
- [D] Versamento ascitico
- [E] Nessuna alterazione rilevante

80 Paziente di 49 anni caduto da una scala. Quale alterazione è presente nella seguente RX polso?

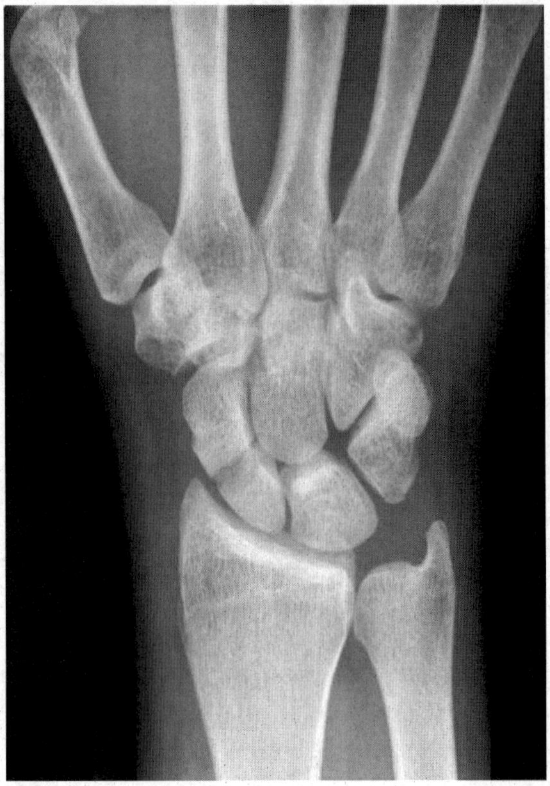

- [A] Frattura radiale
- [B] Frattura dello scafoide
- [C] Frattura ulnare
- [D] Frattura del semilunare
- [E] Frattura del capitato

81 Scenario clinico JKUIO. Un paziente di 47 anni, fumatore, con una storia di ipercolesterolemia e diabete, si presenta per aver avuto intensi episodi di dolore oppressivo retrosternale nelle ultime 48 ore, irradiato alle spalle, della durata di circa 15 minuti, a riposo. Nell'elettrocardiogramma eseguito durante una delle crisi, si osserva una discesa transitoria del segmento ST di 1,5 mm in V2-V5. L'ematochimica non mostra elevazione dei biomarcatori di necrosi e l'ecocardiografia è normale. Qual è la diagnosi che ha motivato l'esecuzione della coronarografia dell'immagine?

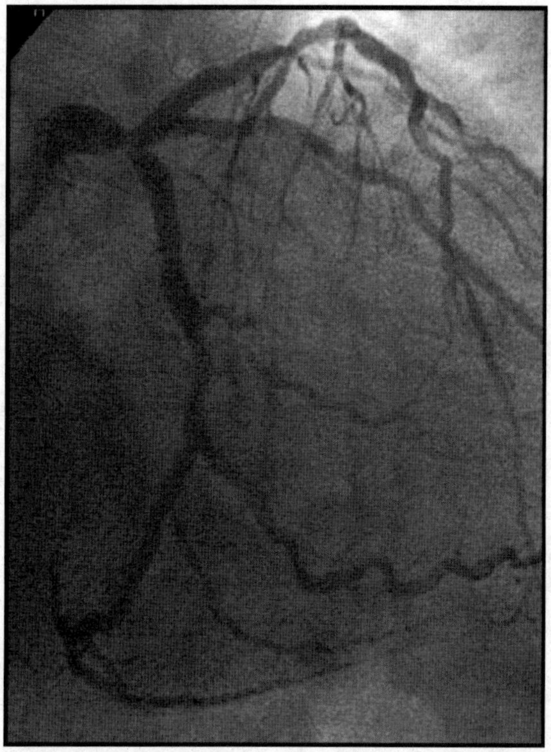

[A] Angina stabile

[B] Angina instabile di rischio intermedio o alto

[C] Infarto miocardico acuto

[D] Angina instabile a basso rischio

[E] Cardiomiopatia di Tako-Tsubo

82 **Riferito allo scenario clinico JKUIO. Per quanto riguarda l'anatomia coronarica di questo paziente, quale delle seguenti affermazioni è ERRATA?**

[A] Il tronco della coronaria sinistra è normale, senza placche di aterosclerosi

[B] Il catetere raggiunge l'arteria coronaria sinistra per via arteriosa, possono essere utilizzate varie vie di accesso (femorale, radiale...)

[C] La necessità di rivascolarizzazione coronarica percutanea o chirurgica dipende dalla gravità delle lesioni, dai sintomi e dall'estensione dell'ischemia miocardica

[D] Se si realizza il trattamento della stenosi della discendente anteriore con angioplastica e impianto di stent farmaco-attivo, si deve mantenere per mesi un trattamento antiaggregante piastrinico doppio, con aspirina associata a clopidogrel, Prasugrel o Ticagrelor

[E] Le lesioni responsabili delle sindromi coronariche acute sono placche aterosclerotiche che subiscono rotture o erosioni.

83 **Scenario clinico TTRRY. Paziente di 58 anni che si presenta in pronto soccorso per tachicardie frequenti a insorgenza improvvisa. Il paziente non ha precedenti di interesse se non la storia di tachicardie da alcuni anni, soprattutto in relazione ai cambiamenti posturali accompagnate da vertigini e dolori al petto. La figura mostra un tracciato ECG al momento del ricovero in PS, dove il paziente manifestava che la tachicardia stava avendo un comportamento continuo, iniziando e terminando spontaneamente in più occasioni. Secondo lei, la diagnosi più probabile in questo paziente è:**

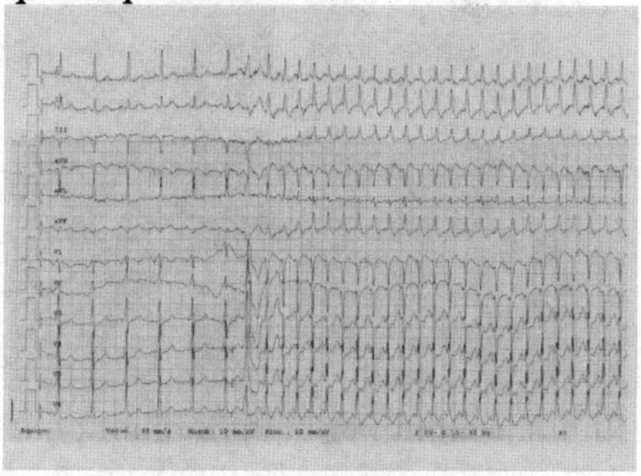

[A] Tachicardia di rientro atrioventricolare mediata da una via lenta intra-nodale

[B] Sindrome di Brugada associata a tachicardia

[C] Sindrome di Wolff-Parkinson-White e fibrillazione atriale

D Tachicardia ventricolare

E Via accessoria atrioventricolare e tachicardia da rientro ortodromica

84 Riferito allo scenario clinico TTRRY. Una volta controllato l'episodio acuto, quale trattamento è più consigliabile in questo caso:

A Trattamento chirurgico

B Trattamento con amiodarone

C Ablazione con catetere della via accessoria

D Pacemaker anti-tachicardia

E Defibrillatore automatico.

85 Scenario clinico YYUUI. Quale delle lesioni cutanee che appaiono nell'immagine deve essere rimossa immediatamente?

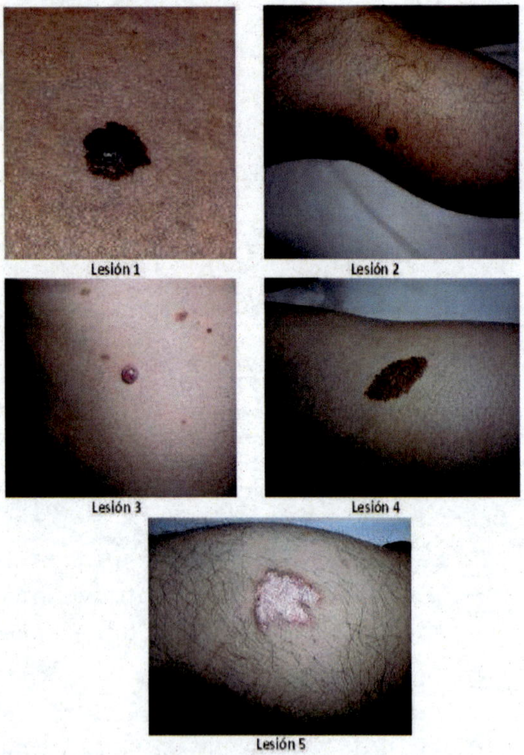

A Lesione 1

B Lesione 2

C Lesione 3

D Lesione 4

E Lesione 5

86 Riferito allo scenario clinico YYUUI. Il referto istologico della lesione rimossa è una proliferazione composta da nidi irregolari di cellule melanocitarie atipiche. Qual è il fattore prognostico più importante in questo tumore?

A L'età del paziente

B I precedenti familiari

C La localizzazione anatomica del tumore

D Lo spessore del tumore (indice di Breslow)

E Il tipo istologico di melanoma

87 Scenario clinico GHYUI. Maschio di 42 anni di età, fumatore di circa 20 sigarette/die, camionista di professione, bevitore di 1 litro di vino al giorno. Il padre e la madre sono morti di ictus. Tra i suoi precedenti risaltano un Herpes Zoster oftalmico un anno fa e l'ernia iatale diagnosticata due anni fa in trattamento con omeprazolo. Si presenta indirizzato dal suo dentista, che lo stava curando per carie multiple, perché aveva osservato sulla mucosa destra una placca biancastra, di circa 3 centimetri di diametro, con contorni irregolari, geografici, superficie liscia, non infiltrata al tatto, situata appena dietro l'angolo della bocca (immagine). Non si osservano altre alterazioni nel resto delle mucose, né nel resto del tegumento cutaneo. La lesione non ha causato alcun sintomo e non sa precisare il tempo di evoluzione dato che non l'aveva vista

personalmente. Qual è la diagnosi più probabile in questo caso?

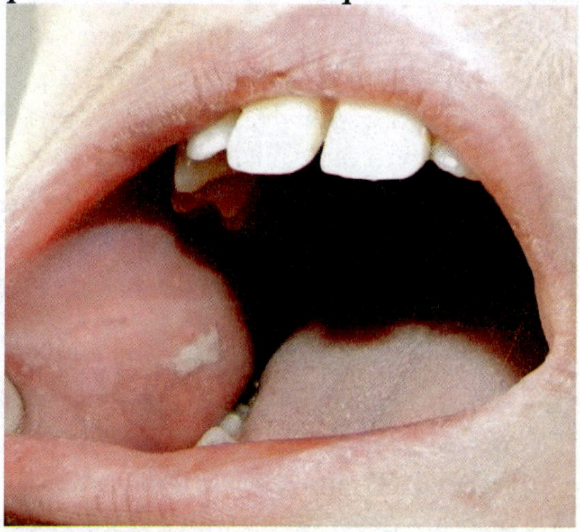

A Candidosi

B Leucoplachia

C Lichen planus

D Lupus eritematoso

E Cancrena sifilitica

88 **Riferito allo scenario clinico GHYUI. Come confermerebbe la diagnosi?**

A Dermatoscopia digitale

B Sierologia dei virus epato-tropici

C Sierologia della lue

D Anticorpi anti-nucleari

E Esame istologico

89 **Una donna di 33 anni lavora come donna delle pulizie in una ludoteca per bambini e con precedenti di frequenti episodi di tonsillite pultacea. 48 ore prima della consultazione, sviluppa una febbre fino a 38°C con odinofagia. Per questo motivo si tratta da sola con amoxicillina/clavulanico. A 12 ore, appare un esantema pruriginoso generalizzato motivo per il quale consulta il suo medico di famiglia che cambia l'antibiotico in azitromicina e aggiunge corticoidi per sospetta tossicità cutanea del farmaco. 24 ore dopo la febbre persiste, si aggiunge una certa sensazione dispnoica e tosse, per questo si reca al pronto soccorso ospedaliero. L'esame obiettivo mostra una paziente con febbre a 39°C, in scarse condizioni generali, con esantema sul viso, sul tronco e sulla schiena, pruriginoso e confluente con lesioni papulari e pomfi disseminati che colpiscono i palmi delle mani e le piante dei piedi. L'esplorazione del cavo orale non presenta placche tonsillari, ma lesioni eritematose con il centro biancastro davanti ad entrambe le arcate dentali superiori (figura). Quale sarebbe il modo migliore per definire queste lesioni tenendo conto del contesto della paziente?**

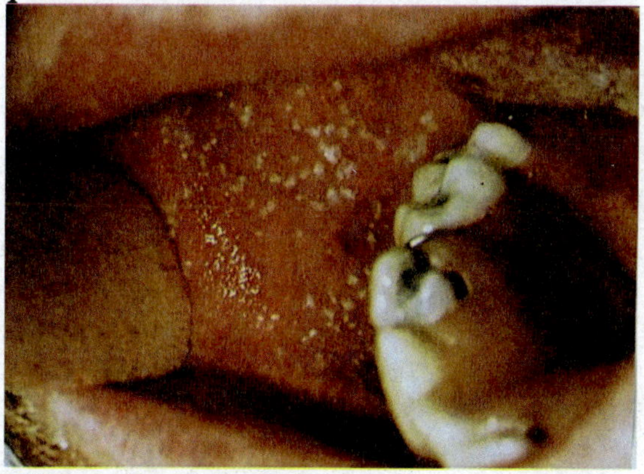

A Mughetto

B Macchie di Koplik

C Afte

D Lichen

E Leucoplachia

90 **La paziente presentava crepitii basali e una saturazione di O2 del 90%. La radiografia toracica ha mostrato un lieve**

aumento di densità bi-basale di aspetto interstiziale. La sierologia urgente per l'HIV era negativa. Il trattamento antibiotico è stato cambiato in levofloxacina, la paziente venne ricoverata e sono furono richiesti diversi test complementari. Il quarto giorno il paziente era afebbrile, si era ripreso dalla dispnea e le lesioni cutanee sono progressivamente scomparse in direzione opposta alla loro comparsa. Quali dei seguenti esami ritiene che abbiano permesso la diagnosi definitiva?

A Sierologia IgM del micoplasma

B Sierologia del virus dell'influenza H1N1

C Sierologia IgM del morbillo

D Sierologia IgM del Parvovirus B-19

E Test treponemici e di agglutinazione per la lue

91 Scenario clinico YTRU. Un paziente di 25 anni si presenta per una clinica di febbre fino a 39°C e diarrea da circa 5 giorni. Spiega che due mesi fa ha fatto un viaggio di tre settimane in varie zone rurali dell'India. Assicura di aver preso una profilassi settimanale con meflochina prima, durante e 4 settimane dopo il viaggio, senza dimenticare nessuna assunzione. Tra i vari test è stata eseguito uno striscio del sangue periferico, i cui risultati sono riportati nell'immagine. Quale delle seguenti affermazioni è la migliore?

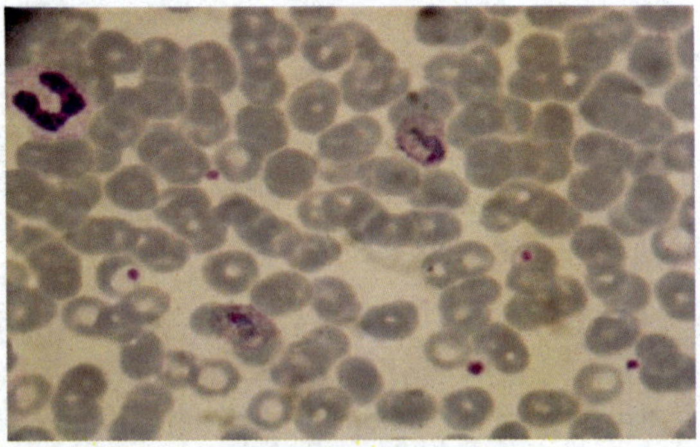

A Si possono apprezzare due trofozoiti di P. vivax

B Si osservano vari granulociti a diversi stadi di maturazione

C La cosa più suggestiva è che si tratti di schizonti di P. falciparum

D Si osservano emazie frammentate e corpi Howell-Jolly

E Si tratta di eritroblasti circolanti

92 Riferito allo scenario clinico YTRU. Supponiamo che venga stabilita una diagnosi di malaria. Il trattamento per eradicare gli stadi epatici per prevenire le recidive deve essere considerato nelle parassitemie da:

A P. falciparum e P. malarie

B P. ovale e P. vivax

C P. falciparum e P. ovale

D P. malariae e P. vivax

E P. falciparum e P. malariae

93 Che cosa caratterizza l'elettrocardiogramma nella BPCO con cuore polmonare cronico?

A Sotto-slivellamento del tratto ST in D2, V1 e V2

B Presenza della P polmonare e deviazione assiale destra

C Aumento dell'intervallo PR

D Sopra-slivellamento del tratto ST nelle derivazioni precordiali

E T iperacute

94 Di preminente importanza nell'addome acuto è il rilievo di:

A Tachicardia e dolori addominali diffusi

B Parete addominale rigida alla palpazione

C Pulsazione aortica addominale ben percepibile

D Tachipnea

E Parete addominale flaccida alla palpazione

95 Quale dei seguenti composti è considerato cancerogeno per il polmone?

A Benzene

B Amine aromatiche

C Cloruro di vinile

D Idrocarburi policiclici aromatici

E Ossido di etilene

96 Nella sindrome da furto aorto-iliaco dovuto a stenosi dell'arteria iliaca comune al di sotto del punto di emergenza dell'arteria mesenterica inferiore, il sangue sottratto alle arterie mesenteriche raggiunge l'iliaca interna e quindi quella esterna attraverso la:

A A. renale

B A. rettale media

C A. rettale inferiore

D A. mesenterica superiore

E A. celiaca

97 Il fenomeno di Chvostek si rileva in una di queste condizioni:

A Ipocalcemia

B M. di Paget

C Ipercalcemia

D Iperparatiroidismo primitivo

E Sindrome da alcalini

98 I Distretti:

A Comprendono più Aziende USL

B Comprendono al loro interno un'unica tipologia di servizio

C Hanno un bacino di utenza di 10-60.000 abitanti

D Garantiscono attività o servizi di Assistenza Domiciliare Integrata

E Sono unità operative di dimensioni maggiori delle Aziende USL

99 In condizioni ordinarie, la perdita insensibile di acqua è più vicina a:

A 25 cc per 100 calorie spese

B 75 cc per 100 calorie spese

C 50cc per 100 calorie spese

D 100 cc per 100 calorie spese

E 10 cc per 100 calorie spese

100 La lussazione recidivante della spalla è una:

A Nessuna risposta corretta

B Complicanza delle fratture di clavicola

C Malattia congenita

D Complicanza della lussazione di spalla

E Complicanza delle fratture dell'estremo prossimale dell'omero

101 **A carico di quale di queste cellule è il difetto specifico nella sindrome da immunodeficienza acquisita?**

A Linfociti B

B Monociti

C Linfociti T suppressor

D Linfociti T citotossici

E Linfociti T helper

102 **La presenza di echi di debole intensità in sospensione all'interno di una struttura anecogena cosa ti suggerisce?**

A Un cono d'ombra

B Una struttura solida come la milza

C Un fluido corpuscolato

D Una cisti semplice

E Un artefatto "a coda di cometa"

103 **Quale indagine consente di valutare meglio i diametri prostatici?**

A Nessuna risposta corretta

B Rx diretta addome

C Ecografia

D Urografia

E TC

104 **Nell'intervento di sostituzione della valvola mitrale per insufficienza**

A Si conservano entrambi i lembi

B Si conserva il lembo anteriore

C Si conserva il lembo posteriore

D Non si conserva il lembo posteriore

E Si rimuovono entrambi i lembi

105 **Nel caso di stenosi polmonare lieve in un paziente affetto da tetralogia di Fallot:**

A Tutte le affermazioni sono errate

B Prevale all'inizio della storia naturale lo shunt sinistro-destro (tetralogia di Fallot "rosea")

C La correzione chirurgica è più precoce

D Tutte le affermazioni sono vere

E Si associa sempre coartazione aortica

106 **Il segno clinico della carenza di vitamina A è la comparsa di:**

A Stomatite angolare

B Osteomalacia

C Emeralopia

D Pellagra

E Rachitismo

107 **Nella Hairy cell leukemia le cellule neoplastiche sono?**

A Cellule Natural Killer

B Linfociti B

C Linfociti T

D Monociti

E Nessuna risposta corretta

108 **Quali sono le cellule implicate nella presentazione dell'antigene ai linfociti T?**

A Eritrociti

B Plasmacellule

C Piastrine

D Neutrofili

E Macrofagi

109 L'indagine più accurata per la diagnosi di neoplasia gastrica è:

A RMN addominale

B Rx digerente

C EGDS con biopsie multiple

D TAC addome

E Ecografia addominale

110 Quale dei seguenti sintomi o segni può indirizzare verso una diagnosi di trombosi o tromboflebite del distretto della vena ipogastrica:

A Tutte le risposte elencate sono corrette

B Tenesmo

C Nessuna risposta corretta

D Tensione addominale

E Diarrea osmotica

111 Da alcuni giorni il sig. Mario, di 81 anni, riferisce di non sentirsi bene: fatica a fare le scale che dal soggiorno lo portano in camera da letto, è stato costretto ad aggiungere un cuscino all'abituale per dormire meglio la notte e fatica a stringere i lacci delle scarpe, perché le gambe gli si sono un po' gonfiate. In precedenza, non era mai successo. Si reca quindi dal suo medico che lo conosce bene e che gli prescrive, dopo averlo visitato, l'esecuzione di una radiografia del torace ed alcune modifiche terapeutiche. Alla luce dell'immagine radiografica del torace, qual è la causa del malessere riferito dal paziente?

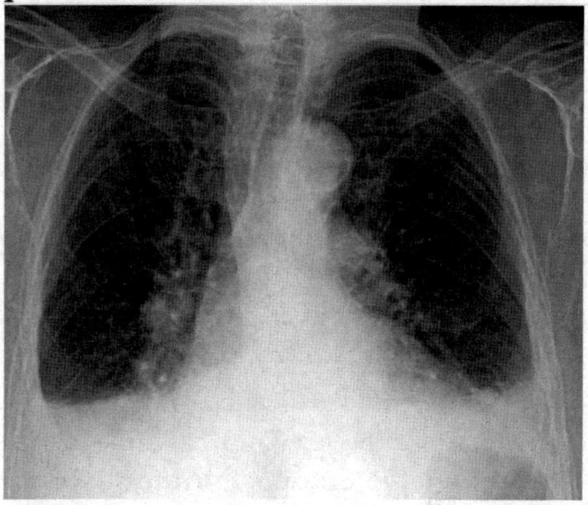

A PNX spontaneo

B Broncopolmonite basale sinistra

C Neoplasia polmonare per-ilare destra con versamento pleurico consensuale

D Interstiziopatia

E Scompenso cardiaco congestizio

112 L'accertamento sanitario obbligatorio previsto dalla legge 833:

A Deve essere effettuato entro tre settimane

B È una misura obbligatoria della alcolemia per i guidatori

C È uno strumento legislativo che permette di entrare in contatto con un paziente probabilmente affetto da patologia mentale e che rifiuta ogni contatto o non è reperibile

D L'ordinanza dell'accertamento sanitario obbligatorio è emessa dal direttore generale della AUSL

E È eguale al trattamento sanitario obbligatorio

113 Gli stati emotivi e passionali:

A Modificano il titolo di reato

B Non escludono l'imputabilità

C Diminuiscono l'imputabilità

D Non escludono l'imputabilità ma aggravano la pena

E Escludono l'imputabilità

114 L'emogasanalisi eseguito ad un uomo di 17 anni mostra i seguenti valori: pH 7,01; paCO2 19 mmHg; paO2 110 mmHg (in aria ambiente); HCO3- 10 mmol/L; Gap Anionico 30 mEq/L. Data l'età del paziente e la prevalenza delle seguenti patologie, la diagnosi più probabile è:

A Acidosi respiratoria da cardiopatia cianogena congenita

B Acidosi metabolica da overdose di aspirina

C Acidosi metabolica da chetoacidosi diabetica

D Acidosi respiratoria da infezione polmonare

E Acidosi metabolica da insufficienza renale acuta

115 Quali sono gli agenti causali più frequenti dell'orticaria acuta?

A Medicamenti e loro additivi

B Sforzo fisico

C Inalanti

D Agenti infettivi

E Fattori psichici

116 Come si presenta clinicamente il granuloma piogenico?

A Una papula dura e di colore brunastro

B Un nodulo peduncolato rosso e sanguinante al minimo trauma

C Una pustola con alone eritematoso

D Un nodulo localizzato e leggermente dolente

E Una lesione vegetante circondata da pustole

117 Cos'è il gonococco?

A Un protozoo

B Un micete

C Un virus

D Un diplococco

E Un bacillo

118 Cos'è un "early gastric cancer"?

A Un carcinoma gastrico senza interessamento linfonodale o metastasi a distanza

B Un carcinoma gastrico con interessamento della sola mucosa

C Un carcinoma gastrico in situ

D Un carcinoma gastrico invasivo con interessamento di mucosa o sottomucosa, anche in presenza di interessamento ai linfonodi locoregionali

E Un tumore diagnostico in corso di follow-up

119 La PHmetria dell' esofago è indicata nei pazienti con raucedine:

A Nei casi in cui l'otorinolaringoiatra non riscontri cause di sua pertinenza

B Solo se il pz assume farmaci antiinfiammatori non steroidei

C Solo se presente pirosi

D Sempre

E Mai

120 Qual è la complicanza più frequente dell'anestesia spinale?

A Sindrome di Horner

B Dolore nella sede di iniezione

C Dolore lombare diffuso

D Cefalea

E Sciatalgia

121 Quale segno non si associa allo shock settico:

A CID

B Iperkaliemia

C Acidosi metabolica

D Insufficienza respiratoria

E Aumento della PVC

122 Qual è l'indagine di scelta per la diagnosi di tamponamento cardiaco?

A Ecocardiogramma transtoracico

B RNM del miocardio

C Rx del torace

D ECG a 12 derivazioni

E Angiografia con sottrazione di immagini

123 Quale di queste affermazioni è corretta a proposito del flusso ematico cerebrale?

A L'ipossia è un potente vasocostrittore cerebrale

B Si mantiene costante per pressioni arteriose medie comprese tra 50 e 150 mmHg

C È direttamente proporzionale al valore della pressione intracranica

D È pari normalmente a 1 ml/min per g di tessuto

E Aumenta di 5-6 ml/100 g di tessuto per aumento do 1 mmHg di $PaCO_2$

124 Una caduta molto rapida della ET-CO2 durante ventilazione meccanica senza variazioni della pressione di insufflazione è indice:

A Iperventilazione

B Deconnessione dal respiratore

C Ipertermia maligna

D Embolia polmonare massiva o arresto cardiocircolatorio

E Ipoventilazione

125 L'orologio biologico umano "risiede":

A Nel chiasma ottico

B Nell'area postrema

C Nella ghiandola pituitaria

D Nella ghiandola pineale

E Nel nucleo soprachiasmatico

126 La distrofia muscolare progressiva di Duchenne tipicamente si manifesta nei:

A Anziani

B Maschi

C Maschi e Femmine

D Femmine

E Adulti

127 Nell'empiema pleurico, il drenaggio è di solito indicato:

A Solo nei bambini distrofici

B In presenza di abbondante materiale purulento

C Mai

D In fase iniziale

E Solo quando è accompagnato da pneumotorace

128 L'ileo da meconio è:

A Un test diagnostico

B Una manifestazione particolare della mucoviscidosi

C Tipico dei neonati prematuri

D Una forma di ileo paralitico

E Una malformazione intestinale

129 In un soggetto disfonico si può ipotizzare la presenza di:

A Carcinoma rinofaringe

B Carcinoma tonsillare

C Ipertrofia adenoidea

D Paralisi dell'ipoglosso

E Paralisi ricorrenziale

130 L'emo-timpano è:

A Una raccolta ematica nella cassa timpanica

B L'iperemia della membrana timpanica

C Una raccolta ematica nel contesto della membrana timpanica

D La fuoriuscita di sangue dal condotto uditivo esterno

E Una raccolta ematica tra cartilagine e pericondrio del padiglione auricolare

131 Come è la concentrazione di bicarbonati nell'acidosi metabolica?

A Invariata e associata a iposodiemia

B Inalterata

C Invariata e associata ad ipopotassiemia

D Diminuita

E Aumentata

132 Feci ad acqua di riso sono caratteristiche di:

A Morbo di Crohn

B Colera

C Colite ulcerosa

D Sprue

E Appendicite acuta

133 Francesco ha 75 anni. Da alcuni giorni presenta saltuari dolori al torace, associati a sensazione di formicolio alla mano destra; il dolore va e viene, dura pochi attimi e poi scompare completamente. Il sintomo lo preoccupa, ma preferisce far finta di niente, proprio perché teme che possa essere qualcosa di grave: d'altronde è già qualche mese che il medico gli ha consigliato di introdurre in terapia un farmaco per il colesterolo dopo aver visto dei valori alterati agli esami del sangue.

Questa mattina, però, il dolore è iniziato mentre stava salendo le scale ed è presente già da un quarto d'ora, sta cominciando a far fatica a respirare e la colazione gli è rimasta sullo stomaco. La moglie lo vede pallido e sudato, lo fa sedere sulla sua poltrona e chiama subito il 118. Portato in pronto soccorso, Francesco riferisce miglioramento della sintomatologia, ma solo parziale: all'ingresso, oltre ad effettuare esami ematochimici dei quali i medici sono ancora in attesa, viene effettuato ECG. Qual è la diagnosi?

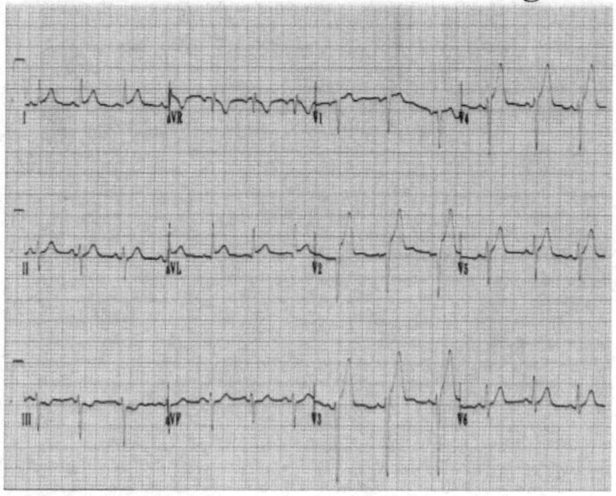

[A] NSTEMI

[B] Fibrillazione atriale

[C] Tachicardia ventricolare

[D] STEMI anteriore

[E] TPSV

134 Il deficit di tutte queste sostanze tranne una è responsabile di neuropatie nutrizionali, quale?

[A] Acido pantotenico

[B] Acido folico

[C] Alcool

[D] Piridossina

[E] Tiamina

135 Il carcinoma della prostata più frequente è:

[A] Carcinoma a cellule di transizione

[B] Carcinoma basocellulare

[C] Adenocarcinoma

[D] Sarcoma

[E] Carcinoma a cellule squamose

136 Quale dei seguenti farmaci è un calcio antagonista?

[A] Mecamilamina

[B] Difenidramina

[C] Tetraciclina

[D] Nifedipina

[E] Clorpromazina

137 Quali, tra i seguenti organi del SSN, erogano prestazioni di ricovero e cura:

[A] Tutte le risposte elencate sono corrette

[B] ISPESL

[C] IRCCS

[D] ISS

[E] ASSR

138 L'aspetto "a doppio contorno" della parete capillare glomerulare è caratteristico della:

[A] Glomerulonefrite membranosa

B Glomerulonefrite rapidamente progressiva

C Amiloidosi renale

D Glomerulonefrite membrano proliferativa

E Glomerulosclerosi focale

139 Un bambino nato a termine presenta dopo cinque giorni dispnea, cianosi e soffio pan-sistolico. Quale delle seguenti lesioni anatomopatologiche ne è la causa?

A Coartazione aortica

B Cardiomiopatia ipertrofica

C Ventricolo sinistro ipoplasico

D Valvola aortica bicuspide

E Difetto del setto interventricolare

140 Un miope di 2 diottrie, non corretto, ha il punto remoto a:

A 5 m

B 50 cm

C 2,5 m

D 25 cm

E 1 m

SIMULAZIONE 035 CON COMMENTO ONLINE

Per accedere alla simulazione:

- Dal suo telefono, effettui la scansiona del QRCODE, oppure, apra il seguente link:
    - o https://app.testammissione.com/qr=simssm035

- Dal Desktop, effettui il download della APP Desktop dal seguente link:
    - o https://testammissione.com/download

Risposte commentate

1 La risposta corretta è la E.

2 La risposta corretta è la A.

3 La risposta corretta è la C.

4 La risposta corretta è la C.

5 La risposta corretta è la A.

6 La risposta corretta è la E.

7 La risposta corretta è la D.

8 La risposta corretta è la C.

9 La risposta corretta è la D.

10 La risposta corretta è la C.

11 La risposta corretta è la C.

12 La risposta corretta è la A.

13 La risposta corretta è la E.

14 La risposta corretta è la B.

15 La risposta corretta è la A.

16 La risposta corretta è la C.

17 La risposta corretta è la C.

18 La risposta corretta è la C.

19 La risposta corretta è la D.

20 La risposta corretta è la E.

21 La risposta corretta è la A.

22 La risposta corretta è la C.

23 La risposta corretta è la A.

24 La risposta corretta è la A.

25 La risposta corretta è la D.

26 La risposta corretta è la D.

27 La risposta corretta è la D.

28 La risposta corretta è la A.

29 La risposta corretta è la D.

30 La risposta corretta è la B.

31 La risposta corretta è la D.

32 La risposta corretta è la E.

33 La risposta corretta è la A.

34 La risposta corretta è la B.

35 La risposta corretta è la C.

36 La risposta corretta è la D.

37 La risposta corretta è la E.

38 La risposta corretta è la B.

39 La risposta corretta è la D.

40 La risposta corretta è la C.

41 La risposta corretta è la B.

42 La risposta corretta è la D.

43 La risposta corretta è la C.

44 La risposta corretta è la C.

45 La risposta corretta è la B.

46 La risposta corretta è la C.

47 La risposta corretta è la D.

48 La risposta corretta è la C.

49 La risposta corretta è la D.

50 La risposta corretta è la A.

51 La risposta corretta è la A.

52 La risposta corretta è la E.

53 La risposta corretta è la D.

54 La risposta corretta è la C.

55 La risposta corretta è la D.

56 La risposta corretta è la E.

57 La risposta corretta è la E.

58 La risposta corretta è la E.

59 La risposta corretta è la C.

60 La risposta corretta è la A.

61 La risposta corretta è la C.

62 La risposta corretta è la C.

63 La risposta corretta è la E.

64 La risposta corretta è la C.

65 La risposta corretta è la B.

66 La risposta corretta è la D.

67 La risposta corretta è la E.

68 La risposta corretta è la B.

69 La risposta corretta è la D.

70 La risposta corretta è la D.

71 La risposta corretta è la A.

72 La risposta corretta è la B.

73 La risposta corretta è la B.

74 La risposta corretta è la B.

75 La risposta corretta è la C.

76 La risposta corretta è la B.

77 La risposta corretta è la B.

79 La risposta corretta è la C.

80 La risposta corretta è la B.

81 La risposta corretta è la B.

82 La risposta corretta è la B.

83 La risposta corretta è la E.

84 La risposta corretta è la C.

85 La risposta corretta è la A.

86 La risposta corretta è la D.

87 La risposta corretta è la B.

88 La risposta corretta è la E.

89 La risposta corretta è la B.

90 La risposta corretta è la C.

91 La risposta corretta è la A.

92 La risposta corretta è la B.

93 La risposta corretta è la B.

94 La risposta corretta è la B.

95 La risposta corretta è la D

96 La risposta corretta è la B.

97 La risposta corretta è la A.

98 La risposta corretta è la D.

99 La risposta corretta è la C.

100 La risposta corretta è la D.

101 La risposta corretta è la E.

102 La risposta corretta è la C.

103 La risposta corretta è la C.

104 La risposta corretta è la C.

105 La risposta corretta è la B.

106 La risposta corretta è la C.

107 La risposta corretta è la B.

108 La risposta corretta è la E.

109 La risposta corretta è la C.

110 La risposta corretta è la C.

111 La risposta corretta è la E.

112 La risposta corretta è la C.

113 La risposta corretta è la B.

114 La risposta corretta è la C.

115 La risposta corretta è la A.

116 La risposta corretta è la B.

117 La risposta corretta è la D.

118 La risposta corretta è la D.

119 La risposta corretta è la A.

120 La risposta corretta è la D.

121 La risposta corretta è la E.

122 La risposta corretta è la A.

123 La risposta corretta è la B.

124 La risposta corretta è la D.

125 La risposta corretta è la E.

126 La risposta corretta è la B.

127 La risposta corretta è la B.

128 La risposta corretta è la B.

129 La risposta corretta è la E.

130 La risposta corretta è la A.

131 La risposta corretta è la D.

132 La risposta corretta è la B.

133 La risposta corretta è la D.

134 La risposta corretta è la C.

135 La risposta corretta è la C.

136 La risposta corretta è la D.

137 La risposta corretta è la C.

138 La risposta corretta è la D.

139 La risposta corretta è la A.

140 La risposta corretta è la B.

SEZIONE QUINTA

SIMULAZIONI MINISTERIALI CON 140 QUIZ COMMENTATI

Le simulazioni dalla 036 in poi possono essere svolte online.

5.2 SIMULAZIONI ONLINE

036 – Simulazione da 140 quiz con risposte commentate	Simulatore Ministeriale online
037 – Simulazione da 140 quiz con risposte commentate	Simulatore Ministeriale online
038 – Simulazione da 140 quiz con risposte commentate	Simulatore Ministeriale online
039 – Simulazione da 140 quiz con risposte commentate	Simulatore Ministeriale online
040 – Simulazione da 140 quiz con risposte commentate	Simulatore Ministeriale online
041 – Simulazione da 140 quiz con risposte commentate	Simulatore Ministeriale online
042 – Simulazione da 140 quiz con risposte commentate	Simulatore Ministeriale online
043 – Simulazione da 140 quiz con risposte commentate	Simulatore Ministeriale online
044 – Simulazione da 140 quiz con risposte commentate	Simulatore Ministeriale online
045 – Simulazione da 140 quiz con risposte commentate	Simulatore Ministeriale online
046 – Simulazione da 140 quiz con risposte commentate	Simulatore Ministeriale online
047 – Simulazione da 140 quiz con risposte commentate	Simulatore Ministeriale online
048 – Simulazione da 140 quiz con risposte commentate	Simulatore Ministeriale online
049 – Simulazione da 140 quiz con risposte commentate	Simulatore Ministeriale online
050 – Simulazione da 140 quiz con risposte commentate	Simulatore Ministeriale online
051 – Simulazione da 140 quiz con risposte commentate	Simulatore Ministeriale online
052 – Simulazione da 140 quiz con risposte commentate	Simulatore Ministeriale online
053 – Simulazione da 140 quiz con risposte commentate	Simulatore Ministeriale online
054 – Simulazione da 140 quiz con risposte commentate	Simulatore Ministeriale online
055 – Simulazione da 140 quiz con risposte commentate	Simulatore Ministeriale online
056 – Simulazione da 140 quiz con risposte commentate	Simulatore Ministeriale online
057 – Simulazione da 140 quiz con risposte commentate	Simulatore Ministeriale online
058 – Simulazione da 140 quiz con risposte commentate	Simulatore Ministeriale online
059 – Simulazione da 140 quiz con risposte commentate	Simulatore Ministeriale online
060 – Simulazione da 140 quiz con risposte commentate	Simulatore Ministeriale online
061 – Simulazione da 140 quiz con risposte commentate	Simulatore Ministeriale online
062 – Simulazione da 140 quiz con risposte commentate	Simulatore Ministeriale online
063 – Simulazione da 140 quiz con risposte commentate	Simulatore Ministeriale online
064 – Simulazione da 140 quiz con risposte commentate	Simulatore Ministeriale online
065 – Simulazione da 140 quiz con risposte commentate	Simulatore Ministeriale online
066 – Simulazione da 140 quiz con risposte commentate	Simulatore Ministeriale online
067 – Simulazione da 140 quiz con risposte commentate	Simulatore Ministeriale online
068 – Simulazione da 140 quiz con risposte commentate	Simulatore Ministeriale online
069 – Simulazione da 140 quiz con risposte commentate	Simulatore Ministeriale online
070 – Simulazione da 140 quiz con risposte commentate	Simulatore Ministeriale online
071 – Simulazione da 140 quiz con risposte commentate	Simulatore Ministeriale online
072 – Simulazione da 140 quiz con risposte commentate	Simulatore Ministeriale online
073 – Simulazione da 140 quiz con risposte commentate	Simulatore Ministeriale online
074 – Simulazione da 140 quiz con risposte commentate	Simulatore Ministeriale online
075 – Simulazione da 140 quiz con risposte commentate	Simulatore Ministeriale online
076 – Simulazione da 140 quiz con risposte commentate	Simulatore Ministeriale online

- 077 – Simulazione da 140 quiz con risposte commentate Simulatore Ministeriale online
- 078 – Simulazione da 140 quiz con risposte commentate Simulatore Ministeriale online
- 079 – Simulazione da 140 quiz con risposte commentate Simulatore Ministeriale online
- 080 – Simulazione da 140 quiz con risposte commentate Simulatore Ministeriale online
- 081 – Simulazione da 140 quiz con risposte commentate Simulatore Ministeriale online
- 082 – Simulazione da 140 quiz con risposte commentate Simulatore Ministeriale online
- 083 – Simulazione da 140 quiz con risposte commentate Simulatore Ministeriale online
- 084 – Simulazione da 140 quiz con risposte commentate Simulatore Ministeriale online
- 085 – Simulazione da 140 quiz con risposte commentate Simulatore Ministeriale online
- 086 – Simulazione da 140 quiz con risposte commentate Simulatore Ministeriale online
- 087 – Simulazione da 140 quiz con risposte commentate Simulatore Ministeriale online
- 088 – Simulazione da 140 quiz con risposte commentate Simulatore Ministeriale online
- 089 – Simulazione da 140 quiz con risposte commentate Simulatore Ministeriale online
- 090 – Simulazione da 140 quiz con risposte commentate Simulatore Ministeriale online
- 101 – Simulazione da 140 quiz con risposte commentate Simulatore Ministeriale online
- 102 – Simulazione da 140 quiz con risposte commentate Simulatore Ministeriale online
- 103 – Simulazione da 140 quiz con risposte commentate Simulatore Ministeriale online
- 104 – Simulazione da 140 quiz con risposte commentate Simulatore Ministeriale online
- 105 – Simulazione da 140 quiz con risposte commentate Simulatore Ministeriale online
- 106 – Simulazione da 140 quiz con risposte commentate Simulatore Ministeriale online
- 107 – Simulazione da 140 quiz con risposte commentate Simulatore Ministeriale online
- 108 – Simulazione da 140 quiz con risposte commentate Simulatore Ministeriale online
- 109 – Simulazione da 140 quiz con risposte commentate Simulatore Ministeriale online
- 110 – Simulazione da 140 quiz con risposte commentate Simulatore Ministeriale online
- 111 – Simulazione da 140 quiz con risposte commentate Simulatore Ministeriale online
- 112 – Simulazione da 140 quiz con risposte commentate Simulatore Ministeriale online
- 113 – Simulazione da 140 quiz con risposte commentate Simulatore Ministeriale online
- 114 – Simulazione da 140 quiz con risposte commentate Simulatore Ministeriale online
- 115 – Simulazione da 140 quiz con risposte commentate Simulatore Ministeriale online
- 116 – Simulazione da 140 quiz con risposte commentate Simulatore Ministeriale online
- 117 – Simulazione da 140 quiz con risposte commentate Simulatore Ministeriale online
- 118 – Simulazione da 140 quiz con risposte commentate Simulatore Ministeriale online
- 118 – Simulazione da 140 quiz con risposte commentate Simulatore Ministeriale online
- 119 – Simulazione da 140 quiz con risposte commentate Simulatore Ministeriale online
- 120 – Simulazione da 140 quiz con risposte commentate Simulatore Ministeriale online
- 121 – Simulazione da 140 quiz con risposte commentate Simulatore Ministeriale online
- 122 – Simulazione da 140 quiz con risposte commentate Simulatore Ministeriale online
- 123 – Simulazione da 140 quiz con risposte commentate Simulatore Ministeriale online
- 124 – Simulazione da 140 quiz con risposte commentate Simulatore Ministeriale online
- 125 – Simulazione da 140 quiz con risposte commentate Simulatore Ministeriale online
- 126 – Simulazione da 140 quiz con risposte commentate Simulatore Ministeriale online
- 127 – Simulazione da 140 quiz con risposte commentate Simulatore Ministeriale online
- 128 – Simulazione da 140 quiz con risposte commentate Simulatore Ministeriale online
- 129 – Simulazione da 140 quiz con risposte commentate Simulatore Ministeriale online
- 130 – Simulazione da 140 quiz con risposte commentate Simulatore Ministeriale online
- 131 – Simulazione da 140 quiz con risposte commentate Simulatore Ministeriale online
- 132 – Simulazione da 140 quiz con risposte commentate Simulatore Ministeriale online
- 133 – Simulazione da 140 quiz con risposte commentate Simulatore Ministeriale online

134 – Simulazione da 140 quiz con risposte commentate	Simulatore Ministeriale online
135 – Simulazione da 140 quiz con risposte commentate	Simulatore Ministeriale online
136 – Simulazione da 140 quiz con risposte commentate	Simulatore Ministeriale online
137 – Simulazione da 140 quiz con risposte commentate	Simulatore Ministeriale online
138 – Simulazione da 140 quiz con risposte commentate	Simulatore Ministeriale online
139 – Simulazione da 140 quiz con risposte commentate	Simulatore Ministeriale online
140 – Simulazione da 140 quiz con risposte commentate	Simulatore Ministeriale online
141 – Simulazione da 140 quiz con risposte commentate	Simulatore Ministeriale online
142 – Simulazione da 140 quiz con risposte commentate	Simulatore Ministeriale online
143 – Simulazione da 140 quiz con risposte commentate	Simulatore Ministeriale online
144 – Simulazione da 140 quiz con risposte commentate	Simulatore Ministeriale online
145 – Simulazione da 140 quiz con risposte commentate	Simulatore Ministeriale online
146 – Simulazione da 140 quiz con risposte commentate	Simulatore Ministeriale online
147 – Simulazione da 140 quiz con risposte commentate	Simulatore Ministeriale online
148 – Simulazione da 140 quiz con risposte commentate	Simulatore Ministeriale online
149 – Simulazione da 140 quiz con risposte commentate	Simulatore Ministeriale online
Da 150 in poi	Simulatore Ministeriale online

Per accedere alle simulazioni:

- Dal suo telefono, effettui la scansiona del QRCODE, oppure, apra il seguente link:
    - https://app.testammissione.com/qr=ssmda03
- Dal Desktop, effettui il download della APP Desktop dal seguente link:
    - https://testammissione.com/download

BIBLIOGRAFIA

NEEDLEMAN P.: The expanding physiological roles of atrial natriuretic factor. Nature 321: 199, 1986. NEEDLEMAN P., GREENWALD J.E.: Atriopeptin: a cardiac hormone intimately involved in fluid, electrolyte, and bloodpressure homeostasis. N. Engl. J. Med. 314: 828, 1986. SAFIAN R.D., TEXTOR S.C.: Renal artery stenosis. N. Engl. J. Med. 344: 431, 2001. SCHOBEL H.P., FISCHER T. et al.: Preeclamspia - A state of sympathetic overactivity. N. Engl. J. Med. 335(20): 1480, 1996. SOWERS J.R.: Hypertension, angiotensin II, and oxidative stress. N. Engl. J. Med. 346: 1999, 2002. Vane J.R., Anggard E.E., Botting R.M.: Regulatory functions of the vascular endothelium. N. Engl. J. Med. 323: 27, 1990. VANHOUTTE P.M.: The endothelium. Modulator of vascular smooth-muscle tone. N. Engl. J. Med. 319: 512, 1988

GLAUSER M.P., ZANETTI G., BAUMGARTNER J.-D., COHEN J.: Septic shock: pathogenesis. Lancet 338: 732, 1991. HOLLAND O.B.: Hypoaldosteronism. Disease or normal response? N. Engl. J. Med. 324: 488, 1991. MAISEL W.H., STEVENSON W.G.: Syncope – Getting to the heart of the matter. N. Engl. J. Med. 347: 931, 2002. PARRILLO J.E.: Septic shock in humans. Advances in the understanding of pathogenesis, cardiovascular dysfunction, and therapy. Ann. Int. Med. 113: 227, 1990.

BLETRY O.: Embolies de cholestérol. In: ROUFFY J., NATALI J.: Artériopathies Athéromateuses des Membres Inférieurs et de l'Aorte Abdominale. Masson, Paris, 1989. CHIN-DUSTING J.P.F., DART A.M.: Age and the treatment gap in the use of statins. Lancet 361: 1925, 2003. DURRINGTON P.: Dyslipidaemia. Lancet 362: 717, 2003. EDITORIALE: Lipoprotein (a). Lancet 337: 397, 1991. EDITORIALE: Dietary saturated fatty acids and blood cholesterol. N. Engl. J. Med. 318: 1270, 1988. EDITORIALE: Pediatric primary prevention of atherosclerosis. N. Engl. J. Med. 314: 175, 1986. GOODE G.K., MILLER J.P., HEAGERTY A.M.: Hyperlipidaemia, hypertension and coronary heart disease. Lancet 345: 362, 1995. GURA T.: Infections: a cause of artery-clogging plaques? Special focus: cardiovascular disease. Science 281: 35, 1998. HAVEL R.J., RAPAPORT E.: Management of primary hyperlipidemia. N. Engl. J. Med. 332: 1491, 1995. HENN V., SLUPSKY J.R. et al.: CD40 ligand on activated platelets triggers an inflammatory reaction of endothelial cells. Nature 391: 591, 1998. HUISMAN M.V., BÜLLER H.R., TEN CATE J.W. et al.: Serial impedance plethysmography for suspected deep venous thrombosis in outpatients. The Amsterdam general practitioner study. N. Engl. J. Med. 314: 823, 1986. KAPLAN J.M., MCCUNE W.J.: New evidence for vascular disease in patients with early rheumatoid arthritis. Lancet 361: 1068, 2003.

LENSING A.W.A., PRANDONI P., BRANDJES D. et al.: Detection of deep-vein thrombosis by real-time B-mode ultrasonography. N. Engl. J. Med. 320: 342, 1989. MASERI A.: Inflammation, atherosclerosis and ischemic events - Exploring the hidden side of the moon. N. Engl. J. Med. 336(14): 1014, 1997. MITCHINSON M.J., BALLY R.Y.: Macrophages and atherogenesis. Lancet i: 146, 1987. ROSENZEIG A.: Endothelial progenitor cells. N. Engl. J. Med. 349: 581, 2003. ROSS R.: The pathogenesis of atherosclerosis. An update. N. Engl. J. Med. 314: 488, 1986. ROSSI E.: C-reactive protein and progressive atherosclerosis. Lancet 360: 1436, 2002. RUSSEL R.: Atherosclerosis – An inflammatory disease. N. Engl. J. Med. 340(2): 115, 1999. SCHAEFER E.J., LEVY R.I.: Pathogenesis and management of lipoprotein disorders. N. Engl. J. Med. 312: 1300, 1985. SCOTT J.: Oncogenes in atherosclerosis. Nature 325: 574, 1987. STEINBERG D., PARTHASARATHY S., CAREW TH.E.: Beyond cholesterol. Modifications of low-density lipoprotein that increase its atherogenicity. N. Engl. J. Med. 320: 915, 1989. SUZUKI H.,

KURIHARA Y., TAKEYA M. et al.: A role for macrophage scavenger receptors in atherosclerosis and susceptibility to infection. Nature 386: 292, 1997. TAUBES G.: Does inflammation cut to the heart of the matter? Science 296: 242, 2002. WITZTUM J.L., PALINSKI W.: Are immunological mechanisms relevant for the development of atherosclerosis? Clin. Immunol. 90(2): 153, 1999.

FALK R.H.: Atrial fibrillation. N. Engl. J. Med. 344: 1067, 2001. RAHIMTOOLA S.H., ZIPES D.P., AKHTAR M. et al.: Consensus statement of the Conference on the state of the art of electrophysiologic testing in the diagnosis and treatment of patients with cardiac arrhythmias. Circulation 75 (suppl. III): 3, 1987. SCHWARTZ P.J., PRIORI S.G., DUMAINE R. et al.: A molecular link between the sudden infant death sindrome and the long Q-T sindrome. N. Engl. J. Med. 343: 262, 2000. VINCENT G.M.: The long Q-T sindrome. Bedside to bench to bedside. N. Engl. J. Med. 348: 1837, 2003.

BLONDEAU M., HILTGEN M.: Electrocardiographie Clinique. Masson, Paris, 1980. FEIGENBAUM H.: Echocardiography. IIIrd ed. Lea & Febiger, Philadelphia, 1986. LEMBO N.J., DELL'ITALIA L.J., CRAWFORD M.H. et al.: Bedside diagnosis of systolic murmurs. N. Engl. J. Med. 318: 1572, 1988.

BRAUNWALD E.: Heart Disease. A Textbook of Cardiovascular Medicine. Vth ed. Saunders, Philadelphia, 1998. Harrison's Principles of Internal Medicine. XIVth ed., 1998. HURST J.W.: The Heart. IXth ed. McGraw-Hill, New York, 1998 BAUGHMAN K.L.: B-type natriuretic peptide. A window to the heart. N. Engl. J. Med. 347: 158, 2002. BIGLIERI E.G.: The pituitary and idiopathic hyperaldosteronism. N. Engl. J. Med. 311: 120, 1984. BOEHM M., NABEL E.G.: Angiotensin-Converting Enzime 2. A new cardiac regulator. N. Engl. J. Med. 347: 1795, 2002. CAREY R.M., SEN S., DOLAN L.M. et al.: Idiopathic hyperaldosteronism. A possible role for aldosterone-stimulating factor. N. Engl. J. Med. 311: 94, 1984. DLUHY R.G.: Pheochromocytoma. Death of an axiom. N. Engl. J. Med. 346: 1486, 2002. EDITORIALE: Atrial natriuretic peptide. Lancet ii, 371, 1986. EDITORIALE: Primary aldosteronism: diagnosis and differentiation of subtypes. Ann. Int. Med. 100: 300, 1984. EDITORIALE: Phaeochromocytoma still surprises. Lancet 335: 1189, 1990. EDITORIALE: Endothelins. Lancet 337: 79, 1991. EDITORIALE: Genetics of hypertension. Lancet 339: 1142, 1992. EDITORIALE: Renin. From beginning to end. N. Engl. J. Med. 323: 1136, 1990. FROHLICH E.D.: Mechanisms contributing to high blood pressure. Ann. Int. Med. 98: 709, 1983. FROHLICH E.D.: Treating hypertension. What are we to believe? N. Engl. J. Med. 348: 639, 2003. GILMORE J.P.: Reflex control of renal salt and water excretion. Arch. Int. Med. 143: 129, 1983. HALL J.E.: Arterial pressure and body fluid homeostasis. Introductory comments. Fed. Proc. 45: 2862, 1986. HALL J.E., GUYTON A.C., COLEMAN TH. G. et al.: Regulation of arterial pressure: role of pressure natriuresis and diuresis. Fed. Proc. 45: 2897, 1986. HILTON P.J.: Cellular sodium transport in essential hypertension. N. Engl. J. Med. 314: 222, 1986. HOUSTON M.C.: Sodium and hypertension. A review. Arch. Int. Med. 146: 179, 1986. JOHNSON R.J., HERRERA-ACOSTA J., SCHREINER G.F., RODRIGUEZ-ITURBE B.: Subtle Acquired renal injury as a mechanism of salt-sensitive hypertension. N. Engl. J. Med. 346: 913, 2002. KELLER G., ZIMMER G., MALL G., RITZ E. AMANN: Nephron number in patients with primary hypertension. N. Engl. J. Med. 348: 101, 2003. LINDHEIMER M.D., WOODRUFF T.K.: Activin A, inhibin A, and pre-eclampsia. Lancet 349: 1266, 1997. LINDNER A., KENNY M., MEACHAM A.J.: Effects of a circulating factor in patients with essential hypertension on intracellular free calcium in normal platelets. N. Engl. J. Med. 316: 509, 1987.

BLONDEAU M., HILTGEN M.: Electrocardiographie Clinique. Masson, Paris,

1980. FEIGENBAUM H.: Echocardiography. IIIrd ed. Lea & Febiger, Philadelphia, 1986. LEMBO N.J., DELL'ITALIA L.J., CRAWFORD M.H. et al.: Bedside diagnosis of systolic murmurs.

GLAUSER M.P., ZANETTI G., BAUMGARTNER J.-D., COHEN J.: Septic shock: pathogenesis. Lancet 338: 732, 1991. HOLLAND O.B.: Hypoaldosteronism. Disease or normal response? N. Engl. J. Med. 324: 488, 1991. MAISEL W.H., STEVENSON W.G.: Syncope – Getting to the heart of the matter. N. Engl. J. Med. 347: 931, 2002. PARRILLO J.E.: Septic shock in humans. Advances in the understanding of pathogenesis, cardiovascular dysfunction, and therapy. Ann. Int. Med. 113: 227, 1990.

BLETRY O.: Embolies de cholestérol. In: ROUFFY J., NATALI J.: Artériopathies Athéromateuses des Membres Inférieurs et de l'Aorte Abdominale. Masson, Paris, 1989. CHIN-DUSTING J.P.F., DART A.M.: Age and the treatment gap in the use of statins. Lancet 361: 1925, 2003. DURRINGTON P.: Dyslipidaemia. Lancet 362: 717, 2003. EDITORIALE: Lipoprotein (a). Lancet 337: 397, 1991. EDITORIALE: Dietary saturated fatty acids and blood cholesterol. N. Engl. J. Med. 318: 1270, 1988. EDITORIALE: Pediatric primary prevention of atherosclerosis. N. Engl. J. Med. 314: 175, 1986. GOODE G.K., MILLER J.P., HEAGERTY A.M.: Hyperlipidaemia, hypertension and coronary heart disease. Lancet 345: 362, 1995. GURA T.: Infections: a cause of artery-clogging plaques? Special focus: cardiovascular disease. Science 281: 35, 1998. HAVEL R.J., RAPAPORT E.: Management of primary hyperlipidemia. N. Engl. J. Med. 332: 1491, 1995. HENN V., SLUPSKY J.R. et al.: CD40 ligand on activated platelets triggers an inflammatory reaction of endothelial cells. Nature 391: 591, 1998. HUISMAN M.V., BÜLLER H.R., TEN CATE J.W. et al.: Serial impedance plethysmography for suspected deep venous thrombosis in outpatients. The Amsterdam general practitioner study. N. Engl. J. Med. 314: 823, 1986. KAPLAN J.M., MCCUNE W.J.: New evidence for vascular disease in patients with early rheumatoid arthritis. Lancet 361: 1068, 2003.

LENSING A.W.A., PRANDONI P., BRANDJES D. et al.: Detection of deep-vein thrombosis by real-time B-mode ultrasonography. N. Engl. J. Med. 320: 342, 1989. MASERI A.: Inflammation, atherosclerosis and ischemic events - Exploring the hidden side of the moon. N. Engl. J. Med. 336(14): 1014, 1997. MITCHINSON M.J., BALLY R.Y.: Macrophages and atherogenesis. Lancet i: 146, 1987. ROSENZEIG A.: Endothelial progenitor cells. N. Engl. J. Med. 349: 581, 2003. ROSS R.: The pathogenesis of atherosclerosis. An update. N. Engl. J. Med. 314: 488, 1986. ROSSI E.: C-reactive protein and progressive atherosclerosis. Lancet 360: 1436, 2002. RUSSEL R.: Atherosclerosis – An inflammatory disease. N. Engl. J. Med. 340(2): 115, 1999. SCHAEFER E.J., LEVY R.I.: Pathogenesis and management of lipoprotein disorders. N. Engl. J. Med. 312: 1300, 1985. SCOTT J.: Oncogenes in atherosclerosis. Nature 325: 574, 1987. STEINBERG D., PARTHASARATHY S., CAREW TH.E.: Beyond cholesterol. Modifications of low-density lipoprotein that increase its atherogenicity. N. Engl. J. Med. 320: 915, 1989. SUZUKI H., KURIHARA Y., TAKEYA M. et al.: A role for macrophage scavenger receptors in atherosclerosis and susceptibility to infection. Nature 386: 292, 1997. TAUBES G.: Does inflammation cut to the heart of the matter? Science 296: 242, 2002. WITZTUM J.L., PALINSKI W.: Are immunological mechanisms relevant for the development of atherosclerosis? Clin. Immunol. 90(2): 153, 1999.

FALK R.H.: Atrial fibrillation. N. Engl. J. Med. 344: 1067, 2001. RAHIMTOOLA S.H., ZIPES D.P., AKHTAR M. et al.: Consensus statement of the Conference on the state of the art of electrophysiologic testing in the diagnosis and treatment of patients with cardiac arrhythmias. Circulation 75 (suppl. III): 3, 1987. SCHWARTZ P.J., PRIORI S.G., DUMAINE R. et al.: A molecular link between the sudden infant death sindrome and the long Q-T sindrome. N. Engl. J. Med. 343: 262, 2000. VINCENT G.M.: The long Q-T sindrome. Bedside to bench to bedside. N. Engl. J. Med. 348: 1837, 2003.

NEEDLEMAN P.: The expanding physiological roles of atrial natriuretic factor. Nature 321: 199, 1986. NEEDLEMAN P., GREENWALD J.E.: Atriopeptin: a cardiac hormone intimately involved in fluid, electrolyte, and bloodpressure homeostasis. N. Engl. J. Med. 314: 828, 1986. SAFIAN R.D., TEXTOR S.C.: Renal artery stenosis. N. Engl. J. Med. 344: 431, 2001. SCHOBEL H.P., FISCHER T. et al.: Preeclamspia - A state of sympathetic overactivity. N. Engl. J. Med. 335(20): 1480, 1996. SOWERS J.R.: Hypertension, angiotensin II, and oxidative stress. N. Engl. J. Med. 346: 1999, 2002. Vane J.R., Anggard E.E., Botting R.M.: Regulatory functions of the vascular endothelium. N. Engl. J. Med. 323: 27, 1990. VANHOUTTE P.M.: The endothelium. Modulator of vascular smooth-muscle tone. N. Engl. J. Med. 319: 512, 1988

GLAUSER M.P., ZANETTI G., BAUMGARTNER J.-D., COHEN J.: Septic shock: pathogenesis. Lancet 338: 732, 1991. HOLLAND O.B.: Hypoaldosteronism. Disease or normal response? N. Engl. J. Med. 324: 488, 1991. MAISEL W.H., STEVENSON W.G.: Syncope – Getting to the heart of the matter. N. Engl. J. Med. 347: 931, 2002. PARRILLO J.E.: Septic shock in humans. Advances in the understanding of pathogenesis, cardiovascular dysfunction, and therapy. Ann. Int. Med. 113: 227, 1990.

BLETRY O.: Embolies de cholestérol. In: ROUFFY J., NATALI J.: Artériopathies Athéromateuses des Membres Inférieurs et de l'Aorte Abdominale. Masson, Paris, 1989. CHIN-DUSTING J.P.F., DART A.M.: Age and the treatment gap in the use of statins. Lancet 361: 1925, 2003. DURRINGTON P.: Dyslipidaemia. Lancet 362: 717, 2003. EDITORIALE: Lipoprotein (a). Lancet 337: 397, 1991. EDITORIALE: Dietary saturated fatty acids and blood cholesterol. N. Engl. J. Med. 318: 1270, 1988. EDITORIALE: Pediatric primary prevention of atherosclerosis. N. Engl. J. Med. 314: 175, 1986. GOODE G.K., MILLER J.P., HEAGERTY A.M.: Hyperlipidaemia, hypertension and coronary heart disease. Lancet 345: 362, 1995. GURA T.: Infections: a cause of artery-clogging plaques? Special focus: cardiovascular disease. Science 281: 35, 1998. HAVEL R.J., RAPAPORT E.: Management of primary hyperlipidemia. N. Engl. J. Med. 332: 1491, 1995. HENN V., SLUPSKY J.R. et al.: CD40 ligand on activated platelets triggers an inflammatory reaction of endothelial cells. Nature 391: 591, 1998. HUISMAN M.V., BÜLLER H.R., TEN CATE J.W. et al.: Serial impedance plethysmography for suspected deep venous thrombosis in outpatients. The Amsterdam general practitioner study. N. Engl. J. Med. 314: 823, 1986. KAPLAN J.M., MCCUNE W.J.: New evidence for vascular disease in patients with early rheumatoid arthritis. Lancet 361: 1068, 2003.

LENSING A.W.A., PRANDONI P., BRANDJES D. et al.: Detection of deep-vein thrombosis by real-time B-mode ultrasonography. N. Engl. J. Med. 320: 342, 1989. MASERI A.: Inflammation, atherosclerosis and ischemic events - Exploring the hidden side of the moon. N. Engl. J. Med. 336(14): 1014, 1997. MITCHINSON M.J., BALLY R.Y.: Macrophages and atherogenesis. Lancet i: 146, 1987. ROSENZEIG A.: Endothelial progenitor cells. N. Engl. J. Med. 349: 581, 2003. ROSS R.: The pathogenesis of atherosclerosis. An update. N. Engl. J. Med. 314: 488, 1986. ROSSI E.: C-reactive protein and progressive atherosclerosis. Lancet 360: 1436, 2002. RUSSEL R.: Atherosclerosis – An inflammatory disease. N. Engl. J. Med. 340(2): 115, 1999. SCHAEFER E.J., LEVY R.I.: Pathogenesis and management of lipoprotein disorders. N. Engl. J. Med. 312: 1300, 1985. SCOTT J.: Oncogenes in atherosclerosis. Nature 325: 574, 1987. STEINBERG D., PARTHASARATHY S., CAREW TH.E.: Beyond cholesterol. Modifications of low-density lipoprotein that increase its atherogenicity. N. Engl. J. Med. 320: 915, 1989. SUZUKI H.,

KURIHARA Y., TAKEYA M. et al.: A role for macrophage scavenger receptors in atherosclerosis and susceptibility to infection. Nature 386: 292, 1997. TAUBES G.: Does inflammation cut to the heart of the matter? Science 296: 242, 2002. WITZTUM J.L., PALINSKI W.: Are immunological mechanisms relevant for the development of atherosclerosis? Clin. Immunol. 90(2): 153, 1999.

FALK R.H.: Atrial fibrillation. N. Engl. J. Med. 344: 1067, 2001. RAHIMTOOLA S.H., ZIPES D.P., AKHTAR M. et al.: Consensus statement of the Conference on the state of the art of electrophysiologic testing in the diagnosis and treatment of patients with cardiac arrhythmias. Circulation 75 (suppl. III): 3, 1987. SCHWARTZ P.J., PRIORI S.G., DUMAINE R. et al.: A molecular link between the sudden infant death sindrome and the long Q-T sindrome. N. Engl. J. Med. 343: 262, 2000. VINCENT G.M.: The long Q-T sindrome. Bedside to bench to bedside. N. Engl. J. Med. 348: 1837, 2003.

BLONDEAU M., HILTGEN M.: Electrocardiographie Clinique. Masson, Paris, 1980. FEIGENBAUM H.: Echocardiography. IIIrd ed. Lea & Febiger, Philadelphia, 1986. LEMBO N.J., DELL'ITALIA L.J., CRAWFORD M.H. et al.: Bedside diagnosis of systolic murmurs. N. Engl. J. Med. 318: 1572, 1988.

LENSING A.W.A., PRANDONI P., BRANDJES D. et al.: Detection of deep-vein thrombosis by real-time B-mode ultrasonography. N. Engl. J. Med. 320: 342, 1989. MASERI A.: Inflammation, atherosclerosis and ischemic events - Exploring the hidden side of the moon. N. Engl. J. Med. 336(14): 1014, 1997. MITCHINSON M.J., BALLY R.Y.: Macrophages and atherogenesis. Lancet i: 146, 1987. ROSENZEIG A.: Endothelial progenitor cells. N. Engl. J. Med. 349: 581, 2003. ROSS R.: The pathogenesis of atherosclerosis. An update. N. Engl. J. Med. 314: 488, 1986. ROSSI E.: C-reactive protein and progressive atherosclerosis. Lancet 360: 1436, 2002. RUSSEL R.: Atherosclerosis – An inflammatory disease. N. Engl. J. Med. 340(2): 115, 1999. SCHAEFER E.J., LEVY R.I.: Pathogenesis and management of lipoprotein disorders. N. Engl. J. Med. 312: 1300, 1985. SCOTT J.: Oncogenes in atherosclerosis. Nature 325: 574, 1987. STEINBERG D., PARTHASARATHY S., CAREW TH.E.: Beyond cholesterol. Modifications of low-density lipoprotein that increase its atherogenicity. N. Engl. J. Med. 320: 915, 1989. SUZUKI H., KURIHARA Y., TAKEYA M. et al.: A role for macrophage scavenger receptors in atherosclerosis and susceptibility to infection. Nature 386: 292, 1997. TAUBES G.: Does inflammation cut to the heart of the matter? Science 296: 242, 2002. WITZTUM J.L., PALINSKI W.: Are immunological mechanisms relevant for the development of atherosclerosis? Clin. Immunol. 90(2): 153, 1999.

FALK R.H.: Atrial fibrillation. N. Engl. J. Med. 344: 1067, 2001. RAHIMTOOLA S.H., ZIPES D.P., AKHTAR M. et al.: Consensus statement of the Conference on the state of the art of electrophysiologic testing in the diagnosis and treatment of patients with cardiac arrhythmias. Circulation 75 (suppl. III): 3, 1987. SCHWARTZ P.J., PRIORI S.G., DUMAINE R. et al.: A molecular link between the sudden infant death sindrome and the long Q-T sindrome. N. Engl. J. Med. 343: 262, 2000. VINCENT G.M.: The long Q-T sindrome. Bedside to bench to bedside. N. Engl. J. Med. 348: 1837, 2003.

NEEDLEMAN P.: The expanding physiological roles of atrial natriuretic factor. Nature 321: 199, 1986. NEEDLEMAN P., GREENWALD J.E.: Atriopeptin: a cardiac hormone intimately involved in fluid, electrolyte, and bloodpressure homeostasis. N. Engl. J. Med. 314: 828, 1986. SAFIAN R.D., TEXTOR S.C.: Renal artery stenosis. N. Engl. J. Med. 344: 431, 2001. SCHOBEL H.P., FISCHER T. et al.: Preeclamspia - A state of sympathetic overactivity. N. Engl. J. Med. 335(20): 1480, 1996. SOWERS J.R.: Hypertension, angiotensin II, and oxidative stress. N. Engl. J. Med. 346: 1999, 2002. Vane J.R., Anggard E.E.,

Botting R.M.: Regulatory functions of the vascular endothelium. N. Engl. J. Med. 323: 27, 1990. VANHOUTTE P.M.: The endothelium. Modulator of vascular smooth-muscle tone. N. Engl. J. Med. 319: 512, 1988

GLAUSER M.P., ZANETTI G., BAUMGARTNER J.-D., COHEN J.: Septic shock: pathogenesis. Lancet 338: 732, 1991. HOLLAND O.B.: Hypoaldosteronism. Disease or normal response? N. Engl. J. Med. 324: 488, 1991. MAISEL W.H., STEVENSON W.G.: Syncope – Getting to the heart of the matter. N. Engl. J. Med. 347: 931, 2002. PARRILLO J.E.: Septic shock in humans. Advances in the understanding of pathogenesis, cardiovascular dysfunction, and therapy. Ann. Int. Med. 113: 227, 1990.

NEEDLEMAN P.: The expanding physiological roles of atrial natriuretic factor. Nature 321: 199, 1986. NEEDLEMAN P., GREENWALD J.E.: Atriopeptin: a cardiac hormone intimately involved in fluid, electrolyte, and bloodpressure homeostasis. N. Engl. J. Med. 314: 828, 1986. SAFIAN R.D., TEXTOR S.C.: Renal artery stenosis. N. Engl. J. Med. 344: 431, 2001. SCHOBEL H.P., FISCHER T. et al.: Preeclamspia - A state of sympathetic overactivity. N. Engl. J. Med. 335(20): 1480, 1996. SOWERS J.R.: Hypertension, angiotensin II, and oxidative stress. N. Engl. J. Med. 346: 1999, 2002. Vane J.R., Anggard E.E., Botting R.M.: Regulatory functions of the vascular endothelium. N. Engl. J. Med. 323: 27, 1990. VANHOUTTE P.M.: The endothelium. Modulator of vascular smooth-muscle tone. N. Engl. J. Med. 319: 512, 1988

GLAUSER M.P., ZANETTI G., BAUMGARTNER J.-D., COHEN J.: Septic shock: pathogenesis. Lancet 338: 732, 1991. HOLLAND O.B.: Hypoaldosteronism. Disease or normal response? N. Engl. J. Med. 324: 488, 1991. MAISEL W.H., STEVENSON W.G.: Syncope – Getting to the heart of the matter. N. Engl. J. Med. 347: 931, 2002. PARRILLO J.E.: Septic shock in humans. Advances in the understanding of pathogenesis, cardiovascular dysfunction, and therapy. Ann. Int. Med. 113: 227, 1990.

BLETRY O.: Embolies de cholestérol. In: ROUFFY J., NATALI J.: Artériopathies Athéromateuses des Membres Inférieurs et de l'Aorte Abdominale. Masson, Paris, 1989. CHIN-DUSTING J.P.F., DART A.M.: Age and the treatment gap in the use of statins. Lancet 361: 1925, 2003. DURRINGTON P.: Dyslipidaemia. Lancet 362: 717, 2003. EDITORIALE: Lipoprotein (a). Lancet 337: 397, 1991. EDITORIALE: Dietary saturated fatty acids and blood cholesterol. N. Engl. J. Med. 318: 1270, 1988. EDITORIALE: Pediatric primary prevention of atherosclerosis. N. Engl. J. Med. 314: 175, 1986. GOODE G.K., MILLER J.P., HEAGERTY A.M.: Hyperlipidaemia, hypertension and coronary heart disease. Lancet 345: 362, 1995. GURA T.: Infections: a cause of artery-clogging plaques? Special focus: cardiovascular disease. Science 281: 35, 1998. HAVEL R.J., RAPAPORT E.: Management of primary hyperlipidemia. N. Engl. J. Med. 332: 1491, 1995. HENN V., SLUPSKY J.R. et al.: CD40 ligand on activated platelets triggers an inflammatory reaction of endothelial cells. Nature 391: 591, 1998. HUISMAN M.V., BÜLLER H.R., TEN CATE J.W. et al.: Serial impedance plethysmography for suspected deep venous thrombosis in outpatients. The Amsterdam general practitioner study. N. Engl. J. Med. 314: 823, 1986. KAPLAN J.M., MCCUNE W.J.: New evidence for vascular disease in patients with early rheumatoid arthritis. Lancet 361: 1068, 2003.

LENSING A.W.A., PRANDONI P., BRANDJES D. et al.: Detection of deep-vein thrombosis by real-time B-mode ultrasonography. N. Engl. J. Med. 320: 342, 1989. MASERI A.: Inflammation, atherosclerosis and ischemic events - Exploring the hidden side of the moon. N. Engl. J. Med. 336(14): 1014, 1997. MITCHINSON M.J., BALLY R.Y.: Macrophages and atherogenesis. Lancet i: 146, 1987. ROSENZEIG A.: Endothelial progenitor cells. N. Engl. J. Med. 349: 581, 2003. ROSS R.: The pathogenesis of atherosclerosis. An update.

N. Engl. J. Med. 314: 488, 1986. ROSSI E.: C-reactive protein and progressive atherosclerosis. Lancet 360: 1436, 2002. RUSSEL R.: Atherosclerosis – An inflammatory disease. N. Engl. J. Med. 340(2): 115, 1999. SCHAEFER E.J., LEVY R.I.: Pathogenesis and management of lipoprotein disorders. N. Engl. J. Med. 312: 1300, 1985. SCOTT J.: Oncogenes in atherosclerosis. Nature 325: 574, 1987. STEINBERG D., PARTHASARATHY S., CAREW TH.E.: Beyond cholesterol. Modifications of low-density lipoprotein that increase its atherogenicity. N. Engl. J. Med. 320: 915, 1989. SUZUKI H., KURIHARA Y., TAKEYA M. et al.: A role for macrophage scavenger receptors in atherosclerosis and susceptibility to infection. Nature 386: 292, 1997. TAUBES G.: Does inflammation cut to the heart of the matter? Science 296: 242, 2002. WITZTUM J.L., PALINSKI W.: Are immunological mechanisms relevant for the development of atherosclerosis? Clin. Immunol. 90(2): 153, 1999.

FALK R.H.: Atrial fibrillation. N. Engl. J. Med. 344: 1067, 2001. RAHIMTOOLA S.H., ZIPES D.P., AKHTAR M. et al.: Consensus statement of the Conference on the state of the art of electrophysiologic testing in the diagnosis and treatment of patients with cardiac arrhythmias. Circulation 75 (suppl. III): 3, 1987. SCHWARTZ P.J., PRIORI S.G., DUMAINE R. et al.: A molecular link between the sudden infant death sindrome and the long Q-T sindrome. N. Engl. J. Med. 343: 262, 2000. VINCENT G.M.: The long Q-T sindrome. Bedside to bench to bedside. N. Engl. J. Med. 348: 1837, 2003.

BLONDEAU M., HILTGEN M.: Electrocardiographie Clinique. Masson, Paris, 1980. FEIGENBAUM H.: Echocardiography. IIIrd ed. Lea & Febiger, Philadelphia, 1986. LEMBO N.J., DELL'ITALIA L.J., CRAWFORD M.H. et al.: Bedside diagnosis of systolic murmurs. N. Engl. J. Med. 318: 1572, 1988.

BRAUNWALD E.: Heart Disease. A Textbook of Cardiovascular Medicine. Vth ed. Saunders, Philadelphia, 1998. Harrison's Principles of Internal Medicine. XIVth ed., 1998. HURST J.W.: The Heart. IXth ed. McGraw-Hill, New York, 1998 BAUGHMAN K.L.: B-type natriuretic peptide. A window to the heart. N. Engl. J. Med. 347: 158, 2002. BIGLIERI E.G.: The pituitary and idiopathic hyperaldosteronism. N. Engl. J. Med. 311: 120, 1984. BOEHM M., NABEL E.G.: Angiotensin-Converting Enzime 2. A new cardiac regulator. N. Engl. J. Med. 347: 1795, 2002. CAREY R.M., SEN S., DOLAN L.M. et al.: Idiopathic hyperaldosteronism. A possible role for aldosterone-stimulating factor. N. Engl. J. Med. 311: 94, 1984. DLUHY R.G.: Pheochromocytoma. Death of an axiom. N. Engl. J. Med. 346: 1486, 2002. EDITORIALE: Atrial natriuretic peptide. Lancet ii, 371, 1986. EDITORIALE: Primary aldosteronism: diagnosis and differentiation of subtypes. Ann. Int. Med. 100: 300, 1984. EDITORIALE: Phaeochromocytoma still surprises. Lancet 335: 1189, 1990. EDITORIALE: Endothelins. Lancet 337: 79, 1991. EDITORIALE: Genetics of hypertension. Lancet 339: 1142, 1992. EDITORIALE: Renin. From beginning to end. N. Engl. J. Med. 323: 1136, 1990. FROHLICH E.D.: Mechanisms contributing to high blood pressure. Ann. Int. Med. 98: 709, 1983. FROHLICH E.D.: Treating hypertension. What are we to believe? N. Engl. J. Med. 348: 639, 2003. GILMORE J.P.: Reflex control of renal salt and water excretion. Arch. Int. Med. 143: 129, 1983. HALL J.E.: Arterial pressure and body fluid homeostasis. Introductory comments. Fed. Proc. 45: 2862, 1986. HALL J.E., GUYTON A.C., COLEMAN TH. G. et al.: Regulation of arterial pressure: role of pressure natriuresis and diuresis. Fed. Proc. 45: 2897, 1986. HILTON P.J.: Cellular sodium transport in essential hypertension. N. Engl. J. Med. 314: 222, 1986. HOUSTON M.C.: Sodium and hypertension. A review. Arch. Int. Med. 146: 179, 1986. JOHNSON R.J., HERRERA-ACOSTA J., SCHREINER G.F., RODRIGUEZ-ITURBE B.: Subtle Acquired renal injury as a mechanism of salt-sensitive hypertension. N. Engl. J. Med. 346: 913, 2002. KELLER G., ZIMMER G., MALL G., RITZ E. AMANN: Nephron number in patients with primary hypertension. N. Engl. J. Med. 348: 101, 2003. LINDHEIMER M.D., WOODRUFF T.K.: Activin A, inhibin A, and pre-eclampsia. Lancet 349: 1266, 1997. LINDNER A., KENNY M., MEACHAM A.J.: Effects of a circulating factor in patients with essential hypertension on intracellular free calcium in normal platelets. N. Engl. J. Med. 316: 509, 1987.

BLONDEAU M., HILTGEN M.: Electrocardiographie Clinique. Masson, Paris, 1980. FEIGENBAUM H.: Echocardiography. IIIrd ed. Lea & Febiger, Philadelphia, 1986. LEMBO N.J., DELL'ITALIA L.J., CRAWFORD M.H. et al.: Bedside diagnosis of systolic murmurs.

GLAUSER M.P., ZANETTI G., BAUMGARTNER J.-D., COHEN J.: Septic shock: pathogenesis. Lancet 338: 732, 1991. HOLLAND O.B.: Hypoaldosteronism. Disease or normal response? N. Engl. J. Med. 324: 488, 1991. MAISEL W.H., STEVENSON W.G.: Syncope – Getting to the heart of the matter. N. Engl. J. Med. 347: 931, 2002. PARRILLO J.E.: Septic shock in humans. Advances in the understanding of pathogenesis, cardiovascular dysfunction, and therapy. Ann. Int. Med. 113: 227, 1990.

BLETRY O.: Embolies de cholestérol. In: ROUFFY J., NATALI J.: Artériopathies Athéromateuses des Membres Inférieurs et de l'Aorte Abdominale. Masson, Paris, 1989. CHIN-DUSTING J.P.F., DART A.M.: Age and the treatment gap in the use of statins. Lancet 361: 1925, 2003. DURRINGTON P.: Dyslipidaemia. Lancet 362: 717, 2003. EDITORIALE: Lipoprotein (a). Lancet 337: 397, 1991. EDITORIALE: Dietary saturated fatty acids and blood cholesterol. N. Engl. J. Med. 318: 1270, 1988. EDITORIALE: Pediatric primary prevention of atherosclerosis. N. Engl. J. Med. 314: 175, 1986. GOODE G.K., MILLER J.P., HEAGERTY A.M.: Hyperlipidaemia, hypertension and coronary heart disease. Lancet 345: 362, 1995. GURA T.: Infections: a cause of artery-clogging plaques? Special focus: cardiovascular disease. Science 281: 35, 1998. HAVEL R.J., RAPAPORT E.: Management of primary hyperlipidemia. N. Engl. J. Med. 332: 1491, 1995. HENN V., SLUPSKY J.R. et al.: CD40 ligand on activated platelets triggers an inflammatory reaction of endothelial cells. Nature 391: 591, 1998. HUISMAN M.V., BÜLLER H.R., TEN CATE J.W. et al.: Serial impedance plethysmography for suspected deep venous thrombosis in outpatients. The Amsterdam general practitioner study. N. Engl. J. Med. 314: 823, 1986. KAPLAN J.M., MCCUNE W.J.: New evidence for vascular disease in patients with early rheumatoid arthritis. Lancet 361: 1068, 2003.

LENSING A.W.A., PRANDONI P., BRANDJES D. et al.: Detection of deep-vein thrombosis by real-time B-mode ultrasonography. N. Engl. J. Med. 320: 342, 1989. MASERI A.: Inflammation, atherosclerosis and ischemic events - Exploring the hidden side of the moon. N. Engl. J. Med. 336(14): 1014, 1997. MITCHINSON M.J., BALLY R.Y.: Macrophages and atherogenesis. Lancet i: 146, 1987. ROSENZEIG A.: Endothelial progenitor cells. N. Engl. J. Med. 349: 581, 2003. ROSS R.: The pathogenesis of atherosclerosis. An update. N. Engl. J. Med. 314: 488, 1986. ROSSI E.: C-reactive protein and progressive atherosclerosis. Lancet 360: 1436, 2002. RUSSEL R.: Atherosclerosis – An inflammatory disease. N. Engl. J. Med. 340(2): 115, 1999. SCHAEFER E.J., LEVY R.I.: Pathogenesis and management of lipoprotein disorders. N. Engl. J. Med. 312: 1300, 1985. SCOTT J.: Oncogenes in atherosclerosis. Nature 325: 574, 1987. STEINBERG D., PARTHASARATHY S., CAREW TH.E.: Beyond cholesterol. Modifications of low-density lipoprotein that increase its atherogenicity. N. Engl. J. Med. 320: 915, 1989. SUZUKI H., KURIHARA Y., TAKEYA M. et al.: A role for macrophage scavenger receptors in atherosclerosis and susceptibility to infection. Nature 386: 292, 1997. TAUBES G.: Does inflammation cut to the heart of the matter?

Science 296: 242, 2002. WITZTUM J.L., PALINSKI W.: Are immunological mechanisms relevant for the development of atherosclerosis? Clin. Immunol. 90(2): 153, 1999.

FALK R.H.: Atrial fibrillation. N. Engl. J. Med. 344: 1067, 2001. RAHIMTOOLA S.H., ZIPES D.P., AKHTAR M. et al.: Consensus statement of the Conference on the state of the art of electrophysiologic testing in the diagnosis and treatment of patients with cardiac arrhythmias. Circulation 75 (suppl. III): 3, 1987. SCHWARTZ P.J., PRIORI S.G., DUMAINE R. et al.: A molecular link between the sudden infant death sindrome and the long Q-T sindrome. N. Engl. J. Med. 343: 262, 2000. VINCENT G.M.: The long Q-T sindrome. Bedside to bench to bedside. N. Engl. J. Med. 348: 1837, 2003.

NEEDLEMAN P.: The expanding physiological roles of atrial natriuretic factor. Nature 321: 199, 1986. NEEDLEMAN P., GREENWALD J.E.: Atriopeptin: a cardiac hormone intimately involved in fluid, electrolyte, and bloodpressure homeostasis. N. Engl. J. Med. 314: 828, 1986. SAFIAN R.D., TEXTOR S.C.: Renal artery stenosis. N. Engl. J. Med. 344: 431, 2001. SCHOBEL H.P., FISCHER T. et al.: Preeclamspia - A state of sympathetic overactivity. N. Engl. J. Med. 335(20): 1480, 1996. SOWERS J.R.: Hypertension, angiotensin II, and oxidative stress. N. Engl. J. Med. 346: 1999, 2002. Vane J.R., Anggard E.E., Botting R.M.: Regulatory functions of the vascular endothelium. N. Engl. J. Med. 323: 27, 1990. VANHOUTTE P.M.: The endothelium. Modulator of vascular smooth-muscle tone. N. Engl. J. Med. 319: 512, 1988

GLAUSER M.P., ZANETTI G., BAUMGARTNER J.-D., COHEN J.: Septic shock: pathogenesis. Lancet 338: 732, 1991. HOLLAND O.B.: Hypoaldosteronism. Disease or normal response? N. Engl. J. Med. 324: 488, 1991. MAISEL W.H., STEVENSON W.G.: Syncope – Getting to the heart of the matter. N. Engl. J. Med. 347: 931, 2002. PARRILLO J.E.: Septic shock in humans. Advances in the understanding of pathogenesis, cardiovascular dysfunction, and therapy. Ann. Int. Med. 113: 227, 1990.

BLETRY O.: Embolies de cholestérol. In: ROUFFY J., NATALI J.: Artériopathies Athéromateuses des Membres Inférieurs et de l'Aorte Abdominale. Masson, Paris, 1989. CHIN-DUSTING J.P.F., DART A.M.: Age and the treatment gap in the use of statins. Lancet 361: 1925, 2003. DURRINGTON P.: Dyslipidaemia. Lancet 362: 717, 2003. EDITORIALE: Lipoprotein (a). Lancet 337: 397, 1991. EDITORIALE: Dietary saturated fatty acids and blood cholesterol. N. Engl. J. Med. 318: 1270, 1988. EDITORIALE: Pediatric primary prevention of atherosclerosis. N. Engl. J. Med. 314: 175, 1986. GOODE G.K., MILLER J.P., HEAGERTY A.M.: Hyperlipidaemia, hypertension and coronary heart disease. Lancet 345: 362, 1995. GURA T.: Infections: a cause of artery-clogging plaques? Special focus: cardiovascular disease. Science 281: 35, 1998. HAVEL R.J., RAPAPORT E.: Management of primary hyperlipidemia. N. Engl. J. Med. 332: 1491, 1995. HENN V., SLUPSKY J.R. et al.: CD40 ligand on activated platelets triggers an inflammatory reaction of endothelial cells. Nature 391: 591, 1998. HUISMAN M.V., BÜLLER H.R., TEN CATE J.W. et al.: Serial impedance plethysmography for suspected deep venous thrombosis in outpatients. The Amsterdam general practitioner study. N. Engl. J. Med. 314: 823, 1986. KAPLAN J.M., MCCUNE W.J.: New evidence for vascular disease in patients with early rheumatoid arthritis. Lancet 361: 1068, 2003.

LENSING A.W.A., PRANDONI P., BRANDJES D. et al.: Detection of deep-vein thrombosis by real-time B-mode ultrasonography. N. Engl. J. Med. 320: 342, 1989. MASERI A.: Inflammation, atherosclerosis and ischemic events - Exploring the hidden side of the moon. N. Engl. J. Med. 336(14): 1014, 1997. MITCHINSON M.J., BALLY R.Y.: Macrophages and atherogenesis. Lancet i: 146, 1987. ROSENZEIG A.: Endothelial progenitor cells. N. Engl. J. Med. 349: 581, 2003. ROSS R.: The pathogenesis of atherosclerosis. An update.

N. Engl. J. Med. 314: 488, 1986. ROSSI E.: C-reactive protein and progressive atherosclerosis. Lancet 360: 1436, 2002. RUSSEL R.: Atherosclerosis – An inflammatory disease. N. Engl. J. Med. 340(2): 115, 1999. SCHAEFER E.J., LEVY R.I.: Pathogenesis and management of lipoprotein disorders. N. Engl. J. Med. 312: 1300, 1985. SCOTT J.: Oncogenes in atherosclerosis. Nature 325: 574, 1987. STEINBERG D., PARTHASARATHY S., CAREW TH.E.: Beyond cholesterol. Modifications of low-density lipoprotein that increase its atherogenicity. N. Engl. J. Med. 320: 915, 1989. SUZUKI H., KURIHARA Y., TAKEYA M. et al.: A role for macrophage scavenger receptors in atherosclerosis and susceptibility to infection. Nature 386: 292, 1997. TAUBES G.: Does inflammation cut to the heart of the matter? Science 296: 242, 2002. WITZTUM J.L., PALINSKI W.: Are immunological mechanisms relevant for the development of atherosclerosis? Clin. Immunol. 90(2): 153, 1999.

FALK R.H.: Atrial fibrillation. N. Engl. J. Med. 344: 1067, 2001. RAHIMTOOLA S.H., ZIPES D.P., AKHTAR M. et al.: Consensus statement of the Conference on the state of the art of electrophysiologic testing in the diagnosis and treatment of patients with cardiac arrhythmias. Circulation 75 (suppl. III): 3, 1987. SCHWARTZ P.J., PRIORI S.G., DUMAINE R. et al.: A molecular link between the sudden infant death sindrome and the long Q-T sindrome. N. Engl. J. Med. 343: 262, 2000. VINCENT G.M.: The long Q-T sindrome. Bedside to bench to bedside. N. Engl. J. Med. 348: 1837, 2003.

BLONDEAU M., HILTGEN M.: Electrocardiographie Clinique. Masson, Paris, 1980. FEIGENBAUM H.: Echocardiography. IIIrd ed. Lea & Febiger, Philadelphia, 1986. LEMBO N.J., DELL'ITALIA L.J., CRAWFORD M.H. et al.: Bedside diagnosis of systolic murmurs. N. Engl. J. Med. 318: 1572, 1988..

LENSING A.W.A., PRANDONI P., BRANDJES D. et al.: Detection of deep-vein thrombosis by real-time B-mode ultrasonography. N. Engl. J. Med. 320: 342, 1989. MASERI A.: Inflammation, atherosclerosis and ischemic events - Exploring the hidden side of the moon. N. Engl. J. Med. 336(14): 1014, 1997. MITCHINSON M.J., BALLY R.Y.: Macrophages and atherogenesis. Lancet i: 146, 1987. ROSENZEIG A.: Endothelial progenitor cells. N. Engl. J. Med. 349: 581, 2003. ROSS R.: The pathogenesis of atherosclerosis. An update.
N. Engl. J. Med. 314: 488, 1986. ROSSI E.: C-reactive protein and progressive atherosclerosis. Lancet 360: 1436, 2002. RUSSEL R.: Atherosclerosis – An inflammatory disease. N. Engl. J. Med. 340(2): 115, 1999. SCHAEFER E.J., LEVY R.I.: Pathogenesis and management of lipoprotein disorders. N. Engl. J. Med. 312: 1300, 1985. SCOTT J.: Oncogenes in atherosclerosis. Nature 325: 574, 1987. STEINBERG D., PARTHASARATHY S., CAREW TH.E.: Beyond cholesterol. Modifications of low-density lipoprotein that increase its atherogenicity. N. Engl. J. Med. 320: 915, 1989. SUZUKI H., KURIHARA Y., TAKEYA M. et al.: A role for macrophage scavenger receptors in atherosclerosis and susceptibility to infection. Nature 386: 292, 1997. TAUBES G.: Does inflammation cut to the heart of the matter? Science 296: 242, 2002. WITZTUM J.L., PALINSKI W.: Are immunological mechanisms relevant for the development of atherosclerosis? Clin. Immunol. 90(2): 153, 1999.

FALK R.H.: Atrial fibrillation. N. Engl. J. Med. 344: 1067, 2001. RAHIMTOOLA S.H., ZIPES D.P., AKHTAR M. et al.: Consensus statement of the Conference on the state of the art of electrophysiologic testing in the diagnosis and treatment of patients with cardiac arrhythmias. Circulation 75 (suppl. III): 3, 1987. SCHWARTZ P.J., PRIORI S.G., DUMAINE R. et al.: A molecular link between the sudden infant death sindrome and the long Q-T sindrome. N. Engl. J. Med. 343: 262, 2000. VINCENT G.M.: The long Q-T sindrome. Bedside to bench to bedside. N. Engl. J. Med. 348: 1837, 2003.

NEEDLEMAN P.: The expanding physiological roles of atrial natriuretic factor. Nature 321: 199, 1986. NEEDLEMAN P., GREENWALD J.E.: Atriopeptin: a cardiac hormone intimately involved in fluid, electrolyte, and bloodpressure homeostasis. N. Engl. J. Med. 314: 828, 1986. SAFIAN R.D., TEXTOR S.C.: Renal artery stenosis. N. Engl. J. Med. 344: 431, 2001. SCHOBEL H.P., FISCHER T. et al.: Preeclamspia - A state of sympathetic overactivity. N. Engl. J. Med. 335(20): 1480, 1996. SOWERS J.R.: Hypertension, angiotensin II, and oxidative stress. N. Engl. J. Med. 346: 1999, 2002. Vane J.R., Anggard E.E., Botting R.M.: Regulatory functions of the vascular endothelium. N. Engl. J. Med. 323: 27, 1990. VANHOUTTE P.M.: The endothelium. Modulator of vascular smooth-muscle tone. N. Engl. J. Med. 319: 512, 1988

GLAUSER M.P., ZANETTI G., BAUMGARTNER J.-D., COHEN J.: Septic shock: pathogenesis. Lancet 338: 732, 1991. HOLLAND O.B.: Hypoaldosteronism. Disease or normal response? N. Engl. J. Med. 324: 488, 1991. MAISEL W.H., STEVENSON W.G.: Syncope – Getting to the heart of the matter. N. Engl. J. Med. 347: 931, 2002. PARRILLO J.E.: Septic shock in humans. Advances in the understanding of pathogenesis, cardiovascular dysfunction, and therapy. Ann. Int. Med. 113: 227, 1990.

NEEDLEMAN P.: The expanding physiological roles of atrial natriuretic factor. Nature 321: 199, 1986. NEEDLEMAN P., GREENWALD J.E.: Atriopeptin: a cardiac hormone intimately involved in fluid, electrolyte, and bloodpressure homeostasis. N. Engl. J. Med. 314: 828, 1986. SAFIAN R.D., TEXTOR S.C.: Renal artery stenosis. N. Engl. J. Med. 344: 431, 2001. SCHOBEL H.P., FISCHER T. et al.: Preeclamspia - A state of sympathetic overactivity. N. Engl. J. Med. 335(20): 1480, 1996. SOWERS J.R.: Hypertension, angiotensin II, and oxidative stress. N. Engl. J. Med. 346: 1999, 2002. Vane J.R., Anggard E.E., Botting R.M.: Regulatory functions of the vascular endothelium. N. Engl. J. Med. 323: 27, 1990. VANHOUTTE P.M.: The endothelium. Modulator of vascular smooth-muscle tone. N. Engl. J. Med. 319: 512, 1988

GLAUSER M.P., ZANETTI G., BAUMGARTNER J.-D., COHEN J.: Septic shock: pathogenesis. Lancet 338: 732, 1991. HOLLAND O.B.: Hypoaldosteronism. Disease or normal response? N. Engl. J. Med. 324: 488, 1991. MAISEL W.H., STEVENSON W.G.: Syncope – Getting to the heart of the matter. N. Engl. J. Med. 347: 931, 2002. PARRILLO J.E.: Septic shock in humans. Advances in the understanding of pathogenesis, cardiovascular dysfunction, and therapy. Ann. Int. Med. 113: 227, 1990.

BLETRY O.: Embolies de cholestérol. In: ROUFFY J., NATALI J.: Artériopathies Athéromateuses des Membres Inférieurs et de l'Aorte Abdominale. Masson, Paris, 1989. CHIN-DUSTING J.P.F., DART A.M.: Age and the treatment gap in the use of statins. Lancet 361: 1925, 2003. DURRINGTON P.: Dyslipidaemia. Lancet 362: 717, 2003. EDITORIALE: Lipoprotein (a). Lancet 337: 397, 1991. EDITORIALE: Dietary saturated fatty acids and blood cholesterol. N. Engl. J. Med. 318: 1270, 1988. EDITORIALE: Pediatric primary prevention of atherosclerosis. N. Engl. J. Med. 314: 175, 1986. GOODE G.K., MILLER J.P., HEAGERTY A.M.: Hyperlipidaemia, hypertension and coronary heart disease. Lancet 345: 362, 1995. GURA T.: Infections: a cause of artery-clogging plaques? Special focus: cardiovascular disease. Science 281: 35, 1998. HAVEL R.J., RAPAPORT E.: Management of primary hyperlipidemia. N. Engl. J. Med. 332: 1491, 1995. HENN V., SLUPSKY J.R. et al.: CD40 ligand on activated platelets triggers an inflammatory reaction of endothelial cells. Nature 391: 591, 1998. HUISMAN M.V., BÜLLER H.R., TEN CATE J.W. et al.: Serial impedance plethysmography for suspected deep venous thrombosis in outpatients. The Amsterdam general practitioner study. N. Engl. J. Med. 314: 823, 1986. KAPLAN J.M., MCCUNE W.J.: New evidence for vascular disease in patients with

early rheumatoid arthritis. Lancet 361: 1068, 2003.
LENSING A.W.A., PRANDONI P., BRANDJES D. et al.: Detection of deep-vein thrombosis by real-time B-mode ultrasonography. N. Engl. J. Med. 320: 342, 1989. MASERI A.: Inflammation, atherosclerosis and ischemic events - Exploring the hidden side of the moon. N. Engl. J. Med. 336(14): 1014, 1997. MITCHINSON M.J., BALLY R.Y.: Macrophages and atherogenesis. Lancet i: 146, 1987. ROSENZEIG A.: Endothelial progenitor cells. N. Engl. J. Med. 349: 581, 2003. ROSS R.: The pathogenesis of atherosclerosis. An update. N. Engl. J. Med. 314: 488, 1986. ROSSI E.: C-reactive protein and progressive atherosclerosis. Lancet 360: 1436, 2002. RUSSEL R.: Atherosclerosis – An inflammatory disease. N. Engl. J. Med. 340(2): 115, 1999. SCHAEFER E.J., LEVY R.I.: Pathogenesis and management of lipoprotein disorders. N. Engl. J. Med. 312: 1300, 1985. SCOTT J.: Oncogenes in atherosclerosis. Nature 325: 574, 1987. STEINBERG D., PARTHASARATHY S., CAREW TH.E.: Beyond cholesterol. Modifications of low-density lipoprotein that increase its atherogenicity. N. Engl. J. Med. 320: 915, 1989. SUZUKI H., KURIHARA Y., TAKEYA M. et al.: A role for macrophage scavenger receptors in atherosclerosis and susceptibility to infection. Nature 386: 292, 1997. TAUBES G.: Does inflammation cut to the heart of the matter? Science 296: 242, 2002. WITZTUM J.L., PALINSKI W.: Are immunological mechanisms relevant for the development of atherosclerosis? Clin. Immunol. 90(2): 153, 1999.
FALK R.H.: Atrial fibrillation. N. Engl. J. Med. 344: 1067, 2001. RAHIMTOOLA S.H., ZIPES D.P., AKHTAR M. et al.: Consensus statement of the Conference on the state of the art of electrophysiologic testing in the diagnosis and treatment of patients with cardiac arrhythmias. Circulation 75 (suppl. III): 3, 1987. SCHWARTZ P.J., PRIORI S.G., DUMAINE R. et al.: A molecular link between the sudden infant death sindrome and the long Q-T sindrome. N. Engl. J. Med. 343: 262, 2000. VINCENT G.M.: The long Q-T sindrome. Bedside to bench to bedside. N. Engl. J. Med. 348: 1837, 2003.
BLONDEAU M., HILTGEN M.: Electrocardiographie Clinique. Masson, Paris, 1980. FEIGENBAUM H.: Echocardiography. IIIrd ed. Lea & Febiger, Philadelphia, 1986. LEMBO N.J., DELL'ITALIA L.J., CRAWFORD M.H. et al.: Bedside diagnosis of systolic murmurs. N. Engl. J. Med. 318: 1572, 1988.
BRAUNWALD E.: Heart Disease. A Textbook of Cardiovascular Medicine. Vth ed. Saunders, Philadelphia, 1998. Harrison's Principles of Internal Medicine. XIVth ed., 1998. HURST J.W.: The Heart. IXth ed. McGraw-Hill, New York, 1998 BAUGHMAN K.L.: B-type natriuretic peptide. A window to the heart. N. Engl. J. Med. 347: 158, 2002. BIGLIERI E.G.: The pituitary and idiopathic hyperaldosteronism. N. Engl. J. Med. 311: 120, 1984. BOEHM M., NABEL E.G.: Angiotensin-Converting Enzime 2. A new cardiac regulator. N. Engl. J. Med. 347: 1795, 2002. CAREY R.M., SEN S., DOLAN L.M. et al.: Idiopathic hyperaldosteronism. A possible role for aldosterone-stimulating factor. N. Engl. J. Med. 311: 94, 1984. DLUHY R.G.: Pheochromocytoma. Death of an axiom. N. Engl. J. Med. 346: 1486, 2002. EDITORIALE: Atrial natriuretic peptide. Lancet ii, 371, 1986. EDITORIALE: Primary aldosteronism: diagnosis and differentiation of subtypes. Ann. Int. Med. 100: 300, 1984. EDITORIALE: Phaeochromocytoma still surprises. Lancet 335: 1189, 1990. EDITORIALE: Endothelins. Lancet 337: 79, 1991. EDITORIALE: Genetics of hypertension. Lancet 339: 1142, 1992. EDITORIALE: Renin. From beginning to end. N. Engl. J. Med. 323: 1136, 1990. FROHLICH E.D.: Mechanisms contributing to high blood pressure. Ann. Int. Med. 98: 709, 1983. FROHLICH E.D.: Treating hypertension. What are we to believe? N. Engl. J. Med. 348: 639, 2003. GILMORE J.P.: Reflex control of renal salt and water excretion. Arch. Int. Med. 143: 129, 1983.

HALL J.E.: Arterial pressure and body fluid homeostasis. Introductory comments. Fed. Proc. 45: 2862, 1986. HALL J.E., GUYTON A.C., COLEMAN TH. G. et al.: Regulation of arterial pressure: role of pressure natriuresis and diuresis. Fed. Proc. 45: 2897, 1986. HILTON P.J.: Cellular sodium transport in essential hypertension. N. Engl. J. Med. 314: 222, 1986. HOUSTON M.C.: Sodium and hypertension. A review. Arch. Int. Med. 146: 179, 1986. JOHNSON R.J., HERRERA-ACOSTA J., SCHREINER G.F., RODRIGUEZ-ITURBE B.: Subtle Acquired renal injury as a mechanism of salt-sensitive hypertension. N. Engl. J. Med. 346: 913, 2002. KELLER G., ZIMMER G., MALL G., RITZ E. AMANN: Nephron number in patients with primary hypertension. N. Engl. J. Med. 348: 101, 2003. LINDHEIMER M.D., WOODRUFF T.K.: Activin A, inhibin A, and pre-eclampsia. Lancet 349: 1266, 1997. LINDNER A., KENNY M., MEACHAM A.J.: Effects of a circulating factor in patients with essential hypertension on intracellular free calcium in normal platelets. N. Engl. J. Med. 316: 509, 1987.

BLONDEAU M., HILTGEN M.: Electrocardiographie Clinique. Masson, Paris, 1980. FEIGENBAUM H.: Echocardiography. IIIrd ed. Lea & Febiger, Philadelphia, 1986. LEMBO N.J., DELL'ITALIA L.J., CRAWFORD M.H. et al.: Bedside diagnosis of systolic murmurs.

GLAUSER M.P., ZANETTI G., BAUMGARTNER J.-D., COHEN J.: Septic shock: pathogenesis. Lancet 338: 732, 1991. HOLLAND O.B.: Hypoaldosteronism. Disease or normal response? N. Engl. J. Med. 324: 488, 1991. MAISEL W.H., STEVENSON W.G.: Syncope – Getting to the heart of the matter. N. Engl. J. Med. 347: 931, 2002. PARRILLO J.E.: Septic shock in humans. Advances in the understanding of pathogenesis, cardiovascular dysfunction, and therapy. Ann. Int. Med. 113: 227, 1990.

BLETRY O.: Embolies de cholestérol. In: ROUFFY J., NATALI J.: Artériopathies Athéromateuses des Membres Inférieurs et de l'Aorte Abdominale. Masson, Paris, 1989. CHIN-DUSTING J.P.F., DART A.M.: Age and the treatment gap in the use of statins. Lancet 361: 1925, 2003. DURRINGTON P.: Dyslipidaemia. Lancet 362: 717, 2003. EDITORIALE: Lipoprotein (a). Lancet 337: 397, 1991. EDITORIALE: Dietary saturated fatty acids and blood cholesterol. N. Engl. J. Med. 318: 1270, 1988. EDITORIALE: Pediatric primary prevention of atherosclerosis. N. Engl. J. Med. 314: 175, 1986. GOODE G.K., MILLER J.P., HEAGERTY A.M.: Hyperlipidaemia, hypertension and coronary heart disease. Lancet 345: 362, 1995. GURA T.: Infections: a cause of artery-clogging plaques? Special focus: cardiovascular disease. Science 281: 35, 1998. HAVEL R.J., RAPAPORT E.: Management of primary hyperlipidemia. N. Engl. J. Med. 332: 1491, 1995. HENN V., SLUPSKY J.R. et al.: CD40 ligand on activated platelets triggers an inflammatory reaction of endothelial cells. Nature 391: 591, 1998. HUISMAN M.V., BÜLLER H.R., TEN CATE J.W. et al.: Serial impedance plethysmography for suspected deep venous thrombosis in outpatients. The Amsterdam general practitioner study. N. Engl. J. Med. 314: 823, 1986. KAPLAN J.M., MCCUNE W.J.: New evidence for vascular disease in patients with early rheumatoid arthritis. Lancet 361: 1068, 2003.

LENSING A.W.A., PRANDONI P., BRANDJES D. et al.: Detection of deep-vein thrombosis by real-time B-mode ultrasonography. N. Engl. J. Med. 320: 342, 1989. MASERI A.: Inflammation, atherosclerosis and ischemic events - Exploring the hidden side of the moon. N. Engl. J. Med. 336(14): 1014, 1997. MITCHINSON M.J., BALLY R.Y.: Macrophages and atherogenesis. Lancet i: 146, 1987. ROSENZEIG A.: Endothelial progenitor cells. N. Engl. J. Med. 349: 581, 2003. ROSS R.: The pathogenesis of atherosclerosis. An update. N. Engl. J. Med. 314: 488, 1986. ROSSI E.: C-reactive protein and progressive atherosclerosis. Lancet 360: 1436, 2002. RUSSEL R.: Atherosclerosis – An inflammatory disease. N. Engl. J. Med. 340(2): 115, 1999. SCHAEFER E.J.,

LEVY R.I.: Pathogenesis and management of lipoprotein disorders. N. Engl. J. Med. 312: 1300, 1985. SCOTT J.: Oncogenes in atherosclerosis. Nature 325: 574, 1987. STEINBERG D., PARTHASARATHY S., CAREW TH.E.: Beyond cholesterol. Modifications of low-density lipoprotein that increase its atherogenicity. N. Engl. J. Med. 320: 915, 1989. SUZUKI H., KURIHARA Y., TAKEYA M. et al.: A role for macrophage scavenger receptors in atherosclerosis and susceptibility to infection. Nature 386: 292, 1997. TAUBES G.: Does inflammation cut to the heart of the matter? Science 296: 242, 2002. WITZTUM J.L., PALINSKI W.: Are immunological mechanisms relevant for the development of atherosclerosis? Clin. Immunol. 90(2): 153, 1999.

FALK R.H.: Atrial fibrillation. N. Engl. J. Med. 344: 1067, 2001. RAHIMTOOLA S.H., ZIPES D.P., AKHTAR M. et al.: Consensus statement of the Conference on the state of the art of electrophysiologic testing in the diagnosis and treatment of patients with cardiac arrhythmias. Circulation 75 (suppl. III): 3, 1987. SCHWARTZ P.J., PRIORI S.G., DUMAINE R. et al.: A molecular link between the sudden infant death sindrome and the long Q-T sindrome. N. Engl. J. Med. 343: 262, 2000. VINCENT G.M.: The long Q-T sindrome. Bedside to bench to bedside. N. Engl. J. Med. 348: 1837, 2003.

NEEDLEMAN P.: The expanding physiological roles of atrial natriuretic factor. Nature 321: 199, 1986. NEEDLEMAN P., GREENWALD J.E.: Atriopeptin: a cardiac hormone intimately involved in fluid, electrolyte, and bloodpressure homeostasis. N. Engl. J. Med. 314: 828, 1986. SAFIAN R.D., TEXTOR S.C.: Renal artery stenosis. N. Engl. J. Med. 344: 431, 2001. SCHOBEL H.P., FISCHER T. et al.: Preeclamspia - A state of sympathetic overactivity. N. Engl. J. Med. 335(20): 1480, 1996. SOWERS J.R.: Hypertension, angiotensin II, and oxidative stress. N. Engl. J. Med. 346: 1999, 2002. Vane J.R., Anggard E.E., Botting R.M.: Regulatory functions of the vascular endothelium. N. Engl. J. Med. 323: 27, 1990. VANHOUTTE P.M.: The endothelium. Modulator of vascular smooth-muscle tone. N. Engl. J. Med. 319: 512, 1988

GLAUSER M.P., ZANETTI G., BAUMGARTNER J.-D., COHEN J.: Septic shock: pathogenesis. Lancet 338: 732, 1991. HOLLAND O.B.: Hypoaldosteronism. Disease or normal response? N. Engl. J. Med. 324: 488, 1991. MAISEL W.H., STEVENSON W.G.: Syncope – Getting to the heart of the matter. N. Engl. J. Med. 347: 931, 2002. PARRILLO J.E.: Septic shock in humans. Advances in the understanding of pathogenesis, cardiovascular dysfunction, and therapy. Ann. Int. Med. 113: 227, 1990.

BLETRY O.: Embolies de cholestérol. In: ROUFFY J., NATALI J.: Artériopathies Athéromateuses des Membres Inférieurs et de l'Aorte Abdominale. Masson, Paris, 1989. CHIN-DUSTING J.P.F., DART A.M.: Age and the treatment gap in the use of statins. Lancet 361: 1925, 2003. DURRINGTON P.: Dyslipidaemia. Lancet 362: 717, 2003. EDITORIALE: Lipoprotein (a). Lancet 337: 397, 1991. EDITORIALE: Dietary saturated fatty acids and blood cholesterol. N. Engl. J. Med. 318: 1270, 1988. EDITORIALE: Pediatric primary prevention of atherosclerosis. N. Engl. J. Med. 314: 175, 1986. GOODE G.K., MILLER J.P., HEAGERTY A.M.: Hyperlipidaemia, hypertension and coronary heart disease. Lancet 345: 362, 1995. GURA T.: Infections: a cause of artery-clogging plaques? Special focus: cardiovascular disease. Science 281: 35, 1998. HAVEL R.J., RAPAPORT E.: Management of primary hyperlipidemia. N. Engl. J. Med. 332: 1491, 1995. HENN V., SLUPSKY J.R. et al.: CD40 ligand on activated platelets triggers an inflammatory reaction of endothelial cells. Nature 391: 591, 1998. HUISMAN M.V., BÜLLER H.R., TEN CATE J.W. et al.: Serial impedance plethysmography for suspected deep venous thrombosis in outpatients. The Amsterdam general practitioner study. N. Engl. J. Med. 314: 823, 1986. KAPLAN J.M., MCCUNE W.J.: New evidence for vascular disease in patients with early rheumatoid arthritis. Lancet 361: 1068, 2003.

LENSING A.W.A., PRANDONI P., BRANDJES D. et al.: Detection of deep-vein thrombosis by real-time B-mode ultrasonography. N. Engl. J. Med. 320: 342, 1989. MASERI A.: Inflammation, atherosclerosis and ischemic events - Exploring the hidden side of the moon. N. Engl. J. Med. 336(14): 1014, 1997. MITCHINSON M.J., BALLY R.Y.: Macrophages and atherogenesis. Lancet i: 146, 1987. ROSENZEIG A.: Endothelial progenitor cells. N. Engl. J. Med. 349: 581, 2003. ROSS R.: The pathogenesis of atherosclerosis. An update. N. Engl. J. Med. 314: 488, 1986. ROSSI E.: C-reactive protein and progressive atherosclerosis. Lancet 360: 1436, 2002. RUSSEL R.: Atherosclerosis – An inflammatory disease. N. Engl. J. Med. 340(2): 115, 1999. SCHAEFER E.J., LEVY R.I.: Pathogenesis and management of lipoprotein disorders. N. Engl. J. Med. 312: 1300, 1985. SCOTT J.: Oncogenes in atherosclerosis. Nature 325: 574, 1987. STEINBERG D., PARTHASARATHY S., CAREW TH.E.: Beyond cholesterol. Modifications of low-density lipoprotein that increase its atherogenicity. N. Engl. J. Med. 320: 915, 1989. SUZUKI H., KURIHARA Y., TAKEYA M. et al.: A role for macrophage scavenger receptors in atherosclerosis and susceptibility to infection. Nature 386: 292, 1997. TAUBES G.: Does inflammation cut to the heart of the matter? Science 296: 242, 2002. WITZTUM J.L., PALINSKI W.: Are immunological mechanisms relevant for the development of atherosclerosis? Clin. Immunol. 90(2): 153, 1999.

NEEDLEMAN P.: The expanding physiological roles of atrial natriuretic factor. Nature 321: 199, 1986. NEEDLEMAN P., GREENWALD J.E.: Atriopeptin: a cardiac hormone intimately involved in fluid, electrolyte, and bloodpressure homeostasis. N. Engl. J. Med. 314: 828, 1986. SAFIAN R.D., TEXTOR S.C.: Renal artery stenosis. N. Engl. J. Med. 344: 431, 2001. SCHOBEL H.P., FISCHER T. et al.: Preeclamspia - A state of sympathetic overactivity. N. Engl. J. Med. 335(20): 1480, 1996. SOWERS J.R.: Hypertension, angiotensin II, and oxidative stress. N. Engl. J. Med. 346: 1999, 2002. Vane J.R., Anggard E.E., Botting R.M.: Regulatory functions of the vascular endothelium. N. Engl. J. Med. 323: 27, 1990. VANHOUTTE P.M.: The endothelium. Modulator of vascular smooth-muscle tone. N. Engl. J. Med. 319: 512, 1988

GLAUSER M.P., ZANETTI G., BAUMGARTNER J.-D., COHEN J.: Septic shock: pathogenesis. Lancet 338: 732, 1991. HOLLAND O.B.: Hypoaldosteronism. Disease or normal response? N. Engl. J. Med. 324: 488, 1991. MAISEL W.H., STEVENSON W.G.: Syncope – Getting to the heart of the matter. N. Engl. J. Med. 347: 931, 2002. PARRILLO J.E.: Septic shock in humans. Advances in the understanding of pathogenesis, cardiovascular dysfunction, and therapy. Ann. Int. Med. 113: 227, 1990.

BLETRY O.: Embolies de cholestérol. In: ROUFFY J., NATALI J.: Artériopathies Athéromateuses des Membres Inférieurs et de l'Aorte Abdominale. Masson, Paris, 1989. CHIN-DUSTING J.P.F., DART A.M.: Age and the treatment gap in the use of statins. Lancet 361: 1925, 2003. DURRINGTON P.: Dyslipidaemia. Lancet 362: 717, 2003. EDITORIALE: Lipoprotein (a). Lancet 337: 397, 1991. EDITORIALE: Dietary saturated fatty acids and blood cholesterol. N. Engl. J. Med. 318: 1270, 1988. EDITORIALE: Pediatric primary prevention of atherosclerosis. N. Engl. J. Med. 314: 175, 1986. GOODE G.K., MILLER J.P., HEAGERTY A.M.: Hyperlipidaemia, hypertension and coronary heart disease. Lancet 345: 362, 1995. GURA T.: Infections: a cause of artery-clogging plaques? Special focus: cardiovascular disease. Science 281: 35, 1998. HAVEL R.J., RAPAPORT E.: Management of primary hyperlipidemia. N. Engl. J. Med. 332: 1491, 1995. HENN V., SLUPSKY J.R. et al.: CD40 ligand on activated platelets triggers an inflammatory reaction of endothelial cells. Nature 391: 591, 1998. HUISMAN M.V., BÜLLER H.R., TEN CATE J.W. et al.: Serial impedance plethysmography for suspected deep venous thrombosis in outpatients. The Amsterdam general practitioner study. N. Engl. J. Med. 314: 823, 1986. KAPLAN J.M., MCCUNE W.J.: New evidence for vascular disease in patients with early rheumatoid arthritis. Lancet 361: 1068, 2003.

LENSING A.W.A., PRANDONI P., BRANDJES D. et al.: Detection of deep-vein thrombosis by real-time B-mode ultrasonography. N. Engl. J. Med. 320: 342, 1989. MASERI A.: Inflammation, atherosclerosis and ischemic events - Exploring the hidden side of the moon. N. Engl. J. Med. 336(14): 1014, 1997. MITCHINSON M.J., BALLY R.Y.: Macrophages and atherogenesis. Lancet i: 146, 1987. ROSENZEIG A.: Endothelial progenitor cells. N. Engl. J. Med. 349: 581, 2003. ROSS R.: The pathogenesis of atherosclerosis. An update. N. Engl. J. Med. 314: 488, 1986. ROSSI E.: C-reactive protein and progressive atherosclerosis. Lancet 360: 1436, 2002. RUSSEL R.: Atherosclerosis – An inflammatory disease. N. Engl. J. Med. 340(2): 115, 1999. SCHAEFER E.J., LEVY R.I.: Pathogenesis and management of lipoprotein disorders. N. Engl. J. Med. 312: 1300, 1985. SCOTT J.: Oncogenes in atherosclerosis. Nature 325: 574, 1987. STEINBERG D., PARTHASARATHY S., CAREW TH.E.: Beyond cholesterol. Modifications of low-density lipoprotein that increase its atherogenicity. N. Engl. J. Med. 320: 915, 1989. SUZUKI H., KURIHARA Y., TAKEYA M. et al.: A role for macrophage scavenger receptors in atherosclerosis and susceptibility to infection. Nature 386: 292, 1997. TAUBES G.: Does inflammation cut to the heart of the matter? Science 296: 242, 2002. WITZTUM J.L., PALINSKI W.: Are immunological mechanisms relevant for the development of atherosclerosis? Clin. Immunol. 90(2): 153, 1999.

FALK R.H.: Atrial fibrillation. N. Engl. J. Med. 344: 1067, 2001. RAHIMTOOLA S.H., ZIPES D.P., AKHTAR M. et al.: Consensus statement of the Conference on the state of the art of electrophysiologic testing in the diagnosis and treatment of patients with cardiac arrhythmias. Circulation 75 (suppl. III): 3, 1987. SCHWARTZ P.J., PRIORI S.G., DUMAINE R. et al.: A molecular link between the sudden infant death sindrome and the long Q-T sindrome. N. Engl. J. Med. 343: 262, 2000. VINCENT G.M.: The long Q-T sindrome. Bedside to bench to bedside. N. Engl. J. Med. 348: 1837, 2003.

LENSING A.W.A., PRANDONI P., BRANDJES D. et al.: Detection of deep-vein thrombosis by real-time B-mode ultrasonography. N. Engl. J. Med. 320: 342, 1989. MASERI A.: Inflammation, atherosclerosis and ischemic events - Exploring the hidden side of the moon. N. Engl. J. Med. 336(14): 1014, 1997. MITCHINSON M.J., BALLY R.Y.: Macrophages and atherogenesis. Lancet i: 146, 1987. ROSENZEIG A.: Endothelial progenitor cells. N. Engl. J. Med. 349: 581, 2003. ROSS R.: The pathogenesis of atherosclerosis. An update. N. Engl. J. Med. 314: 488, 1986. ROSSI E.: C-reactive protein and progressive atherosclerosis. Lancet 360: 1436, 2002. RUSSEL R.: Atherosclerosis – An inflammatory disease. N. Engl. J. Med. 340(2): 115, 1999. SCHAEFER E.J., LEVY R.I.: Pathogenesis and management of lipoprotein disorders. N. Engl. J. Med. 312: 1300, 1985. SCOTT J.: Oncogenes in atherosclerosis. Nature 325: 574, 1987. STEINBERG D., PARTHASARATHY S., CAREW TH.E.: Beyond cholesterol. Modifications of low-density lipoprotein that increase its atherogenicity. N. Engl. J. Med. 320: 915, 1989. SUZUKI H., KURIHARA Y., TAKEYA M. et al.: A role for macrophage scavenger receptors in atherosclerosis and susceptibility to infection. Nature 386: 292, 1997. TAUBES G.: Does inflammation cut to the heart of the matter? Science 296: 242, 2002. WITZTUM J.L., PALINSKI W.: Are immunological mechanisms relevant for the development of atherosclerosis? Clin. Immunol. 90(2): 153, 1999.

FALK R.H.: Atrial fibrillation. N. Engl. J. Med. 344: 1067, 2001. RAHIMTOOLA S.H., ZIPES D.P.,

AKHTAR M. et al.: Consensus statement of the Conference on the state of the art of electrophysiologic testing in the diagnosis and treatment of patients with cardiac arrhythmias. Circulation 75 (suppl. III): 3, 1987. SCHWARTZ P.J., PRIORI S.G., DUMAINE R. et al.: A molecular link between the sudden infant death sindrome and the long Q-T sindrome. N. Engl. J. Med. 343: 262, 2000. VINCENT G.M.: The long Q-T sindrome. Bedside to bench to bedside. N. Engl. J. Med. 348: 1837, 2003.

BLONDEAU M., HILTGEN M.: Electrocardiographie Clinique. Masson, Paris, 1980. FEIGENBAUM H.: Echocardiography. IIIrd ed. Lea & Febiger, Philadelphia, 1986. LEMBO N.J., DELL'ITALIA L.J., CRAWFORD M.H. et al.: Bedside diagnosis of systolic murmurs. N. Engl. J. Med. 318: 1572, 1988.

LENSING A.W.A., PRANDONI P., BRANDJES D. et al.: Detection of deep-vein thrombosis by real-time B-mode ultrasonography. N. Engl. J. Med. 320: 342, 1989. MASERI A.: Inflammation, atherosclerosis and ischemic events - Exploring the hidden side of the moon. N. Engl. J. Med. 336(14): 1014, 1997. MITCHINSON M.J., BALLY R.Y.: Macrophages and atherogenesis. Lancet i: 146, 1987. ROSENZEIG A.: Endothelial progenitor cells. N. Engl. J. Med. 349: 581, 2003. ROSS R.: The pathogenesis of atherosclerosis. An update. N. Engl. J. Med. 314: 488, 1986. ROSSI E.: C-reactive protein and progressive atherosclerosis. Lancet 360: 1436, 2002. RUSSEL R.: Atherosclerosis – An inflammatory disease. N. Engl. J. Med. 340(2): 115, 1999. SCHAEFER E.J., LEVY R.I.: Pathogenesis and management of lipoprotein disorders. N. Engl. J. Med. 312: 1300, 1985. SCOTT J.: Oncogenes in atherosclerosis. Nature 325: 574, 1987. STEINBERG D., PARTHASARATHY S., CAREW TH.E.: Beyond cholesterol. Modifications of low-density lipoprotein that increase its atherogenicity. N. Engl. J. Med. 320: 915, 1989. SUZUKI H., KURIHARA Y., TAKEYA M. et al.: A role for macrophage scavenger receptors in atherosclerosis and susceptibility to infection. Nature 386: 292, 1997. TAUBES G.: Does inflammation cut to the heart of the matter? Science 296: 242, 2002. WITZTUM J.L., PALINSKI W.: Are immunological mechanisms relevant for the development of atherosclerosis? Clin. Immunol. 90(2): 153, 1999.

BLONDEAU M., HILTGEN M.: Electrocardiographie Clinique. Masson, Paris, 1980. FEIGENBAUM H.: Echocardiography. IIIrd ed. Lea & Febiger, Philadelphia, 1986. LEMBO N.J., DELL'ITALIA L.J., CRAWFORD M.H. et al.: Bedside diagnosis of systolic murmurs. N. Engl. J. Med. 318: 1572, 1988.

LENSING A.W.A., PRANDONI P., BRANDJES D. et al.: Detection of deep-vein thrombosis by real-time B-mode ultrasonography. N. Engl. J. Med. 320: 342, 1989. MASERI A.: Inflammation, atherosclerosis and ischemic events - Exploring the hidden side of the moon. N. Engl. J. Med. 336(14): 1014, 1997. MITCHINSON M.J., BALLY R.Y.: Macrophages and atherogenesis. Lancet i: 146, 1987. ROSENZEIG A.: Endothelial progenitor cells. N. Engl. J. Med. 349: 581, 2003. ROSS R.: The pathogenesis of atherosclerosis. An update. N. Engl. J. Med. 314: 488, 1986. ROSSI E.: C-reactive protein and progressive atherosclerosis. Lancet 360: 1436, 2002. RUSSEL R.: Atherosclerosis – An inflammatory disease. N. Engl. J. Med. 340(2): 115, 1999. SCHAEFER E.J., LEVY R.I.: Pathogenesis and management of lipoprotein disorders. N. Engl. J. Med. 312: 1300, 1985. SCOTT J.: Oncogenes in atherosclerosis. Nature 325: 574, 1987. STEINBERG D., PARTHASARATHY S., CAREW TH.E.: Beyond cholesterol. Modifications of low-density lipoprotein that increase its atherogenicity. N. Engl. J. Med. 320: 915, 1989. SUZUKI H., KURIHARA Y., TAKEYA M. et al.: A role for macrophage scavenger receptors in atherosclerosis and susceptibility to infection. Nature 386: 292, 1997. TAUBES G.: Does inflammation cut to the heart of the matter? Science 296: 242, 2002. WITZTUM J.L., PALINSKI

W.: Are immunological mechanisms relevant for the development of atherosclerosis? Clin. Immunol. 90(2): 153, 1999.

FALK R.H.: Atrial fibrillation. N. Engl. J. Med. 344: 1067, 2001. RAHIMTOOLA S.H., ZIPES D.P., AKHTAR M. et al.: Consensus statement of the Conference on the state of the art of electrophysiologic testing in the diagnosis and treatment of patients with cardiac arrhythmias. Circulation 75 (suppl. III): 3, 1987. SCHWARTZ P.J., PRIORI S.G., DUMAINE R. et al.: A molecular link between the sudden infant death sindrome and the long Q-T sindrome. N. Engl. J. Med. 343: 262, 2000. VINCENT G.M.: The long Q-T sindrome. Bedside to bench to bedside. N. Engl. J. Med. 348: 1837, 2003.

BLONDEAU M., HILTGEN M.: Electrocardiographie Clinique. Masson, Paris, 1980. FEIGENBAUM H.: Echocardiography. IIIrd ed. Lea & Febiger, Philadelphia, 1986. LEMBO N.J., DELL'ITALIA L.J., CRAWFORD M.H. et al.: Bedside diagnosis of systolic murmurs. N. Engl. J. Med. 318: 1572, 1988.

LENSING A.W.A., PRANDONI P., BRANDJES D. et al.: Detection of deep-vein thrombosis by real-time B-mode ultrasonography. N. Engl. J. Med. 320: 342, 1989. MASERI A.: Inflammation, atherosclerosis and ischemic events - Exploring the hidden side of the moon. N. Engl. J. Med. 336(14): 1014, 1997. MITCHINSON M.J., BALLY R.Y.: Macrophages and atherogenesis. Lancet i: 146, 1987. ROSENZEIG A.: Endothelial progenitor cells. N. Engl. J. Med. 349: 581, 2003. ROSS R.: The pathogenesis of atherosclerosis. An update. N. Engl. J. Med. 314: 488, 1986. ROSSI E.: C-reactive protein and progressive atherosclerosis. Lancet 360: 1436, 2002. RUSSEL R.: Atherosclerosis – An inflammatory disease. N. Engl. J. Med. 340(2): 115, 1999. SCHAEFER E.J., LEVY R.I.: Pathogenesis and management of lipoprotein disorders. N. Engl. J. Med. 312: 1300, 1985. SCOTT J.: Oncogenes in atherosclerosis. Nature 325: 574, 1987. STEINBERG D., PARTHASARATHY S., CAREW TH.E.: Beyond cholesterol. Modifications of low-density lipoprotein that increase its atherogenicity. N. Engl. J. Med. 320: 915, 1989. SUZUKI H., KURIHARA Y., TAKEYA M. et al.: A role for macrophage scavenger receptors in atherosclerosis and susceptibility to infection. Nature 386: 292, 1997. TAUBES G.: Does inflammation cut to the heart of the matter? Science 296: 242, 2002. WITZTUM J.L., PALINSKI W.: Are immunological mechanisms relevant for the development of atherosclerosis? Clin. Immunol. 90(2): 153, 1999.

LENSING A.W.A., PRANDONI P., BRANDJES D. et al.: Detection of deep-vein thrombosis by real-time B-mode ultrasonography. N. Engl. J. Med. 320: 342, 1989. MASERI A.: Inflammation, atherosclerosis and ischemic events - Exploring the hidden side of the moon. N. Engl. J. Med. 336(14): 1014, 1997. MITCHINSON M.J., BALLY R.Y.: Macrophages and atherogenesis. Lancet i: 146, 1987. ROSENZEIG A.: Endothelial progenitor cells. N. Engl. J. Med. 349: 581, 2003. ROSS R.: The pathogenesis of atherosclerosis. An update. N. Engl. J. Med. 314: 488, 1986. ROSSI E.: C-reactive protein and progressive atherosclerosis. Lancet 360: 1436, 2002. RUSSEL R.: Atherosclerosis – An inflammatory disease. N. Engl. J. Med. 340(2): 115, 1999. SCHAEFER E.J., LEVY R.I.: Pathogenesis and management of lipoprotein disorders. N. Engl. J. Med. 312: 1300, 1985. SCOTT J.: Oncogenes in atherosclerosis. Nature 325: 574, 1987. STEINBERG D., PARTHASARATHY S., CAREW TH.E.: Beyond cholesterol. Modifications of low-density lipoprotein that increase its atherogenicity. N. Engl. J. Med. 320: 915, 1989. SUZUKI H., KURIHARA Y., TAKEYA M. et al.: A role for macrophage scavenger receptors in atherosclerosis and susceptibility to infection. Nature 386: 292, 1997. TAUBES G.: Does inflammation cut to the heart of the matter? Science 296: 242, 2002. WITZTUM J.L., PALINSKI W.: Are immunological mechanisms relevant for the development of atherosclerosis? Clin. Immunol. 90(2): 153, 1999.

BLONDEAU M., HILTGEN M.: Electrocardiographie Clinique. Masson, Paris, 1980. FEIGENBAUM H.: Echocardiography. IIIrd ed. Lea & Febiger, Philadelphia, 1986. LEMBO N.J., DELL'ITALIA L.J., CRAWFORD M.H. et al.: Bedside diagnosis of systolic murmurs.

GLAUSER M.P., ZANETTI G., BAUMGARTNER J.-D., COHEN J.: Septic shock: pathogenesis. Lancet 338: 732, 1991. HOLLAND O.B.: Hypoaldosteronism. Disease or normal response? N. Engl. J. Med. 324: 488, 1991. MAISEL W.H., STEVENSON W.G.: Syncope – Getting to the heart of the matter. N. Engl. J. Med. 347: 931, 2002. PARRILLO J.E.: Septic shock in humans. Advances in the understanding of pathogenesis, cardiovascular dysfunction, and therapy. Ann. Int. Med. 113: 227, 1990.

FALK R.H.: Atrial fibrillation. N. Engl. J. Med. 344: 1067, 2001. RAHIMTOOLA S.H., ZIPES D.P., AKHTAR M. et al.: Consensus statement of the Conference on the state of the art of electrophysiologic testing in the diagnosis and treatment of patients with cardiac arrhythmias. Circulation 75 (suppl. III): 3, 1987. SCHWARTZ P.J., PRIORI S.G., DUMAINE R. et al.: A molecular link between the sudden infant death sindrome and the long Q-T sindrome. N. Engl. J. Med. 343: 262, 2000. VINCENT G.M.: The long Q-T sindrome. Bedside to bench to bedside. N. Engl. J. Med. 348: 1837, 2003.

BLONDEAU M., HILTGEN M.: Electrocardiographie Clinique. Masson, Paris, 1980. FEIGENBAUM H.: Echocardiography. IIIrd ed. Lea & Febiger, Philadelphia, 1986. LEMBO N.J., DELL'ITALIA L.J., CRAWFORD M.H. et al.: Bedside diagnosis of systolic murmurs. N. Engl. J. Med. 318: 1572, 1988.

NEEDLEMAN P.: The expanding physiological roles of atrial natriuretic factor. Nature 321: 199, 1986. NEEDLEMAN P., GREENWALD J.E.: Atriopeptin: a cardiac hormone intimately involved in fluid, electrolyte, and bloodpressure homeostasis. N. Engl. J. Med. 314: 828, 1986. SAFIAN R.D., TEXTOR S.C.: Renal artery stenosis. N. Engl. J. Med. 344: 431, 2001. SCHOBEL H.P., FISCHER T. et al.: Preeclamspia - A state of sympathetic overactivity. N. Engl. J. Med. 335(20): 1480, 1996. SOWERS J.R.: Hypertension, angiotensin II, and oxidative stress. N. Engl. J. Med. 346: 1999, 2002. Vane J.R., Anggard E.E., Botting R.M.: Regulatory functions of the vascular endothelium. N. Engl. J. Med. 323: 27, 1990. VANHOUTTE P.M.: The endothelium. Modulator of vascular smooth-muscle tone. N. Engl. J. Med. 319: 512, 1988

GLAUSER M.P., ZANETTI G., BAUMGARTNER J.-D., COHEN J.: Septic shock: pathogenesis. Lancet 338: 732, 1991. HOLLAND O.B.: Hypoaldosteronism. Disease or normal response? N. Engl. J. Med. 324: 488, 1991. MAISEL W.H., STEVENSON W.G.: Syncope – Getting to the heart of the matter. N. Engl. J. Med. 347: 931, 2002. PARRILLO J.E.: Septic shock in humans. Advances in the understanding of pathogenesis, cardiovascular dysfunction, and therapy. Ann. Int. Med. 113: 227, 1990.

BLETRY O.: Embolies de cholestérol. In: ROUFFY J., NATALI J.: Artériopathies Athéromateuses des Membres Inférieurs et de l'Aorte Abdominale. Masson, Paris, 1989. CHIN-DUSTING J.P.F., DART A.M.: Age and the treatment gap in the use of statins. Lancet 361: 1925, 2003. DURRINGTON P.: Dyslipidaemia. Lancet 362: 717, 2003. EDITORIALE: Lipoprotein (a). Lancet 337: 397, 1991. EDITORIALE: Dietary saturated fatty acids and blood cholesterol. N. Engl. J. Med. 318: 1270, 1988. EDITORIALE: Pediatric primary prevention of atherosclerosis. N. Engl. J. Med. 314: 175, 1986. GOODE G.K., MILLER J.P., HEAGERTY A.M.: Hyperlipidaemia, hypertension and coronary heart disease. Lancet 345: 362, 1995. GURA T.: Infections: a cause of artery-clogging plaques? Special focus: cardiovascular disease. Science 281: 35, 1998. HAVEL R.J., RAPAPORT E.: Management of primary hyperlipidemia. N. Engl. J. Med. 332: 1491, 1995. HENN V., SLUPSKY J.R.

et al.: CD40 ligand on activated platelets triggers an inflammatory reaction of endothelial cells. Nature 391: 591, 1998. HUISMAN M.V., BÜLLER H.R., TEN CATE J.W. et al.: Serial impedance plethysmography for suspected deep venous thrombosis in outpatients. The Amsterdam general practitioner study. N. Engl. J. Med. 314: 823, 1986. KAPLAN J.M., MCCUNE W.J.: New evidence for vascular disease in patients with early rheumatoid arthritis. Lancet 361: 1068, 2003.

BLONDEAU M., HILTGEN M.: Electrocardiographie Clinique. Masson, Paris, 1980. FEIGENBAUM H.: Echocardiography. IIIrd ed. Lea & Febiger, Philadelphia, 1986. LEMBO N.J., DELL'ITALIA L.J., CRAWFORD M.H. et al.: Bedside diagnosis of systolic murmurs. N. Engl. J. Med. 318: 1572, 1988.

BRAUNWALD E.: Heart Disease. A Textbook of Cardiovascular Medicine. Vth ed. Saunders, Philadelphia, 1998. Harrison's Principles of Internal Medicine. XIVth ed., 1998. HURST J.W.: The Heart. IXth ed. McGraw-Hill, New York, 1998 BAUGHMAN K.L.: B-type natriuretic peptide. A window to the heart. N. Engl. J. Med. 347: 158, 2002. BIGLIERI E.G.: The pituitary and idiopathic hyperaldosteronism. N. Engl. J. Med. 311: 120, 1984. BOEHM M., NABEL E.G.: Angiotensin-Converting Enzime 2. A new cardiac regulator. N. Engl. J. Med. 347: 1795, 2002. CAREY R.M., SEN S., DOLAN L.M. et al.: Idiopathic hyperaldosteronism. A possible role for aldosterone-stimulating factor. N. Engl. J. Med. 311: 94, 1984. DLUHY R.G.: Pheochromocytoma. Death of an axiom. N. Engl. J. Med. 346: 1486, 2002. EDITORIALE: Atrial natriuretic peptide. Lancet ii, 371, 1986. EDITORIALE: Primary aldosteronism: diagnosis and differentiation of subtypes. Ann. Int. Med. 100: 300, 1984. EDITORIALE: Phaeochromocytoma still surprises. Lancet 335: 1189, 1990. EDITORIALE: Endothelins. Lancet 337: 79, 1991. EDITORIALE: Genetics of hypertension. Lancet 339: 1142, 1992. EDITORIALE: Renin. From beginning to end. N. Engl. J. Med. 323: 1136, 1990. FROHLICH E.D.: Mechanisms contributing to high blood pressure. Ann. Int. Med. 98: 709, 1983. FROHLICH E.D.: Treating hypertension. What are we to believe? N. Engl. J. Med. 348: 639, 2003. GILMORE J.P.: Reflex control of renal salt and water excretion. Arch. Int. Med. 143: 129, 1983. HALL J.E.: Arterial pressure and body fluid homeostasis. Introductory comments. Fed. Proc. 45: 2862, 1986. HALL J.E., GUYTON A.C., COLEMAN TH. G. et al.: Regulation of arterial pressure: role of pressure natriuresis and diuresis. Fed. Proc. 45: 2897, 1986. HILTON P.J.: Cellular sodium transport in essential hypertension. N. Engl. J. Med. 314: 222, 1986. HOUSTON M.C.: Sodium and hypertension. A review. Arch. Int. Med. 146: 179, 1986. JOHNSON R.J., HERRERA-ACOSTA J., SCHREINER G.F., RODRIGUEZ-ITURBE B.: Subtle Acquired renal injury as a mechanism of salt-sensitive hypertension. N. Engl. J. Med. 346: 913, 2002. KELLER G., ZIMMER G., MALL G., RITZ E. AMANN: Nephron number in patients with primary hypertension. N. Engl. J. Med. 348: 101, 2003. LINDHEIMER M.D., WOODRUFF T.K.: Activin A, inhibin A, and pre-eclampsia. Lancet 349: 1266, 1997. LINDNER A., KENNY M., MEACHAM A.J.: Effects of a circulating factor in patients with essential hypertension on intracellular free calcium in normal platelets. N. Engl. J. Med. 316: 509, 1987.

BLONDEAU M., HILTGEN M.: Electrocardiographie Clinique. Masson, Paris, 1980. FEIGENBAUM H.: Echocardiography. IIIrd ed. Lea & Febiger, Philadelphia, 1986. LEMBO N.J., DELL'ITALIA L.J., CRAWFORD M.H. et al.: Bedside diagnosis of systolic murmurs.

GLAUSER M.P., ZANETTI G., BAUMGARTNER J.-D., COHEN J.: Septic shock: pathogenesis. Lancet 338: 732, 1991. HOLLAND O.B.: Hypoaldosteronism. Disease or normal response? N. Engl. J. Med. 324: 488, 1991. MAISEL W.H., STEVENSON W.G.: Syncope – Getting to the heart of the matter. N. Engl. J.

Med. 347: 931, 2002. PARRILLO J.E.: Septic shock in humans. Advances in the understanding of pathogenesis, cardiovascular dysfunction, and therapy. Ann. Int. Med. 113: 227, 1990.

BLETRY O.: Embolies de cholestérol. In: ROUFFY J., NATALI J.: Artériopathies Athéromateuses des Membres Inférieurs et de l'Aorte Abdominale. Masson, Paris, 1989. CHIN-DUSTING J.P.F., DART A.M.: Age and the treatment gap in the use of statins. Lancet 361: 1925, 2003. DURRINGTON P.: Dyslipidaemia. Lancet 362: 717, 2003. EDITORIALE: Lipoprotein (a). Lancet 337: 397, 1991. EDITORIALE: Dietary saturated fatty acids and blood cholesterol. N. Engl. J. Med. 318: 1270, 1988. EDITORIALE: Pediatric primary prevention of atherosclerosis. N. Engl. J. Med. 314: 175, 1986. GOODE G.K., MILLER J.P., HEAGERTY A.M.: Hyperlipidaemia, hypertension and coronary heart disease. Lancet 345: 362, 1995. GURA T.: Infections: a cause of artery-clogging plaques? Special focus: cardiovascular disease. Science 281: 35, 1998. HAVEL R.J., RAPAPORT E.: Management of primary hyperlipidemia. N. Engl. J. Med. 332: 1491, 1995. HENN V., SLUPSKY J.R. et al.: CD40 ligand on activated platelets triggers an inflammatory reaction of endothelial cells. Nature 391: 591, 1998. HUISMAN M.V., BÜLLER H.R., TEN CATE J.W. et al.: Serial impedance plethysmography for suspected deep venous thrombosis in outpatients. The Amsterdam general practitioner study. N. Engl. J. Med. 314: 823, 1986. KAPLAN J.M., MCCUNE W.J.: New evidence for vascular disease in patients with early rheumatoid arthritis. Lancet 361: 1068, 2003.

LENSING A.W.A., PRANDONI P., BRANDJES D. et al.: Detection of deep-vein thrombosis by real-time B-mode ultrasonography. N. Engl. J. Med. 320: 342, 1989. MASERI A.: Inflammation, atherosclerosis and ischemic events - Exploring the hidden side of the moon. N. Engl. J. Med. 336(14): 1014, 1997. MITCHINSON M.J., BALLY R.Y.: Macrophages and atherogenesis. Lancet i: 146, 1987. ROSENZEIG A.: Endothelial progenitor cells. N. Engl. J. Med. 349: 581, 2003. ROSS R.: The pathogenesis of atherosclerosis. An update. N. Engl. J. Med. 314: 488, 1986. ROSSI E.: C-reactive protein and progressive atherosclerosis. Lancet 360: 1436, 2002. RUSSEL R.: Atherosclerosis – An inflammatory disease. N. Engl. J. Med. 340(2): 115, 1999. SCHAEFER E.J., LEVY R.I.: Pathogenesis and management of lipoprotein disorders. N. Engl. J. Med. 312: 1300, 1985. SCOTT J.: Oncogenes in atherosclerosis. Nature 325: 574, 1987. STEINBERG D., PARTHASARATHY S., CAREW TH.E.: Beyond cholesterol. Modifications of low-density lipoprotein that increase its atherogenicity. N. Engl. J. Med. 320: 915, 1989. SUZUKI H., KURIHARA Y., TAKEYA M. et al.: A role for macrophage scavenger receptors in atherosclerosis and susceptibility to infection. Nature 386: 292, 1997. TAUBES G.: Does inflammation cut to the heart of the matter? Science 296: 242, 2002. WITZTUM J.L., PALINSKI W.: Are immunological mechanisms relevant for the development of atherosclerosis? Clin. Immunol. 90(2): 153, 1999.

FALK R.H.: Atrial fibrillation. N. Engl. J. Med. 344: 1067, 2001. RAHIMTOOLA S.H., ZIPES D.P., AKHTAR M. et al.: Consensus statement of the Conference on the state of the art of electrophysiologic testing in the diagnosis and treatment of patients with cardiac arrhythmias. Circulation 75 (suppl. III): 3, 1987. SCHWARTZ P.J., PRIORI S.G., DUMAINE R. et al.: A molecular link between the sudden infant death sindrome and the long Q-T sindrome. N. Engl. J. Med. 343: 262, 2000. VINCENT G.M.: The long Q-T sindrome. Bedside to bench to bedside. N. Engl. J. Med. 348: 1837, 2003.

NEEDLEMAN P.: The expanding physiological roles of atrial natriuretic factor. Nature 321: 199, 1986. NEEDLEMAN P., GREENWALD J.E.: Atriopeptin: a cardiac hormone intimately involved in fluid, electrolyte, and bloodpressure homeostasis. N. Engl. J. Med. 314: 828, 1986. SAFIAN R.D., TEXTOR S.C.: Renal artery stenosis.

N. Engl. J. Med. 344: 431, 2001. SCHOBEL H.P., FISCHER T. et al.: Preeclamspia - A state of sympathetic overactivity. N. Engl. J. Med. 335(20): 1480, 1996. SOWERS J.R.: Hypertension, angiotensin II, and oxidative stress. N. Engl. J. Med. 346: 1999, 2002. Vane J.R., Anggard E.E., Botting R.M.: Regulatory functions of the vascular endothelium. N. Engl. J. Med. 323: 27, 1990. VANHOUTTE P.M.: The endothelium. Modulator of vascular smooth-muscle tone. N. Engl. J. Med. 319: 512, 1988

GLAUSER M.P., ZANETTI G., BAUMGARTNER J.-D., COHEN J.: Septic shock: pathogenesis. Lancet 338: 732, 1991. HOLLAND O.B.: Hypoaldosteronism. Disease or normal response? N. Engl. J. Med. 324: 488, 1991. MAISEL W.H., STEVENSON W.G.: Syncope – Getting to the heart of the matter. N. Engl. J. Med. 347: 931, 2002. PARRILLO J.E.: Septic shock in humans. Advances in the understanding of pathogenesis, cardiovascular dysfunction, and therapy. Ann. Int. Med. 113: 227, 1990.

BLETRY O.: Embolies de cholestérol. In: ROUFFY J., NATALI J.: Artériopathies Athéromateuses des Membres Inférieurs et de l'Aorte Abdominale. Masson, Paris, 1989. CHIN-DUSTING J.P.F., DART A.M.: Age and the treatment gap in the use of statins. Lancet 361: 1925, 2003. DURRINGTON P.: Dyslipidaemia. Lancet 362: 717, 2003. EDITORIALE: Lipoprotein (a). Lancet 337: 397, 1991. EDITORIALE: Dietary saturated fatty acids and blood cholesterol. N. Engl. J. Med. 318: 1270, 1988. EDITORIALE: Pediatric primary prevention of atherosclerosis. N. Engl. J. Med. 314: 175, 1986. GOODE G.K., MILLER J.P., HEAGERTY A.M.: Hyperlipidaemia, hypertension and coronary heart disease. Lancet 345: 362, 1995. GURA T.: Infections: a cause of artery-clogging plaques? Special focus: cardiovascular disease. Science 281: 35, 1998. HAVEL R.J., RAPAPORT E.: Management of primary hyperlipidemia. N. Engl. J. Med. 332: 1491, 1995. HENN V., SLUPSKY J.R. et al.: CD40 ligand on activated platelets triggers an inflammatory reaction of endothelial cells. Nature 391: 591, 1998. HUISMAN M.V., BÜLLER H.R., TEN CATE J.W. et al.: Serial impedance plethysmography for suspected deep venous thrombosis in outpatients. The Amsterdam general practitioner study. N. Engl. J. Med. 314: 823, 1986. KAPLAN J.M., MCCUNE W.J.: New evidence for vascular disease in patients with early rheumatoid arthritis. Lancet 361: 1068, 2003.

LENSING A.W.A., PRANDONI P., BRANDJES D. et al.: Detection of deep-vein thrombosis by real-time B-mode ultrasonography. N. Engl. J. Med. 320: 342, 1989. MASERI A.: Inflammation, atherosclerosis and ischemic events - Exploring the hidden side of the moon. N. Engl. J. Med. 336(14): 1014, 1997. MITCHINSON M.J., BALLY R.Y.: Macrophages and atherogenesis. Lancet i: 146, 1987. ROSENZEIG A.: Endothelial progenitor cells. N. Engl. J. Med. 349: 581, 2003. ROSS R.: The pathogenesis of atherosclerosis. An update. N. Engl. J. Med. 314: 488, 1986. ROSSI E.: C-reactive protein and progressive atherosclerosis. Lancet 360: 1436, 2002. RUSSEL R.: Atherosclerosis – An inflammatory disease. N. Engl. J. Med. 340(2): 115, 1999. SCHAEFER E.J., LEVY R.I.: Pathogenesis and management of lipoprotein disorders. N. Engl. J. Med. 312: 1300, 1985. SCOTT J.: Oncogenes in atherosclerosis. Nature 325: 574, 1987. STEINBERG D., PARTHASARATHY S., CAREW TH.E.: Beyond cholesterol. Modifications of low-density lipoprotein that increase its atherogenicity. N. Engl. J. Med. 320: 915, 1989. SUZUKI H., KURIHARA Y., TAKEYA M. et al.: A role for macrophage scavenger receptors in atherosclerosis and susceptibility to infection. Nature 386: 292, 1997. TAUBES G.: Does inflammation cut to the heart of the matter? Science 296: 242, 2002. WITZTUM J.L., PALINSKI W.: Are immunological mechanisms relevant for the development of atherosclerosis? Clin. Immunol. 90(2): 153, 1999.

FALK R.H.: Atrial fibrillation. N. Engl. J. Med. 344: 1067, 2001. RAHIMTOOLA S.H., ZIPES D.P.,

AKHTAR M. et al.: Consensus statement of the Conference on the state of the art of electrophysiologic testing in the diagnosis and treatment of patients with cardiac arrhythmias. Circulation 75 (suppl. III): 3, 1987. SCHWARTZ P.J., PRIORI S.G., DUMAINE R. et al.: A molecular link between the sudden infant death sindrome and the long Q-T sindrome. N. Engl. J. Med. 343: 262, 2000. VINCENT G.M.: The long Q-T sindrome. Bedside to bench to bedside. N. Engl. J. Med. 348: 1837, 2003.

BLONDEAU M., HILTGEN M.: Electrocardiographie Clinique. Masson, Paris, 1980. FEIGENBAUM H.: Echocardiography. IIIrd ed. Lea & Febiger, Philadelphia, 1986. LEMBO N.J., DELL'ITALIA L.J., CRAWFORD M.H. et al.: Bedside diagnosis of systolic murmurs. N. Engl. J. Med. 318: 1572, 1988.

LENSING A.W.A., PRANDONI P., BRANDJES D. et al.: Detection of deep-vein thrombosis by real-time B-mode ultrasonography. N. Engl. J. Med. 320: 342, 1989. MASERI A.: Inflammation, atherosclerosis and ischemic events - Exploring the hidden side of the moon. N. Engl. J. Med. 336(14): 1014, 1997. MITCHINSON M.J., BALLY R.Y.: Macrophages and atherogenesis. Lancet i: 146, 1987. ROSENZEIG A.: Endothelial progenitor cells. N. Engl. J. Med. 349: 581, 2003. ROSS R.: The pathogenesis of atherosclerosis. An update. N. Engl. J. Med. 314: 488, 1986. ROSSI E.: C-reactive protein and progressive atherosclerosis. Lancet 360: 1436, 2002. RUSSEL R.: Atherosclerosis – An inflammatory disease. N. Engl. J. Med. 340(2): 115, 1999. SCHAEFER E.J., LEVY R.I.: Pathogenesis and management of lipoprotein disorders. N. Engl. J. Med. 312: 1300, 1985. SCOTT J.: Oncogenes in atherosclerosis. Nature 325: 574, 1987. STEINBERG D., PARTHASARATHY S., CAREW TH.E.: Beyond cholesterol. Modifications of low-density lipoprotein that increase its atherogenicity. N. Engl. J. Med. 320: 915, 1989. SUZUKI H., KURIHARA Y., TAKEYA M. et al.: A role for macrophage scavenger receptors in atherosclerosis and susceptibility to infection. Nature 386: 292, 1997. TAUBES G.: Does inflammation cut to the heart of the matter? Science 296: 242, 2002. WITZTUM J.L., PALINSKI W.: Are immunological mechanisms relevant for the development of atherosclerosis? Clin. Immunol. 90(2): 153, 1999.

FALK R.H.: Atrial fibrillation. N. Engl. J. Med. 344: 1067, 2001. RAHIMTOOLA S.H., ZIPES D.P., AKHTAR M. et al.: Consensus statement of the Conference on the state of the art of electrophysiologic testing in the diagnosis and treatment of patients with cardiac arrhythmias. Circulation 75 (suppl. III): 3, 1987. SCHWARTZ P.J., PRIORI S.G., DUMAINE R. et al.: A molecular link between the sudden infant death sindrome and the long Q-T sindrome. N. Engl. J. Med. 343: 262, 2000. VINCENT G.M.: The long Q-T sindrome. Bedside to bench to bedside. N. Engl. J. Med. 348: 1837, 2003.

NEEDLEMAN P.: The expanding physiological roles of atrial natriuretic factor. Nature 321: 199, 1986. NEEDLEMAN P., GREENWALD J.E.: Atriopeptin: a cardiac hormone intimately involved in fluid, electrolyte, and bloodpressure homeostasis. N. Engl. J. Med. 314: 828, 1986. SAFIAN R.D., TEXTOR S.C.: Renal artery stenosis. N. Engl. J. Med. 344: 431, 2001. SCHOBEL H.P., FISCHER T. et al.: Preeclamspia - A state of sympathetic overactivity. N. Engl. J. Med. 335(20): 1480, 1996. SOWERS J.R.: Hypertension, angiotensin II, and oxidative stress. N. Engl. J. Med. 346: 1999, 2002. Vane J.R., Anggard E.E., Botting R.M.: Regulatory functions of the vascular endothelium. N. Engl. J. Med. 323: 27, 1990. VANHOUTTE P.M.: The endothelium. Modulator of vascular smooth-muscle tone. N. Engl. J. Med. 319: 512, 1988

GLAUSER M.P., ZANETTI G., BAUMGARTNER J.-D., COHEN J.: Septic shock: pathogenesis. Lancet 338: 732, 1991. HOLLAND O.B.: Hypoaldosteronism. Disease or normal response? N. Engl. J. Med. 324: 488, 1991. MAISEL W.H., STEVENSON W.G.: Syncope –

Getting to the heart of the matter. N. Engl. J. Med. 347: 931, 2002. PARRILLO J.E.: Septic shock in humans. Advances in the understanding of pathogenesis, cardiovascular dysfunction, and therapy. Ann. Int. Med. 113: 227, 1990.

NEEDLEMAN P.: The expanding physiological roles of atrial natriuretic factor. Nature 321: 199, 1986. NEEDLEMAN P., GREENWALD J.E.: Atriopeptin: a cardiac hormone intimately involved in fluid, electrolyte, and bloodpressure homeostasis. N. Engl. J. Med. 314: 828, 1986. SAFIAN R.D., TEXTOR S.C.: Renal artery stenosis. N. Engl. J. Med. 344: 431, 2001. SCHOBEL H.P., FISCHER T. et al.: Preeclamspia - A state of sympathetic overactivity. N. Engl. J. Med. 335(20): 1480, 1996. SOWERS J.R.: Hypertension, angiotensin II, and oxidative stress. N. Engl. J. Med. 346: 1999, 2002. Vane J.R., Anggard E.E., Botting R.M.: Regulatory functions of the vascular endothelium. N. Engl. J. Med. 323: 27, 1990. VANHOUTTE P.M.: The endothelium. Modulator of vascular smooth-muscle tone. N. Engl. J. Med. 319: 512, 1988

GLAUSER M.P., ZANETTI G., BAUMGARTNER J.-D., COHEN J.: Septic shock: pathogenesis. Lancet 338: 732, 1991. HOLLAND O.B.: Hypoaldosteronism. Disease or normal response? N. Engl. J. Med. 324: 488, 1991. MAISEL W.H., STEVENSON W.G.: Syncope – Getting to the heart of the matter. N. Engl. J. Med. 347: 931, 2002. PARRILLO J.E.: Septic shock in humans. Advances in the understanding of pathogenesis, cardiovascular dysfunction, and therapy. Ann. Int. Med. 113: 227, 1990.

BLETRY O.: Embolies de cholestérol. In: ROUFFY J., NATALI J.: Artériopathies Athéromateuses des Membres Inférieurs et de l'Aorte Abdominale. Masson, Paris, 1989. CHIN-DUSTING J.P.F., DART A.M.: Age and the treatment gap in the use of statins. Lancet 361: 1925, 2003. DURRINGTON P.: Dyslipidaemia. Lancet 362: 717, 2003. EDITORIALE: Lipoprotein (a). Lancet 337: 397, 1991. EDITORIALE: Dietary saturated fatty acids and blood cholesterol. N. Engl. J. Med. 318: 1270, 1988. EDITORIALE: Pediatric primary prevention of atherosclerosis. N. Engl. J. Med. 314: 175, 1986. GOODE G.K., MILLER J.P., HEAGERTY A.M.: Hyperlipidaemia, hypertension and coronary heart disease. Lancet 345: 362, 1995. GURA T.: Infections: a cause of artery-clogging plaques? Special focus: cardiovascular disease. Science 281: 35, 1998. HAVEL R.J., RAPAPORT E.: Management of primary hyperlipidemia. N. Engl. J. Med. 332: 1491, 1995. HENN V., SLUPSKY J.R. et al.: CD40 ligand on activated platelets triggers an inflammatory reaction of endothelial cells. Nature 391: 591, 1998. HUISMAN M.V., BÜLLER H.R., TEN CATE J.W. et al.: Serial impedance plethysmography for suspected deep venous thrombosis in outpatients. The Amsterdam general practitioner study. N. Engl. J. Med. 314: 823, 1986. KAPLAN J.M., MCCUNE W.J.: New evidence for vascular disease in patients with early rheumatoid arthritis. Lancet 361: 1068, 2003.

LENSING A.W.A., PRANDONI P., BRANDJES D. et al.: Detection of deep-vein thrombosis by real-time B-mode ultrasonography. N. Engl. J. Med. 320: 342, 1989. MASERI A.: Inflammation, atherosclerosis and ischemic events - Exploring the hidden side of the moon. N. Engl. J. Med. 336(14): 1014, 1997. MITCHINSON M.J., BALLY R.Y.: Macrophages and atherogenesis. Lancet i: 146, 1987. ROSENZEIG A.: Endothelial progenitor cells. N. Engl. J. Med. 349: 581, 2003. ROSS R.: The pathogenesis of atherosclerosis. An update. N. Engl. J. Med. 314: 488, 1986. ROSSI E.: C-reactive protein and progressive atherosclerosis. Lancet 360: 1436, 2002. RUSSEL R.: Atherosclerosis – An inflammatory disease. N. Engl. J. Med. 340(2): 115, 1999. SCHAEFER E.J., LEVY R.I.: Pathogenesis and management of lipoprotein disorders. N. Engl. J. Med. 312: 1300, 1985. SCOTT J.: Oncogenes in atherosclerosis. Nature 325: 574, 1987. STEINBERG D., PARTHASARATHY S., CAREW TH.E.: Beyond cholesterol. Modifications of low-density lipoprotein that increase its atherogenicity. N.

Engl. J. Med. 320: 915, 1989. SUZUKI H., KURIHARA Y., TAKEYA M. et al.: A role for macrophage scavenger receptors in atherosclerosis and susceptibility to infection. Nature 386: 292, 1997. TAUBES G.: Does inflammation cut to the heart of the matter? Science 296: 242, 2002. WITZTUM J.L., PALINSKI W.: Are immunological mechanisms relevant for the development of atherosclerosis? Clin. Immunol. 90(2): 153, 1999.

LENSING A.W.A., PRANDONI P., BRANDJES D. et al.: Detection of deep-vein thrombosis by real-time B-mode ultrasonography. N. Engl. J. Med. 320: 342, 1989. MASERI A.: Inflammation, atherosclerosis and ischemic events - Exploring the hidden side of the moon. N. Engl. J. Med. 336(14): 1014, 1997. MITCHINSON M.J., BALLY R.Y.: Macrophages and atherogenesis. Lancet i: 146, 1987. ROSENZEIG A.: Endothelial progenitor cells. N. Engl. J. Med. 349: 581, 2003. ROSS R.: The pathogenesis of atherosclerosis. An update. N. Engl. J. Med. 314: 488, 1986. ROSSI E.: C-reactive protein and progressive atherosclerosis. Lancet 360: 1436, 2002. RUSSEL R.: Atherosclerosis – An inflammatory disease. N. Engl. J. Med. 340(2): 115, 1999. SCHAEFER E.J., LEVY R.I.: Pathogenesis and management of lipoprotein disorders. N. Engl. J. Med. 312: 1300, 1985. SCOTT J.: Oncogenes in atherosclerosis. Nature 325: 574, 1987. STEINBERG D., PARTHASARATHY S., CAREW TH.E.: Beyond cholesterol. Modifications of low-density lipoprotein that increase its atherogenicity. N. Engl. J. Med. 320: 915, 1989. SUZUKI H., KURIHARA Y., TAKEYA M. et al.: A role for macrophage scavenger receptors in atherosclerosis and susceptibility to infection. Nature 386: 292, 1997. TAUBES G.: Does inflammation cut to the heart of the matter? Science 296: 242, 2002. WITZTUM J.L., PALINSKI W.: Are immunological mechanisms relevant for the development of atherosclerosis? Clin. Immunol. 90(2): 153, 1999.

FALK R.H.: Atrial fibrillation. N. Engl. J. Med. 344: 1067, 2001. RAHIMTOOLA S.H., ZIPES D.P., AKHTAR M. et al.: Consensus statement of the Conference on the state of the art of electrophysiologic testing in the diagnosis and treatment of patients with cardiac arrhythmias. Circulation 75 (suppl. III): 3, 1987. SCHWARTZ P.J., PRIORI S.G., DUMAINE R. et al.: A molecular link between the sudden infant death sindrome and the long Q-T sindrome. N. Engl. J. Med. 343: 262, 2000. VINCENT G.M.: The long Q-T sindrome. Bedside to bench to bedside. N. Engl. J. Med. 348: 1837, 2003.

NEEDLEMAN P.: The expanding physiological roles of atrial natriuretic factor. Nature 321: 199, 1986. NEEDLEMAN P., GREENWALD J.E.: Atriopeptin: a cardiac hormone intimately involved in fluid, electrolyte, and bloodpressure homeostasis. N. Engl. J. Med. 314: 828, 1986. SAFIAN R.D., TEXTOR S.C.: Renal artery stenosis. N. Engl. J. Med. 344: 431, 2001. SCHOBEL H.P., FISCHER T. et al.: Preeclamspia - A state of sympathetic overactivity. N. Engl. J. Med. 335(20): 1480, 1996. SOWERS J.R.: Hypertension, angiotensin II, and oxidative stress. N. Engl. J. Med. 346: 1999, 2002. Vane J.R., Anggard E.E., Botting R.M.: Regulatory functions of the vascular endothelium. N. Engl. J. Med. 323: 27, 1990. VANHOUTTE P.M.: The endothelium. Modulator of vascular smooth-muscle tone. N. Engl. J. Med. 319: 512, 1988

GLAUSER M.P., ZANETTI G., BAUMGARTNER J.-D., COHEN J.: Septic shock: pathogenesis. Lancet 338: 732, 1991. HOLLAND O.B.: Hypoaldosteronism. Disease or normal response? N. Engl. J. Med. 324: 488, 1991. MAISEL W.H., STEVENSON W.G.: Syncope – Getting to the heart of the matter. N. Engl. J. Med. 347: 931, 2002. PARRILLO J.E.: Septic shock in humans. Advances in the understanding of pathogenesis, cardiovascular dysfunction, and therapy. Ann. Int. Med. 113: 227, 1990.

NEEDLEMAN P.: The expanding physiological roles of atrial natriuretic factor. Nature 321: 199,

1986. NEEDLEMAN P., GREENWALD J.E.: Atriopeptin: a cardiac hormone intimately involved in fluid, electrolyte, and bloodpressure homeostasis. N. Engl. J. Med. 314: 828, 1986. SAFIAN R.D., TEXTOR S.C.: Renal artery stenosis. N. Engl. J. Med. 344: 431, 2001. SCHOBEL H.P., FISCHER T. et al.: Preeclamspia - A state of sympathetic overactivity. N. Engl. J. Med. 335(20): 1480, 1996. SOWERS J.R.: Hypertension, angiotensin II, and oxidative stress. N. Engl. J. Med. 346: 1999, 2002. Vane J.R., Anggard E.E., Botting R.M.: Regulatory functions of the vascular endothelium. N. Engl. J. Med. 323: 27, 1990. VANHOUTTE P.M.: The endothelium. Modulator of vascular smooth-muscle tone. N. Engl. J. Med. 319: 512, 1988

LENSING A.W.A., PRANDONI P., BRANDJES D. et al.: Detection of deep-vein thrombosis by real-time B-mode ultrasonography. N. Engl. J. Med. 320: 342, 1989. MASERI A.: Inflammation, atherosclerosis and ischemic events - Exploring the hidden side of the moon. N. Engl. J. Med. 336(14): 1014, 1997. MITCHINSON M.J., BALLY R.Y.: Macrophages and atherogenesis. Lancet i: 146, 1987. ROSENZEIG A.: Endothelial progenitor cells. N. Engl. J. Med. 349: 581, 2003. ROSS R.: The pathogenesis of atherosclerosis. An update. N. Engl. J. Med. 314: 488, 1986. ROSSI E.: C-reactive protein and progressive atherosclerosis. Lancet 360: 1436, 2002. RUSSEL R.: Atherosclerosis – An inflammatory disease. N. Engl. J. Med. 340(2): 115, 1999. SCHAEFER E.J., LEVY R.I.: Pathogenesis and management of lipoprotein disorders. N. Engl. J. Med. 312: 1300, 1985. SCOTT J.: Oncogenes in atherosclerosis. Nature 325: 574, 1987. STEINBERG D., PARTHASARATHY S., CAREW TH.E.: Beyond cholesterol. Modifications of low-density lipoprotein that increase its atherogenicity. N. Engl. J. Med. 320: 915, 1989. SUZUKI H., KURIHARA Y., TAKEYA M. et al.: A role for macrophage scavenger receptors in atherosclerosis and susceptibility to infection. Nature 386: 292, 1997. TAUBES G.: Does inflammation cut to the heart of the matter? Science 296: 242, 2002. WITZTUM J.L., PALINSKI W.: Are immunological mechanisms relevant for the development of atherosclerosis? Clin. Immunol. 90(2): 153, 1999.

FALK R.H.: Atrial fibrillation. N. Engl. J. Med. 344: 1067, 2001. RAHIMTOOLA S.H., ZIPES D.P., AKHTAR M. et al.: Consensus statement of the Conference on the state of the art of electrophysiologic testing in the diagnosis and treatment of patients with cardiac arrhythmias. Circulation 75 (suppl. III): 3, 1987. SCHWARTZ P.J., PRIORI S.G., DUMAINE R. et al.: A molecular link between the sudden infant death sindrome and the long Q-T sindrome. N. Engl. J. Med. 343: 262, 2000. VINCENT G.M.: The long Q-T sindrome. Bedside to bench to bedside. N. Engl. J. Med. 348: 1837, 2003.

NEEDLEMAN P.: The expanding physiological roles of atrial natriuretic factor. Nature 321: 199,
1986. NEEDLEMAN P., GREENWALD J.E.: Atriopeptin: a cardiac hormone intimately involved in fluid, electrolyte, and bloodpressure homeostasis. N. Engl. J. Med. 314: 828, 1986. SAFIAN R.D., TEXTOR S.C.: Renal artery stenosis. N. Engl. J. Med. 344: 431, 2001. SCHOBEL H.P., FISCHER T. et al.: Preeclamspia - A state of sympathetic overactivity. N. Engl. J. Med. 335(20): 1480, 1996. SOWERS J.R.: Hypertension, angiotensin II, and oxidative stress. N. Engl. J. Med. 346: 1999, 2002. Vane J.R., Anggard E.E., Botting R.M.: Regulatory functions of the vascular endothelium. N. Engl. J. Med. 323: 27, 1990. VANHOUTTE P.M.: The endothelium. Modulator of vascular smooth-muscle tone. N. Engl. J. Med. 319: 512, 1988
GLAUSER M.P., ZANETTI G., BAUMGARTNER J.-D., COHEN J.: Septic shock: pathogenesis. Lancet 338: 732, 1991. HOLLAND O.B.: Hypoaldosteronism. Disease or normal response? N. Engl. J. Med. 324: 488, 1991. MAISEL W.H., STEVENSON W.G.: Syncope – Getting to the heart of the matter. N. Engl. J. Med. 347: 931, 2002. PARRILLO J.E.: Septic shock

in humans. Advances in the understanding of pathogenesis, cardiovascular dysfunction, and therapy. Ann. Int. Med. 113: 227, 1990.

NEEDLEMAN P.: The expanding physiological roles of atrial natriuretic factor. Nature 321: 199, 1986. NEEDLEMAN P., GREENWALD J.E.: Atriopeptin: a cardiac hormone intimately involved in fluid, electrolyte, and bloodpressure homeostasis. N. Engl. J. Med. 314: 828, 1986. SAFIAN R.D., TEXTOR S.C.: Renal artery stenosis. N. Engl. J. Med. 344: 431, 2001. SCHOBEL H.P., FISCHER T. et al.: Preeclamspia - A state of sympathetic overactivity. N. Engl. J. Med. 335(20): 1480, 1996. SOWERS J.R.: Hypertension, angiotensin II, and oxidative stress. N. Engl. J. Med. 346: 1999, 2002. Vane J.R., Anggard E.E., Botting R.M.: Regulatory functions of the vascular endothelium. N. Engl. J. Med. 323: 27, 1990. VANHOUTTE P.M.: The endothelium. Modulator of vascular smooth-muscle tone. N. Engl. J. Med. 319: 512, 1988

LENSING A.W.A., PRANDONI P., BRANDJES D. et al.: Detection of deep-vein thrombosis by real-time B-mode ultrasonography. N. Engl. J. Med. 320: 342, 1989. MASERI A.: Inflammation, atherosclerosis and ischemic events - Exploring the hidden side of the moon. N. Engl. J. Med. 336(14): 1014, 1997. MITCHINSON M.J., BALLY R.Y.: Macrophages and atherogenesis. Lancet i: 146, 1987. ROSENZEIG A.: Endothelial progenitor cells. N. Engl. J. Med. 349: 581, 2003. ROSS R.: The pathogenesis of atherosclerosis. An update. N. Engl. J. Med. 314: 488, 1986. ROSSI E.: C-reactive protein and progressive atherosclerosis. Lancet 360: 1436, 2002. RUSSEL R.: Atherosclerosis – An inflammatory disease. N. Engl. J. Med. 340(2): 115, 1999. SCHAEFER E.J., LEVY R.I.: Pathogenesis and management of lipoprotein disorders. N. Engl. J. Med. 312: 1300, 1985. SCOTT J.: Oncogenes in atherosclerosis. Nature 325: 574, 1987. STEINBERG D., PARTHASARATHY S., CAREW TH.E.: Beyond cholesterol. Modifications of low-density lipoprotein that increase its atherogenicity. N. Engl. J. Med. 320: 915, 1989. SUZUKI H., KURIHARA Y., TAKEYA M. et al.: A role for macrophage scavenger receptors in atherosclerosis and susceptibility to infection. Nature 386: 292, 1997. TAUBES G.: Does inflammation cut to the heart of the matter? Science 296: 242, 2002. WITZTUM J.L., PALINSKI W.: Are immunological mechanisms relevant for the development of atherosclerosis? Clin. Immunol. 90(2): 153, 1999.

FALK R.H.: Atrial fibrillation. N. Engl. J. Med. 344: 1067, 2001. RAHIMTOOLA S.H., ZIPES D.P., AKHTAR M. et al.: Consensus statement of the Conference on the state of the art of electrophysiologic testing in the diagnosis and treatment of patients with cardiac arrhythmias. Circulation 75 (suppl. III): 3, 1987. SCHWARTZ P.J., PRIORI S.G., DUMAINE R. et al.: A molecular link between the sudden infant death sindrome and the long Q-T sindrome. N. Engl. J. Med. 343: 262, 2000. VINCENT G.M.: The long Q-T sindrome. Bedside to bench to bedside. N. Engl. J. Med. 348: 1837, 2003.

BLONDEAU M., HILTGEN M.: Electrocardiographie Clinique. Masson, Paris, 1980. FEIGENBAUM H.: Echocardiography. IIIrd ed. Lea & Febiger, Philadelphia, 1986. LEMBO N.J., DELL'ITALIA L.J., CRAWFORD M.H. et al.: Bedside diagnosis of systolic murmurs. N. Engl. J. Med. 318: 1572, 1988.

BLONDEAU M., HILTGEN M.: Electrocardiographie Clinique. Masson, Paris, 1980. FEIGENBAUM H.: Echocardiography. IIIrd ed. Lea & Febiger, Philadelphia, 1986. LEMBO N.J., DELL'ITALIA L.J., CRAWFORD M.H. et al.: Bedside diagnosis of systolic murmurs. N. Engl. J. Med. 318: 1572, 1988.

BRAUNWALD E.: Heart Disease. A Textbook of Cardiovascular Medicine. Vth ed. Saunders, Philadelphia, 1998. Harrison's Principles of Internal Medicine. XIVth ed., 1998. HURST J.W.: The Heart. IXth ed. McGraw-Hill, New York, 1998 BAUGHMAN K.L.: B-type natriuretic peptide. A window to the heart. N. Engl. J. Med. 347: 158,

2002. BIGLIERI E.G.: The pituitary and idiopathic hyperaldosteronism. N. Engl. J. Med. 311: 120, 1984. BOEHM M., NABEL E.G.: Angiotensin-Converting Enzime 2. A new cardiac regulator. N. Engl. J. Med. 347: 1795, 2002. CAREY R.M., SEN S., DOLAN L.M. et al.: Idiopathic hyperaldosteronism. A possible role for aldosterone-stimulating factor. N. Engl. J. Med. 311: 94, 1984. DLUHY R.G.: Pheochromocytoma. Death of an axiom. N. Engl. J. Med. 346: 1486, 2002. EDITORIALE: Atrial natriuretic peptide. Lancet ii, 371, 1986. EDITORIALE: Primary aldosteronism: diagnosis and differentiation of subtypes. Ann. Int. Med. 100: 300, 1984. EDITORIALE: Phaeochromocytoma still surprises. Lancet 335: 1189, 1990. EDITORIALE: Endothelins. Lancet 337: 79, 1991. EDITORIALE: Genetics of hypertension. Lancet 339: 1142, 1992. EDITORIALE: Renin. From beginning to end. N. Engl. J. Med. 323: 1136, 1990. FROHLICH E.D.: Mechanisms contributing to high blood pressure. Ann. Int. Med. 98: 709, 1983. FROHLICH E.D.: Treating hypertension. What are we to believe? N. Engl. J. Med. 348: 639, 2003. GILMORE J.P.: Reflex control of renal salt and water excretion. Arch. Int. Med. 143: 129, 1983. HALL J.E.: Arterial pressure and body fluid homeostasis. Introductory comments. Fed. Proc. 45: 2862, 1986. HALL J.E., GUYTON A.C., COLEMAN TH. G. et al.: Regulation of arterial pressure: role of pressure natriuresis and diuresis. Fed. Proc. 45: 2897, 1986. HILTON P.J.: Cellular sodium transport in essential hypertension. N. Engl. J. Med. 314: 222, 1986. HOUSTON M.C.: Sodium and hypertension. A review. Arch. Int. Med. 146: 179, 1986. JOHNSON R.J., HERRERA-ACOSTA J., SCHREINER G.F., RODRIGUEZ-ITURBE B.: Subtle Acquired renal injury as a mechanism of salt-sensitive hypertension. N. Engl. J. Med. 346: 913, 2002. KELLER G., ZIMMER G., MALL G., RITZ E. AMANN: Nephron number in patients with primary hypertension. N. Engl. J. Med. 348: 101, 2003. LINDHEIMER M.D., WOODRUFF T.K.: Activin A, inhibin A, and pre-eclampsia. Lancet 349: 1266, 1997. LINDNER A., KENNY M., MEACHAM A.J.: Effects of a circulating factor in patients with essential hypertension on intracellular free calcium in normal platelets. N. Engl. J. Med. 316: 509, 1987.

BLONDEAU M., HILTGEN M.: Electrocardiographie Clinique. Masson, Paris, 1980. FEIGENBAUM H.: Echocardiography. IIIrd ed. Lea & Febiger, Philadelphia, 1986. LEMBO N.J., DELL'ITALIA L.J., CRAWFORD M.H. et al.: Bedside diagnosis of systolic murmurs.

GLAUSER M.P., ZANETTI G., BAUMGARTNER J.-D., COHEN J.: Septic shock: pathogenesis. Lancet 338: 732, 1991. HOLLAND O.B.: Hypoaldosteronism. Disease or normal response? N. Engl. J. Med. 324: 488, 1991. MAISEL W.H., STEVENSON W.G.: Syncope – Getting to the heart of the matter. N. Engl. J. Med. 347: 931, 2002. PARRILLO J.E.: Septic shock in humans. Advances in the understanding of pathogenesis, cardiovascular dysfunction, and therapy. Ann. Int. Med. 113: 227, 1990.

BLETRY O.: Embolies de cholestérol. In: ROUFFY J., NATALI J.: Artériopathies Athéromateuses des Membres Inférieurs et de l'Aorte Abdominale. Masson, Paris, 1989. CHIN-DUSTING J.P.F., DART A.M.: Age and the treatment gap in the use of statins. Lancet 361: 1925, 2003. DURRINGTON P.: Dyslipidaemia. Lancet 362: 717, 2003. EDITORIALE: Lipoprotein (a). Lancet 337: 397, 1991. EDITORIALE: Dietary saturated fatty acids and blood cholesterol. N. Engl. J. Med. 318: 1270, 1988. EDITORIALE: Pediatric primary prevention of atherosclerosis. N. Engl. J. Med. 314: 175, 1986. GOODE G.K., MILLER J.P., HEAGERTY A.M.: Hyperlipidaemia, hypertension and coronary heart disease. Lancet 345: 362, 1995. GURA T.: Infections: a cause of artery-clogging plaques? Special focus: cardiovascular disease. Science 281: 35, 1998. HAVEL R.J., RAPAPORT E.: Management of primary hyperlipidemia. N. Engl. J. Med. 332: 1491, 1995. HENN V., SLUPSKY J.R. et al.: CD40 ligand on activated platelets triggers an inflammatory reaction of endothelial cells. Nature 391: 591, 1998. HUISMAN M.V., BÜLLER H.R., TEN CATE J.W. et al.: Serial impedance plethysmography for suspected deep venous thrombosis in outpatients. The Amsterdam general practitioner study. N. Engl. J. Med. 314: 823, 1986. KAPLAN J.M., MCCUNE W.J.: New evidence for vascular disease in patients with early rheumatoid arthritis. Lancet 361: 1068, 2003.

LENSING A.W.A., PRANDONI P., BRANDJES D. et al.: Detection of deep-vein thrombosis by real-time B-mode ultrasonography. N. Engl. J. Med. 320: 342, 1989. MASERI A.: Inflammation, atherosclerosis and ischemic events - Exploring the hidden side of the moon. N. Engl. J. Med. 336(14): 1014, 1997. MITCHINSON M.J., BALLY R.Y.: Macrophages and atherogenesis. Lancet i: 146, 1987. ROSENZEIG A.: Endothelial progenitor cells. N. Engl. J. Med. 349: 581, 2003. ROSS R.: The pathogenesis of atherosclerosis. An update. N. Engl. J. Med. 314: 488, 1986. ROSSI E.: C-reactive protein and progressive atherosclerosis. Lancet 360: 1436, 2002. RUSSEL R.: Atherosclerosis – An inflammatory disease. N. Engl. J. Med. 340(2): 115, 1999. SCHAEFER E.J., LEVY R.I.: Pathogenesis and management of lipoprotein disorders. N. Engl. J. Med. 312: 1300, 1985. SCOTT J.: Oncogenes in atherosclerosis. Nature 325: 574, 1987. STEINBERG D., PARTHASARATHY S., CAREW TH.E.: Beyond cholesterol. Modifications of low-density lipoprotein that increase its atherogenicity. N. Engl. J. Med. 320: 915, 1989. SUZUKI H., KURIHARA Y., TAKEYA M. et al.: A role for macrophage scavenger receptors in atherosclerosis and susceptibility to infection. Nature 386: 292, 1997. TAUBES G.: Does inflammation cut to the heart of the matter? Science 296: 242, 2002. WITZTUM J.L., PALINSKI W.: Are immunological mechanisms relevant for the development of atherosclerosis? Clin. Immunol. 90(2): 153, 1999.

FALK R.H.: Atrial fibrillation. N. Engl. J. Med. 344: 1067, 2001. RAHIMTOOLA S.H., ZIPES D.P., AKHTAR M. et al.: Consensus statement of the Conference on the state of the art of electrophysiologic testing in the diagnosis and treatment of patients with cardiac arrhythmias. Circulation 75 (suppl. III): 3, 1987. SCHWARTZ P.J., PRIORI S.G., DUMAINE R. et al.: A molecular link between the sudden infant death sindrome and the long Q-T sindrome. N. Engl. J. Med. 343: 262, 2000. VINCENT G.M.: The long Q-T sindrome. Bedside to bench to bedside. N. Engl. J. Med. 348: 1837, 2003.

NEEDLEMAN P.: The expanding physiological roles of atrial natriuretic factor. Nature 321: 199, 1986. NEEDLEMAN P., GREENWALD J.E.: Atriopeptin: a cardiac hormone intimately involved in fluid, electrolyte, and bloodpressure homeostasis. N. Engl. J. Med. 314: 828, 1986. SAFIAN R.D., TEXTOR S.C.: Renal artery stenosis. N. Engl. J. Med. 344: 431, 2001. SCHOBEL H.P., FISCHER T. et al.: Preeclamspia - A state of sympathetic overactivity. N. Engl. J. Med. 335(20): 1480, 1996. SOWERS J.R.: Hypertension, angiotensin II, and oxidative stress. N. Engl. J. Med. 346: 1999, 2002. Vane J.R., Anggard E.E., Botting R.M.: Regulatory functions of the vascular endothelium. N. Engl. J. Med. 323: 27, 1990. VANHOUTTE P.M.: The endothelium. Modulator of vascular smooth-muscle tone. N. Engl. J. Med. 319: 512, 1988

GLAUSER M.P., ZANETTI G., BAUMGARTNER J.-D., COHEN J.: Septic shock: pathogenesis. Lancet 338: 732, 1991. HOLLAND O.B.: Hypoaldosteronism. Disease or normal response? N. Engl. J. Med. 324: 488, 1991. MAISEL W.H., STEVENSON W.G.: Syncope – Getting to the heart of the matter. N. Engl. J. Med. 347: 931, 2002. PARRILLO J.E.: Septic shock in humans. Advances in the understanding of pathogenesis, cardiovascular dysfunction, and therapy. Ann. Int. Med. 113: 227, 1990.

BLETRY O.: Embolies de cholestérol. In: ROUFFY J., NATALI J.: Artériopathies Athéromateuses des

Membres Inférieurs et de l'Aorte Abdominale. Masson, Paris, 1989. CHIN-DUSTING J.P.F., DART A.M.: Age and the treatment gap in the use of statins. Lancet 361: 1925, 2003. DURRINGTON P.: Dyslipidaemia. Lancet 362: 717, 2003. EDITORIALE: Lipoprotein (a). Lancet 337: 397, 1991. EDITORIALE: Dietary saturated fatty acids and blood cholesterol. N. Engl. J. Med. 318: 1270, 1988. EDITORIALE: Pediatric primary prevention of atherosclerosis. N. Engl. J. Med. 314: 175, 1986. GOODE G.K., MILLER J.P., HEAGERTY A.M.: Hyperlipidaemia, hypertension and coronary heart disease. Lancet 345: 362, 1995. GURA T.: Infections: a cause of artery-clogging plaques? Special focus: cardiovascular disease. Science 281: 35, 1998. HAVEL R.J., RAPAPORT E.: Management of primary hyperlipidemia. N. Engl. J. Med. 332: 1491, 1995. HENN V., SLUPSKY J.R. et al.: CD40 ligand on activated platelets triggers an inflammatory reaction of endothelial cells. Nature 391: 591, 1998. HUISMAN M.V., BÜLLER H.R., TEN CATE J.W. et al.: Serial impedance plethysmography for suspected deep venous thrombosis in outpatients. The Amsterdam general practitioner study. N. Engl. J. Med. 314: 823, 1986. KAPLAN J.M., MCCUNE W.J.: New evidence for vascular disease in patients with early rheumatoid arthritis. Lancet 361: 1068, 2003.

LENSING A.W.A., PRANDONI P., BRANDJES D. et al.: Detection of deep-vein thrombosis by real-time B-mode ultrasonography. N. Engl. J. Med. 320: 342, 1989. MASERI A.: Inflammation, atherosclerosis and ischemic events - Exploring the hidden side of the moon. N. Engl. J. Med. 336(14): 1014, 1997. MITCHINSON M.J., BALLY R.Y.: Macrophages and atherogenesis. Lancet i: 146, 1987. ROSENZEIG A.: Endothelial progenitor cells. N. Engl. J. Med. 349: 581, 2003. ROSS R.: The pathogenesis of atherosclerosis. An update. N. Engl. J. Med. 314: 488, 1986. ROSSI E.: C-reactive protein and progressive atherosclerosis. Lancet 360: 1436, 2002. RUSSEL R.: Atherosclerosis – An inflammatory disease. N. Engl. J. Med. 340(2): 115, 1999. SCHAEFER E.J., LEVY R.I.: Pathogenesis and management of lipoprotein disorders. N. Engl. J. Med. 312: 1300, 1985. SCOTT J.: Oncogenes in atherosclerosis. Nature 325: 574, 1987. STEINBERG D., PARTHASARATHY S., CAREW TH.E.: Beyond cholesterol. Modifications of low-density lipoprotein that increase its atherogenicity. N. Engl. J. Med. 320: 915, 1989. SUZUKI H., KURIHARA Y., TAKEYA M. et al.: A role for macrophage scavenger receptors in atherosclerosis and susceptibility to infection. Nature 386: 292, 1997. TAUBES G.: Does inflammation cut to the heart of the matter? Science 296: 242, 2002. WITZTUM J.L., PALINSKI W.: Are immunological mechanisms relevant for the development of atherosclerosis? Clin. Immunol. 90(2): 153, 1999.

FALK R.H.: Atrial fibrillation. N. Engl. J. Med. 344: 1067, 2001. RAHIMTOOLA S.H., ZIPES D.P., AKHTAR M. et al.: Consensus statement of the Conference on the state of the art of electrophysiologic testing in the diagnosis and treatment of patients with cardiac arrhythmias. Circulation 75 (suppl. III): 3, 1987. SCHWARTZ P.J., PRIORI S.G., DUMAINE R. et al.: A molecular link between the sudden infant death sindrome and the long Q-T sindrome. N. Engl. J. Med. 343: 262, 2000. VINCENT G.M.: The long Q-T sindrome. Bedside to bench to bedside. N. Engl. J. Med. 348: 1837, 2003.

BLONDEAU M., HILTGEN M.: Electrocardiographie Clinique. Masson, Paris, 1980. FEIGENBAUM H.: Echocardiography. IIIrd ed. Lea & Febiger, Philadelphia, 1986. LEMBO N.J., DELL'ITALIA L.J., CRAWFORD M.H. et al.: Bedside diagnosis of systolic murmurs. N. Engl. J. Med. 318: 1572, 1988.

LENSING A.W.A., PRANDONI P., BRANDJES D. et al.: Detection of deep-vein thrombosis by real-time B-mode ultrasonography. N. Engl. J. Med. 320: 342, 1989. MASERI A.: Inflammation, atherosclerosis and ischemic events - Exploring the hidden side of the moon. N. Engl. J. Med.

336(14): 1014, 1997. MITCHINSON M.J., BALLY R.Y.: Macrophages and atherogenesis. Lancet i: 146, 1987. ROSENZEIG A.: Endothelial progenitor cells. N. Engl. J. Med. 349: 581, 2003. ROSS R.: The pathogenesis of atherosclerosis. An update. N. Engl. J. Med. 314: 488, 1986. ROSSI E.: C-reactive protein and progressive atherosclerosis. Lancet 360: 1436, 2002. RUSSEL R.: Atherosclerosis – An inflammatory disease. N. Engl. J. Med. 340(2): 115, 1999. SCHAEFER E.J., LEVY R.I.: Pathogenesis and management of lipoprotein disorders. N. Engl. J. Med. 312: 1300, 1985. SCOTT J.: Oncogenes in atherosclerosis. Nature 325: 574, 1987. STEINBERG D., PARTHASARATHY S., CAREW TH.E.: Beyond cholesterol. Modifications of low-density lipoprotein that increase its atherogenicity. N. Engl. J. Med. 320: 915, 1989. SUZUKI H., KURIHARA Y., TAKEYA M. et al.: A role for macrophage scavenger receptors in atherosclerosis and susceptibility to infection. Nature 386: 292, 1997. TAUBES G.: Does inflammation cut to the heart of the matter? Science 296: 242, 2002. WITZTUM J.L., PALINSKI W.: Are immunological mechanisms relevant for the development of atherosclerosis? Clin. Immunol. 90(2): 153, 1999.

FALK R.H.: Atrial fibrillation. N. Engl. J. Med. 344: 1067, 2001. RAHIMTOOLA S.H., ZIPES D.P., AKHTAR M. et al.: Consensus statement of the Conference on the state of the art of electrophysiologic testing in the diagnosis and treatment of patients with cardiac arrhythmias. Circulation 75 (suppl. III): 3, 1987. SCHWARTZ P.J., PRIORI S.G., DUMAINE R. et al.: A molecular link between the sudden infant death sindrome and the long Q-T sindrome. N. Engl. J. Med. 343: 262, 2000. VINCENT G.M.: The long Q-T sindrome. Bedside to bench to bedside. N. Engl. J. Med. 348: 1837, 2003.

NEEDLEMAN P.: The expanding physiological roles of atrial natriuretic factor. Nature 321: 199, 1986. NEEDLEMAN P., GREENWALD J.E.: Atriopeptin: a cardiac hormone intimately involved in fluid, electrolyte, and bloodpressure homeostasis. N. Engl. J. Med. 314: 828, 1986. SAFIAN R.D., TEXTOR S.C.: Renal artery stenosis. N. Engl. J. Med. 344: 431, 2001. SCHOBEL H.P., FISCHER T. et al.: Preeclamspia - A state of sympathetic overactivity. N. Engl. J. Med. 335(20): 1480, 1996. SOWERS J.R.: Hypertension, angiotensin II, and oxidative stress. N. Engl. J. Med. 346: 1999, 2002. Vane J.R., Anggard E.E., Botting R.M.: Regulatory functions of the vascular endothelium. N. Engl. J. Med. 323: 27, 1990. VANHOUTTE P.M.: The endothelium. Modulator of vascular smooth-muscle tone. N. Engl. J. Med. 319: 512, 1988

GLAUSER M.P., ZANETTI G., BAUMGARTNER J.-D., COHEN J.: Septic shock: pathogenesis. Lancet 338: 732, 1991. HOLLAND O.B.: Hypoaldosteronism. Disease or normal response? N. Engl. J. Med. 324: 488, 1991. MAISEL W.H., STEVENSON W.G.: Syncope – Getting to the heart of the matter. N. Engl. J. Med. 347: 931, 2002. PARRILLO J.E.: Septic shock in humans. Advances in the understanding of pathogenesis, cardiovascular dysfunction, and therapy. Ann. Int. Med. 113: 227, 1990.

NEEDLEMAN P.: The expanding physiological roles of atrial natriuretic factor. Nature 321: 199, 1986. NEEDLEMAN P., GREENWALD J.E.: Atriopeptin: a cardiac hormone intimately involved in fluid, electrolyte, and bloodpressure homeostasis. N. Engl. J. Med. 314: 828, 1986. SAFIAN R.D., TEXTOR S.C.: Renal artery stenosis. N. Engl. J. Med. 344: 431, 2001. SCHOBEL H.P., FISCHER T. et al.: Preeclamspia - A state of sympathetic overactivity. N. Engl. J. Med. 335(20): 1480, 1996. SOWERS J.R.: Hypertension, angiotensin II, and oxidative stress. N. Engl. J. Med. 346: 1999, 2002. Vane J.R., Anggard E.E., Botting R.M.: Regulatory functions of the vascular endothelium. N. Engl. J. Med. 323: 27, 1990. VANHOUTTE P.M.: The endothelium. Modulator of vascular smooth-muscle tone. N. Engl. J. Med. 319: 512, 1988

GLAUSER M.P., ZANETTI G., BAUMGARTNER J.-D., COHEN J.: Septic shock: pathogenesis. Lancet 338: 732, 1991. HOLLAND O.B.: Hypoaldosteronism. Disease or normal response? N. Engl. J. Med. 324: 488, 1991. MAISEL W.H., STEVENSON W.G.: Syncope – Getting to the heart of the matter. N. Engl. J. Med. 347: 931, 2002. PARRILLO J.E.: Septic shock in humans. Advances in the understanding of pathogenesis, cardiovascular dysfunction, and therapy. Ann. Int. Med. 113: 227, 1990.

BLETRY O.: Embolies de cholestérol. In: ROUFFY J., NATALI J.: Artériopathies Athéromateuses des Membres Inférieurs et de l'Aorte Abdominale. Masson, Paris, 1989. CHIN-DUSTING J.P.F., DART A.M.: Age and the treatment gap in the use of statins. Lancet 361: 1925, 2003. DURRINGTON P.: Dyslipidaemia. Lancet 362: 717, 2003. EDITORIALE: Lipoprotein (a). Lancet 337: 397, 1991. EDITORIALE: Dietary saturated fatty acids and blood cholesterol. N. Engl. J. Med. 318: 1270, 1988. EDITORIALE: Pediatric primary prevention of atherosclerosis. N. Engl. J. Med. 314: 175, 1986. GOODE G.K., MILLER J.P., HEAGERTY A.M.: Hyperlipidaemia, hypertension and coronary heart disease. Lancet 345: 362, 1995. GURA T.: Infections: a cause of artery-clogging plaques? Special focus: cardiovascular disease. Science 281: 35, 1998. HAVEL R.J., RAPAPORT E.: Management of primary hyperlipidemia. N. Engl. J. Med. 332: 1491, 1995. HENN V., SLUPSKY J.R. et al.: CD40 ligand on activated platelets triggers an inflammatory reaction of endothelial cells. Nature 391: 591, 1998. HUISMAN M.V., BÜLLER H.R., TEN CATE J.W. et al.: Serial impedance plethysmography for suspected deep venous thrombosis in outpatients. The Amsterdam general practitioner study. N. Engl. J. Med. 314: 823, 1986. KAPLAN J.M., MCCUNE W.J.: New evidence for vascular disease in patients with early rheumatoid arthritis. Lancet 361: 1068, 2003.

LENSING A.W.A., PRANDONI P., BRANDJES D. et al.: Detection of deep-vein thrombosis by real-time B-mode ultrasonography. N. Engl. J. Med. 320: 342, 1989. MASERI A.: Inflammation, atherosclerosis and ischemic events - Exploring the hidden side of the moon. N. Engl. J. Med. 336(14): 1014, 1997. MITCHINSON M.J., BALLY R.Y.: Macrophages and atherogenesis. Lancet i: 146, 1987. ROSENZEIG A.: Endothelial progenitor cells. N. Engl. J. Med. 349: 581, 2003. ROSS R.: The pathogenesis of atherosclerosis. An update. N. Engl. J. Med. 314: 488, 1986. ROSSI E.: C-reactive protein and progressive atherosclerosis. Lancet 360: 1436, 2002. RUSSEL R.: Atherosclerosis – An inflammatory disease. N. Engl. J. Med. 340(2): 115, 1999. SCHAEFER E.J., LEVY R.I.: Pathogenesis and management of lipoprotein disorders. N. Engl. J. Med. 312: 1300, 1985. SCOTT J.: Oncogenes in atherosclerosis. Nature 325: 574, 1987. STEINBERG D., PARTHASARATHY S., CAREW TH.E.: Beyond cholesterol. Modifications of low-density lipoprotein that increase its atherogenicity. N. Engl. J. Med. 320: 915, 1989. SUZUKI H., KURIHARA Y., TAKEYA M. et al.: A role for macrophage scavenger receptors in atherosclerosis and susceptibility to infection. Nature 386: 292, 1997. TAUBES G.: Does inflammation cut to the heart of the matter? Science 296: 242, 2002. WITZTUM J.L., PALINSKI W.: Are immunological mechanisms relevant for the development of atherosclerosis? Clin. Immunol. 90(2): 153, 1999.

LENSING A.W.A., PRANDONI P., BRANDJES D. et al.: Detection of deep-vein thrombosis by real-time B-mode ultrasonography. N. Engl. J. Med. 320: 342, 1989. MASERI A.: Inflammation, atherosclerosis and ischemic events - Exploring the hidden side of the moon. N. Engl. J. Med. 336(14): 1014, 1997. MITCHINSON M.J., BALLY R.Y.: Macrophages and atherogenesis. Lancet i: 146, 1987. ROSENZEIG A.: Endothelial progenitor cells. N. Engl. J. Med. 349: 581, 2003. ROSS R.: The pathogenesis of atherosclerosis. An update. N. Engl. J. Med. 314: 488, 1986. ROSSI E.: C-reactive protein and progressive atherosclerosis.

Lancet 360: 1436, 2002. RUSSEL R.: Atherosclerosis – An inflammatory disease. N. Engl. J. Med. 340(2): 115, 1999. SCHAEFER E.J., LEVY R.I.: Pathogenesis and management of lipoprotein disorders. N. Engl. J. Med. 312: 1300, 1985. SCOTT J.: Oncogenes in atherosclerosis. Nature 325: 574, 1987. STEINBERG D., PARTHASARATHY S., CAREW TH.E.: Beyond cholesterol. Modifications of low-density lipoprotein that increase its atherogenicity. N. Engl. J. Med. 320: 915, 1989. SUZUKI H., KURIHARA Y., TAKEYA M. et al.: A role for macrophage scavenger receptors in atherosclerosis and susceptibility to infection. Nature 386: 292, 1997. TAUBES G.: Does inflammation cut to the heart of the matter? Science 296: 242, 2002. WITZTUM J.L., PALINSKI W.: Are immunological mechanisms relevant for the development of atherosclerosis? Clin. Immunol. 90(2): 153, 1999.

FALK R.H.: Atrial fibrillation. N. Engl. J. Med. 344: 1067, 2001. RAHIMTOOLA S.H., ZIPES D.P., AKHTAR M. et al.: Consensus statement of the Conference on the state of the art of electrophysiologic testing in the diagnosis and treatment of patients with cardiac arrhythmias. Circulation 75 (suppl. III): 3, 1987. SCHWARTZ P.J., PRIORI S.G., DUMAINE R. et al.: A molecular link between the sudden infant death sindrome and the long Q-T sindrome. N. Engl. J. Med. 343: 262, 2000. VINCENT G.M.: The long Q-T sindrome. Bedside to bench to bedside. N. Engl. J. Med. 348: 1837, 2003.

NEEDLEMAN P.: The expanding physiological roles of atrial natriuretic factor. Nature 321: 199, 1986. NEEDLEMAN P., GREENWALD J.E.: Atriopeptin: a cardiac hormone intimately involved in fluid, electrolyte, and bloodpressure homeostasis. N. Engl. J. Med. 314: 828, 1986. SAFIAN R.D., TEXTOR S.C.: Renal artery stenosis. N. Engl. J. Med. 344: 431, 2001. SCHOBEL H.P., FISCHER T. et al.: Preeclamspia - A state of sympathetic overactivity. N. Engl. J. Med. 335(20): 1480, 1996. SOWERS J.R.: Hypertension, angiotensin II, and oxidative stress. N. Engl. J. Med. 346: 1999, 2002. Vane J.R., Anggard E.E., Botting R.M.: Regulatory functions of the vascular endothelium. N. Engl. J. Med. 323: 27, 1990. VANHOUTTE P.M.: The endothelium. Modulator of vascular smooth-muscle tone. N. Engl. J. Med. 319: 512, 1988

GLAUSER M.P., ZANETTI G., BAUMGARTNER J.-D., COHEN J.: Septic shock: pathogenesis. Lancet 338: 732, 1991. HOLLAND O.B.: Hypoaldosteronism. Disease or normal response? N. Engl. J. Med. 324: 488, 1991. MAISEL W.H., STEVENSON W.G.: Syncope – Getting to the heart of the matter. N. Engl. J. Med. 347: 931, 2002. PARRILLO J.E.: Septic shock in humans. Advances in the understanding of pathogenesis, cardiovascular dysfunction, and therapy. Ann. Int. Med. 113: 227, 1990.

NEEDLEMAN P.: The expanding physiological roles of atrial natriuretic factor. Nature 321: 199, 1986. NEEDLEMAN P., GREENWALD J.E.: Atriopeptin: a cardiac hormone intimately involved in fluid, electrolyte, and bloodpressure homeostasis. N. Engl. J. Med. 314: 828, 1986. SAFIAN R.D., TEXTOR S.C.: Renal artery stenosis. N. Engl. J. Med. 344: 431, 2001. SCHOBEL H.P., FISCHER T. et al.: Preeclamspia - A state of sympathetic overactivity. N. Engl. J. Med. 335(20): 1480, 1996. SOWERS J.R.: Hypertension, angiotensin II, and oxidative stress. N. Engl. J. Med. 346: 1999, 2002. Vane J.R., Anggard E.E., Botting R.M.: Regulatory functions of the vascular endothelium. N. Engl. J. Med. 323: 27, 1990. VANHOUTTE P.M.: The endothelium. Modulator of vascular smooth-muscle tone. N. Engl. J. Med. 319: 512, 1988

LENSING A.W.A., PRANDONI P., BRANDJES D. et al.: Detection of deep-vein thrombosis by real-time B-mode ultrasonography. N. Engl. J. Med. 320: 342, 1989. MASERI A.: Inflammation, atherosclerosis and ischemic events - Exploring the hidden side of the moon. N. Engl. J. Med. 336(14): 1014, 1997. MITCHINSON M.J., BALLY R.Y.: Macrophages and atherogenesis. Lancet i:

146, 1987. ROSENZEIG A.: Endothelial progenitor cells. N. Engl. J. Med. 349: 581, 2003. ROSS R.: The pathogenesis of atherosclerosis. An update. N. Engl. J. Med. 314: 488, 1986. ROSSI E.: C-reactive protein and progressive atherosclerosis. Lancet 360: 1436, 2002. RUSSEL R.: Atherosclerosis – An inflammatory disease. N. Engl. J. Med. 340(2): 115, 1999. SCHAEFER E.J., LEVY R.I.: Pathogenesis and management of lipoprotein disorders. N. Engl. J. Med. 312: 1300, 1985. SCOTT J.: Oncogenes in atherosclerosis. Nature 325: 574, 1987. STEINBERG D., PARTHASARATHY S., CAREW TH.E.: Beyond cholesterol. Modifications of low-density lipoprotein that increase its atherogenicity. N. Engl. J. Med. 320: 915, 1989. SUZUKI H., KURIHARA Y., TAKEYA M. et al.: A role for macrophage scavenger receptors in atherosclerosis and susceptibility to infection. Nature 386: 292, 1997. TAUBES G.: Does inflammation cut to the heart of the matter? Science 296: 242, 2002. WITZTUM J.L., PALINSKI W.: Are immunological mechanisms relevant for the development of atherosclerosis? Clin. Immunol. 90(2): 153, 1999.

FALK R.H.: Atrial fibrillation. N. Engl. J. Med. 344: 1067, 2001. RAHIMTOOLA S.H., ZIPES D.P., AKHTAR M. et al.: Consensus statement of the Conference on the state of the art of electrophysiologic testing in the diagnosis and treatment of patients with cardiac arrhythmias. Circulation 75 (suppl. III): 3, 1987. SCHWARTZ P.J., PRIORI S.G., DUMAINE R. et al.: A molecular link between the sudden infant death sindrome and the long Q-T sindrome. N. Engl. J. Med. 343: 262, 2000. VINCENT G.M.: The long Q-T sindrome. Bedside to bench to bedside. N. Engl. J. Med. 348: 1837, 2003.

NEEDLEMAN P.: The expanding physiological roles of atrial natriuretic factor. Nature 321: 199, 1986. NEEDLEMAN P., GREENWALD J.E.: Atriopeptin: a cardiac hormone intimately involved in fluid, electrolyte, and bloodpressure homeostasis. N. Engl. J. Med. 314: 828, 1986.

SAFIAN R.D., TEXTOR S.C.: Renal artery stenosis. N. Engl. J. Med. 344: 431, 2001. SCHOBEL H.P., FISCHER T. et al.: Preeclamspia - A state of sympathetic overactivity. N. Engl. J. Med. 335(20): 1480, 1996. SOWERS J.R.: Hypertension, angiotensin II, and oxidative stress. N. Engl. J. Med. 346: 1999, 2002. Vane J.R., Anggard E.E., Botting R.M.: Regulatory functions of the vascular endothelium. N. Engl. J. Med. 323: 27, 1990. VANHOUTTE P.M.: The endothelium. Modulator of vascular smooth-muscle tone. N. Engl. J. Med. 319: 512, 1988

GLAUSER M.P., ZANETTI G., BAUMGARTNER J.-D., COHEN J.: Septic shock: pathogenesis. Lancet 338: 732, 1991. HOLLAND O.B.: Hypoaldosteronism. Disease or normal response? N. Engl. J. Med. 324: 488, 1991. MAISEL W.H., STEVENSON W.G.: Syncope – Getting to the heart of the matter. N. Engl. J. Med. 347: 931, 2002. PARRILLO J.E.: Septic shock in humans. Advances in the understanding of pathogenesis, cardiovascular dysfunction, and therapy. Ann. Int. Med. 113: 227, 1990.

NEEDLEMAN P.: The expanding physiological roles of atrial natriuretic factor. Nature 321: 199, 1986. NEEDLEMAN P., GREENWALD J.E.: Atriopeptin: a cardiac hormone intimately involved in fluid, electrolyte, and bloodpressure homeostasis. N. Engl. J. Med. 314: 828, 1986.
SAFIAN R.D., TEXTOR S.C.: Renal artery stenosis. N. Engl. J. Med. 344: 431, 2001. SCHOBEL H.P., FISCHER T. et al.: Preeclamspia - A state of sympathetic overactivity. N. Engl. J. Med. 335(20): 1480, 1996. SOWERS J.R.: Hypertension, angiotensin II, and oxidative stress. N. Engl. J. Med. 346: 1999, 2002. Vane J.R., Anggard E.E., Botting R.M.: Regulatory functions of the vascular endothelium. N. Engl. J. Med. 323: 27, 1990. VANHOUTTE P.M.: The endothelium. Modulator of vascular smooth-muscle tone. N. Engl. J. Med. 319: 512, 1988

BRAUNWALD E.: Heart Disease. A Textbook of Cardiovascular Medicine. Vth ed. Saunders, Philadelphia, 1998. Harrison's Principles of

Internal Medicine. XIVth ed., 1998. HURST J.W.: The Heart. IXth ed. McGraw-Hill, New York, 1998 BAUGHMAN K.L.: B-type natriuretic peptide. A window to the heart. N. Engl. J. Med. 347: 158, 2002. BIGLIERI E.G.: The pituitary and idiopathic hyperaldosteronism. N. Engl. J. Med. 311: 120, 1984. BOEHM M., NABEL E.G.: Angiotensin-Converting Enzime 2. A new cardiac regulator. N. Engl. J. Med. 347: 1795, 2002. CAREY R.M., SEN S., DOLAN L.M. et al.: Idiopathic hyperaldosteronism. A possible role for aldosterone-stimulating factor. N. Engl. J. Med. 311: 94, 1984. DLUHY R.G.: Pheochromocytoma. Death of an axiom. N. Engl. J. Med. 346: 1486, 2002. EDITORIALE: Atrial natriuretic peptide. Lancet ii, 371, 1986. EDITORIALE: Primary aldosteronism: diagnosis and differentiation of subtypes. Ann. Int. Med. 100: 300, 1984. EDITORIALE: Phaeochromocytoma still surprises. Lancet 335: 1189, 1990. EDITORIALE: Endothelins. Lancet 337: 79, 1991. EDITORIALE: Genetics of hypertension. Lancet 339: 1142, 1992. EDITORIALE: Renin. From beginning to end. N. Engl. J. Med. 323: 1136, 1990. FROHLICH E.D.: Mechanisms contributing to high blood pressure. Ann. Int. Med. 98: 709, 1983. FROHLICH E.D.: Treating hypertension. What are we to believe? N. Engl. J. Med. 348: 639, 2003. GILMORE J.P.: Reflex control of renal salt and water excretion. Arch. Int. Med. 143: 129, 1983. HALL J.E.: Arterial pressure and body fluid homeostasis. Introductory comments. Fed. Proc. 45: 2862, 1986. HALL J.E., GUYTON A.C., COLEMAN TH. G. et al.: Regulation of arterial pressure: role of pressure natriuresis and diuresis. Fed. Proc. 45: 2897, 1986. HILTON P.J.: Cellular sodium transport in essential hypertension. N. Engl. J. Med. 314: 222, 1986. HOUSTON M.C.: Sodium and hypertension. A review. Arch. Int. Med. 146: 179, 1986. JOHNSON R.J., HERRERA-ACOSTA J., SCHREINER G.F., RODRIGUEZ-ITURBE B.: Subtle Acquired renal injury as a mechanism of salt-sensitive hypertension. N. Engl. J. Med. 346: 913, 2002. KELLER G., ZIMMER G., MALL G., RITZ E. AMANN: Nephron number in patients with primary hypertension. N. Engl. J. Med. 348: 101, 2003. LINDHEIMER M.D., WOODRUFF T.K.: Activin A, inhibin A, and pre-eclampsia. Lancet 349: 1266, 1997. LINDNER A., KENNY M., MEACHAM A.J.: Effects of a circulating factor in patients with essential hypertension on intracellular free calcium in normal platelets. N. Engl. J. Med. 316: 509, 1987.

BLONDEAU M., HILTGEN M.: Electrocardiographie Clinique. Masson, Paris, 1980. FEIGENBAUM H.: Echocardiography. IIIrd ed. Lea & Febiger, Philadelphia, 1986. LEMBO N.J., DELL'ITALIA L.J., CRAWFORD M.H. et al.: Bedside diagnosis of systolic murmurs.

GLAUSER M.P., ZANETTI G., BAUMGARTNER J.-D., COHEN J.: Septic shock: pathogenesis. Lancet 338: 732, 1991. HOLLAND O.B.: Hypoaldosteronism. Disease or normal response? N. Engl. J. Med. 324: 488, 1991. MAISEL W.H., STEVENSON W.G.: Syncope – Getting to the heart of the matter. N. Engl. J. Med. 347: 931, 2002. PARRILLO J.E.: Septic shock in humans. Advances in the understanding of pathogenesis, cardiovascular dysfunction, and therapy. Ann. Int. Med. 113: 227, 1990.

BLETRY O.: Embolies de cholestérol. In: ROUFFY J., NATALI J.: Artériopathies Athéromateuses des Membres Inférieurs et de l'Aorte Abdominale. Masson, Paris, 1989. CHIN-DUSTING J.P.F., DART A.M.: Age and the treatment gap in the use of statins. Lancet 361: 1925, 2003. DURRINGTON P.: Dyslipidaemia. Lancet 362: 717, 2003. EDITORIALE: Lipoprotein (a). Lancet 337: 397, 1991. EDITORIALE: Dietary saturated fatty acids and blood cholesterol. N. Engl. J. Med. 318: 1270, 1988. EDITORIALE: Pediatric primary prevention of atherosclerosis. N. Engl. J. Med. 314: 175, 1986. GOODE G.K., MILLER J.P., HEAGERTY A.M.: Hyperlipidaemia, hypertension and coronary heart disease. Lancet 345: 362, 1995. GURA T.: Infections: a cause of artery-clogging plaques? Special focus: cardiovascular disease. Science

281: 35, 1998. HAVEL R.J., RAPAPORT E.: Management of primary hyperlipidemia. N. Engl. J. Med. 332: 1491, 1995. HENN V., SLUPSKY J.R. et al.: CD40 ligand on activated platelets triggers an inflammatory reaction of endothelial cells. Nature 391: 591, 1998. HUISMAN M.V., BÜLLER H.R., TEN CATE J.W. et al.: Serial impedance plethysmography for suspected deep venous thrombosis in outpatients. The Amsterdam general practitioner study. N. Engl. J. Med. 314: 823, 1986. KAPLAN J.M., MCCUNE W.J.: New evidence for vascular disease in patients with early rheumatoid arthritis. Lancet 361: 1068, 2003.

LENSING A.W.A., PRANDONI P., BRANDJES D. et al.: Detection of deep-vein thrombosis by real-time B-mode ultrasonography. N. Engl. J. Med. 320: 342, 1989. MASERI A.: Inflammation, atherosclerosis and ischemic events - Exploring the hidden side of the moon. N. Engl. J. Med. 336(14): 1014, 1997. MITCHINSON M.J., BALLY R.Y.: Macrophages and atherogenesis. Lancet i: 146, 1987. ROSENZEIG A.: Endothelial progenitor cells. N. Engl. J. Med. 349: 581, 2003. ROSS R.: The pathogenesis of atherosclerosis. An update. N. Engl. J. Med. 314: 488, 1986. ROSSI E.: C-reactive protein and progressive atherosclerosis. Lancet 360: 1436, 2002. RUSSEL R.: Atherosclerosis – An inflammatory disease. N. Engl. J. Med. 340(2): 115, 1999. SCHAEFER E.J., LEVY R.I.: Pathogenesis and management of lipoprotein disorders. N. Engl. J. Med. 312: 1300, 1985. SCOTT J.: Oncogenes in atherosclerosis. Nature 325: 574, 1987. STEINBERG D., PARTHASARATHY S., CAREW TH.E.: Beyond cholesterol. Modifications of low-density lipoprotein that increase its atherogenicity. N. Engl. J. Med. 320: 915, 1989. SUZUKI H., KURIHARA Y., TAKEYA M. et al.: A role for macrophage scavenger receptors in atherosclerosis and susceptibility to infection. Nature 386: 292, 1997. TAUBES G.: Does inflammation cut to the heart of the matter? Science 296: 242, 2002. WITZTUM J.L., PALINSKI W.: Are immunological mechanisms relevant for the development of atherosclerosis? Clin. Immunol. 90(2): 153, 1999.

FALK R.H.: Atrial fibrillation. N. Engl. J. Med. 344: 1067, 2001. RAHIMTOOLA S.H., ZIPES D.P., AKHTAR M. et al.: Consensus statement of the Conference on the state of the art of electrophysiologic testing in the diagnosis and treatment of patients with cardiac arrhythmias. Circulation 75 (suppl. III): 3, 1987. SCHWARTZ P.J., PRIORI S.G., DUMAINE R. et al.: A molecular link between the sudden infant death sindrome and the long Q-T sindrome. N. Engl. J. Med. 343: 262, 2000. VINCENT G.M.: The long Q-T sindrome. Bedside to bench to bedside. N. Engl. J. Med. 348: 1837, 2003.

NEEDLEMAN P.: The expanding physiological roles of atrial natriuretic factor. Nature 321: 199, 1986. NEEDLEMAN P., GREENWALD J.E.: Atriopeptin: a cardiac hormone intimately involved in fluid, electrolyte, and bloodpressure homeostasis. N. Engl. J. Med. 314: 828, 1986. SAFIAN R.D., TEXTOR S.C.: Renal artery stenosis. N. Engl. J. Med. 344: 431, 2001. SCHOBEL H.P., FISCHER T. et al.: Preeclamspia - A state of sympathetic overactivity. N. Engl. J. Med. 335(20): 1480, 1996. SOWERS J.R.: Hypertension, angiotensin II, and oxidative stress. N. Engl. J. Med. 346: 1999, 2002. Vane J.R., Anggard E.E., Botting R.M.: Regulatory functions of the vascular endothelium. N. Engl. J. Med. 323: 27, 1990. VANHOUTTE P.M.: The endothelium. Modulator of vascular smooth-muscle tone. N. Engl. J. Med. 319: 512, 1988

GLAUSER M.P., ZANETTI G., BAUMGARTNER J.-D., COHEN J.: Septic shock: pathogenesis. Lancet 338: 732, 1991. HOLLAND O.B.: Hypoaldosteronism. Disease or normal response? N. Engl. J. Med. 324: 488, 1991. MAISEL W.H., STEVENSON W.G.: Syncope – Getting to the heart of the matter. N. Engl. J. Med. 347: 931, 2002. PARRILLO J.E.: Septic shock in humans. Advances in the understanding of

pathogenesis, cardiovascular dysfunction, and therapy. Ann. Int. Med. 113: 227, 1990.
BLETRY O.: Embolies de cholestérol. In: ROUFFY J., NATALI J.: Artériopathies Athéromateuses des Membres Inférieurs et de l'Aorte Abdominale. Masson, Paris, 1989. CHIN-DUSTING J.P.F., DART A.M.: Age and the treatment gap in the use of statins. Lancet 361: 1925, 2003. DURRINGTON P.: Dyslipidaemia. Lancet 362: 717, 2003. EDITORIALE: Lipoprotein (a). Lancet 337: 397, 1991. EDITORIALE: Dietary saturated fatty acids and blood cholesterol. N. Engl. J. Med. 318: 1270, 1988. EDITORIALE: Pediatric primary prevention of atherosclerosis. N. Engl. J. Med. 314: 175, 1986. GOODE G.K., MILLER J.P., HEAGERTY A.M.: Hyperlipidaemia, hypertension and coronary heart disease. Lancet 345: 362, 1995. GURA T.: Infections: a cause of artery-clogging plaques? Special focus: cardiovascular disease. Science 281: 35, 1998. HAVEL R.J., RAPAPORT E.: Management of primary hyperlipidemia. N. Engl. J. Med. 332: 1491, 1995. HENN V., SLUPSKY J.R. et al.: CD40 ligand on activated platelets triggers an inflammatory reaction of endothelial cells. Nature 391: 591, 1998. HUISMAN M.V., BÜLLER H.R., TEN CATE J.W. et al.: Serial impedance plethysmography for suspected deep venous thrombosis in outpatients. The Amsterdam general practitioner study. N. Engl. J. Med. 314: 823, 1986. KAPLAN J.M., MCCUNE W.J.: New evidence for vascular disease in patients with early rheumatoid arthritis. Lancet 361: 1068, 2003.
LENSING A.W.A., PRANDONI P., BRANDJES D. et al.: Detection of deep-vein thrombosis by real-time B-mode ultrasonography. N. Engl. J. Med. 320: 342, 1989. MASERI A.: Inflammation, atherosclerosis and ischemic events - Exploring the hidden side of the moon. N. Engl. J. Med. 336(14): 1014, 1997. MITCHINSON M.J., BALLY R.Y.: Macrophages and atherogenesis. Lancet i: 146, 1987. ROSENZEIG A.: Endothelial progenitor cells. N. Engl. J. Med. 349: 581, 2003. ROSS R.: The pathogenesis of atherosclerosis. An update. N. Engl. J. Med. 314: 488, 1986. ROSSI E.: C-reactive protein and progressive atherosclerosis. Lancet 360: 1436, 2002. RUSSEL R.: Atherosclerosis – An inflammatory disease. N. Engl. J. Med. 340(2): 115, 1999. SCHAEFER E.J., LEVY R.I.: Pathogenesis and management of lipoprotein disorders. N. Engl. J. Med. 312: 1300, 1985. SCOTT J.: Oncogenes in atherosclerosis. Nature 325: 574, 1987. STEINBERG D., PARTHASARATHY S., CAREW TH.E.: Beyond cholesterol. Modifications of low-density lipoprotein that increase its atherogenicity. N. Engl. J. Med. 320: 915, 1989. SUZUKI H., KURIHARA Y., TAKEYA M. et al.: A role for macrophage scavenger receptors in atherosclerosis and susceptibility to infection. Nature 386: 292, 1997. TAUBES G.: Does inflammation cut to the heart of the matter? Science 296: 242, 2002. WITZTUM J.L., PALINSKI W.: Are immunological mechanisms relevant for the development of atherosclerosis? Clin. Immunol. 90(2): 153, 1999.
FALK R.H.: Atrial fibrillation. N. Engl. J. Med. 344: 1067, 2001. RAHIMTOOLA S.H., ZIPES D.P., AKHTAR M. et al.: Consensus statement of the Conference on the state of the art of electrophysiologic testing in the diagnosis and treatment of patients with cardiac arrhythmias. Circulation 75 (suppl. III): 3, 1987. SCHWARTZ P.J., PRIORI S.G., DUMAINE R. et al.: A molecular link between the sudden infant death sindrome and the long Q-T sindrome. N. Engl. J. Med. 343: 262, 2000. VINCENT G.M.: The long Q-T sindrome. Bedside to bench to bedside. N. Engl. J. Med. 348: 1837, 2003.
BLONDEAU M., HILTGEN M.: Electrocardiographie Clinique. Masson, Paris, 1980. FEIGENBAUM H.: Echocardiography. IIIrd ed. Lea & Febiger, Philadelphia, 1986. LEMBO N.J., DELL'ITALIA L.J., CRAWFORD M.H. et al.: Bedside diagnosis of systolic murmurs. N. Engl. J. Med. 318: 1572, 1988.
LENSING A.W.A., PRANDONI P., BRANDJES D. et al.: Detection of deep-vein thrombosis by real-

time B-mode ultrasonography. N. Engl. J. Med. 320: 342, 1989. MASERI A.: Inflammation, atherosclerosis and ischemic events - Exploring the hidden side of the moon. N. Engl. J. Med. 336(14): 1014, 1997. MITCHINSON M.J., BALLY R.Y.: Macrophages and atherogenesis. Lancet i: 146, 1987. ROSENZEIG A.: Endothelial progenitor cells. N. Engl. J. Med. 349: 581, 2003. ROSS R.: The pathogenesis of atherosclerosis. An update. N. Engl. J. Med. 314: 488, 1986. ROSSI E.: C-reactive protein and progressive atherosclerosis. Lancet 360: 1436, 2002. RUSSEL R.: Atherosclerosis – An inflammatory disease. N. Engl. J. Med. 340(2): 115, 1999. SCHAEFER E.J., LEVY R.I.: Pathogenesis and management of lipoprotein disorders. N. Engl. J. Med. 312: 1300, 1985. SCOTT J.: Oncogenes in atherosclerosis. Nature 325: 574, 1987. STEINBERG D., PARTHASARATHY S., CAREW TH.E.: Beyond cholesterol. Modifications of low-density lipoprotein that increase its atherogenicity. N. Engl. J. Med. 320: 915, 1989. SUZUKI H., KURIHARA Y., TAKEYA M. et al.: A role for macrophage scavenger receptors in atherosclerosis and susceptibility to infection. Nature 386: 292, 1997. TAUBES G.: Does inflammation cut to the heart of the matter? Science 296: 242, 2002. WITZTUM J.L., PALINSKI W.: Are immunological mechanisms relevant for the development of atherosclerosis? Clin. Immunol. 90(2): 153, 1999.

FALK R.H.: Atrial fibrillation. N. Engl. J. Med. 344: 1067, 2001. RAHIMTOOLA S.H., ZIPES D.P., AKHTAR M. et al.: Consensus statement of the Conference on the state of the art of electrophysiologic testing in the diagnosis and treatment of patients with cardiac arrhythmias. Circulation 75 (suppl. III): 3, 1987. SCHWARTZ P.J., PRIORI S.G., DUMAINE R. et al.: A molecular link between the sudden infant death sindrome and the long Q-T sindrome. N. Engl. J. Med. 343: 262, 2000. VINCENT G.M.: The long Q-T sindrome. Bedside to bench to bedside. N. Engl. J. Med. 348: 1837, 2003.

NEEDLEMAN P.: The expanding physiological roles of atrial natriuretic factor. Nature 321: 199, 1986. NEEDLEMAN P., GREENWALD J.E.: Atriopeptin: a cardiac hormone intimately involved in fluid, electrolyte, and bloodpressure homeostasis. N. Engl. J. Med. 314: 828, 1986. SAFIAN R.D., TEXTOR S.C.: Renal artery stenosis. N. Engl. J. Med. 344: 431, 2001. SCHOBEL H.P., FISCHER T. et al.: Preeclamspia - A state of sympathetic overactivity. N. Engl. J. Med. 335(20): 1480, 1996. SOWERS J.R.: Hypertension, angiotensin II, and oxidative stress. N. Engl. J. Med. 346: 1999, 2002. Vane J.R., Anggard E.E., Botting R.M.: Regulatory functions of the vascular endothelium. N. Engl. J. Med. 323: 27, 1990. VANHOUTTE P.M.: The endothelium. Modulator of vascular smooth-muscle tone. N. Engl. J. Med. 319: 512, 1988

FALK R.H.: Atrial fibrillation. N. Engl. J. Med. 344: 1067, 2001. RAHIMTOOLA S.H., ZIPES D.P., AKHTAR M. et al.: Consensus statement of the Conference on the state of the art of electrophysiologic testing in the diagnosis and treatment of patients with cardiac arrhythmias. Circulation 75 (suppl. III): 3, 1987. SCHWARTZ P.J., PRIORI S.G., DUMAINE R. et al.: A molecular link between the sudden infant death sindrome and the long Q-T sindrome. N. Engl. J. Med. 343: 262, 2000. VINCENT G.M.: The long Q-T sindrome. Bedside to bench to bedside. N. Engl. J. Med. 348: 1837, 2003.

NEEDLEMAN P.: The expanding physiological roles of atrial natriuretic factor. Nature 321: 199, 1986. NEEDLEMAN P., GREENWALD J.E.: Atriopeptin: a cardiac hormone intimately involved in fluid, electrolyte, and bloodpressure homeostasis. N. Engl. J. Med. 314: 828, 1986. SAFIAN R.D., TEXTOR S.C.: Renal artery stenosis. N. Engl. J. Med. 344: 431, 2001. SCHOBEL H.P., FISCHER T. et al.: Preeclamspia - A state of sympathetic overactivity. N. Engl. J. Med. 335(20): 1480, 1996. SOWERS J.R.: Hypertension, angiotensin II, and oxidative stress. N. Engl. J. Med. 346: 1999, 2002. Vane J.R., Anggard E.E.,

Botting R.M.: Regulatory functions of the vascular endothelium. N. Engl. J. Med. 323: 27, 1990. VANHOUTTE P.M.: The endothelium. Modulator of vascular smooth-muscle tone. N. Engl. J. Med. 319: 512, 1988

GLAUSER M.P., ZANETTI G., BAUMGARTNER J.-D., COHEN J.: Septic shock: pathogenesis. Lancet 338: 732, 1991. HOLLAND O.B.: Hypoaldosteronism. Disease or normal response? N. Engl. J. Med. 324: 488, 1991. MAISEL W.H., STEVENSON W.G.: Syncope – Getting to the heart of the matter. N. Engl. J. Med. 347: 931, 2002. PARRILLO J.E.: Septic shock in humans. Advances in the understanding of pathogenesis, cardiovascular dysfunction, and therapy. Ann. Int. Med. 113: 227, 1990.

NEEDLEMAN P.: The expanding physiological roles of atrial natriuretic factor. Nature 321: 199, 1986. NEEDLEMAN P., GREENWALD J.E.: Atriopeptin: a cardiac hormone intimately involved in fluid, electrolyte, and bloodpressure homeostasis. N. Engl. J. Med. 314: 828, 1986. SAFIAN R.D., TEXTOR S.C.: Renal artery stenosis. N. Engl. J. Med. 344: 431, 2001. SCHOBEL H.P., FISCHER T. et al.: Preeclamspia - A state of sympathetic overactivity. N. Engl. J. Med. 335(20): 1480, 1996. SOWERS J.R.: Hypertension, angiotensin II, and oxidative stress. N. Engl. J. Med. 346: 1999, 2002. Vane J.R., Anggard E.E., Botting R.M.: Regulatory functions of the vascular endothelium. N. Engl. J. Med. 323: 27, 1990. VANHOUTTE P.M.: The endothelium. Modulator of vascular smooth-muscle tone. N. Engl. J. Med. 319: 512, 1988

GLAUSER M.P., ZANETTI G., BAUMGARTNER J.-D., COHEN J.: Septic shock: pathogenesis. Lancet 338: 732, 1991. HOLLAND O.B.: Hypoaldosteronism. Disease or normal response? N. Engl. J. Med. 324: 488, 1991. MAISEL W.H., STEVENSON W.G.: Syncope – Getting to the heart of the matter. N. Engl. J. Med. 347: 931, 2002. PARRILLO J.E.: Septic shock in humans. Advances in the understanding of pathogenesis, cardiovascular dysfunction, and therapy. Ann. Int. Med. 113: 227, 1990.

NEEDLEMAN P.: The expanding physiological roles of atrial natriuretic factor. Nature 321: 199, 1986. NEEDLEMAN P., GREENWALD J.E.: Atriopeptin: a cardiac hormone intimately involved in fluid, electrolyte, and bloodpressure homeostasis. N. Engl. J. Med. 314: 828, 1986. SAFIAN R.D., TEXTOR S.C.: Renal artery stenosis. N. Engl. J. Med. 344: 431, 2001. SCHOBEL H.P., FISCHER T. et al.: Preeclamspia - A state of sympathetic overactivity. N. Engl. J. Med. 335(20): 1480, 1996. SOWERS J.R.: Hypertension, angiotensin II, and oxidative stress. N. Engl. J. Med. 346: 1999, 2002. Vane J.R., Anggard E.E., Botting R.M.: Regulatory functions of the vascular endothelium. N. Engl. J. Med. 323: 27, 1990. VANHOUTTE P.M.: The endothelium. Modulator of vascular smooth-muscle tone. N. Engl. J. Med. 319: 512, 1988

GLAUSER M.P., ZANETTI G., BAUMGARTNER J.-D., COHEN J.: Septic shock: pathogenesis. Lancet 338: 732, 1991. HOLLAND O.B.: Hypoaldosteronism. Disease or normal response? N. Engl. J. Med. 324: 488, 1991. MAISEL W.H., STEVENSON W.G.: Syncope – Getting to the heart of the matter. N. Engl. J. Med. 347: 931, 2002. PARRILLO J.E.: Septic shock in humans. Advances in the understanding of pathogenesis, cardiovascular dysfunction, and therapy. Ann. Int. Med. 113: 227, 1990.

BLETRY O.: Embolies de cholestérol. In: ROUFFY J., NATALI J.: Artériopathies Athéromateuses des Membres Inférieurs et de l'Aorte Abdominale. Masson, Paris, 1989. CHIN-DUSTING J.P.F., DART A.M.: Age and the treatment gap in the use of statins. Lancet 361: 1925, 2003. DURRINGTON P.: Dyslipidaemia. Lancet 362: 717, 2003. EDITORIALE: Lipoprotein (a). Lancet 337: 397, 1991. EDITORIALE: Dietary saturated fatty acids and blood cholesterol. N. Engl. J. Med. 318: 1270, 1988. EDITORIALE: Pediatric primary prevention of atherosclerosis. N. Engl. J. Med. 314: 175, 1986. GOODE G.K., MILLER J.P., HEAGERTY A.M.:

Hyperlipidaemia, hypertension and coronary heart disease. Lancet 345: 362, 1995. GURA T.: Infections: a cause of artery-clogging plaques? Special focus: cardiovascular disease. Science 281: 35, 1998. HAVEL R.J., RAPAPORT E.: Management of primary hyperlipidemia. N. Engl. J. Med. 332: 1491, 1995. HENN V., SLUPSKY J.R. et al.: CD40 ligand on activated platelets triggers an inflammatory reaction of endothelial cells. Nature 391: 591, 1998. HUISMAN M.V., BÜLLER H.R., TEN CATE J.W. et al.: Serial impedance plethysmography for suspected deep venous thrombosis in outpatients. The Amsterdam general practitioner study. N. Engl. J. Med. 314: 823, 1986. KAPLAN J.M., MCCUNE W.J.: New evidence for vascular disease in patients with early rheumatoid arthritis. Lancet 361: 1068, 2003.

LENSING A.W.A., PRANDONI P., BRANDJES D. et al.: Detection of deep-vein thrombosis by real-time B-mode ultrasonography. N. Engl. J. Med. 320: 342, 1989. MASERI A.: Inflammation, atherosclerosis and ischemic events - Exploring the hidden side of the moon. N. Engl. J. Med. 336(14): 1014, 1997. MITCHINSON M.J., BALLY R.Y.: Macrophages and atherogenesis. Lancet i: 146, 1987. ROSENZEIG A.: Endothelial progenitor cells. N. Engl. J. Med. 349: 581, 2003. ROSS R.: The pathogenesis of atherosclerosis. An update. N. Engl. J. Med. 314: 488, 1986. ROSSI E.: C-reactive protein and progressive atherosclerosis. Lancet 360: 1436, 2002. RUSSEL R.: Atherosclerosis – An inflammatory disease. N. Engl. J. Med. 340(2): 115, 1999. SCHAEFER E.J., LEVY R.I.: Pathogenesis and management of lipoprotein disorders. N. Engl. J. Med. 312: 1300, 1985. SCOTT J.: Oncogenes in atherosclerosis. Nature 325: 574, 1987. STEINBERG D., PARTHASARATHY S., CAREW TH.E.: Beyond cholesterol. Modifications of low-density lipoprotein that increase its atherogenicity. N. Engl. J. Med. 320: 915, 1989. SUZUKI H., KURIHARA Y., TAKEYA M. et al.: A role for macrophage scavenger receptors in atherosclerosis and susceptibility to infection. Nature 386: 292, 1997. TAUBES G.: Does inflammation cut to the heart of the matter? Science 296: 242, 2002. WITZTUM J.L., PALINSKI W.: Are immunological mechanisms relevant for the development of atherosclerosis? Clin. Immunol. 90(2): 153, 1999.

LENSING A.W.A., PRANDONI P., BRANDJES D. et al.: Detection of deep-vein thrombosis by real-time B-mode ultrasonography. N. Engl. J. Med. 320: 342, 1989. MASERI A.: Inflammation, atherosclerosis and ischemic events - Exploring the hidden side of the moon. N. Engl. J. Med. 336(14): 1014, 1997. MITCHINSON M.J., BALLY R.Y.: Macrophages and atherogenesis. Lancet i: 146, 1987. ROSENZEIG A.: Endothelial progenitor cells. N. Engl. J. Med. 349: 581, 2003. ROSS R.: The pathogenesis of atherosclerosis. An update. N. Engl. J. Med. 314: 488, 1986. ROSSI E.: C-reactive protein and progressive atherosclerosis. Lancet 360: 1436, 2002. RUSSEL R.: Atherosclerosis – An inflammatory disease. N. Engl. J. Med. 340(2): 115, 1999. SCHAEFER E.J., LEVY R.I.: Pathogenesis and management of lipoprotein disorders. N. Engl. J. Med. 312: 1300, 1985. SCOTT J.: Oncogenes in atherosclerosis. Nature 325: 574, 1987. STEINBERG D., PARTHASARATHY S., CAREW TH.E.: Beyond cholesterol. Modifications of low-density lipoprotein that increase its atherogenicity. N. Engl. J. Med. 320: 915, 1989. SUZUKI H., KURIHARA Y., TAKEYA M. et al.: A role for macrophage scavenger receptors in atherosclerosis and susceptibility to infection. Nature 386: 292, 1997. TAUBES G.: Does inflammation cut to the heart of the matter? Science 296: 242, 2002. WITZTUM J.L., PALINSKI W.: Are immunological mechanisms relevant for the development of atherosclerosis? Clin. Immunol. 90(2): 153, 1999.

FALK R.H.: Atrial fibrillation. N. Engl. J. Med. 344: 1067, 2001. RAHIMTOOLA S.H., ZIPES D.P., AKHTAR M. et al.: Consensus statement of the Conference on the state of the art of electrophysiologic testing in the diagnosis and treatment of patients with cardiac arrhythmias. Circulation 75 (suppl. III): 3, 1987. SCHWARTZ P.J., PRIORI S.G., DUMAINE R. et al.: A molecular link between the sudden infant death sindrome and the long Q-T sindrome. N. Engl. J. Med. 343: 262, 2000. VINCENT G.M.: The long Q-T sindrome. Bedside to bench to bedside. N. Engl. J. Med. 348: 1837, 2003.

NEEDLEMAN P.: The expanding physiological roles of atrial natriuretic factor. Nature 321: 199, 1986. NEEDLEMAN P., GREENWALD J.E.: Atriopeptin: a cardiac hormone intimately involved in fluid, electrolyte, and bloodpressure homeostasis. N. Engl. J. Med. 314: 828, 1986. SAFIAN R.D., TEXTOR S.C.: Renal artery stenosis. N. Engl. J. Med. 344: 431, 2001. SCHOBEL H.P., FISCHER T. et al.: Preeclamspia - A state of sympathetic overactivity. N. Engl. J. Med. 335(20): 1480, 1996. SOWERS J.R.: Hypertension, angiotensin II, and oxidative stress. N. Engl. J. Med. 346: 1999, 2002. Vane J.R., Anggard E.E., Botting R.M.: Regulatory functions of the vascular endothelium. N. Engl. J. Med. 323: 27, 1990. VANHOUTTE P.M.: The endothelium. Modulator of vascular smooth-muscle tone. N. Engl. J. Med. 319: 512, 1988

GLAUSER M.P., ZANETTI G., BAUMGARTNER J.-D., COHEN J.: Septic shock: pathogenesis. Lancet 338: 732, 1991. HOLLAND O.B.: Hypoaldosteronism. Disease or normal response? N. Engl. J. Med. 324: 488, 1991. MAISEL W.H., STEVENSON W.G.: Syncope – Getting to the heart of the matter. N. Engl. J. Med. 347: 931, 2002. PARRILLO J.E.: Septic shock in humans. Advances in the understanding of pathogenesis, cardiovascular dysfunction, and therapy. Ann. Int. Med. 113: 227, 1990.

NEEDLEMAN P.: The expanding physiological roles of atrial natriuretic factor. Nature 321: 199, 1986. NEEDLEMAN P., GREENWALD J.E.: Atriopeptin: a cardiac hormone intimately involved in fluid, electrolyte, and bloodpressure homeostasis. N. Engl. J. Med. 314: 828, 1986. SAFIAN R.D., TEXTOR S.C.: Renal artery stenosis. N. Engl. J. Med. 344: 431, 2001. SCHOBEL H.P., FISCHER T. et al.: Preeclamspia - A state of sympathetic overactivity. N. Engl. J. Med. 335(20): 1480, 1996. SOWERS J.R.: Hypertension, angiotensin II, and oxidative stress. N. Engl. J. Med. 346: 1999, 2002. Vane J.R., Anggard E.E., Botting R.M.: Regulatory functions of the vascular endothelium. N. Engl. J. Med. 323: 27, 1990. VANHOUTTE P.M.: The endothelium. Modulator of vascular smooth-muscle tone. N. Engl. J. Med. 319: 512, 1988